Dermatopathology
皮肤病理学

主　编　〔美〕Klaus J. Busam
主　译　黄　勇　薛德彬　黄文斌
副主译　常建民　乔建军　刘　琬　张美华
主　审　曾学思

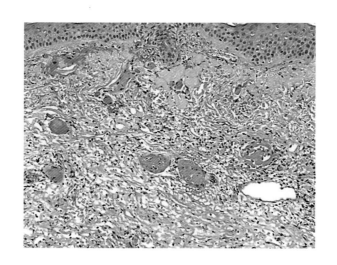

北京科学技术出版社

原著致谢

谨以此书献给我的妻子和孩子们。
感谢Vinita，感谢你无怨无悔的爱，感谢你一如既往的支持！
感谢Jonathan和Sophia的愉快合作。

著者名单

Bijal Amin , MD
Fellow in Dermatopathology
Department of Pathology
Memorial Sloan-Kettering Cancer Center
New York, New York

Wilma F. Bergfeld, MD, FAAD
Co-Director, Dermatopathology
Departments of Dermatology and Pathology
Senior Staff, Department of Dermatology
Cleveland Clinic
Cleveland, Ohio

Steven D. Billings, MD
Associate Professor
Department of Anatomic Pathology
Cleveland Clinic Lerner College of Medicine
Co-director, Dermatopathology Section
Anatomic Pathology and Dermatology
Cleveland Clinic
Cleveland, Ohio

J. Andrew Carlson, MD, FRCPC
Professor
Department of Pathology
Albany Medical College
Albany, New York

Julide Tok Celebi , MD
Associate Professor of Clinical Dermatology
Department of Dermatology
Columbia University
New York, New York

Helen M. Chen , MD, PhD
Clinical Assistant Professor
Department of Dermatology
University of Illinois at Chicago
Chicago, Illinois

Loren E. Clarke , MD
Assistant Professor
Departments of Pathology and Dermatology
Penn State College of Medicine
Pathologist/Dermatologist
Departments of Pathology and Dermatology
The Penn State Milton S. Hershey Medical Center
Hershey, Pennsylvania

Anca G. Prundeanu Croitoru, MD
Dermatopathologist
CBLPATH
Rye Brook, New York

Douglas R. Fullen, MD
Associate Professor
Departments of Pathology and Dermatology
University of Michigan
Ann Arbor, Michigan

Maxwell A. Fung , MD
Associate Professor of Clinical Dermatology and
　　Pathology
Department of Dermatology
University of California Davis
Sacramento, California

John R. Goldblum , MD
Professor of Pathology
Department of Anatomic Pathology
Cleveland Clinic Lerner College of Medicine
Chairman, Department of Anatomic Pathology
Cleveland Clinic
Cleveland, Ohio

Jacqueline Granese , MD, FCAP
Dermatopathologist
Director of Anatomic and Clinical Pathology
Departments of Pathology and Dermatology
Graves Gilbert Clinic
Bowling Green, Kentucky

Henry Haskell , MD
Clinical Assistant Professor
Department of Dermatology
University of Oklahoma
Oklahoma City, Oklahoma
Pathologist
Regional Medical Laboratory
Pathologist
Department of Pathology
St. John's Medical Center
Tulsa, Oklahoma

Jacqueline M. Junkins-Hopkins , MD
Associate Professor in Dermatology
Johns Hopkins University
Director, Division of Dermatopathology
Department of Dermatology

Johns Hopkins Hospital
Baltimore, Maryland

Neil Scott McNutt , MD
Senior Research Associate
Laboratory of Investigative Dermatology
The Rockefeller University
Consultant in Pathology
Department of Pathology
Memorial Sloan-Kettering Cancer Center
New York, New York

Michael E. Ming , MD, MSCE
Assistant Professor
Department of Dermatology
University of Pennsylvania
Philadelphia, Pennsylvania

Rajmohan Murali, MBBS, FRCPA
Clinical Senior Lecturer
Discipline of Pathology
The University of Sydney
Staff Specialist
Department of Anatomical Pathology
Royal Prince Alfred Hospital
Sydney, NSW, Australia
Consultant Pathologist
Melanoma Institute Australia (incorporating the Sydney Melanoma Unit)
North Sydney, NSW, Australia

Patricia L. Myskowski , MD
Professor
Department of Dermatology
Weill Cornell Medical College
Attending Physician, Dermatology Service
Medicine
Memorial Sloan-Kettering Cancer Center
Attending Physician
Dermatology
New York-Presbyterian Hospital
New York, New York

Kishwer S. Nehal , MD
Associate Professor of Dermatology
Department of Dermatology
Weill Cornell Medical College
Associate Attending Physician
Dermatology/Medicine
Memorial Sloan-Kettering Cancer Center
New York, New York

Victor G. Prieto , MD, PhD
Professor

Departments of Pathology and Dermatology and
Laboratory Medicine
University of Texas M.D. Anderson Cancer Center
Houston, Texas

Melissa Pulitzer , MD
Assistant Attending Pathologist
Department of Pathology
Memorial Sloan-Kettering Cancer Center
New York, New York

Marcia Ramos-e-Silva, MD, PhD
Associate Professor and Head
Sector of Dermatology
Federal University of Rio de Janeiro
Rio de Janeiro, Brazil

Franco Rongioletti , MD
Professor of Dermatology
Section of Dermatology and Dermatopathology
University of Genoa
Genoa, Italy

Richard A Scolyer, BMedSci , MBBS, MD, FRCPA,
FRCPath, MIAC
Clinical Professor
Discipline of Pathology
The University of Sydney
Senior Staff Specialist
Department of Anatomical Pathology
Royal Prince Alfred Hospital
Sydney, NSW, Australia
Consultant Pathologist
Melanoma Institute Australia (incorporating the Sydney
Melanoma Unit)
North Sydney, NSW, Australia

Klaus Sellheyer , MD
Department of Dermatology
Cleveland Clinic Foundation
Cleveland, Ohio
Nelson Dermatopathology Associates
Atlanta, Georgia

Christopher R. Shea, MD
Professor, Department of Medicine
Chief, Section of Dermatology
Director, Residency and Dermatopathology
Fellowship Programs
Department of Medicine, Section of Dermatology
The University of Chicago and The University of
Chicago

Medical Center
Chicago, Illinois

John F. Thompson , MD, FRACS, FACS
Professor of Melanoma and Surgical Oncology
Faculty of Medicine
The University of Sydney
Consultant Surgeon
Royal Prince Alfred and Mater Hospitals
Sydney, NSW, Australia
Executive Director
Melanoma Institute Australia (incorporating the
　Sydney
Melanoma Unit)
North Sydney, NSW, Australia

Marie Tudisco , PhD, HT(ASCP)
Histotechnologist
Department of Dermatology
Memorial Sloan-Kettering Cancer Center
New York, New York

Ravi Ubriani , MD
Assistant Professor of Clinical Dermatology
Department of Dermatology
Columbia University
New York, New York

Angela J. Wyatt, MD
Clinical Assistant Professor
Department of Dermatology
Baylor College of Medicine
Physician, Dermatology
Memorial Hermann Southwest Hospital and St.
　Luke's
Episcopal Hospital
Houston, Texas

译者名单

主　译　黄　勇　薛德彬　黄文斌

副主译　常建民　乔建军　刘　琬　张美华

主　审　曾学思

审校者

曾学思　中国医学科学院皮肤病研究所病理科

黄　勇　解放军第二五一医院病理科

薛德彬　浙江省新华医院病理科

黄文斌　南京医科大学附属南京第一医院病理科

乔建军　浙江大学医学院附属第一医院

常建民　北京医院皮肤科

译　者（以章节次序排名）

常建民　北京医院皮肤科

刘　琬　北京医院皮肤科

黄　勇　解放军第二五一医院病理科

王　炜　广州军区广州总医院病理科

高小曼　北京医院皮肤科

郑力强　解放军第二五一医院皮肤科

王晓阳　首都医科大学附属北京安贞医院皮肤科

董正邦　东南大学附属中大医院皮肤科

姜景新　北京通州区妇幼保健院皮肤科

王玲艳　北京积水潭医院皮肤科

李伟松　赣南医学院病理教研室

薛德彬　浙江省新华医院病理科

陈荣明　安徽省长丰县人民医院病理科

李培峰　济南军区总医院病理科

乔建军　浙江大学医学院附属第一医院皮肤科

马　烈　哈尔滨医科大学附属第二医院皮肤科

张美华　江苏省人民医院皮肤科

党　林　哈尔滨医科大学附属第二医院皮肤科

译者前言

目前国内的大病理专著很多，而皮肤病理学专门著作较少，特别是皮肤病理译著。皮肤病理是诊断皮肤病的一个重要手段。在国外，皮肤科医生都要进行皮肤病理诊断实践技能培训。目前我国皮肤病理的发展尚处于初级阶段，较多皮肤科医生的病理知识较为欠缺或是一知半解。造成这种局面的一个重要原因是我国皮肤病理的师资和教材欠缺。国内很多医院病理科医生虽然大多同时承担皮肤病理诊断的重任，但他们对皮肤病理的知识一样匮乏，其原因主要是缺少好参考书的指导。

皮肤病理作为病理学的独特亚科，专业性较强，即皮肤病理常需同时结合临床表现和镜下表现，且有些疾病需辅助其他检测技术方能做出正确诊断。很多皮肤病的诊断既需要临床医师准确辨认皮损，又依赖皮肤活检结果。有些皮肤科医师可能具有丰富的临床经验，显微镜下病理诊断经验却很匮乏；有些外科病理医师对某些特有皮肤疾病的形态学和临床表现却缺乏必要的认识。因此，如果有一本皮肤病理专著，既能对常见的皮肤病的临床信息予以描述，又能从病理角度加以阐述，这才是皮肤科医生和病理科医生都需求的理想参考书。本书范围适中，内容简洁，既包括各种皮肤疾病的丰富的临床信息，又侧重皮肤病理的诊断和鉴别诊断，同时还强调在日常工作中加强临床与病理的联系，可满足皮肤科医生和外科病理医生学习皮肤病理的需要。

本书共分为4篇，正文共19章，第I篇讲述皮肤组织学，第II篇为非肿瘤性疾病，第III篇为肿瘤，第IV篇为Mohs手术切片的病理学评估，涵盖皮肤肿瘤和非肿瘤性疾病的临床表现、组织学特征、辅助检查、鉴别诊断、治疗和预后等知识要点。书中共有1100多幅高质量彩色显微照片，总结了很多实用表格，帮助读者掌握皮肤疾病的临床特点、病理诊断和鉴别诊断等方面的关键特征。

本书是一本优秀的皮肤病理专著，经过精心设计，结构紧凑，切合临床实际。我们希望本书能为广大的医务工作者学习皮肤病理和临床工作提供有益的帮助，其既可作为实用诊断工具书，也可作为病理学诊断教材之一。本书适用于大外科病理医生、皮肤专科病理医生、病理科进修医生、皮肤科医生以及在校病理专业学生、研究生，可供参考、学习和深入研究。

感谢华夏病理网翻译团队的众多朋友们长期以来以无私奉献和精诚合作的团队精神完成译稿！特别感谢薛德彬和黄勇医生为本书的翻译工作花费了大量的时间和精力！同时也感谢我们的家人和同事，正是他们分担了大量日常事务，才使我们在繁忙的工作之余得以积累点滴时间完成翻译。我们尝试邀请皮肤科医生翻译了部分章节，乔建军医生和刘琬医生为此做了大量的组织协调工作，在此一并感谢。

虽然我们努力忠实地表达原著风格和思想，但由于病理专业博大精深，而我们的经验水平有限，不当之处在所难免，恳请读者提出宝贵意见和建议。

曾学思

前言

当我筹划编写这本书的时候，我有些犹豫。因为在该领域已经有许多优秀的专著，包括初级教材和综合参考书，我很疑惑到底是否有必要再出版一本皮肤病理教科书。然而，很多病理科和皮肤科住院医师告诉我，他们急需这样一本书：范围适中，既要涵盖较多基础知识，又要避免过分繁杂；应当比较简明，既适合住院医师培训，又有实用参考价值，对日常工作中遇到的皮肤病理标本诊断几乎都有帮助；它应当能满足不同读者的需要，既适合皮肤病理专科和皮肤科医师，也适用于大外科病理医师。本书正是基于这种定位的中级参考书。

我们郑重地推出这本实用参考书，强调结合临床和组织学特征做出诊断。为了简洁，必须折中处理，精减了一些临床问题或疾病实体，主要是罕见的先天性疾病和皮肤活检价值有限的疾病。参考文献也被大幅精减，只保留了少数主要综述或专著，供有兴趣的读者深入探索。精减参考文献可以为正文和图解节省空间，因为在网络时代可以快速获得大量的最新文献，因此这种编排方式非常合理。本书没有详述某些有争议的观点，但我们尽量寻求一种折中的见解和提供实用性指导来解决模棱两可和错综复杂的问题。

作为主编，我要感谢致力于本书出版的所有人。衷心感谢Memorial Sloan-Kettering癌症中心的许多学者，包括Jennifer Nobrega，Jason Bini，Allyne Manzo，Kin Kong，Melissa Pulitzer，Ruby Delgado，Bijal Amin博士。感谢Marc Rosenblum博士（病理学教授）和Allan Halpern博士（皮肤科主任）提供的大力支持。特别感谢皮肤科服务中心的工作人员，尤其是Kishwer Nehal，Patricia Myskowski和Ashfaq Marghoob博士，为本书的编写提供了临床图片和有价值的建议。最后，我想对出版公司，特别是来自William Schmitt，Christine Abshire和Sruthi Viswam的支持和帮助，表示最诚挚的谢意！

Klaus J. Busam

Memorial Sloan-Kettering Cancer Center

（黄 勇 译）

目　录

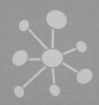

第I篇　皮肤组织学

Henry Haskell

皮肤由表皮和真皮组成（图I.1）。真皮以下为皮下组织。

I.1 表皮

表皮为复层鳞状上皮，主要由角质形成细胞、黑色素细胞、朗格汉斯（Langerhans）细胞及Merkel细胞组成。其中角质形成细胞数量最多，占表皮的大部，并赋予其特征性的镜下表现。表皮分为4层（图I.1）：①基底层；②棘层；③颗粒层；④角质层。

基底层（或生发层）也称基底细胞层，由位于基底膜上的单层立方形角质形成细胞构成，以半桥粒与基底膜相连。该层角质形成细胞具有丰富的嗜酸性胞质及卵圆形细胞核。正如其名，角质形成细胞的分裂主要发生于生发层，偶尔这种有丝分裂也见于棘层下部，尤其是与基底层紧密相连的棘层（副基底层）。在表皮的自我更新过程中，这些细胞逐渐向表皮上层移动并被替换。

棘层也称棘细胞层，因棘突而得名，棘突是棘层角质形成细胞之间及与基底层之间的连接结构，又称细胞间桥。棘突提供了桥粒的连接点，是角质形成细胞之间紧密连接的超微结构基础。棘突在正常皮肤中很难见到，但在细胞间水肿（即海绵形成）时变得很明显。

颗粒层也称颗粒细胞层，以角质形成细胞成熟变平过程中堆积于胞质中的不规则的深嗜碱性透明角质颗粒命名。在颗粒层上缘，细胞发生程序性死亡。

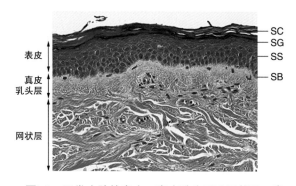

图I.1　正常皮肤的表皮、真皮乳头层及网状层　表皮由基底层（SB）、棘层（SS）、颗粒层（SG）及角质层（SC）构成

在身体大部分区域，角质层为单层死亡细胞（但具有功能），主要由角蛋白构成。该层细胞有时称为角化细胞，以区别于其下方的几层活细胞。角质层的厚度在不同部位有很大差别：在无毛皮肤，该层只有几层细胞，形成典型的"网篮状"结构；而在肢端部位，角质层则更厚而且紧实（图I.2）。在角质层特别厚的部位，可以见到其与颗粒层之间的透明层。透明层与角质层的不同仅在于其表现为弱嗜酸性以及含有更多的脂质内容物。某些病理过程中，在角质层或透明层中可以见到固缩的细胞核，但在正常皮肤中，这两层的角质形成细胞都是无核的。

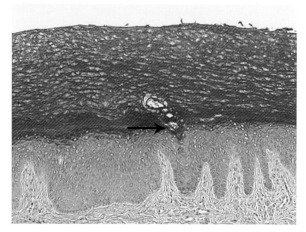

图I.2　正常肢端皮肤厚而致密的角质层及顶端汗腺导管（箭头所示）

角质形成细胞对高分子量角蛋白（如34βE12）染色呈阳性，但对Cam 5.2染色呈阴性。

I.1.1 黑色素细胞

黑色素细胞沿表皮真皮交界处分布，亦见于毛囊（图I.3）。该细胞的功能是产生及分泌黑色素。组织学上，黑色素细胞具有小而深染的卵圆形细胞核及少而透明的胞质。根据解剖部位不同，黑色素细胞与基底层角质形成细胞的比例为1∶10至1∶5不等，其密度在面部及外生殖器部位更高。尽管黑色素细胞产生黑色素，但通常在胞质中难以见到色素，这是因为黑色素很快从树突状胞质网排出并被基底层角质形成细胞摄取、贮存并逐渐被分解。尽

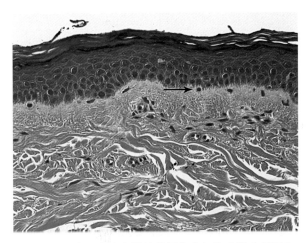

图I.3　表皮真皮交界处的黑色素细胞（箭头所示）

管深肤色和浅肤色人种中产生及贮存的黑色素数量不同，但黑色素细胞的数量并无差别。

正常表皮内黑色素细胞的最佳免疫组化染色为酪氨酸酶、Melan-A/Mart-1及小眼畸形转录因子。部分正常的黑色素细胞对HMB-45染色阳性，但其对肉眼观察正常休眠黑色素细胞的敏感性不足。S-100对正常表皮内黑色素细胞染色阳性，但这种染色既不十分敏感也不特异，它对朗格汉斯细胞染色也阳性。

I.1.2 朗格汉斯细胞

朗格汉斯细胞是一种树突状细胞，在皮肤与引流淋巴结之间的抗原表达和呈递过程中起作用。在非炎症性皮肤的常规HE染色切片中，这些细胞很难被识别；而在S-100和（或）CD1a免疫组化染色中，它们被特征性地标记于基底层上方（图I.4）。电镜

下，朗格汉斯细胞具有特征性的棒状或网球拍样小体——Birbeck颗粒。在变应性接触性皮炎或朗格汉斯细胞增生性病变中，可以见到朗格汉斯细胞聚集形成脓疡。具有肾形细胞核是其特点。

I.1.3 Merkel细胞

Merkel细胞位于表皮基底层，通常与来自真皮的神经末梢相连，因此，被认为具有触觉感受功能。Merkel细胞在常规染色中很难见到，而在电镜下（具有神经内分泌特征）或通过CK20、嗜铬素的免疫组化染色容易观察到（图I.5）。

I.1.4 基底膜

表皮基底层通过基底膜与真皮浅层相连。基底膜是一种在普通光镜下看似简单而实际上十分复杂的结构。在电镜下，基底膜由浅层的透明板和深层的致密板构成，前者与表皮的半桥粒相连，后者与真皮浅层的胶原纤维相连，主要成分为Ⅳ型胶原。在常规HE染色中可以见到基底膜，但在PAS染色中更为明显，通过Ⅳ型胶原的免疫组化染色也可以见到。

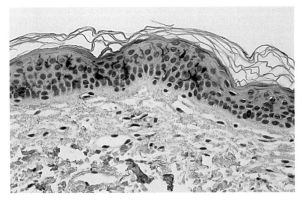

图I.4　棘细胞层中呈树突状的朗格汉斯细胞，CD1a染色（+）

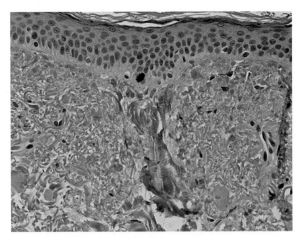

图I.5　CK20标记的一个Merkel细胞

I.2 真皮

真皮分为浅层和深层。乳头层紧邻于基底膜下方，呈高度不规则的波浪状结构而嵌于上皮脚之间，主要由纤细疏松、淡嗜酸性的胶原纤维构成（图I.1）。乳头层含有许多游离的神经末梢（常规染色不可见）以及Meissner小体（图I.6）。Meissner小体是一种特殊的触觉感受器，在手、足及唇部密度最高，特征性地位于真皮乳头层。乳头层的下界为乳头下（浅层）动脉、静脉及淋巴管丛。

较厚的真皮网状层位于这些血管丛下方，由粗大交织的、深嗜酸性的胶原纤维构成（图I.1）。它具有丰富的血管系统，其下界为由吻合性小动脉、静脉及淋巴管构成的深层血管丛。它包含附属器结构及立毛肌（图I.7）。亦可见到神经干（图

I.8），可与Pacinian小体（图I.9）相连。后者是一种感受深压觉和振动觉的特殊类型的神经末梢，在掌跖、指及趾背、外生殖器部位密度最高，亦可见于皮下组织及特定的内脏器官。

除了普通的血管系统，真皮网状层还包含一种特殊的动静脉短路结构，称为血管球体（图I.10）。血管球体由动脉、静脉分支被数层球细胞包绕而成。血管球细胞是一种变异的平滑肌细胞，细胞核呈圆形或椭圆形，胞质特征性地表达平滑肌肌动蛋白（SMA）。血管球体的功能是调节体温，在末梢部位如耳部、指及趾尖最易见到。

表皮以紧密排列的细胞成分为主，而真皮细胞较少并以细胞外基质为主。组成真皮的3种主要的细胞外蛋白包括：胶原纤维（提供强度）、弹性纤维（提供弹性）及基质。正常皮肤中弹性纤维的数量很少，由纤细的、亲水亲油性纤维构成，

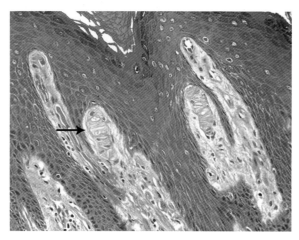

图I.6　Meissner小体

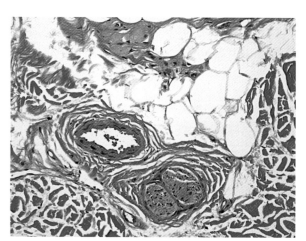

图I.8　与血管相邻的神经干

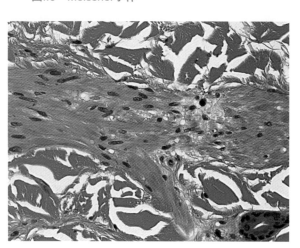

图I.7　平滑肌束（立毛肌）两端钝圆的细胞核

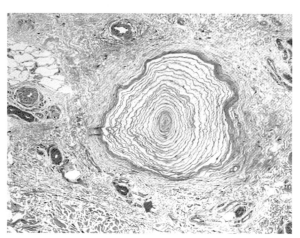

图I.9　Pacinian小体

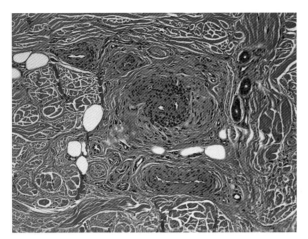

图I.10 血管球体

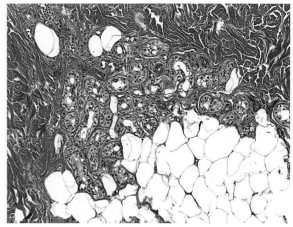

图I.11 小汗腺

非特殊染色（van Gieson染色）情况下很难见到。在常规染色中也很难见到基质成分，因为它们仅占真皮的极小一部分，并且与染色明显的胶原纤维混在一起。真皮基本的细胞成分是纤维母细胞，由它产生并维持上述3种细胞外成分——胶原纤维、弹性纤维及基质。

I.3 附属器

正常皮肤中通常可见到5种附属器结构：小汗腺、大汗腺、皮脂腺、毛发及甲。

I.3.1 小汗腺

小汗腺是皮肤中数量最多的腺体，存在于所有皮肤表面，但在掌跖、前额及腋下密度最高。它的功能是调节体温、分泌低渗液体。该腺体由不分支的螺旋状分泌部构成，通常位于真皮深层，被脂肪包绕，并与导管相连。该导管起始为螺旋状，中段平直，最后又以螺旋状结构（终末汗管）穿出表皮。分泌部由单层立方上皮细胞及周围的肌上皮细胞构成，而导管由两层上皮细胞构成，没有肌上皮细胞（图I.11）。两部分细胞胞质均为典型的嗜酸性，但分泌部细胞的胞质因含有大量糖原，呈透明或空泡状改变。

小汗腺免疫组化染色表达细胞角蛋白（如Cam5.2、CK7）、CEA及EMA。肌上皮细胞表达S-100、P63（4A4）、calponin及平滑肌肌动蛋白。

I.3.2 大汗腺

大汗腺（顶泌汗腺）的数量较小汗腺为少。它们在分布（主要见于腋下、外生殖器、乳晕及眼睑）及分泌模式上与小汗腺不同。在大汗腺，分泌细胞顶端在分泌过程中离断脱落入腺腔，形成"断头分泌"的组织像（图I.12）。大汗腺分泌部是螺旋状、不分支的管腔，由单层立方形或柱状上皮细胞构成，细胞核圆，胞质嗜酸性，周围是一层肌上皮细胞。大汗腺导管在形态学上与小汗腺导管相似。

大汗腺与毛囊相连，其导管开口于邻近皮肤表面的毛囊漏斗部。大汗腺分泌物初始是无臭的，

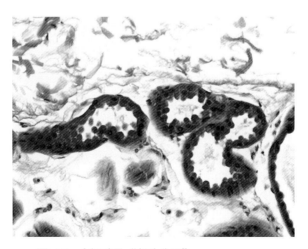

图I.12 大汗腺及"断头分泌"

在皮肤表面细菌作用下变得有气味。哺乳动物的臭腺和麝香腺被认为是变异的大汗腺。人类特殊的大汗腺见于外耳道（耵聍腺）和眼睑（Moll腺）。

I.3.3 皮脂腺

与小汗腺和大汗腺不同，皮脂腺是全浆分泌腺体，即通过脱落整个细胞至腺腔进行分泌。分泌物即为厚重油腻的皮脂。皮脂腺通常表现为分支的腺泡结构，呈分叶状，边缘为立方形嗜碱性的生发细胞，包绕中央多层胞质充满脂质的空泡样细胞（图I.13）。越接近皮脂腺导管部的细胞，脂质内容物越多，导管部由复层鳞状上皮构成。尽管在某些部位（如小阴唇、包皮及乳晕）皮脂腺直接排泌于皮肤表面，但通常情况下一个皮脂腺与一个毛囊（终毛或毫毛）相连，称为毛囊皮脂腺单位。当毛囊皮脂腺单位的一部分——皮脂腺导管排泌到毛干，该导管即与外毛根鞘相延续，整个腺体即被纤维性根鞘所包绕。皮脂腺本身位于立毛肌之上。眼睑的睑板腺是一种变异的皮脂腺。

I.3.4 毛囊

毛发分为终毛（直径大于0.06mm）、毫毛（直径小于0.03mm）及未定类型。所有毛囊均经历3个时期而形成循环周期。生长期历时最长，可长达7年，是毛发生长活跃的时期。随后是短暂的退行期，标志着向休止期的过渡，持续约100天，以毛发脱落结束。毛囊分为2段部分，包括（由深至浅）：下方暂时段（毛球和毛干）及上方永久段（峡部和漏斗部）（图I.14）。

I.3.4.1 生长期

生长期毛囊由若干层构成。毛干由髓质（毛干中心）、皮质（毛干主体）及毛小皮构成。内毛根鞘（IRS）又可分为3层：内毛根鞘毛小皮层、Huxley层及外Henle层。毛囊最外层包括玻璃体层及纤维根鞘。

毛球位于真皮深层或皮下组织，由毛乳头及周围嗜碱性的毛母质构成，是毛发的生发细胞（图I.15）。毛乳头位于真皮端，通过一个球茎样结构与纤维根鞘相连。生长期毛囊的7层结构在毛球

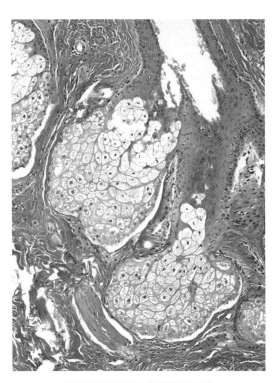

图I.13　具有透明空泡样胞质的皮脂腺

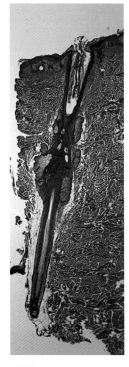

图I.14　生长期终毛的断面　上、下两部分

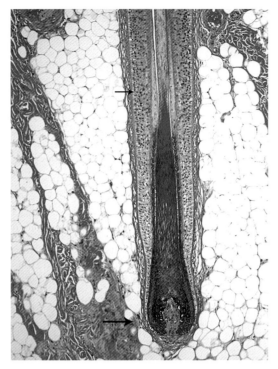

图I.15　下部的毛球（粗箭头）和毛干　**注意外毛根鞘的透明细胞（细箭头）**

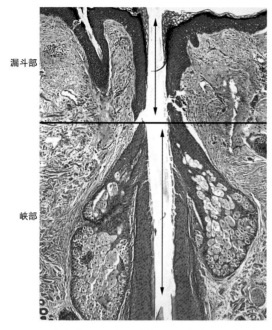

漏斗部

峡部

图I.16　上部的漏斗部和峡部　**注意峡部呈波浪状的角质层和漏斗部的颗粒细胞层**

部位并不明显，但在毛球上方区域开始明显。该区域的上缘为立毛肌插入点，后者为一种由平滑肌纤维束构成的退化器官。这个插入点同时也标志了膨隆部位，被认为是皮肤干细胞的位置。膨隆上方是峡部，后者一直延伸至皮脂腺导管的插入点。内毛根鞘在峡部即消失，在毛干和外毛根鞘之间留有裂隙，即开始角化而没有出现颗粒细胞层（图I.16）。在皮脂腺导管上方即为漏斗部，类似于正常表皮可以见到颗粒细胞层。

I.3.4.2 退行期

在生长期末，毛干结构发生特定变化：毛母质消失，被一圈具有固缩核、发生凋亡的上皮细胞所取代。毛发逐渐上升至膨隆部位，在其下方遗留一个塌陷的纤维根鞘。此时的毛发称为杵状毛。

I.3.4.3 休止期

在休止期，毛乳头上升至膨隆部位，由一群

具有嗜酸性胞质的卵圆形细胞排列成星形而构成。毛发继续角化并脱落，膨隆部位一群新的细胞降至纤维根鞘内形成一个新的生长期毛发。

I.3.5 甲

甲是一种特殊的皮肤附属器，像毛发一样是由特殊的表皮向真皮内陷而形成（图I.17）。甲由

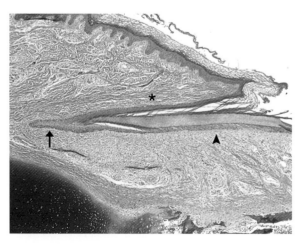

图I.17　甲组织中的甲皱襞（＊）、甲母质（箭头）及甲床（三角箭头）

甲板、致密的角化板及其下方的复层鳞状上皮即甲床组成。在甲近端，甲根位于近端甲皱襞之下，它的远端称为甲上皮，甲根下的甲床上皮称为甲母质。与远端甲板上皮相比，甲母质生长增殖更快，使整个甲板有一定的厚度。可见到的甲母质即为甲半月。在远端，甲板下的皮肤称为甲床。

I.4 皮下组织

皮下组织（脂膜）由成熟的脂肪组织构成，被纤维间隔分隔呈小叶状（图I.18）。皮下组织还包含小至中等大小的动脉、静脉及神经束。

I.5 炎症细胞

皮肤在宿主防御中起重要作用。除了前面提到的朗格汉斯细胞，其他类型的炎症细胞也可出现于皮肤，包括淋巴细胞（单个核细胞，核深染、成角，胞质少）、浆细胞〔核圆形偏心，有团块状（"钟面"）染色质，核周有淡染空晕，胞质嗜碱性〕、组织细胞（单个核细胞，核呈卵圆形或肾

形，胞质中量，亦称巨噬细胞）、中性粒细胞（多形核白细胞，核呈分叶状，胞质颗粒状，既非嗜酸性，亦非嗜碱性）、肥大细胞（单个核细胞，特征性嗜碱性胞质颗粒）以及嗜酸性粒细胞（核分两叶，有明亮的嗜酸性胞质颗粒）。

（刘　琬　译，曾学思　黄　勇　校）

推荐读物

1. Burkman HG, Young B, Heath JW. Wheater Functional Histology: A Text and Colour Atlas. Edinburgh: Churchill Livingstone.1993.

2. Conejo-Mir JS, Ortega MN.Nail. In: Sternberg S, ed. Histology for Pathologists. Philadelphia: Lippincott-Raven,1997.25–46.

3. Fleckman P.Structure and function of the nail unit. In: Scher RK, Daniels CR, eds.Nails: Diagnosis Therapy Surgery. Philadelphia: Elsevier,2005.13–25.

4. Sperling LC. Normal hair anatomy and architecture. In: Sperling LC, ed. An Atlas of Hair Pathology with Clinical Correlations.Boca Raton, FL:Parthenon, 2003.1–14.

5. Urmacher CD. Normal skin.In: Sternberg S, ed. Histology for Pathologists. Philadelphia: Lippincott-Raven, 1997.25–46.

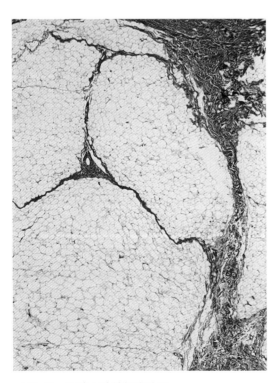

图I.18　脂肪小叶被纤维分隔

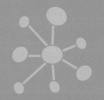

第II篇　非肿瘤性疾病

第1章 表皮与真皮的炎症性疾病

Maxwell A. Fung

以《诊断病理学基础》为例，教科书上对于炎症性皮肤病通常根据病因学（或假设的病因学）、临床表现、组织病理学特点（如反应模式）、发病部位或者综合上述所有方面而进行分类。对于炎症性皮肤病的认识在不断深化，而我们的理解并不全面，因此，在未来一段时间内，尚无法达成适用于所有疾病的统一而完美的分类方法。目前尽量将大部分疾病根据假定的病因进行分类，其余疾病则是根据主要特征而分类。更复杂的问题是，某些特殊疾病可引起多种临床和（或）组织病理学异常（更不用说有多种名称），而某些不相关的疾病可有相同的临床和（或）组织病理学表现。

本章所讨论的临床相关性炎症性皮肤病常会合理地采取活组织检查。现采取传统方式，较全面地予以介绍，使其具有实用参考价值，又争取对新发现病例提供恰当的评估。

皮肤病理医师常常面临实际工作中的挑战，有时临床信息不完整或令人不满意，往往只能直接根据疑难病例的显微镜下特征进行诊断。在检查皮肤的活检标本时，除了感染性疾病，通常不能立即识别病变的特征，这与肿瘤性疾病的情形大不相同。然而，临床资料（大体病理学）和组织学表现（显微镜下病理形态）在对患者的全面评估中缺一不可，对每一具体病例而言，上述两方面的重要性不尽相同。全面评估之后才能产生最准确的诊断或鉴别诊断。这种解释判断的最终任务必然落在送检医师肩上。皮肤病理医师应当根据显微镜下病理学的描述为送检医师提供有临床意义的鉴别诊断（用临床皮肤病学的标准化语言），并且尽可能做出特异性诊断。

警惕：病理医师做出的特异性诊断被临床医师否定或由于曾经做出了一些过度特异性的（解读错误）诊断，而出现损害病理医师声望的影响其实是微不足道的。病理医师应当保持宽广的胸怀，与临床医师保持联系，这对于不断提高皮肤炎症性疾病的诊断水平（以及自身的声望）是很重要的。

1.1 海绵水肿性皮炎

临床表现

必须认识到，虽然海绵水肿性皮炎是炎症性皮肤病最常见的类型，但在临床上并非对应一个独立疾病（表1.1）。恰恰相反，海绵水肿性皮炎是一个描述性诊断，在临床上可对应很多疾病，而有些疾病之间毫无联系。事实上，表现为海绵水肿性皮炎的最常见的一组疾病，现被一些医生，包括皮肤科医生，混乱或错误地命名，这也是造成学生们困惑的原因之一。这些命名包括湿疹、皮炎和湿疹样皮炎。除非进一步细化，这些名称被认为是同义的，在此称为湿疹样皮炎（表1.2）。"湿疹样皮炎"这个名称仍然不能对应一个独立的临床疾病，但它确实对应了一组更有限的常见的临床疾病，包括特应性皮炎（某些人命名为特应性湿疹或简单称为湿疹）、过敏性接触性皮炎、光敏性接触性皮炎、钱币状皮炎（或钱币状湿疹）、汗疱疹性皮炎（或汗疱疹性湿疹）以及疹样癣菌疹。淤积性皮炎、干燥性皮炎（图1.1）及白色糠疹的早期皮损也可归为这类疾病。令这种混淆进一步加重的原因是，部分医生有时将这些特异性疾病简单地诊断为湿疹或皮炎。最常见的例子就是将湿疹等同于特应性皮炎/特应性湿疹。

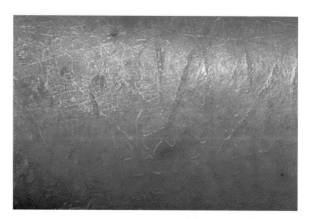

图1.1　干燥性皮炎　干燥性（乏脂性）皮炎，也称干裂性湿疹和冬季瘙痒症，很常见，有时与钱币状皮炎有关。极少数情况下，可能与恶性系统性疾病有关

表1.1 海绵水肿性皮炎的基本鉴别诊断

	特应性皮炎	钱币状皮炎	出汗不良性皮炎	脂溢性皮炎	过敏性接触性皮炎	刺激性接触性皮炎	丘疹性皮炎	玫瑰糠疹
浅部血管周围淋巴细胞	++	++	++	++	++	++	++	++
深部血管周围淋巴细胞	0	0	0	0	0	0	±	0
表皮坏死	0	0	0	0	0	++	±	0
毛囊海绵形成	±	0	0	++	0	0	0	0
真皮嗜酸性粒细胞	±	±	±	±	±	±	++	0
淋巴细胞外移	±	±	±	±	±	±	++	++
红细胞外溢	0	0	0	0	0	0	0	++

注：++—特异性；±—不一致；0—少见。

表1.2 湿疹样皮炎——临床表现

湿疹并不代表某一种独立的疾病，而是指组织病理学特征为海绵水肿性皮炎的一系列疾病谱
患者组别 儿童和成人 可能与个人或哮喘家族史有关（特应性皮炎）
病变部位（不同疾病病变部位不同） 特应性皮炎： 儿童急性期：伸侧和面部 慢性期：屈侧 脂溢性皮炎：头皮、耳、面部、胸部 变应性或刺激性接触性皮炎：暴露部位
临床表现（不同阶段临床表现不同） 急性期： 红斑/水肿性丘疹和斑块 水疱、渗出、浆痂 亚急性期： 红斑丘疹和斑块 鳞屑和抓痕较常见 慢性期： 肥厚角化过度的斑块 苔藓样变（慢性单纯性苔藓） 结节形成（结节性痒疹） 炎症后色素改变 瘙痒 干燥症（干性皮肤）
预后和治疗 除了接触性皮炎，大部分都是慢性病 外用糖皮质激素治疗特应性皮炎 外用吡咯和硫氧吡啶锌洗发液治疗脂溢性皮炎 保湿 避免接触致敏或刺激物

湿疹样皮炎的临床共同特点是剧烈瘙痒、红斑、多形性水肿性丘疹和丘疱疹，后者很快破裂，遗留直径1~2mm的散在或融合性痂屑。由于水疱壁薄且瘙痒剧烈，通常迅速发生表皮剥脱，因此，很难看到完整的水疱。随着疾病发展，丘疹和水疱可融合成相对界限不清（如与银屑病比较）的红色斑块，同时可见结痂和鳞屑。随着疾病进一步发展，长期存在的皮损可发生苔藓样变，发展成慢性单纯性苔藓，表现为红斑减轻但皮损增厚、色素沉着或色素减退以及苔藓样变、皮纹明显。

组织学特征

海绵水肿性皮炎的主要特征是表皮海绵水肿形成（表1.3）。海绵水肿是指表皮细胞间水肿，光镜下表现为表皮细胞间隙增宽、细胞间桥明显。严重的海绵水肿可导致表皮细胞间形成海绵水肿性水疱，当足够大时则在临床上表现为丘疱疹。海绵水肿性水疱表现为圆形或倒烧瓶样，疱内含有淋巴细胞和（或）朗格汉斯细胞，边缘表现为海绵水肿。海绵水肿性水疱需要与蕈样真菌病（蕈样肉芽肿）的Pautrier微脓疡相鉴别，后者表皮内聚集的为非典型淋巴细胞，而无明显的海绵水肿。真皮常表现为浅层血管周围及间质以淋巴细胞为主的浸润。有时可见组织细胞、嗜酸性粒细胞和中性粒细胞。

表1.3 湿疹样皮炎——病理学

组织学特征
海绵水肿性皮炎
急性：海绵水肿伴或不伴表皮内水疱
亚急性：海绵水肿和角化不全
慢性：银屑病样表皮增生
真皮浅层淋巴细胞浸润伴或无嗜酸性粒细胞
辅助检查
PAS-D染色除外真菌感染
鉴别诊断
海绵水肿型药疹
蕈样真菌病（蕈样肉芽肿）
癣
病毒疹

急性海绵水肿性皮炎中可见网篮状正角化过度（图1.2A）。亚急性海绵水肿性皮炎中可见角化不全。慢性海绵水肿性皮炎中，在明显海绵水肿以外的区域，可见上皮脚延长及颗粒层增厚。但在慢性皮损中，海绵水肿尤其是海绵水肿性水疱并不明显。随着皮损持续发展，组织病理学表现开始向慢性单纯性苔藓演变，表现为上皮脚延长（银屑病样增生），真皮乳头纤维化，角质层致密的正角化过度和角化不全（图1.2B）。

辅助检查

针对皮肤真菌的组织化学染色，如PAS-D或GMS（六胺银）染色，在海绵水肿性皮炎中是常规进行的，用来除外皮肤癣菌病。这一点在角质层有角化不全、中性粒细胞和（或）浆痂的病例中最为重要。在极少数情况下，需要进行其他辅助检查，如直接免疫荧光，用以鉴别湿疹样皮炎与大疱性类天疱疮。

鉴别诊断

根据活检部位和申请单的临床信息，病理医师可能会缩小鉴别诊断的范围，但是不能仅仅根

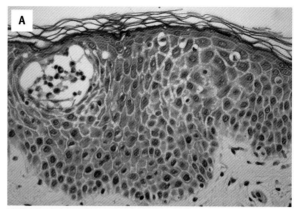

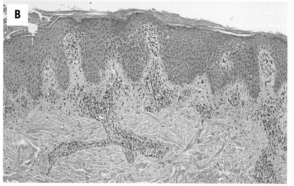

图1.2 海绵水肿性皮炎 **A. 急性海绵水肿性皮炎。**海绵水肿性微水疱形成是细胞间水肿（海绵水肿）的充分表现，是所有类型海绵水肿性皮炎的特点，尤其是湿疹样皮炎、过敏性接触性皮炎、钱币状湿疹、汗疱疹及特应性皮炎。大多数病例的诊断并不依靠活检。**B. 慢性海绵水肿性皮炎**表现为致密的正角化过度和（或）角化不全，银屑病样表皮增生及海绵水肿。与银屑病相比，很多区域的颗粒层是存在或增厚的。海绵水肿通常不明显

据组织病理学特点（如真皮内嗜酸性粒细胞浸润）绝对地区分海绵水肿性皮炎的不同类型。临床医生有责任根据临床与病理表现之间的联系对海绵水肿性皮炎做出最终的诊断。下文将讨论一些可以提示某一具体疾病的组织病理学特点。

其他与海绵水肿性皮炎相似的疾病包括皮肤癣菌病，免疫介导的水疱-大疱性疾病如天疱疮、类天疱疮的早期阶段，副银屑病（小斑块型或大斑块型），药物或虫咬反应以及斑片型和斑块型蕈样真菌病（Ⅰa~Ⅰb期）。早期天疱疮和类天疱疮的典型表现为嗜酸性粒细胞性海绵水肿或中性粒细胞性海绵水肿，需行直接免疫荧光检查来明确诊断。

副银屑病和早期MF的光镜下表现和辅助检查均缺乏特异性，因此，诊断较为困难。这个问题

在血液系统肿瘤章节中进行了更详细的讨论。简而言之，MF典型皮损的特点是表皮内淋巴细胞浸润程度较明显，相对缺少海绵水肿，这些淋巴细胞有异型性（如细胞核深染、形态不规则）。

急性或亚急性海绵水肿也可以是其他炎症过程的次要特征，包括界面皮炎、血管炎、真皮内致密炎症浸润或真皮水肿的病变。

慢性海绵水肿性皮炎表现为银屑病样增生，极少有海绵水肿，有时很难除外银屑病。此外，接触性皮炎可能与银屑病并发。典型的银屑病表现为明显的颗粒层减少或消失，而慢性海绵水肿性皮炎则在海绵水肿之外的区域表现为颗粒层增厚。银屑病的其他典型特征将在下面的章节中进行描述。

治疗和预后

由于海绵水肿性皮炎并不是一个独立的疾病，其预后、自然病程和治疗取决于具体的临床病理诊断，将在下面章节对主要疾病进行讨论。但大多数海绵水肿性皮炎对外用糖皮质激素有效。手足部位需要应用中效到超强效（1级）糖皮质激素。局部糖皮质激素封包或皮损内注射对顽固皮损可能有效。新型非糖皮质激素类外用药物包括他克莫司软膏和吡美莫司霜。口服抗组胺药可用于止痒，其镇静作用有时也是有益的。光疗，包括UVB和PUVA，对严重或顽固病例可能有效。

1.1.1 过敏性接触性皮炎

临床表现

急性过敏性接触性皮炎通常表现为丘疹、水疱或斑块，在接触致敏物（常为有毒藤葛和其他植物）部位呈线状排列（图1.3A）。在这类病例中，诊断通常显而易见，很少进行活检。亚急性或慢性过敏性接触性皮炎在临床上可能与特应性皮炎、钱币状湿疹、汗疱疹或慢性单纯性苔藓难以鉴别。在有些病例中，可根据皮损的形态及分布、临床

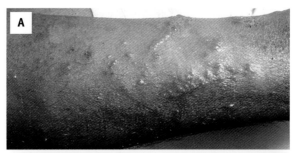

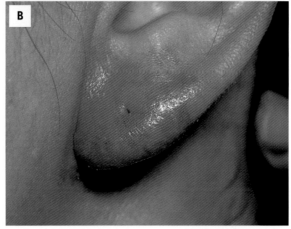

图1.3 过敏性接触性皮炎 A. 接触橡树毒素后引起的线状排列的水疱。B. 接触珠宝中的金属镍后引起的皮损

病史或斑贴试验得出诊断。常见的过敏原包括植物、金属（图1.3B）及护肤品（香料、抗生素、防腐剂）。发生在面部或腹股沟的过敏性接触性皮炎可表现为弥漫性水肿，类似于蜂窝织炎。

组织学特征

过敏性接触性皮炎的一般特点见海绵水肿性皮炎。过敏性接触性皮炎不能单独依靠组织病理学特征与其他类型的湿疹样皮炎进行鉴别。出现嗜酸性粒细胞一直以来被认为是其特征。通常可见真皮内嗜酸性粒细胞浸润、嗜酸性粒细胞性海绵水肿及真皮乳头水肿，但没有这些表现也不能排除本病。同样，真皮内中性粒细胞浸润也是可有可无。慢性光敏性接触性皮炎可表现为真皮深层血管周围炎症细胞浸润。过敏性接触性皮炎的少见类型包括：荨麻疹样（如橡胶）、系统性、脓疱型（如水泥）、紫癜型（如纺织品染料）、肉芽肿型（如金）、淋巴瘤样（如镍）、接触性皮炎伴有明显的炎症后色素减退（白斑病型）。

辅助检查

如果患者不能提供详细的接触史，诊断性斑贴试验可能能够揭示病因。但并不是所有的斑贴试验结果都与临床相符，试验结果可能被假阴性或假阳性（刺激）反应所干扰。

鉴别诊断

光接触性皮炎，尤其慢性病例，可以表现为真皮深层血管周围炎症细胞浸润（参见海绵水肿性皮炎）。

治疗和预后

如果避免接触过敏原，过敏性接触性皮炎则能够缓解。困难的是，大部分病例很难明确和有效去除环境中的过敏原。

1.1.2 刺激性接触性皮炎

临床表现

根据与接触刺激物部位一致的炎症反应形式，刺激性接触性皮炎在临床上常可明确诊断。反应的严重程度与暴露的严重程度或刺激物的剂量依赖性质成比例。与过敏性接触性皮炎不同，本病不需前期致敏。与过敏性接触性皮炎、特应性皮炎、钱币状湿疹及汗疱疹相比，瘙痒并非其特征。反应轻微者，表现类似于过敏性接触性皮炎。刺激严重者（如化学烧伤）可以引起大疱、糜烂或溃疡，甚至留下瘢痕。

组织学特征

刺激性接触性皮炎的一般特点见海绵水肿性皮炎。刺激性接触性皮炎的组织病理学特征取决于刺激物的强度，而这种强度呈剂量依赖性。强刺激物引起广泛的表皮坏死，最初在表层，逐渐发展至基底层。弱刺激物或暴露较少时可引起基底层上单个角质形成细胞坏死，伴有海绵水肿。真皮内嗜酸性粒细胞和（或）中性粒细胞可有可无。

鉴别诊断

在刺激性皮炎中，单个坏死的角质形成细胞通常位于基底层上，而在界面皮炎中则多沿着表皮真皮交界处。单个坏死的角质形成细胞也可能是继发于患者的不当处理（见海绵水肿性皮炎）。

预后和治疗

去除刺激物是有效的。另外，疾病的持续时间取决于暴露的频率和强度（见海绵水肿性皮炎）。

1.1.3 钱币状皮炎

临床表现

钱币状皮炎的特征性表现是钱币大小的圆形红色斑块，边界清楚。好发于四肢。斑块表面可见结痂（湿）或鳞屑（干）。发病常呈季节性，与炎热潮湿或寒冷干燥的气候有关。有些病例与情绪紧张密切相关。

组织学特征

一般特点见海绵水肿性皮炎。钱币状皮炎不能单独依靠组织病理学特征与其他类型的湿疹样皮炎进行鉴别。

辅助检查

钱币状皮炎通常根据临床特征即可诊断，不需要活检。病理医师应积极除外皮肤真菌病。

鉴别诊断

临床上，钱币状皮炎可类似于其他类型的海绵水肿性皮炎、斑块型银屑病、斑片或斑块型蕈样真菌病、副银屑病（包括小斑块型和大斑块型）及体癣（见海绵水肿性皮炎）。如果皮损位于下肢，则需与干燥性（乏脂性）皮炎及淤积性皮炎鉴别。干燥性皮炎基本上是一个临床诊断。淤积性皮炎应伴有静脉淤滞的表现，包括真皮浅层或全层丛集的厚壁小血管，并伴有红细胞外溢和含铁血黄素沉积。如果静脉淤滞的改变轻微或为非活动性（如有血管改变但无出血），则不能完全排除钱币状皮炎并发静脉功能不全的可能性。

治疗和预后

本病呈慢性反复病程（见海绵水肿性皮炎）。

1.1.4 特应性皮炎

临床表现

特应性皮炎与个人和（或）家族的特应性病史有关，包括哮喘、过敏性鼻炎及过敏性结膜炎。本病好发于婴儿和儿童。因为瘙痒通常发生在皮损出现之前，故本病曾被称为"瘙痒引起搔抓"。最早期的皮损被认为是丘疱疹，与急性海绵水肿性皮炎相似。但本病很少见到完整的水疱。丘疹或早期的丘疱疹很快就会被抓破，导致结痂，并融合成界限不清的斑块。这种斑块在儿童期最常见，易累及肘窝和腘窝。慢性皮损可见鳞屑、苔藓样变及色素脱失（图1.4A）。本病可以继发于金黄色葡萄球菌感染致脓疱疮或单纯疱疹病毒感染（疱疹样湿疹）。丘疹或毛囊性特应性皮炎多发生于肤色黑的儿童（图1.4B）。

组织学特征

一般特点见海绵水肿性皮炎。特应性皮炎不能单独依靠组织病理学特征与其他类型的湿疹样皮炎进行鉴别。本病活检组织常取自亚急性或慢性皮损，因此，典型表现为角化不全、表皮增生及慢性单纯性苔藓的特征（见下文），而非明显的海绵水肿。丘疹/毛囊性特应性皮炎的特征为毛囊漏斗部海绵水肿。本病皮损易继发金黄色葡萄球菌性脓疱疮或（和）单纯疱疹病毒二重感染。脓疱疮皮损的特征性表现为角质层浆痂内有革兰阳性球菌聚集。单纯疱疹病毒感染的特征性表现为表皮内水疱形成伴有气球样变性及多核的角质形成细胞，被感染的角质形成细胞核呈灰蓝色，核周围染色质聚集。

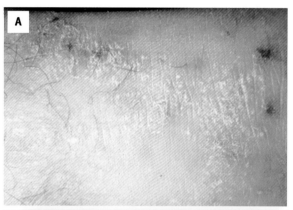

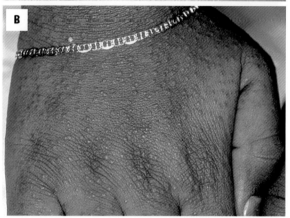

图1.4 特应性皮炎 A. 界限不清的斑块，由局部结痂的丘疹（很多病例为破溃的丘疱疹）组成，这些丘疹常于慢性搔抓和摩擦后继发苔藓样变。B. 丘疹或毛囊性特应性皮炎好发于肤色深的儿童，表现与少见疾病光泽苔藓类似

鉴别诊断

"特应性"的诊断由主管医生根据患者的个人史、家族史及体格检查做出判断。临床上，瘙痒是本病的必要症状，可累及肘窝和腘窝。本病还可以表现为明显的慢性苔藓样变、炎症后色素沉着或色素减退。大多数病例的诊断不需要活检。

但不典型的病例需要进行活检以除外蕈样真菌病、银屑病、毛发红糠疹或其他疾病。毛囊性特应性皮炎在临床和组织病理学方面均难与复发性播散性毛漏斗毛囊炎相鉴别，后者为一种少见疾病，目前报道病例均无特应性病史。红痱和Fox-Fordyce病（大汗腺粟粒疹）在临床上是很有特征性的疾病，分别为末端小汗腺导管和大汗腺导管的海绵水肿。而在切片上，从组织学上有时很难明确局部的海绵水肿是与毛囊相关，还是与其他附属器结构相关。白色糠疹的特征性表现为色素减退性斑片，上覆细小鳞屑，在肤色黑的儿童面部最常见，一般不需活检。皮损可泛发，累及躯干和四肢。目前普遍认为本病是继发于特应性皮炎的炎症后色素减退。

预后和治疗

见海绵水肿性皮炎。特应性皮炎好发于婴儿和儿童，可随年龄增长而完全缓解或明显减轻。特应性个体易重复感染金黄色葡萄球菌。双氯西林或头孢氨苄治疗2周通常对难治性病例有效，尤其是皮损有明显结痂者。老年人新发的泛发性湿疹或特应性皮炎而无明确诱因者应注意药物反应或潜在恶性肿瘤的可能。

1.1.5 出汗不良性皮炎

临床表现

出汗不良性皮炎，又称汗疱疹，特征性表现为双侧手指或脚趾小的"西米"样水疱。本病易累及指、趾侧面（图1.5）。水疱可融合，或扩展至掌跖，但一般不超过腕和踝。轻症患者不表现为可见的水疱，常被称为"手部皮炎"。在严重急性病例中，皮损可扩展至四肢和口腔黏膜。

组织学特征

一般特点见海绵水肿性皮炎。汗疱疹不能单独依靠组织病理学特征与其他类型的湿疹样皮炎进行鉴别。若非双手和（或）双足对称性受累，诊断时不考虑本病。

鉴别诊断

本病通常可根据临床表现而诊断，一般不需活检。由皮肤癣菌引起的水疱大疱性皮损在临床上有时不易与本病鉴别，需行组织病理学检查。本病在临床上与局限在肢端的癣菌疹和过敏性接触性皮炎较难鉴别。足癣患者可在双手出现出汗不良性皮炎，或者泛发性湿疹样皮炎，是对局部真菌病的超敏反应形式（癣菌疹）。这种反应可在系统治疗足癣或甲真菌病的初期出现。

预后和治疗

见海绵水肿性皮炎。除非能够明确并去除病因，本病常为慢性复发性病程。精神紧张也是本病的一个诱因。

1.1.6 脂溢性皮炎

临床表现

脂溢性皮炎好发于成人，表现为油腻性红斑、鳞屑，好发于头皮、眉毛、鼻唇沟、耳后皱褶处（图1.6）及躯干上部。腹股沟很少受累。

组织学特征

脂溢性皮炎不能单独依靠组织病理学特征与其他类型的湿疹样皮炎进行鉴别。但典型病例表现为毛囊漏斗上部或开口处海绵水肿。常可见中性粒细胞性浆痂。角质层内可见糠秕孢子菌（马拉色菌）。

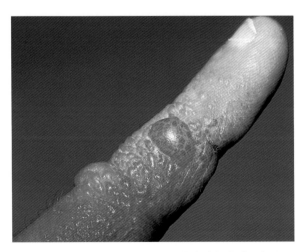

图1.5　汗疱疹　汗疱疹表现为瘙痒性水疱，好发于手指和手掌侧缘。与其他部位的海绵水肿性水疱不同，本病的水疱大多完整

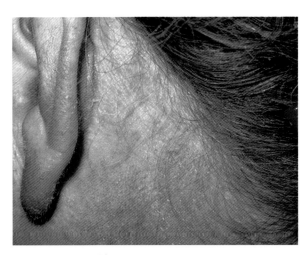

图1.6 脂溢性皮炎 脂溢性皮炎很少进行活检。常表现为发生在头皮、鼻唇沟及耳后皱褶处的边界不清的油腻性鳞屑

鉴别诊断

见海绵水肿性皮炎。本病通常在临床上即可明确诊断。有时慢性脂溢性皮炎在临床和（或）

组织学上不易与银屑病相鉴别。

预后和治疗

见海绵水肿性皮炎。本病通常为慢性复发性病程。除了外用糖皮质激素、酮康唑及药物性洗发液（如煤焦油、二硫化硒、硫酸锌），外用他克莫司也通常有效。

1.1.7 丘疹性皮炎

临床表现

丘疹性皮炎是一个近年来提出的新名称，用来描述发生于成人的一种病因不名的顽固性瘙痒性丘疹性疾病，好发于躯干、外阴及四肢近端（图1.7A）。本病曾经被等同于部分医生以前诊断的亚急性痒疹和瘙痒性红肿病。丘疹性皮炎患者可

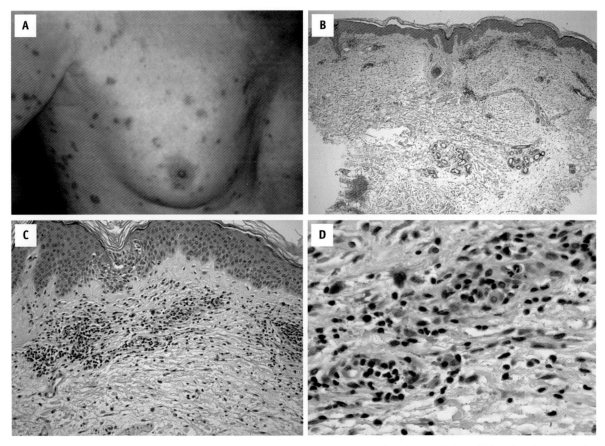

图1.7 丘疹性皮炎（亚急性痒疹、瘙痒性红肿病） A. 躯干及四肢近端可见多发水肿性、瘙痒性红色丘疹，伴有不同程度结痂（常由搔抓引起）。B. 低倍镜下可见真皮浅中层血管周围及间质淋巴细胞浸润。C，D. 仔细观察可见局灶性海绵水肿及真皮内嗜酸性粒细胞浸润

能有一些特应性体征，但不足以诊断为特应性皮炎。本病发病率不详，但因为部分病例可能被诊断为其他疾病（如特应性皮炎、节肢动物叮咬反应），其发病率应该被低估了。

组织学特征

丘疹性皮炎的特征性表现为局灶性海绵水肿及血管周围淋巴细胞、嗜酸性粒细胞浸润（图1.7B~1.7D）。皮损易被抓破。据报道，亚急性痒疹的海绵水肿常局限在毛囊漏斗部。

鉴别诊断

当丘疹表现为其他类型海绵水肿性皮炎时，如特应性皮炎，单纯依靠组织病理检查很难鉴别。与大多数海绵水肿性皮炎一样，本病的诊断首先依靠临床表现。同样，妊娠瘙痒性荨麻疹性丘疹和斑块的诊断也需要结合临床。节肢动物叮咬反应的典型表现为真皮深层血管周围的致密炎症细胞浸润，常见多数嗜酸性粒细胞。疥疮的典型表现也是明显的嗜酸性粒细胞浸润，但少数病例并非如此。丘疹性荨麻疹一词被用来描述特发性疾病，其临床表现和真皮炎症改变与丘疹性皮炎一致，但其组织学上无海绵水肿。在大疱性类天疱疮的荨麻疹阶段，水疱尚未形成时，常需要通过直接免疫荧光检查来确诊。丘疹性肢端皮炎（Gianotti-Crosti病）的组织病理学表现多样，但可为海绵水肿性皮炎或苔藓样皮炎。

预后和治疗

丘疹性皮炎可能有自限性，但大多数为慢性反复性病程。外用糖皮质激素、口服抗组胺药、UVB和光化学治疗可能有效。

1.1.8 玫瑰糠疹

临床表现

玫瑰糠疹是一个常见的季节性（春、秋季）、自限性疾病，好发于儿童和青年人，表现为多发

圆形、椭圆形的红色丘疹、斑片和（或）斑块，伴有领圈状糠样脱屑（图1.8A）。躯干部位皮损长轴沿皮纹方向分布，类似"圣诞树"。反转型玫瑰糠疹可累及腹股沟和腋窝。皮疹泛发前1~2周常可见单发的母斑，又称前驱斑，较之后的皮损大。很多患者在母斑出现前或皮疹早期阶段出现流感样症状。到目前为止，本病多被怀疑为病毒诱发，但尚无统一的明确病因。

组织学特征

玫瑰糠疹不能单独依靠组织病理学特征与其他类型的海绵水肿性皮炎进行鉴别。典型的玫瑰糠疹表现为交替出现的灶状海绵水肿，其上可见灶状角化不全（图1.8B，1.8C），相对显著的淋巴细胞外移，真皮乳头可见红细胞外溢（图1.8D）。有时可见散在的单个角化不良细胞，尤其是对母斑进行活检。炎症反应模式以海绵水肿为主，而并非原发性界面皮炎。真皮内炎症常局限在浅层，以淋巴细胞浸润为主，有时伴有少量嗜酸性粒细胞。

鉴别诊断

见海绵水肿性皮炎。本病通常可根据临床表现而诊断，一般不需要活检。

当玫瑰糠疹的表皮改变局限时，则与远心性环状红斑（浅表型）很难鉴别。但远心性环状红斑急性皮损有时可表现为多发灶状海绵水肿，包括海绵水肿性水疱形成。两者的鉴别最终需要结合临床。淋巴细胞外移、散在的单个坏死角质形成细胞及红细胞外溢也是苔藓样糠疹和麻疹样病毒疹的特征性表现。苔藓样糠疹为原发性界面皮炎，表现为与海绵水肿不成比例的角质形成细胞坏死和空泡化改变。麻疹样病毒疹的炎症浸润非常稀疏且无明显的表皮改变，通常只表现为轻微的界面改变（如空泡化改变），轻度海绵水肿或角化不全，甚至完全没有表皮改变。玫瑰糠疹样药疹与卡托普利、金、巴比妥类、可乐宁、异维A酸、甲硝唑和青霉胺有关，一般需要结合临床来

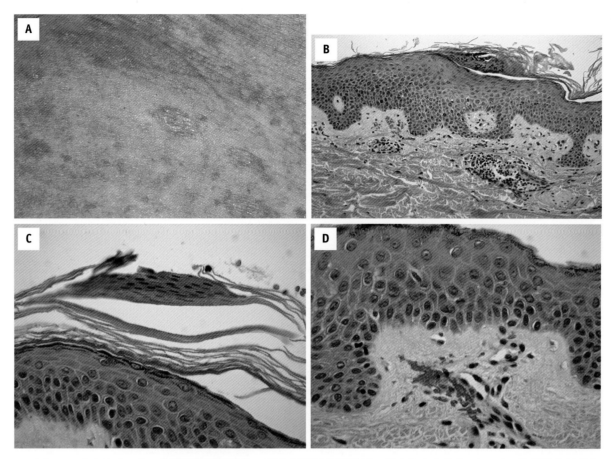

图1.8 玫瑰糠疹 A. 典型的椭圆形斑块，伴有领圈状糠样脱屑，沿皮纹方向分布。B、C. 特征性的灶状角化不全及海绵水肿。D. 真皮乳头可见红细胞外溢

确诊。

预后和治疗

玫瑰糠疹常在2周到2个月内自愈。很少复发。大多数患者可外用弱效至中效糖皮质激素或口服抗组胺药来对症治疗。早期可用UVB照射治疗来缩短病程。

1.2 银屑病样皮炎

与海绵水肿性皮炎一样，银屑病样皮炎是病理医师在皮肤组织病理报告中用到的描述性术语。并不对应某一独立的临床疾病。银屑病样皮炎描述的是银屑病样表皮增生这一特殊表现，临床很常见，是很多炎症性疾病的特征性表现，典型疾病为银屑病（表1.4）。

1.2.1 银屑病

临床表现

典型的斑块型银屑病（寻常型银屑病）表现为边界清楚的红色斑块，表面覆盖较厚的银白色鳞屑，形状、大小不一，好发于肘、膝、头皮及臀部皮肤皱褶处（图1.9A，图1.9B）。指甲甲板受累表现为点状凹陷和远端甲分离。外伤处常出现皮损（同形反应）。面部很少受累。反转型银屑病累及皮肤屈侧皱褶部位。点滴型银屑病表现为急性发作的钱币大小斑块，典型病例与链球菌性咽炎或其他感染有关。脓疱型银屑病可泛发全身或局限于四肢远端（图1.9C）。银屑病是弥漫性红皮病或剥脱性皮炎（图1.9D）的一个常见病因。本病常伴发银屑病性关节炎。约1/3患者有银屑病家族史（表1.5）。

表1.4   银屑病样皮炎的基本鉴别诊断

	银屑病	慢性海绵水肿性皮炎	慢性单纯性苔藓/结节性痒疹	毛发红糠疹
浅层血管周围淋巴细胞	++	++	±	++
深层血管周围淋巴细胞	0	0	0	0
颗粒层减少	++	±	0	0
颗粒层增厚	0	±	++	±
真皮嗜酸性粒细胞	±	±	±	0
"西洋跳棋盘"样角化不全	±	±	±	++
角化不全伴中性粒细胞	++	±	±	0
真皮乳头纤维化	±	±	++	±

注：++—典型的；±—可变的；0—罕见。

表1.5   银屑病——临床表现

患者组别 　可发生于任何年龄（发病高峰为20～30岁和50～60岁） 　家族易感性；常被某些事件诱发（如外伤、感染、药物）	
病变部位 　头皮、肘、膝——最好发部位 　甲、手、足及躯干也可受累	预后 　慢性疾病
临床表现（多样性） 　慢性斑块性疾病（最常见）： 　　表面银白色鳞屑的红色斑块；边界清楚 　点滴型（发疹型）银屑病（少见）： 　　散在的丘疹、斑块 　脓疱性银屑病 　　脓疱 　红皮病性银屑病 　　广泛的红斑和鳞屑 　　一部分患者（5%～30%）伴发关节炎	治疗 　维生素D$_3$衍生物 　糖皮质激素 　维A酸 　光疗 　生物治疗（TNF-α、CD2或CD11a抑制剂）

组织学特征

充分发展的斑块表现为角化不全伴中性粒细胞浸润、银屑病样增生（上皮脚明显规则性延长）、颗粒层减少、乳头层上方表皮变薄、真皮乳头内血管扩张、迂曲及真皮浅层血管周围淋巴细胞为主的炎症细胞浸润（图1.9E~图1.9H）。急性、点滴型或脓疱型皮损表现为中性粒细胞性海绵水肿、海绵水肿性脓疱（Kogoj微脓疡）及Munro微脓疡（图1.9I~图1.9L）。海绵水肿性脓疱是指表皮内中性粒细胞的聚集，可位于基底层、棘细胞层或颗粒层。Munro微脓疡是指中性粒细胞在角质层内聚集。大多数情况下，中性粒细胞在角化不全层之间聚集呈扁平状。虽然中性粒细胞在表皮内聚集很明显，但在真皮内并不多见。同样，嗜酸性粒细胞在银屑病中通常不多见（表1.6）。

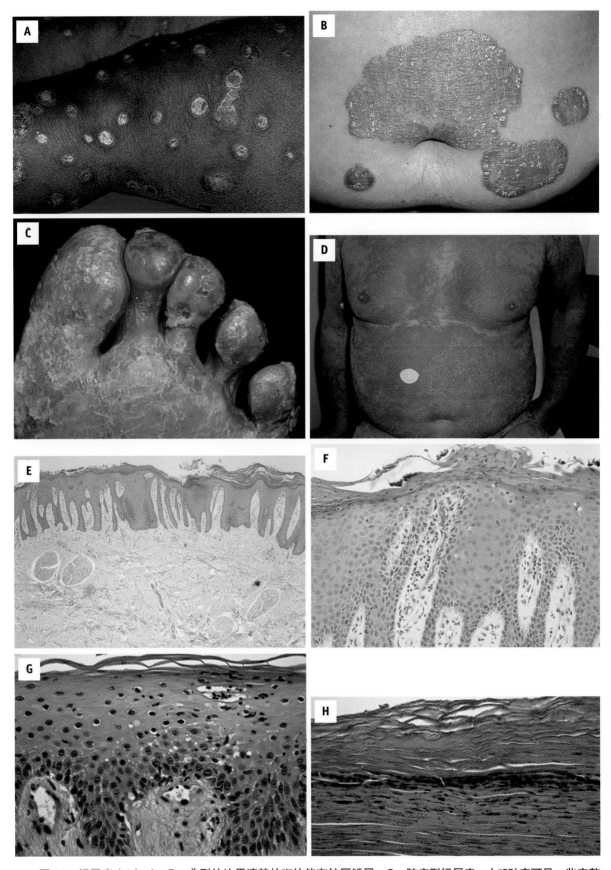

图1.9 银屑病（1） A、B. 典型的边界清楚的斑块伴有较厚鳞屑。C. 脓疱型银屑病。大踇趾底可见一些完整的脓疱。D. 红皮病型银屑病。E. 低倍镜下可见上皮脚规律下延。F. 角化不全性结痂，颗粒层减少，乳头层上方表皮变薄。G. 中性粒细胞性海绵水肿。H. 角化不全内层状分布的中性粒细胞

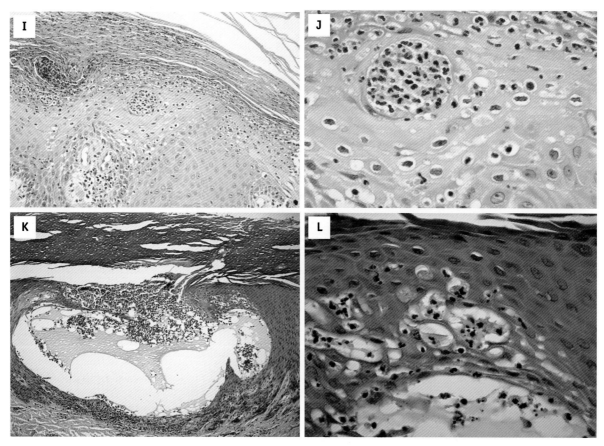

图1.9　银屑病（2）I. 中性粒细胞聚集在角质层内（Munro微脓疡）及颗粒层内（Kogoj海绵水肿性脓疱）。J. 高倍镜下海绵水肿性脓疱。K、L. 脓疱性银屑病可泛发全身或局限在肢端皮肤（因此，临床医生只能在这个部位进行活检，如图所示）

表1.6　银屑病——病理学

组织学特征
慢性斑块性皮损
表皮增生
角化不全的角质层内中性粒细胞（Munro微脓肿）
棘细胞层内中性粒细胞聚集（Kogoj海绵水肿性脓疱）
颗粒层消失
乳头上方表皮层变薄
真皮乳头层血管增多水肿
点滴性银屑病
棘层肥厚不明显，炎症明显
可表现为多层角化不全和正角化过度
脓疱性银屑病
致密的中性粒细胞聚集
辅助检查
PAS-D染色除外真菌感染
鉴别诊断
慢性湿疹（慢性单纯性苔藓）
药物反应
蕈样霉菌病
癣
脓疱型：免疫性水疱性疾病和感染

辅助检查

PAS-D或GMS染色可用来除外表现为银屑病样组织学模式的真菌感染性疾病。

鉴别诊断

银屑病通常根据临床表现即可诊断，无需活检或辅助检查。当临床表现不典型和（或）治疗反应异常时可进行活检。对于典型斑块，需要与皮肤癣菌病、慢性海绵水肿性皮炎、银屑病样药物反应、坏死松解性游走性红斑以及斑片/斑块期蕈样霉菌病进行鉴别。Reiter综合征在组织病理学上与脓疱型银屑病不易鉴别。在慢性海绵水肿性皮炎，其延长的上皮脚在长度上不及银屑病，颗粒层多无变化甚至增厚，并且海绵水肿更明显。还需要除外水疱脓疱性皮肤癣菌病。银屑病是剥脱性红皮病的一个常见潜在病因。但红皮病被认为是很多泛发性皮肤病的常见终末状态，包括蕈样霉菌病/Sézary综合征、特应性皮炎、毛发红糠疹、药疹等。红皮病的诊断依赖于组织病理学来明确潜在的基础疾病。在很多红皮病病例中，特异的组织病理学表现可能是细微的。海绵水肿性皮炎比银屑病更容易化脓，因此，其中性粒细胞结痂中可以见到球菌聚集。坏死松解性游走性红斑偶尔可表现为典型的银屑病样皮炎和中性粒细胞性海绵水肿，而无明显的坏死松解。与银屑病相比，其表皮上层通常更显苍白。斑片期蕈样霉菌病常表现为银屑病样增生，伴有其他特征，包括致密的、常为苔藓样的真皮内细胞浸润，不成比例的淋巴细胞进入表皮层。

预后和治疗

银屑病表现为一个多变的、不可预测的病程，常慢性反复发作。儿童和青年人点滴型银屑病的完全缓解率最高。本病的治疗需个体化，主要根据疾病的严重程度选择治疗方案，包括外用和皮损内注射糖皮质激素、外用维A酸类、钙泊三醇、煤焦油、蒽林类、宽谱或窄谱UVB光疗、PUVA，或系统应用甲氨蝶呤、环孢素及阿维A。新型生物制剂包括依那西普、英夫利昔单抗、阿法赛特及阿达木单抗。

1.2.2 慢性单纯性苔藓和结节性痒疹

临床表现

慢性单纯性苔藓（Lichen simplex chronicus，LSC）的特征性表现为局部增厚、色素增加的皮肤苔藓样变，常继发于慢性摩擦（图1.10A）。瘙痒是摩擦的常见原因，可导致习惯性的、顽固性的瘙痒-搔抓循环。局限或孤立皮损可以发生于正常皮肤，但是更多的苔藓样变发生于慢性海绵水肿性皮炎后，尤其是特应性皮炎。一些医生诊断的慢性单纯性苔藓者实际上是局限性特应性皮炎。结节性痒疹，又称Picker结节或慢性痒疹，被认为是

丘疹或结节性慢性单纯性苔藓。Picker结节可发生于局限性炎症部位，如昆虫叮咬或毛囊炎，或发生于伴有系统性疾病的全身瘙痒患者。结节性痒疹皮损为坚实、表面光滑或轻微粗糙的圆顶状丘疹或结节，常伴有色素增加或结痂。患者通常承认自行处理过皮损。

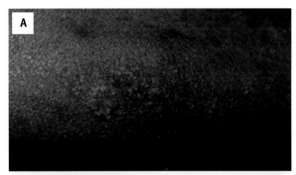
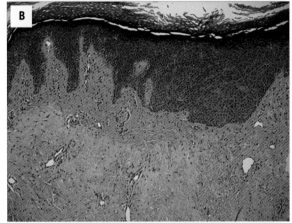
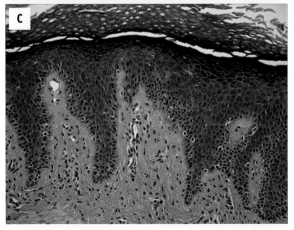

图1.10　慢性单纯性苔藓　A. 色素增加的肥厚性斑块，皮纹明显但数量减少。B、C. 致密的正角化过度，颗粒层增厚，真皮乳头纤维化，真皮乳头顶端可见垂直走行的血管。本例患者真皮纤维化更加明显，因其取代了日光弹性纤维变性

组织学特征

慢性单纯性苔藓的特点为致密的正角化过度伴有不同程度的角化不全、银屑病样增生、颗粒层增厚、真皮乳头纤维化及垂直走行的血管（图1.10B，图1.10C）。常可见残余的海绵水肿。结节性痒疹的圆顶状皮损表现与上述特征相同。常可见轻度乳头瘤样增生。

鉴别诊断

任何一种慢性海绵水肿性皮炎最终都可发展为慢性单纯性苔藓。需要除外皮肤癣菌病。银屑病的表现可与本病相似，但本病典型表现为显著的角化过度而非角化不全、颗粒层增厚及上皮脚不规则延长。如有颗粒层减少，也仅局限于海绵水肿或抓痕处。本病乳头层上方无表皮变薄，可见到不同程度的真皮乳头纤维化，常特征性表现为胶原纤维相互平行于皮肤表面的瘢痕样改变。到出现乳头瘤样增生的程度时，结节性痒疹可能难以和退化中的寻常疣鉴别。部分结节性痒疹确实可能表现为退化中的寻常疣。

预后和治疗

慢性单纯性苔藓通常对治疗抵抗。治疗上需要打破瘙痒–搔抓循环，可外用强效糖皮质激素和（或）口服有镇静作用的药，如羟嗪、苯海拉明或多虑平。糖皮质激素或非激素封包治疗通常有效。

对于顽固性结节性痒疹，有报道应用沙利度胺可改善症状。

1.2.3 毛发红糠疹

临床表现

毛发红糠疹（pityriasis rubra pilaris，PRP）是一种慢性、特发性疾病，特征性表现为橙红色毛囊性丘疹，可融合成边界清楚的斑块，留有特征性的正常皮岛（图1.11A）。皮损典型发展顺序为从上至下，很多患者早期累及头面部（毛发和牙齿正常），之后为掌跖角化症，逐渐泛发全身。本病可发展为红皮病。很多患者表现为光敏感。红皮病可导致严重后果。局限型、家族性和青少年型目前已有描述。获得性患者常为突然发病，而家族性患者多为缓慢发展。甲的改变包括甲下出血、黄褐色变及甲板增厚。

组织学特征

毛发红糠疹的特征性表现为水平和垂直方向交替出现的角化过度和角化不全，似棋盘状分布排列（图1.11B）。常可见银屑病样增生，颗粒层存在，毛囊角栓及真皮浅层血管周围稀疏的淋巴细胞浸润。即使出现海绵水肿，也很轻微。可出现局灶性棘层松解性角化不良。

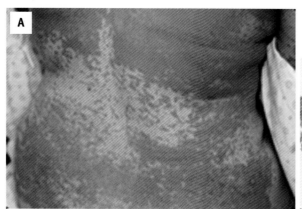
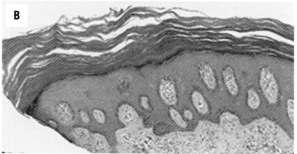

图1.11 毛发红糠疹 A. 融合性橙红色丘疹，可见正常皮岛。B. 交替出现的角化过度和角化不全（棋盘样模式），表皮银屑病样增生，真皮浅层血管周围可见稀疏淋巴细胞浸润

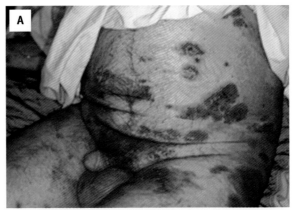

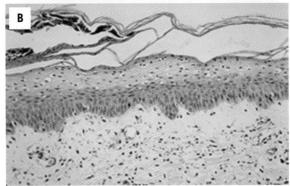

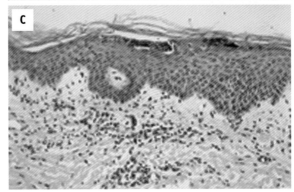

鉴别诊断

与银屑病相比，毛发红糠疹的表皮增生多不规则（上皮脚长短不一），颗粒层存在，角质层中不一定有中性粒细胞。而毛囊角栓并非银屑病特征。局灶性棘层松解性角化不良有一定特异性，但在大多数毛发红糠疹中并不出现。

毛发红糠疹真皮浅层血管周围淋巴细胞通常很稀疏，而银屑病和慢性海绵水肿性皮炎通常表现为真皮浅层大量致密的炎症细胞浸润。如果慢性海绵水肿性皮炎所取活检为治疗后正在消退的皮损，则很难与毛发红糠疹相鉴别，除非后者有其他特征，如毛囊角栓或角质层典型的棋盘样结构。如果依靠组织病理学表现不能诊断，临床特征则能够帮助明确可能性最大的诊断是否为毛发红糠疹。

预后和治疗

经典的获得性泛发性毛发红糠疹表现为慢性复发性病程，可持续数年。家族性毛发红糠疹持续终生。治疗包括外用角层剥脱剂、系统性光化学治疗、维A酸类（包括异维A酸和阿维A）。顽固性病例可给予环孢素、小剂量甲氨蝶呤或其他系统用药。

1.2.4 坏死松解性游走性红斑

临床表现

坏死松解性游走性红斑（necrolytic migratory erythema，NME）是一种副肿瘤性反应，常与胰腺恶性胰高血糖素瘤有关。患者表现为糖尿病、体重减轻、贫血、舌炎及红色糜烂性剥脱性斑块，皮损好发于屈侧皮肤皱褶处，如腹股沟及腋下（图1.12A）。

组织学特征

本病组织学表现多样，特征性表现为表皮上层显著淡染伴坏死松解，以角质形成细胞胞质

图1.12　坏死松解性游走性红斑（胰高血糖素瘤综合征）　患者，74岁，男性，伴血清胰高血糖素明显升高及胰腺肿物。A. 呈屈侧分布的红色糜烂性剥脱性斑块。B. 早期活检表现为表皮浅层空泡化变性、明显淡染。尚无坏死松解的证据。C. 随后的活检表现为局灶性角层下脓疱形成。因此，明显的坏死松解并非总能出现，本例表现类似于银屑病或其他炎症性疾病

内空泡化导致表皮上层融合性坏死为特点（图1.12B）。常可见融合性角化不全。坏死松解性游走性红斑的斑块常表现为银屑病样增生。其他表现偶尔可见，包括中性粒细胞性结痂、中性粒细胞性海绵水肿、角层下脓疱形成（图1.12C），和（或）单个坏死的或角化不良的角质形成细胞。

辅助检查

血清胰高血糖素水平明显升高。影像学检查常显示胰腺团块状占位。

鉴别诊断

银屑病（尤其早期皮损）及毛发红糠疹可表现为表皮上层苍白，但均不能达到坏死松解性游走性红斑发展充分的程度，后者的坏死松解性改变很具特异性。但坏死松解并非银屑病或毛发红糠疹的特征。其他营养缺乏性皮炎如锌缺乏（肠病性肢端皮炎）、核黄素缺乏和烟酸（维生素B_3）缺乏（陪拉格病）也可表现为坏死松解和角质形成细胞淡染，鉴别诊断依靠临床表现和实验室检查。

预后和治疗

手术切除胰高血糖素瘤后，坏死松解性游走性红斑通常迅速消退（数小时至数天）。患者常缺乏氨基酸，静脉输入氨基酸有助于皮损的迅速恢复。

1.3 界面皮炎

与海绵水肿性皮炎和银屑病样皮炎一样，界面皮炎也是一个描述性术语，常被病理科医生应用在皮肤病理报告中，而不对应任何一种皮肤病（表1.3）。界面皮炎描述了一种常见的炎症模式，表现为淋巴细胞在表皮真皮交界处聚集，高倍镜下界面模糊不清。T淋巴细胞介导的表皮基底膜带及其上方的角质形成细胞损伤，分别特征性表现为空泡化改变和单个角质形成细胞坏死。空泡化改变表现为沿着表皮真皮交界处分布的大小不等的圆形空隙。单个坏死的角质形成细胞表现为胞质嗜酸性均质化（非颗粒状）及核固缩呈嗜碱性。在一些界面皮炎中，如扁平苔藓，这种细胞形态学改变为凋亡过程。在其他疾病中，如棘层松解性角化不良症（Grover病或Darier病），类似形态的细胞可能为异常分化所致。因此，从日常工作实践的角度考虑，对于常规染色切片，在了解诊断之前，坏死、角化不良和凋亡的角质形成细胞是同义的。界面皮炎几乎都可以继发海绵水肿，但界面皮炎的表现较海绵水肿明显，可以帮助鉴别。极少数病例中这两种表现可重叠，难以鉴别。当海绵水肿、银屑病样改变及界面皮炎三者重叠出现时，首先要考虑药疹的可能。同样，界面皮炎必然有淋巴细胞外移至表皮真皮交界处或表皮内，但是这种外移只有在非常明显时才被认为是某些疾病的特征，如苔藓样糠疹（表1.7）。

界面皮炎可根据炎症模式（Ackerman分型）或相关的表皮改变（LeBoit分型）进行更详细分类。根据相关的表皮改变进行分类超出本书范围，但是对于感兴趣的学者来说非常重要。根据炎症模式分类，空泡化界面皮炎在空泡化改变及单个角质形成细胞坏死程度方面，表现为沿着表皮真皮交界处分布的相对稀疏的炎症。多形性红斑被认为是空泡化界面皮炎的原型。苔藓样界面皮炎特征为沿表皮真皮交界处，有时在真皮乳头处，以淋巴细胞为主的带状致密炎症细胞浸润。扁平苔藓被认为是苔藓样界面皮炎的原型。因此，"苔藓样"一词既有临床含义（指皮损表现类似苔藓样改变，典型代表为扁平苔藓及其他疾病），也有组织学含义（指表皮真皮交界处带状淋巴细胞浸润）。有时淋巴细胞在真皮乳头处带状浸润而未累及表皮真皮交界处，即在显微镜下并无界面皮炎的特征，也归类为苔藓样皮炎。此类典型疾病是色素性紫癜性苔藓样皮炎（Gougerot-Blum苔藓样紫癜）。

1.3.1 多形性红斑/Stevens–Jöhnson综合征/中毒性表皮坏死松解症

临床表现

多形性红斑（erythema multiforme，EM）是一组临床表现由轻到重的疾病谱（表1.8）。这三种疾病在临床上有所不同，多形性红斑（有学者称为轻型EM）在病因学上与Stevens–Johnson综合征

表1.7　界面皮炎的基本鉴别诊断

	多形红斑	Stevens-Johnson综合征/中毒性表皮坏死松解症	扁平苔藓	苔藓样糠疹	红斑狼疮	线状苔藓	移植物抗宿主反应	固定型药疹
空泡化界面	++	++	0	±	±	±	±	±
苔藓样界面	±	0	++	±	±	±	±	±
基底鳞化	0	0	++	0	±	0	±	±
深层血管周围炎症	0	0	0	±	++	±	0	++
毛囊受累	0	0	0	++	0	±	++	0
小汗腺受累	0	0	0	0	++	±	±	0
真皮嗜酸性粒细胞	±	±	±	0	0	±	±	++
淋巴细胞外移	±	±	±	++	0	±	±	0
红细胞外溢	±	±	0	++	0	0	0	0
表皮坏死	±	++	0	±	0	0	±	±

注：++，典型的；±，可变的；0，罕见。

（Stevens-Johnson syndrome，SJS，有学者称为重型EM）和中毒性表皮坏死松解症（TEN）不同，但这三种病在此一起讨论是因为仅仅依靠组织病理学表现不能相互鉴别。经典的EM，又称轻型EM，是一种急性自限性疾病，多数呈良性经过，特征为四肢和躯干分布的靶型丘疹、丘疱疹或斑块，常累及手掌。靶型皮损中心呈暗红或紫红色，周围绕以一个或两个同心圆状的苍白圈及红斑（图1.13A）。顾名思义，本病皮损多样，可出现水疱（图1.13B）。轻型多形性红斑多与单纯疱疹病毒携带状态有关，爆发时可伴有口唇疱疹或紫外线暴露后的潜在单纯疱疹病毒激活。Stevens-Johnson综合征是一种严重的急性泛发性反应，特征为多个黏膜部位受累（口腔、咽、外生殖器），表现为明显的出血性结痂（图1.13C）。散在或融合性多形性紫癜样皮损可同时出现在躯干和四肢，但并非均为靶样皮损。SJS通常与近期用药史有关，也可由肺炎支原体等感染诱发。中毒性表皮坏死松解症（TEN）是最严重的反应，是指超过10%体表面积的广泛表皮剥脱。与轻型EM或SJS相比，其特征为表皮剥脱明显而红斑较少，两者不成比例。

表1.8　多形性红斑（轻型）——临床表现

轻型多形红斑与Stevens-Johnson综合征的组织学特征相似，然而临床表现截然不同
患者组别 　大部分为年轻患者，但可发生在任何年龄 　由感染（尤其疱疹病毒）或药物诱发
病变部位 　肢端（易累及上肢，尤其手背和前臂） 　面部
临床表现 　突然出现的靶样皮损（肢端面部） 　红斑风团样丘疹和斑块 　皮损融合可导致多环样外观
预后和治疗 　急性自限性疾病 　糜烂性皮损可外用防腐药物 　与疱疹病毒相关时，可应用阿昔洛韦或万乃洛韦

组织学特征

大多数EM为急性起病，因此，常表现为网篮状正角化过度、空泡化界面皮炎以及表皮内显著的单个或旋涡状聚集的角质形成细胞坏死，多在基底层上方（图1.13D，图1.13E）。反应严重者可

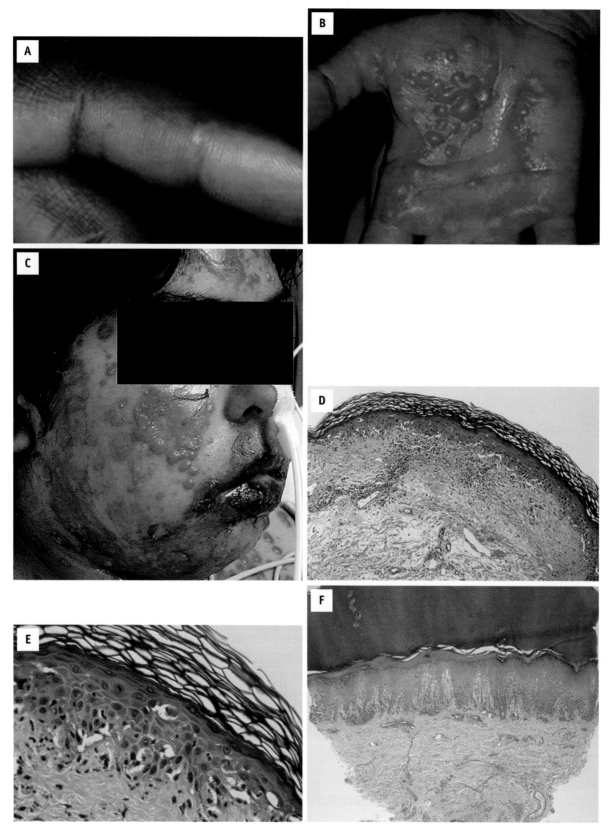

图1.13　多形性红斑和Stevens–Johnson综合征（1）　A．手指侧缘的靶形丘疹，经阿昔洛韦治疗后痊愈。B．手掌水疱伴有口唇疱疹。C．SJS累及口唇的出血性结痂。D．网篮状正角化过度，空泡化界面皮炎，真皮浅层淋巴细胞浸润。E．表皮全层可见明显的单个坏死的角质形成细胞。F．患者皮损活检表现为致密的苔藓样炎症细胞浸润

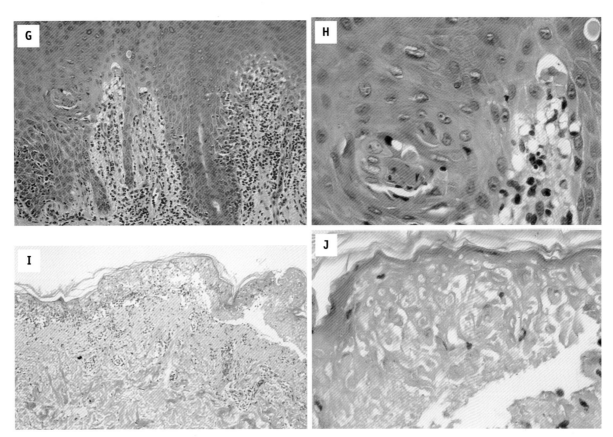

图1.13　多形性红斑和Stevens-Johnson综合征（2）　G. 显著的角质形成细胞坏死。H. 卫星状细胞坏死。I、J. SJS特征为融合性表皮坏死和表皮下裂隙。这些改变很难与大疱型EM相鉴别。在TEN中，炎症很少甚至没有，但皮损周围皮肤活检的表现可能与SJS或EM很难鉴别

表现为致密的苔藓样炎症细胞浸润（图1.13F~图1.13H），但空泡化改变和角质形成细胞坏死仍然明显。当淋巴细胞围绕坏死的角质形成细胞排列时，称为卫星状细胞坏死（图1.13H）（卫星状细胞坏死不是EM的特异性表现）。通常只有真皮浅层血管周围淋巴细胞浸润。真皮内嗜酸性粒细胞浸润不明显，一般很少或没有。对于大疱型EM和SJS，融合性角质形成细胞坏死和空泡化改变导致表皮下裂隙形成（图1.13I，图1.13J）。显著的真皮乳头水肿并不常见，可继发于表皮下裂隙。对于TEN，皮损周围皮肤可表现为仅有散在的单个角质形成细胞坏死和少量的真皮浅层炎症，此时很难与EM或SJS鉴别。但TEN常可见进行性表皮全层坏死和表皮下水疱伴稀疏的炎症细胞浸润（表1.9）。

辅助检查

对新形成的水疱疱顶进行冰冻切片分析可以很快鉴别TEN和金黄色葡萄球菌烫伤样皮肤综合征。

表1.9　多形性红斑——病理学

组织学特征
界面皮炎
表皮坏死
可能出现裂隙导致表皮下水疱形成

鉴别诊断
SJS/TEN（鉴别有赖于临床表现：上呼吸道综合征的前驱症状，黏膜受累，弥漫的表皮剥脱，相关药物的应用。）
多形红斑——与移植物抗宿主病相似
Rowel综合征（多形红斑——与红斑狼疮皮损相似）

鉴别诊断

急性移植物抗宿主病很难与EM/SJS/TEN相鉴别。但急性移植物抗宿主病更倾向于表现为附属器上皮的空泡化界面反应。TEN常需与金黄色葡萄

球菌烫伤样皮肤综合征相鉴别。后者表现为浅表的表皮内裂隙，与落叶型天疱疮相似（见辅助检查）。固定性药疹的表皮表现可与EM相似，但是前者真皮乳头内常有中性粒细胞和（或）嗜酸性粒细胞浸润，且炎症特征性地累及真皮网状层的深层血管网。反复发作的固定性药疹在真皮乳头可见噬黑素细胞。苔藓样糠疹常表现中性粒细胞性结痂、淋巴细胞外移、真皮乳头红细胞外溢及深层血管周围淋巴细胞浸润。但急性痘疮样苔藓样糠疹的早期皮损可能很难与EM鉴别。急性皮肤型红斑狼疮有时与EM难以鉴别。急性狼疮常表现为致密的正角化过度、表皮萎缩、相对稀疏的单个角质形成细胞坏死及真皮间质内黏蛋白增多。化疗引起的界面皮炎特征为角质形成细胞异形性及基底层鳞状上皮化生。最后，与大多数EM病因学一致，单纯疱疹病毒和水痘带状疱疹病毒感染常表现为表皮或毛囊上皮的空泡化界面皮炎，但这些为病毒性细胞病理学次要特征。

预后和治疗

轻型多形性红斑具有自限性，但可慢性反复发作。防晒和避光可降低HSV发作。间断或抑制性系统抗病毒治疗通常有效，如阿昔洛韦、泛昔洛韦或伐昔洛韦。SJS和TEN患者病情较重，有潜在生命危险，需要住院治疗。因其较高的发病率和死亡率及特殊护理要求，该病患者最好住在外科重症烧伤病房，及时更换被褥，维持水电解质平衡，严密监测败血症的发生（最常见的致死原因）。本病死亡率接近10%~25%。虽然在SJS和TEN急性期系统应用糖皮质激素是最常用的治疗，但其作用尚未证实，目前仍有争议。静脉应用免疫球蛋白对TEN急性期有一定疗效。

1.3.2 固定性药疹

临床表现

固定性药疹表现为圆形红色或紫红色斑疹、斑片，反复接触致敏剂后在一个或数个固定部位发生。四环素、青霉素、对乙酰氨基酚、阿司匹林、非甾体类抗炎药、氨苯砜、苯二氮䓬和巴比妥类药物是常见的致敏药物。本病可发生于任何部位，常累及面部、四肢和外生殖器。皮损可形成水疱（图1.14A）。一次接触致敏药物后，炎症后色素沉着可持续数周至数月。反复接触可出现持续性色素沉着，其他部位也可受累。由于炎症后色素沉着的上层为红斑，因此被称为红汞样颜色。

组织学特征

固定性药疹表现为空疱样改变，基底层及其上方表皮内可见明显的单个或聚集的坏死角质形成细胞（图1.14B）。大疱型固定性药疹可见融合性

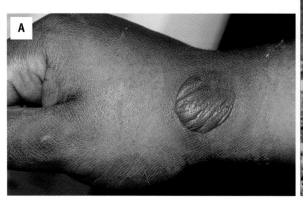
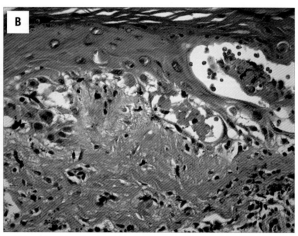

图1.14　固定性药疹　A. 腕部可见暗红色出血性大疱性圆形斑块。拇指处可见较小皮损。B. 空泡化和苔藓样界面皮炎，伴有明显的角质形成细胞坏死。真皮内可见嗜酸性粒细胞浸润。噬黑素细胞比较明显

表皮坏死伴有表皮下裂隙。真皮浅层或浅深层血管周围可见淋巴细胞浸润，常伴有嗜酸性粒细胞和（或）中性粒细胞。真皮乳头层常可见明显的噬黑素细胞，尤其在反复发病部位。

鉴别诊断

多形性红斑的表皮改变与固定性药疹很难鉴别。诊断固定性药疹的细微线索包括轻度的银屑病样增生、棘细胞层内多角形的坏死角质形成细胞及相对明显的海绵水肿。固定性药疹更易累及深层血管网，可见嗜酸性粒细胞和（或）中性粒细胞浸润。固定性药疹的另一线索是，在空泡化界面皮炎的背景下可见明显的噬黑素细胞。

预后和治疗

固定性药疹常在数天内痊愈。但反复暴露于致敏物后，进行性色素沉着可持续存在。泛发性皮损很少见。避免接触致敏物可预防本病发生。

1.3.3 扁平苔藓

临床表现

扁平苔藓（lichen planus，LP）是一个相对常见的疾病，特征为扁平红色或紫红色瘙痒性丘疹，易对称性累及腕部和（或）踝部。典型丘疹为多角形（图1.15A）。丘疹表面可见网状白纹，称为Wickham纹。口腔和外生殖器皮肤也是常见受累部位。对于口腔扁平苔藓，Wickham纹可能是最突出的表现（图1.15B）。甲受累时可导致翼状胬肉形成。肥厚性扁平苔藓好发于小腿。对于深肤色患者，红斑可能不明显，色素沉着是主要特征。对于毛囊性扁平苔藓，病变累及毛囊漏斗部下段和峡部，可导致瘢痕性脱发。其他临床亚型有环状、萎缩性、水疱-大疱性、光化性、糜烂性和色素性扁平苔藓。还有两种少见的重叠综合征，包括扁平苔藓-红斑狼疮重叠及扁平苔藓-类天疱疮重叠（表1.10）。

表1.10 扁平苔藓——临床表现

患者组别
多为中年患者（发病年龄常常在30~60岁）
病变部位
口腔黏膜（75%患者可出现）
腕部、前臂、生殖器、下肢远端
临床表现
典型皮损：扁平紫红色丘疹或斑块
变异类型：线状、大疱性、肥厚性、萎缩性、环状
Wickham纹（皮损表面的白色网状细线）
黏膜：白色线状纹呈网格状排列；萎缩、糜烂、丘疹或斑块状皮损
甲：侧缘变薄，纵嵴，翼状胬肉
预后
临床病程多变（自愈到慢性持续）
口腔溃疡、肥厚性及甲扁平苔藓倾向于持续存在
治疗
糖皮质激素

组织学特征

充分发展的扁平苔藓主要表现为界面皮炎伴有典型的致密苔藓样（带状）浸润，使表皮真皮交界处模糊（图1.15C~E）。表皮改变最具特征性。经典的扁平苔藓表现为致密的正角化过度（偶有灶状角化不全），颗粒层楔形增厚，上皮脚呈锯齿状，基底层鳞状上皮化生（基底层鳞化）。基底层鳞化是指基底层角质形成细胞变扁平，类似生理上表皮上层扁平的角质形成细胞，即进入颗粒层之前向角质层终末端分化。基底层鳞化在上皮脚呈锯齿状外观及其上方颗粒层增厚处最明显。颗粒层增厚区域表现为放大的附属器（毛囊、汗管）上皮生理性颗粒层增厚。肥厚性扁平苔藓表现为显著的表皮增生，伴有棘层肥厚、乳头瘤样增生及上皮脚延长。萎缩性扁平苔藓表现为上皮脚消失，表皮萎缩变薄，类似红斑狼疮。肥厚性扁平苔藓常瘙痒明显，表现为表皮增生伴有乳头瘤样增生，慢性搔抓后的继发性真皮乳头纤维化。黏膜扁平苔藓的表皮改变常缺乏特异性，上皮脚常呈圆钝而非锯齿状。在所有亚型中，苔藓样浸润主要由淋巴细胞组成。常可见噬黑素细胞。相关

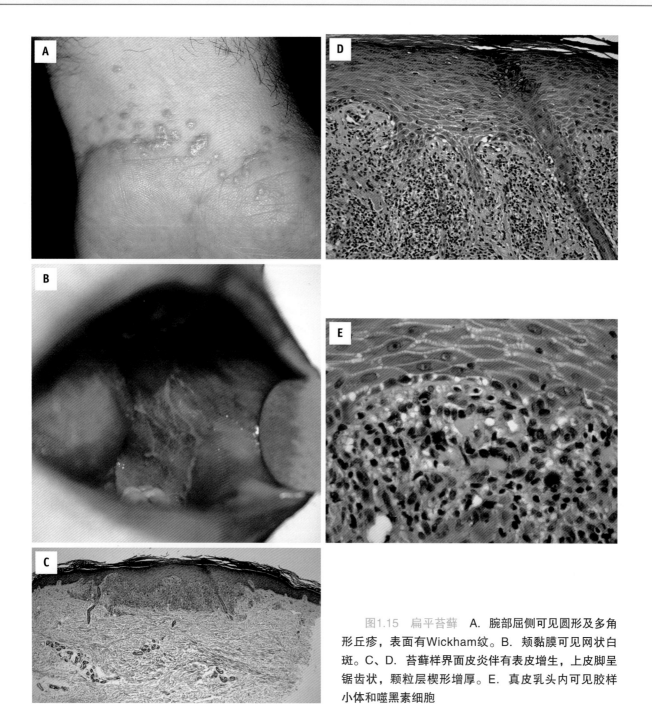

图1.15　扁平苔藓　A. 腕部屈侧可见圆形及多角形丘疹，表面有Wickham纹。B. 颊黏膜可见网状白斑。C、D. 苔藓样界面皮炎伴有表皮增生，上皮脚呈锯齿状，颗粒层楔形增厚。E. 真皮乳头内可见胶样小体和噬黑素细胞

的阴性表现包括真皮无明显的嗜酸性粒细胞浸润及真皮内浸润不累及深层血管周围。肥厚性扁平苔藓可见较多的嗜酸性粒细胞浸润。黏膜扁平苔藓常可见浆细胞。凋亡的角质形成细胞表现为均质化嗜酸性胞质，有时细胞核嗜碱性固缩（可能看不到细胞核，取决于切片的切面）。大多数表现为沿表皮真皮交界处，有时也可为表皮上层或真皮乳头层的苔藓样浸润。在扁平苔藓中，当无核的凋亡的角质形成细胞进入真皮乳头时被称为Civatte小体（胶样小体、圆体）。融合性空泡化改变导致局灶性表皮下裂隙形成，称为Max-Joseph间隙（表1.11）。

表1.11 扁平苔藓——病理学

组织学特征
常常典型的表现为扁平丘疹的轮廓
表皮增生伴颗粒层明显
带状淋巴细胞浸润
锯齿状表皮
Civatte小体
辅助检查
PAS-D染色除外真菌感染
鉴别诊断
扁平苔藓样角化症
苔藓样药疹（最主要依赖临床区别：非典型发病部位，黏膜一般不受累，用药史）

辅助检查

尽管活检可以特异性诊断扁平苔藓，直接免疫荧光检查并非常规进行，但免疫荧光检查通常显示IgM在表皮真皮交界处颗粒状沉积，与凋亡细胞一致。在不到30%的病例中，扁平苔藓可能与丙型肝炎病毒感染有关。

鉴别诊断

扁平苔藓在组织学上与扁平苔藓样角化症（苔藓样角化症，良性苔藓样角化症）很难鉴别，但两者临床表现不同。扁平苔藓的特点为多发皮损，常通过环钻进行活检，而扁平苔藓样角化症为孤立皮损，好发于成年人躯干，常通过刮取活检的方法来除外癌症。组织学上，与扁平苔藓相比，扁平苔藓样角化症多表现为角化不全，不一定有诊断扁平苔藓所必需的表皮改变，即锯齿状上皮脚、颗粒层楔形增厚及基底鳞化。苔藓样药疹（如噻嗪类利尿剂、β受体阻滞剂、抗疟药、呋塞米、螺内酯）典型表现为角化不全，真皮血管周围淋巴细胞（有时有嗜酸性粒细胞）浸润，可深达真皮网状层。苔藓样药疹也不一定有扁平苔藓的表皮改变，表皮上层甚至角质层内可见单个坏死的角质形成细胞。色素性紫癜性皮病的苔藓样类型包括苔藓样紫癜（Gougerot-Blum）和金黄色苔藓，其表现包括红细胞外溢和（或）吞噬

含铁血黄素的组织细胞（嗜铁细胞），含铁血黄素染色呈阳性。慢性移植物抗宿主病的苔藓样亚型在临床及组织病理学上可与扁平苔藓相似，但前者苔藓样浸润稀疏，真皮内可见嗜酸性粒细胞和（或）浆细胞浸润。盘状红斑狼疮可出现基底鳞化，但该病典型表现为表皮萎缩、基底膜增厚、真皮深层血管及毛囊周围致密的淋巴细胞浸润（缺乏嗜酸性粒细胞）以及间质内黏蛋白沉积。若同时具有扁平苔藓和狼疮的表现，则称为红斑狼疮-扁平苔藓重叠。线状苔藓可与扁平苔藓相似，但前者典型表现为真皮网状层小汗腺周围淋巴细胞浸润。光泽苔藓通常与扁平苔藓不同，但对于诊断模糊的病例可行直接免疫荧光检查，光泽苔藓为阴性。继发于念珠菌病的苔藓样皮炎可与黏膜扁平苔藓相似，但念珠菌病常可见海绵水肿、脓疱及上皮顶部假菌丝。

预后和治疗

扁平苔藓典型表现为慢性自限性病程，常在3~5年后自愈。治疗方法包括外用强效糖皮质激素、短疗程系统应用糖皮质激素、光化学疗法及系统应用维A酸类药物，对于顽固性病例可系统应用免疫抑制剂。慢性糜烂性皮损应定期检查以除外继发鳞状细胞癌。

1.3.4 苔藓样糠疹

临床表现

苔藓样糠疹是一种特发性疾病，在临床和组织病理学上是一组病谱，一端为急性痘疮样苔藓样糠疹（PLEVA，Mucha Habermann病），更多的是另一端的慢性苔藓样糠疹（pityriasis lichenoides chronica，PLC）。PLEVA好发于儿童和青少年，表现为泛发性水疱，出血性红色无症状的溃疡性丘疹，遗留局灶性痘疮样瘢痕（图1.16A，图1.16B）。PLEVA的严重的超急性亚型特征为发热、全身症状及较大的溃疡，与EBV或CMV感染相关。PLC的

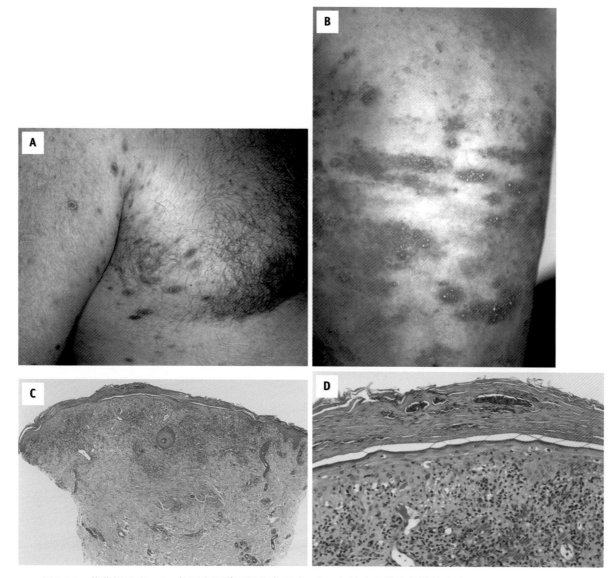

图1.16　苔藓样糠疹　A. 躯干和四肢可见红色丘疹。B. 急性痘疮样苔藓样糠疹（Mucha Habermann病）中可见丘疱疹。C. 低倍镜下可见苔藓样界面皮炎，伴有真皮深层血管周围致密的楔形淋巴细胞浸润，以及真皮浅层红细胞外溢。D. 高倍镜下可见中性粒细胞性结痂、淋巴细胞外移、空泡化改变、角质形成细胞坏死及红细胞外溢

表现相对较轻，病程缓慢，为散在不规律的红色丘疹，症状轻微，好发于儿童或成人。典型PLC无溃疡或瘢痕。PLEVA和PLC重叠或介于两者之间的病例并不少见。

组织学特征

PLEVA特征性表现为角化不全性中性粒细胞性结痂、空泡化界面皮炎伴淋巴细胞外移、真皮乳头出血及浅深层楔形淋巴细胞浸润（图1.16C，图1.16D）。除了特征性的中性粒细胞性结痂，中性粒细胞性海绵水肿或真皮内中性粒细胞浸润并不

明显。真皮内通常无嗜酸性粒细胞浸润。充分发展的皮损在表皮真皮交界处下方可见苔藓样浸润。常可见血管内或周围致密的淋巴细胞浸润，称为淋巴细胞性血管炎。偶见血管炎的其他证据，如血管壁纤维素样改变。在PLC中，血管周围淋巴细胞浸润通常稀疏，局限在真皮浅层。角化不全、界面皮炎及淋巴细胞外移很常见，但中性粒细胞性结痂和红细胞外溢不明显或者缺乏。

鉴别诊断

玫瑰糠疹可与苔藓样糠疹很相似。两者均可

见淋巴细胞外移和红细胞外溢，但前者主要为海绵水肿性皮炎，极少有界面皮炎，而后者主要为界面皮炎，可继发海绵水肿。中性粒细胞性结痂及真皮深层血管周围受累更倾向于PLEVA。中性粒细胞性结痂也是银屑病和皮肤癣菌病的典型表现，但界面皮炎不是银屑病的特征，真菌的组织化学染色可以明确诊断不常见的表现为界面反应的皮肤癣菌病。

苔藓样糠疹不应有非典型淋巴细胞。在过去，淋巴瘤样苔藓样糠疹曾被提出。但如果表皮或真皮内出现扭曲状或脑回状核的非典型淋巴细胞，则应考虑淋巴瘤样丘疹病（B型）或蕈样霉菌病的可能。如果真皮内出现散在的CD30阳性的大淋巴细胞，核仁明显，则诊断为淋巴瘤样丘疹病（A型）。如果表皮内出现小到中等大的扭曲状或脑回状淋巴细胞，则应考虑淋巴瘤样丘疹病（B型）。苔藓样糠疹和斑片期蕈样霉菌病都可表现为淋巴细胞外移而无异形性。在蕈样霉菌病中，淋巴细胞倾向于在表皮基底层聚集，角质形成细胞坏死、空泡化改变及海绵水肿很少见甚至缺乏。在苔藓样糠疹中，表皮全层可见更散在的淋巴细胞，海绵水肿或界面改变明显，真皮深层血管周围淋巴细胞浸润有特异性。

预后和治疗

急性痘疮样苔藓样糠疹通常为自限性。少数诊断为PLEVA的致命病例，可能为误诊的皮肤淋巴瘤、淋巴瘤样丘疹病或蕈样霉菌病。但这些疾病之间的病因学关系只是猜测。治疗方法包括外用糖皮质激素、光化学疗法以及口服红霉素或四环素。本病建议长期观察随访，因为部分划分为苔藓样糠疹的病例可能为早期的淋巴瘤样丘疹病或蕈样霉菌病。

1.3.5 红斑狼疮

临床表现

红斑狼疮（lupus erythematosus，LE）是一种系统性自身免疫性疾病，可有特异性和非特异性皮肤表现（如白细胞碎裂性血管炎、网状青斑）。特异性皮损可分为急性、亚急性和慢性皮肤红斑狼疮。急性皮损常与系统性狼疮有关，而在亚急性或慢性红斑狼疮中系统受累多较轻，在一些慢性红斑狼疮中甚至缺乏系统受累。急性皮肤红斑狼疮的皮损包括局限性颧部（蝶形）红斑或泛发性发疹型（麻疹样）皮疹，后者可累及手指伸侧，特征性地局限在指间关节。亚急性皮损好发于躯干和上肢，典型表现为界限清楚的环状鳞屑性红色斑块和（或）银屑病样表现。新生儿红斑狼疮的皮损形态、组织病理学表现及血清学指标与亚急性红斑狼疮相似，但易累及头皮（图1.17A）。最常见的慢性皮肤表现为盘状红斑狼疮，特征为界限清楚的鳞屑性萎缩性斑块，好发于头颈部和（或）躯干上部，常引起萎缩性色素脱失性瘢痕及毛囊角栓（图1.17B）。系统性红斑狼疮（SLE）和亚急性红斑狼疮偶尔可引起非瘢痕性脱发，但盘状红斑狼疮（DLE）在累及头皮时常导致瘢痕性脱发。慢性皮肤红斑狼疮的亚型包括深在性红斑狼疮（狼疮性脂膜炎）及肿胀性红斑狼疮。前者累及皮下脂肪，表现为深在性质硬斑块，可形成溃疡，好发于腰部；后者表现为表面光滑的浸润性红色斑块。大疱性红斑狼疮是急性红斑狼疮的一个罕见表现，将在下面章节中讨论。

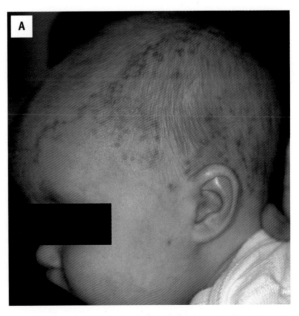

图1.17 红斑狼疮（1） A. 新生儿红斑狼疮的环状斑块

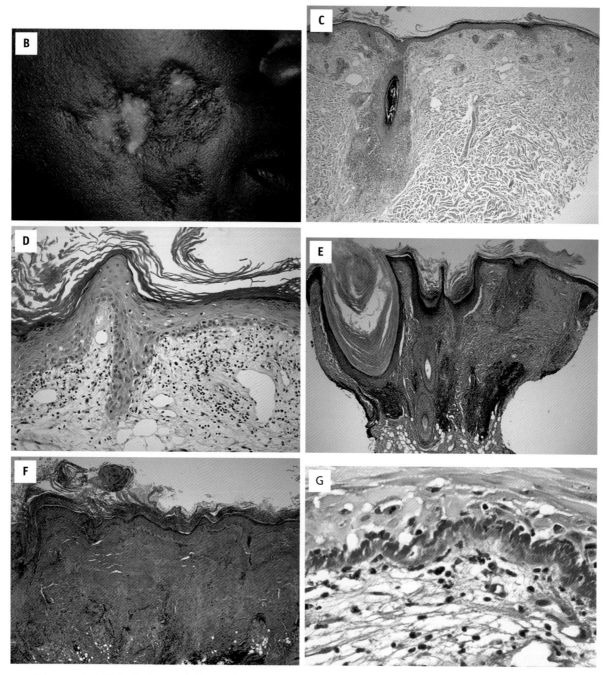

图1.17 红斑狼疮（2）B. 盘状红斑狼疮的萎缩性色素脱失性斑块。C. 亚急性红斑狼疮，表现为血管及附属器周围淋巴细胞浸润伴有局灶性界面改变。D. 典型的亚急性（本例）或盘状红斑狼疮，表现为正角化过度、表皮萎缩（上皮脚消失）、空泡化界面皮炎及基底鳞化。E. 盘状红斑狼疮表现为毛囊角栓、真皮浅深层血管及毛囊周围淋巴细胞浸润。毛囊间萎缩及界面皮炎影响表皮和毛囊上皮。F. 即使在非活动性界面皮炎的切片中，真皮内炎症也以真皮深层和附属器周围为重。G. 基底膜增厚，PAS染色时明显可见

组织学特征

除肿胀性和深在性红斑狼疮外，其他所有类型的红斑狼疮均表现为界面皮炎，伴有单个角质形成细胞坏死及表皮真皮交界处空泡化改变。（表1.13）可见致密或板层状正角化过度，但表皮常萎缩。在

急性、亚急性、新生儿及早期盘状红斑狼疮中，真皮内淋巴细胞稀疏浸润，可见空泡化改变而非带状浸润模式，多累及真皮浅层而非浅深层（图1.17C，图1.17D）。充分发展的皮损表现为真皮浅深层血管、毛囊及附属器周围中等密度的淋巴细胞浸

表1.12 皮肤红斑狼疮——临床表现

患者组别
成年人，女性好发
黑色人种较白色人种常见
发病部位
好发于面部、头皮、耳（盘状红斑狼疮）
可发生于任何部位
临床表现
急性皮肤红斑狼疮
颧部红斑（蝶形皮疹）
亚急性皮肤LE
环状皮损
丘疹鳞屑性皮损
慢性皮肤红斑狼疮
盘状红斑狼疮（最常见的类型）
鳞屑性红色斑块
常见萎缩和色素沉着
可以出现瘢痕
存在肥厚型
肿胀性红斑狼疮
质硬的红色斑块，表面无鳞屑
脂膜炎
皮下结节
冻疮样红斑狼疮
鼻部或肢端的红色或紫红色丘疹、斑块
其他类型
大疱性红斑狼疮
多形红斑样（Rowel综合征）
新生儿红斑狼疮（母亲体内的抗Ro抗体进入婴儿，表现为亚急性皮肤红斑狼疮样皮损）
预后
急性皮肤红斑狼疮常与系统性红斑狼疮有关
大部分亚急性或慢性皮肤红斑狼疮患者无严重的系统损害
治疗
糖皮质激素
抗疟药
防晒

润，通常无嗜酸性粒细胞。出现浆细胞具有特异性。有时可见纤维蛋白栓子。表皮下及皮下可见淋巴细胞来源的核碎屑。间质间酸性黏多糖（黏液）增加具有特征性。充分发展的盘状皮损的其他表现有毛囊角栓和基底鳞化（见扁平苔藓）（图1.17D~图1.17G）。盘状皮损可出现乳头状或疣状表

皮增生。在急性、亚急性和慢性盘状红斑狼疮中，基底膜常增厚（图1.17H）。肿胀性红斑狼疮表现为血管及附属器周围淋巴细胞浸润伴有间质内黏蛋白增多，界面皮炎不明显或缺乏。深在性红斑狼疮特征为皮下脂肪小叶内淋巴细胞浸润，脂肪小叶嗜酸性均质化坏死而呈"透明"模式。与肿胀性红斑狼疮一样，界面皮炎不明显或缺乏。与其他类型红斑狼疮不同，深在性红斑狼疮可有明显的嗜酸性粒细胞浸润。大疱性红斑狼疮特征为表皮下水疱形成伴有中性粒细胞浸润，将在其他章节中讨论。

表1.13 皮肤红斑狼疮——病理学

组织学特征
界面皮炎
表皮厚度不确定，但常萎缩
角化过度（盘状红斑狼疮）*
毛囊角栓（盘状红斑狼疮）*
基底膜增厚（盘状红斑狼疮）*
血管周围淋巴细胞浸润
附属器周围淋巴细胞浸润（盘状红斑狼疮）*
真皮浅层噬黑素细胞
真皮内黏蛋白沉积
有时可有轻度血管损害
辅助检查
特殊染色
PAS-D染色基底膜明显
阿新兰染色显示黏蛋白沉积
直接免疫荧光*
真表皮交界处IgG、IgM颗粒状沉积
补体沉积
鉴别诊断
药疹
多形性日光疹
扁平苔藓
苔藓样角化病
感染（如莱姆病）
鳞状细胞癌（肥厚型DLE）
*典型盘状红斑狼疮的组织学特征。急性皮肤型LE常缺乏典型的特征，可表现为非特异的界面皮炎。亚急性LE常缺乏基底膜增厚、毛囊角栓或明显的附属器周围炎症浸润

辅助检查

大多数SLE的抗核抗体（ANA）阳性，而局限于皮肤的LE常为阴性。亚急性红斑狼疮常伴有抗Ro（SSA）和（或）抗La（SSB）抗体阳性。直接免疫荧光检查可见IgG、IgM、IgA和（或）C3沿表皮真皮交界处呈连续颗粒状或线状沉积，称为狼疮带试验。皮损狼疮带可见于大多数急性、亚急性和慢性红斑狼疮中。非皮损、非曝光部位狼疮带试验对SLE有特异性。

鉴别诊断

临床与病理学相结合是鉴别急性、亚急性和盘状红斑狼疮最有效的方法。与其他结缔组织病（如皮肌炎和混合性结缔组织病）相似，本病可出现一些变化使得急性、亚急性或早期盘状红斑狼疮难以鉴别，临床表现和血清学检查是最好的鉴别方法。但对于瘢痕性脱发，若出现明显的毛囊角栓或显著的基底膜增厚，那么盘状红斑狼疮皮损通过组织学特征即可做出诊断。扁平苔藓也可引起瘢痕性脱发（毛发扁平苔藓），在临床和组织学上可与红斑狼疮相似。扁平苔藓-红斑狼疮重叠综合征也有报道，与扁平苔藓相比，红斑狼疮常表现为真皮深层相对致密的炎症细胞浸润，常累及毛囊周围，间质内黏蛋白沉积，基底膜增厚以及明显的表皮变薄（常伴局灶性增生）。

预后和治疗

不管是否伴有系统受累，红斑狼疮均表现为慢性病程。其发病率和死亡率与系统疾病的严重程度相关。约有10%的患者在确诊时仅有慢性皮损，随后发展成为SLE。亚急性LE患者较盘状红斑狼疮患者更易发展为系统性疾病（约50%），但是与急性LE皮损的患者相比，系统症状多较轻。新生儿红斑狼疮具有自限性，但若不及时诊断及治疗，可导致心脏传导阻滞。泼尼松最常用于治疗SLE。皮肤红斑狼疮的有效治疗包括避光、外用或皮损内注射糖皮质激素、抗疟药、沙利度胺、氨苯砜、维A酸、甲氨蝶呤、硫唑嘌呤、环孢素及柳氮磺胺吡啶。

1.3.6 皮肌炎

临床表现

Gottren丘疹表现为指关节伸侧的紫红色丘疹，是皮肌炎特异的皮肤表现。而急性皮肤红斑狼疮累及手背时，指关节皮肤特征性地并不受累（表1.14）。其他表现包括Gottren征[肘部和（或）膝部的鳞屑性丘疹]，眼周或面部淡红色或紫红色水肿性红斑（Heliotrope征），躯干、四肢、V字区或披肩区（躯干上部、颈部及肩部）的红色或皮肤异色病样荨麻疹样斑片或斑块，甲周毛细血管扩以及皮肤钙化。无肌病性皮肌炎是指具有典型皮损而无肌肉受累。本型可有肌肉受累的亚临床证据，一部分患者最终发展为皮肌炎。本病发病呈双峰性，好发于儿童和成人。

表1.14 皮肌炎——临床表现

患者组别 儿童（儿童皮肌炎）：大部分在10~15岁诊断 成人：发病高峰年龄为45~60岁 好发于女性
发病部位 面部，尤其眼周 四肢伸侧，尤其指关节
临床表现 紫红色皮肤异色症（色素增加或减退，毛细血管扩张，萎缩） 　Heliotrope征（眼周颜色异常） 　Gottren丘疹（指关节伸侧紫红色改变） 　甲小皮粗糙（甲小皮营养不良） 　甲皱襞毛细血管扩张 　瘙痒症 　皮肤钙质沉着（儿童皮肌炎）
预后 与系统受累的范围有关（肌病，间质性肺病，心脏疾病） 与相关的恶性肿瘤有关（指成人皮肌炎；随着就诊年龄的增高恶性肿瘤发生率增加）
治疗 糖皮质激素 抗疟药

组织学特征

Gottren丘疹、Gottren征、向阳性皮疹和皮肤异色症样皮损的活检病理表现常与急性皮肤红斑狼疮相似，很难鉴别，都表现为萎缩性空泡化界面皮炎（表1.15）。部分病例的组织学特征发展不充分，仅表现为真皮浅层血管周围稀疏的淋巴细胞浸润，或只有真皮水肿及黏蛋白沉积。与红斑狼疮相比，皮肌炎的组织病理学改变通常较轻，并且表现多样。直接免疫荧光检查对诊断而言并不常规进行，特征表现为界面处免疫球蛋白或补体沉积阴性，而这些抗体在单个坏死角质形成细胞处可阳性。本病在血管处可见C5b-9（膜攻击复合物）沉积。皮肌炎可伴有小叶性淋巴细胞脂膜炎，与深在性红斑狼疮难以鉴别。

表1.15 皮肌炎——病理学

组织学特征
界面皮炎
表皮萎缩（Gottron丘疹除外）
稀疏的淋巴细胞浸润
轻度血管损害的证据
辅助检查
直接免疫荧光：无特异性或阴性
鉴别诊断
红斑狼疮
药疹
皮肤异色症样移植物抗宿主病

辅助检查

特征性皮肤表现是皮肌炎的诊断标准之一。其他标准包括出现肌炎，可通过以下一条或几条结果诊断：神经学检查，血清肌酸激酶、醛缩酶、乳酸脱氢酶，肌电图，骨骼肌活检，钡餐检查及核磁共振检查。

鉴别诊断

本病的组织病理表现可与急性、亚急性或慢性/盘状皮肤红斑狼疮及其他结缔组织病（包括混合性结缔组织病）明显重叠。皮肌炎通常很难单独依靠组织病理学检查与急性、亚急性红斑狼疮相鉴别。一般情况下，皮肌炎的组织病理学改变比狼疮更轻微、更多样化。本病皮损处皮肤进行直接免疫荧光检查很少出现狼疮带模式。与红斑狼疮相比，本病可出现C5b-9膜攻击复合物在真皮血管周围沉积，而非表皮真皮交界处。

预后和治疗

皮肌炎是慢性疾病，虽然成人皮肌炎伴发系统性恶性肿瘤的风险增加，但若治疗恰当（常系统应用糖皮质激素），本病通常预后良好。儿童皮肌炎常表现为慢性进展性病程，但有极少数进展迅速并伴有潜在的致命风险。

1.3.7 移植物抗宿主病

临床表现

移植物抗宿主病（graft versus host disease，GVHD）为一个疾病谱，具有特征性皮肤和系统表现，发生于骨髓移植、少数为实体器官移植或血制品输入的患者，为供体或自身淋巴细胞对受体的不同靶器官进行反应引起（表1.16）。本病可分为急性和慢性。急性GVHD的典型表现为面部或掌跖的多发性红斑。泛发性皮损常为麻疹样（图1.18A）。急性GVHD常发生于骨髓移植后60天内。慢性GVHD从急性GVHD发展而来，在移植后数周至数月发生，可表现为苔藓样（扁平苔藓样）皮损，最终发展为硬皮病样外观（图1.18B）。与急性GVHD类似，典型的慢性GVHD初发于四肢远端。慢性GVHD常伴有色素改变，典型表现为皮肤异色症或弥漫性色素沉着。急性GVHD的组织病理学改变可在移植60天后出现。胃肠道受累可引起恶心、呕吐和腹泻。

组织学特征

急性GVHD病理表现为空泡化界面皮炎（图1.18C），可见卫星状细胞坏死，后者指表皮内一

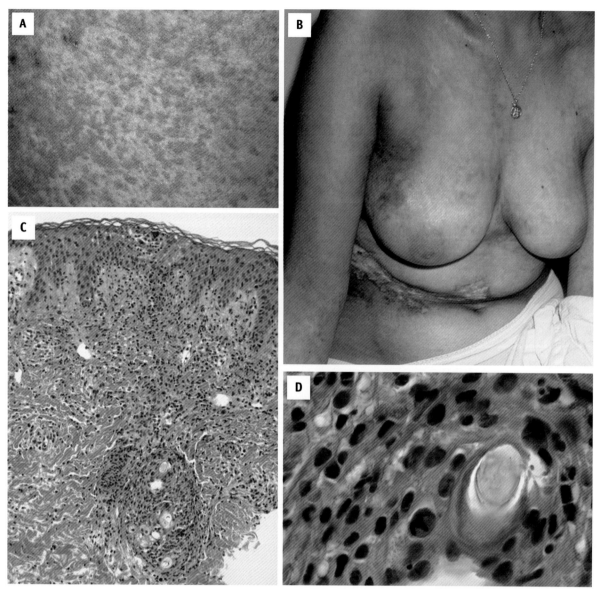

图1.18　移植物抗宿主病　A．急性GVHD可为局限性，常累及四肢远端，也可泛发，典型表现为近期接受骨髓移植的患者出现麻疹样皮损。B．慢性GVHD可表现为硬化性斑块和色素脱失。C．急性GVHD特征性表现为空泡化界面皮炎伴有相对稀疏的真皮炎症细胞浸润。D．毛囊上皮处界面皮炎具有特征性

个凋亡（角化不良、坏死）的角质形成细胞周围伴多个淋巴细胞。界面皮炎特征性地累及表皮和毛囊上皮（图1.18D）。真皮浅层常可见淋巴细胞浸润，中性粒细胞减少症的患者淋巴细胞可稀疏。可见嗜酸性粒细胞。部分病理医师将急性GVHD的界面改变进行分级：空泡化改变（1级），角质形成细胞坏死（2级），表皮下微水疱形成（3级）及表皮分离（4级）。慢性GVHD可与扁平苔藓类似，表现为致密带状淋巴细胞浸润，伴有表皮增生、

上皮脚呈锯齿状及基底层鳞化。有时真皮浅层可见带状分布的噬黑素细胞，仅有很少的淋巴细胞及散在的Civatte小体，类似继发于苔藓样皮炎的炎症后色素沉着。少数情况下，GVHD可出现硬皮病样（硬斑病样）或皮肤异色症样表现。急性和慢性GVHD的表现可共存（慢性活动性GVHD）。慢性GVHD的一个少见表现为小叶性脂膜炎和（或）筋膜炎。该脂膜炎在组织学上与狼疮性脂膜炎难以鉴别（表1.17）。

表1.16 移植物抗宿主病——临床表现

患者组别
骨髓移植后的患者
发病部位
皮疹多初发于肢端、四肢远端、耳、颈侧面
可全身泛发
临床表现
急性皮肤损害（移植后3个月内）
红色斑疹和丘疹（斑丘疹）
水疱
红皮病
慢性皮肤疾病（常在移植100天后）
苔藓样丘疹
硬皮病样皮损
皮肤颜色改变，皮肤异色症
预后
多样，与GVHD严重程度和易感染状态有关
治疗
免疫抑制剂：糖皮质激素、他克莫司、环孢素

表1.17 移植物抗宿主病——病理学

组织学特征
急性GVHD
界面皮炎和（或）毛囊炎症
角化不良和卫星样细胞
淋巴细胞浸润
可出现嗜酸性粒细胞
慢性GVHD
硬斑病的特征
扁平苔藓的特征
皮肤异色病的特征（萎缩，毛细血管扩张，噬黑素细胞）
辅助检查
PAS-D染色除外皮肤癣菌病
其他脏器活检（胃肠道）
鉴别诊断
药疹
病毒疹

辅助检查

GVHD常累及胃肠道（包括口腔黏膜）和肝胆系统。胆红素和碱性磷酸酶水平可升高。

鉴别诊断

如果仅表现为网篮状正角化过度，急性GVHD与多形性红斑、淋巴细胞"喷发"（实际上是一种移植相关的一过性、轻度急性GVHD反应）、部分药疹和一些病毒疹很难鉴别。但急性GVHD常可见角化不全。空泡化界面皮炎常累及附属器上皮，而在多形性红斑并不常见。若间质内黏蛋白沉积不明显，急性GVHD与红斑狼疮或皮肌炎很难鉴别。与扁平苔藓相比，苔藓样GVHD的苔藓样浸润常较稀疏，常可见嗜酸性粒细胞和（或）浆细胞。部分慢性GVHD患者出现硬化表现，这不是扁平苔藓的表现。典型药疹的炎症细胞浸润更为致密，嗜酸性粒细胞更明显，但若表现为伴有少量嗜酸性粒细胞的散在炎症细胞浸润，则很难与急性GVHD相鉴别。

预后和治疗

急性GVHD的组织学分级与疾病的严重程度并非高度相关。GVHD的治疗常需要增加患者系统性免疫抑制剂的剂量，如泼尼松、环孢素或吗替麦考酚酯。外用糖皮质激素、外用他克莫司、系统性光化学治疗（PUVA）和阿维A可能有一定效果。

1.3.8 硬化性苔藓

临床表现

硬化性苔藓（lichen sclerosus，LS），以往被称为硬化萎缩性苔藓，特征性表现为瓷白色萎缩性丘疹及斑块（表1.18）。皮损好发于外生殖器部位，也可发生于身体任何部位，有时可发生于外伤部位（图1.19A）。慢性外生殖器皮损可发生溃疡、继发鳞状细胞癌及包茎。以往，发生于男性外生殖器者被称为干燥性闭塞性龟头炎，通常仅发生于未行包皮环切术的男性。累及女性外生殖器者被称为女阴干枯症。外阴硬化性苔藓的典型症状为瘙痒，也可疼痛。外生殖器以外的硬化性苔藓多无症状。

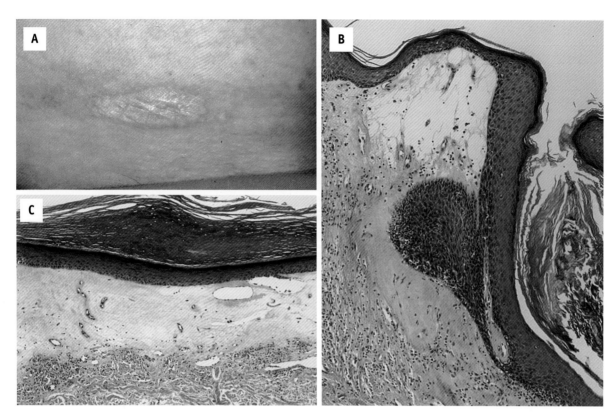

图1.19　硬化性苔藓　A. 瓷白色斑块，周围绕以红斑。B. 萎缩、毛囊角栓、真皮乳头水肿及硬化。C. 表皮下变性的结缔组织下方可见苔藓样淋巴细胞浸润。早期皮损或充分发展皮损的周边皮肤，在出现明显的水肿或硬化之前表现为空泡化界面皮炎

表1.18　硬化性苔藓——临床表现

患者组别 可发生于儿童和成人 女性较男性明显好发
发病部位 好发于外生殖器 可发生于任何部位（躯干、四肢近端）
临床表现 白色硬化性斑块伴表皮萎缩 可引起瘢痕（如男性包茎） 瘙痒
预后 不伴发系统疾病 慢性疾病
治疗 糖皮质激素 维A酸 青霉素

组织学特征

硬化性苔藓的特征性表现为界面皮炎，常伴有表皮萎缩、毛囊角栓（黏膜外部位）（图1.19B）、真皮浅层基质水肿及最终硬化。硬化的胶原呈特征性的均一化或透明样外观，完全丧失正常胶原纤维的纤维状外观（图1.19C）。淋巴细胞常呈片状或苔藓样浸润，位于变性的结缔组织下方或纤维化基质和正常基质交界处（表1.19）。

表1.19　硬化性苔藓——病理学

组织学特征 界面皮炎 透明变性的基质层 带状淋巴细胞
鉴别诊断 慢性移植物抗宿主病 放射性皮炎

硬化性苔藓非常早期的改变无诊断特异性，表现为银屑病样增生及淋巴细胞苔藓样浸润伴有淋巴细胞外移进入表皮基底层，后者类似于斑片

期蕈样霉菌病。

鉴别诊断

慢性放射性皮炎与硬化性苔藓有相同或类似特征。前者可见更多扩张的血管，且可见非典型的放射性纤维母细胞，这与硬化性苔藓不同。硬化性苔藓的鉴别诊断还包括硬化性苔藓样移植物抗宿主病及浅表硬斑病，后者包括点滴型硬斑病，而此病普遍被认为与硬化性苔藓为同一疾病。如果硬化累及真皮网状层或皮下组织，则应诊断为硬化性苔藓/硬斑病重叠征。

预后和治疗

硬化性苔藓常呈慢性持续性或进行性病程，部分病例可缓解。外用强效糖皮质激素（1级），如氯倍他索软膏，是治疗方法之一。包茎或瘢痕影响功能者应当手术治疗。慢性糜烂性或溃疡性皮损应警惕继发鳞状细胞癌。

1.3.9 光泽苔藓

临床表现

光泽苔藓是一种特发性良性疾病，好发于儿童和青少年，男性为主。特征性表现为多数不融合的针头大小丘疹，直径1~2mm，皮色、红色或色素减退，局限或广泛分布。丘疹表面常有光泽，可见少许鳞屑。可出现同形反应。没有Wickham纹。皮损多无自觉症状，偶有瘙痒。丘疹可成簇或群集分布，好发于躯干及四肢屈侧皱褶部位，包括外生殖器。

组织学特征

低倍镜下，光泽苔藓特征性表现为"抱球"模式，系指淋巴细胞和组织细胞组成的局限性地苔藓样浸润（呈球状），仅横跨一个或几个上皮脚，由向内弯曲的上皮脚环抱（呈爪状）（图1.20A和图1.20B）。中心苔藓样浸润上方可见表皮萎缩、颗粒层变薄及角化不全，周围常可见表皮增生。

浸润成分以组织细胞为主，类似肉芽肿样，但并非真正的肉芽肿（图1.20C）。

鉴别诊断

临床上，线状苔藓可类似于光泽苔藓或发生于皮肤较黑儿童的毛囊性/丘疹性特应性皮炎。线状苔藓可偶尔表现为肉芽肿样浸润（以组织细胞为主），但其苔藓样界面反应影响表皮更为广泛，

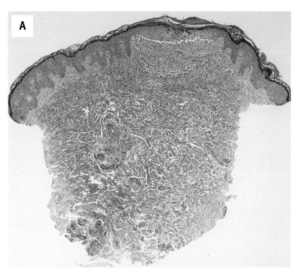

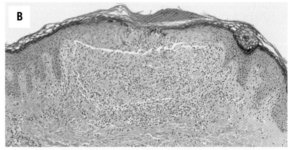

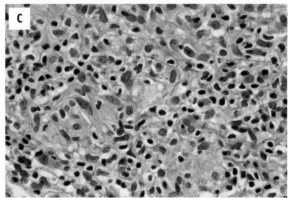

图1.20　光泽苔藓　A. 低倍镜下可见明显的"抱球"样外观，伴有局灶性苔藓样界面皮炎。B. 其上方表皮可见典型的角化不全、萎缩及颗粒层减少。C. 苔藓样浸润常以组织细胞为主

并且其下方小汗腺周围的淋巴细胞浸润相对具有特异性。浅表性结节病的小丘疹可类似于光泽苔藓，但前者的特征为结节病样肉芽肿。扁平苔藓有时也需与本病鉴别，但后者常缺乏胶样小体，直接免疫荧光检查呈阴性。

预后和治疗

大多数光泽苔藓可在一年内或数年后缓解。因本病皮损常无自觉症状，有时使患者树立信心非常必要。治疗方法包括外用糖皮质激素、维A酸、UVB和PUVA光疗。

1.3.10 线状苔藓

临床表现

线状苔藓是一种特发性自限性线状皮肤病，常发生于儿童和青少年。其特征性表现为直径1~3mm的光滑或鳞屑性丘疹，融合呈线状排列，常发生于单侧肢体，偶尔可累及躯干或指趾甲。瘙痒轻微或无瘙痒。外生殖器可受累。皮损常延Blaschko线（胚胎迁移线）排列。

组织学特征

线状苔藓常表现为片状或带状苔藓样淋巴细胞界面皮炎，可累及真皮浅、深层血管及附属器周围（图1.21A）。小汗腺周围淋巴细胞浸润被认为是相对特征性的表现（图1.21B）。可见银屑病样表皮增生。可见相对显著的组织细胞聚集，在真皮浅层呈局灶性肉芽肿样外观。

鉴别诊断

光泽苔藓也可表现为局灶性苔藓样皮炎，具有典型并相对显著的组织细胞浸润，但其"抱球"样外观及其上方的角化不全和表皮萎缩具有特异性。红斑狼疮可与线状苔藓类似，但其特征性表现为毛囊周围致密的淋巴细胞浸润及间质内黏蛋白沉积。线状苔藓的表皮和界面改变可与扁平苔藓相似，但扁平苔藓的深层血管和附属器周围不

受累。

预后和治疗

线状苔藓常于数月至数年后缓解。治疗方法包括外用糖皮质激素。

1.4 肉芽肿性皮炎

肉芽肿性皮炎是一组反应性皮肤病的统称，其特征为真皮中以组织细胞浸润为主，而非淋巴细胞（真皮中血管周围及间质内炎症有时称为淋巴组织细胞浸润，但这通常是以淋巴细胞浸润为主）。一大类疾病可表现为肉芽肿性反应（表1.20）。尽管肉芽肿性皮炎的特征性病理改变是上皮样组织细胞聚集为不融合的结节而形成的肉芽肿，但并不是所有的肉芽肿性皮炎都包含肉

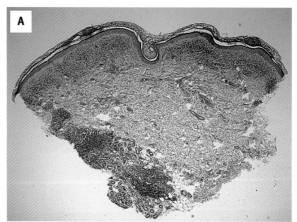

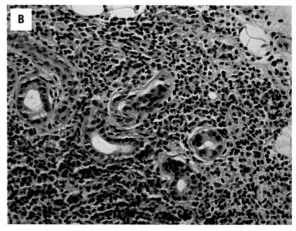

图1.21　线状苔藓　A. 苔藓样淋巴细胞浸润，可累及真皮深层血管及附属器周围。B. 小汗腺周围淋巴细胞浸润，对线状苔藓而言相对特异，但并不一定总是存在

芽肿本身。肉芽肿的种类包括典型的结节病（见下文）、感染（结核样肉芽肿）及其他；不同类型的肉芽肿可并存，且对任一病因不完全具有特异性。

如一些异物反应也可表现为结节病样。同样，并非所有表现为结核样肉芽肿的都是感染性疾病（如肉芽肿性酒渣鼻）。

其他表现为组织细胞在真皮中散在或弥漫的/间质内浸润模式仍应考虑为肉芽肿性皮炎，尽管其缺乏完整的肉芽肿。间质内浸润亚型包括环状肉芽肿和光泽苔藓。评估肉芽肿性皮炎的一般原则是排除异物和感染。

1.4.1 结节病

临床表现

结节病（肉样瘤病）是一种慢性系统性肉芽肿性疾病，病因不明，常累及肺和皮肤，成人和儿童均可发病。皮肤损害的发生率至少为20%~25%，其临床表现多样，典型皮损为光滑的、皮色至红色、紫色或黄褐色丘疹或斑块（图1.22A），常发生于感染或创伤后部位。其他表现包括斑样、冻疮样狼疮改变（面部及手指的冻疮样损害）、皮下型、环状（图1.22B）、毛囊性、溃疡性及鱼鳞病样皮损。在美国，结节病更好发于黑人。结节性红斑可以为结节病的非特异性表现。

Löfgren综合征是指结节病伴有结节性红斑、肺门淋巴结增大及急性虹膜睫状体炎。

组织学特征

尽管临床表现多样，其组织病理学的共同改变为真皮和（或）皮下组织的结节病样肉芽肿。经典的结节病样肉芽肿表现为上皮样组织细胞的局限性聚集，与其他类型肉芽肿相比，前者相对缺乏淋巴细胞（裸结节）或中央坏死（图1.22C~图1.22E）。但临床中也有很多例外的病理改变，包括结核样肉芽肿、化脓性肉芽肿、苔藓样炎症浸润以及间质内组织细胞浸润。同样，异物的存在并不能排除结节病，因为结节病好发于创伤部位。

辅助检查

系统评估可提供系统受累的证据，最常用的是胸部X线检查[淋巴结肿大和（或）肺实质受累]。血清血管紧张素转换酶水平常升高，但并非结节病的特异性改变。特殊染色和培养对于排除感染性因素至关重要。

鉴别诊断

异物性肉芽肿有时可表现为结节病样肉芽肿的模式。偏光显微镜检查可提示异物的类型，但由于结节病好发于异物植入部位（瘢痕性结节病），因此，结节病的诊断最终取决于临床相关病史。

表1.20　肉芽肿性皮炎的基本鉴别诊断

	结节病	环状肉芽肿	类风湿结节	类脂质渐进性坏死	渐进性坏死性黄色肉芽肿	异物反应	感染
结节病样肉芽肿	++	0	0	0	0	±	0
栅栏状肉芽肿	0	++	++	++	++	±	±
结核样肉芽肿	±	0	0	0	0	±	++
间质性肉芽肿性模式	±	±	0	±	±	±	±
异物反应	±	0	0	0	0	++	0
浆细胞	0	0	0	++	±	±	±

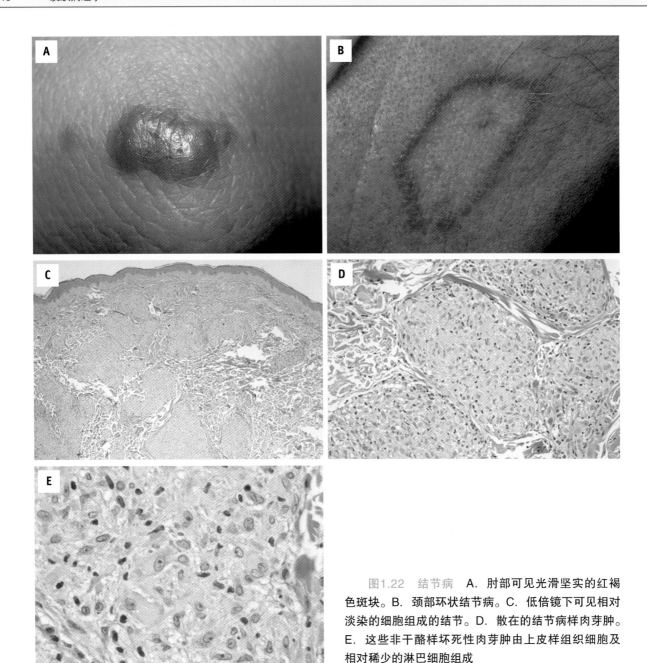

图1.22　结节病　A. 肘部可见光滑坚实的红褐色斑块。B. 颈部环状结节病。C. 低倍镜下可见相对淡染的细胞组成的结节。D. 散在的结节病样肉芽肿。E. 这些非干酪样坏死性肉芽肿由上皮样组织细胞及相对稀少的淋巴细胞组成

预后和治疗

结节病是一种慢性、非根治性疾病。皮损数量与系统受累严重程度无关。但皮损的类型很重要。表现为斑疹和丘疹的患者（无眼睑丘疹）发生系统性损害的风险最低，而表现为环状、斑块、头皮受累以及鱼鳞病样皮损的患者据报道发生慢性、系统性损害的风险较高。冻疮样狼疮皮损与上呼吸道和骨骼受累有关。口服糖皮质激素是系统性结节病的主要治疗方法。另外，外用或皮损内注射糖皮质激素、口服抗疟药、甲氨蝶呤、米诺环素、沙利度胺、异维A酸、别嘌呤醇或光化学疗法对治疗结节病皮损有一定疗效。

1.4.2 环状肉芽肿

临床表现

环状肉芽肿（granuloma annulare，GA），最初被命名为手指环形疹，是一种特发性自限性疾病，表现为光滑的环状的丘疹或斑块，可以无自

觉症状或轻微瘙痒（表1.21）。皮损可以是局限型的、泛发性、穿通型（经表皮胶原排出）和皮下型。局限型环状肉芽肿的皮损通常出现在儿童和年轻人的四肢远端，光滑肤色到红斑，可合并坚实的丘疹，皮疹可为中空到环状的丘疹或斑块（图1.23A）。皮下型环状肉芽肿，也称为假类风湿结节，发生于儿童，可累及头皮或前额。穿通型环状肉芽肿角质层常表现为角化过度（图1.23B）。弧形皮肤红斑皮损也可表现为圆形或卵圆形的红色斑块（图1.23C）。

表 1.21　环状肉芽肿——临床表现

患者组别
儿童及青年人
女性多于男性
病变部位
四肢（多数皮损位于手部及上肢）
可发生于外伤部位（如虫咬反应、带状疱疹）
可发生于任何部位，尤其是泛发性GA
临床表现
丘疹融合成弧形/环状斑块
孤立丘疹可有脐凹
临床亚型：泛发性、穿通性（结痂性）、皮下型GA
预后
良性自限性疾病
可伴发系统性疾病（如糖尿病）
治疗
观察
外用糖皮质激素
局部有创治疗（如冷冻、激光）

组织学特征

　　环状肉芽肿组织病理学特点为栅栏状肉芽肿，由组织细胞排列成栅栏状，中央为变性的胶原纤维和间隙中黏蛋白沉积构成（图1.23D，图1.23E），栅栏的细微结构可在高倍镜下观察。胶原纤维的改变（变性、坏死）为淡染和均质化，可呈强嗜酸或嗜碱性变。还可见血管周围和组织间隙中淋巴细胞浸润，偶尔有中性粒细胞和核碎屑（白细胞核破裂或核坏死）。在不完全或间质性变异型中仅有组织细胞间质中浸润，栅栏形成或黏蛋白沉积较少或缺如（图1.23F）。穿通型环状肉芽肿可见表皮增生及变性的胶原纤维经表皮排出的现象。皮下型表现为栅栏状肉芽肿集中在皮下（表1.22）。

辅助检查

　　AB染色可显示黏蛋白沉积。

表1.22　环状肉芽肿——病理学

组织学特征
真皮内栅栏状肉芽肿伴有黏蛋白沉积
常见被正常真皮分隔的多发小灶状改变
常见肉芽肿及嗜酸性粒细胞浸润
也可见组织细胞间质性浸润模式
辅助检查
AB染色可显示黏蛋白
鉴别诊断
类脂质渐进性坏死（肉芽肿性病灶之间几乎没有正常真皮，黏蛋白很少或没有）
深在性GA：类风湿结节、上皮样肉瘤
感染
间质性MF
间质性肉芽肿性药疹

鉴别诊断

　　类风湿结节的栅栏状肉芽肿中心以纤维蛋白沉积为主，而不是黏蛋白，肉芽肿中多核巨细胞较明显，且一般都在皮下，故与皮下型环状肉芽肿更为相似。栅栏状肉芽肿中心的多核巨细胞的存在支持类风湿结节的诊断，而肉芽肿中心的黏蛋白沉积则更加支持皮下型环状肉芽肿的诊断。类脂质渐进性坏死较弥漫，而不仅局限与于真皮和（或）皮下，浆细胞常见，黏蛋白较少。皮肤纤维瘤可表现为环状肉芽肿的模式，但增厚的胶原纤维包绕在ⅩⅢa因子呈阳性的梭形细胞周围，且通常伴随表皮增生和色素沉着。卡波西肉瘤的斑片期也可类似环状肉芽肿表现，但其典型特征为在原有血管周围出现裂隙状的血管腔，浆细胞可见，红细胞外溢，含铁血黄素沉积以及HHV-8潜伏期相关核抗原免疫学阳性。此外，这些疾病在

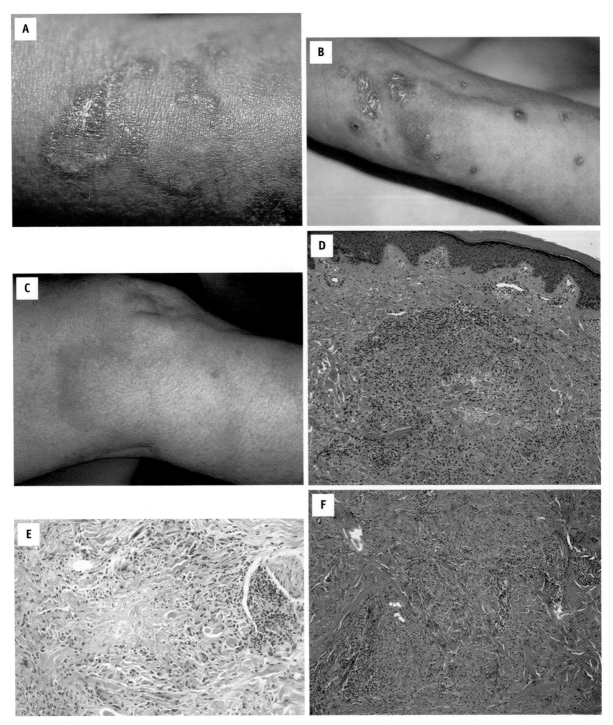

图1.23　环状肉芽肿　A. 典型的环状红色斑块。B. 穿通性环状肉芽肿。C. 弧形的真皮红斑型。D、E. 含有黏蛋白的栅栏状肉芽肿。F. 间质型/不完全型

临床表现上也各有差别。栅栏状中性粒细胞和肉芽肿样皮炎常表现为四肢对称的非环状红斑，多形性的结痂性丘疹，常合并结缔组织病，如红斑狼疮或类风湿关节炎。早期皮损可表现为白细胞碎裂性血管炎，受累血管周围大量纤维素呈领圈样包绕。在充分发展的皮损中则表现为栅栏状肉芽肿。陈旧性皮损中除栅栏状肉芽肿，还可见纤维化、中性粒细胞浸润以及血管炎。

局限型环状肉芽肿往往数周至数月内自行消退。泛发型可自行消退，或呈慢性病程。外用或皮损内注射糖皮质激素，冷冻治疗以及诊断性活检均可采用。泛发型以及成人发病的皮损可持续存在。其他的治疗方案包括口服维A酸、氨苯砜、烟酰胺、碘化钾、阿司匹林、抗疟药物以及光化学疗法。不是所有的系统治疗都有效。

1.4.3 类风湿结节

类风湿结节为类风湿关节炎患者出现的皮下结节，典型部位为四肢伸侧（图1.24A）。在第二章中也有提及，本章节中主要作为鉴别诊断来补充说明。

组织病理学特点为皮下的栅栏状肉芽肿，其中心内可见大量纤维蛋白沉积（图1.24B~图1.24D）。可见中性粒细胞及嗜碱性粒细胞的核碎片，但黏蛋白不常见。

1.4.4 类脂质渐进性坏死

临床表现

曾命名为糖尿病性类脂质渐进性坏死，因为该病并非仅限于糖尿病患者而现称其为类脂质渐进性坏死（necrobiosis lipoidica，NL）（表1.23）。既往曾认为有2/3的类脂质渐进性坏死患者有潜在的糖尿病，但最近研究表明类脂质渐进性坏死中糖尿病的发病率可能为15%。并且只有少数（少于1%）的糖尿病患者合并本病。

类脂质渐进性坏死可发生于任何部位，但通常发生于糖尿病患者单侧胫前部位（最后通常累及双侧）（图1.25A）。皮疹表现为境界清楚的红褐色丘疹，可融合成为扁平萎缩的棕黄色斑块，伴

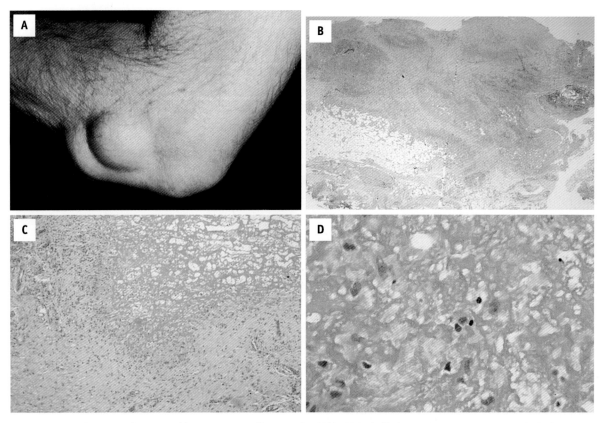

图1.24　类风湿结节　A. 肘部可见皮下结节。B. 典型的栅栏状肉芽肿位于皮下组织。C、D. 栅栏状组织细胞围绕一种嗜酸性均质化模糊物质——纤维素

有毛细血管扩张及周围绕以红斑。可发生溃疡。疾病的严重程度与糖尿病的严重程度及控制情况相关性不大。其他发病部位包括踝部、小腿、大腿及足部，腰部以上部位不常见。皮损通常无自觉症状，也可表现为瘙痒或疼痛。

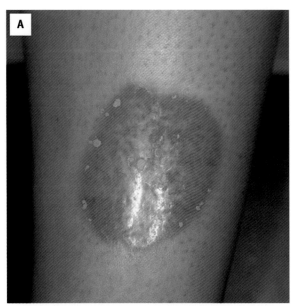

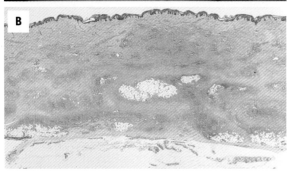

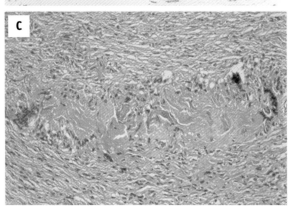

图1.25　类脂质渐进性坏死　A. 最常见于糖尿病患者胫前的黄红色、萎缩性、毛细血管扩张性斑块。B. 低倍镜下最能体现变性坏死的胶原水平排列呈层状蛋糕模式。C. 栅栏状肉芽肿常不完整且扁平，与表皮表面平行。常可见浆细胞及散在的多核组织细胞浸润

表 1.23　类脂质渐进性坏死——临床表现

患者组别
成人
特殊患者（15%~65%患有糖尿病）
病变部位
胫骨
临床表现
斑块（中心黄褐色，边缘紫红色至红褐色）
萎缩及毛细血管扩张
预后及治疗
良性经过；可持续存在或自行消退
外用糖皮质激素治疗可能有效

组织学特征

类脂质渐进性坏死中的栅栏状肉芽肿在真皮全层（且常下延至皮下组织），故组织学特点常延伸至活检标本的边缘（表1.24）。从低倍镜下观察，典型病理表现呈分层蛋糕样模式（图1.25B），栅栏状肉芽肿中心包含嗜酸性粒细胞，及有时与环状肉芽肿类似的变性或坏死的胶原纤维。在类脂质渐进性坏死中，组织细胞形成的栅栏并不完全包绕着变性的胶原，而是彼此相互融合在一起，从而使变性的胶原纤维广泛延伸，成为与表皮相平行的排列带（图1.25C）。完全发展的类脂质渐进性坏死皮损中可见淋巴细胞、组织细胞，偶尔可见多核巨细胞，包括Touton巨细胞，常见浆细胞。早期皮损中可见中性粒细胞血管炎，但不特异。

表 1.24　类脂质渐进性坏死——病理学

组织学特征
栅栏状肉芽肿性皮炎
累及真皮大部分
没有或仅有少量黏蛋白
浆细胞浸润
辅助检查
AB染色可显示黏蛋白
鉴别诊断
环状肉芽肿
渐进性坏死性黄色肉芽肿（坏死、胆固醇裂隙）

鉴别诊断

与环状肉芽肿相比，类脂质渐进性坏死的肉芽肿真皮累及更广泛，且多融合存在。发现浆细胞可支持类脂质渐进性坏死的诊断。渐进性坏死性黄色肉芽肿低倍镜下也可呈分层样蛋糕模式，但渐进性坏死性黄色肉芽肿中胶原纤维坏死更明显，Touton巨细胞更多见，且更易形成胆固醇裂隙。所有的炎症性皮肤的诊断与临床紧密联系至关重要，以获得最佳的临床病理诊断。

预后和治疗

类脂质渐进性坏死通常渐进性发展，糖尿病的良好控制不一定能让其缓解。偶尔也可自发消退。对症治疗包括外用或皮损内注射糖皮质激素，溃疡面的护理等。据报道有效的治疗包括口服烟酸、阿司匹林和环孢素，但没有任何一种治疗具有显著疗效。

1.4.5 渐进性坏死性黄色肉芽肿

临床表现

渐进性坏死性黄色肉芽肿（necrobiotic xanthogranuloma，NXG）较少见，常表现为头颈或躯干部光滑的黄色丘疹或斑块，且尤其好发于眶周。大部分病例与副蛋白血症相关，尽管皮肤损害可能早于血清中出现可查及的副蛋白。部分病例与冷球蛋白血症有关。但近来越来越多诊断为该病的病例不在眶周或不伴副蛋白血症。副蛋白血症可发展成为多发性骨髓瘤。

组织学特征

渐进性坏死性黄色肉芽肿表现为大片状变性或坏死的胶原纤维，周围绕以呈栅栏状排列的组织细胞，包括Touton巨细胞，贯穿整个真皮层，且常延伸至皮下组织。多核巨细胞可能较大或形态异常。

可见胆固醇裂隙（图1.26A~图1.26C）。浆细胞和反应性的淋巴滤泡也可见。

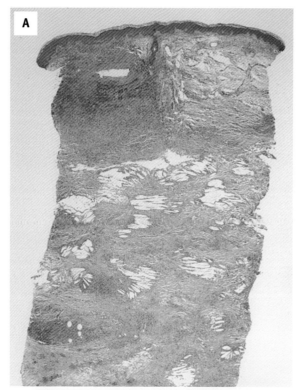

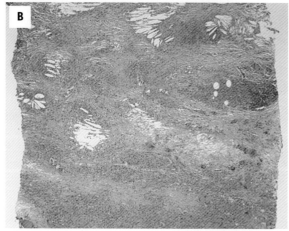

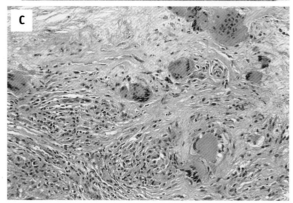

图1.26 渐进性坏死性黄色肉芽肿 A. 低倍镜下可类似于类脂质渐进性坏死（图1.25B），广泛的坏死性胶原可延伸至活检组织边缘。B. 胆固醇裂隙是渐进性坏死性黄色肉芽肿相对特异的表现，但并不总出现。C. Touton巨细胞是诊断的必要条件

辅助检查

血清或尿蛋白电泳检测有意义。抗酸染色或真菌检查可排除诊断。任何肉芽肿性疾病，偏振光检测应慎重。

鉴别诊断

类脂质渐进性坏死病理上可与渐进性坏死性黄色肉芽肿相重叠，但渐进性坏死性黄色肉芽肿中胶原纤维坏死更显著，且Touton巨细胞更多见。渐进性坏死性黄色肉芽肿与类脂质渐进性坏死相比多核巨细胞更大，且异型性更明显。在栅栏状肉芽肿性疾病中，胆固醇裂隙在渐进性坏死性黄色肉芽肿中较特异。需首先排除感染。

预后和治疗

渐进性坏死性黄色肉芽肿呈部分慢性进行性病程，部分病例发展成为多发性骨髓瘤。治疗可首选低剂量的苯丁酸氮芥，但其他化疗药物现也在使用。泼尼松、放疗及血浆透析可使得疾病部分或暂时缓解。

1.4.6 异物肉芽肿

临床表现

异物肉芽肿在临床上无一致的表现形式。皮损的发生部位取决于接触部位，可以是局灶性的，也可以是泛发的。如同接触性皮炎，其表现的形式与接触史相关，或从既往史中可以获知。因而行显微镜下分析的病理切片已经不是早期表现了，而且有的是作为治疗手段。

组织学特征

异物肉芽肿显微镜下可表现多种多样，包括结节样、结核样或栅栏状模式。一个经典的描述是"瑞士奶酪"模式，是由于石蜡或硅在移动中形成的由组织细胞包绕而成的空隙（图1.27A，图1.27B）。无极性的异物可能是由红色染料、局部注

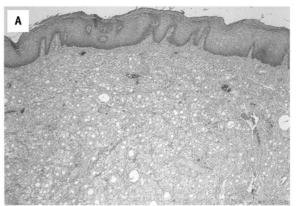
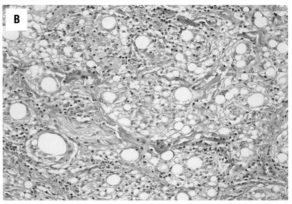

图1.27　异物肉芽肿　A. 真皮内组织细胞为主的浸润。B. 异物在制片过程中脱落形成大量圆形空隙。矿物油和硅树脂也可出现这种瑞士奶酪样外观

射提纯的骨胶原以及注射糖皮质激素所引起。异物的类型也可包括缝线、破裂的毛鞘囊肿中的角化物以及睑板腺囊肿中的脂质。

辅助检查

偏振光显微镜可用于任何没有明确原因的肉芽肿性皮炎，尤其是分布较散在的肉芽肿。

鉴别诊断

有异物的存在并不能排除结节病的诊断，因为结节病倾向于发生在受过创伤的部位。锆是一种无极性的物质，可以形成类似结节病样的异物肉芽肿模式。也应行抗酸染色及真菌镜检等微生物方面的检测。

预后和治疗

对于持续不吸收的异物反应，外科切除是唯

一有效的办法。异物也可通过经表皮排除或经巨噬细胞分解而缓慢消除。许多异物反应临床上较稳定，故探究其发病率没有太大意义。

1.4.7 皮肤克罗恩病

临床表现

克罗恩病及溃疡性结肠炎最常见的皮肤表现包括结节性红斑和坏疽性脓皮病（在本章其他节中会提及）。有些克罗恩病患者在皮肤上的表现可与肠道病变的组织病理表现类似。特征性表现有肛周皮赘、肛瘘、肛周脓肿以及口唇肿胀、口腔溃疡或裂隙，以及黏膜（鹅卵石样变）。转移性克罗恩病是指发生在口唇与肛周以外的类似的皮损，通常在口腔周围，尤其是表现为皮肤皱褶部位的结节或斑块。

组织学特征

皮肤克罗恩病病理上表现为真皮非干酪样肉芽肿及可见淋巴细胞、浆细胞，并可延伸至皮下组织。也可见栅栏状肉芽肿。肉芽肿性血管炎表现不典型。

辅助检查

辅助检查包括特殊染色及培养以排除感染。

鉴别诊断

口周部位皮疹的鉴别诊断有肉芽肿性酒渣鼻、肉芽肿性口周皮炎、肉芽肿性唇炎（米舍尔-梅尔克松-罗森塔尔综合征，Miescher-Melkersson-Rosenthal syndrome）、浅表结节病及感染引起的反应性肉芽肿等。均需结合临床来鉴别。肉芽肿性酒渣鼻及肉芽肿性口周皮炎中的肉芽肿常围绕在毛囊周围。在米舍尔-梅尔克松-罗森塔尔综合征中，除肉芽肿性唇炎外，常还可以伴随单侧面神经麻痹和皱襞舌。结节病样的肉芽肿则为较为均匀分布的上皮样组织细胞，以及相对少数的淋巴细胞和浆细胞混合浸润。干酪样肉芽肿多与感染有关。

预后和治疗

皮肤克罗恩病可发生在胃肠道疾病确诊之前或之后。对克罗恩病的治疗不一定能缓解皮疹。

1.5 中性粒细胞性皮炎（Sweet综合征）

中性粒细胞性皮炎包含了一大类组织学上表现为真皮密集中性粒细胞聚集的疾病。中性粒细胞相关性血管炎（如白细胞碎裂性血管炎）将在其他章节中讨论。

1.5.1 Sweet综合征和Sweet样反应

临床表现

Sweet综合征的皮肤表现，也叫急性发热性中性粒细胞性皮炎，主要表现为急性发热、中性粒细胞计数升高，及面颈部、躯干及四肢边界清楚的持续性的痛性红色或紫色的斑疹、丘疹、斑块或结节（图1.28A），假性水疱或大疱较常见。脓疱及皮下结节也可见。患者可自觉关节疼痛、肌肉疼痛、头痛及乏力不适。口咽部及内脏器官受累不多见。Sweet综合征往往与系统性疾病合并存在，一些恶性肿瘤如急性髓性白血病，以及其他一些如炎症性肠病，上呼吸道感染或妊娠。药物如米诺环素、磺胺、全反式维A酸及粒细胞集落刺激因子等均有报道能引起Sweet综合征（表1.25）。

组织学特征

Sweet综合征显微镜下表现为真皮全层或真皮浅层为主的弥漫的，密集浸润的中性粒细胞（图1.28B，图1.28C）。白细胞碎裂及核碎屑可以很明显，但没有确凿的血管炎的证据。某些病例中也可见血管炎表现，但一般认为是继发的。病理上由于真皮乳头水肿即将或已经形成的表皮下水疱而在临床上表现为假水疱。表皮也可以出现中性粒细胞性海绵水肿，中性粒细胞性海绵水肿性水

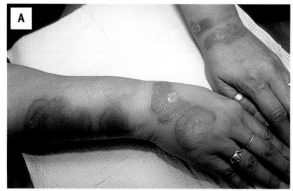

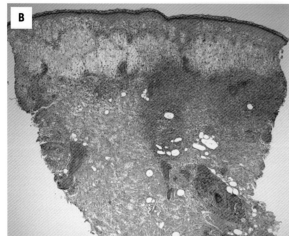

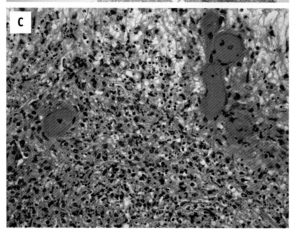

图1.28　急性发热性中性粒细胞性皮炎（Sweet综合征）　A. 上肢和手部可见急性发作的触痛性水肿性斑块。B. 低倍镜下可见显著的真皮乳头水肿及真皮上部致密的炎症浸润。C. 大多数为中性粒细胞及核碎屑（白细胞碎裂），但没有血管炎

疱或角层下脓疱（表1.26）。

辅助检查

中性粒细胞计数增高以及血沉加快。革兰染色可以排除细菌性蜂窝织炎。

表 1.25　Sweet综合征——临床表现

患者组别
通常为中年人
可能与感染（如链球菌、耶尔森菌）、慢性疾病（如克罗恩病、类风湿关节炎）、恶性肿瘤（如白血病、淋巴瘤）或药物诱发（如粒细胞集落刺激因子）相关
病变部位
好发于头颈部及上肢
可发生于任何部位
临床表现
红色斑块
有触痛，通常不痒
可出现水疱和溃疡
伴有系统症状，包括发热、乏力
预后及治疗
良性经过可自愈，但通常对口服糖皮质激素反应迅速

表 1.26　Sweet综合征——病理学

组织学特征
中性粒细胞致密浸润
真皮水肿
少有或没有血管破坏
辅助检查
针对微生物的特殊染色（阴性）
微生物培养（阴性）
鉴别诊断
感染（蜂窝织炎）
坏疽性脓皮病
白塞病
大疱性皮损：
脓疱性药疹
大疱性红斑狼疮
疱疹样皮炎
线状大疱性IgA皮病

鉴别诊断

短肠综合征及类风湿性中性粒细胞性皮炎需结合临床与该病鉴别。需排除感染。蜂窝织炎的真皮水肿中中性粒细胞较稀疏。坏疽性脓皮病的病理表现无特异性，其表皮改变形式可能与Sweet综合征难以区分。幼年性类风湿关节炎（Still病）表现为易消退的斑疹，且特征性出现在患者发热时，病理上表现为真皮乳头水肿及真皮浅层中性粒细胞血管周围浸润。皮下Sweet综合征可与小叶性中性粒细

胞性脂膜炎的病理类似，如α₁-抗胰蛋白酶缺陷性脂膜炎，人工脂膜炎，感染，胰腺性脂膜炎以及狼疮性脂膜炎（深在性红斑狼疮）。

预后和治疗

Sweet综合征可在数周至数月内自愈，尤其当潜在疾病得到治疗后。皮疹消退后不留瘢痕。若合并慢性疾病或恶性肿瘤时，口服糖皮质激素是一线用药。其他治疗方案包括外用或皮损内注射糖皮质激素、碘化钾、秋水仙碱、吲哚美辛及氯法齐明等。

1.5.2 中性粒细胞性汗腺炎

临床表现

中性粒细胞性汗腺炎（neutrophilic eccrine hidradenitis，NEH）最先报道为使用某些化疗药物如阿糖胞苷后发生的一种反应性疾病，其后与其他化疗药物使用相关也相继报道。中性粒细胞性汗腺炎在临床上可仅表现为躯干部的红斑性丘疹、斑块或结节。其次好发于儿童的手掌和（或）足底（先天性足底汗腺炎、掌趾汗腺炎），且与化疗无关。

组织学特征

中性粒细胞性汗腺炎病理主要表现为汗腺周围中性粒细胞浸润。非特异表现包括汗腺空泡化、坏死以及扁平上皮化生（汗管鳞状化生）。

辅助检查

应行特殊染色排除感染的可能性。

鉴别诊断

中性粒细胞性汗腺炎的鉴别诊断主要为其他中性粒细胞性皮炎，包括Sweet综合征、坏疽性脓皮病或感染性汗腺炎（曾有诺卡菌感染的报道。）中性粒细胞浸润的位置可鉴别上述疾病与中性粒细胞性汗腺炎。掌趾汗腺炎很难与化疗相关的中性粒细

胞性汗腺炎区分，除了临床表现与发病部位不同外，在掌趾汗腺炎中很少发生鳞状化生。

预后和治疗

去除诱因后在数天至数周内NEH皮损可消退。先天性掌趾汗腺炎缓解后可复发。

1.5.3 蜂窝织炎

临床表现

蜂窝织炎为继发于皮肤感染所致的炎症反应，通常为细菌感染。往往发生于单侧肢体。金黄色葡萄球菌是最常见的病原菌，也可由其他种类细菌及真菌引起。蜂窝织炎临床上表现为弥漫性局限性红斑、肿胀、发热、疼痛以及病损及其周围的压痛，可累及整个患肢。皮下或筋膜受累可能提示发生坏死性筋膜炎。临床上蜂窝织炎需与丹毒区别，后者主要发生于面部，表现为边界清楚的进展迅速的红斑。臁疮表现为深在的溃疡与结痂，常由化脓性链球菌或金黄色葡萄球菌引起。脓皮病也常用来描述局限性蜂窝织炎。

组织学特征

通常临床便可以诊断蜂窝织炎，无需行组织病理。组织病理学表现包括中性粒细胞在间质及血管周散在浸润，常可见淋巴细胞。非特异性表现包括真皮水肿和（或）坏死。

辅助检查

血培养较敏感。皮损组织培养出微生物对诊断有帮助，但就算培养阴性也不能排除蜂窝织炎的诊断。

鉴别诊断

从组织和（或）血中可以培养出具体的微生物。在病理上表现为中性粒细胞在真皮浸润的疾病与蜂窝织炎的鉴别可以结合临床。感染性或非感染性血管炎常表现为瘙痒性丘疹，显微镜下表

现为血管周围白细胞碎裂，红细胞外溢，血栓形成及血管壁或周围的纤维蛋白沉积。血管炎的病理表现是诊断的重点，需要深切。急性发热性中性粒细胞性皮炎（Sweet综合征）、短肠综合征、类风湿性中性粒细胞性皮炎及坏疽性脓皮病（见下文）也可以表现为真皮中性粒细胞浸润，但至少比蜂窝织炎中的浸润致密。游走性红斑是与急性风湿热相关的暂时性红斑，临床表现与蜂窝织炎截然不同，且常特征性表现为局限于真皮上层的血管周围中性粒细胞浸润。

预后及治疗

蜂窝织炎对口服或静脉用抗金黄色葡萄球菌的抗生素治疗敏感。蜂窝织炎很少由溶血性链球菌或引起致命性败血症性休克的病原菌引起。

1.5.4 坏疽性脓皮病

临床表现

坏疽性脓皮病是一种特发性溃疡性疾病，主要表现为一个或多个痛性溃疡，边缘不规则隆起，好发于四肢（图1.29A）。由于皮损表现出过敏性反应，在受到如清创手术等外伤时可加重皮损。临床表现包括经典溃疡性、浅表脓疱型、大疱型及肉芽肿型。与Sweet综合征类似，坏疽性脓皮病可合并系统受累，包括髓系白血病，炎症性肠病及关节炎等。与Sweet综合征相比该病通常无全身症状。

组织学特征

坏疽性脓皮病病理改变多样且无特异性（图1.29B，图1.29C）。但均有真皮和（或）皮下组织的中性粒细胞浸润。有观点认为早期可表现为化脓性毛囊炎。中性粒细胞呈结节状或弥漫性浸润为其主要特点。真皮水肿、微脓疡形成、血栓形成及坏死也较常见。通常该病临床即可诊断。病理活检的主要目的在于排除感染或肿瘤，或在临床不典型时支持坏疽性脓皮病的诊断。

辅助检查

组织培养及特殊染色可排除感染。

鉴别诊断

需排除感染。蜂窝织炎中中性粒细胞浸润较散在。其他中性粒细胞性皮炎诸如Sweet综合征或短肠综合征可结合临床来鉴别。

预后和治疗

坏疽性脓皮病表现多种多样且往往是缓慢进展及缓慢消退，但也可完全消退。症状轻的患者可以外用或皮损内注射糖皮质激素治疗。需适当的皮损护理及避免外伤。首选口服糖皮质激素治疗。糖皮质激素使用间歇可用环孢素。

1.6 无表皮改变的血管周围炎

考虑到组织病理中血管周围炎症细胞浸润（主要为淋巴细胞）较常见，而且在既往著作中很少提及。因为血管周围炎在病理中并非一个独立的疾病诊断，故做出此诊断其实是将复杂病例简单下结论。血管周围炎的诊断需考虑以下几点：①血管周围皮炎是几乎所有的炎症性皮肤疾病的共同特点。因而需要其他部位的（或多次）切片来保证不会漏掉诸如角化不全、海绵水肿、界面皮炎或毛囊炎等具有特征性意义的病理改变。②炎症性皮损在疾病的早期或晚期中都可出现，故血管周围炎可提示皮损的早期、消退期，及皮损部分或局部治疗后的较特征性的表现。如大疱性类天疱疮在早期表现为荨麻疹时，病理很难与药疹、荨麻疹或虫咬皮炎相鉴别。③某些疾病进程中可只表现为血管周围炎。如荨麻疹、某些类型药疹、妊娠瘙痒性荨麻疹样丘疹和斑块（pruritic urticarial papules and plaques of pregnancy，PUPPP）和某些副肿瘤表现，以及许多被皮肤科医生及皮肤病理医师所定义的表现为瘙痒的皮损（如荨麻疹样丘疹病、皮肤过敏反应及荨麻疹样过敏反应）。一旦多次切片仍未发现

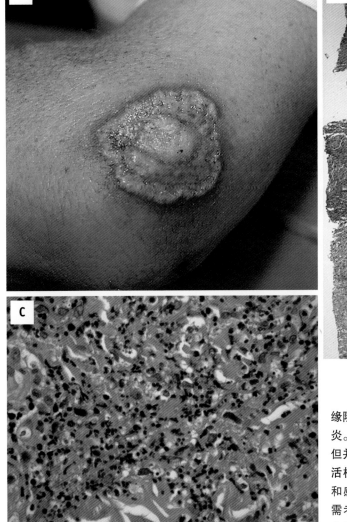

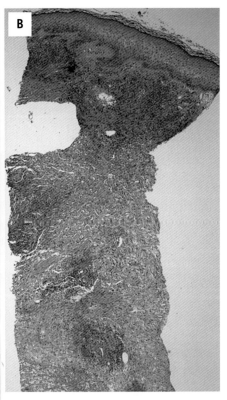

图1.29 坏疽性脓皮病 A. 溃疡边缘隆起且不规则。B. 本例可见结节性皮炎。尽管浸润模式常为结节性或弥漫性，但并无特异性。C. 尽管坏疽性脓皮病的活检并非特异性诊断，但若除外血管炎和感染，组织内有中性粒细胞浸润时仍需考虑本病。很多病例未行活检，需结合临床诊断

其他有特征性诊断的病理改变，则需按以下模式观察：浅层、浅层及深层或浅层及中层的血管周围炎，以及其他细胞的表现形式，如嗜酸性粒细胞及中性粒细胞。浅层血管周围炎包括真皮乳头层。浅层及深层血管周围炎包括真皮乳头层及网状层。浅层及中层血管周围炎是指血管周围的淋巴细胞浸润局限在真皮网状层的上层部分，而不累计网状层的下层部分。真皮在躯干及四肢的厚度是真皮乳头层的2~5倍，而通常浅中层无受累。无论是否能都应分为上述三种模式，或者有其特有的表现模式，均需结合整个组织病理表现，并且在逐渐积累的经验中得出结论。

1.6.1 荨麻疹

临床表现

荨麻疹较常见，表现为暂时性的瘙痒性的水肿性红斑、丘疹或斑块（风团），在身体的任何部位均可发生（图1.30A）。皮损光滑，且常因真皮水肿而致皮损周围苍白。由于皮损最多1至2天内消退，故一般不产生抓痕。荨麻疹按病程可分为急性（小于6周）或慢性（大于6周）。共同点为单个皮损一般数小时或数天内消退。部分病例为先天的。有大部分与药物（阿司匹林、鸦片类、造影剂）、感染（寄生虫）以及食物（贝类、坚果、巧

克力）相关。物理性荨麻疹可能与冷、热、压力及日晒相关。胆碱能性荨麻疹也较常见，好发于年轻人，具有自限性，表现为与热、运动或情绪紧张相关的较多的小的红斑或丘疹。荨麻疹可以作为全身恶性肿瘤的标志，不包括健康人群中的慢性荨麻疹（表1.27）。

表1.27　荨麻疹——临床表现

患者组别
可发生于任何年龄
女性多于男性
与过敏有关
病变部位
可发生于任何部位
临床表现
风团：瘙痒性、粉红色或苍白的、一过性真皮浅层水肿 　　　　性斑块（常于24小时内消退）
血管性水肿：真皮深层或皮下/黏膜下水肿
可自行发生或被诱发（物理性荨麻疹、寒冷性/热 　　　　性荨麻疹、接触性荨麻疹）
预后
良性经过，可变成慢性复发性
治疗
避免诱因
抗组胺药
止痒剂

组织学特征

荨麻疹的诊断无需行病理活检（表1.28）。然而，某些表现为荨麻疹样皮损的疾病需行活检以明确诊断，如荨麻疹样血管炎、荨麻疹样类天疱疮、荨麻疹样疱疹样皮炎、荨麻疹样虫咬反应（丘疹性荨麻疹）以及其他。临床病史比组织病理更具有诊断价值。荨麻疹病理表现为浅~中层或浅~深层真皮的血管旁和间质内稀疏的淋巴细胞浸润，伴数量不等的中性粒细胞和/或嗜酸性粒细胞。可无明显改变（图1.30B，C）

辅助检查

荨麻疹往往与食物、药物过敏及感染相关。一部分人群发生荨麻疹与肿瘤相关，但多是成人。

因此，对于不能解释的慢性荨麻疹需完善实验室常规检查、影像学检查，以及过敏原检测。接触致敏一般引起红斑、丘疹，而不引起荨麻疹，血清放射过敏原吸附试验可予以诊断（如乳胶过敏）。

表1.28　荨麻疹——病理学

组织学特征
真皮水肿
不同程度（轻度至中度）的血管周围炎症细胞浸润
可见淋巴细胞、中性粒细胞及嗜酸性粒细胞
鉴别诊断
荨麻疹性血管炎（有血管破坏）
药疹

鉴别诊断

需要多次切片来确保无其他特征性病理改变。荨麻疹性血管炎皮损发展到后期与其他小血管的白细胞碎裂性血管炎基本一致，但因为血管炎表现不典型，故一般不需活检，如表现为血管周围中性粒细胞浸润及核碎屑，而无典型的血管壁纤维素沉积。因而荨麻疹性血管炎病理表现可介于经典的荨麻疹到发展完全的白细胞碎裂性血管炎之间。其他表现为荨麻疹的疾病则表现出相关的组织学特征。荨麻疹性类天疱疮除外，一般嗜酸性粒细胞在真皮乳头突靠近表真皮连接的地方，有时会有嗜酸性粒细胞进入到表皮形成嗜酸性粒细胞性海绵水肿，但表皮下水疱不常见。直接免疫荧光检查可见免疫球蛋白及补体呈线状沉积。妊娠瘙痒性荨麻疹样丘疹和斑块常在妊娠晚期发生，组织病理可能与荨麻疹很难鉴别，一般靠临床即可诊断。另外还有一种病理表现与荨麻疹相似，相关报道不多且目前尚未被认知，被命名为荨麻疹样丘疹，临床表现为躯干及四肢近端的多个水肿性瘙痒性丘疹。临床上与丘疹性荨麻疹类似（虫咬皮炎），但分布在四肢近端而非远端，皮损数量更多，且无蚊虫叮咬史。这种疾病皮损同样与丘疹样皮炎相像，但组织病理改变轻微。

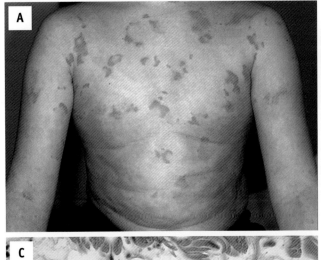

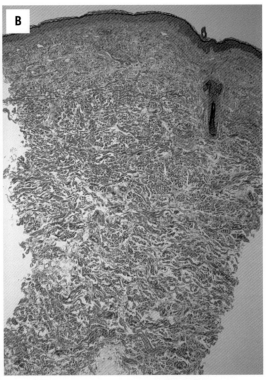

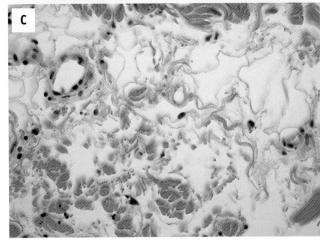

图1.30　荨麻疹　A. 一过性水肿性红色斑块，常呈环状，24小时内可消退。B. 低倍镜下可见真皮血管周围及间质内稀疏的淋巴细胞浸润，其上方表皮正常。C. 胶原纤维相对广泛稀疏（真皮水肿的表现），高倍镜下可见一些嗜酸性粒细胞浸润

预后和治疗

荨麻疹，尤其是急性荨麻疹，通常有自限性。病因明确的荨麻疹随着诱因的去除而消退。但临床上，仍有很多病因无法明确。对症治疗包括口服常规镇静（如羟嗪、苯海拉明、多虑平），轻度镇静、（如西替利嗪、左西替利嗪）或非镇静类（如非索非那定）抗组胺药物，单独或联合使用。与其他炎症性皮肤疾病不同，外用糖皮质激素通常无效。

1.6.2 离心性环形红斑

临床表现

离心性环状红斑（erythema annulare centrifugum，EAC）可能由很多原因引起。可分为表浅型及深

在型。表浅型表现为离心性的红斑或水肿性丘疹，呈环形、匐行性或多环形，进展性边缘可有鳞屑（图1.31A）。臀部及躯干易受累。部分与皮肤真菌病相关，但多为特异性的。深在型环状斑块边缘可无鳞屑。

组织学特征

离心性环状红斑病理表现为淋巴细胞在血管周围浸润，呈"袖套状"，而组织间隙炎症细胞浸润不多。"袖套状"表现多为深在型EAC。深在型EAC的表皮改变轻微。真皮的改变包括浅层或深层的淋巴细胞血管周围浸润（图1.31B，图1.31C）。浅表型EAC，如活检部位取鳞屑性边缘，可见灶状角化不全和海绵水肿。可形成表皮内小水疱。很少发生大面积的海绵水肿。真皮可有少许嗜酸性粒细胞增多性浸润，中性粒细胞更少见，主要以

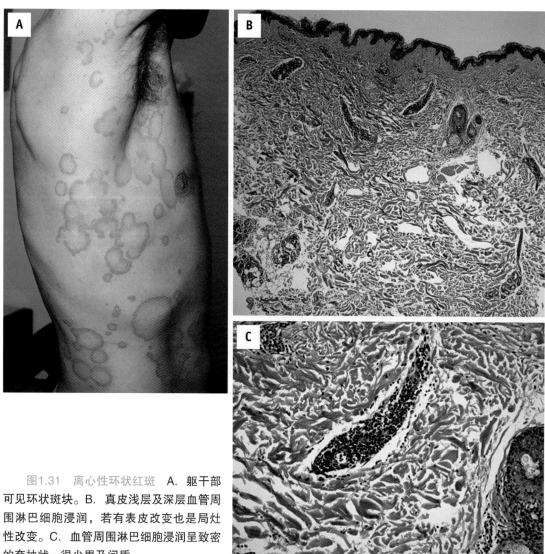

图1.31　离心性环状红斑　A. 躯干部可见环状斑块。B. 真皮浅层及深层血管周围淋巴细胞浸润，若有表皮改变也是局灶性改变。C. 血管周围淋巴细胞浸润呈致密的套袖状，很少累及间质

淋巴细胞浸润为主。浆细胞少见。

鉴别诊断

可行真菌镜检排除真菌感染。许多学者认为表浅型EAC与玫瑰糠疹病理上难以鉴别，然而玫瑰糠疹中淋巴细胞外移现象及红细胞外溢更具有特征性。除非临床表现不典型，一般不需行病理活检来鉴别。深在型EAC无论临床或病理上均与肿胀型红斑狼疮、Jessner淋巴细胞浸润难以鉴别，如果淋巴细胞浸润较深，则与假性淋巴瘤或皮肤边缘区B细胞淋巴瘤难以区分。红斑狼疮中淋巴细胞多在真皮深层血管周围浸润，且往往伴随有黏多糖

（黏蛋白）沉积。且有报道EAC中有黏蛋白沉积，若是无其他红斑狼疮表现，则深在型EAC与肿胀型红斑狼疮更难以鉴别。游走性红斑除了有浅深层的淋巴细胞血管周围浸润，还可见浆细胞。多形性日光疹及匐行性回状红斑，一种少见的副肿瘤疾病，可在临床上与EAC鉴别。匐行性回状红斑临床表现为较大的丘疹形成的密集的呈同心环样的皮损（类似斑马纹）。风湿性环状红斑，伴发于风湿热，常为一过性，病理表现为真皮浅层的淋巴细胞以及中性粒细胞在血管周围的浸润。

预后和治疗

离心性环状红斑为良性病变。表浅型EAC多

具有自限性。深在型EAC呈慢性进展及消退的过程。对症治疗包括外用糖皮质激素及口服抗组胺药物。顽固的病例需要间断、系统地应用糖皮质激素。

1.6.3 游走性红斑

临床表现

游走性红斑，既往称为慢性游走性红斑，常为美国莱姆病（布氏疏螺旋体）的皮肤表现，表现为一个或几个圆形或椭圆形、全身症状轻微的、平滑的红斑，直径可达数厘米（图1.32A）。中央逐渐消退形成环形损害。皮损原发于蜱叮咬部位（蜱叮咬后至少48小时），若未经治疗，皮损则进一步发展。高热、关节痛、肌痛，头痛常为感染的初期症状。口腔病理中游走性红斑与地图舌同义，皮肤科中两者为不同的概念。

组织学表现

游走性红斑的环状边缘表现为真皮浅中层或浅深层的淋巴细胞及浆细胞浸润（图1.32B，图1.32C）。可见嗜酸性粒细胞和中性粒细胞。表皮通常无改变。中央消退区皮损无特异性病理表现，与虫咬反应一致。

辅助检查

Warthin-Starry染色可在真皮上层找到螺旋体；即便没找到典型螺旋体，也不能排除诊断。当临床诊断莱姆病困难时，布氏疏螺旋体的血清抗体滴度可协助临床诊断。布氏疏螺旋体的检测方法及病原体染色在美国、欧洲及其他各地均有不同标准。因此，跨国旅行的患者在不同国家因检测方法不一，可能会有较高的假阴性。

鉴别诊断

离心性环状红斑的深在型的临床表现与之接近。特征性的淋巴细胞血管周围浸润不如肿胀型红斑狼疮及假性淋巴瘤密集。游走性红斑的病理

表现中浆细胞浸润最有诊断价值。二期梅毒的早期皮损可表现为血管周围淋巴细胞及浆细胞浸润，但是皮损发展后期则表现为表皮增生，海绵水肿，

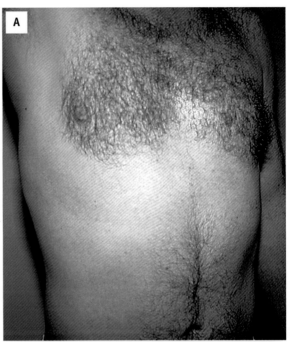

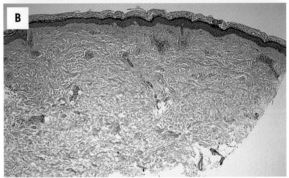

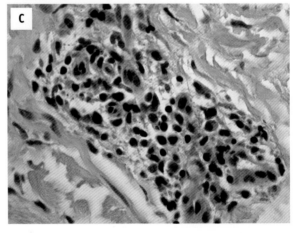

图1.32 游走性红斑 A. 巨大的红色斑片由蜱叮咬处呈离心性扩大。B. 真皮浅层及深层血管周围淋巴细胞浸润，不伴表皮改变。C. 可见特征性的浆细胞浸润

轻微的界面皮炎及中性粒细胞构成的痂。

预后和治疗

游走性红斑对抗生素治疗敏感。若不经治疗可能致残。

1.6.4 持久性发疹性斑状毛细血管扩张

临床表现

持久性发疹性斑状毛细血管扩张（telangiectasia macularis eruptiva perstans，TMEP）是皮肤肥大细胞增生病的一种表现类型，通常见于成人，表现为大量的毛细血管扩张性红斑，好发于躯干。可引出Darier征（划痕部位出现风团）。

组织学特征

与肥大细胞增多症的其他类型不同，TMEP的肥大细胞浸润较轻微，只在真皮上层的血管周围及组织间隙中可见少许的肥大细胞浸润，以及毛细血管轻度扩张。若没有结合临床，单凭病理的轻微改变可能难以诊断。与正常皮肤相对比，可见皮损区域的肥大细胞增多。在正常皮肤中，血管周围可见3~7个肥大细胞。表皮可见色素沉着。

辅助检查

辅助检查包括组织化学（如吉姆萨、甲苯胺蓝、Von Leder染色）或免疫组化染色（如胰蛋白酶或CD117）来确定肥大细胞。

鉴别诊断

持久性发疹性斑状毛细血管扩张可能表现为非特异的、稀疏的血管周围炎，因为若无肥大细胞特征性染色，增多的肥大细胞可能与正常皮肤难以鉴别。色素性荨麻疹的肥大细胞增多可以不明显，但一般都是正常的两倍以上。肥大细胞增多症中，肥大细胞可能比一般情况下的肥大细胞大，且可呈纺锤形。

预后和治疗

持久性发疹性斑状毛细血管扩张通常呈慢性进展性。治疗上可使用外用糖皮质激素及口服抗组胺药物。该病患者需慎用肾上腺素。

1.6.5 黏膜浆细胞增多症

临床表现

黏膜浆细胞增多症包含一组非特异性，非感染性的影响黏膜的炎症性疾病，尤其累及外阴部位（Zoon龟头炎或男性浆细胞性龟头炎、Zoon外阴炎、女性浆细胞性外阴炎）及口唇（口周浆细胞增生症、浆细胞性唇炎）。皮损一般表现为孤立的较光滑的无症状红斑。

组织学特征

黏膜浆细胞增多症表现为真皮上方或黏膜下层的浆细胞呈苔藓样或结节样聚集。浆细胞具有丰富的胞质，核偏向细胞一侧，可见核周苍白晕（副核仁或核周），细胞核周围染色质丰富（车轮状）。副核仁苍白晕是由于丰富的高尔基体促进免疫球蛋白的大量分泌。血管增生和真皮水肿较为显著。其他可见红细胞外溢，淋巴细胞、肥大细胞、嗜酸性粒细胞及中性粒细胞浸润。细胞异型性少见。可见Russell小体（浆细胞内分泌免疫球蛋白及糖蛋白的红染的小体）。

辅助检查

免疫组化染色提示κ与λ之比在正常范围内（约2：1）。

鉴别诊断

其他疾病也可表现为大量的浆细胞浸润，如一期或二期梅毒。梅毒硬下疳（一期）及梅毒疹（二期）除了浆细胞较多外，还有淋巴细胞及中性粒细胞浸润。而继发皮损常表现为表皮呈银屑病样增生。一期梅毒（硬下疳）有其特征性溃疡。

然而黏膜浆细胞增多症的真皮上方的黏膜部分浆细胞浸润不多，且溃疡不常见。且在一期梅毒和二期梅毒中Steiner染色中可见梅毒螺旋体。浆细胞在慢性炎症部位较常见，且常常为鳞状细胞癌和基底细胞癌中机体的反应性细胞。如果浆细胞浸润异常均匀且致密，血浆蛋白电泳在诊断浆细胞病中具有重要价值。伴巨大淋巴结病的窦性组织细胞增生症（Destombes–Rosai–Dorfman病）也可见较多浆细胞，但同时还有S–100阳性的黄色肉芽肿样浸润。皮肤浆细胞瘤可能是一个缓慢进展的原发性皮肤病，但常为多发性骨髓瘤，浆细胞白血病，或髓外浆细胞瘤的皮肤表现。表现为高分化的异型浆细胞，预后不良，甚至初发症状即表现为皮肤症状。

预后和治疗

黏膜浆细胞增多症为慢性良性进程。并没有进展为恶性浆细胞病的风险。但是，病变对外用糖皮质激素有效。

1.7 混合性炎症细胞浸润性疾病

在此仅讨论部分疾病，因为不易将其划分为本章的其他炎症性疾病。

1.7.1 多形性日光疹

临床表现

正如其名，多形性日光疹具有多种多样的皮损表现，可为丘疹、斑块、丘疱疹水疱和靶形损害等。皮损形态在个体间表现不一，但单个体中皮损表现形态却基本维持不变。多形性日光疹急性起病于曝光部位，如胸前V字区域及上肢（而不是面部或手背），多在曝光于紫外线后数天内发病，春季多见（图1.33A）。皮损发展到后期症状会减轻，但由于冬天对紫外线的敏感性下降，春天来临时会再次发病。许多患者病程呈一过性，以至于常忽略。

组织学表现

多形性日光疹表现为血管周围淋巴细胞在真皮浅层及深层的中度致密浸润为主（图1.33B，C）。其他改变与临床表现相关。真皮乳头水肿较明显，常形成或即将形成表皮下水疱（临床相关表现：荨麻疹样皮损，水疱）。表皮可见海绵水肿（临床相关表现：湿疹样或丘疱疹样皮损）。可见红细胞外移（临床相关表现：瘙痒性皮损）。

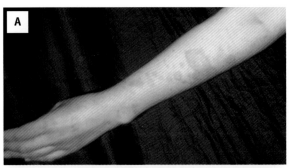
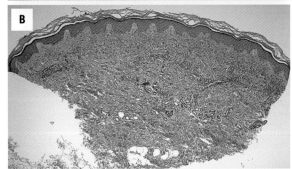
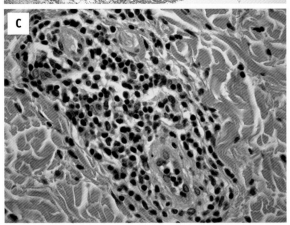

图1.33 多形性日光疹 A. 前臂伸侧及手背可见红色丘疹及斑块。B. 中等致密的血管周围炎症浸润可达真皮深层。C. 浸润细胞以淋巴细胞为主。组织病理学表现不尽相同，包括真皮乳头水肿，海绵水肿，以及一些嗜酸性粒细胞和（或）中性粒细胞浸润

辅助检查

光斑贴实验提示对UVA的敏感性增加，UVB不常见，或两者兼有。

鉴别诊断

日光性痒疹是一个跟遗传相关的无论临床还是组织学上均与PMLE类似的疾病。但是，日光性痒疹常见于混血儿（欧洲与美洲印第安人混血），常表现为结膜炎及唇炎。日光性痒疹的炎症细胞浸润可更深更致密，常包括嗜酸性粒细胞及反应性淋巴滤泡，表皮可呈银屑病样海绵水肿性改变。如果出现海绵水肿及嗜酸性粒细胞浸润，可进一步行光斑贴试验。急性放射性皮炎及光毒性皮炎可表现为表皮中层散在的单个角质形成细胞坏死及表真皮连接处细胞的空泡样变。

预后和治疗

多形性日光疹一般到成年后会缓解。需尽量防晒及避光。可在严格控制下进行UVA逐渐加量的照射治疗，尽可能减轻原发皮损症状。

1.7.2 虫咬反应

临床表现

在美国，典型的虫咬反应可由蚊虫、跳蚤、恙虫、恙螨等所致。虫咬反应特征性表现为瘙痒性红色丘疹。丘疹性荨麻疹跟虫咬反应是同一概念，常见于儿童。好发于四肢远端或暴露部位。皮损常簇集或成群分布，多为同一虫体多次叮咬所致。其他家庭成员及密切接触的患者往往不受累，跟宿主的免疫反应有关。

组织学特征

典型的虫咬反应病变较局限，楔形，常累及真皮网状层甚至皮下组织（图1.34A）。取材若恰当，可见以表皮破坏为中心的海绵水肿，坏死，糜烂或溃疡，有时在表皮可发现虫体的部分结构

（图1.34B）。嗜酸性粒细胞具有特征性，且多大量存在。中性粒细胞多见于跳蚤、蚊子和蚂蚁叮咬。

鉴别诊断

表皮剥脱的丘疹性皮炎、毛囊炎，一些药物

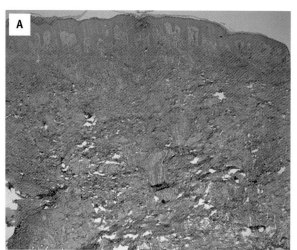
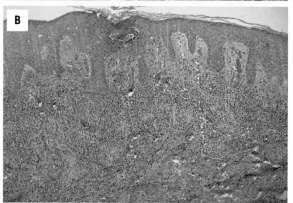
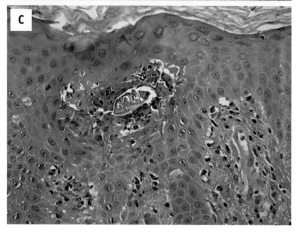

图1.34　虫咬反应　A. 低倍镜下可见真皮浅层及深层血管周围炎症浸润，常呈楔形。根据切面不同，可能见到表皮中心破坏。B、C. 大量嗜酸性粒细胞浸润具有特征性。组织标本中可见残留的部分虫体

反应或类天疱疮的荨麻疹期皮损在病理上与虫咬反应难以区分。疥疮同样需要与之鉴别。病理中多发损害提示为毛囊炎。然而，一些虫咬部位常集中在毛囊周围。丘疹性皮炎、妊娠瘙痒性荨麻疹样丘疹和斑块、药物反应的诊断需结合临床，且与虫咬反应相比，真皮炎症常更表浅及分散。类天疱疮可以依靠直接免疫荧光予以诊断。淋巴瘤样丘疹病（A型，楔形的混合细胞浸润，但存在异型CD30[+] T细胞及单一核或多核的中性粒细胞及嗜酸性粒细胞。但CD30可为反应性的，包括虫咬反应，但淋巴细胞数量较淋巴瘤样丘疹病少。

预后和治疗

　　虫咬反应有自限性。需有效驱虫。对症治疗包括外用糖皮质激素及口服抗组胺药物。

1.7.3 暂时性棘层松解性皮病

临床表现

　　暂时性棘层松解性皮病（Grover病）临床表现为较多的瘙痒性红斑、肤色的丘疹及簇集的丘疱疹，好发于成人躯干部位（图1.35A）。发病在性别上无差异性，尽管40岁以上的男性多发。Grover病常伴随大量出汗及发热。

组织学特征

　　病理常表现为灶性。五种病理表现模式包括Darier 病样型（棘层松解性角化不良）（图1.35B），Hailey–hailey 病样型（表皮全层的棘层松解），寻常型天疱疮样型（基底层上方的棘层松解）（图1.35C），落叶型天疱疮样型（颗粒层的棘层松解）以及海绵水肿型。同一患者上述表现模式可在单一切片中同时呈现，也可在不同切片中呈现。这些病理表现与汗管及腺体可以不相一致。

鉴别诊断

　　与其他病理表现类似疾病相比，Grover病更为局灶，常不超过2或3mm。若表皮受累广泛，则

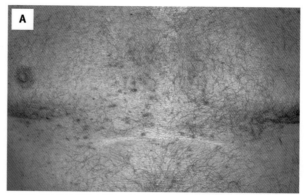
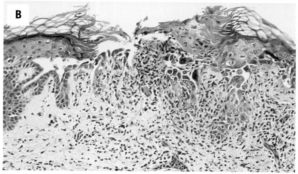
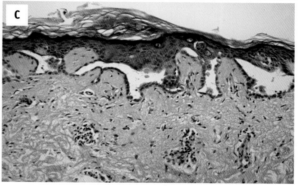

图1.35　暂时性棘层松解性角化不良　A. 躯干部可见多数红色结痂性丘疹。B. 局灶性棘层松解性角化不良（Darier病模式）。C. 局灶性基底层上裂隙（寻常型天疱疮模式）

需要鉴别Grover病病理表现模式的那些疾病。其他表现为棘层松解性角化不良的包括Darier病（毛囊角化症）及棘层松解性棘皮瘤。Darier病中棘层松解性角化不良的表皮受累更为广泛，合并表皮肥厚，毛囊角栓及更为明显的角化不良。棘层松解性棘皮瘤表现为局限于表皮的改变，临床为单发或多发性损害，而并非炎症性皮肤病如Grover病或Darier病。棘层松解性角化不良偶尔也可出现，但多见于较大范围切除标本。

预后和治疗

Grover病呈暂时性慢性病程。对症治疗包括外用糖皮质激素或口服抗组胺药物。

1.8 纤维性皮炎

纤维性疾病的特征为真皮胶原沉积增加以及梭形单一核细胞（纤维母细胞、树突状细胞）数量增多，后者可能参与介导了胶原形成过程。硬化是纤维化的一种，特征为胶原纤维增厚伴有正常或数量增多的梭形细胞。

1.8.1 瘢痕

临床表现

瘢痕表现为伤口愈合时的一种常规反应，以使真皮保持完整性。瘢痕形成可由外伤或其他炎症过程导致，后者严重到足以引起胶原纤维结构的永久性缺失或改变，如毛囊炎。普通瘢痕光滑而坚实，可表现为红斑性、毛细血管扩张性、色素沉着性、色素减退性和（或）色素脱失性。临床上增生性瘢痕常隆起，但不超出原有损伤的范围。痤疮性瘢痕常导致皮肤表面局灶性凹陷。与之相反，瘢痕疙瘩常超出原有损伤的范围，可非常巨大并损毁容貌。瘢痕疙瘩好发于下颌、耳垂（继发于穿耳洞）、胸骨、肩胛区，常发生于肤色较深人群。

组织学表现

伤口愈合反应的初始特征为纤维黏液样基质伴有血管增生（即肉芽组织）。在后期，普通瘢痕出现胶原纤维沉积增加，纤维之间及与表皮之间呈平行排列。血管与胶原纤维及表皮垂直。其上方表皮特征性变薄，上皮脚变短或消失。普通瘢痕通常扁平，且并不明显的取代其下方皮下组织或邻近的附属器结构。与之相反，增生性瘢痕的

特征为结节性增生，胶原纤维束之间排列不规则，而纤维束内胶原纤维平行排列。纤维束由小而壁薄的血管为分界。瘢痕疙瘩在组织病理学上与增生性瘢痕相似，但特征性表现为纤维化结节中心的胶原纤维局部显著增宽增厚。瘢痕疙瘩可非常巨大。其诊断通常根据临床表现。

鉴别诊断

增生性瘢痕及瘢痕疙瘩在组织病理学上的表现具有连续性。真皮或皮下的新生物可与增生性瘢痕或瘢痕疙瘩类似，如促结缔组织增生性黑色素瘤、皮肤纤维瘤、隆突性皮肤纤维肉瘤以及皮肤子宫内膜异位症的纤维化基质。免疫组化染色、切开/切除活检有助于明确诊断。瘢痕疙瘩样胶原纤维可见于许多疾病，包括皮肤纤维瘤和基底细胞癌。

预后及治疗

瘢痕通常关系到美容，瘢痕性红斑和色素脱失可缓慢改善至少持续1年，之后常趋于稳定。点状瘢痕可通过注射填充物（如胶原、聚丙烯酰胺凝胶、透明质酸）而获得暂时改善。通过激光、磨削或化学剥脱进行换肤，可为具有多数小的痤疮瘢痕的患者提供不同程度的部分改善。皮损内注射糖皮质激素，每月一次，常可使增生性瘢痕和瘢痕疙瘩变平变软。硅凝胶薄膜是一种流行的替代干预治疗。对瘢痕疙瘩进行手术切除通常有效，但有瘢痕疙瘩再发的高风险。有时小的瘢痕疙瘩可自行消退。

1.8.2 硬斑病

临床表现

硬斑病（局限性硬皮病）的病因不明，特征为硬化性斑块，表面为红斑或色素脱失。皮损可单发、泛发、呈线状（额部刀砍痕）或非常深在（深在性硬斑病）。

表1.29 硬斑病——临床表现

患者组别
通常为成人，也可发生于儿童（尤其是线状型）
女性多于男性
病变部位
头皮、躯干或四肢
临床表现
硬化性斑块
可为红斑伴有淡紫色边缘
可见色素性改变
临床亚型：线状（如额部线状硬斑病的刀砍痕）、泛发性、点滴状、深在性、结节性/瘢痕疙瘩样、大疱性
预后及治疗
与系统性硬皮病不同，不合并皮肤外疾病
治疗困难；可自行消退或进展
泛发性进行性硬斑病可导致收缩功能障碍

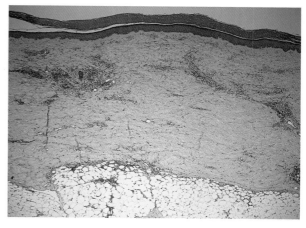

图1.36 硬斑病 以真皮网状层为中心的胶原纤维硬化。低倍镜下，真皮网状层与皮下组织交界处常更平滑、更明显。真皮网状层、皮下组织、尤其是两者交界处可见淋巴细胞、浆细胞围绕血管周围浸润

组织学特征

早期皮损可见血管周围淋巴细胞和浆细胞浸润，常伴有间质黏蛋白沉积增加而无明显硬化。充分发展的皮损中炎症进行性减少，胶原纤维显著增厚（硬化），邻近纤维之间的间隙变窄消失。环钻活检标本低倍镜下可见显著笔直的侧切缘。硬化也影响真皮与皮下脂肪交界处，使其锐利（由于胶原致密）而笔直（由于真皮界面下方的皮下脂肪小叶轮廓消失）（图1.36）。附属器结构被替代，且数量减少。特征性表现是血管周围淋巴细胞及浆细胞浸润见于真皮网状层与皮下组织交界处。典型的硬化以真皮深层为主，也可向皮下组织或真皮乳头层延伸。组织病理学表现局限于真皮浅层者罕见（浅表性硬斑病）。

表1.30 硬斑病——病理学

组织学特征
"环钻活检"
真皮网状层至皮下组织纤维化
真皮及皮下组织交界处可见炎症浸润
淋巴细胞及浆细胞浸润
鉴别诊断
放射性皮炎/脂膜炎
慢性移植物抗宿主病
注射部位硬化性反应

系统性硬皮病的皮肤表现，包括局限性（CREST综合征）和泛发性（进行性系统性硬化症），常较硬斑病的炎症浸润为轻，但仅靠组织病理学表现不能完全与硬斑病区分。迟发性皮肤卟啉症相关的硬皮病样皮损最好通过结合临床与硬斑病相鉴别。慢性放射性皮炎可表现为真皮全层硬化，特征为伴有散在的、较大的异形单一核细胞（放射性纤维母细胞）。嗜酸性粒细胞性筋膜炎（Schulman综合征）可表现为深在性硬斑病的一个特殊临床亚型，在真皮、皮下组织及筋膜内常可见大量嗜酸性粒细胞浸润。

预后及治疗

硬斑病预后良好，多数患者在数月至数年内可完全恢复。目前尚无确凿有效的治疗方法，但外用糖皮质激素、口服骨化三醇、不同类型的光疗及其他系统性药物已被应用。

1.8.3 肾源性系统纤维化

临床表现

肾源性系统纤维化（nephrogenic systemic fibrosis，NSF，以前称为肾源性纤维性皮病）是一

种新近命名的疾病，与肾功能不全高度相关，后者包括急性或慢性肾衰及肾移植。大多数患者曾使用了含钆的造影剂。NSF好发于成人，临床特征为单个或数个硬化性丘疹融合成斑块，常于四肢对称发生。斑块前缘可呈不规则形状。皮损常发生于踝部与大腿中部之间或腕部与上臂中部之间。

组织学表现

早期皮损的特征为弥漫性真皮内上皮样、梭形及树突状细胞增生，胶原纤维增厚，真皮内、有时至皮下小叶间隔内不同程度的间质性黏蛋白沉积增加。有时可见少量的多核巨细胞。真皮内的梭形细胞可能是被招募至真皮的、表达CD34和前胶原的循环纤维细胞。陈旧皮损的间质性黏蛋白可减少或消失。消退的皮损类似于瘢痕。

鉴别诊断

肾源性系统纤维化最初报道为一种与肾脏疾病相关的硬化性黏液水肿样疾病。硬化性黏液水肿（丘疹性黏蛋白病、黏液水肿性苔藓）典型表现为更为显著的间质性黏蛋白沉积（如黏液湖）及伴有浆细胞的炎症浸润。该浆细胞可为克隆性受限。临床上硬化性黏液水肿常累及面部及躯干，而不是四肢。

预后及治疗

本病病程不定，一些病例持续或进展，而另一些则消退。伴有慢性肾功能不全的临床亚型自愈的几率最低。目前尚无确切有效的治疗方法。

1.9 毛囊炎

1.9.1 寻常型痤疮

临床表现

寻常型痤疮是影响大多数青少年的一种非常常见的疾病。典型的青少年痤疮开始于青春期，通常在20~30岁时消退。但有时痤疮会持续至30岁甚至更久。单个皮损可为非炎症性，如开放性粉刺（黑头）和闭合性粉刺（白头），或红色丘疹或脓疱，或更大的结节和囊肿。面部是典型的首发部位，中度至重度病例中还有颈部、躯干上部及肩部受累。痤疮皮损常遗有炎症后色素沉着及瘢痕。很少形成瘢痕疙瘩。皮损常无自觉症状或症状轻微（有炎症时）。有时可伴有瘙痒。有些患者习惯性地挤压皮损，留下明显的局灶性结痂性丘疹而不是原发皮损。特殊的临床亚型包括新生儿痤疮、激素性痤疮（图1.37A）、氯痤疮及暴发性痤疮。

组织学特征

痤疮的诊断通常依靠临床表现，所以很少进行活检确证。组织病理学表现与临床表现相关。粉刺类似于粟丘疹，表现为小的毛囊性囊肿。但粉刺不同于粟丘疹的是，前者的内容物不仅是角质细胞和不同数量的毛干，还有皮脂腺分泌物（皮脂）和相关细菌，通常为痤疮丙酸杆菌。粉刺由毛囊漏斗部下部或峡部上部形成（即皮脂腺导管开口处）。开放性粉刺延伸至表皮表面并有一个宽大的开口，而闭合性粉刺则没有。尽管据报道淋巴细胞是最早浸润毛囊的炎症细胞，炎性丘疹和脓疱迅速吸引中性粒细胞，引起化脓性毛囊炎伴有不同程度的毛囊破坏（图1.37B，图1.37C）。炎症性痤疮的前驱皮损通常为闭合性粉刺或微粉刺（亚临床粉刺）。毛囊破坏可伴有肉芽肿性炎症，但并不常见独立的肉芽肿形成。

鉴别诊断

寻常型痤疮的鉴别诊断包括痤疮的其他类型、酒渣鼻、激素性痤疮、口周皮炎和激素依赖性皮炎。这些痤疮样疾病的鉴别主要依靠临床表现。继发于感染的化脓性毛囊炎（图1.38）也表现为急性炎性丘疹，与痤疮或酒渣鼻很难区分，可通过微生物检查来鉴别。据报道氯痤疮的粉刺在组织学上具有瓶样或柱状外观。其他卤素皮病可表现为结节性、弥漫性化脓性、肉芽肿性炎症伴有显著的假上皮瘤样增生。痤疮样药疹可见于新型的

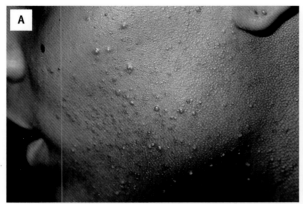

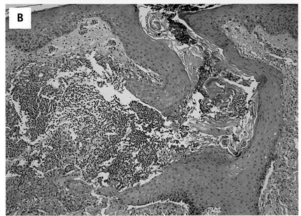

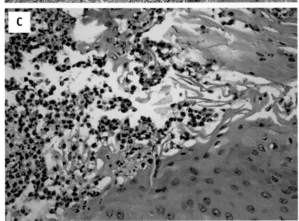

图1.37 类固醇诱发的痤疮 A. 16岁女孩因急性哮喘发作入院，可见其颊部痤疮样丘疹（粉刺、脓疱）。皮损自系统皮质类固醇性激素治疗开始数天内发生。B、C. 化脓性毛囊炎。毛囊上皮及周围可见大量中性粒细胞浸润，特征性地见于毛囊管内。这种炎症浸润模式可见于任何痤疮样皮损，包括寻常型痤疮、酒渣鼻、口周皮炎及感染性毛囊炎

癌症治疗中，后者阻断了表皮生长因子受体通路。

预后和治疗

尽管痤疮常持续至30岁，但一般会随时间而

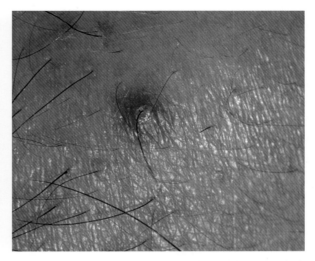

图1.38 化脓性毛囊炎 可见炎症性脓疱，最常伴有金黄色葡萄球菌感染

改善，并最终消退。外用药治疗包括过氧化苯甲酰、维A酸类、红霉素及克林霉素。系统性治疗包括口服四环素类及异维A酸。女性患者有时应用口服避孕药及螺内酯有效。

1.9.2 嗜酸性粒细胞性毛囊炎

临床表现

嗜酸性粒细胞性毛囊炎是一种罕见而特殊的疾病，特征为组织病理学上表现为伴有大量嗜酸性粒细胞浸润的毛囊炎。其经典型——嗜酸性粒细胞性脓疱性毛囊炎（Ofuji）常见于日本，罕见于美国，常表现为面部、四肢近端、躯干或掌跖部位的脓疱，有时形成环状斑块。在针对HIV感染改良的抗病毒治疗出现之前，最常见的类型为HIV相关性嗜酸性粒细胞性毛囊炎，典型表现为躯干上部、头颈部大量的瘙痒性荨麻疹样丘疹，发生于辅助性T细胞计数低于300/μL的AIDS患者。可不出现脓疱。儿童嗜酸性粒细胞性毛囊炎是一种自限性疾病，特征为头皮多发的丘疹和脓疱。

组织学特征

在所有临床亚型中，均可见毛囊炎伴有淋巴细胞及大量嗜酸性粒细胞浸润，以毛囊漏斗部为

中心，炎症常向上延伸至表皮，以致可见脓疱，而向下可延伸至毛囊峡部（图1.39）。毛囊可有不同程度破坏。肉芽肿形成并不典型。

辅助检查

辅助检查包括PAS-D或GMS染色以除外真菌性毛囊炎。本病患者常伴有外周血嗜酸性粒细胞增多。

鉴别诊断

真菌性毛囊炎（包括头癣和Majocchi肉芽肿）和疖疮常包含大量嗜酸性粒细胞。连续组织切片有助于鉴别病因。

预后及治疗

HIV相关性嗜酸性粒细胞性毛囊炎常剧烈瘙痒，可外用或系统应用糖皮质激素以及口服镇静类抗组胺药治疗。据报道，包括光疗的其他治疗也有效。Ofuji嗜酸性粒细胞性脓疱性毛囊炎常瘙痒较轻。如前所述，儿童嗜酸性粒细胞性毛囊炎常局限而具有自限性。

1.9.3 感染性毛囊炎

临床表现

在临床实践中，感染性毛囊炎最常见的病因

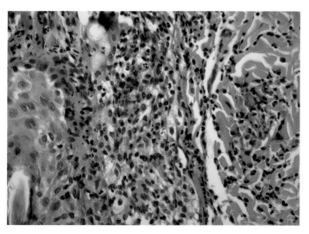

图1.39　嗜酸性粒细胞性毛囊炎　毛囊上皮（漏斗部及峡部）及周围可见嗜酸性粒细胞浸润。临床表现可用来鉴别经典型、HIV相关型及儿童亚型。鉴别诊断包括感染性病因

是金黄色葡萄球菌感染，表现为微红的脓疱，常见于臀部或躯干。但很多微生物均可感染毛囊，包括其他细菌如铜绿假单胞菌（如热水浴毛囊炎）或革兰阴性菌毛囊炎，后者常发生于慢性抗生素治疗过程中。真菌性毛囊炎可由皮肤癣菌（Majocchi肉芽肿、头癣、须癣）、糠秕马拉色菌或念珠菌引起。水痘带状疱疹病毒和传染性软疣病毒也可感染毛囊单位。蠕形螨在很多正常人的毛囊中均有定植，有时可导致易感人群在临床上出现毛囊炎。

组织学特征

与寻常型痤疮的炎症性皮损类似，金黄色葡萄球菌性毛囊炎是一种化脓性毛囊炎，伴有不同程度的毛囊破坏。毛囊内可见成簇的革兰阳性球菌。中性粒细胞性脓肿可围绕毛囊单位周围，形成疖或痈（多个毛囊受累）。其他形式的毛囊炎可表现为化脓性、嗜酸性粒细胞性、肉芽肿性或以毛囊单位为中心的混合炎症浸润。梅毒性毛囊炎常伴有浆细胞浸润。真菌性毛囊炎常伴有嗜酸性粒细胞浸润。

辅助检查

当组织学表现不确定时，新发皮损进行培养是确定感染形式最敏感及最特异的方法。直接荧光抗体检测可迅速确诊。

鉴别诊断

由于重要表现可能很局限，因此，当临床诊断为毛囊炎而病理切片上未见明显病变时，建议再行连续或深部切片。同样，如果确定为毛囊炎而未见微生物，则应行组化染色。如果病原微生物不可见或未培养出，则鉴别诊断应包括痤疮样疾病，痤疮及酒渣鼻，后者在常规临床实践中很少做活检。临床相关表现对诊断痤疮样疾病很重要。海绵水肿，尤其是特应性皮炎和脂溢性皮炎，有时局限于毛囊漏斗部（有时称为漏斗部毛囊炎），可类似于真性毛囊炎。在毛囊性海绵水肿

中，细胞间水肿局限于漏斗部；如果有炎症细胞外移至毛囊上皮，则该细胞为淋巴细胞和（或）朗格汉斯细胞，而不是中性粒细胞。复发性和播散性漏斗部毛囊炎是一种罕见疾病，特征为广泛的毛囊性丘疹，类似于丘疹性特应性皮炎，但发生于无特应性病史的个体。毛囊性黏蛋白病可累及毛囊上皮深部，表现类似于毛囊性海绵水肿，但可通过毛囊角质形成细胞之间的黏蛋白沉积来鉴别。毛囊性黏蛋白病可伴有致密的淋巴细胞浸润及不同程度的细胞异型性。很多毛囊性黏蛋白病是蕈样霉菌病的一种表现（图1.40）。

预后及治疗

如果可鉴定出或至少推测出病原微生物，适当的抗生素治疗通常有效。常需要系统性治疗，因为外用抗生素不能有效渗透至毛囊。有时疾病具有自限性，如热水浴毛囊炎。

1.9.4 酒渣鼻

临床表现

酒渣鼻（玫瑰痤疮）是一种常见疾病，很少做活检。早期表现为面中部红斑，特征为暴露于热环境（如日光、运动、热饮、辛辣食物）时加重。反复发作的红斑随时间推移，最终发展成持续性红斑及毛细血管扩张。红斑基础上可出现痤疮样皮损（粉刺、丘疹、脓疱）。男性鼻部的慢性受累可导致肥大性酒渣鼻。持续的坚实丘疹可表现为肉芽肿性酒渣鼻。

组织学特征

特征为血管周围及毛囊周围淋巴细胞浸润伴有血管扩张（毛细血管扩张）。痤疮样丘疹常表现为毛囊炎，可为化脓性、淋巴细胞性和（或）肉芽肿性。可见少量浆细胞、中性粒细胞或嗜酸性粒细胞浸润。肥大性酒渣鼻中可见纤维化、血管增生、结节性日光弹性纤维变性和（或）皮脂腺增生。

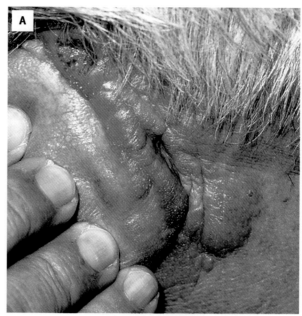

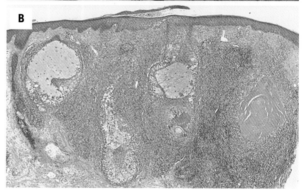

图1.40　毛囊性黏蛋白病　A. 一男性耳后可见光滑的浸润性斑块，伴有泛发的斑片期/斑块期蕈样霉菌病（皮肤T细胞淋巴瘤）。B. 毛囊上皮及周围致密的异形淋巴细胞浸润，其角质形成细胞被嗜碱性黏蛋白（酸性黏多糖）分离

辅助检查

特殊染色可除外感染和异物肉芽肿。肉芽肿性皮损应在偏振光下检查。

鉴别诊断

口周皮炎是一种痤疮样疾病，痤疮样丘疹局限于口周（不累及唇红），有时累及鼻和眼周围。可有不同程度的光敏性，与脂溢性皮炎的临床及组织病理学表现有重叠，但口周皮炎的毛囊性炎症很难与酒渣鼻鉴别，包括可能出现的肉芽肿性炎症。口周皮炎和更泛发的面部皮疹——激素依赖性皮炎，均与在面部外用含卤素的糖皮质激素有关。如果患者曾外用含卤素的糖皮质激素（常为中效至强效），皮损常因停用糖皮质激素而临时发作。酒渣鼻的这些亚型需靠结合临床来鉴别。肉芽肿性酒渣鼻需与感染性肉芽肿、结节病及异物肉芽肿相鉴别。出现毛囊周围肉芽肿清晰可见的程度，则诊断倾向于肉芽肿性酒渣鼻。肥大性酒渣鼻的组织病理学表现并不特异，但通常具有典型的容貌变化，使诊断不成问题。有时在肥大性酒渣鼻上出现明显的丘疹，应除外基底细胞癌。

预后及治疗

酒渣鼻是一种慢性进行性疾病。预防性措施（如防晒、戒酒）、外用甲硝唑、磺胺醋酰、维A酸或壬二酸，或口服四环素类抗生素可阻止疾病进展。肥大性酒渣鼻大部分为不可逆性，需要手术消融及换肤术。

1.10 药疹

1.10.1 临床表现

最常见的药疹是聚集于躯干的麻疹样红色斑丘疹，向四肢远端发展，呈对称性分布（表1.31）。伴有不同程度的瘙痒。其他类型包括固定性药疹、脓疱性药疹（如急性泛发性发疹性脓疱病）和荨麻疹性药疹。然而药疹可模仿或介导很多炎症性皮肤病（如假性卟啉症、药物诱发的类天疱疮、淋巴瘤样药疹、痤疮样药疹、银屑病样药疹、海绵水肿性药疹、间质性肉芽肿性反应、结节性红斑、静止期脱发等），如广泛讨论已超出本章节范围。同样，实际上任何药物均可导致药疹。诊断主要依据开始应用可疑药物与发生皮疹之间的关系，以及可疑药物的致敏性。最常见的致敏药物包括复方新诺明及其他磺胺类药物，如氢氯噻嗪；青霉素及其衍生物；其他抗生素；以及抗癫痫药。典型的药疹发生于开始用药的1周或2周内。严重

的药疹可发生于数小时内，但也有例外的，可发生于开始用药一个月后。

表1.31　药疹——临床表现

患者组别
用药个体（尤其是抗生素、非甾体类抗炎药、精神类药物和 β 受体阻滞剂）
病变部位
典型皮损首发于躯干，向四肢发展
临床表现
红斑和丘疹（最常见）
可模仿几乎任何炎症性皮肤病：多种形式包括：脓疱性、银屑病性、湿疹性、多形红斑样、大疱性、痤疮样、紫癜性/血管炎性、Sweet样、脂膜炎性、红皮病性等
可诱发色素性改变
预后及治疗
停药后通常可恢复
预后取决于皮疹严重程度（例如：Stevens–Johnson综合征和中毒性表皮坏死松解症的病死率较高）
可能需要系统应用糖皮质激素

组织学特征

经典的麻疹样药疹表现为界面反应，伴有单个角质形成细胞坏死及沿表皮真皮交界处的空泡化改变，以及真皮浅深层血管周围淋巴细胞和嗜酸性粒细胞浸润（表1.32）。常见轻度灶状海绵水肿。然而药疹可类似任何炎症性皮肤病的模式。

辅助检查

药疹的诊断建立在临床病史与患者应用可疑药物之间的关系上。可疑药物的激发实验或脱敏并不常用，除非临床上有必要。

鉴别诊断

药疹可类似几乎所有炎症性皮肤病的模式。通常表现为真皮浅层血管周围炎症浸润，伴有海绵水肿性、界面或银屑病样皮炎的疾病，或血管周围皮炎而无表皮改变的疾病中，真皮深层血管周围伴有嗜酸性粒细胞的炎症浸润常作为药疹的诊断依据。

表1.32 药疹——病理学

组织学特征
几乎所有炎症反应模式均可见
药疹的诊断线索：
混合性组织学模式，如轻度海绵水肿伴有界面皮炎以及真皮浅层血管周围淋巴细胞浸润
嗜酸性粒细胞浸润（缺少也不能排除药疹）
角质形成细胞成熟异常（细胞毒性药疹）
小血管破坏（内皮细胞肿胀，红细胞外溢）
辅助检查
特殊染色以除外感染（取决于反应模式，如肉芽肿性、脓疱性/中性粒细胞性皮炎）
鉴别诊断
混合性炎症性皮肤病
感染
副肿瘤性疾病
非药物相关的超敏反应（如食物过敏）

预后及治疗

药疹可在停药后恢复，但有些病例中皮疹可持续数天至数周，有时停药后数天内仍继续加重。外用糖皮质激素及口服抗组胺药的对症治疗通常对麻疹样药疹已足够有效。在罕见情况下，患者可能对用于治疗药疹的外用或系统用糖皮质激素或口服抗组胺药发生过敏。

（王 炜 高小曼 译，曾学思 常建民 校）

推荐读物

1. Ackerman AB. Histologic diagnosis of inflammatory skin diseases. Philadelphia: Lea & Febiger, 1978.

2. Ackerman AB, Chongchitnant N, Sanchez J, et al. Histologic diagnosis of inflammatory skin diseases. Baltimore: Williams & Wilkins, 1997.

3. Altman EM, Kamino H. Diagnosis: psoriasis or not? What are the clues? Semin Cutan Med Surg. 1999,18: 25-35.

4. Fung MA. The clinical and histopathologic spectrum of "dermal hypersensitivity reactions," a nonspecific histologic diagnosis that is not very useful in clinical practice, and the concept of a "dermal hypersensitivity reaction pattern." J Am Ac ad Dermatol. 2002,47: 898-907.

5. LeBoit PE. Interface dermatitis. How specific are its histopathologic features? Arch Dermatol. 1993,129: 1324-1328.

6. Maize JC, Burgdorf WHC, Hurt MA, et al. Cutaneous Pathology.Philadelphia: Churchill Livingstone, 1998.

7. Phelps RG, Miller MK, Singh F. The varieties of "eczema": clinicopathologic correlation. Clin Dermatol. 2003,21: 95-100.

第2章　脂膜炎

Neil Scott McNutt, Maxwell A. Fung

这一章将对显著表现为皮下组织炎症的疾病，即脂膜炎的主要特征作一简要介绍。这些疾病可能局限于或者不仅仅限于皮下组织。其中有些疾病可侵及内脏器官的脂肪层、血管、神经，甚至胶原纤维。本章重点阐述具有重要诊断意义的病理表现，而病理生理学、各种实验室检查结果和复杂的临床特征都不是本章讨论的范畴。

2.1 皮下组织炎症的解剖学分类

按照皮下组织的正常解剖学特点，通常分为原发性脂肪间隔性脂膜炎和脂肪小叶性脂膜炎两类。因为皮下组织中存在血管和神经，此类影响局部脂肪小叶或者间隔的疾病也应当与系统性疾病区分。

因此，评价脂膜炎的第一步就是明确系统性血管炎是否是炎性疾病产生的原因。这需要足够多的样本来证明是血管炎还是中性粒细胞性或肉芽肿性炎症。当然也需要对脂肪小叶和间隔的病变程度进行权衡，以便区分是以侵犯小叶为主，还是间隔为主，或两者都受累及的疾病。例如，如果皮肤和皮下组织中神经都被肉芽肿性炎症侵犯，那么诊断就应该是系统性疾病——麻风病而不是原发性脂膜炎。同样，如果被覆的皮肤及皮下组织中的中等大小动脉管壁可见局灶性中性粒细胞浸润，那么，应当诊断为系统性疾病——结节性多动脉炎而不是原发性脂膜炎。在某些情况下，组织学上很难从一种疾病的进程中，分辨出脂膜受累是原发还是继发。此时，临床病理相互联系是必要的。

另一个重要的脂膜炎评估参数是判断炎症性疾病是原发侵及到脂肪间隔还是脂肪小叶，或者两者兼有（表2.1，表2.2）。对系统性疾病的诊断也可以用这种方式，但是多数局限性原发性脂膜炎症可以通过炎症细胞侵及脂肪间隔、小叶以及侵入的细胞类型和分布来区分。某些疾病需要利用直接免疫荧光（DIF）来检测免疫复合物，或者用基因重排检查来检测T细胞或者B细胞克隆。在

本章中，某些疾病的诊断还需要行血清学检查。

表2.1　感染性脂膜炎的特点

患者组别
任何年龄，尤其是免疫功能低下的个体
病变部位
任何部位，但通常位于小腿
临床表现
疼痛性红色结节
可形成溃疡和溢脓
预后和治疗
依赖于免疫功能状况和潜在疾病
抗生素治疗

表2.2　感染性脂膜炎的诊断

组织学特征
任何方式（间隔型、小叶型或混合型）
典型表现为混合化脓性和（或）肉芽肿性炎细胞浸润
辅助研究
微生物学特殊染色
培养
分子生物学
血清学检查
鉴别诊断
非感染性脂膜炎

2.1.1 血管炎相关的脂膜炎

皮下组织的血管炎可以导致脂膜炎，如结节性多动脉炎、Wegener肉芽肿、白塞病，以及显微镜下多血管炎。原发的血管炎性疾病将在第4章中进一步讨论，但在本章中提及的原因是因为在脂膜炎的检查中需要考虑的。本章中其余部分讨论的皮下组织炎症并非是由原发性血管炎导致。

2.1.2 没有明显血管炎的脂膜炎

感染是脂膜炎主要的鉴别点，尤其是当炎性成分为化脓和（或）肉芽肿时。然而，脂膜炎合

并炎症细胞浸润的任一种分布方式，都可能和感染相关。以下按照炎症细胞分布方式和主要炎症细胞的类型分类，为皮下组织炎症的诊断和鉴别诊断提供指南。

2.1.2.1 脂肪间隔为主的炎症

（1）淋巴细胞和混合性炎细胞浸润

　　a．结节性红斑

　　b．结节性红斑变异型

（2）肉芽肿性炎

　　a．栅栏状肉芽肿性疾病

　　b．结节病

　　c．感染

（3）硬化性炎

　　a．硬皮病/硬斑病

　　b．嗜酸性粒细胞性筋膜炎

　　c．缺血性脂肪皮肤硬化症（硬化性脂膜炎）

　　d．毒素类，尤其是注入性毒素

　　e．放射后脂膜炎

2.1.2.2 脂肪小叶为主的炎症

（1）中性粒细胞浸润

　　a．感染

　　b．破裂的毛囊炎和囊肿破裂

　　c．胰腺性脂肪性坏死

　　d．α1-抗胰蛋白酶缺乏症

（2）淋巴细胞浸润

　　a．狼疮性脂膜炎（深在性红斑狼疮）

　　b．皮质类固醇后脂膜炎

　　c．缺血性脂膜性脂膜炎

　　d．局限性脂肪水肿（极轻微的浸润）

　　e．淋巴瘤/白血病

（3）巨噬细胞浸润

　　a．Rosai-Dorfman病

　　b．组织细胞吞噬性脂膜炎

　　c．缺血性脂膜性脂膜炎

　　d．异物（例如，植入硅胶）

（4）肉芽肿性炎

　　a．硬红斑/结节性血管炎

　　b．栅栏状肉芽肿性疾病

　　c．结节病

　　d．克罗恩病

　　e．破裂的毛囊囊肿

　　f．异物（例如，植入硅胶）

　　g．感染

（5）混合性炎细胞浸润，伴有许多泡沫细胞

　　a．α1-抗胰蛋白酶缺乏症

　　b．结节性发热性非化脓性脂膜炎

　　c．创伤性脂肪坏死/结节囊肿性脂肪坏死

　　d．人工脂膜炎（异物脂膜炎）

（6）嗜酸性粒细胞浸润

　　a．嗜酸性粒细胞性脂膜炎

　　b．节肢动物叮咬反应

　　c．对内部寄生虫或者治疗药物的过敏反应

（7）酶源性脂肪性坏死

　　a．胰酶性脂膜炎

　　b．α1-抗胰蛋白酶缺乏性脂膜炎

（8）晶体沉积

　　a．新生儿硬化症

　　b．新生儿皮下脂肪坏死

　　c．痛风

　　d．草酸盐沉着症

　　e．钙化的脂膜炎/钙超敏反应

　　f．寒冷性脂膜炎

　　g．皮质类固醇后脂膜炎

（9）胚胎性脂肪分布模式

　　a．脂肪萎缩

　　b．脂肪营养不良

（10）硬化性

　　a．缺血性脂肪皮肤硬化症

　　b．膜性脂膜炎（脂膜性脂膜炎）

　　c．放射后脂膜炎

　　d．嗜酸性粒细胞性筋膜炎，晚期

　　e．局限性硬斑病和硬皮病

2.1.2.3 混合性炎模式

复杂类型的脂膜炎可能进一步发展，这依赖于活检标本是早期皮损还是晚期皮损。在一些疾病中，皮损并不是都处于相同的进展时期，因此，一次活检不一定能显示确切的诊断信息。中性粒细胞性炎症可能是疾病早期的表现，随后会被淋巴细胞和巨噬细胞所替代。后期脂肪小叶出现瘢痕化和被取代。此外，炎症的严重程度并不能作为鉴别是小叶性还是间隔性脂膜炎的依据。

2.2 间隔为主的脂膜炎

2.2.1 结节性红斑，急性期

此型也称挫伤性红斑。

临床表现

结节性红斑（erythema nodosum，EN）是最常见的一种脂膜炎（表2.3）。主要发生于青少年和中青年。女性更为多见。皮损可以侵及身体各个部位。门诊患者中最常见的好发部位是胫前（图2.1）；部分病例远处的皮肤也可累及，包括大腿、双手、前臂和面部；也可见于长期卧床患者的背部。皮损呈对称分布，急性期可以表现为发热、头痛、不适或者关节症状。由于结节性红斑是一种反应性疾病，可伴随各种系统性疾病刺激产生的症状。

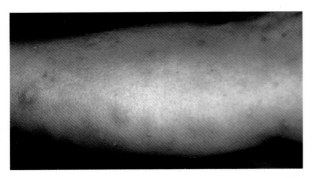

图2.1　结节性红斑　**临床表现**：分散的皮下结节，表面有红斑

表2.3　结节性红斑——临床表现

患者组别 　多发生于中青年（20~40岁） 　女性多于男性（女性与男性比例为4：1）
病变部位 　通常位于肢端（胫前），双侧分布
临床表现 　皮肤：红色、痛性结节；成批出现；不发生溃疡 　常与其他疾病相关（如链球菌感染后、结节病、磺胺类 　　药物、妊娠，但也可是特发的） 　全身症状：发热、头痛，可伴关节痛
病理生理 　迟发型超敏反应（如细菌抗原、药物）
预后 　能自然消退，不留瘢痕
治疗 　对症治疗（如非甾体抗炎药物、卧床休息） 　针对病因治疗： 　　合适的抗生素 　　停用可疑药物 　　秋水仙碱，如果与白塞病相关 　糖皮质激素或碘化钾溶液

病因可分为感染性，包括细菌、真菌或者原虫动物感染；病毒性疾病；恶性肿瘤；药物，以及其他各种病因。最常见的细菌感染是链球菌感染、结核病、小肠结肠炎（耶尔森菌）、布鲁斯菌病、细螺旋体病、野兔热、衣原体以及肺炎支原体感染。最常见的真菌感染是球孢子菌病、组织胞浆菌病、皮肤癣菌病、曲霉病和芽生菌病，依据患者的地域分布及免疫状况而不同而定。原虫动物感染，如弓形体病、阿米巴病和贾第鞭毛虫感染，都可以导致结节性红斑。病毒和立克次体感染包括单纯疱疹、传染性单核细胞增多症（由于EB病毒感染引起）、性病淋巴肉芽肿，鸟疫和鹦鹉热。

结节性红斑也可由白血病、霍奇金淋巴瘤、非霍奇金淋巴瘤，以及其他恶性肿瘤引起，特别是放射治疗或者其他治疗后，由于肿瘤坏死，导致抗原释放入血液循环内。

多种疾病可联合出现，这种情况会导致诊断相当困难，尤其是急性结节病，结节性红斑可为其一部分症状，伴随有轻度的肺门淋巴结增大、发热、关节痛、偶有急性虹膜炎、葡萄膜炎和腮腺水肿（眼色素层腮腺炎）。同样的，克罗恩病也和结节性红斑相关，这两种疾病的皮损在组织学上很难区分，除非出现溃疡，这一点可以除外结节性红斑。其他相关的疾病包括溃疡性结肠炎和白塞病。临床上白塞病相关性脂膜炎与结节性红斑表现相似。

在引起结节性红斑的药物，最常见的是磺胺类药、雌激素和口服避孕药。其诱因和环境影响因素很多，某些过敏机制可能是临床和组织病理学的诱因。

临床皮损常表现为轻度红斑，并可以触及一深在、痛性皮下结节，与筋膜无黏连。结节通常有多个，主要分布在胫前。外观类似挫伤（结节

性红斑）。皮损不发生溃疡，数周内消退，不留凹陷性瘢痕。

组织学特征

组织学改变主要在皮下组织的间隔内和间隔附近（表2.4）。其上真皮层通常仅有轻至中度、表浅和深部血管周围淋巴细胞浸润。急性结节性红斑的早期皮损中，主要是小叶间隔的水肿，以淋巴细胞、组织细胞浸润为主，混合有少量中性粒细胞和嗜酸性粒细胞。常有纤维蛋白沉积和红细胞外溢。通常在水肿的小叶间隔处炎症很密集，并延伸到脂肪小叶周边和单个脂肪细胞之间，呈花边状分布（图2.2A）。脂肪坏死并不明显。极少情况下可以见到中性粒细胞聚集或主要为中性粒细胞浸润。早期皮损中可见巨噬细胞聚集围绕在

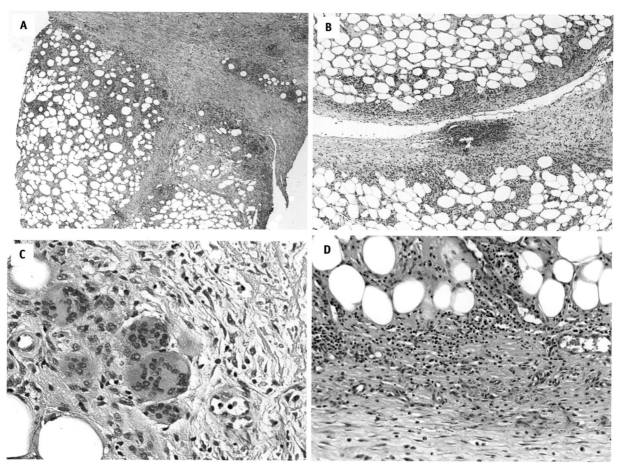

图2.2 结节性红斑 A. 炎症集中在皮下脂肪间隔边缘，以及网状真皮层和皮下组织连接处，脂肪小叶的边缘也被累及。B. 在水肿的间隔内可以看到Miescher肉芽肿，其中可见到中性粒细胞和巨噬细胞浸润。C. 在间隔处可以见到多核巨细胞聚集。D. 水肿的间隔内可以见到小范围局限性的出血，嗜酸性粒细胞浸润较普遍

小血管周围，或位于裂隙内，也就是Miescher放射结节（图2.2B）。也有些学者认为Miescher结节是结节性红斑的特征表现，因为在结节性红斑的各个时期均可见到。血管的受累程度多变。通常会有静脉管壁的水肿，并与肌肉层分离。在急性结节性红斑的后期，有时可以在疏松的肉芽肿内见到多核巨细胞（图2.2C）。淋巴细胞浸润比较常见，但中性粒细胞和嗜酸性粒细胞也可出现。间隔旁常见嗜酸性粒细胞浸润（图2.2D）。血管壁的坏死非常罕见，但可见于一些难于与结节性红斑区分的患者的病变内。例如，局限的血管炎可见于少数结节性红斑患者，这些多继发于感染、白塞病或者包括口服雌激素避孕药在内的药物治疗后。尽管结节性红斑典型皮损的病理是以间隔性脂膜炎为主，但有些是间隔性脂膜炎和小叶性脂膜炎的混合表现。

表2.4　结节性红斑——病理学

组织学特征
以间隔性脂膜炎为主（纤维化和炎症）
肉芽肿（可变的），尤其是Miescher微肉芽肿（纤维间隔内围绕中性粒细胞或裂隙的小灶状组织细胞聚集）
可累及脂肪小叶（可变的）
辅助检查
特殊染色、病原菌培养和（或）检测抗链"O"滴度以排除感染
胸部X线检查排除结节病
鉴别诊断
感染
结节病

辅助检查

排除传染性病因，需要特殊染色和微生物培养。鉴别检查无特殊发现。

鉴别诊断

结节性红斑需要与硬红斑和结节性血管炎相鉴别。血管炎和脂肪坏死带在结节性红斑中缺乏，但在硬红斑中常见。如果临床上怀疑是结节性红

斑，组织学表现为坏死性血管炎，则可能为皮肤结节性多动脉炎。后者受累的是中动脉而不是静脉或者细小血管，受累动脉的管壁有坏死。相反的是，结节性血管炎主要为淋巴细胞浸润，血管腔纤维性增厚、闭塞，以及脂肪坏死。和结节性红斑不同，游走性浅表血栓性静脉炎管腔内有大量的静脉血栓。梅毒树胶肿是不规则的溃疡性肉芽肿，会导致凹陷性瘢痕。皮下组织结核病可模仿结节性红斑，病变从下面的器官、软组织以及骨骼延伸到皮下组织。抗酸染色和培养对于鉴别诊断很有必要。与结节性红斑相反，皮下组织结核很少侵及脂肪层的上半部分。在结节性红斑上方的真皮层内，通常无肉芽肿或者硬化，这可以与大部分结节病、硬皮病、囊肿破裂和人工性创伤性脂膜炎鉴别。

某些欧洲的皮肤病医生将具有相似过敏反应机制的"结节样红斑"描述为结节性红斑：皮损没有挫伤的表现，不仅仅局限于胫前，数目少，也并非对称性分布。在美国，这些皮损包含在结节性红斑内，但是有不同的表现。其中一些皮损在组织学上划分在了结节性血管炎中，这在之后的章节中会详细讨论。

预后和治疗

多数结节性红斑是自限性的，可以自愈。预后和治疗依据以下这些情况：单纯的结节性红斑一般治疗包括卧床休息和非甾体类抗炎药物治疗。口服碘化钾溶液有效。白塞病相关的结节性红斑对秋水仙碱治疗反应较好。

2.2.2 结节性红斑，慢性型

慢性型结节性红斑也被称为迁移性结节性红斑或者亚急性结节性迁移性脂膜炎。

临床表现

慢性结节性红斑主要见于女性。主要表现为小腿处持久性孤立或者数个红色皮下结节，通常单侧

分布。皮损可以迁移。个别结节外周易增大形成斑块，中央消退。病程可以持续数个月到数年不等。

组织学特征

慢性结节性红斑的组织学表现，与急性结节性红斑的后期类似。但是，肉芽肿和脂肪肉芽肿通常更明显。病变内见血管增生，血管内壁增厚以及红细胞外溢。某些皮损中可以见到许多结构完整的肉芽肿，由上皮样的巨噬细胞和巨细胞组成，但不伴有干酪样坏死。尽管有些学者观察到有明显的血管炎（图2.3），但其他学者发现血管炎的改变很轻微或者没有。伴随毛细血管增生及巨大的肉芽肿性增厚的纤维间隔，使得一些学者认为迁移性结节性红斑完全不同于急性结节性红斑的后期表现。其他学者认为所有的这些组织学类型都可以归为慢性结节性红斑的范围。

辅助检查

需通过微生物的特殊染色和培养来除外感染。

鉴别诊断

区分急性结节性红斑主要依据临床。需要借助于特殊染色除外分枝杆菌感染或者三期梅毒树胶肿。结节病通常在真皮内和皮下组织内有肉芽肿，这种肉芽肿可以替代整个脂肪小叶以及间隔，而慢性结节性红斑主要是在间隔及一些周围小叶受累。

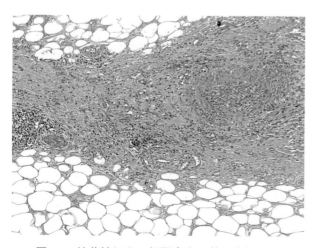

图2.3　结节性红斑　**间隔变宽，并且有纤维化**

预后和治疗

结节性红斑为慢性病程。碘化钾治疗有效。

2.3 脂肪小叶为主的脂膜炎

小叶性脂膜炎是指炎症主要位于纤维间隔之间的脂肪小叶内。依据疾病的类型和严重程度，炎症可以侵及间隔以及其上的真皮层。通常评估主要的浸润细胞组成，有助于缩小鉴别诊断的范围。依据浸润细胞类型，组织学上可以将其分为中性粒细胞性、淋巴细胞性、肉芽肿性或者嗜酸性粒细胞性脂膜炎。在不同的疾病中可以见到小叶性脂膜炎的各种类型。此处仅选择经典的亚型进行详细的描述。

2.3.1 中性粒细胞性脂膜炎

2.3.1.1 α_1-抗胰蛋白酶缺乏性脂膜炎

临床表现

在北美，大约有1/7000的人群受累。14号染色体包含一个 α 抗胰蛋白酶抑制剂（Pi）的位点，它和 α_1-抗胰凝乳蛋白酶基因位置十分接近。α 抗胰蛋白酶位点基因多变，电泳之后可以出现75种蛋白产物（等位基因）。严重缺陷的纯合子个体，其血清ATT活性只有正常的10%，PiZZ显型的成年人通常患有肝硬化和全叶肺气肿。

脂膜炎的损害通常表现为外伤后的结节。结节发红和（或）者出现溃疡，并有油性坏死组织和液体流出。

组织学特征

早期皮损中，在皮下组织间隔甚至是真皮深层组织间隙内可见中性粒细胞浸润。随后成熟的皮损中小叶间隔病变消退，脂肪小叶周围的中性粒细胞减少（图2.4）。也可发生脂肪组织坏死。晚期皮损中，巨噬细胞可以吞噬中性粒细胞碎片、

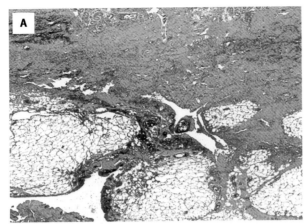

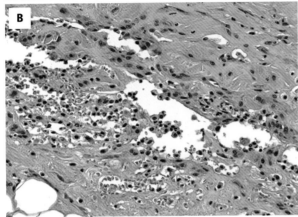

图2.4　α1-抗胰蛋白酶缺乏性脂膜炎　A. 小叶周围脂肪坏死。B. 中性粒细胞沿间隔胶原和真皮深层浸润，这个过程可导致皮肤表面穿孔

完整的中性粒细胞和其他细胞。

辅助检查

血清电泳检查对于诊断而言是必要的，这基于α1峰值的降低。

鉴别诊断

以往此病通常被归为Weber-Christian病的范畴。α1-抗胰蛋白酶缺乏性脂膜炎组织学表现可与组织细胞吞噬性脂膜炎重叠，但是缺少非典型的淋巴细胞和浆细胞浸润，这在后者更多见。革兰染色和其他染色用来检查可能的感染。在节肢动物叮咬反应中可见到显著嗜酸性粒细胞增多。胰腺性脂肪坏死表现为中性粒细胞性小叶性脂膜炎，可通过脂肪皂化来区分（表2.5，表2.6）。

表2.5　胰腺性脂膜炎——临床表现

患者组别
胰腺疾病患者（炎症、囊肿、瘘或肿瘤）
病变部位
通常位于大腿，或其他部位；可迁移
临床表现
红色结节
可伴疼痛、溃疡，排出油性分泌物
预后
依赖于基础疾病
在急性胰腺炎后皮损可消退
肿瘤行外科切除后皮损可改善
治疗
治疗基础疾病

表2.6　胰腺性脂膜炎——病理学

组织学特征
通常是混合性小叶和间隔性脂膜炎
常伴中性粒细胞浸润
脂肪坏死伴微囊肿
脂肪细胞中出现"鬼影细胞"
脂肪皂化（脂肪组织中嗜碱性颗粒状钙盐物质沉积）
辅助检查
必要时行病原菌特殊染色
鉴别诊断
充分发育的病变颇具特征性
除外感染

预后和治疗

预后取决于基因异常的严重程度。应用诸如皮质类固醇类抗炎药物对症治疗。限定性基因替换疗法仍需进一步发展完善。

2.3.2 淋巴细胞性脂膜炎

深在性红斑狼疮

狼疮性脂膜炎（深在性红斑狼疮）是淋巴细胞小叶性脂膜炎的原型。最重要是与皮下脂膜炎样T细胞淋巴瘤相鉴别。

临床表现

在系统性和盘状红斑狼疮的患者中，深在性红斑狼疮发生率为1%~3%（表2.7）。女性通常远高于男性。多见于青中年，儿童也可发生。好发于躯干和四肢近心端，但是诸如上臂侧面、大腿、臀部或胸部这些易于外伤的部位，也有可能患病。皮损伴有疼痛并有可能溃烂。近半数的病例中，皮下组织病变都伴有系统性狼疮症状。发热、荨麻疹和血沉增快是非特异性的系统表现。

表2.7　深在性红斑狼疮——临床表现

患者组别
成人（易发生于30~40岁） 1/3的患者与慢性皮肤型红斑狼疮相关 10%~15%的患者与系统性红斑狼疮相关
病变部位
面部、上臂、躯干和臀部 创伤部位
临床表现
痛性红色皮下结节或斑块
预后
慢性病程，易复发 可先于狼疮其他症状之前出现
治疗
抗疟药物

组织学特征

皮下组织区域可见小叶间隔和小叶性淋巴细胞浸润，但以小叶性常见（表2.8）。某些患者皮损中可见淋巴细胞形成生发中心（图2.5A）。在脂肪细胞之间的脂肪小叶内，常出现嗜酸性透明样蛋白物质沉积，并且替代脂肪细胞（图2.5B，图2.5C）。也可能存在间质黏蛋白沉积。肌内血管壁可被淋巴细胞浸润，形成"洋葱皮"样外观。可见广泛小叶内脂肪坏死，尤其是对于那些有溃疡性皮损的患者。总体来说，淋巴细胞体积小，细胞异型性不明显。浆细胞和间质透明样变也有助于深在性红斑狼疮的诊断。

辅助检查

直接免疫荧光检查显示：超过半数的病例中，IgG或IgM在表皮–真皮交界处颗粒状沉积。也有可能出现C3颗粒状沉积。纤维蛋白沉积变化不一，但常在坏死的脂肪小叶中大量存在。免疫球蛋白

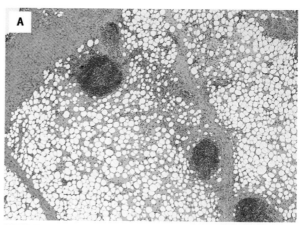

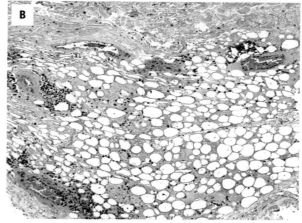

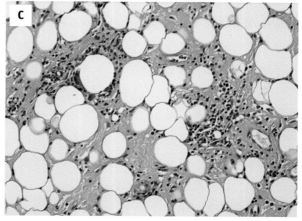

图2.5　深在性红斑狼疮　A. 脂肪小叶内和沿间隔见淋巴细胞聚集。B. 脂肪细胞间可见淋巴细胞浸润和透明物质的沉积。C. 淋巴细胞小圆形。有些淋巴细胞聚集在脂肪细胞周围，但是并不成环

沉积可能出现在表皮真皮交界处的无炎症区域内。Alcian蓝染色，基质黏蛋白沉积更加明显。

表2.8　深在性红斑狼疮——病理学

组织学特征
淋巴细胞小叶性脂膜炎
常出现浆细胞浸润
反应性生发中心，形成淋巴滤泡
基质透明变性
辅助检查
AB染色以突出显现基质黏蛋白沉积
PCR技术通常不能检测到T细胞克隆
鉴别诊断
皮下脂膜炎样T细胞淋巴瘤
硬皮病样脂膜炎
创伤性脂膜炎
感染性脂膜炎

PCR基因重排检测发现：通常情况下，T和B细胞基因克隆显示阴性，但偶尔也会阳性，这并不排除红斑狼疮本身。某些对常规抗疟药治疗有疗效反应的患者，曾报道存在T细胞基因重排，但并没有任何淋巴瘤证据。

鉴别诊断

对狼疮性脂膜炎来说，和皮下的T细胞淋巴瘤或其他淋巴瘤累及皮下组织鉴别比较困难。倾向于红斑狼疮诊断的特征包括存在浆细胞、有反应性生发中心的淋巴滤泡，以及缺乏T细胞克隆。当出现诊断困难的时候（多种混合特征相互矛盾，某些倾向于淋巴瘤，而另一些则相反），一些病理医师建议使用未定型淋巴细胞小叶性脂膜炎，或者非典型性淋巴细胞小叶性脂膜炎来描述此类皮损。对诊断存疑的皮损，患者是否患有淋巴瘤，有时只能根据随后的临床病程，以及对持续性或复发性皮损进行随访活检，以获得更多的诊断线索来确定。

由于创伤对于深在性红斑狼疮局限化方面的影响，针对创伤性脂膜炎或人工脂膜炎的诊断时常被列入考虑范围内。创伤性脂膜炎有较多巨噬细胞摄取了被释放的脂肪小滴，淋巴细胞较少。

人工脂膜炎具有多样化的外观特征，取决于创伤的具体类型。注射性物质常见嗜酸性粒细胞和淋巴细胞。对人工性脂膜炎进行偏振光显微镜检测可显示异物，而对深在性红斑狼疮通常显示阴性。钙化有可能发生在陈旧性狼疮皮损内，但偏振光显微镜结果阴性。

预后和治疗

此病是慢性病程，且取决于患者的免疫状况。治疗可长期使用抗疟药，或在初始治疗或炎症加重时短期应用糖皮质激素。对治疗有抵抗性病例，可使用环磷酰胺或低剂量甲氨蝶呤。

2.3.3 巨噬细胞性脂膜炎

此类疾病主要用于与前面介绍的淋巴细胞性脂膜炎以及下面将介绍的肉芽肿性脂膜炎进行对比。有学者将巨噬细胞性脂膜炎包含在肉芽肿性脂膜炎中。此处将其分离出来是为了简化诊断方法，因为一些皮下组织中大量巨噬细胞浸润的病变，缺乏成型的肉芽肿。巨噬细胞性脂膜炎的分类中包含Destombes-Rosai-Dorfman病、组织细胞吞噬性脂膜炎、缺血性脂膜性脂膜炎和创伤性脂膜炎。通常间隔和小叶都会受累，而且很多病例可见病变上方的真皮受累。

皮肤Destombes-Rosai-Dorfman病通常表现为真皮以及皮下炎性浸润。此病将在组织细胞增生性疾病章节进行讨论和说明。病变的标志是存在S-100蛋白阳性，并具有伸入运动的巨噬细胞（巨噬细胞胞质内吞噬有炎细胞）。

组织细胞吞噬性脂膜炎对最初的历史性描述进行了重新定义。现在被认为是一种反应模式而非独立的疾病。典型表现为淋巴细胞肉芽肿性脂膜炎，巨噬细胞吞噬炎症细胞核碎片（图2.6）。很多过去被诊断为此病的病变，现在被认为是皮下脂膜炎样T细胞淋巴瘤，具有组织细胞吞噬性脂膜炎的表现模式（图2.7）。然而，也有一些独立的组织细胞吞噬性脂膜炎病例不适合分类为淋巴瘤。

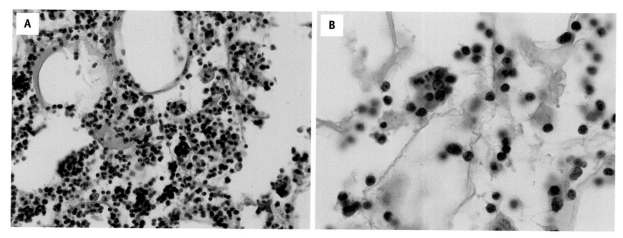

图2.6 组织细胞吞噬性脂膜炎 A. 在水肿的皮下组织内，巨噬细胞吞噬淋巴细胞和红细胞。B. 在巨噬细胞胞质内淋巴细胞降解为核碎片，这与伸入运动的过程不同

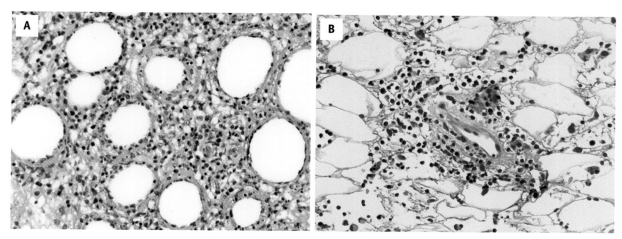

图2.7 皮下组织脂膜炎样T淋巴细胞淋巴瘤 A. 可见很多淋巴细胞，无硬化或者黏蛋白沉积。在脂肪细胞的表面，许多小淋巴细胞成环形分布。B. 局部可见吞噬淋巴细胞现象

此外，某些病例代表了感染有关病变，也就是非肿瘤性嗜血细胞综合征。吞噬性组织细胞对S–100蛋白和CD1a呈阴性，而对CD68呈阳性。

2.3.3.1 硬化性脂膜炎（脂膜性脂膜炎）

临床表现

脂膜性脂膜炎可发生在年轻人，但是大多数见于中老年患者，女性略多于男性，易发于下肢。此类皮损可能与皮下组织缺血有关，因为大多数患者患动脉或外周静脉疾病（如继发于糖尿病）和（或）血液淤滞。

临床上，此类皮损位于小腿处界限相对清楚的萎缩病变，而无明显表皮变化（图2.8A）。起初皮肤表面出现轻微凹陷。有些患者皮损处表面发红。最终形成一坚硬、不易推动的色素沉着区域，导致患病区域的小腿明显细小。

组织学特征

皮下组织的脂肪小叶体积减小，而其间隔中纤维组织量增加。所谓脂膜性改变即表现出（变性的脂肪细胞形成）细小羽状结构，由脂肪球边缘向中心突起（图2.8B）。比任何单个细胞都大的大脂肪球，有时被称为脂肪囊肿，常具有突起的羽状脂膜，常规切片中，在苏木精和伊红作用下，

其常呈淡灰色。细胞质中含有小脂肪滴的巨噬细胞位于一些脂肪细胞之间。血管壁可能变厚且管腔直径减小，尤其是糖尿病患者（图2.8C）。可能

出现胆固醇栓塞。灶性出血和含铁血黄素沉着有可能在纤维组织中凸显，尤其发生在血液淤滞的患者（图2.9）。

辅助检查

脂膜性改变对于PAS染色呈阳性，而且在陈旧

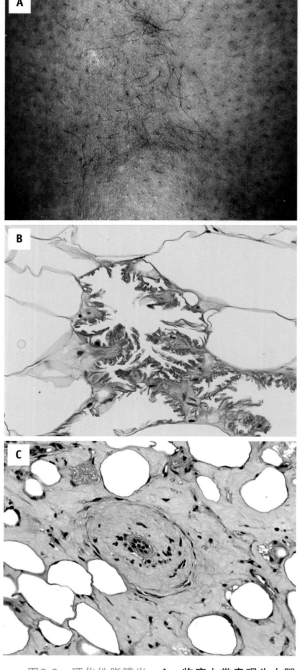

图2.8　硬化性脂膜炎　A.临床上常表现为小腿处一个坚硬的凹陷性区域。B.缺血性改变：包括脂肪萎缩以及纤维组织替代脂肪小叶。特征性的表现：脂肪细胞和脂肪囊肿外周变性的脂肪细胞形成羽状突起。C.患有糖尿病血管病变和缺血性病变的患者，在血管壁和皮下组织间隙内出现更广泛的糖蛋白闭塞性沉积

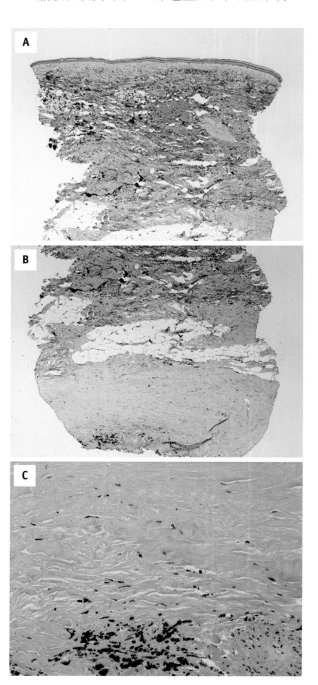

图2.9　硬化性脂膜炎，继发于血液淤滞　A.几乎所有的皮下组织被纤维组织所替代。真皮内可见大量的含铁血黄素。B.筋膜透明样变性、硬化。C.透明变性区域内含铁血黄素沉着

皮损中，对弹性组织染色也呈阳性。

鉴别诊断

脂膜性脂膜炎是一种形态学描述，而非特定性疾病。脂膜性改变常见于在肾上腺白质营养不良、郁积性皮病、红斑狼疮、周围动脉血管疾病导致的缺血、糖尿病、结节囊肿性脂肪坏死和外科手术导致附近脂肪组织的损伤。在脂膜炎中发现脂膜性改变具有诊断意义，其病变的可能病因为缺血，而结合其他形态表现可为诊断提供线索，如动脉粥样硬化的胆固醇栓塞；糖尿病的脂肪内透明样变区，中心见厚壁血管；或者血液淤滞和创伤中大量的含铁血黄素。然而，为了进一步确定脂膜性脂膜炎的相关疾病，通常需要更多的临床资料。

创伤性脂膜炎（图2.10）和注射硅胶产生形状

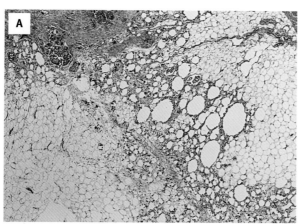

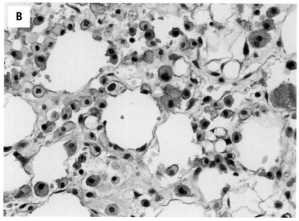

图2.10　创伤性脂膜炎　A．导致脂肪细胞坏死的急性创伤引起皮下组织内广泛吞噬反应。B．胞质内有含大量空泡的巨噬细胞，环绕在坏死的脂肪细胞周围，通常排列在残留脂肪细胞的表面

不规则的脂肪细胞，以及巨噬细胞围绕的脂肪囊肿（图2.11）。硅胶并不会随着锇酸减少而减少，然而，包含不饱和双键的生物脂肪将无色锇酸还原为黑色沉积物。

预后和治疗

治疗是基于潜在的疾病。必须控制由糖尿病或周围血管疾病导致的缺血。当疾病是由血液淤滞所致，抬高患肢和辅助弹力袜将会有所帮助。

2.3.4 肉芽肿性脂膜炎

肉芽肿性脂膜炎这个术语，此处用来描述形态完整的肉芽肿的进程（呈球状或层状的上皮样巨噬细胞聚集）。这种肉芽肿通常伴随密度不等的淋巴细胞、嗜酸性粒细胞、中性粒细胞和（或）浆细胞浸润。

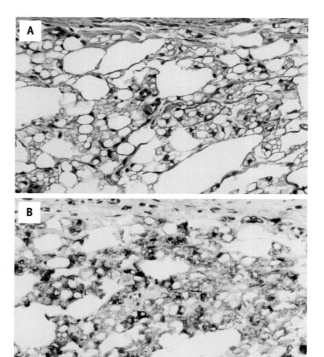

图2.11　硅胶注射处　A．胞质内有较多空泡的细胞数量很多。硅胶液体也会产生不规则的空泡或者囊性空腔。B．利用CD68标记的免疫反应性，一种溶酶体标记物，胞质染色强阳性，证明是巨噬细胞而不是脂肪母细胞

2.3.4.1 硬红斑和结节性血管炎

此类皮损也被称为硬化性皮肤结核或结节性结核疹。

临床表现

硬红斑（erythema induratum）常见于结核病高发的地域和时段。那些最有可能接触结核病的人群易受感染。青年至中年的瘦弱女性是结核病典型的受累人群。其变异型结节性血管炎，也主要发生在30~40岁的女性。在HIV感染的患者，硬红斑也可伴随远处部位的鸟分枝杆菌感染，青年男性最多见。

通常硬红斑累及小腿后侧，多为对称性分布（图2.12）。然而，结核病引起的泛发的血管炎并不局限在这个部位，受累范围广泛，尤其在HIV阳性的患者。结节性血管炎作为结节性红斑（无结核病）的一部分，可见于不常见的部位，如手臂、大腿和躯干以及小腿后侧。

个别皮损出现深在的、易复发的红色结节，可形成溃疡，但是与结核病无关。愈后遗留凹陷性瘢痕。

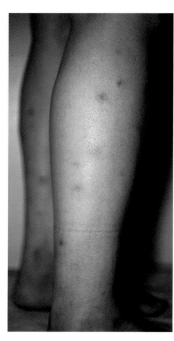

图2.12　硬红斑　临床表现：下肢是好发部位，表现为深部结节，表面有红斑。多见于小腿后侧

组织学特征

早期病变于皮下组织脂肪小叶中有肉芽肿，血管炎证据不明显（图2.13A，图2.13B）。病变通常形成融合性肉芽肿性炎症伴干酪样坏死。中央纤维化会随着皮损增大而扩大（图2.13C，图2.13D）。血管破坏源于肉芽肿侵犯血管外壁，且出现坏死和血栓形成（图2.14A，图2.14B）。血管周围绕有坏死的肉芽肿是坏死性血管炎的晚期表现，被解释为原发性肉芽肿性血管炎；另一种解释是继发于血管炎损伤的肉芽肿性脂膜炎，因为有些切片可见到被致密肉芽肿性炎症围绕的血管其损伤比较轻微。在可能穿孔的皮损中真皮也可受累。表皮可能因为广泛的真皮和皮下组织的坏死而出现溃疡，但是表皮并没有肉芽肿浸润，溃疡性结节病也可能有这样表现。

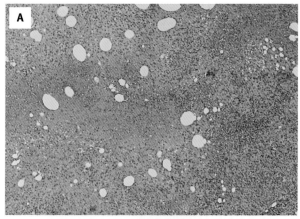

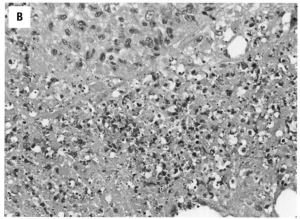

图2.13　硬红斑（1）　A. 皮下组织被大量的淋巴细胞浸润和巨噬细胞取代。局部区域有坏死。B. 干酪样坏死区域内可见细胞碎片

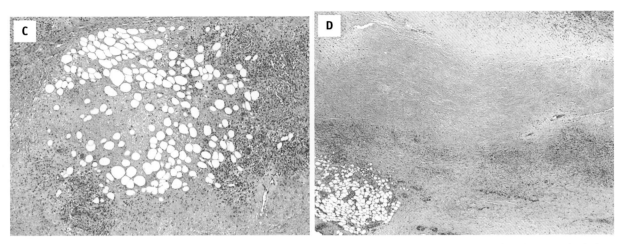

图2.13　硬红斑（2）　C. 部分区域可见坏死蔓延，伴有肉芽肿性炎症和弥漫性组织细胞浸润。D. 部分皮下组织被玻璃样坏死组织填充

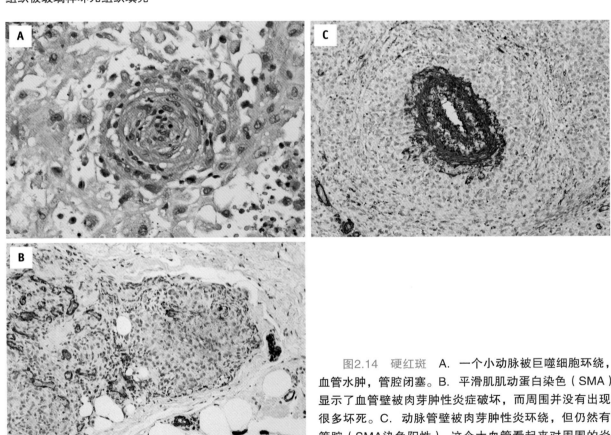

图2.14　硬红斑　A. 一个小动脉被巨噬细胞环绕，血管水肿，管腔闭塞。B. 平滑肌肌动蛋白染色（SMA）显示了血管壁被肉芽肿性炎症破坏，而周围并没有出现很多坏死。C. 动脉管壁被肉芽肿性炎环绕，但仍然有管腔（SMA染色阳性）。这个大血管看起来对周围的炎症破坏更具有抵抗力

辅助检查

常规的特殊染色不会找到任何完整的分枝杆菌和其他病原微生物感染的依据。对组织进行分枝杆菌培养也不会发现病原微生物生长。但是PCR研究发现在大约3/4的硬红斑活检组织中检测出分枝杆菌的DNA。结核分枝杆菌DNA常被检测到，而在HIV感染的患者中也可检测到鸟分枝杆菌。

鉴别诊断

典型的硬红斑病变的鉴别诊断包括其他原因导致的肉芽肿性血管炎和淋巴细胞性血管炎，如

Churg-Strauss过敏性肉芽肿病和狼疮性血管炎。Churg-Strauss血管炎通常伴有很多嗜酸性粒细胞，这在硬红斑中不常见。狼疮性血管炎是一种淋巴细胞性血管炎，可导致脂肪坏死，但是肉芽肿的结构极小，通常没有干酪样坏死。狼疮性脂膜炎中有大量的黏蛋白沉积，但在硬红斑中则没有。结节性血管炎称为没有分枝杆菌感染和对抗结核治疗无效的硬红斑。

未治疗的结节病（图2.15）与硬红斑相比，不会产生较多皮下脂肪坏死。对结节病进行系统性的糖皮质激素治疗可导致肉芽肿内出现坏死。皮下组织结节病的消退可导致广泛的皮下脂肪被纤维素替代。某些研究显示，某些结节病的病例与分枝杆菌的感染有关。真菌感染可模仿硬红斑的皮损，但需要特殊的染色来确认病原体。人工注射异物也可模仿硬红斑的皮损。某些病例通过偏振光显微镜检查可显示异物，但是这种方法对那些注射物是胶体毒素的病例就不适用。克罗恩病

可以侵犯皮肤，通常是在腔口周围，其组织学表现为广泛的肉芽肿性坏死，需要与硬红斑相鉴别，并且需要临床与病理的结合。渐进性坏死性黄色肉芽肿可以侵犯皮下组织区域，表现为脂肪物质、胆固醇结晶沉积，坏死组织形成裂隙状槽状结构，并与皮肤表面垂直分布。可见大量的Touton巨细胞。通常存在眶周病变。皮下毛囊囊肿破裂很少引起如此强烈的反应，即囊壁破坏，混合性肉芽肿性炎和中性粒细胞浸润。囊肿破裂经皮肤表面排出，遗留大量的脂肪坏死和肉芽肿性反应，类似硬红斑的某些特征。通常会留下少量角化物质碎片，残留的毛发碎片呈抗酸染色阳性。抗酸染色也可以检测小叶间隔旁的弥漫性结核杆菌浸润（图2.16）。

预后和治疗

那些分枝杆菌感染引起的硬红斑患者预后良好。抗结核治疗疗效好。如果患者同时伴有HIV感

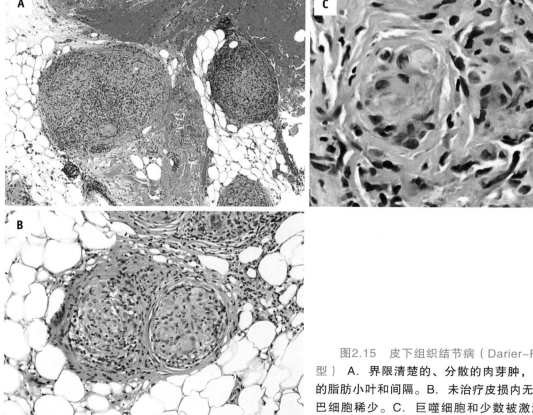

图2.15　皮下组织结节病（Darier-Roussy变异类型）A. 界限清楚的、分散的肉芽肿，累及皮下组织的脂肪小叶和间隔。B. 未治疗皮损内无明显坏死，淋巴细胞稀少。C. 巨噬细胞和少数被激活的淋巴细胞（形状拉长）

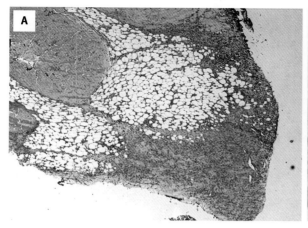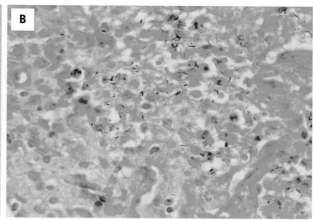

图2.16 结核病，皮下组织直接感染 A. 间隔变宽，脂肪小叶周围可见炎性浸润。B. 组织经抗酸染色后可以检测出许多分枝杆菌

染，预后较差。治疗无效的病例，推测可能是其他复杂的高分子量抗原造成治疗困难，除非能找到抗原的来源。免疫抑制治疗有效，但是如果可能，去除抗原最重要。

2.3.4.2 栅栏状肉芽肿性疾病

栅栏状肉芽肿性疾病是指肉芽肿趋向于形成栅栏状外观，这些肉芽肿中央由坏死组织、纤维素、黏蛋白或者胶原碎片组成，外周围绕增大的组织细胞/巨噬细胞。环状肉芽肿（GA）就是一个典型，通常发生在真皮，该病在第1章已详细讨论。但有时可单独侵犯皮下组织（深部环状肉芽肿）。另外一种皮下组织栅栏状肉芽肿性疾病是类风湿结节。

临床表现

深部环状肉芽肿通常发生在儿童，典型者累及双手、胫前、足部、臀部和头皮，但也可发生在其他任何部位。超过半数的患者有典型的环状肉芽肿。

类风湿结节见于20%的类风湿关节炎（RA）的患者。中高滴度类风湿因子的患者更容易患病。类风湿结节通常质硬、无症状，但也可有触痛。常位于关节附近、伸侧受压部位，如肘、膝盖和指间关节。

组织学特征

根据定义，栅栏状肉芽肿由巨噬细胞围绕包含各种物质形成的间隙。环状肉芽肿典型的组织学可见巨噬细胞围绕破碎的胶原束和黏蛋白沉积物（图2.17）。皮下组织环状肉芽肿表现为肉芽肿相对较大，中央纤维化，伴数量不等的黏蛋白沉积。类风湿结节中央通常有坏死的组织和纤维素，栅栏状的巨噬细胞围绕在坏死区域周围。类风湿结节在肉芽肿周围有明显的淋巴细胞、巨噬细胞和浆细胞浸润。而皮下组织环状肉芽肿的淋巴细胞浸润则很稀疏，偶见少量嗜酸性粒细胞。

辅助检查

AB染色能够显示黏蛋白。偏振光显微镜可以用来检测能产生偏振现象的异物。对病原微生物的特殊染色有助于除外感染。

鉴别诊断

环状肉芽肿需要依据黏蛋白和临床资料与类风湿关节炎相鉴别（如环状肉芽肿相关的典型皮损和类风湿关节炎的临床表现）；此外，其他实验室检查结果也是需要的（如类风湿因子滴度未升高）

诊断时需要考虑到的一个鉴别重点是上皮样肉瘤，尤其是炎症不明显时。角蛋白和（或）

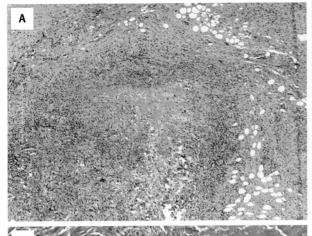

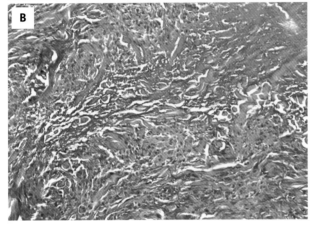

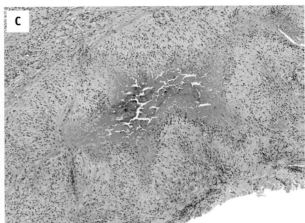

图2.17　皮下组织栅栏状肉芽肿　A. 环状肉芽肿中肉芽肿取代了多数脂肪小叶。B. AB染色示黏蛋白沉积更明显。C. 深部的环状肉芽肿也包含大量纤维蛋白样物质（因此称为假风湿结节）

CD34免疫染色可以用来鉴定上皮样肉瘤，组织学上上皮样肉瘤与深部环状肉芽肿相似。

预后和治疗

皮下组织环状肉芽肿和类风湿结节是良性的皮损，不需要长期的治疗。相关疾病的治疗是必需的（环状肉芽肿与系统性疾病如糖尿病或者类风湿结节、关节炎相关）。

2.3.5 硬化性脂膜炎，小叶和间隔型

硬化性的疾病可始于小叶，也可始于间隔或同时始于两者，但是最终都会出现间隔增宽，伴随脂肪小叶消失。多数病例同时累及其上的真皮。

硬斑病和硬皮病样脂膜炎

局限性的硬斑病（localized morphea，局限性

硬皮病）和系统性硬皮病都可累及皮下组织。局限性硬斑病和硬皮病详见第一章内容，此处再次提及，是为了脂膜炎的鉴别诊断；也就是将硬皮病与其他硬化性的脂膜炎相区分。

临床上，硬斑病的晚期皮损通常示皮肤附属器的缺失，呈光滑萎缩外观（图2.18A）受累区域触诊有明显改变，质地变硬或被束缚影响活动。组织学上硬斑病改变始于深部组织（图2.18B），早期累及皮下组织和真皮深部的交界处（图2.18C）。早期皮损中是炎症区域和硬化的细胞稀少区域的混合表现（图2.18D）。炎症主要是胶原束间的小淋巴细胞浸润。当影响到皮下组织时，会导致间隔增宽，至少有一些浆细胞非常常见。随着炎症性疾病的进展，间隔逐步透明化，细胞减少，血管减少。

硬斑病和硬皮病的区别在于临床表现：硬斑病是独立的斑块；而肢端硬化伴随钙化是CREST综合征的一部分，系统性硬皮病中可见多数硬斑病

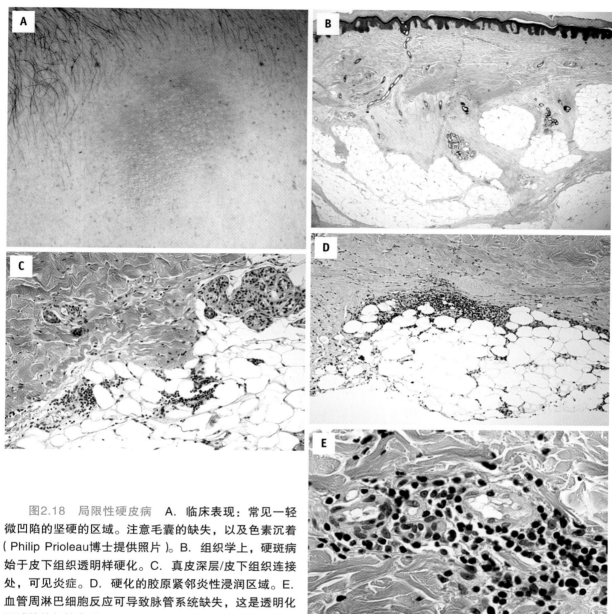

图2.18　局限性硬皮病　A. 临床表现：常见一轻微凹陷的坚硬的区域。注意毛囊的缺失，以及色素沉着（Philip Prioleau博士提供照片）。B. 组织学上，硬斑病始于皮下组织透明样硬化。C. 真皮深层/皮下组织连接处，可见炎症。D. 硬化的胶原紧邻炎性浸润区域。E. 血管周淋巴细胞反应可导致脉管系统缺失，这是透明化区域的特征性表现

样皮损，食管运动异常或者肾脏疾病。

　　嗜酸性粒细胞性筋膜炎容易与硬斑病混淆。临床上，嗜酸性粒细胞性筋膜炎（Shulman综合征）通常为剧烈运动后发生双侧急性对称性筋膜炎。这样的患者，如果活检取材深达筋膜，其下方可见嗜酸性粒细胞、皮下组织和真皮内淋巴细胞浸润，也可见到浆细胞。区分硬斑病、硬皮病和嗜酸性粒细胞性筋膜炎的重要性是，嗜酸性粒细胞性筋膜炎对糖皮质激素治疗反应迅速，但是硬皮病就不尽如此。

　　放射后脂膜炎（硬皮病样）通常有真皮和皮下组织的硬化，深部的日光性弹性纤维变性，血管"洋葱样"硬化，常伴有核深染、不典型的增大的纤维母细胞（放射后纤维母细胞）。真皮和皮下组织硬化很密集，血管稀少，类似于硬皮病。前期有放射史对于诊断十分重要。其他硬化性脂膜炎纤维化广泛，间隔增宽，脂肪小叶缺失，纤维化取代脂肪小叶，病变继发于缺血、淤滞或两者兼有。淤滞可以沉积大量的含铁血黄素。皮损不像硬皮病和硬斑病那样透明样变。含铁血黄素

沉积的透明带并不是硬斑病/硬皮病的特点，见于严重的淤滞改变性疾病（图2.18B，图2.18C）

　　注射药物（如喷他佐辛）、异物（如硅），或者吸收有毒的油性物质，可导致硬化，组织学上类似硬皮病的某些表现。偏振光可以用来检测某些类型的异物。曾有报道有毒油性物质注射后，可产生类似于硬皮病的系统性表现，伴有血管炎性综合征和神经毒性重叠。临床病史显示通常在注射部位出现斑块，如上肢外侧、臀部上方，提示先前可能进行肌肉或深部皮下组织注射药物，或者其他物质所导致的硬化。

2.3.6　中性粒细胞性或者嗜酸性粒细胞性小叶脂膜炎

2.3.6.1　中性粒细胞性小叶脂膜炎

　　中性粒细胞性小叶性脂膜炎以小叶内脂肪细胞间的中性粒细胞浸润为特征。这种类型的脂膜炎可见于很多疾病的进程中。正确的诊断依据间隔或真皮是否被累及，以及其他表现，如钙化、角质碎片、细菌感染或酶缺乏。中性粒细胞性小叶性脂膜炎包括急性感染性脂膜炎、急性非感染性脂膜炎、胰酶脂肪坏死、α1-抗胰蛋白酶缺乏性脂膜炎和脂肪小叶内白细胞碎裂性血管炎。

临床表现

　　感染和白细胞碎裂性免疫复合物可见于任何年龄，没有性别差异。α1-抗胰蛋白酶缺乏性脂膜炎之前有详述，遗传学研究发现有1/7000的人患病。胰酶脂膜炎主要影响患有肝胆疾病、病毒性胰腺炎或者酒精中毒的中年患者，女性多患胆道疾病，男性多有酒精中毒。

　　抗胰蛋白酶缺乏可见于任何创伤部位，但是以躯干和四肢近端最常见。同样，胰酶诱导的脂膜炎也可见于任何循环内的胰腺酶原，包括胰酶蛋白原，从胰腺释放入血的脂肪血管系统。躯干和四肢近端仍然是最常见的好发部位。

皮损通常为深部结节，如果真皮未受累，表面可见大小不一的红斑。一些皮损可穿过皮肤排出无菌的油性液体。

组织学特征

　　免疫复合物性白细胞碎裂性血管炎中，中性粒细胞簇集在脂肪小叶中小血管壁周围。在多数但不是全部病例中，间隔和真皮也可受累。α1-抗胰蛋白酶缺乏性脂膜炎的脂肪小叶内中性粒细胞浸润严重，但常有间隔和其上的真皮受累。在α1-抗胰蛋白酶缺乏性脂膜炎中，炎症局限在脂肪小叶的周围（图2.4A）。相反，在胰酶性脂膜炎中，浸润的中性粒细胞在脂肪小叶中，与蓝色钙化的脂肪皂化沉积相关（图2.19）。特殊感染可通过微生物特殊染色进行辨认。囊肿破裂通常可以残留的角质碎片，引起混合性肉芽肿和中性粒细胞反应。

辅助检查

　　对于检测病原微生物的诊断有必要进行特殊染色和培养。血清电泳可以检测α1-抗胰蛋白酶不足或者缺乏患者的α1-抗胰蛋白酶峰值。

鉴别诊断

　　胰酶脂肪坏死见于患有胰腺疾病的患者，特

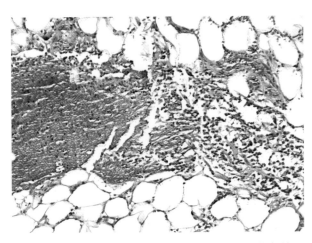

图2.19　胰酶脂肪性坏死　特征性表现为蓝色的颗粒状物（由于脂肪皂化以及随后局限性的钙质沉积）。中性粒细胞浸润也可见

征性的组织学表现是含中性粒细胞浸润的脂肪小
叶皂化和钙化。α1-抗胰蛋白酶缺乏性脂膜炎和
感染之间的区别依赖于对感染微生物的特殊染色
和血清电泳。

预后和治疗

抗胰蛋白酶缺乏者预后较差，可出现肺气肿
和肝疾病。治疗需要蛋白酶抑制剂。酒精性胰腺
炎的预后不良。如果胰酶脂肪坏死患者没有腹痛，
通常是伴有胰腺癌。

2.3.6.2 嗜酸性粒细胞性小叶脂膜炎

小叶性脂膜炎伴随许多嗜酸性粒细胞浸润，
是嗜酸性粒细胞性小叶脂膜炎组织学的特征表现，
有很多疾病可以引起嗜酸性粒细胞性小叶脂膜炎。
此定义只隐含组织学特征和鉴别诊断。这种脂膜
炎常伴有超敏反应，如对药物或者节肢动物/蜘蛛
叮咬后。也可见于嗜酸性粒细胞增多性综合征的
临床表现。

临床表现

组织学表现导致不同的临床表现，可影响从
婴儿到老年的患者，没有性别差异。依据病原学，
可伴有发热、瘙痒症和不适，尤其可伴有药物过
敏。皮肤红斑通常伴有丘疹和皮下组织结节，皮
损局限，呈圆形。急性节肢动物叮咬反应的皮损
中央可有斑点；某些陈旧性皮损，只有斑块没有
斑点。

组织学特征

脂肪小叶包括由许多嗜酸性粒细胞并伴有一
些中性粒细胞组成的炎症浸润，间隔通常受累
（图2.20）。内皮细胞肿胀但是没有坏死。只有很少
的脂肪坏死或者出血。其上的真皮通常有浅表和
深层的血管周围淋巴和嗜酸性粒细胞浸润。斑点
样皮损（在组织学上）表现为表皮海绵形成，伴
有角化不全和真皮乳头局部出血。嗜酸性粒细胞

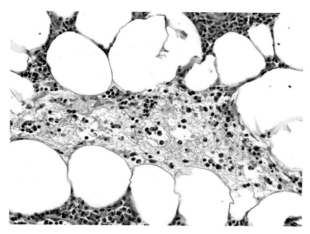

图2.20　嗜酸性粒细胞性脂膜炎　脂肪间隔水肿，
可见大量的嗜酸性粒细胞

位于真皮，但也可进入表皮斑点处。

辅助检查

依据临床背景，血液学检查可以发现嗜酸性粒
细胞增多，类似于嗜酸性粒细胞增多综合征。粪便
检查以除外虫卵和寄生虫。多数病例由节肢动物叮
咬引起，连续切片寻找刺入点可以支持诊断。

鉴别诊断

节肢动物咬伤和药物引起的嗜酸性粒细胞性
脂膜炎中，可见成熟的嗜酸性粒细胞、淋巴细胞
和少数中性粒细胞混合浸润。相反，嗜酸性粒细
胞增多综合征通常也有很多成熟的嗜酸性粒细胞，
但没有淋巴细胞和中性粒细胞。可见巨噬细胞吞
噬嗜酸性粒细胞颗粒，表现类似未成熟的嗜酸性
粒细胞的前体细胞。

预后和治疗

过敏性（嗜酸性）脂膜炎的预后通常很好，
最好的治疗方法是去除过敏原。

2.3.7 有晶体沉积的小叶脂膜炎

晶体物质可为甘油三酯、胆固醇、尿酸盐、
草酸盐或钙化物，均可沉积在脂肪内。这里讨论

的一系列脂膜炎，包括新生儿皮下脂肪坏死、新生儿硬化病、皮质类固醇后脂膜类和寒冷性脂膜炎。痛风和钙质沉积，包括钙化防御，在本章"沉积症"中讨论。

临床表现

这些疾病少见（表2.9）。硬化症、新生儿皮下脂肪坏死和寒冷性脂膜炎通常影响新生儿或者年幼的儿童，无性别差异。躯干和四肢近端是最常见的受累部位。新生儿皮下脂肪坏死中，头部和颈部区域也较常见。

新生儿硬化症对婴儿来说，进展迅速并具有致死性。出生后良好的护理可以使其消失。在加热保温箱出现前，硬化症表现为斑块和融合性皮下脂肪快速硬化。婴儿多数早产和低体温。新生儿皮下脂肪坏死表现为皮下组织小结节或者斑块，伴有皮肤红斑。它们在出生后数日出现，通常在出生时创伤的部位。皮质类固醇后脂膜炎是糖皮质激素快速撤退后少见的并发症。寒冷性脂膜炎也见于幼儿，出现在受寒部位。接触部位出现红斑结节。

表2.9　脂膜炎的鉴别诊断

伴针状结晶沉积性脂膜炎的鉴别诊断			
疾病	患者	发病时间	组织病理
新生儿硬化症	早产或未成熟儿	生后第1周	脂膜炎伴脂肪细胞内针状结晶
新生儿皮下脂肪坏死	整个新生儿期	生后第2周	脂膜炎伴脂肪细胞和巨细胞内针状结晶
皮质类固醇后脂膜炎	儿童	停止系统应用糖皮质激素后	脂膜炎伴脂肪细胞和巨细胞内针状结晶

组织学特征

新生儿皮下脂肪坏死通常有巨噬细胞在脂肪小叶周围的浸润，巨噬细胞和一些脂肪细胞（在标本处理过程中萃取的甘油三酯结晶）胞质内有

放射状区域（图2.21）。硬化症中炎症浸润很少，皮下组织广泛累及。皮损通常可见脂肪细胞内甘油三酯结晶，炎症较少。硬化症的脂肪小叶间隔增宽，提示皮下组织出生前异常。类固醇后和寒冷性脂膜炎的组织学表现与新生儿皮下脂肪坏死一样。

鉴别诊断

脂肪细胞和巨噬细胞中的甘油三酯结晶，可见于新生儿皮下脂肪坏死、寒冷性脂膜炎，以及新生儿硬化病（脂细胞中）。对幼儿来说，糖皮质激素撤退可导致脂膜炎，称为皮质类固醇后脂膜炎，可见非特异性淋巴细胞性小叶浸润，一些甘油三酯结晶的病例中，可见巨噬细胞和多核的巨细胞。对这

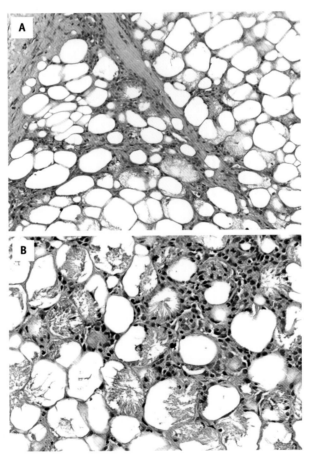

图2.21　新生儿皮下脂肪坏死　A. 多数脂肪小叶的周边受累，可见巨噬细胞浸润。B. 脂肪细胞的细胞质内甘油三酯结晶。星状蛋白沉积物围绕在结晶的甘油三酯周围

些的鉴别主要基于它们的临床表现。

预后和治疗

出生后给予适当的保温环境，新生儿硬化症的愈合良好。新生儿皮下脂肪坏死通常在数周内恢复，但可伴有高钙血症，这需要治疗。寒冷性脂膜炎的预后良好，治疗需要在婴儿期避免皮肤或口腔接触非常寒冷的物质。

2.4 脂肪萎缩和脂肪营养不良

脂肪小叶的缺失源于炎症性或非炎症性疾病，可以是局限、部分或者全身受累。

临床表现

脂肪萎缩和脂肪营养不良是先天或后天获得性的少见病。主要见于幼儿和成人。HIV阳性的患者接受蛋白酶抑制剂治疗也可导致外周脂肪营养不良综合征。

部分脂肪营养不良可发生在面部、手臂和躯干上部。某些患者同时伴有下半身脂肪肥大。接受治疗的HIV阳性的患者，可出现外围脂肪的丢失（面部、前臂和腿部），中央脂肪过多（腹部和上背部）。

全身性脂肪营养不良与糖尿病或其他内分泌疾病相关。毒性物质如二硝基酚，可使氧化磷酸化过程解联，导致体内脂肪储存大量丢失。部分脂肪营养不良与肾疾病（肾小球肾炎），甲状腺疾病或者自身免疫的结缔组织病（如红斑狼疮）相关。局限性脂肪营养不良也可见于糖尿病患者胰岛素注射后。

脂肪萎缩和脂肪营养不良的临床表现颇具戏剧性，可出现全身脂肪丢失，或部分性脂肪营养不良出现面部或者上半身的脂肪丢失，以及HIV阳性患者的面颊、上臂和腿部的脂肪丢失。另外，脂肪的缺失可导致皮肤表面局部的萎缩，血管更明显。部分患者在脂肪丢失之前出现红斑，这可能是炎症所致。

组织学特征

脂肪萎缩和脂肪营养不良综合征中，最终的结果是脂肪的缺失，导致真皮与筋膜相连。之前（早期）的活检显示脂肪小叶体积缩小，使得间隔相对明显。脂肪细胞通常更小，可呈黏液样改变、胚胎性排列伴有梭形细胞，小圆形细胞，胞质内见多个脂质小滴，小叶结构保存。在炎性疾病继发的脂肪营养不良中，脂肪小叶内可见淋巴细胞和黏液，如深在性红斑狼疮。注射可导致脂肪坏死和炎症反应。

鉴别诊断

需要多次活检来证明疾病的进展及是否伴随炎症。非炎症性病变提示部分性或全身性脂肪营养不良，或HIV阳性的脂肪营养不良综合征。炎症性病变提示注射，包括一些偶然的具有极像的异物注入，或类似深在性红斑狼疮的病变。免疫荧光检查在鉴别诊断时十分有用。临床表现和病史对正确诊断非常重要。

预后和治疗

脂肪小叶缺失的恢复预后很差。当脂肪细胞在小范围内被破坏时，从患者其他部位移植的脂肪细胞有助于恢复。

（郑力强　王晓阳　译，曾学思　校）

推荐读物

1. McNutt NS, Moreno A, Contreras F. Inflammatory diseases of the subcutaneous fat. In: Elder DE, Elenitsas R, Johnson BL, Murphy GF, eds. Lever Histopathology of the Skin. 9th ed. Philadelphia: Lippincott Williams & Wilkins. 2005,519–549.

2. Requena L, Sanchez Yus E. Panniculitis. Part I. Mostly septal panniculitis. J Am Acad Dermatol. 2001,45:163–183.

3. Requena L, Sanchez Yus E. Panniculitis. Part II. Mostly lobular panniculitis. J Am Acad Dermatol. 2001,45:325–361.

4. Ten Poorten MC, Thiers BH. Panniculitis. Dermatol Clin.

2002,20:421–433.

5. Yung A, Snow J, Jarrett P. Subcutaneous panniculitic T-cell lymphoma and cytophagic histiocytic panniculitis. Aust J Dermatol, 2001,42:183–187.

第3章　皮肤感染性疾病

Anca G. Prundeanu Croitoru, Helen M. Chen, Marcia Ramos-e-Silva, Klaus J. Busam

3.1 病毒感染

3.1.1 人乳头状瘤病毒

3.1.1.1 病毒性疣（疣）

人乳头状瘤病毒（HPV）是乳头多瘤空泡病毒组中最主要的成员。它有超过100种不同的基因型，部分具有潜在致癌性。

临床表现

不同类型的HPV具有不同的临床表现（表3.1）。寻常疣为皮肤暴露部位单发或多发的（疣状）斑块，表面粗糙，常累及手指（图3.1）。掌跖疣常伴疼痛，上覆厚角质层。深在型呈蚁冢状，称为蚁冢疣（包涵疣）。扁平疣呈光滑的扁平丘疹，部分颜色较深。疣状表皮发育不良（EDV）的临床皮损

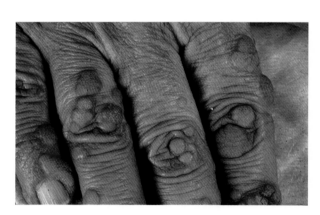

图3.1　寻常疣　**手指背侧多个表面粗糙的丘疹**

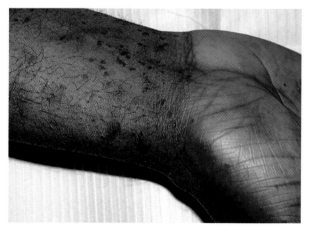

图3.2　扁平疣　**多发扁平红棕色斑片和小丘疹**

可呈持续、分布广泛的扁平疣，可融合形成斑块（图3.2）。鳞状细胞癌可与疣状表皮发育不良并发（HPV5和HPV8风险最高）。疣状表皮发育不良具有遗传易感性，但也可见于免疫抑制患者。

表3.1　人乳头状瘤病毒感染——临床表现

患者组别
皮肤疣
儿童（2~12岁的儿童高达10%会感染疣）
任何年龄的成人
湿疣：生殖器HPV感染是最常见的性传播疾病，主要发生在青少年和成年人；青春期前的儿童罕见发生，该年龄阶段发病主要是因为性虐待

病变部位
四肢
生殖区
口腔黏膜

临床表现
寻常疣（HPV1、2、4）
角化过度的外生性丘疹或斑块，表面指状突起
扁平疣（HPV3、10）
肤色，表面平滑的扁平圆顶状丘疹
深部掌跖疣（HPV1、60）
病变于手掌和足底内生性生长
疣状表皮发育不良（HPV3、5、8）
鳞状红色斑点或细小的斑块
Bowen样丘疹病
多个红棕色丘疹或融合的斑块

预后
寻常疣持续存在，但是可自发消退
鳞状细胞癌可与疣并发，特别是免疫抑制的患者（有致癌潜能的HPV类型包括16、18、31、33亚型）

治疗
外科切除：刮出术或手术切除
非外科干预：化学药物、液氮、电灼法、激光疗法
抗HPV6、11、16、18亚型的疫苗可减少宫颈癌的发病风险

局灶性上皮增生（Heck病）是一种好发于爱斯基摩人和印第安人的慢性疾病，其特征性表现为唇黏膜（最常见于下唇）和颊黏膜上多发性、质软的粉红色丘疹及斑块。

组织学特征

可见显著的角化过度，棘层肥厚，表皮突延

长，并由周围向中心弯曲呈环抱状外观（图3.3）（表3.2）。乳头状瘤样隆起的顶部可见角化不全柱。隆起之间的凹陷处的颗粒层增厚，可见粗糙的透明角质团块（图3.3B）。表皮上部可见特征性的大空泡细胞。这些细胞核小而深染，形状不规则，呈葡萄干样，胞质透明（挖空细胞）。丝状疣特征性表现为表皮乳头状瘤样增生，基底狭窄，伴有细长的柱状角化过度和角化不全（图3.4）。病毒疣伴发炎症并不少见。皮损基底部与周围真皮交界处可见显著的苔藓样炎症反应。

性表现，后者常融合形成大而均质化的胞质内包涵体，令人联想到软疣小体（图3.6）。位于角质层的细胞核，并没有被包涵体取代，细胞核深染、嗜碱性，可见核周空晕。

疣状表皮发育不良的皮损与扁平疣相似，但表皮改变更显著。可见明显的细胞学改变：大的角质形成细胞主要位于表皮上部，其胞质呈淡蓝灰色，核周有透明空晕（图3.7）。局灶性表皮增生处可见棘层肥厚，表皮突延长、增宽、变钝，表皮上部细胞淡染，偶可见双核角质形成细胞。

表3.2 人乳头状瘤病毒感染——病理学

组织学特征
寻常疣
角化过度和棘层肥厚
乳头状瘤样增生，顶部可见角化不全柱
颗粒层增厚，内见粗糙的透明角质颗粒
大空泡状角质形成细胞，表皮上部细胞核深嗜碱性（葡萄干状），和（或）双核角质形成细胞
角质层可见血浆和（或）出血
扁平疣
只是轻度的表皮增生，颗粒层显著
角质形成细胞核周空晕（鸟眼状），位于棘层上部和颗粒层
蚁冢疣（深部掌跖疣）
表面乳头状瘤样增生，但内生性生长显著
明显的大嗜酸性透明角质颗粒
尖锐湿疣
上皮乳头状瘤样增生
挖空细胞（角质形成细胞核深染，葡萄干状，核周空晕），双核细胞
辅助检查
分子学检测（PCR或原位杂交）高危HPV亚型
湿疣的MIB-1标记局限在基底层及紧邻基底细胞的底部（上皮的上部出现MIB-1的标记与高级别异型增生有关）

鉴别诊断
鳞状细胞癌
指状（疣状）角化病
结节性痒疹
表皮痣

扁平疣无乳头状瘤样增生，角质层呈网篮状。其颗粒层和棘层上部常可见细胞核呈"鸟眼"样的角质形成细胞层（图3.5）。显著的棘层肥厚（图3.6）及丰富的嗜酸性透明角质颗粒是跖疣的特征

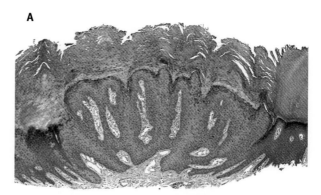

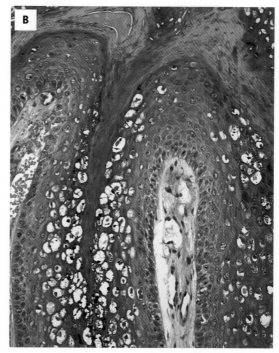

图3.3 寻常疣 A. 轮廓：表皮乳头状瘤样增生伴角化不全。B. 病毒性细胞改变（细胞核小、深染，核周空晕）。颗粒层增厚。角质层内可见血浆，真皮乳头见扩张的毛细血管

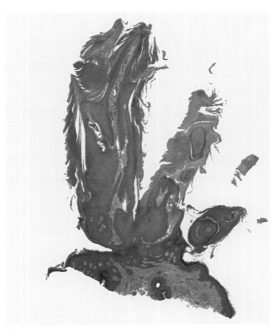

图3.4　丝状疣　**注意长的指状乳头状瘤样突起**

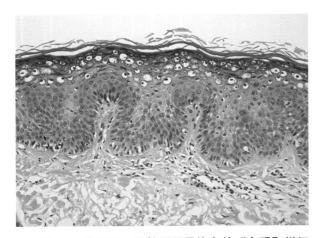

图3.5　扁平疣　**颗粒层可见许多的"鸟眼"样细胞核**

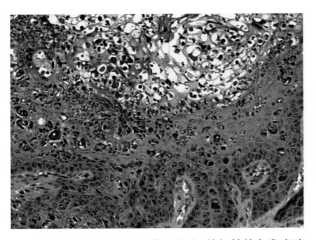

图3.6　蚁冢疣（深部掌跖疣）　**特征性的多发嗜酸性透明角质颗粒**

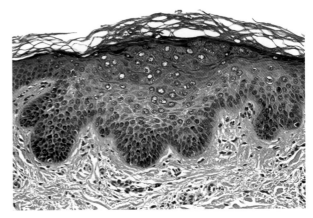

图3.7　疣状表皮发育不良　**注意增大的角质形成细胞，其胞质呈石板灰色/蓝色**

辅助检查

　　用抗病毒衣壳的多克隆抗体进行免疫组化染色，可用来检测石蜡包埋组织中的HPV（图3.8），但此方法不太敏感。原位杂交（图3.9）和（或）PCR检测更具敏感性和特异性，尤其对一些特殊病例，如皮损与HPV感染的关系不确定，或者临床上需要确定感染的HPV是高危型还是低危型，此方法更有效。

鉴别诊断

　　病毒疣最重要的鉴别诊断是鳞状细胞癌，后者可与病毒疣伴发，或与病毒疣的生长方式相似。病毒疣中，角质形成细胞的轻度非典型性并不少

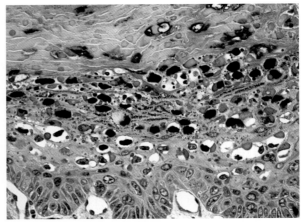

图3.8　HPV免疫组织化学检测　**角质形成细胞的核着色提示阳性（免疫反应）**

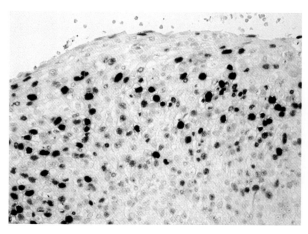

图3.9 HPV原位杂交 感染的角质形成细胞核可见颗粒沉积

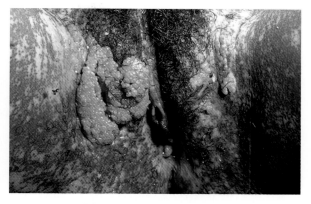

图3.10 尖锐湿疣 生殖器部位见外生性肉色病变

见，但缺乏全层的非典型性及见于原位鳞状细胞癌的细胞极性消失。

由于病毒感染的特征性病理改变并不总是出现，病毒疣可能会与其他良性乳头状瘤样鳞状细胞增生性疾病相混淆，如脂溢性角化病或日光性角化病的疣状/指状亚型。

制片过程中角质形成细胞核周常出现空晕现象，偶尔会被误诊为病毒疣。

预后和治疗

病毒疣可自愈，但常持续存在并需要治疗，治疗包括外用水杨酸、冷冻治疗及外科手术。免疫功能低下患者皮损泛发，并对治疗抵抗，且发展成鳞状细胞癌的风险增加。

3.1.1.2 尖锐湿疣

尖锐湿疣主要与HPV6和（或）HPV11相关，但也与其他型相关，其中部分具有潜在致癌性，如HPV16、18、31、33、51型等。本病可通过性接触传播，免疫抑制患者可泛发。

临床表现

尖锐湿疣特征性的表现为肛门及外生殖器部位的小而柔软的、粉红色、圆顶状丘疹，有时可融合成大的菜花状肿块（图3.10）。

组织学特征

表皮棘层增厚，呈乳头状瘤样增生（图3.11），轻度角化过度或角化不全，棘层上部可见空泡化角质形成细胞，细胞核圆形深染。可见挖空细胞，核深染呈"葡萄干样"，核周有不规则空晕，可见双核细胞。

辅助检查

分子学检查（原位杂交或PCR检测）可用于

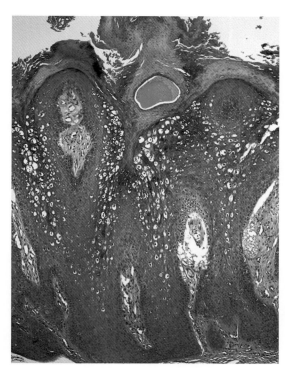

图3.11 尖锐湿疣 乳头状瘤样表皮增生伴角化过度和角质形成细胞改变（核深染，核周空晕）

病毒亚型鉴定。Ki-67（标记仅限于复层鳞状上皮的基底层或下部）和P16（高危型HPV皮损中高表达）的免疫组化染色有助于尖锐湿疣与高级别鳞状上皮内病变/原位鳞状细胞癌相鉴别。

鉴别诊断

鳞状细胞癌可与尖锐湿疣伴发，或类似尖锐湿疣的生长方式（乳头状或指状鳞状细胞癌）。鳞状细胞癌与尖锐湿疣不同点在于前者缺乏成熟性，表现为全层角质形成细胞都具有非典型性。

预后和治疗

高达30%患者的皮损可自行消退，但亚临床感染可持续终生。本病复发率较高，取决于病毒亚型。HPV16、HPV18型（及其他型）感染与宫颈、外阴、会阴和阴茎的上皮内瘤变及侵袭性鳞状细胞癌的发生相关。通过去除皮损达到治疗目的，治疗方法包括外科手术、冷冻治疗、激光消融和外用药物。近来，疫苗已成为防止高危型HPV感染的有效方法。

3.1.1.3 Bowen样丘疹病

Bowen样丘疹病与HPV16感染有关，少数与HPV18、HPV35、HPV39或其他亚型有关。

临床表现

Bowen样丘疹病特征性表现为外生殖器部位多发的红褐色疣状小丘疹（图3.12）。好发于年青人，可自行消退。

组织学特征

组织学表现包括表皮增厚和成熟异常（图3.13），呈"风吹样"外观。表皮全层可见非典型性。基底层上角质形成细胞常见核分裂。可见核深染、角化不良或多核细胞。

鉴别诊断

临床表现（多发、皮损较小、年轻人）有助于

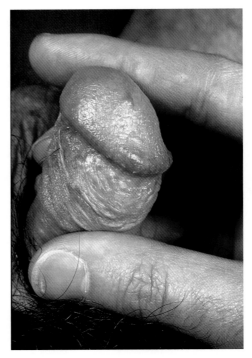

图3.12　Bowen样丘疹病　**多发性红褐色小丘疹**

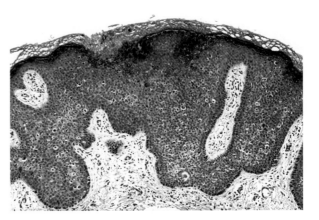

图3.13　Bowen样丘疹病　**棘层肥厚，上皮全层可见异型性，角质形成细胞极性消失。核分裂常见**

鉴别Bowen样丘疹病和Bowen病。但有时也很困难。

预后和治疗

治疗的目的是直接根除上皮内病变，方法包括冷冻治疗、激光治疗或外用咪喹莫特之类药物。

3.1.2 疱疹病毒

疱疹病毒包括三个主要亚群。A亚群包括单纯

疱疹病毒（HSV）和水痘-带状疱疹病毒（VZV），两者都具有嗜神经性。巨细胞病毒（CMV）和疱疹病毒6、7型属于B亚群。G亚群包括嗜淋巴病毒、EB病毒（EBV）和人类疱疹病毒（HHV）8型。

3.1.2.1 单纯疱疹

HSV1型和2型属于同一类疱疹病毒，为双链DNA病毒，可引起原发性及复发性感染，并通过皮肤与皮肤或黏膜直接接触传播。HSV1型常为亚临床感染，好发于儿童。本病常复发，最常见于口唇周围（"感冒疮"）（图3.14）。HSV2型感染是在病毒排出期间通过性接触传播的，排毒期可有症状或无症状，常暴露后2周内发病，近十年来发病率有所上升。

临床表现

单纯疱疹皮损为红斑基础上群集分布的小水疱，疱液清亮，结痂前可变成脓疱，若发生在黏膜表面则迅速破溃（表3.3）。本病愈后不留瘢痕。本病有一些特殊的临床亚型：疱疹性瘭疽（直接接触患者的医务人员手指末端发生的疼痛性水疱）、疱疹性湿疹（特应性体质患者的泛发性感染）以及外伤性疱疹（见于摔跤手）。

组织学特征

气球样变性、棘层松解、坏死及海绵形成导致表皮内和表皮下水疱形成（表3.4）（图3.15A）。

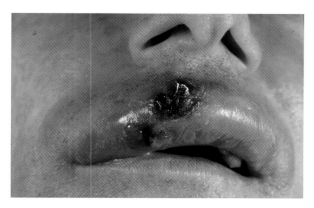

图3.14　单纯疱疹　唇部结痂的水疱

角质形成细胞核呈周边染色质固缩（边集）伴中央灰色毛玻璃样外观，或嗜酸性包涵体周围绕以透明空晕（图3.15B）。可见具有"铸型（紧密镶嵌）"核的多核细胞（Tzanck细胞）。真皮血管、附属器和神经周围可见显著的淋巴细胞浸润。可以以累及附属器结构为主（疱疹性毛囊炎或汗腺炎）。有时可见局灶性坏死性小血管炎。晚期水疱破裂，形成覆有浆痂的溃疡。

表3.3　单纯疱疹病毒(HSV)感染——临床表现

原发性和复发性HSV1型（口唇）和2型（生殖器）
全球发病率 　20~40岁患者的90%有HSV1型抗体 　在美国的最近20年HSV2型血清阳性率增加了30% **患者组别** 　HSV1型原发感染发生在儿童，可持续存在于成人期 　HSV2型原发感染发生在性活动后 **病变部位** 　HSV1型——面部（唇、口周、鼻周） 　HSV2型——生殖器区域 **临床表现** 　HSV1型 　　红斑基础上成簇的水疱，出现溃疡，上方被覆痂 　HSV2型 　　女性患者糜烂性外阴炎和阴道炎 　　男性患者龟头和阴茎体部糜烂性丘疹 　复发病例与应急、创伤、发热或免疫抑制等有关
预后 　终身感染，复发率不定 　新生儿疱疹有显著的发病率和死亡率
治疗 　口服和局部抗病毒治疗的早期疗效，可减少病变持续时间、减少病毒性脱落和减轻疼痛

辅助检查

可于新鲜无顶水疱基底部取细胞做涂片，行Giemsa染色，找到具有典型核内包涵体的多核巨细胞，进行快速诊断（Tzanck涂片）。抗HSV1型和2型的单克隆抗体可用于涂片和石蜡切片的快速检测和鉴定。

鉴别诊断

由HSV1型或2型引起的疱疹性湿疹在组织学上

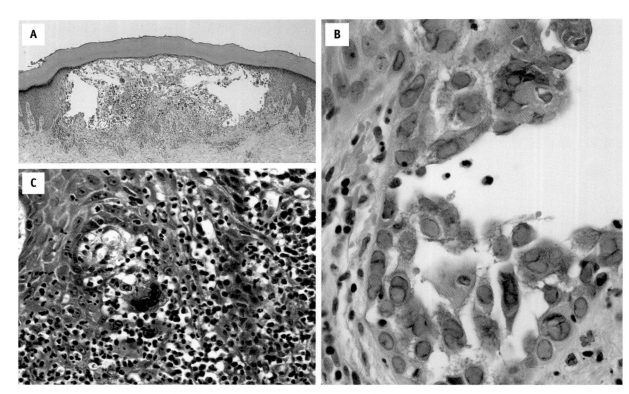

图3.15　单纯疱疹　A. 表皮内棘层松解性水疱性皮炎。B. 病毒细胞学特征性改变以多核角质形成细胞，核淡染，染色质周边固缩为特征。C. 常见多核细胞

与VZV感染难以鉴别。免疫染色可明显区分。有时疱疹性湿疹可伴有密集的淋巴细胞浸润，类似于淋巴瘤（假性淋巴瘤）。

表3.4　单纯疱疹病毒(HSV)感染——病理学

组织学特征
角质形成细胞核呈石板灰、毛玻璃样
多核巨细胞（Tzanck细胞）
表皮内和表皮下水疱
溃疡
真皮淋巴细胞浸润

辅助检查
免疫组化和免疫荧光检测HSV并分型（HSV1、2型与VZV区别）
Tzanck涂片

鉴别诊断
水痘及带状疱疹（临床和免疫染色可区分）
非病毒性棘层松解性疾病（如天疱疮）

预后和治疗

原发性感染后可继发终生潜伏性感染。精神

压力、外伤、手术、发热、免疫抑制或妊娠等因素可诱发本病。若单纯疱疹感染是在出生时通过母亲传播，则患儿的死亡率非常高。免疫缺陷患者病情较严重，皮损更广泛，可变成播散性。口唇疱疹可外用阿昔洛韦治疗。初次发作的外生殖器皮损可口服抗病毒药物（阿昔洛韦、泛昔洛韦或伐昔洛韦）治疗。复发皮损在发病2天内口服抗病毒药物治疗可缩短病程，减轻病情。免疫缺陷患者需要持续每日疗法。

3.1.2.2 水痘及带状疱疹

水痘-带状疱疹病毒（varicella-zoster virus，VZV）也是疱疹病毒家族成员之一。它为双链DNA病毒，具有二十面体的衣壳。原发性感染可导致一种高度传染性的儿童疾病——水痘。潜伏感染的再发则引起带状疱疹，其发病率随年龄增长而增加。本病可通过吸入空气飞沫和直接接触传播。潜伏期约为2周。

临床表现

水痘皮疹起于头部，并向躯干扩展。皮损呈连续发展，临床检查可见各个发展时期的皮损：丘疹、红斑基础上的水疱（似"玫瑰花瓣上露珠"）、脓疱、结痂以及痂脱落后遗留的粉红色凹陷。若发生细菌感染可形成瘢痕。VZV初次感染后可潜伏于脊髓后根神经节中。病毒再活动则引起带状疱疹（图3.16）。带状疱疹发生于成人，最初表现为受累区域的显著疼痛，好发于潜伏病毒的感觉神经节支配的腰部和胸部区域。皮损呈单侧分布，不超过中线，典型者沿皮区分布。皮损表现为红斑基础上的簇集水疱。

组织学特征

水痘和带状疱疹具有相似的组织病理学改变，若无特殊检查两者难以鉴别。VZV比HSV1型或2型

感染更易出现显著的毛囊受累（疱疹性毛囊炎）。与HSV感染一样，VZV感染也可导致皮损处继发局灶性坏死性血管炎。

辅助检查

Tzanck涂片有助于识别多核巨细胞及核内包涵体，但不能鉴别VZV和其他疱疹病毒。直接免疫荧光检查和免疫过氧化物酶法可做出快速、敏感和特异性的诊断。

鉴别诊断

临床上本病易与HSV感染相鉴别，通过HSV和VZV免疫染色可明确诊断。有时，非病毒性水疱性皮肤病如药疹或天疱疮，也可出现类似于疱疹病毒感染的棘层松解和角质形成细胞多核化。与HSV感染一样，皮肤VZV感染可导致假性淋巴瘤样炎症反应。

预后和治疗

Oka株减毒活疫苗现在被用于预防水痘。高危患者使用抗病毒药物如阿昔洛韦、泛昔洛韦和伐昔洛韦，可降低发病率和死亡率。在皮损出现24~48小时内开始治疗最有效。最常见的并发症是继发细菌感染。免疫功能正常的儿童感染水痘后发生严重并发症的非常罕见，但可出现Rey综合征和水痘性肺炎。成人水痘更为严重，原发性水痘性肺炎更多见。带状疱疹的并发症包括疱疹后遗神经痛和眼部损害。免疫缺陷患者带状疱疹的发生率更高，病情更重，这些患者可出现播散性皮损和致死性系统损害。

3.1.2.3 巨细胞病毒

巨细胞病毒感染很常见，且常无自觉症状。

临床表现

少部分巨细胞病毒宫内感染的新生儿可出现移动性蓝灰色皮肤结节（蓝莓松饼样婴儿）。健康

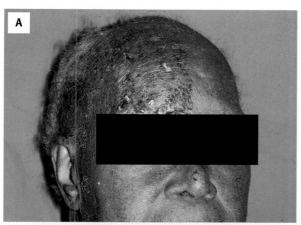

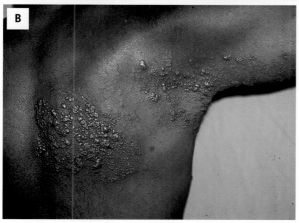

图3.16　带状疱疹　A. 眼神经支区域的结痂皮损。B. 单侧簇集水疱

成人感染巨细胞病毒可出现麻疹样皮损，尤其是之前用过氨苄青霉素治疗者。免疫缺陷患者可出现溃疡、淤斑和丘疹。血管炎可能是巨细胞病毒感染的并发症之一。

组织学特征

特征性表现为增大的、形状不规则的内皮细胞和间质细胞，含有大的胞质内及核内病毒包涵体（图3.17）。核内包涵体大，单个，嗜酸性，圆形至椭圆形，环绕着透明空晕。胞质内病毒包涵体常为多个不规则、颗粒状、嗜碱性。先天性巨细胞病毒感染的蓝灰色结节在组织学上与真皮髓外造血灶相符。

辅助检查

用单克隆抗体可快速识别石蜡包埋组织切片中的巨细胞病毒（图 3.17C）。更复杂的病例中也可使用聚合酶链反应（PCR）或原位杂交法。

预后和治疗

及时识别皮肤巨细胞病毒感染很重要，尤其是对免疫缺陷患者，早期使用抗病毒药物如更昔洛韦治疗，可防止潜在的致死性系统性播散。

3.1.2.4 疱疹病毒家族的其他病毒感染

1980年发现了人类疱疹病毒（HHV）的新类型。HHV6是一种分布广泛的嗜T淋巴细胞病毒，可导致婴幼儿的原发性感染。已明确该病毒是婴儿玫瑰疹的病因，它是一种类似于麻疹或风疹的疾病（幼儿急疹），并且是发热导致小儿惊厥的最常见原因。该病毒可能也在成人玫瑰糠疹中起作

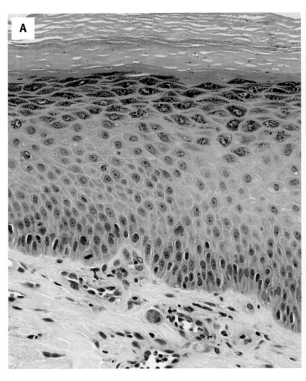

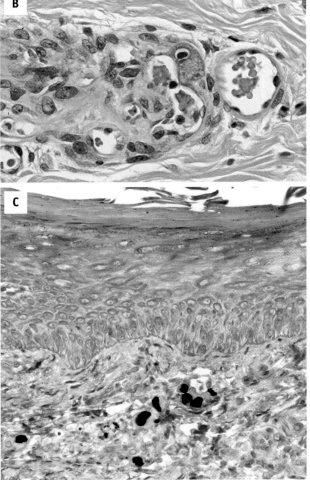

图3.17　巨细胞病毒　A. 血管周围见含有病毒包涵体的巨核细胞。B. 感染的细胞含有一个红紫色大的核内包涵体，包涵体周围绕以红晕。胞质丰富，其内可见小的嗜碱性颗粒样包涵体。C. 免疫组化染色CMV阳性

用。婴儿玫瑰疹是临床诊断。HHV7也是一种嗜T淋巴细胞病毒，可能与玫瑰疹和玫瑰糠疹有关。HHV8与EB病毒有关，可导致原发性渗出性淋巴瘤和Kaposi肉瘤。在Kaposi肉瘤中，HHV8感染CD19阳性的B细胞和内皮细胞来源的梭形细胞。

3.1.3 痘病毒家族

痘病毒含有被衣壳包绕的DNA。痘病毒家族成员感染导致的疾病包括传染性软疣、挤奶人结节和羊痘、天花、牛痘及猴痘。

3.1.3.1 传染性软疣

传染性软疣病毒是一种全球分布的痘病毒，易感染儿童，通过皮肤与皮肤的直接接触传播。消灭天花之后，本病是最常见的痘病毒感染。该病毒有四个基因亚型，其中1型主要感染儿童。2型和3型在HIV阳性患者中流行。

临床表现

皮损表现为散在分布的圆顶的肤色丘疹，中央有脐凹（图3.18），单发或多发，常自行消退（表3.5）。成人通过性传播导致的皮损常发生于下腹部和外生殖器部位。免疫缺陷患者的皮损往往较大，分布更广泛，持续时间更长。

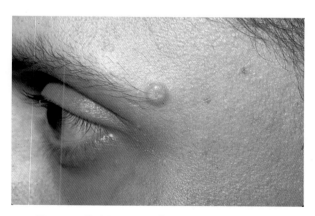

图3.18 传染性软疣 **典型的带有脐凹的丘疹**

表3.5 传染性软疣——临床表现

传染性软疣由软疣痘病毒感染引起，全世界分布
患者组别 　儿童发病率最高 　免疫抑制患者发病率增加 　在成人可通过性传播 **病变部位** 　面部和躯干 **临床表现** 　坚硬的中央可见脐形凹陷的珍珠样丘疹
预后 　具有免疫力的患者可自发消退 　在晚期HIV感染的免疫抑制患者可长期存在，可毁容 　治疗方法包括外用斑蝥素、冷冻疗法和外科切除

组织学特征

传染性软疣特征性表现为棘层鳞状上皮呈杯状、内生性生长（表3.6）（图3.19）。嗜酸性胞质内包涵体（Henderson–Patterson小体）聚集并进行性增大，直至取代全部细胞（图3.19）。最终通过中心火山口样开口被挤出表面。皮损多无感染，但某些皮损可见大量密集的淋巴细胞浸润。

表3.6 传染性软疣——病理学

组织学特征
棘层松解性鳞状上皮呈反转性、杯形小叶分布 嗜酸性包涵体 中心火山口样结构
鉴别诊断
嗜酸性包涵体为特征性结构 如果传染性软疣出现创伤、感染可出现原发性炎性皮肤病或不典型淋巴组织增生，可导致嗜酸性包涵体难以辨认

鉴别诊断

出现软疣小体即能确诊。

预后和治疗

免疫功能正常患者，皮损可于6~12个月内自行消退，很少复发。不能自行消退者可采用一些有创方法治疗，如液氮、斑蝥素、冷冻治疗、激

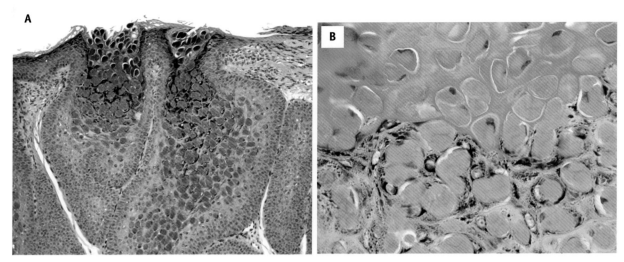

图3.19 传染性软疣 A. 杯状、内生性的表皮小叶。B. 可见特征性的胞质内嗜酸性包涵体

光、电灼法、三氯乙酸、刮除术及外用免疫调节剂（咪喹莫特）。AIDS患者可出现泛发性软疣，且对治疗抵抗；对这些患者外用西多福韦有效。

3.1.3.2 挤奶人结节和羊痘

挤奶人结节和羊痘是由痘病毒家族的副牛痘病毒感染引起的。本病是通过直接接触感染的动物（挤奶人结节是接触牛，羊痘是接触山羊和绵羊），由皮肤上微小损伤偶然传播至人体。

临床表现

本病常表现为手指上的孤立性丘疹。单个皮损的经典发展过程呈6个阶段，每个阶段约持续一周：丘疹期、靶样皮损期、渗出期、结节期、乳头状瘤期和消退期。

组织学特征

早期可见表皮上1/3细胞海绵水肿、空泡形成和气球样变，可形成多房水疱。可见胞质内嗜酸性包涵体（Guarnieri小体）（图3.20）。在急性渗出期，可见局灶性表皮坏死伴有表皮和真皮乳头层内中性粒细胞浸润，继而形成溃疡和痂屑。结节期临床可见的黑点由挤压退化的毛囊细胞构成。

成熟皮损表现为棘层肥厚伴有表皮突延长变细，真皮乳头显著水肿，伴有淋巴细胞、组织细胞、浆细胞浸润，偶见嗜酸性粒细胞，大量小血管扩张。消退期可见棘层肥厚和炎症逐渐减弱。

辅助检查

电镜可发现早期皮损结痂中的卵圆形病毒颗粒。

鉴别诊断

临床鉴别诊断较多，包括炭疽、真菌感染、非典型分枝杆菌感染和蜘蛛咬伤。与感染动物的

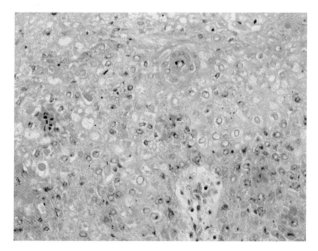

图3.20 羊痘 小圆形的胞质内嗜酸性包涵体是其特征性表现

接触史非常重要。

预后和治疗

本病常为自限性。大多数皮损可自行消退。潜在并发症是细菌重叠感染。有学者建议可行冷冻或刮除治疗皮损。

3.1.3.3 天花、牛痘及猴痘

天花病毒、牛痘病毒和猴痘病毒属于正痘病毒属。尽管天花这种最具攻击性的正痘病毒已被完全消灭，但它仍因作为生物恐怖主义者的潜在武器而受到关注。该病毒可通过空气传播，患者从开始出现皮疹到所有皮疹完全愈合都具有传染性。接种天花病毒疫苗是通过接种牛痘病毒，从而引起受宿主反应限制的局部轻微病变完成的。种痘并发症包括细菌重叠感染、自体接种、泛发性牛痘、进行性牛痘及脑炎。

牛痘于1798年由Edward Jenner首次描述；目前已非常罕见，皮损表现与天花类似，但分布不如天花广泛。猴痘皮损亦与天花类似，但病情较轻，且有自限性。2003年在美国中西部地区有一次猴痘的爆发流行，是由于直接接触了作为宠物出售的感染的草原土拨鼠引起的。

临床表现

坚实的丘疹迅速转变为特征性的中心有脐凹的浑浊的脓疱样水疱。随后结痂，脱痂后遗有瘢痕。

组织学特征

早期表现为表皮显著海绵水肿，角质形成细胞网状变性和气球样变性，及胞质内嗜酸性包涵体（Guarnieri小体）。可见水疱形成和局灶性表皮坏死伴有中性粒细胞浸润，继而形成溃疡、痂屑及表皮再生。真皮内可见致密的以中性粒细胞为主的炎症细胞浸润，偶见嗜酸性粒细胞，可见显著水肿。牛痘皮损中胞质内包涵体更大，坏死更少，出血更多。

鉴别诊断

若怀疑是天花，应立即隔离患者并通知疾病控制和预防中心。牛痘和猴痘的鉴别诊断包括副牛痘病毒感染、疱疹病毒感染及炭疽。

预后和治疗

天花通过疫苗接种已基本根除。牛痘和猴痘需要支持治疗，但常具有自限性。

3.1.4 其他病毒疹

3.1.4.1 手足口病

手足口病（hand-foot-and-mouth disease，HFMD）是一种由一组肠道病毒引起的轻微的病毒疹，最常由柯萨奇病毒血清型A16引起。

临床表现

手足口病皮损不痒，特征性表现为周围有红晕的卵圆形水疱，好发于双手和下肢远端，伴有糜烂性口腔炎（图3.21）。本病主要依靠临床诊断。

组织学特征

组织学表现包括表皮内海绵水肿、气球变性和网状变性，伴有表皮内水疱形成，真皮乳头层水肿，真皮浅层血管周围稀疏的淋巴细胞浸润（图3.22）。

鉴别诊断

鉴别诊断包括疱疹病毒感染和多形红斑，前者可见特征性的病毒细胞病变效应，后者在表真皮交界处可见空泡化改变及表皮下部可见角质形成细胞坏死。

预后和治疗

本病需支持治疗，具有自限性，大多数病例预后良好。近来在东亚有数次由肠道病毒71引起的暴发流行，可出现神经系统并发症，甚至可致死。

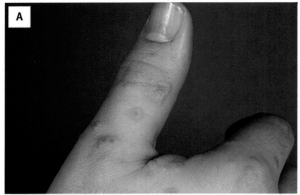

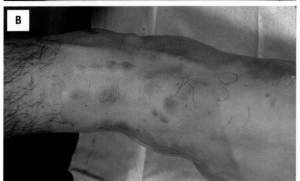

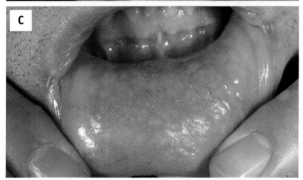

图3.21　手足口病　红斑基础上卵圆形水疱（A）手部皮损（B）下肢远端（C）糜烂性口腔炎，可见多发性小的口腔溃疡

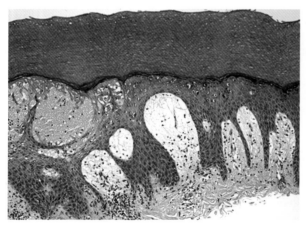

图3.22　手足口病　可见表皮内水疱性皮炎，真皮乳头显著水肿。表皮上部角质形成细胞部分坏死

3.1.4.2 病毒相关性棘状毛发发育不良

临床表现

病毒相关性棘状毛发发育不良（virus-associated trichodysplasia spinulosa，VATS）罕见，历史上首先见于实体器官移植术后患者。但后来也见于骨髓移植患者和未进行移植的淋巴瘤患者。临床上皮损特征性表现为多发的小图钉样丘疹，好发于面部（图3.23）。

组织学特征

本病的重要表现是内毛根鞘过度增生而造成毛囊异常（图3.24）。毛球可缺乏毛乳头。在毛母质细胞上方，可见典型的有核的嗜酸性细胞柱，内含毛透明颗粒。这些细胞柱最终不能成熟形成完全角化的毛干，而是变成致密的角质物。毛囊特征性膨大伴漏斗部扩张。

鉴别诊断

药物（如环孢素）诱发的毛囊营养不良可见类似的组织学特征表现。毛囊营养不良与病毒相关性棘状毛发发育不良可能是同一疾病。

辅助检查

病毒相关性棘状毛发发育不良的诊断需要在感染的毛囊角质形成细胞内见到（多瘤病毒样）病毒颗粒的超微结构（图3.25）。该病毒尚未在分

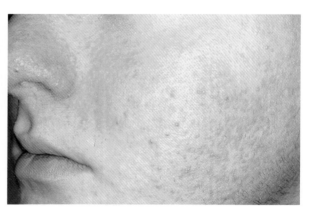

图3.23　病毒相关性棘状毛发发育不良　面部多发性小的毛囊性丘疹

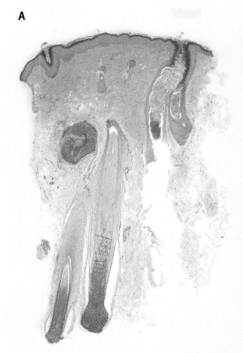

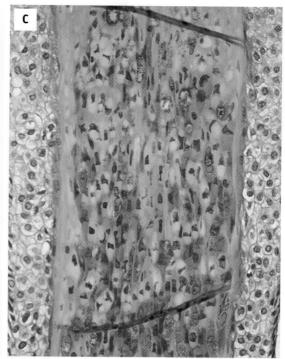

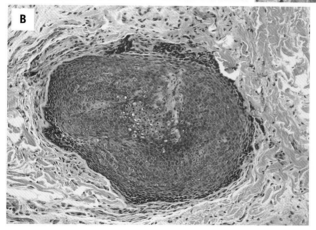

图3.24 病毒相关性棘状毛发发育不良 A. 异常的毛囊伴有内毛根鞘过度增生及漏斗部扩张。可见未完全角化的毛干。B. 内毛根鞘过度增生的特写。C. 在毛乳头上方可见内毛根鞘增厚，其内可见增生透明角质颗粒

子学水平上得以鉴定。

预后和治疗

病毒相关性棘状毛发发育不良相关皮损主要影响美观。有报道提示外用西多福韦可能有效。

3.2 细菌感染

3.2.1 脓疱疮——接触传染性脓疱疮、大疱性脓疱疮和臁疮

脓疱病是一组传染性、浅表性、化脓性感染性皮肤病，愈后不留瘢痕。它通常分为大疱性脓疱疮和非大疱性脓疱疮（接触传染性脓疱疮）。接触传染性脓疱疮与金黄色葡萄球菌和A组β溶血性链球菌感染相关。臁疮是由A组溶血性链球菌感染引起的溃疡性脓疱疮。大疱性脓疱疮，包括金黄色葡萄球菌性烫伤样皮肤综合征，是由金黄色葡萄球菌噬菌体Ⅱ组感染引起。后者将做单独讨论。

临床表现

传染性脓疱疮

本病好发于学龄前儿童（图3.26），通常在轻微外伤后首先发生于面部和四肢。易感因素包括水

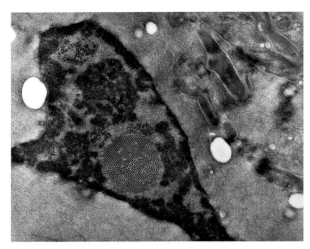

图3.25　病毒相关性棘状毛发发育不良　**电镜下可见病毒包涵体**

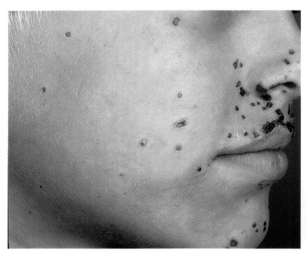

图3.26　接触传染性脓疱疮　**多发的结痂的丘疱疹**

痘、节肢动物叮咬、擦伤、烧伤或系统性疾病如糖尿病、AIDS或其他破坏皮肤屏障完整性的疾病。

本病皮损初始为小的浅表性水疱或脓疱，很快破溃，发展成带有蜜黄色痂的斑块，通常直径小于2cm。本病可通过直接接触迅速传播，尤其是在拥挤、温暖、潮湿及卫生条件较差的环境中。如果不治疗，本病皮损可缓慢扩大，数周后累及其他部位。皮损既可自愈不留瘢痕，也可形成溃疡（如臁疮）。

大疱性脓疱疮

本病好发于新生儿、婴儿及年幼儿童，偶发于成人。在非损伤性皮肤，皮损特征性的表现是直径2cm以上的松弛性大疱，或是绕有红晕的潮湿糜烂面。初始时大疱内含清亮的黄色液体，以后变为浑浊的暗黄色。皮损主要分布于面部、臀部、躯干及外阴，2~3周可自愈。

组织学特征

大疱性脓疱疮与接触传染性脓疱疮的组织学特征相似，特征性表现为形成角质层下脓疱（图3.27A），伴有真皮浅层血管周围淋巴细胞浸润及间质内中性粒细胞浸润。在脓疱内，中性粒细胞内外可见革兰染色阳性球菌（图3.27B）。有时还可见棘层松解细胞。臁疮表现为溃疡形成，新鲜的肉芽组织中伴有中性粒细胞及革兰阳性球菌浸润。

鉴别诊断

脓疱疮常为临床诊断，可通过微生物培养阳性来确诊。组织学上本病需与角层下脓疱病及脓疱型银屑病相鉴别，后者在脓疱中缺少革兰阳性

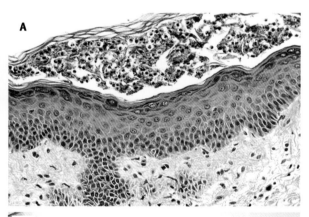

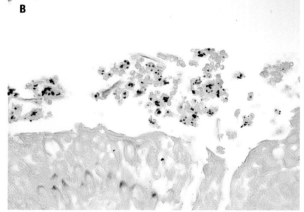

图3.27　大疱性脓疱疮　**A．角质层内可见中性粒细胞聚集（脓疱）。B．可见革兰染色阳性球菌**

球菌。本病与落叶型天疱疮鉴别较难，因为后者可继发感染。与浅表性天疱疮相比，脓疱疮通常可见大量的中性粒细胞及革兰阳性球菌，但棘层松解轻微。

预后和治疗

轻型病例可局部外用莫匹罗星软膏，清除痂皮并保持清洁。皮损范围较广者需系统应用抗生素治疗。

3.2.2 葡萄球菌性烫伤样皮肤综合征

本病是由金黄色葡萄球菌噬菌体71和55型产生的剥脱毒素A和B所引起的水疱性皮肤病，临床上类似烫伤表现。本病的组织学特征在大疱性皮肤病一章中有详细描述。

本病好发于婴儿及5岁以下儿童，表现为突发高热、猩红热样红斑及皮肤触痛（易激惹），继而在腋下、腹股沟及腔口部位发生松弛的充满液体的大疱。轻压可使大疱迅速破溃，遗有广泛的皮肤剥脱。如无继发感染，患儿可迅速恢复，表皮可在1~2周内再生。

组织学上可见表皮内颗粒层产生裂隙，内含少量棘层松解细胞和中性粒细胞。其下真皮内可无炎症细胞浸润，也可在浅层、深层血管周围和间质中有少量淋巴细胞及中性粒细胞的混合浸润。无革兰阳性球菌。

通过静脉应用耐青霉素酶的抗葡萄球菌抗生素，继以口服抗生素治疗，同时予以恰当的局部皮肤护理，大多数患者可在5~7天内迅速恢复。成人患者更易发生败血症。

3.2.3 蜂窝织炎及丹毒

蜂窝织炎是一种感染相关的真皮和（或）皮下组织的急性化脓性炎症。本病可由任何细菌感染引起，但通常为链球菌感染。丹毒是浅表性蜂窝织炎的一种临床亚型，具有特征性的隆起性边缘，常累及淋巴管。

临床表现

蜂窝织炎发病前常有外伤史，表现为疼痛性红色斑片或斑块，可形成水疱并有脓液排出。本病可合并淋巴管炎、脓肿形成或败血症。过去丹毒常累及面部，由化脓性链球菌引起，但近年来似乎更好发于下肢。

组织学特征

根据感染发展的阶段不同，通常可见混合性炎症细胞浸润（图3.28）。早期以大量中性粒细胞为主，伴有血管扩张、水肿及随后的纤维化；晚期则淋巴细胞和组织细胞比例增加。

3.2.4 坏死性筋膜炎

本病是一种皮肤及深部软组织的急性坏死性感染性疾病，可进展迅速并危及生命。免疫抑制状态及糖尿病患者易感。本病可由多种细菌引起，包括链球菌、葡萄球菌、肠球菌、假单胞菌等，

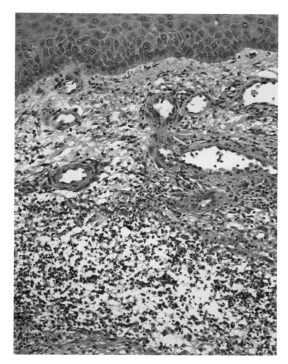

图3.28 蜂窝织炎 可见许多中性粒细胞（化脓性皮炎）伴有水肿及血管扩张

事实上常为多种细菌混合感染。

临床表现

外伤（常为外科手术）后的1~2天内出现红斑、水肿，与蜂窝织炎相似，随后变为青紫色（发绀），出现疼痛及皮肤和（或）软组织坏死。本病好发于四肢或躯干，也可发生于其他任何部位。Fournier坏疽是本病的一个重要亚型，常累及外生殖器、肛周及腹部。

组织学特征

组织学表现为皮肤及深部软组织的非特异性水肿、炎症及坏死。但组织学检查，尤其是术中冰冻切片组织学检查对确定深部组织坏死及评估清创术后残余组织的成活能力可能有用。

辅助检查

革兰染色易于识别微生物的存在，细菌培养通常为阳性。

鉴别诊断

蜂窝织炎仅局限于真皮及浅层皮下组织，这不同于坏死性蜂窝织炎。而且坏死性蜂窝织炎可发展成筋膜炎。坏疽性脓皮病及中性粒细胞性皮炎（Sweet样皮病）缺乏坏死表现，且炎症反应常集中于真皮。这些都不同于坏死性蜂窝织炎。自溶性组织伴有细菌过度生长也可诱发筋膜炎。

预后和治疗

早期行外科清创术及静脉应用抗生素极为重要。本病可危及生命。

3.2.5 红癣

本病是皮肤间擦部位的慢性感染，由嗜脂性革兰阳性细菌——微小棒状杆菌引起。

临床表现

本病可发生于任何年龄，全球均有发生，但最常见于热带和亚热带地区。其发病率随年龄而增加。诱发因素包括潮湿的环境、肥胖、糖尿病及免疫抑制状态。临床表现为无症状或瘙痒性红棕色斑片，通常边界清楚但不规则，可有轻度鳞屑，类似皮肤癣菌病（图3.29）。本病好发于腹股沟、趾间及其他间擦部位，如腋下、乳房下。

组织学特征

尽管HE染色常表现几乎正常，但角质层浅层可见丝状分枝杆菌（图3.30），这些细菌革兰染色阳性。可见轻度角化过度、角化不全或棘层肥厚。

辅助检查

临床上Wood灯检查很有帮助。由于细菌可产生粪卟啉Ⅲ，Wood灯下皮损呈特征性的珊瑚红荧光。组织学上革兰染色可见革兰阳性微生物。

鉴别诊断

念珠菌病和皮肤癣菌病表现为表皮及真皮的炎症改变（红癣常缺乏此表现），这不同于红癣，且针对真菌成分的Giemsa染色阳性而革兰染色阴性。

预后和治疗

本病可持续多年无症状，也可在抗生素治疗后周期性加重。外用过氧苯甲酰洗剂或克林霉素溶液可有效治疗局限性有症状的红癣。

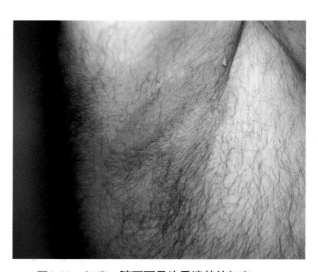

图3.29　红癣　腋下可见边界清楚的红斑

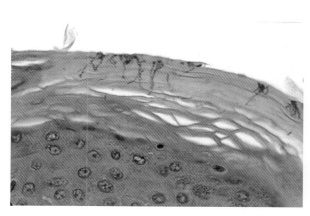

图3.30 红癣 角质层可见杆菌（微小棒状杆菌）

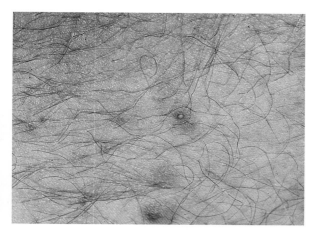

图3.31 细菌性毛囊炎 可见红色丘疹及脓疱

3.2.6 细菌性毛囊炎

许多不同的细菌可感染毛囊，如葡萄球菌（Bockhart脓疱疮）和假单胞菌。

临床表现

本病典型皮损表现为红色丘疹（图3.31），可变成水疱和脓疱。临床上毛干可有可无。一些炎症反应可产生结节、斑块或脓肿。

组织学特征

早期皮损典型表现为以中性粒细胞为主的炎症细胞浸润（图3.32）。炎症可累及毛囊上部（浅表性毛囊炎），通常为漏斗部，也可集中于真皮深层和皮下组织（深在性毛囊炎）。如果毛囊上皮破裂，角质物或毛干成分落入真皮，通常可见异物肉芽肿性巨细胞反应。

辅助检查

微生物革兰染色或培养可明确炎症过程由细菌引起。

鉴别诊断

细菌性化脓性浅表性毛囊炎需与毛发的真菌或病毒感染、痤疮及痤疮样药疹（如表皮生长因子介导的信号通路受体拮抗剂所致）相鉴别。微

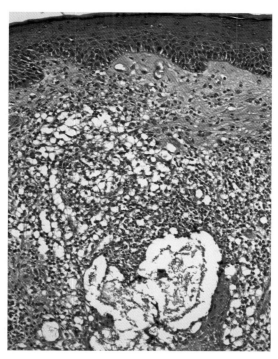

图3.32 细菌性毛囊炎 可见浅表性化脓性皮炎伴有毛囊漏斗部破裂

生物特殊染色及临床了解潜在致病药物对正确诊断本病很重要。深在性毛囊炎的鉴别诊断包括毛囊闭锁三联征（化脓性大汗腺炎、聚合性痤疮及头部穿掘性脓肿性毛囊周围炎）。组织学上表现为混合化脓性及慢性炎症伴有毛囊囊肿破裂及异物性巨细胞反应。鉴别诊断还包括嗜酸性粒细胞性毛囊炎，一种富含嗜酸性粒细胞的浅表性毛囊炎，常伴有免疫抑制状态（与HIV感染、淋巴瘤或治疗相关）。

预后和治疗

　　孤立的毛囊炎通常有自限性。本病治疗包括以抗生素皂液清洗患处和（或）抗生素软膏或霜剂局部外用。

3.2.7 窝状角质松解症

　　本病是一种趾间及足跖表面角质层的浅表感染，形成多发性凹陷和浅表糜烂。凹陷是由多种微生物催化活性所致，这些微生物包括棒状杆菌、刚果嗜皮菌及栖息微球菌。

临床表现

　　窝状角质松解症可发生于成人及儿童，男女均可发病，但最好发于伴有汗足的成年男性。皮损表现为足底及足趾腹侧角质层的大量浅表性火山口样凹陷，这些分散的、浅表的孔样皮损逐渐趋于融合，形成一个较大的具有匐行性边缘的缺陷。这可导致局部皮肤变为褐色、多汗、浸渍、恶臭及轻度瘙痒。

组织学特征

　　早期皮损表现为角质层多发的、边界锐利的苍白凹陷，凹陷底部及边缘可见含有球菌、杆菌及丝状菌的嗜酸性粒细胞碎片。

辅助检查

　　微生物革兰染色及胺银染色均为阳性。

鉴别诊断

　　本病需与红癣相鉴别，两者的皮损分布和表现均不同，前者还表现为角质层的多发凹陷。

预后和治疗

　　过氧苯甲酰洗剂和外用抗生素治疗有效。

3.2.8 脓毒性血管炎

　　本病是一种急性血管炎，可由任何感染发展

而来，但最常与播散性脑膜炎奈瑟菌、淋病奈瑟菌、金黄色葡萄球菌、假单胞菌或链球菌感染相关。

临床表现

　　超过80%的急性脑膜炎球菌血症患者可见皮肤损害，伴有其他症状，如发热、寒颤、肌痛、恶心或呕吐。起初踝部、腕部或腋下出现淤点。所谓的暴发性紫癜的病例中，淤点及淤斑与感染性休克和弥散性血管内凝血（DIC）有关。在慢性脑膜炎球菌感染中，皮肤损害不尽相同，可表现为红斑、丘疹、淤点、脓疱、水疱或出血性疼痛性斑块、结节（图3.33）。播散性淋球菌感染的症状与急性脑膜炎球菌血症相似，但前者皮损数量较少且通常累及四肢远端近关节处。

　　假单胞菌败血症（坏疽性深脓疱疮）好发于免疫抑制患者，常由外伤、留置静脉插管或尿管引起。典型的皮损呈边界清楚的、无痛质硬的坏死性溃疡，或者边缘带有红斑的焦痂。还可见出血性大疱。

组织学特征

　　细菌感染性败血症的播散性皮损具有共同的组织学特征，特征性表现呈坏死性血管炎伴有不同程度的炎症反应及继发性改变，如水肿、梗死型坏死和（或）溃疡（图3.34）。革兰染色常提示存在微生物（脑膜炎球菌为革兰阴性球菌，葡萄

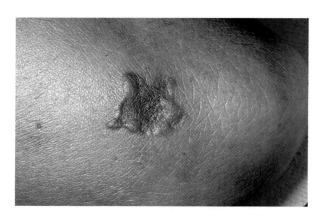

图3.33　淋球菌性败血症　**可见出血性斑块**

球菌为革兰阳性）。坏疽性深脓疱疮中，可见表皮及真皮浅层坏死及红细胞外溢。血管内或胶原束间可见大量革兰阴性细菌。

鉴别诊断

临床表现以及通过血或皮损培养得到的微生物鉴定结果是脑膜炎球菌血症、淋球菌血症及坏疽性深脓疱疮之间以及与其他感染性败血症之间最佳的鉴别依据。

预后和治疗

感染性败血症可危及生命。治疗主要集中于抗生素治疗、补充凝血因子、控制出血以及稳定心血管系统（由感染性休克所致的低血压）。

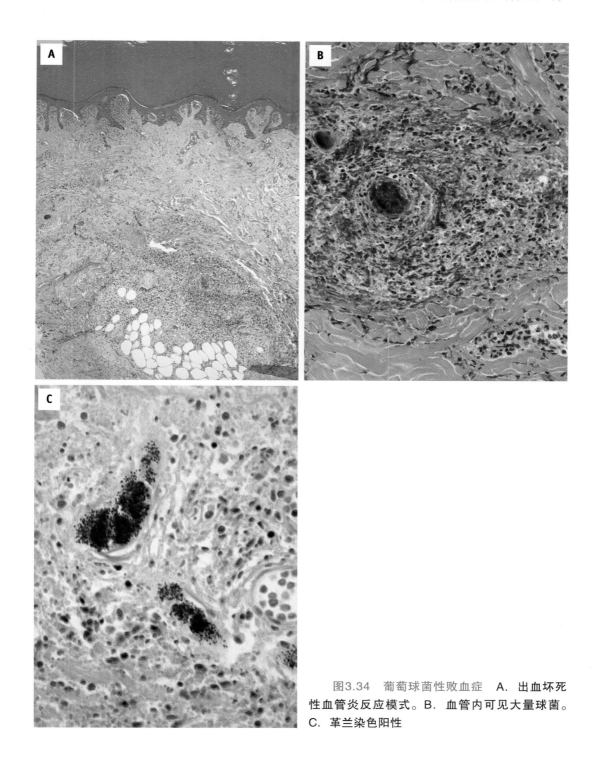

图3.34 葡萄球菌性败血症 A. 出血坏死性血管炎反应模式。B. 血管内可见大量球菌。C. 革兰染色阳性

3.2.9 猫抓病及杆菌性血管瘤病

免疫功能健全的宿主，汉氏巴尔通体可引起猫抓病，这是一种自限性动物源性淋巴结炎。杆菌性血管瘤病可由汉氏巴尔通体或五日热巴尔通体引起。

临床表现

猫抓病呈全球分布，常感染正常儿童及青少年。大多数患者有动物接触史。4%~5%的患者出现皮肤损害，可表现为斑丘疹、脓疱、麻疹样或紫癜。皮损常于2周内自愈，但局部淋巴结炎仍有发展。

杆菌性血管瘤病好发于免疫抑制的宿主，尤其是HIV感染患者。常表现为躯干或四肢血管瘤样、红色至紫罗兰色斑块或结节，类似化脓性肉芽肿或卡波西肉瘤，但也可形成苔藓样斑块或皮下结节。

组织学特征

猫抓病中可见一星形坏死区域，周围绕以组织细胞、中性粒细胞，偶尔可见巨细胞。表皮改变不尽相同，可有棘层肥厚及溃疡。银染证实坏死区域存在小而多形的球杆菌。

杆菌性血管瘤病中可见血管增生及内皮细胞显著增殖（图3.35）。在增生的血管之间可见散在的中性粒细胞伴有白细胞碎裂现象，以及成簇的略带紫色的杆菌。

辅助检查

Warthin–Starry染色可显示杆菌。细菌培养可确诊，但PCR检测具有高度敏感性且比培养更加迅速。

鉴别诊断

通过嗜银染色确定致病的多形杆菌、猫抓病可与其他坏死性肉芽肿性疾病相鉴别，如分枝杆菌感染、真菌感染或性病性淋巴肉芽肿。杆菌性血管瘤病需与其他血管性肿瘤相鉴别，尤其是化脓性肉芽肿及卡波西肉瘤。卡波西肉瘤常可见肿瘤性浸润，血管常呈裂隙状且伴有显著的分割生长模式。化脓性肉芽肿可见特征性的小叶结构，而杆菌性血管瘤病没有这些特征。

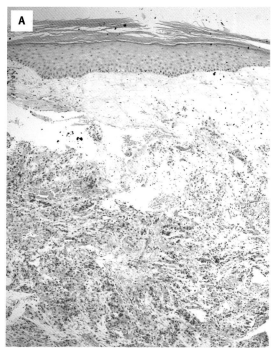

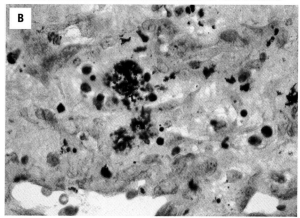

图3.35　杆菌性血管瘤病　A. 可见炎性血管增生。B. Warthin–Starry染色显示成簇颗粒状细菌

预后和治疗

猫抓病具有自限性。杆菌性血管瘤病的最新推荐治疗方案为口服抗生素（如红霉素）。

3.2.10 立克次体感染

立克次体是一种专性细胞内寄生细菌。不同

种可导致一组不同的感染性疾病：落基山斑疹热、南欧斑疹热、立克次体痘、鼠型斑疹伤寒、丛林斑疹伤寒、区域变异株的蜱传斑疹伤寒（如昆士兰斑疹伤寒或西伯利亚斑疹伤寒）以及Q热（表3.7）。在美国，由立克氏立克次体引起的落基山斑疹热，是最常见最严重的立克次体感染。除了Q热，大多数立克次体感染均有皮损。

临床表现

立克次体在不同地理区域具有地方性，可经多种节肢动物叮咬传播。除了Q热，立克次体感染常出现急性发热，伴有头痛、乏力及特征性皮损。皮损最初常呈红斑，可向躯干呈向心性扩展，而面部相对较少受累。皮损可变成斑丘疹、淤点或紫癜。尽管痘立克次体感染的蜱叮咬处常可见焦痂形成，但在落基山斑疹热中却很罕见。

表3.7 具有皮损的立克次体感染

疾病	微生物	传播媒介
落基山斑疹热	立氏立克次体	蜱
南欧斑疹热	康诺立克次体	蜱
立克次体痘	小蛛立克次体	鼠
地方性斑疹伤寒	普氏立克次体	虱粪

组织学特征

立克次体感染的组织学特征表现为淋巴细胞性血管炎伴有纤维蛋白血栓、内皮水肿及红细胞外溢（图3.36）。落基山斑疹热中常见基底层空泡变性伴有轻至中度细胞外移，而立克次体痘中常见显著的表皮下水肿伴有淋巴细胞细胞外移。焦痂形成处可见表皮及其下方真皮的凝固性坏死。常见浅层及深层血管周围和间质中有淋巴细胞、组织细胞、中性粒细胞及浆细胞浸润。

辅助检查

可通过应用立克次体抗体对内皮进行免疫荧光或免疫组织化学检查来证实存在立克次体。

鉴别诊断

虫咬反应的特点为浅层和深层楔形的、伴有嗜酸性粒细胞的混合炎症浸润。相比之下，立克次体感染中的血管炎改变不如虫咬反应中明显。其他引起淋巴细胞性或白细胞碎裂性血管炎的疾病也应通过临床表现、免疫组织化学及血清学检查与立克次体感染相鉴别。

预后和治疗

及早应用抗生素治疗通常可使患者迅速恢复。

3.2.11 软下疳

本病是由杜克雷嗜血杆菌感染引起的一种具有溃疡表现的性传播疾病。

临床表现

本病最好发于非洲、中南美洲热带国家的成年男性。本病潜伏期为4~7天，皮损发生于外生殖器部位，表现为一个或多个痛性斑块，周围绕以红斑。斑块很快形成不规则的、边缘不清的溃疡，颗粒状基底上覆有灰黄色渗出物。常见单侧或双侧腹股沟淋巴结病。

组织学特征

溃疡性表皮下可见典型的三部分区域：溃疡基底由变性的中性粒细胞、纤维蛋白、坏死组织

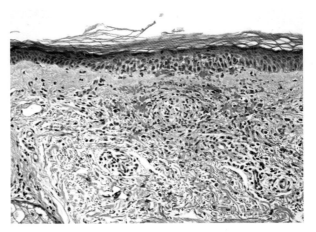

图3.36 落基山斑疹热 **出血性淋巴细胞性皮炎**

及红细胞构成的狭窄表层区域；较宽的中层区域由富含新生血管的肉芽组织构成，伴有显著的内皮肿胀，偶见血栓；深层区域含有致密的浆细胞和淋巴细胞。

辅助检查

革兰染色或Giemsa染色可见短小的革兰阴性的球杆菌。杜克雷嗜血杆菌排列呈平行链状，类似鱼群。细菌培养可以确诊。

鉴别诊断

本病可能与早期梅毒的硬下疳或腹股沟肉芽肿相混淆。涂片见到革兰阴性球杆菌以及培养分离出杜克雷嗜血杆菌可确诊。

预后和治疗

适当的口服抗生素治疗有效，通常1~2周内皮损可完全消退。

3.2.12 腹股沟肉芽肿

腹股沟肉芽肿（杜诺凡病，Donovanosis）是一种慢性溃疡性的性传播疾病，可导致外生殖器部位溃疡。本病由肉芽肿荚膜杆菌感染引起。

临床表现

本病流行于东南亚、新几内亚、澳大利亚、南美洲及非洲的热带和亚热带地区。潜伏期为2周，初始皮损表现为外生殖器、肛周或腹股沟区域坚硬的斑块或结节。皮损可消失或迅速破溃，形成不同形态的溃疡。肉芽肿亚型的经典溃疡呈无痛性、脆性及牛肉红色，其边缘隆起呈匍行性，基底颗粒状且易于出血。相对少见的临床亚型包括肥厚型、坏死型及硬化型。与性病性淋巴肉芽肿相比，淋巴结病并不常见。皮损自发性愈合非常缓慢，常发生纤维化、瘢痕及淋巴管阻塞。

组织学特征

本病组织学特征为空泡化组织细胞聚集伴有

细胞内包涵体（Donovan小体）。表皮改变不尽相同，可有部分或完全溃疡形成、棘层肥厚、假上皮瘤样增生、角化不全、海绵水肿及中性粒细胞的细胞外移。真皮内常见致密的大量中性粒细胞、组织细胞、浆细胞及少量淋巴细胞浸润。皮损可深达皮下组织。慢性病例中常见真皮纤维化。

辅助检查

致病性球杆菌（肉芽肿荚膜杆菌）为革兰阴性，Giemsa染色最清晰。可见其"安全别针"样形态。

鉴别诊断

本病可与其他感染性溃疡相混淆。软下疳的致病菌为革兰阴性杆菌，排列呈平行链状，与本病可鉴别。

预后和治疗

本病推荐治疗为口服抗生素。大多数患者的皮损可于数周内消退，但有再发和复发的报道。

3.2.13 性病性淋巴肉芽肿

本病是由沙眼衣原体血清型L1、L2和L3引起的一种性传播疾病。

临床表现

本病流行于非洲、印度、东南亚及南美洲部分地区，具有特征性的3个临床阶段：初始皮损为无痛性斑块、水疱或溃疡，数日内愈合；数周后出现疼痛性区域淋巴结病伴有全身症状；最终第三阶段特征性表现为外生殖器肛门直肠综合征，未治疗女性中更常见，患者可发生溃疡、瘘管、狭窄及淋巴水肿。

组织学特征

原发皮损的组织学改变常为表皮溃疡伴有肉芽组织及混合炎症细胞浸润，这些表现不特异，所以通常不行活检。第二阶段，区域淋巴结特征性表现为星形坏死，周围组织细胞、浆细胞及中性粒细胞呈栅栏状包绕；可见明显的较大的淋巴滤泡及生发中心。

鉴别诊断

本病可通过致病微生物鉴定及临床特征与猫抓病、深部真菌感染及土拉菌病（兔热病）相鉴别。

预后和治疗

口服抗生素治疗通常可数周内治愈本病。

3.2.14 鼻硬结病

本病是由革兰阴性杆菌——克雷白鼻硬结杆菌引起的一种累及鼻和口腔黏膜的慢性感染性肉芽肿性疾病。

临床表现

本病流行于拉丁美洲、非洲及亚洲的热带地区，这些地区普遍人员密集且卫生条件较差。本病通过直接或间接接触鼻腔分泌物传播。男女发病相当。肉芽肿初发于鼻部，可扩展至鼻咽部、喉部、咽部、气管及支气管。本病早期表现为非特异性鼻涕伴有脓性分泌物及黏膜肥厚。随后肉芽肿性结节及脆性肿块浸润鼻腔、鼻部皮肤及上唇，最终阻塞鼻腔，破坏和损毁周围组织。

组织学特征

发展充分的皮损镜下特征为由大量浆细胞、大的胞质空泡化的组织细胞（Mikulicz细胞）、淋巴细胞及中性粒细胞组成的混合肉芽肿性浸润。浆细胞中常可见Russell小体。

辅助检查

Mikulicz细胞胞质内可见簇状带荚膜的杆菌，革兰染色阴性，PAS及Giemsa染色阳性。但显示此微生物的最佳染色为Warthin-Starry染色。

鉴别诊断

泡沫样巨噬细胞可见于其他慢性炎症性或感染性疾病，如麻风、利什曼病、腹股沟肉芽肿及组织胞浆菌病。临床表现、Mikulicz细胞内可见革兰阴性杆菌及微生物培养有助于本病与其他组织学类似疾病相鉴别。

预后和治疗

抗生素治疗，尤其是链霉素，对大多数患者有效。对治疗抵抗病例可考虑外科治疗。

3.2.15 分枝杆菌感染

3.2.15.1 结核

皮肤分枝杆菌感染包括结核、非结核分枝杆菌（以往称为"非典型分枝杆菌"）感染及麻风病。结核分枝杆菌感染可由外源性接种、局部潜在病灶直接蔓延、自身接种及血源性播散引起。皮肤结核传统上分为原发性结核（结核性下疳或原发性结核综合征）和由再感染引起的继发性结核。根据临床表现，继发性结核可进一步分为皮肤疣状结核、寻常狼疮、瘰疬性皮肤结核、腔口结核及播散性皮肤结核。皮肤结核临床表现多样，与感染菌株的数量、毒力、感染途径、是否存在内源性传染源及宿主的细胞免疫状态有关。在过去二十年里，结核逐渐复燃，并出现了对传统治疗耐药的新菌株。

临床表现

无结核杆菌接触史的患者，原发性结核可由外源性接种引起（表3.8）。原发性结核综合征特征为皮肤下疳伴受累区域淋巴结增大。皮肤原发性结核最好发于疫区的卫生保健工作者和儿童。常于暴露后2~4周出现小丘疹、坚实的斑块或难以愈合的溃疡。有时可出现发热、疼痛和周围组织肿胀，与细菌感染类似。而获得免疫力的患者，病程常较局限，愈后留有瘢痕。极少数情况下，愈合的结核性下疳处发生寻常狼疮。

寻常狼疮是最常见的继发性结核，常发生于

表3.8　皮肤分枝杆菌感染（不包括麻风）——临床表现

结核病
　　由结核分枝杆菌感染引起
临床变异型
　　原发性接种性结核（结核性下疳）
　　　　在创伤部位直接接种（通常发生在儿童）可导致溃疡性结节，常伴淋巴结增大
　　皮肤疣状结核
　　　　疣状斑块通常发生于手部直接接触部位，患者先前感染过结构分枝杆菌或牛型分枝杆菌。可自发消退，遗留瘢痕
　　粟粒性结核播散到皮肤
　　　　罕见；发生于暴发性粟粒性结核，通常有严重免疫损伤
　　皮肤瘰疬
　　　　皮下结节伴溃疡和窦道形成
　　腔口结核
　　　　通常累及口周/口内（特别是舌）和肛周；由于自身接种到腔口皮肤所致
　　寻常狼疮
　　　　皮肤结核的最常见类型；慢性进行性疾病
　　　　通常为孤立性结节或斑块，常累及头颈部
　　　　可能由于淋巴或血道播散也可能由于原发接种所致
　　结核疹
　　　　硬红斑（Bazin病）
　　　　丘疹坏死性结核疹
　　　　瘰疬性苔藓
治疗
　　多药抗结核化疗

非结核分枝杆菌
　　除结核分枝杆菌外的分枝杆菌感染
　　分枝杆菌亚型和相关临床表现
海分枝杆菌
　　导致皮肤感染的最常见非结核分枝杆菌
　　创伤皮肤接触感染的含水环境(鱼池，湖泊)
　　接触部位形成结节(游泳池或鱼池肉芽肿)
溃疡分枝杆菌(Buruli溃疡)
　　丘疹或结节，转变为坏死性和溃疡性
　　溃疡和深层坏死可以广泛
　　往往累及深层骨
嗜血分枝杆菌
　　丘疹或结节，通常发生于免疫损伤患者
预后
　　取决于患者的免疫状态
　　取决于菌株是否对常用药敏感
治疗
　　海分枝杆菌：药物治疗；可能必须手术清创
　　溃疡分枝杆菌：可选手术切除
　　嗜血分枝杆菌：药物治疗

免疫力中等、对结核菌素高度敏感的患者。美国较欧洲少见。女性患者是男性的2~3倍，所有年龄组发病率相当。皮损常单发，最好发于头颈部，其次为四肢。最初表现为边界不清、表面光滑、质软的斑疹或丘疹，逐渐发展为斑块或结节（图3.37）。未经治疗时，本病呈慢性病程。显著的萎缩性瘢痕、淋巴梗阻和反复的丹毒可导致明显的畸形或毁容。病程较长患者中高达10%可发展成鳞状细胞癌。

疣状皮肤结核是一种少见的继发性结核，由既往已致敏的患者发生外源性接种引起。好发于热带地区的男性。香港超过40%的皮肤结核为此类型。皮损为无症状的逐渐扩展的丘疹或脓疱，基底坚硬，可发展为边缘不规则的疣状斑块，表面有皲裂。临床上可类似于寻常疣。本病无淋巴结增大。若不治疗，皮损可持续数年或自愈后留有萎缩性瘢痕。

瘰疬性皮肤结核是继发性结核的罕见类型，由附近潜在的淋巴结或关节结核病灶直接蔓延引起。好发于头颈部。本病最初为固定的、界限清楚的皮下肿胀，最终发展为线状窦道，可排出水样、脓性或干酪样物质（图3.38）。本病病程迁延，多年后可愈合，遗留瘢痕。

腔口结核是另外一种罕见类型，由黏膜及周围皮肤发生自身接种引起。常发生于婴幼儿和免疫缺陷患者。皮损早期为黄色至红色结节，后为质软的浅溃疡。

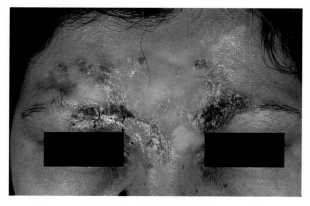

图3.37　寻常狼疮　**面部结痂皮损，呈慢性浸润性病程**

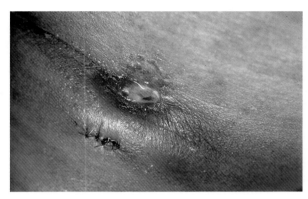

图3.38 瘰疬性皮肤结核 **带有脓性分泌物的皮下结节**

组织学特征

原发性结核的早期皮损表现为真皮内混合性炎症细胞浸润，可见中性粒细胞、淋巴细胞和浆细胞（表3.9）。形成溃疡后，可见结核样肉芽肿伴上皮样组织细胞，周围绕以套袖状淋巴细胞。充分发展的皮损可见弥漫性肉芽肿样反应。有时结节中心可见干酪样坏死，表现为粉红色颗粒样物质，无细胞形态。对早期皮损进行Fite或抗酸染色可识别结节中心的微生物。

寻常狼疮的组织学表现多样，但典型表现为化脓性肉芽肿性皮炎伴有坏死（图3.39）。结核样肉芽肿位于真皮上半部，由上皮样细胞组成，周围绕以淋巴细胞，可见表皮萎缩、棘层肥厚或溃疡形成。尽管寻常狼疮常出现坏死，但抗酸杆菌通常很少，且很难发现。本病的组织学表现可类似于结节病。

表3.9 皮肤分枝杆菌感染（不包括麻风）——病理学

组织学特征
真皮化脓性炎症和肉芽肿性炎症
常见坏死/干酪样坏死，但也不总是出现
相应表皮增生，特别是发生在疣状结核
溃疡和肉芽组织
其他组织反应模式包括：脂膜炎、真皮间质性炎症、血管炎和脓肿
辅助检查
抗酸（Ziehl-Neelsen）染色
免疫组织化学
培养
PCR检测

续表

鉴别诊断
麻风病
其他肉芽肿炎症，比如深部真菌感染
非感染性肉芽肿性疾病（如异物反应、药物反应、克罗恩病、结节病及其他疾病）

疣状皮肤结核特征性表现为疣状角化过度伴有灶性角化不全、颗粒层增厚、表皮明显增生，呈假上皮瘤样（图3.40）。真皮内浸润细胞以中性粒细胞为主。真皮浅层或假上皮瘤样增生的表皮突之间可见脓肿形成。尽管上皮样肉芽肿很常见，但中心干酪样坏死很少见。很难找到抗酸杆菌。

瘰疬性皮肤结核可见到大片组织坏死形成的窦道，延伸至溃疡或萎缩的表皮处。周围可见上皮样肉芽肿形成。尽管受累部位涂片常可见抗酸

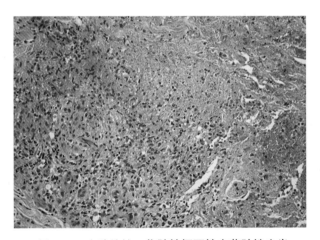

图3.39 皮肤结核 **化脓性坏死性肉芽肿性皮炎**

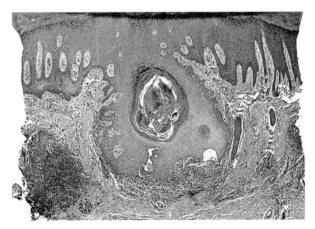

图3.40 皮肤结核 **表皮棘层肥厚、角化过度，淋巴细胞及中性粒细胞浸润。常见于疣状结核**

杆菌，但组织切片中很难找到。

腔口结核表现为广泛坏死的溃疡及含有大量抗酸杆菌的深部干酪样肉芽肿。

辅助检查

Fite或抗酸染色可发现抗酸杆菌。培养可以确诊。PCR检查已被证实有助于检测抗酸杆菌及其分型。免疫组化方法检测分枝杆菌目前已经比较成熟，这种方法较传统的组织化学染色更敏感。

鉴别诊断

鉴别诊断包括其他表现为化脓性肉芽肿性反应的感染性疾病，尤其是非结核分枝杆菌、麻风、真菌感染、利什曼病和梅毒。

临床表现、特殊染色和（或）培养可用来鉴别结核与其他非感染性肉芽肿疾病，如结节病、皮肤克罗恩病、肉芽肿性药疹、肉芽肿性酒渣鼻等。异物肉芽肿在光学显微镜下可以见到折光性物质。

预后和治疗

目前治疗仍选择抗结核化疗。

3.2.15.2 非结核分枝杆菌感染（不包括麻风）

非结核（非典型）分枝杆菌感染由结核分枝杆菌以外的一组分枝杆菌引起。它们是存在于全世界的很多不同环境中的抗酸杆菌。在过去的几十年里，非结核分枝杆菌感染的发生率在逐渐增加。虽然本病在免疫缺陷患者中常引起系统性损害，但也可通过多种途径感染皮肤。非结核分枝杆菌常从外伤部位侵入人体。其通常根据菌落着色、适宜温度及生长速度分类。这里简要介绍部分非结核分枝杆菌。

临床表现

海分枝杆菌

海分枝杆菌广泛存在于全世界的咸水或淡水中。因为其最佳生长温度为30~32℃，故其皮损常局限于皮肤。除免疫缺陷患者外，本病很少发生系统性播散。皮肤感染常被称为游泳池肉芽肿或鱼缸肉芽肿。由于目前广泛应用氯化处理水，很少在游泳池内感染海分枝杆菌，而多在湖泊中被感染。经过2~3周的潜伏期后，可于肘部、手足或膝部出现孤立的红色或紫红色、角化过度性丘疹。这些皮损随后逐渐发展成银屑病样或疣状结节、斑块，伴或不伴溃疡。有时皮损可呈多发性，沿淋巴管向近端扩展（被称为孢子丝菌样分布）。皮损可于数月后自愈，亦可持续数年后愈合并留有瘢痕。大多数专家建议抗生素治疗以加速感染的清除。本病可并发细菌感染，需行细菌培养或革兰染色来确诊。

溃疡分枝杆菌（Buruli溃疡）

溃疡分枝杆菌感染通常发生于非洲中西部、新几内亚、澳大利亚、东南亚和墨西哥。本病常局限于四肢，好发于儿童和青年，女性多见。溃疡分枝杆菌适合在32~33℃时繁殖，因此可累及皮肤和皮下组织。擦伤、割伤或刺伤的皮肤与污染的水、泥土或植物接触后可被传染。经过约3个月的潜伏期后，首先出现丘疹或脓疱，特征性位于下肢。皮损很快发展为无痛性肿胀，最终形成溃疡。溃疡在深部潜行，伴有特征性边缘。溃疡和组织坏死由溃疡分枝杆菌产生的外毒素——分枝杆菌毒素引起。溃疡可持续数月至数年，导致明显的瘢痕或淋巴水肿。最好的治疗方法为广泛手术切除和清创。

鸟分枝杆菌复合体（鸟分枝杆菌、细胞内分枝杆菌及其他）

鸟分枝杆菌复合体感染常见于HIV感染患者。鸟分枝杆菌主要是肺部的病原体。免疫缺陷患者中，绝大部分皮肤受累通过系统性感染播散所致。但皮肤感染亦可通过直接接触污染物后接种引起。皮损常表现为脂膜炎，包括皮下结节，可形成溃疡。

嗜血分枝杆菌

此微生物于1978年在一个患有霍奇金淋巴瘤的女性患者的皮肤溃疡中首次发现。在免疫缺陷患者中可引起皮肤、关节、骨骼、肌肉和肺部感染，在免疫功能正常的儿童中可引起淋巴结炎。皮损从孤立的界限不清的丘疹、结节到脂膜炎、血管炎不等。嗜血分枝杆菌生长缓慢，最佳生长温度为30~32℃，生长时需提供铁离子或高价铁离子复合物。这种杆菌用分枝杆菌标准培养方法通常很难分离出来。

其他非结核分枝杆菌感染

其他非结核分枝杆菌很少感染皮肤。通常为免疫缺陷患者在外伤或手术时直接接种感染。临床表现高度多样化，包括孤立的疣状结节、脓肿、溃疡、假性肿瘤及酒渣鼻样皮损。

组织学特征

海分枝杆菌感染

海分枝杆菌感染的组织学表现多样。早期皮损为化脓性皮炎伴有溃疡及坏死，晚期可见结核样肉芽肿。表皮常表现为角化过度、乳头状瘤样增生，有时可见溃疡形成。早期皮损行Fite染色可发现抗酸杆菌。

溃疡分枝杆菌

溃疡分枝杆菌感染可出现显著而广泛的凝固性坏死，累及真皮和皮下脂肪。周围可见相对稀疏的混合炎症细胞浸润。可见假上皮瘤样增生和（或）皮下小血管炎。坏死组织中常可见团块状细胞外抗酸杆菌。

鸟分枝杆菌复合体

组织学表现缺乏特异性，但常伴有肉芽肿形成。抗酸染色常可见组织细胞内大量微生物。

嗜血分枝杆菌

组织学表现为弥漫性化脓性肉芽肿性皮炎、坏死性或非坏死性真皮肉芽肿、白细胞碎裂性血管炎、结节性红斑样反应、小叶性脂膜炎（图3.41）或混合性苔藓样及间质性肉芽肿性皮炎等一系列变化。需要多次Fite或AFB染色才能发现罕见的杆菌。偶尔可见大量细菌（图3.41）。

其他非结核分枝杆菌感染

组织病理学改变多样，缺乏特异性。绝大多数表现为缺乏肉芽肿形成的肉芽肿性皮炎或弥漫性组织细胞浸润。也可出现化脓、毛囊炎和（或）脂膜炎。除特殊的鸟分枝杆菌细胞内复合体感染外，本病的微生物通常很难查到。

鉴别诊断

鉴别诊断是类似皮肤结核疾病，包括其他感染性疾病及多种非感染性肉芽肿性炎症反应（结节病、克罗恩病、药疹、异物反应）。

预后和治疗

不同类型的非结核分枝杆菌感染需要不同的治疗方法。海分枝杆菌感染常可自愈。但大多数专家建议使用抗生素治疗以加速感染的清除。溃疡分枝杆菌感染的治疗方法为外科切除和清创术。鸟分枝杆菌复合体感染应联合多种药物积极治疗。

3.2.15.3 麻风

麻风是一种由麻风分枝杆菌引起的慢性感染性疾病，麻风分枝杆菌是一种细胞内的革兰及抗酸染色阳性的厌氧性杆菌。本病主要侵犯皮肤、鼻黏膜及外周神经。

临床表现

麻风主要发生于发展中国家，尤其是热带地区。印度的麻风病患者占全球的2/3。在美国，新发的本土病例主要位于路易斯安那和得克萨斯州。由于有效的联合化疗，在过去十年里，麻风的发病率在逐渐降低。

麻风分枝杆菌是一种细胞内微生物，最常在人与人之间传播。患者感染麻风分枝杆菌后的病程和表现取决于宿主对杆菌的反应。麻风的潜伏期不等，平均5年。麻风杆菌传染性很低，传播需要长时间和（或）密切接触。皮肤、上呼吸道，尤其是鼻黏膜被认为是侵入门户。目前根据Ridley-Jopling分类法对麻风的临床表现和组织病理学特征谱系进行分类。谱系的一端为结核样型

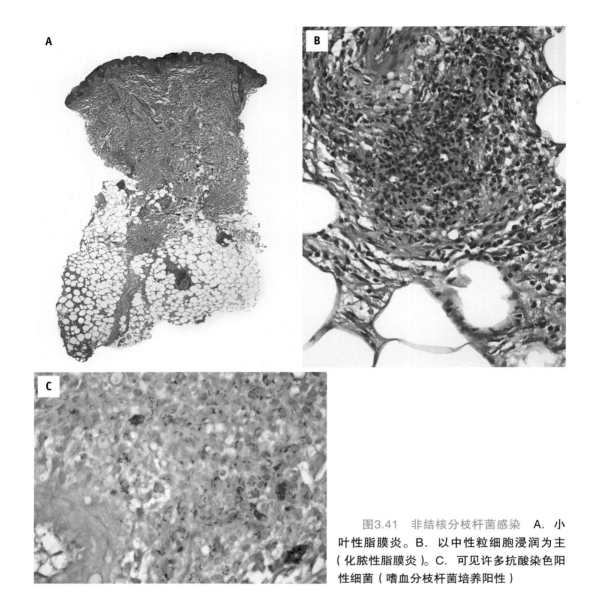

图3.41　非结核分枝杆菌感染　A．小叶性脂膜炎。B．以中性粒细胞浸润为主（化脓性脂膜炎）。C．可见许多抗酸染色阳性细菌（嗜血分枝杆菌培养阳性）

麻风，为少菌型，皮损较少。另一端为瘤型麻风，为多菌型，皮损较多。两极之间被分为界限类偏结核样型、中间界限类及界限类偏瘤型麻风。这种临床-组织学分类法与机体对病原体的细胞免疫水平密切相关。

未定类麻风是一种在麻风流行区内更易诊断的类型，见于充分发展的麻风皮损出现之前。常表现为孤立或多发的界限不清的色素减退斑或淡红斑，好发于四肢。可伴轻度的感觉减退。大多数未定类麻风皮损可自愈，但近25%的患者可进展。

结核样型麻风是一个相对稳定的类型，发生于免疫抵抗功能较强的患者，麻风菌素试验强阳性。

皮损为躯干或四肢境界清楚的环形红斑或斑块，边缘呈红色隆起，中心消退，分布不对称。感觉减退是一个重要特征，受累神经范围扩大常导致麻痹。皮损处出现感觉消失和闭汗具有特征性。

界限类偏结核样型麻风与典型的结核样型麻风相比，皮损常更多、更小。毛发受累和感觉减退更多见。

中间界限类麻风为谱系的中间型；本型不稳定，很快升级或降级为更稳定的类型。皮损为较大的红色或红褐色环状斑片或斑块，通常境界不清（图3.42）。界限类偏瘤型麻风与中间界限类麻风相比，皮损数目更多，境界更不清楚。与结核

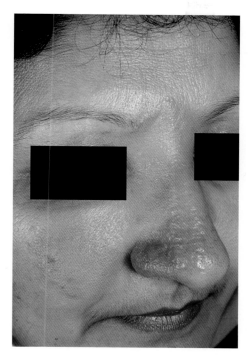

图3.42　麻风　**面部界限不清的红色斑片和斑块（中间界限类麻风）**

样型相比，皮损表面更有光泽，感觉减退较轻。可见结节性皮损。

瘤型麻风发生于宿主免疫反应很弱或缺失的患者（图3.43）。皮损常为对称性、境界不清的红斑或色素减退性斑疹、斑片及结节，常累及耳垂和鼻黏膜。多发性面部结节及眉毛脱落形成典型的"狮面"外观。当局部神经受累时，可引起受累区域感觉减退。本型常可检测到多种自身抗体，并且患白癜风的风险增加。

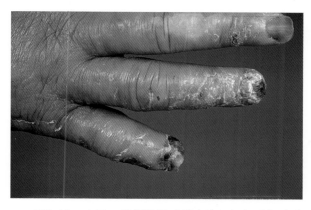

图3.43　麻风　**手指神经感觉丧失，组织破坏（瘤型麻风）**

组织样麻风瘤是一种罕见的瘤型麻风的结节样变型，常见于病程很长的患者，可伴有药物抵抗。其特征性表现为皮肤和（或）皮下结节及斑块。

麻风结节性红斑是一种与多种药物治疗相关的免疫复合物介导的反应。在25%~70%瘤型麻风患者的治疗过程中可发生，有时也发生于界限类偏瘤型麻风患者。临床表现包括泛发的疼痛性红色和紫红色结节，常累及四肢，伴有系统症状。部分皮损持续1~3周。Lucio现象是瘤型麻风的弥漫性非结节型，最早见于墨西哥患者，表现为形状不规则、锯齿状瘙痒性皮损，潜在的血管炎改变可致出血性溃疡。

组织学特征

未定类麻风特征性表现为真皮浅深层血管及附属器周围淋巴组织细胞浸润，累及真皮的范围<5%。可见施旺细胞轻度增生，但多无明显的神经增粗。Fite染色偶尔可见麻风杆菌。结核样型麻风的组织病理学表现与皮肤结核类似，尤其是寻常狼疮（图3.44）。真皮全层可见充分发展的无干酪样坏死的肉芽肿，无境界带。这些肉芽肿由上皮样细胞、巨细胞和淋巴细胞组成，常围绕在神经血管束、立毛肌周围，可破坏小汗腺。肉芽肿可侵犯至上方的表皮和（或）延伸至外周神经或立毛肌。Fite染色很少发现抗酸杆菌。

界限类偏结核样型麻风的非干酪样坏死性肉芽肿和神经破坏不明显。围绕结节周围的淋巴细胞套可不完整或发展不充分。表皮下的境界带可有可无。常找不到抗酸杆菌。

中间界限类麻风表现为上皮样组织细胞聚集，无巨细胞，几乎没有淋巴细胞。易找到抗酸杆菌。

界限类偏瘤型麻风的肉芽肿由淋巴细胞和巨噬细胞组成，后者含有丰富的颗粒状或泡沫状胞质。Fite染色可见大量抗酸杆菌。淋巴细胞和组织细胞浸润神经，形成层状神经束膜。瘤型麻风特征性表现为含有颗粒状或泡沫状胞质的巨噬细胞沿神经、血管及附属器周围呈片状分布（图3.45）。

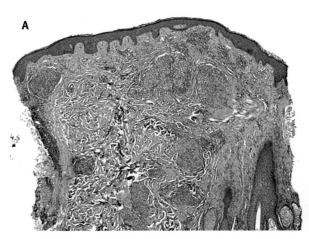
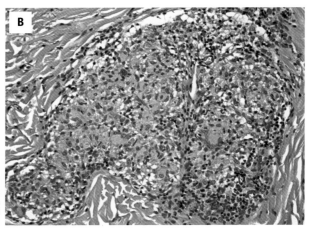

图3.44　结核样型麻风　A.可见无干酪样坏死的肉芽肿性反应。B.可见充分发展的上皮样肉芽肿，周围绕以淋巴细胞

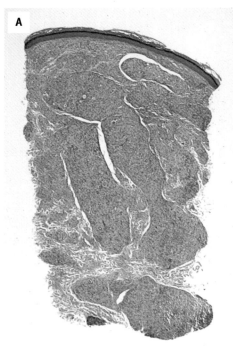

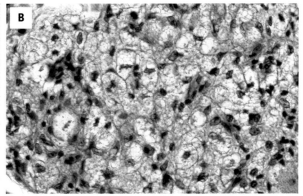

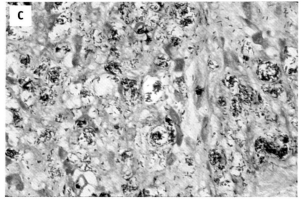

图3.45　瘤型麻风　A.致密的弥漫性片状组织细胞。B.大量泡沫状组织细胞浸润。C.大量抗酸染色阳性杆菌

麻风的泡沫状组织细胞类似于黄色瘤，被称为麻风细胞或Virchow细胞。抗酸杆菌位于巨噬细胞、内皮细胞、汗腺、神经及施旺细胞的胞质中。常可见表皮突消失及明显的境界带，伴有散在的淋巴细胞和浆细胞浸润。

组织样麻风瘤的组织学特征为相对境界清楚的结节，主要由梭形细胞组成，混合有少量泡沫状巨噬细胞，呈席纹状排列（图3.46）。由于梭形细胞为真皮树突状细胞来源（表达ⅩⅢa因子），其组织学表现可类似于纤维性组织细胞瘤。梭形细胞和泡沫状巨噬细胞均被抗酸杆菌严重感染。

在之前有瘤型麻风皮损的部位，麻风结节性红斑表现为真皮内混合炎症细胞浸润，包括淋巴细胞和数量不等的中性粒细胞。真皮内巨噬细胞

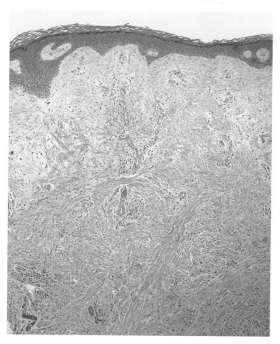

图3.46 组织细胞样麻风 **真皮内纤维瘤样皮损**

胞质内含有碎裂的抗酸杆菌。亦可见白细胞碎裂性血管炎和（或）脂膜炎。

Lucio现象中，可见真皮小血管的坏死性血管炎，常伴有表皮梗死。少数情况下，浅层血管血栓形成或内皮细胞肿胀时可出现血管闭塞。

辅助检查

Fite染色可用于识别病原菌。PCR检测更敏感。

鉴别诊断

Fite染色阴性时，结节病很难与结核样型麻风相鉴别。沿神经血管束走行的结核样型麻风皮损及肉芽肿内残存的神经（通过嗜银染色）有助于鉴别。皮肤结核与结核样型麻风的组织学表现相似。培养和临床表现对鉴别两者非常重要。任何神经受累的倾向都支持麻风的诊断。与瘤型麻风相似，黄色瘤也表现为泡沫状组织细胞呈片状浸润。但后者Fite染色为阴性。鼻硬结病和组织胞浆菌病的组织细胞内可见圆形的胞质内包涵体，这可与瘤型麻风相鉴别。颗粒细胞瘤可类似于瘤型麻风的表现，因前者的肿瘤细胞沿神经周围分布，且胞质呈颗粒状。但颗粒细胞瘤上方的表皮常呈

假上皮瘤样增生，且肿瘤细胞胞质较麻风的巨噬细胞嗜酸性更强。

预后和治疗

多药物联合化疗可直接作用于感染本身或者反应性状态。目前有多种不同的治疗方案对本病有效，其治愈率超过80%。

3.2.16 放线菌病、诺卡菌病及葡萄状菌病

皮肤放线菌病、诺卡菌病和葡萄状菌病是少见的慢性局限性感染性疾病，可见由细菌组成的特征性的黄色或白色小颗粒。革兰阳性丝状细菌，主要是以色列放线菌和巴西诺卡菌，可分别引起放线菌病和诺卡菌病。葡萄状菌病的病原菌可为革兰阳性或阴性。

临床表现

虽然皮肤放线菌病和诺卡菌病很少见，但其分布遍及世界各地。在美国，放线菌病主要感染年轻的农场工人。葡萄状菌病主要感染全球发展中国家的农村患者。曾有发生于免疫缺陷及糖尿病患者的报道。对于这三种疾病，外伤或手术可能种植病原菌。放线菌病主要累及面颈部，常有口腔卫生差或拔牙史；诺卡菌病主要累及四肢；而葡萄状菌病常累及手足、头部、腹股沟及臀部区域。皮损表现为波动性肿胀、皮下脓肿及窦道形成（图3.47）。通过窦道可挤出脓液，排出细菌，呈黄色颗粒状（放线菌病的硫磺颗粒）或白色颗粒状（见于诺卡菌病和葡萄状菌病）。

组织学特征

常表现为皮下中性粒细胞脓肿，周围有肉芽组织及纤维包绕。放线菌病的微脓肿内可见一个或多个硫磺颗粒，直径20μm~4mm（图3.48）。这些颗粒由细丝状、分枝的、直径1μm的细菌组成，呈串珠样外观。该病原菌有聚集倾向，周围呈平行放

射状，伴有嗜酸性物质沉积或Hoeppli-Splendore反应。诺卡菌是另一种革兰阳性杆菌，可形成类似放线菌的颗粒（图3.49）。在常规HE染色切片中，放线菌较诺卡菌更易发现。葡萄状菌病颗粒由成簇的球菌组成，周围致密的嗜酸性物质呈放射状沉积；

这些颗粒的直径为2μm~2mm（图3.50）。

辅助检查

放线菌为革兰阳性菌，但抗酸染色阴性。PAS和Gomori六胺银染色均为阳性。诺卡菌革兰和PAS染色也均为阳性。但抗酸染色与放线菌相反，常为弱阳性。葡萄状菌病革兰染色可为阳性或阴性。

鉴别诊断

放线菌病、诺卡菌病和葡萄状菌病需彼此鉴别，还需与其他原因引起的深部脓肿相鉴别，都可通过特征性的形态学表现及革兰染色和抗酸染色相鉴别。

预后和治疗

为了使抗生素渗入纤维化成分和脓性分泌物，

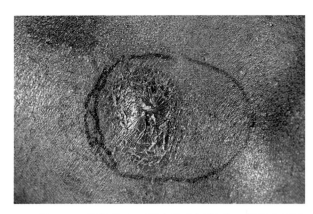

图3.47 放线菌病 **真皮和皮下结节，局部有脓液溢出**

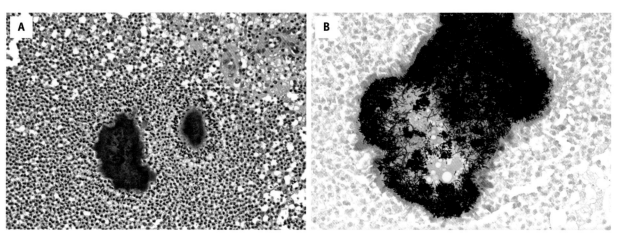

图3.48 放线菌病 A. 团块状丝状细菌伴化脓性炎症细胞浸润。B. 细菌革兰染色阳性

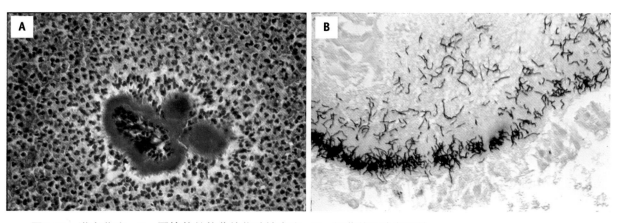

图3.49 诺卡菌病 A. 团块状丝状菌伴化脓性炎症。B. 细菌革兰染色阳性

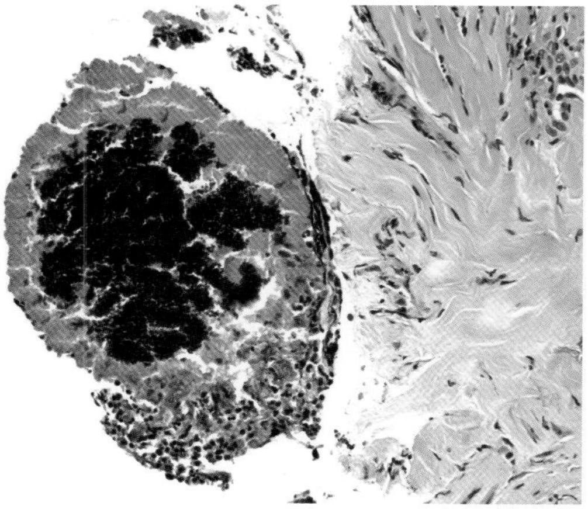

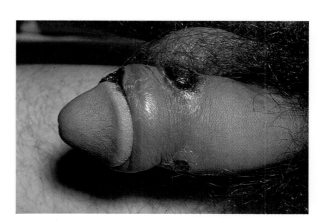

图3.50 葡萄状菌病 中间蓝染的细菌周围绕以片状嗜酸性物质（Hoeppli–Splendore现象）

常需延长抗生素的使用时间，并应用较大剂量以达到足够的血药浓度。尽管局限性感染的患者大多预后良好，但播散性感染者死亡率很高。

3.3 螺旋体感染

3.3.1 梅毒

梅毒是一种由苍白密螺旋体引起的常见感染性疾病，通常通过性接触传播（表3.10）。先天性梅毒及患病父母通过非性接触传染给儿童的梅毒很少见。获得性梅毒分为四期：一期、二期、潜伏及三期梅毒。潜伏梅毒是指二期梅毒临床表现消失后的一段无症状期，但血清学阳性。在早期梅毒（一期和二期梅毒）的标本中很容易发现螺旋体。而在晚期梅毒标本中很难找到螺旋体。

表3.10 梅毒——临床表现

梅毒为梅毒螺旋体引起的慢性性传播疾病
患者组别
性活跃的成人
HIV感染患者发病率增加
病变部位
原发性梅毒：肛门生殖器区
继发性梅毒：全身、躯干和四肢
三期梅毒：中枢神经系统、肺、骨和皮肤

续表

临床表现
原发性梅毒
下疳
继发性梅毒
斑丘疹和丘疹鳞屑性爆发（可类似各种皮肤炎症）
脱发
梅毒湿疣
三期梅毒
树胶肿
神经梅毒
心血管并发症
预后
经过治疗（青霉素）预后良好

临床表现

一期梅毒

初起皮损发生于螺旋体侵入部位，包括外生殖器和肛周皮肤，称为一期硬下疳（图3.51）。经过10~90天的潜伏期后，一期硬下疳最初表现为孤立的暗红色丘疹。随后逐渐发展为境界清楚、坚实的无痛性溃疡，边缘较硬。常可见局部淋巴结增大。未经治疗的硬下疳可持续1~6周。皮损多于治疗后2周内愈合。

二期梅毒

未经治疗的患者，在一期硬下疳出现后3~12周，进入二期梅毒。80%~95%的二期梅毒患者出现皮损。皮损可伴有流感样症状，包括发热、肝炎及淋巴结增大。二期梅毒的临床表现多样，可

图3.51 梅毒 一期皮损（硬下疳）

模仿多种皮肤病。最常见的是泛发性红色至铜红色斑疹或丘疹，类似点滴型银屑病（图3.52）。本病的皮损也可呈苔藓样、环状、毛囊性、脓疱性、大疱性、结节性或溃疡性。掌跖受累常显著，虫蚀状脱发具有特征性。扁平湿疣为肛门外生殖器部位的大的潮湿性斑块，类似于尖锐湿疣。合并HIV感染的患者临床表现可不典型，病情进展更快，伴有溃疡和坏死，可出现"恶性梅毒"。若未治疗，二期梅毒的症状可消退，数年后又可复发。

潜伏梅毒

即使未经治疗，二期梅毒的症状也可随时间自然消退。在这段无临床症状的潜伏期，仅血清学检查仍为阳性。

三期梅毒

约1/3的潜伏梅毒患者在初始感染后的6个月至数年后进入三期梅毒。可累及多个脏器：心血管和神经系统病变尤为致命。皮损可表现为结节性或树胶肿样（图3.53）。结节性梅毒表现为浅表的、坚实的疼痛性结节，常成群分布。可出现轻度坏死。树胶肿特征为深粉红色至暗红色结节或斑块，伴有广泛坏死，呈多种几何形状。

组织学特征（表3.11）

一期梅毒

溃疡边缘表皮棘层肥厚，向糜烂中心逐渐变薄、水肿。血管周围和真皮内可见弥漫炎症细胞浸润，包括淋巴细胞、浆细胞、组织细胞和少量中性粒细胞。内皮细胞增生、肿胀具有特征性。

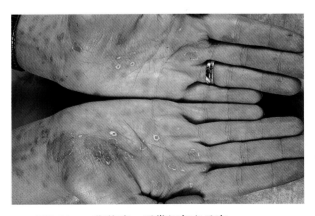

图3.52　二期梅毒　**手掌红色斑丘疹。**

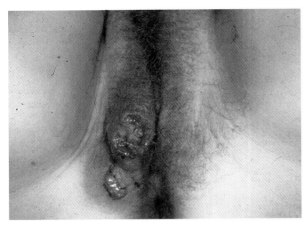

图3.53　梅毒　**梅毒湿疣**

银染色时（Warthin-Starry或Levaditi染色），血管周围或表皮内可见螺旋体。

表3.11　梅毒——病理学

组织学特征
原发性梅毒
溃疡伴淋巴细胞、浆细胞和中性粒细胞浸润
特殊染色梅毒螺旋体阳性
继发性梅毒
可呈银屑病状、苔藓样、棘细胞水肿样或血管周围性　模式
混合性模式（特别是苔藓样和银屑病样）常见
淋巴细胞，常伴浆细胞和中性粒细胞
可见肉芽肿
三期梅毒
坏死性肉芽肿

辅助检查
暗视野检查
Warthin-Starry 或Levaditi 染色
梅毒血清学检测

鉴别诊断
各种炎症性皮肤病
其他螺旋体感染（莱姆病、包柔螺旋体感染、地方性梅毒）

二期梅毒

二期梅毒皮损的组织学表现多样。70%~80%的病例可出现真皮浅深层血管和（或）附属器周围浆细胞浸润。表现为斑疹的皮损中浆细胞浸润不明显。真皮内炎症浸润也可呈苔藓样，使表皮真皮界面模糊。常累及表皮，尤其是丘疹鳞屑性皮损（图3.54）。表皮银屑病样增生、角化不全、海绵水肿、基底层空泡化改变、中性粒细胞性微脓疡或其他少见反应，如肉芽肿性、水疱性、溃疡性、中性粒细胞性及血管性模式均有报道。常见模式是银屑病样并苔藓样皮炎，伴浆细胞浸润。可出现结核样肉芽肿，尤其是已持续数月的皮损。30%病例银染色时可见螺旋体（图3.54）。梅毒性脱发常表现为毛囊周围淋巴样细胞浸润伴有毛囊角栓。

三期梅毒

结节性梅毒特征为真皮内结核样肉芽肿伴有周围浆细胞和淋巴细胞浸润。更深和更有破坏性的梅毒树胶肿可于中心形成广泛的干酪样坏死，周围为混合炎症细胞浸润。三期梅毒检查不到梅毒螺旋体。

辅助检查

组织学检查

外生殖器溃疡处的渗出物在暗视野显微镜下观察可见螺旋体。Warthin-Starry银染色有助于发现一期或二期梅毒皮损中的螺旋状病原体。免疫组化检查试剂和敏感快速PCR检测的特异性引物也已发展成熟。

血清学检查

非梅毒螺旋体血清试验包括RPR和VDRL，对不同阶段梅毒的敏感性为78%~100%。阳性结果可通过梅毒螺旋体特异性试验证实，如FTA-abs。即使经过充分治疗，大多数患者FTA-abs亦可终生阳性。

鉴别诊断

一期梅毒在组织学上与软下疳不同，前者缺乏三个独立区域。后者可见特征性的革兰阴性球杆菌。鉴别诊断范围很广。扁平苔藓、线状苔藓或苔藓样药疹的苔藓样浸润可类似于二期梅毒。但前者浆细胞浸润及内皮细胞肿胀并不明显。虽然肿胀的内皮细胞和苔藓样浸润在急性痘疮样苔藓样糠疹（PLEVA）和二期梅毒中均可出现，但

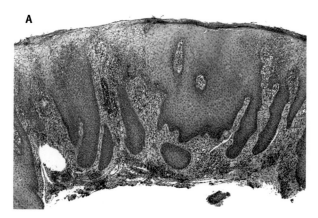

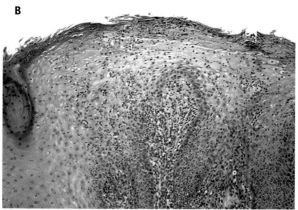

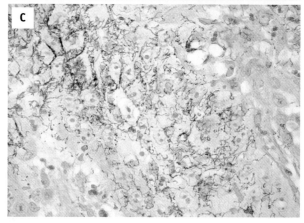

图3.54　二期梅毒　A. 银屑病样皮炎。B. 混合型炎症细胞浸润。C. 银染（改良Steinier）明确螺旋体（苍白密螺旋体）

前者具有特征性的红细胞外溢和基底层空泡化改变。急性痘疮样苔藓样糠疹常无浆细胞浸润。肉芽肿性二期梅毒可类似于结节病和瘤型麻风，前者可见明显的浆细胞浸润。银染色阳性有助于诊断螺旋体感染。

与三期梅毒相比，寻常狼疮无明显的浆细胞

浸润。

预后和治疗

注射青霉素仍然是所有阶段梅毒的治疗方法。如果治疗剂量正确，绝大多数患者可以治愈、改善或稳定。

3.3.2 非性病性螺旋体感染——雅司病、非性病性梅毒及品他病

在此简介雅司病、地方性梅毒（非性病性梅毒）和品他病，以及所有非性病性密螺旋体病。雅司病由极细密螺旋体感染引起，热带地区儿童之间通过直接接触传播。一期和二期皮损通常表现为溃疡，三期皮损为树胶肿。组织学上溃疡皮损与梅毒相似。地方性梅毒是一种累及皮肤、骨及软骨的慢性儿童性疾病，通过密切接触传播，流行于干旱地区，尤其是中东地区。临床和组织学表现与性病性获得性梅毒及雅司病有重叠。本病已基本根除，原发皮损很难见到。品他病是一种流行于加勒比海地区及中美、南美地区的热带传染性疾病，由斑点密螺旋体感染引起，其三个时期皮损的临床和组织学表现有明显的重叠。

3.3.3 莱姆病

莱姆病是由伯氏疏螺旋体感染引起的一种多系统疾病，特征性的皮肤表现为早期的慢性游走性红斑及晚期的慢性萎缩性肢端皮炎。

临床表现

莱姆病是美国最流行的虫媒传播疾病，最常见于儿童及青少年。本病通过夏季感染的鹿蜱叮咬传播，在康乃迪克州、纽约州、新泽西州、罗德岛州、特拉华州、宾夕法尼亚州、威斯康星州及马里兰州（肩板硬蜱）或太平洋海岸（太平洋硬蜱）具有地方性。原发的临床表现包括皮肤、关节、神经及心脏的异常。本病大致分为3个临床时期：早期局限性感染、早期播散性感染及晚期感染。

蜱叮咬后的3~30天发生早期局限性感染，60%~83%的患者会发生特征性的慢性游走性红斑，尤其是在蜱叮咬处。典型的慢性游走性红斑开始表现为离心性扩大的、光滑的红色斑疹或斑片，形成一个直径20cm或更大的圆形皮损，通常伴有中心消退（图3.55）。慢性游走性红斑常伴有原发性流感样症状及淋巴结病变。这些皮损通常于3~4周内逐渐消退。早期播散性感染可能由伯氏疏螺旋体的血行播散引起。有报道，超过50%发生多发性慢性游走性红斑皮损的患者，伴有全身不适、严重的乏力、头痛及短暂性颈强直。相当比例的患者进展出现神经、心脏或肌肉骨骼异常。晚期感染特征性的表现为关节炎及神经系统并发症，皮肤表现包括慢性萎缩性肢端皮炎及硬皮病样皮损。慢性萎缩性肢端皮炎开始表现为柔软的红色结节或斑块，常累及双侧远端肢体。皮损扩大时，中心可发生萎缩性改变伴有毛发缺失及皮肤异色症。在晚期萎缩期，皮肤呈反光样，血管明显。

组织学特征

组织学上典型的慢性游走性红斑表现为浅层和深层血管周围及间质的中等致密的淋巴细胞、组织细胞和浆细胞浸润，有时可深达皮下组织（图3.56）。皮损中心可见嗜酸性粒细胞。皮损中心表皮变化不明显，但在进展的边缘常可见多种

图3.55　皮肤莱姆病　**慢性游走性红斑**

表皮改变，包括棘层肥厚和海绵水肿。真皮浅层，突出特点为血管扩张伴纤维素沉积、核碎裂及红细胞外溢。有时可见显著的真皮水肿和（或）周围神经炎症。

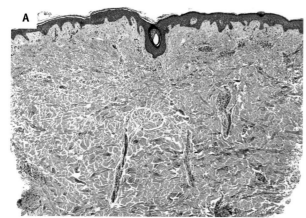

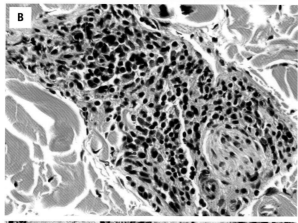

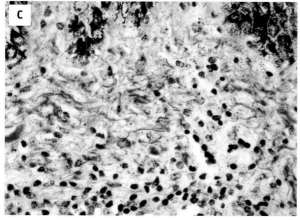

图3.56 皮肤莱姆病 A．常见的组织学特征为血管周围单一核细胞浸润。B．浸润细胞由淋巴细胞和浆细胞组成。C．银染色（改良的Steiner染色）显示螺旋体（伯氏疏螺旋体）

辅助检查

部分病例Warthin–Starry或Steiner染色下真皮内可见到螺旋体（图3.56）。临床及组织学表现联合血清学检查对确诊很重要。血清学检查方面首推酶联免疫法（更敏感），如果阳性还应进行免疫印迹分析（更特异）。

鉴别诊断

环状红斑应与慢性游走性红斑相鉴别，前者缺乏浆细胞和嗜酸性粒细胞，血管周围可见袖套样致密的淋巴细胞浸润。与慢性游走性红斑相比，虫咬反应通常表现为致密的、楔形的淋巴组织细胞浸润，其中包含大量嗜酸性粒细胞和极少浆细胞。

预后和治疗

早期口服四环素或多西环素可使患者迅速恢复，并能预防远期后遗症。晚期莱姆病发生脑膜炎和心脏病变的患者则需要静脉给药。

3.4 真菌感染性疾病

3.4.1 浅部真菌感染

3.4.1.1 皮肤癣菌病

皮肤癣菌包括毛癣菌属、小孢子菌属及表皮癣菌属，它们从角质层、甲及毛发的角质物中获取营养，但不侵犯宿主的活组织。真菌及其代谢产物常可诱发宿主的过敏性和炎症性湿疹样反应。皮肤癣菌呈全球分布，传染源可为人类（亲人性）、动物（亲动物性）或土壤（亲土性）。

临床表现

皮肤癣菌的浅表皮肤感染表现为离心性扩大的环形红斑，中央消退，边缘覆有细小鳞屑（表3.12）。累及不同部位可表现为不同的临床亚型：体癣、股癣（图3.57）、头癣（图3.58）、须癣（图3.59）和足癣（图3.60）。局部外用糖皮质激素可使经典的临床表现发生变化。黄癣是由许兰毛癣菌引起的结痂性头皮感染，伴有继发性毛发脱失。叠瓦癣由同心性毛癣菌引起，表现为累及大片皮肤的同心圆性鳞屑。甲感染临床上表现为甲营养不良、厚甲及黄甲。毛干表面（发外）和（或）内部（发内）均可被感染，导致毛发脆弱而容易折断。

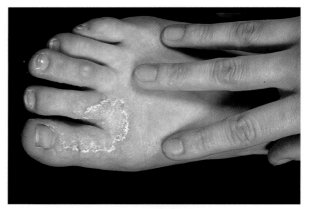

图3.60　足癣　**弧形红斑伴边缘鳞屑**

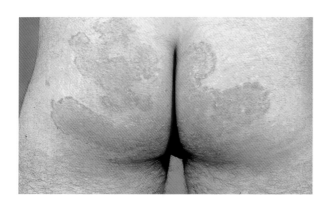

图3.57　股癣　**弧形的红色斑片**

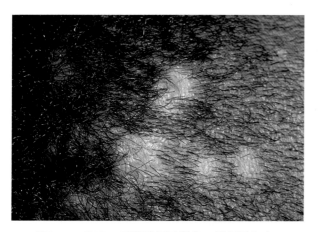

图3.58　头癣　**毛发破坏及脱失、鳞屑及红斑**

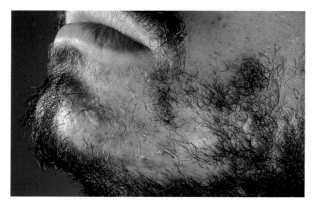

图3.59　须癣　**毛发脱失及结痂的红色丘疹**

表3.12　皮肤癣菌病——临床表现

定义
浅表真菌感染是指3属真菌（小孢子菌、毛癣菌及表皮癣菌）侵犯并于角化组织内繁殖引起的。
经人向人传播（亲人性：红色毛癣菌、断发毛癣菌、絮状表皮癣菌、同心性毛癣菌、须癣毛癣菌指间变异株），经动物向人传播（亲动物性：须癣毛癣菌须癣变异株、犬小孢子菌、疣状毛癣菌），经土壤向人传播（亲土性：石膏样小孢子菌）

患者人群
儿童及成人，常见于男性
头癣常见于儿童

病变部位
不定，可为任何部位

临床表现
不同部位处不同病原体引起的皮损临床表现不同
体癣：瘙痒性环形红斑伴鳞屑，中心消退（红色毛癣菌、须癣毛癣菌）
头癣：发内癣菌（断发毛癣菌），近头皮处毛发破坏（黑点）；发外癣菌（奥杜安小孢子菌），脱发区干燥鳞屑性斑片（灰斑）；黄癣，黄色厚痂，Wood灯下显现荧光（许兰毛癣菌）
足癣：Moccasin型（絮状表皮癣菌），指间型（须癣毛癣菌指间变异株），炎症型（须癣毛癣菌）及溃疡型（红色毛癣菌）
甲癣：黄色厚甲伴远端甲分离（红色毛癣菌、须癣毛癣菌、絮状表皮癣菌）
股癣：弧形红色边缘（红色毛癣菌），边界清楚伴多数小水疱（絮状表皮癣菌）

预后和治疗
外用及系统抗真菌治疗对绝大多数病例有效
高复发率是个严重的问题，尤其是甲癣

组织学特征

组织学上可见表皮海绵水肿、真皮乳头水肿

及浅层血管周围和（或）带状炎症细胞浸润，由淋巴细胞、组织细胞、中性粒细胞和嗜酸性粒细胞组成（表3.13）（图3.61）。海绵水肿可发展成表皮内水疱形成，尤其是掌跖部位。HE染色切片上很难见到分隔菌丝和小孢子（图3.61），它们可通过PAS或GMS染色等真菌染色更好显示。PAS染色最好与淀粉糖化酶消化联用（PAS–D），后者可清除糖原背景，从而突出显示耐淀粉酶的真菌多糖（图3.61C）。

表3.13 皮肤癣菌病——病理学

组织学特征

角质层上方的网篮层和下方紧密的正角化过度或角化不全层之间可见菌丝（"三明治"征）

菌丝为规则的、有分隔的，PAS或GMS染色下最好识别

真皮浅层血管周围炎症细胞浸润

辅助检查

特殊染色：酶消化后PAS、GMS染色

培养

红色毛癣菌：正面为绒毛状奶油色，背面为粉红色至暗红色

须癣毛癣菌须癣变异株：正面为奶油色，背面为棕色

须癣毛癣菌指间变异株：正面为颗粒状，背面为浅黄色

断发毛癣菌：正面为颗粒状，背面为红褐色

许兰毛癣菌：正面为皱褶状，鹿角样菌丝

犬小孢子菌：正面为奶油色绒毛状，背面为鲜黄色

奥杜安小孢子菌：正面为平坦的棕褐色，背面为浅橙色

絮状表皮癣菌：正面为卡其绿色，绒毛状至颗粒状

鉴别诊断

体癣：皮炎（钱币状、特应性、淤积性、接触性、脂溢性），环状银屑病，远心性环状红斑，玫瑰糠疹，花斑癣，副银屑病，脓疱疮

股癣：念珠菌病，皮炎（脂溢性、接触性），银屑病，红癣，慢性单纯性苔藓，副银屑病

头癣：脂溢性皮炎，毛囊炎，拔毛癣，斑秃，银屑病，扁平苔藓，盘状红斑狼疮

足癣：皮炎（出汗不良性、接触性），银屑病，梅毒，红癣

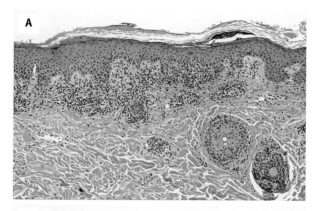

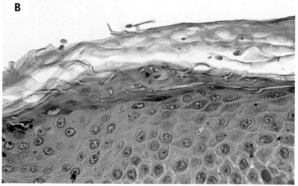

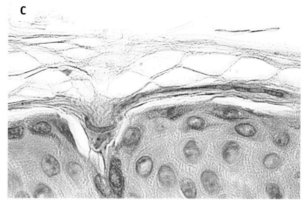

图3.61 皮肤癣菌病 A. 可见角化过度、轻度海绵水肿及真皮浅层炎症反应。B. HE染色切片中通常看不见真菌成分，但将显微镜光线调暗即可见到。C. 皮肤癣菌在酶消化后PAS染色中最易见到

致密的正角化过度的角质层中可见真菌，有时在上方的网篮层和下方紧密的正角化过度或角化不全层之间（"三明治"征），可伴有中性粒细胞聚集。菌丝呈规则的分隔状，有平行的壁，易于分裂成关节孢子。Majocchi肉芽肿特征性表现为真皮慢性炎症及毛囊周围的化脓性肉芽肿。皮肤

癣菌感染的毛发中，菌丝可见于发干内（发内癣菌）或包绕发干（发外癣菌）（图3.62）。甲真菌病中，显微镜下发现角化过度的甲下碎屑中菌丝含量比甲板中更多。

辅助检查

皮屑行真菌镜检可见分隔分枝的菌丝。剪下的指甲和甲下的角化性碎屑可行组织病理学检查

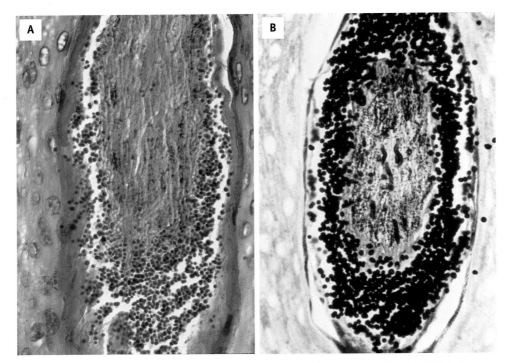

图3.62　毛发中的皮肤癣菌　A. 真菌包绕并侵犯毛干。B. GMS染色显示更突出

来诊断甲真菌病。组织学特殊染色（PAS酶消化后或GMS）很有帮助。皮屑、毛发和甲的真菌培养可鉴定病原体。细菌培养可排除二重感染。

鉴别诊断

足癣的鉴别诊断包括指间红癣、念珠菌病、脓疱疮、moccasin型银屑病及湿疹皮炎（变应性接触性皮炎、出汗不良性皮炎或特应性皮炎）。股癣需与念珠菌病、间擦疹及反转性银屑病相鉴别。体癣可与变应性接触性皮炎、环状红斑、银屑病及莱姆病类似。头癣可与脂溢性皮炎及头皮银屑病类似。

预后和治疗

治疗可选择外用及系统用抗真菌药物；避免潮湿、闷热、封闭的环境有助于治疗并预防感染。免疫受损的患者，可发展为非典型的深部感染。糖尿病患者可发生慢性或反复感染。

3.4.1.2 念珠菌病

白色念珠菌是胃肠道的正常菌群之一，也是最常见的引起人类感染的菌种。其感染诱发因素包括免疫抑制状态、中性粒细胞减少症、糖尿病及其他内分泌疾病、应用糖皮质激素、长期应用抗生素、肥胖以及持续处于潮湿环境。

临床表现

急性浅表感染常累及皮肤皱褶部位，表现为小的红色丘疹和脓疱，逐渐融合；中央为红斑及浅表糜烂，边缘为卫星状排列的丘疹及细小白色鳞屑（图3.63）。黏膜皮损表现为特征性的白色凝乳样斑块，容易被剥离，露出红色或出血性基底。

组织学特征

组织学特征为致密的正角化过度、痂屑以及表皮内散在的中性粒细胞渗透并聚集于角质层。可见局灶性海绵水肿、轻度棘层肥厚及真皮浅层血管周围混合炎症细胞浸润。HE染色切片中可见淡紫色的卵圆形出芽酵母菌延伸形成假菌丝（图3.64A），而在PAS染色（图3.64B）及GMS染色切片中更易观察。卵圆形酵母菌（芽生孢子）直径为3~6μm，假菌丝宽为3~5μm。黏膜皮损中可见上

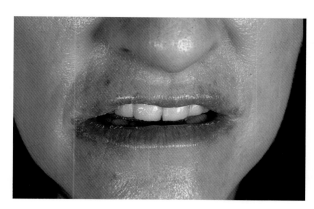

图3.63　念珠菌病　**口周红斑及丘疹**

皮增生。

辅助检查

刮取皮损鳞屑行真菌镜检可见卵圆形出芽酵母菌及周期性收缩的假菌丝，出芽酵母菌细胞相互接近并首尾相接（"腊肠样"）。酶消化后PAS染色及GMS染色有助于观察组织切片中的病原菌。

鉴别诊断

皮肤念珠菌病需与间擦疹、反转型银屑病、脂溢性皮炎、疥疮及皮肤癣菌病相鉴别。口腔念珠菌病需与毛样白斑和口腔扁平苔藓相鉴别。

预后和治疗

外用抗真菌药物对大多数病例有效；口服抗真菌药物用于顽固感染或可能发生播散性感染的免疫功能不全患者。慢性皮肤黏膜念珠菌病可能与免疫缺陷、内分泌疾病或胸腺瘤有关。

3.4.1.3 花斑癣及糠秕孢子菌性毛囊炎

马拉色菌（卵圆形糠秕孢子菌）是一种亲脂性酵母样真菌，可引起花斑癣（花斑糠疹）以及毛囊炎（糠秕孢子菌性毛囊炎），前者是一种常见的浅部真菌感染。马拉色菌可用加入橄榄油的分离培养基培养。

临床表现

花斑癣最常累及年轻人躯干上部或上肢（图3.65）。皮损表现为境界清楚的斑疹及斑片，颜色从棕褐色至白色不等，有时可融合，上覆细小鳞屑。高湿度及皮脂溢出是其易感因素。

组织学特征

HE染色下角质层中可见类似出芽酵母菌的病原菌（图3.66）及假菌丝，后者形态短而粗，很少分枝，轻微弯曲，像意大利面条和肉丸。表皮表现为角化过度和轻度棘层肥厚，真皮浅层血管周围可见轻度淋巴细胞浸润。糠秕孢子菌性毛囊炎特征为扩张的毛囊内充满角质物伴有嗜碱性颗粒状碎片样边缘，以及大量卵圆形或圆形酵母菌（图3.67）。

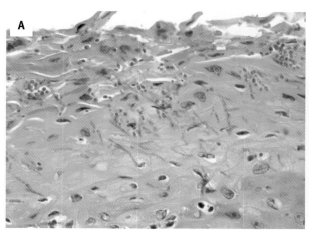

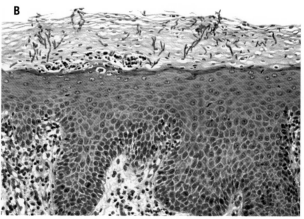

图3.64　念珠菌　**A.** 表皮角质层内可见真菌孢子及假菌丝结构。**B.** PAS染色中常见卵圆形出芽酵母菌及假菌丝垂直于表皮表面排列

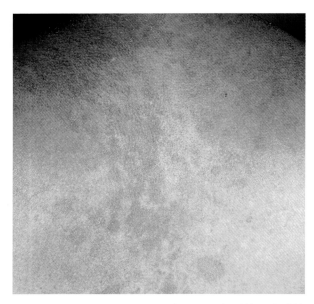

图3.65　花斑癣　躯干上部可见不规则的融合性棕褐色斑及细小鳞屑

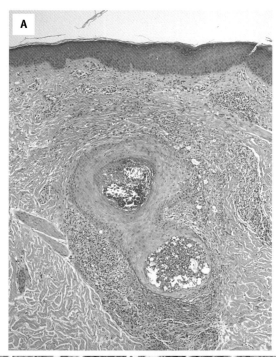

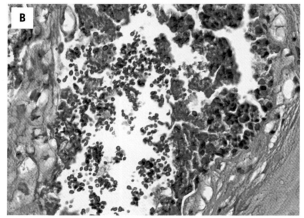

图3.67　糠秕孢子菌性毛囊炎　A. 浅表化脓性毛囊炎。B. 扩张的毛囊内可见真菌孢子及嗜碱性碎片

辅助检查

Wood灯下皮损呈黄色荧光。酶消化后PAS染色及GMS染色中可见病原菌。

鉴别诊断

临床鉴别诊断包括白色糠疹、脂溢性皮炎及炎症后色素改变。

预后和治疗

治疗包括外用抗真菌药物及硫化硒香波。

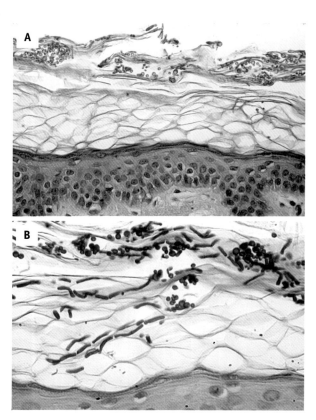

图3.66　花斑癣　A. 角化过度的角质层内可见孢子及短而粗的假菌丝。B. 酶消化后PAS染色中可见许多真菌病原体（"意大利面条和肉丸"）

3.4.2 浅部和（或）深部真菌感染

3.4.2.1 暗色丝孢霉病

许多不同属的暗色真菌（外瓶霉属、瓶霉属、万氏霉属、平脐蠕孢属、突脐蠕孢属、枝孢瓶霉属、暗色环痕霉属、短梗霉属、枝孢属、弯孢属及链格孢属）可引起皮肤及皮下组织感染，因其着色菌丝而具有特征性表现。霍塔毛孢子菌引起毛干的浅部感染被称为"黑色毛结节菌病"。

临床表现

暗色丝孢霉病的临床表现不同，从浅部角质层（黑癣）或毛干（黑色毛结节菌病）到皮下囊肿或结节样皮损。后者最常见于四肢远端，诸如碎片植入等外伤接种病原菌引起。黑色毛结节菌病中，感染的头发上有数个硬如砂粒样的黑色结节黏着于毛干。黑癣是由威尼克暗色环痕霉引起，皮损表现为棕黑色斑，常累及手掌，呈缓慢扩大，临床上易与黑色素细胞增生相混淆（图3.68）。

组织学特征

黑色毛结节菌病中，黑色结节由中心的厚壁真菌细胞（子囊）及周围的菌丝组成。黑癣的特征性表现为致密的角质层中可见棕黑色的分隔菌丝（图3.69）。深部感染表现为真皮或皮下组织有纤维囊壁的脓肿，伴有慢性肉芽肿性炎症反应。

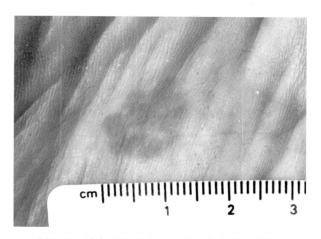

图3.68 暗色丝孢霉病 **色素斑伴有弧形边缘**

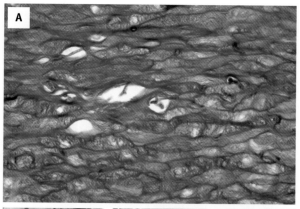

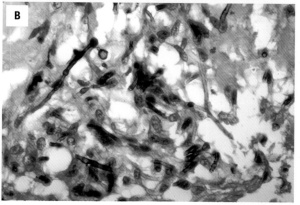

图3.69 暗色丝孢霉病 **A.** 角质层中可见着色真菌。
B. 组织炎症反应中可见着色分隔菌丝

有时中心坏死碎片中可见菌丝，菌丝为棕色，不规则，有分隔，宽4~6μm。

辅助检查

Fontana-Masson染色中菌丝呈阳性。

鉴别诊断

鉴别诊断包括着色芽生菌病：具有特征性的硬壳小体（而非菌丝）及明显的假上皮瘤样增生；真菌性足分枝菌病：由足菌肿马杜拉分枝菌引起，其互相编织的菌丝体聚集形成明显的谷粒。黑色毛结节菌病易与结节性脆发病或虱病相混淆。但易与白色毛结节菌病相鉴别，后者由白色毛孢子菌引起，表现为头发或阴毛上软的白色结节，易于分离，显微镜下可见由垂直于毛干排列的菌丝组成。

预后和治疗

治疗包括外科切除，播散性感染时应用两性

霉素B。黑色或白色毛结节菌病可通过剪掉病发来治疗。

3.4.2.2 着色真菌病

6种真菌可引起着色真菌病。这是一种慢性浅部感染，最常见的为裴氏着色真菌及澳大利亚的卡氏枝孢霉。

临床表现

典型皮损好发于外伤部位，由病原菌种植引起。表现为缓慢扩大的疣状结节或斑块，有时可形成溃疡和结痂（图3.70）。

组织学特征

表皮表现为角化过度及假上皮瘤样增生（图3.71）。真皮浅中层可见慢性肉芽肿性炎症浸润。有时可见脓性肉芽肿或真皮内微脓肿。巨细胞内外容易见真菌（图3.71）。真菌为圆形至多面体形，金棕色至栗棕色，直径5~12μm，有分隔，被认为是介于酵母和菌丝之间的营养体型，被称为Medlar小体、硬壳小体或砖样细胞，其中心比外周更苍白。

鉴别诊断

鉴别诊断包括孢子丝菌病：其特征性表现为非常少见的真菌感染形式，伴有显著的化脓性炎症；以及暗色丝孢霉病、利什曼病、结核和结节

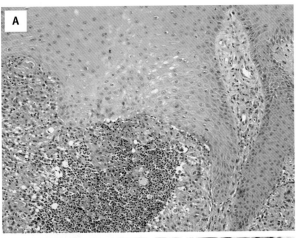

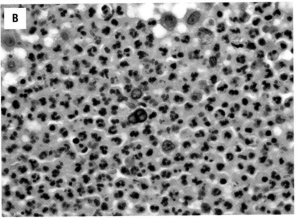

图3.71　着色芽生菌病　A. 表皮增生伴有真皮化脓性炎症反应。B. 多面体形、金棕色分隔菌体具有特征性

病。单克隆抗体可用于鉴定裴氏着色霉。培养可用于分离致病真菌。

预后和治疗

治疗包括口服抗真菌药物及局部热疗。曾报道罕见病例，其为免疫抑制患者发生裴氏着色真菌的血行播散，预后不良。

3.4.2.3 孢子丝菌病

申克孢子丝菌是一种全球性分布的双相真菌，外伤（木屑扎伤或玫瑰刺伤）接种后可引起淋巴管炎或局部感染。首例孢子丝菌病是由Benjamin Schenck于1898年在Johns Hopkins医院确诊。在美国，最大的流行人群为接触泥炭藓的林业工人。

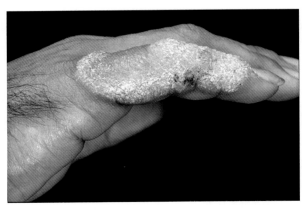

图3.70　着色芽生菌病　手指上可见一个疣状鳞屑性红色斑块

临床表现

淋巴管型最多见，外伤处首先出现一个孤立的红色结节，随后形成溃疡，有时排出脓性物质。炎症沿淋巴管播散，形成沿淋巴管分布的成串的类似结节（图3.72）。感染可向深部扩散，尤其是免疫抑制患者。局限型更常见于儿童面部，皮损表现为一个溃疡性结节，周围伴或不伴卫星灶。

组织学特征

原发皮损特征性表现为假上皮瘤样增生，真皮浅层及深层局灶性混合性肉芽肿性炎症浸润，中央伴有微脓肿。可见溃疡形成。菌体很少见，发现菌体可能需要连续切片。其形态为卵圆形或细长形（"雪茄小体"），直径2~8μm，罕见的菌丝或星状体。特征性的孢子丝菌星状体（图3.73）为酵母相，周围绕以放射状排列的嗜酸性细颗粒

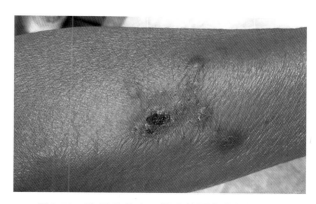

图3.72 孢子丝菌病 **结痂性原发皮损周围绕以卫星样结节**

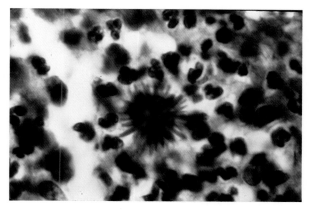

图3.73 孢子丝菌病 **酵母体伴放射状尖刺（星状体）**

样物质。在申克孢子丝菌luriei变异株引起的皮损中，可见大的厚壁酵母细胞，中心透亮，有横向分隔。

辅助检查

酶消化后PAS染色及GMS染色有助于证实真菌。

鉴别诊断

鉴别诊断包括结节病、球孢子菌病及着色芽生菌病。真菌培养有助于确诊。

预后和治疗

治疗包括口服抗真菌药物（伊曲康唑、氟康唑、酮康唑）及局部热疗。

3.4.2.4 链格孢霉病

人类感染链格孢属真菌非常罕见，绝大多数发生于免疫功能受损、糖尿病、肾上腺皮质功能亢进或系统接受糖皮质激素治疗的患者。

临床表现

互隔交链孢霉感染最常见，表现为慢性结痂性结节、脓疱或溃疡。

组织学特征

表皮、真皮均可见不同宽度的有分隔的棕色菌丝及较大的卵圆形、厚壁或双壁的酵母细胞，伴有脓性肉芽肿性炎症、表皮内微脓疡及较厚的含有中性粒细胞的痂屑。

辅助检查

酶消化后PAS染色或GMS染色中可见真菌成分。真菌培养及见到有纵向和横向分隔的大分生孢子可以确诊。

预后和治疗

预后取决于患者的免疫状态。没有公认的最佳治疗方案。外科清创可作为治疗方法之一。可静脉

应用诸如两性霉素B或伏立康唑的抗真菌药物。

3.4.2.5 芽生菌病

芽生菌病（Gilchrist病）在密西西比河和俄亥俄河、北美五大湖及美国东南部具有地方性。

临床表现

皮疹可能是系统感染的一种表现，或者是双相真菌——皮炎芽生菌直接接种的结果（表3.14）。皮损好发于暴露部位，表现为缓慢扩大的疣状结痂性结节，中央可有溃疡形成或瘢痕（图3.74）。该皮损具有特征性的紫罗兰色、疣状弓形隆起性边缘，伴有结痂性小脓疱。

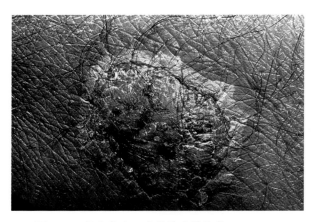

图3.74　芽生菌病　**疣状结痂性结节**

宽基底上可见一个独立出芽（图3.75）。

表3.14　芽生菌病——临床表现

双相真菌——皮炎芽生菌引起的肺部疾病继发性皮肤受累（常见）或原发性皮肤感染（少见）。芽生菌病流行于美国东南部地区。
患者组别 成年男性更易发生系统性感染，儿童更易发生急性肺部感染
病变部位 暴露部位
临床表现 临床表现不一：丘疱疹、境界清楚的疣状斑块伴痂屑及脓疱较为常见 从中央开始愈合
预后和治疗 通过两性霉素B的系统治疗，大多数皮损可愈合；偶尔需要外科治疗 原发性皮肤感染可逐渐扩大但仍较局限 系统性感染常很严重，若不治疗死亡率很高

表3.15　芽生菌病——病理学

组织学特征 明显的假上皮瘤样增生 微脓疡 直径7~15μm的透明酵母细胞，有较厚的双层壁及宽基底上的独立出芽
辅助检查 GMS染色 培养：37℃时可见宽基底上出芽的酵母细胞；25℃时菌落具有特征性的白色毛刺
鉴别诊断 荚膜组织胞浆菌杜波变异株 鳞状细胞癌

组织学特征

组织学表现为明显的表皮假上皮瘤样增生，真皮内脓性肉芽肿性炎症，可见巨细胞（表3.15）（图3.75）。表皮和真皮内均可见微脓疡。巨细胞内及微脓疡中心可见真菌。菌体表现为圆形透明的多核酵母细胞，有较厚的双层壁，直径8~15μm，

辅助检查

用针对细胞壁抗原的特殊结合物行直接免疫荧光检查有助于疑难病例诊断。酶消化后PAS染色及GMS染色有助于鉴别少见病原体。

鉴别诊断

本病需与其他酵母菌感染相鉴别，尤其是新型隐球菌病。后者的酵母出芽具有窄基底，并且在黏液洋红染色中隐球菌荚膜呈阳性。如果未发现病原体，本病的表皮假上皮瘤样增生可能与鳞状细胞癌相混淆。

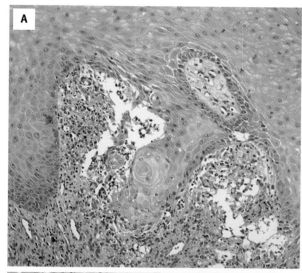

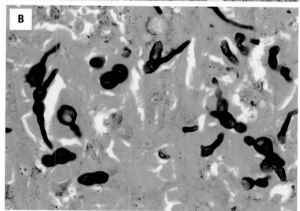

图3.75 芽生菌病 **A. 表皮增生伴有化脓性炎症。**
B. GMS染色中可见出芽酵母相（宽基底上独立出芽）

预后和治疗

若不治疗，皮损有扩大倾向并可形成溃疡，愈后中心有瘢痕形成。常用伊曲康唑治疗，疗程6个月。若不应用两性霉素B治疗，系统性感染将有很高的死亡率。

3.4.2.6 副球孢子菌病

本病由双相真菌巴西副球孢子菌引起的，流行于南美洲。主要累及男性（雌二醇抑制其由菌丝型向酵母型转变），是拉丁美洲最重要的深部真菌病。

临床表现

头颈部，尤其口腔黏膜是最常见的发病部位（图3.76和图3.77）。皮损呈结节状，发展为疼痛性溃疡，但进展缓慢。如未治疗，可导致广泛畸形。大部分皮肤损害来源于呼吸道感染的自身播散。

组织学特征

典型可见真皮内感染性肉芽肿，包括巨细胞、灶性化脓和上覆假上皮瘤样增生。细胞内外均可见大的厚壁酵母型菌，直径可达60μm，呈特征性的多芽状（图3.78），子代细胞通过窄颈孢芽相连，类似于水手轮盘或方向盘。GMS染色最易观察，因为HE染色很难明确。呈球状，有折射的胞壁，并且胞质与胞壁之间有一个清晰的晕。

预后和治疗

检测巴西副球孢子菌gp43循环抗原是快速特异诊断累及肺的病例的实用方法。需要长疗程的磺胺治疗，因为复发率很高。免疫抑制患者预后差。也有用伊曲康唑或伏立康唑治疗。

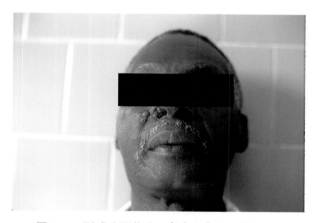

图3.76 副球孢子菌病 **鼻内和鼻旁结节**

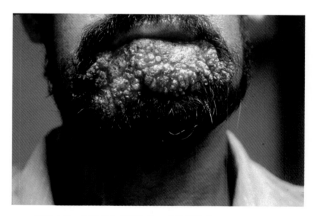

图3.77 副球孢子菌病 **口周结节**

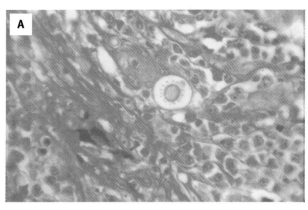

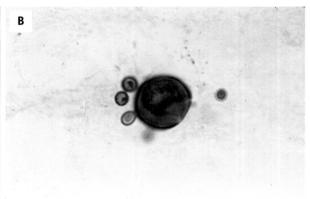

图3.78　副球孢子菌病　**特征性的水手轮盘状出芽（A和B）**

3.4.2.7 球孢子菌病

粗球孢子菌是双相真菌，流行于美国西南部。肺部感染是由于夏末时吸入了干燥土壤中的关节分生孢子。原发性皮肤损害相当罕见，一般继发于局部创伤之后。

临床表现

5%的患者出现复杂的山谷热，表现为结节性红斑和多形红斑。大约1%的原发球孢子菌病患者进展为播散性疾病，这些病例的皮损可呈疣状斑块、溃疡性结节或者疣状溃疡。

组织学特征

常见中央化脓性的感染性肉芽肿，上方假上皮瘤样增生。真菌由大的厚壁小球构成，直径可达80μm，其内含小的内生孢子（2~4μm），常规HE切片中容易识别（图3.79）。

辅助检查

病原体在GMS染色下清晰。PAS染色仅内生孢子阳性，而球体的壁阴性，因为其高磷脂的成分有关。用单克隆或多克隆的特异性抗体进行直接免疫荧光检查也是同样的模式。

鉴别诊断

有时不成熟的球体需与皮炎芽生菌的酵母相

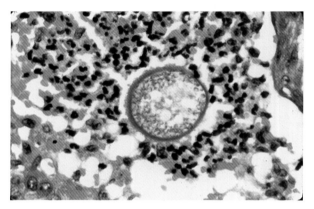

图3.79　球孢子菌病　**注意内含大量内生孢子的厚壁球体**

鉴别，后者呈宽基出芽。

预后和治疗

年轻人累及肺的原发病变通常自限。播散性患者，需要氟康唑和伊曲康唑治疗。伏立康唑和两性霉素B用于严重或者治疗抵抗的患者。

3.4.2.8 隐球菌病

新型隐球菌的新生变异株和格特变异株是人类的主要病原菌。全世界的干燥的蝙蝠和乳鸽粪便中都发现了新型隐球菌新生变异株，在具有免疫活性患者中常出现亚临床感染。免疫抑制患者常出现播散性隐球菌病，这是真菌性脑膜炎最常见的原因。10%~20%的播散性隐球菌病患者出现继发性皮损，常呈小丘疹，随即出现溃疡。直接接种导致的原发皮肤感染罕见。

　　新型隐球菌格特变异株存在于热带和亚热带的腐烂树木中（如桉树），累及免疫活性宿主时，形成肺部和脑部的大肿块(隐球菌瘤)。

临床表现

　　免疫活性患者皮损绝大部分累及面部和手指，常单一皮损或局限于一处（表3.16）。播散性病例或免疫抑制患者，皮损呈多发、散落，较常见于下肢和躯干（图3.80）。曾见不同的皮肤表现，包括丘疹、结节、斑块、脓疱、溃疡和蜂窝组织炎。

表3.16　隐球菌病——临床表现

由新型隐球菌引起的系统性真菌感染继发累及皮肤，或罕见的原发性皮肤感染
患者组别 罕见发生在免疫功能强的患者 在使用氟康唑和HAART治疗后HIV患者的发病率降低
发病部位 免疫功能活跃的患者：位于面部和手指 免疫低下的患者：多发性病变，可播散性发病，常累及 　　　下肢和躯干
临床表现 不定：丘疹、结节、溃疡或脓肿
预后 播散性发病者预后差

组织学特征

　　真皮内呈胶冻样或者肉芽肿样组织反应模式

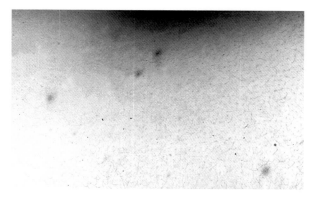

图3.80　隐球菌病　**多发性小红斑性丘疹**

（表3.17）。皮肤隐球菌胶冻样型有大量呈霰弹样散落的病原体，伴有轻微炎症反应（图3.81）。低倍镜下，带有厚的透亮包膜的孢子聚集成群，呈肥皂泡样外观。直径4~12μm，具有折光壁。HE切片下厚的黏蛋白包膜常清晰可见。孢子或游离，或在多核巨细胞的胞质中。有时可见窄基出芽。

表3.17　隐球菌病——病理学

组织学特征 胶样或者肉芽肿样组织反应模式 黏液卡红或AB染色可见带有厚的透亮包膜的孢子 4~12μm直径的有折光的壁（PAS或GMS染色阳性） 窄基出芽
辅助检查 GMS或酶消化后PAS染色 黏液染色可着重显露荚膜
鉴别诊断 荚膜组织胞浆菌病 皮肤芽生菌病 申克孢子丝菌病

辅助检查

　　皮损Tzanck涂片或者吸液进行印度墨汁染色可快速诊断。病原体PAS或GMS染色阳性。黏蛋白包膜在黏蛋白卡红或者AB染色下显露出来。尽管黏蛋白染色是带有包膜的新型隐球菌的特征，但黏蛋白阳性不是这种特殊真菌独有的。皮炎芽生菌和西伯鼻孢子菌同样黏蛋白染色阳性。常规石蜡切片可用免疫过氧化物酶方法识别病原体。通过乳胶凝集实验测定血液或脑脊液中隐球菌的多聚糖包膜抗原具有较高的敏感性和特异性，已商业性应用。原位杂交也已经使用。

鉴别诊断

　　胶样形式具有诊断性。肉芽肿形式中，针对孢子的表现，鉴别诊断包括酵母菌样真菌感染。球形，大小不规则，包膜黏蛋白卡红染色强阳性，这些都是有用的诊断线索。

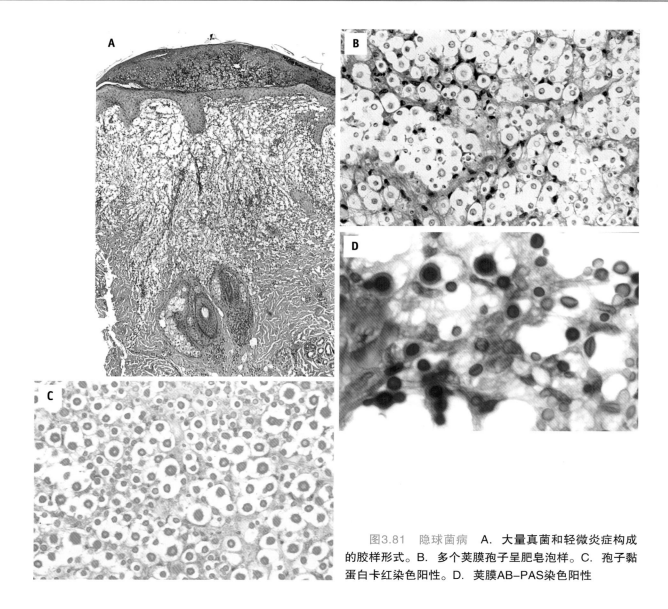

图3.81　隐球菌病　A．大量真菌和轻微炎症构成的胶样形式。B．多个荚膜孢子呈肥皂泡样。C．孢子黏蛋白卡红染色阳性。D．荚膜AB–PAS染色阳性

预后和治疗

原发皮肤损害预后较好，但患者需要注意播散到中枢神经系统可能。播散性隐球菌病具有高发病率和死亡率。免疫抑制患者首先采用两性霉素B和氟胞嘧啶治疗，接着是终身氟康唑维持性抗真菌治疗。

3.4.2.9　组织胞浆菌病

荚膜组织胞浆菌是一种双相真菌，仅流行于俄亥俄州和密西西比河流域、墨西哥、秘鲁、瓜地马拉、非洲及亚洲。荚膜组织胞浆菌有两个变异株，组织胞浆菌荚膜或北美变异株和杜波或非洲变异株，前者引起肺部或播散性损害，后者引起皮肤或者骨骼损害。

临床表现

皮肤损害罕见，常为免疫缺陷患者系统损害继发。可呈丘疹、溃疡性结节和蜂窝织炎样。

组织学特征

真皮呈慢性肉芽肿炎症浸润，其内可见大量包含群集性圆形到卵圆形酵母菌样的巨噬细胞（图3.82），真菌直径常达5μm，薄壁，嗜碱性胞质与真菌细胞壁之间有一个透明晕分割。荚膜组织

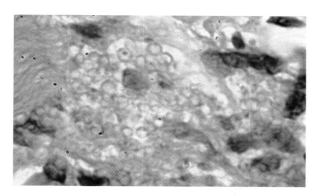

图3.82 组织胞浆菌病 巨噬细胞含有许多小的圆形酵母样菌

胞浆菌杜波变异株特征是多核巨细胞内大的病原体,其直径长达15μm,皮损周围纤维化。

辅助检查

通常充分显示病原体需要真菌染色。GMS和酶消化后PAS染色下胞壁明显,但没有人工晕。

鉴别诊断

鉴别诊断包括光滑球拟酵母菌病和马尔尼菲青霉,前者真菌细胞类似于组织胞浆菌,但具有双染性,无晕,后者真菌细胞也类似于组织胞浆菌,但不出芽,没有晕,有横膈膜分割。利什曼原虫无鞭毛体也模仿组织胞浆菌,但油镜下可见特征性的条形动基体。

预后和治疗

肺部疾病严重性和病程取决于宿主的免疫系统和吸入的分生孢子数量。播散性组织胞浆菌病用两性霉素B治疗,轻症患者可用酮康唑、伊曲康唑或者氟康唑治疗。

3.4.2.10 足菌肿(真足菌肿)

足菌肿可由细菌(放线菌性)或真菌(真菌性或马杜拉真菌性)引起。

临床表现

真菌性足菌肿主要发生在热带,大部分病例累及双足(马杜拉足),呈缓慢增大的皮下结节。疾病晚期形成排出窦道,深部组织结构通过邻近传播而感染。

组织学特征

真皮和皮下中央化脓区域周围有栅栏状组织细胞、慢性炎症浸润及纤维化。化脓区域具有特征性颗粒,后期可通过窦道排出。放线菌性颗粒呈白色、红色或者黄色,0.5mm大小。中央均匀,边缘包绕着嗜酸性物质(Splendore-Hoeppli现象),含有纤细的分枝细菌丝,厚度小于1μm。真菌性足菌肿颗粒较大,直径长达5mm,根据病因呈黑色(暗色)或白色(透明)。真菌菌丝分隔,2~6μm厚,常呈扭曲状、球形、厚壁、末端厚壁孢子。马杜拉足菌肿颗粒坚硬,呈棕黑色,硬化性物质中可见菌丝,周围成放射状排列。多育赛多孢颗粒白色,柔软,常规HE切片下中央淡染,囊泡丰富或菌丝肿胀,周围嗜酸性。

辅助检查

病原体革兰和酶消化后PAS染色均阳性。

鉴别诊断

鉴别诊断包括葡萄球菌病,其细菌排列紧密。

预后和治疗

足菌肿常为潜在的局限性感染。治疗限于手术切除。

3.4.2.11 接合菌病

接合菌病由毛霉目根霉属、毛霉属或者犁头霉属的真菌引起(毛霉病),或由虫霉目蛙粪霉菌属和耳霉属的真菌引起(皮下藻菌病)。毛霉病真菌世界范围分布,存在于泥土和腐烂的物质中。主要感染免疫抑制、糖尿病或潜在恶性血液肿瘤患者,具有暴发性临床过程。其他患者虫霉目真菌引起的结合菌病呈慢性,进展缓慢,局限于皮下组织。

临床表现

原发性皮肤毛霉菌病罕见，见于烧伤或局部创伤患者。皮损常继发于血源性播散。皮损呈特征性坏死，包括中央暗色的硬性斑块和坏死性蜂窝织炎。蛙粪霉菌属引起的皮下藻菌病呈皮下结节，主要见于男性儿童。耳霉属引起的皮下藻菌病通常限于鼻腔黏膜，呈特征性鼻息肉、鼻阻塞、流涕和鼻窦痛。好发于男性。

组织学特征

毛霉目真菌具有特征性侵入血管壁的倾向，引起栓塞和梗死。可见坏死区域，伴或不伴脓肿，这取决于宿主不同的炎症反应。菌丝宽大、带状，形状不规则，不分隔或罕见分隔，分枝呈90°角。HE染色切片菌丝明显，其薄壁具有嗜碱性或双染，不平行，中央透明（图3.83）。皮下藻菌病特征是真皮和皮下肉芽肿性炎症，其内有嗜酸性粒细胞、分散的脓肿，有时可见灶性坏死。菌丝稀疏、短，周围绕以均匀的嗜酸性物质（Splendore–Hoeppli现象）。通常不侵犯血管。

辅助检查

GMS和酶消化后PAS染色可显示真菌菌丝。培养可得出最终诊断。

鉴别诊断

主要的鉴别诊断是曲霉病，其菌丝无隔，呈

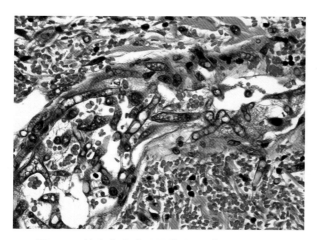

图3.83　接合菌病（毛霉菌病）**菌丝宽大无隔**

特征性的45°分支。镰刀霉菌丝类似于接合菌，直角分支，末端或中央可见厚壁孢子，局限于原发部位。

预后和治疗

接合菌病侵袭性强，死亡率高。治疗包括手术切除和两性霉素B。皮下藻菌病用碘化钾和唑类治疗。手术能引起感染扩散。

3.4.2.12 曲霉病

皮肤曲霉病不常见，主要累及免疫抑制、血液异常、糖尿病、烧伤患者，及早产儿或静脉导管或填塞辅料部位。

临床表现

皮损包括柔软的红斑、丘疹或散在脓疱的斑块，后者发展为中央坏死和溃疡的紫罗兰色的结节（表3.18）。

表3.18　曲霉病——临床表现

曲霉病为机会性感染，主要的类型为烟曲霉和黄曲霉菌
患者组别
免疫抑制患者
病变部位
原发：创伤、烧伤、伤口及静脉内留置导管部位
继发：任何部位（血源性播散）
临床表现
不定：丘疹、结节和（或）坏死性溃疡
预后和治疗
原发性病变预后较好；治疗包括外科切除及口服抗真菌药物
继发皮肤曲霉菌病预后较差，可致命

组织学特征

组织学表现各异。常见伴脓肿的肉芽肿性炎症。菌丝呈特征性的45°分支，分隔且形状规则，胞壁平行（表3.19）（图3.84A），曲霉可侵入血管壁引起栓塞。组织内很多可见到特征性的子实体（图3.84B）。

表3.19 曲霉病——病理学

组织学特征
肉芽肿性炎症或化脓性炎症
菌丝有分隔，透明，呈45°分支，GMS或PAS染色阳性
血管浸润和血管闭塞
辅助检查
真菌染色（GMS染色和淀粉酶消化后PAS染色）
真菌培养
黄曲霉菌菌落中心为卡其绿色，烟曲霉菌菌落中心为蓝灰色
菌落可见白色到黄色的边缘（"南海岛屿"）
鉴别诊断
毛霉菌病
镰刀菌感染

辅助检查

酶消化后PAS染色和GMS染色下菌丝最清晰，但常规的HE染色切片也常可见到。

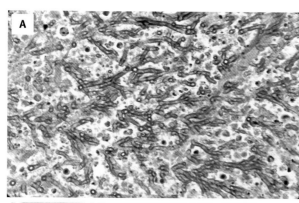

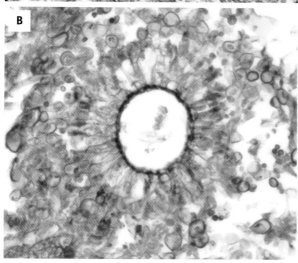

图3.84 曲霉病 A. 可见大量菌丝，分隔，45°分支。B. 子实体

鉴别诊断

鉴别诊断包括毛霉病和镰刀霉感染，前者通过菌丝形态很容易区分，后者菌丝类似，但呈90°分支，分支部分也紧贴着，终端或插入的厚壁分生孢子及囊泡。明确诊断需要在标准的真菌培养基上培养。

预后和治疗

及时地全身应用两性霉素B可以预防致死的播散性感染和栓塞。

3.4.2.13 罗伯芽生菌病

罗伯芽生菌病是由Lacazia结节真菌引起的感染，既往称为Loboa结节孢子菌，见于美国中南部。既往报道的自然病例仅见于人类和海豚。此病又名瘢痕型芽生菌病或罗伯病。

临床表现

该病表现为瘢痕样皮损，呈暴露皮肤上缓慢增长的坚实疣状结节或斑块（图3.85和图3.86）。陈旧皮损可发生溃疡。由于自生接种可出现卫星灶。

组织学特征

真皮内见致密的肉芽肿性组织细胞炎症，其内可见多核巨细胞。真菌直径7~14μm，呈柠檬样，

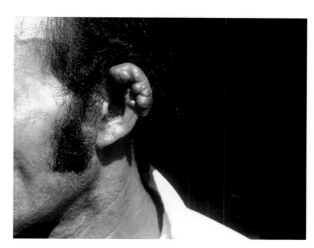

图3.85 罗伯芽生菌病 结节常常累及耳部

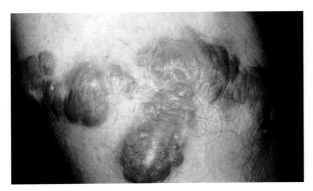

图3.86　瘢痕型芽生菌病　**皮损类似于瘢痕疙瘩**

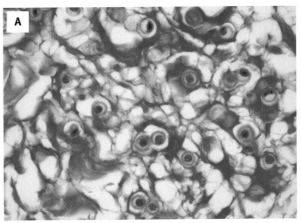

双层壁呈轻度折光，芽生细胞通过狭窄的管状形成单链。它们可见于多核巨细胞的胞质内，但常出现在胞外（图3.87）。因为HE下它们不着色，低倍下呈筛状。

辅助检查

真菌胞壁和胞质酶消化后PAS染色和GMS染色强阳性。

鉴别诊断

黏液卡红染色阴性，有助于罗伯芽生菌病和隐球菌病鉴别。

预后和治疗

本病病程进展缓慢。治疗可广泛切除。

3.4.2.14 鼻孢子菌病

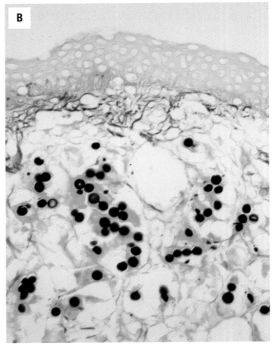

图3.87　罗伯芽生菌病　**A. 真菌厚壁，倾向于排成链状。B. GMS染色阳性**

鼻孢子菌病的致病菌是希伯鼻孢子菌，流行于印度和斯里兰卡。近期证实其属于一种新的鱼类寄生虫的原虫，定位于真菌与动物交界处。

临床表现

临床表现包括鼻部和眼黏膜上粉红色的易碎的息肉样皮损。个别病例身体其他部位也会出现孤立的结节。

组织学特征

可见直径长达400μm的球形孢子囊，其内含

有大量微孢子，伴有混合性肉芽肿性炎症。偶尔可见经表皮排出。

辅助检查

孢子囊壁厚，三层，PAS和GMS染色阳性。球囊孢子和孢子囊壁内层Mayer黏液卡红染色也阳性。

鉴别诊断

临床特征和组织学具有特异性。

预后和治疗

治疗包括外科切除和两性霉素B外用。

3.5 原虫病、寄生虫感染、藻类感染及昆虫叮咬

3.5.1 阿米巴病

皮肤阿米巴感染可由棘阿米巴和溶组织内阿米巴引起，前者存在于水和土壤中，后者位于阿米巴肠炎患者身上。累及皮肤常是免疫抑制患者播散感染的一个标记，这种情况罕见，但绝大部分患者致死。

临床表现

皮损形态多样，易发展成溃疡性脓性皮损，形成坏死性焦痂。

组织学特征

皮肤阿米巴病的溃疡性皮损有广泛坏死的碎片，碎片内可发现单个或聚集的滋养体。溶组织内阿米巴滋养体胞膜界限清楚，呈变形虫样，胞质呈双染性的细颗粒泡状，核单个偏于一旁，直径2~4μm，核仁较小。胞质内可见吞噬的红细胞。棘阿米巴细胞核位于中央，核仁较大，胞质丰富，呈颗粒性空泡状（图3.88）。包囊期包囊表面皱褶不平，星状，双层，常在血管周围发现。

辅助检查

通过检查经湿化处理的溃疡上脓液，发现运动的滋养体可快速确诊。组织性检查发现滋养体具有诊断意义。实验室诊断还有免疫化学法，化学荧光染料染色和PCR。标本可放入Page阿米巴盐上运送，接种在覆盖了大肠杆菌的无营养的琼脂上培养。

鉴别诊断

阿米巴需与组织细胞/巨噬细胞、神经节细胞及CMV感染细胞相鉴别。

预后和治疗

药物包括口服和静滴甲硝唑（灭滴灵），随后使用肠道抗阿米巴药物（巴龙霉素、双碘喹啉或二氯尼特）以清除阿米巴肠炎患者的病原菌源。播散病例及时、积极的多药物联合治疗可赢得手术机会。

3.5.2 利什曼病

利什曼病是由利什曼原虫属的血鞭毛虫感染所致，它可累及皮肤、黏膜（鼻咽黏膜利什曼病）及内脏。利什曼病分为两大类：皮肤型（旧世界利什曼病和新世界利什曼病）和内脏型（黑热病）。大约有21个种的利什曼原虫可感染人类。疾病的表现取决于以下因素，如利什曼原虫种类地理位置和宿主的免疫反应。

皮损曾有许多命名，如胶工溃疡、犹大疖、德里疖、巴格达疖、克里特岛疖和东方疖。媒介白蛉旧世界型中属于白蛉属，新世界型则属于罗蛉属。它们在黑暗潮湿环境中繁殖，夜间活动。宿主是人类或者动物（老鼠和狗）。雌性白蛉觅食时，前鞭毛体通过喙注入，从而引起感染。它们侵入网状内皮组织细胞，并在那里变成无鞭毛体并繁殖。

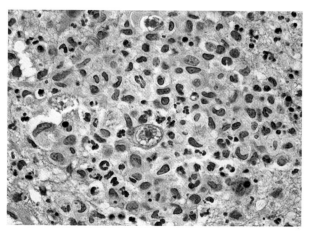

图3.88　阿米巴病　脓性肉芽肿性皮炎背景下可见一个滋养体

临床表现

皮肤利什曼病可呈急性、慢性、皮肤黏膜和播散等形式（表3.20）。急性皮损为接种部位出现单个瘙痒性丘疹。2~8周变成结节，然后溃疡（图3.89）。溃疡表浅，边缘潮红、隆起，呈火山样。溃疡边缘下方取材最容易发现病原体。溃疡愈合后遗有瘢痕。皮肤黏膜利什曼病包括最初的接种部位出现的类似皮损，以及后来扩散到黏膜，最常首先感染鼻黏膜。可出现破坏性溃疡性皮损，引起较大毁容，鼻咽利什曼病就是一个已知的并发症。慢性皮损罕见，包括单个或多个隆起的红色斑块，持续1~2年，有时表面呈疣状。免疫抑制患者可出现播散型，呈多发性结节和斑疹，不发生溃疡。

表3.20 皮肤利什曼病——临床表现

由利什曼原虫引起的慢性疾病。利什曼的部分生存周期位于白蛉的消化道内，但终止于脊柱动物体内
患者组别
男女皆可发病，各种年龄阶段皆可感染
在美国，感染的个体主要曾到过疫区旅游
病变部位
常发生在暴露部位
临床表现
皮肤病变：形成溃疡性瘙痒性丘疹，有时呈疣状改变
黏膜皮肤病变：水肿、溃疡、破坏局部结构（鼻软骨）
预后和治疗
多数皮肤利什曼病具有自限性；黏膜皮肤利什曼病可导致大量组织缺损和毁容
可行局部治疗（外科切除、热疗法）和系统性治疗（五价锑）

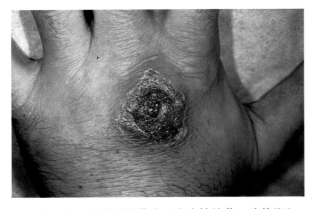

图3.89 皮肤利什曼病 **溃疡性结节，边缘潮红、隆起**

治疗的内脏利什曼病病例中，大约6%有皮肤损害常在发生系统疾病几年后出现。面部可出现红斑，躯干呈色素沉着或色素减退斑，随后变成坚实的结节。结节使人考虑到麻风，但观察不到感觉丧失。

组织学特征

急性皮肤利什曼病真皮内出现显著的炎症细胞浸润，包括巨噬细胞、淋巴细胞、浆细胞、中性粒细胞及嗜酸性粒细胞（表3.21）。巨噬细胞胞质中可发现寄生虫（图3.90），最常见于外周（"天幕"征）。因为宿主反应，溃疡后会有真皮内坏死。无鞭毛体椭圆形，直径3μm，核深嗜碱，胞膜清晰，动基体位于前半部，类似于一个安全别针。组织切片中，Giemsa染色比HE染色更易观察到寄生虫的细节。表皮改变非特异，包括增生和萎缩，增生有时呈假上皮瘤样。皮肤利什曼病的播散性损害组织性特征类似，但炎性浸润绝大部分都是含有寄生虫的巨噬细胞。慢性会出现结核样结节，中央很少坏死，周围巨噬细胞数量较少。皮肤黏膜利什曼病特征是结核样结节、坏死、大量寄生虫及表皮增生。内脏利什曼病成功治疗

表3.21 皮肤利什曼病——病理学

组织学特征
真皮内显著的炎症反应，晚期可见肉芽肿性炎
无鞭毛体椭圆形，直径3μm，核深嗜碱性，胞膜清晰，动基体位于前半部（"安全别针"样）。
Giemsa染色可标记利什曼原虫
原虫位于巨噬细胞胞质的周边（"天幕"征）
假上皮瘤样增生
辅助检查
Giemsa染色可标记原虫
组织培养
Montenegro皮肤检测
PCR检测
鉴别诊断
鼠弓形体病
荚膜组织胞浆菌病
结节病
结核
鳞状细胞癌

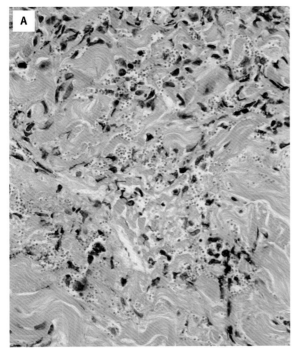

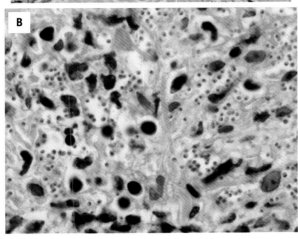

图3.90　皮肤利什曼病　A. 大量无鞭毛体伴组织细胞和淋巴细胞。B. 嗜碱性病原体位于细胞边缘（"天幕"征），含有一个类似安全别针的深染的动基体

后出现的皮损炎症稀疏，与萎缩的表皮之间有无浸润带。寄生虫罕见。可用铁苏木染色或Wilder内质网染色确定利什曼原虫。

辅助检查

活体标本经酒精固定和Giemsa染色可快速识别无鞭毛体。对于识别组织切片中的病原体，Giemsa染色同样有用。也可用免疫组织化学或PCR来识别组织中的病原体。前鞭毛体可通过改良Novy-

Mcneal-Nicolle培养基培养来确定。过去还使用利什曼素(Montenegro)实验：阳性反应包括利什曼原虫抗原皮内注射48~72小时出现红斑和直径超过5mm的硬化。该实验敏感性低，不能区分疾病活动还是既往感染，而且免疫抑制患者阴性。

鉴别诊断

流行区域的旅行史很重要，特别因为不同地理区域的不同种类可产生不同的临床表现。鼠弓形体和荚膜组织胞浆菌的大小和形状类似。出现动基体是识别利什曼原虫的重要表现。酶消化后PAS染色或GMS染色有助于排除组织胞浆菌病。

预后和治疗

皮肤利什曼病是一个临床谱系疾病，一端是自愈的急性型（绝大多数病例），另一端是慢性型、复发型和播散型。旧世界性皮肤利什曼病有自愈倾向，毁容或愈合太慢的皮损推荐治疗。FDA批准热外科治疗皮肤利什曼病。内脏利什曼病的经典治疗包括五价锑（葡萄糖酸锑钠和葡甲胺锑），但仅在疾病预防和控制中心有药，新的选择有两性霉素脂质体。

3.5.3 皮肤幼虫移行症

皮肤幼虫移行症是许多线虫类的幼虫从皮肤移入血管所致。绝大部分病例是由钩虫或粪类圆线虫引起的。接触污染的土壤或沙子之后，暴露部位的皮肤上（手、足、膝部和臀部最常见），感染的幼虫通过有效的消化酶进入皮肤。

临床表现

皮肤包括呈线状排列的瘙痒性丘疹和匍行隧道（图3.91），初起是呈红色，接着隆起并出现水疱，最后结痂。皮损按照每天几毫米的速度向前蔓延。粪类圆线虫可引起隧道，每个小时可向前推进5~15cm，弯曲的路径周围出现剧烈瘙痒的风团（线状荨麻疹）。这些病例称为幼虫匍行疹或赛

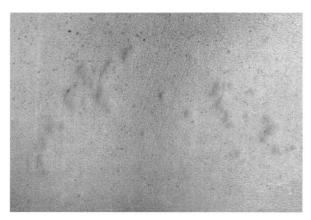

图3.91　皮肤幼虫移行症　**幼虫爬行的管道形成不规则性匐行红色皮损**

车幼虫。曾有记载说第二次世界大战中被关在缅甸和泰国的英国囚犯中出现自身感染循环相关的慢性病例。

组织学特征

在可视管道前方数厘米，表皮真皮连接处的上方可见移行的幼虫（图3.92）。大部分病例只能看到幼虫的隧道，有时周围有海绵状水肿和含有嗜酸性粒细胞的表皮内水疱。真皮浅层含大量嗜

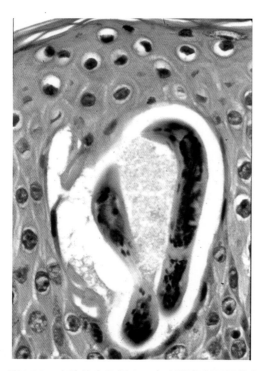

图3.92　皮肤幼虫移行症　**表皮隧道内可见幼虫**

酸性粒细胞的混合性炎症细胞浸润。棘颚口线虫可引起深部隧道。钩虫丝状蚴长500~700μm，直径20~40μm，尾尖。粪类圆线虫稍短（500~550μm），尾凹。

鉴别诊断

鉴别诊断包括罕见的马蝇和蟹性牛蝇引起的蝇蛆病。

预后和治疗

治疗为口服和外用噻菌灵。

3.5.4 蠕形螨病

毛囊蠕形螨和皮脂蠕形螨是人类最常见的永久性寄生螨。毛囊蠕形螨在1841年首次由Jakob Henle描述，其虫体细长，群集在毛囊漏斗部附近。皮脂蠕形螨虫体较小，常独立存在，寄生在深部的皮脂腺内。年龄越长，越容易在正常皮肤中发现虫体，常位于皮脂腺发达的部位，如前额、鼻、颊部。

临床表现

蠕形螨感染的三种形式包括：酒渣鼻样皮疹（酒渣鼻样蠕形螨病）、伴有毛囊角栓的面部红斑（毛囊糠疹）及重症肉芽肿性酒渣鼻样蠕形螨病。根据Ayres的最初报道，蠕形螨曾被认为是多种皮肤病的病原体，但这些观点尚有争议。

组织学特征

毛囊扩张、角栓形成、毛囊炎及毛囊周围炎是最常见的病理表现。毛孔处可以见到毛囊蠕形螨，其头部朝向真皮层（图3.93）。虫体形态细长，螯肢发育不完全，适合在毛囊处寄生。活检偶然发现个别螨虫无意义，数量较多时（Ayres提出每低倍镜下多于5个）才可能有病理意义。

鉴别诊断

显微镜下，蠕形螨在常规切片和皮脂腺分泌

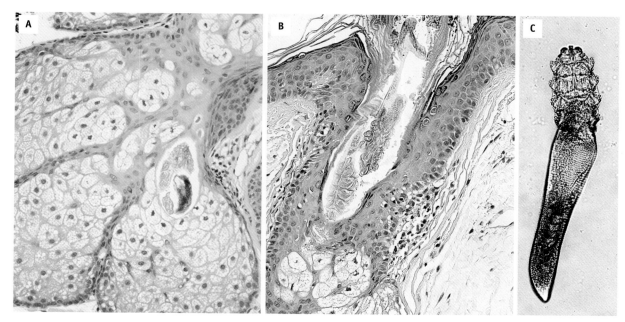

图3.93　蠕形螨病　A. 皮脂腺小叶中可见短小的虫体。B. 毛囊中的毛囊蠕形螨。C. 油镜下的毛囊蠕形螨

物检查中很容易发现。这有鉴别意义。

预后和治疗

皮疹考虑与蠕形螨相关时应局部外用苯甲酸苄酯或六氯化苯乳剂。

3.5.5 疥疮

疥疮是一种由疥螨引起的常见传染性皮肤病，自古代起，世界各国、各种族及社会地位的人均有发病。该病具有高度的传染性，长时间直接接触或人群密集可引起传播。

临床表现

患者自觉剧烈瘙痒，夜间较重（表3.22）。最典型的特点是雌虫在产卵过程中掘成隧道，指、趾间皮肤褶皱处可见隧道呈纤细的褐色波浪线状（图3.94）。其他表现包括丘疹、结节、水疱，或湿疹样改变，好发于手掌、腕部、足底、乳头、乳房下、腰部（腰带处）及男性生殖器。由于虫体与临床肉眼见到的隧道距离很近且不在轴线上，皮肤镜检查有助于发现虫体和分泌物，并能指导皮屑的刮诊。年轻人群多见持续存在的疥疮结节，

主要局限于躯干下部、大腿及阴囊，属于迟发型超敏反应。"挪威疥"，又称"结痂型疥疮"，其特点是广泛的结痂性角化过度性皮损，皮损处有大量的虫体，见于身体虚弱及免疫功能低下的患者（图3.95）。

表3.22　疥疮——临床表现

由人型疥螨感染
患者组别
流行于儿童及性活跃成人
"挪威疥"常见于免疫功能低下或唐氏综合征患者
病变部位
好发于指间、屈侧、腰围、足踝及臀褶皱部
临床表现
剧烈瘙痒，对称的红色小丘疹，出现波浪状、线状、灰 　　白色窦道可以确诊
预后和治疗
患者及密切接触者局部外用数个疗程的抗疥疮药物，大 　　部分病例有效，目前口服伊维菌素也可成功治疗
传染性强

组织学特征

角质层内可见到虫体、虫卵、幼虫及排泄物（表3.23，图3.96）。雌虫长0.3~0.4mm，可见于隧道的盲端。其虫体呈卵圆形，有4对螯肢，两对位

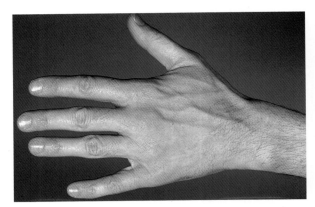

图3.94　疥疮　手部瘙痒性的丘疹水疱。指间可见隧道

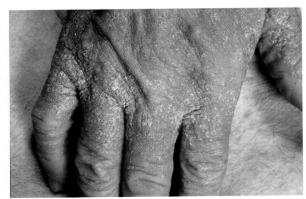

图3.95　挪威疥　鳞屑和结痂是这种角化过度型疥疮的典型表现

于前端，另外两对位于腹部两侧并长有伸向后方的长须。雄虫约为雌虫体积的一半，交配后即死去。表皮海绵水肿形成的水疱中可见嗜酸性粒细胞。真皮浅部和深部血管周围包括嗜酸性粒细胞在内的炎症细胞浸润，也可见嗜酸性粒细胞散在胶原束间。持续性疥疮结节中罕见虫体，炎症浸润深在且致密。"挪威疥"中可见银屑病样表皮增生、叠加的团块及角化不全，含有多层隧道和大量虫体、虫卵、排泄物（图3.97）。疥疮结节表现为真皮内致密的淋巴细胞、组织细胞结节状浸润，也常见许多嗜酸性粒细胞（图3.98）。

表3.23　疥疮——病理学

组织学特征
角质层的隧道中可见虫体、卵、幼虫及排泄物
虫体位于隧道的盲端，可达棘层
雌虫呈卵圆形，长0.4mm，有四对足
浅层及深层血管周围炎症细胞浸润，伴有嗜酸性粒细胞
鉴别诊断
节肢动物咬伤
皮肤幼虫移行症
尾蚴皮炎
荨麻疹过敏反应
药物反应

鉴别诊断

　　诊断主要依靠隧道中的虫体、虫卵或排泄物。如果没有这些特点，就需要与节肢动物咬伤、皮

肤幼虫移行症、尾蚴皮炎、荨麻疹过敏反应及药物反应相鉴别。

预后和治疗

　　多数病例可以治愈。瘙痒可持续至消灭疥螨后的数周。治疗包括外用克罗米通或六氯化苯，

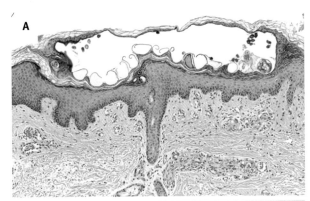

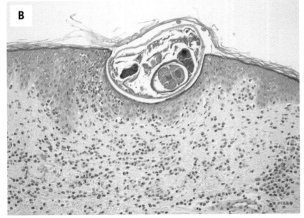

图3.96　疥疮　A. 角质层可见虫体、卵、幼虫及排泄物。B. 虫体周围有嗜酸性粒细胞浸润

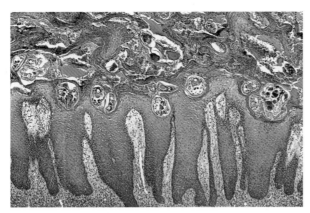

图3.97 挪威疥 大量虫体及卵分布在层状隧道中，伴有大量角化过度

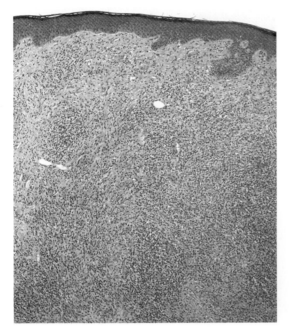

图3.98 疥疮结节 可见含有淋巴细胞、组织细胞及嗜酸性粒细胞的致密炎症浸润灶

患者及其密切接触者要同时治疗。

3.5.6 虱病

历史上虱病一直影响着人类，寄生于人体的虱分为3种，分别位于特定的部位。

临床表现

头虱常寄生于3~12岁的儿童，通过紧密接触或接触污染物传播，虱卵（图3.99）多见于耳后及枕部，梳发容易发现。体虱主要见于城市中的流浪人群，是五日热巴尔通体的携带者，它可以引起发热及心内膜炎。世界范围内，体虱都很重要，尤其是贫困地区，体虱可以传播回归热、战壕热及流行性斑疹伤寒。毛虱（阴虱）一般通过性接触传播，近1/3的患者伴有其他性传播疾病。阴虱附着在外阴、躯干、大腿及臀部的体毛上，很少累及头发。继发叮咬时，可在下腹部及股部见到特征性的灰蓝色斑疹（青斑）。

组织学特征

头虱为芝麻大小，有三对爪足，可以迅速蠕动，产生的卵紧附于距头部皮肤1~2mm的毛发上（图3.99）。体虱较大，长2~4mm，雌性一生产卵300只，寄生在衣服的缝合处，尤其是温度较高的部位（如腰带处），不吸血可以存活3天。阴虱长0.8~1.2mm，体型宽大，与长卵圆形的头虱及体虱不同。

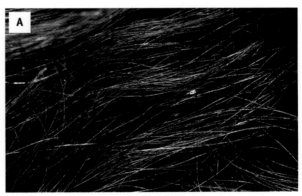

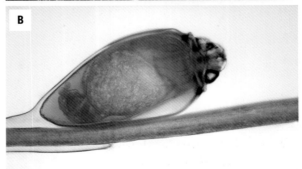

图3.99 虱病 A. 毛干上附着白色虫卵。B. 虫卵

鉴别诊断

发现虱可以明确诊断头虱。毛发管型、黑色和白色毛结节菌病、脂溢性皮炎的鳞屑、发胶残留、念珠状发、结节性脆发症都可能被误认为虫卵。啮虫也容易与虱混淆，但这种昆虫头部较大，有触角。在衣服内发现虫卵及虱体可以诊断体虱。阴虱容易诊断，但虫卵应与白色毛结节菌病区别。

预后和治疗

头虱是社区范围内问题，学校内反复筛查可以减少传播，外用药物（克罗米通、六氯化苯）灭虱对绝大部分病例有效。对于体虱及阴虱应养成良好的卫生习惯，并外用药物。某些对克罗米通或六氯化苯耐药的病例，可口服伊维菌素。

3.5.7 臭虫叮咬

临床表现

温带臭虫多见，常隐藏于墙壁、床垫、家具的裂隙或地毯下，仅在夜间活动，有异味或陈旧排泄物的环境中多见。成年臭虫呈红褐色，扁平卵圆形，约5mm长，吸血后明显变大。被咬伤的部位无疼痛，出现坚实的小丘疹（图3.100），数个皮疹成排分布是其特征。

组织学特征

典型的组织学表现为无特异性的超敏反应样改变，伴有真皮上部水肿，血管周围嗜酸性粒细胞、肥大细胞浸润，间质中也可见嗜酸性粒细胞浸润。

鉴别诊断

主要是依靠临床病史与其他表现及咬伤反应相鉴别。

预后和治疗

治疗以缓解瘙痒为主，可使用薄荷脑、炉甘石或糖皮质激素。

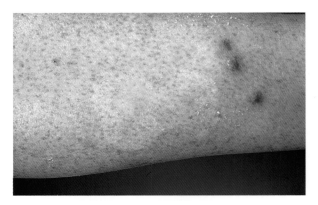

图3.100　臭虫皮炎　数个成排分布的红色丘疹

3.5.8 蝇蛆病

蝇的幼虫（蛆）寄居在活的组织器官中，称为蝇蛆病。蝇属于双翅目，其种类取决于不同的地理分布。在美国人马蝇卵（人皮蝇）由蚊子传播；非洲皮蛆瘤蝇（嗜人瘤蝇）的幼虫从土壤或衣物中孵出后可穿透皮肤。由于蛆以坏死的组织为食，少数种类可用于伤口护理，应用最广泛的是叉叶绿蝇、丝光绿蝇。

临床表现

皮疹类似疖，幼虫钻出皮肤时（图3.101），皮疹增大，形成溃疡，伴有剧烈的疼痛。

组织学特征

真皮及皮下腔隙里常可见幼虫，周围伴有严重的炎症浸润，可见嗜酸性粒细胞及纤维化。幼虫的外壳较厚，表面有突起（图3.102）。幼虫断面可见到吸管及横纹肌。

鉴别诊断

苍蝇幼虫的横纹肌可以区别于蠕虫。此外还需与潜蚤病和蛤蚧五口虫病（是类似蠕虫的节肢动物，但在表皮有质硬的咖啡色口器）相鉴别。

预后和治疗

治疗主要是手术除去幼虫。

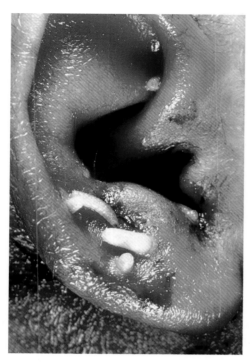

图3.101　蝇蛆病　**可见附着在坏死组织表面的幼虫**

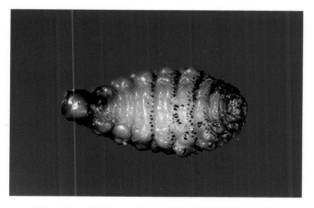

图3.102　蝇蛆病　**长有成排刺突的人皮肤蝇幼虫**

3.5.9 潜蚤病

潜蚤病是由沙蚤（又称穿皮潜蚤）感染皮肤而引起的一种皮肤病，见于美洲中南部、印度、巴基斯坦和非洲热带地区。人赤脚行走时沾染潜蚤，怀孕的雌蚤由宿主的足底、足趾间钻入皮肤。

临床表现

起初在潜入处出现黑色的小点，逐渐形成白色豌豆大的丘疹，渐增大形成豌豆大结节，中央黑点，周围伴有红晕。虫体产卵死亡后，结节形成溃疡。

组织学特征

怀孕雌蚤有典型的外骨骼、卵及内脏。它的头部向下钻入表皮，末端节片留在皮肤表面（图3.103）。虫卵呈椭圆形，白色，光滑，外壳薄，长约0.6cm。潜蚤虫体外壳厚，皮下细胞肥大。成熟的潜蚤体内含有虫卵，体积膨胀，被伸长的网状骨脊包裹。其头部较小，有一枚长针可以刺入皮肤并吸血，横纹肌带在背部连接到外壳。虫体周围可见包括中性粒细胞性及嗜酸性粒细胞的混合性炎症浸润。

预后和治疗

治疗包括手术切除完整虫穴，并对症处理继发感染等并发症。

3.5.10 蜱叮咬

蜱通过多种机制引起疾病。它是传染性病原体的携带者，可以间接地导致慢性游走性红斑

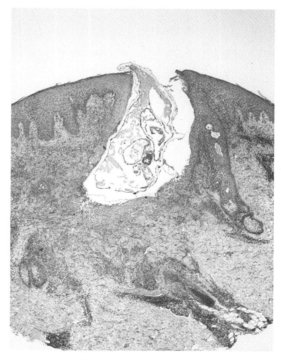

图3.103　潜蚤病　**潜蚤垂直植入皮肤**

（莱姆病）、落基山斑疹热、艾利希体症或巴贝西虫病等疾病。其植入性口器可引起局部急性炎症反应或慢性超敏反应。叮咬时分泌的唾液有抗凝血、抗炎的性质，使局部免疫力下降，或可导致系统性中毒。蜱主要分为两类：软蜱（隐喙蜱科）和硬蜱（硬蜱科）。

临床表现

硬蜱因背部有坚硬的质板（雌性较小）而得名，因莱姆病、巴贝西虫病的传播媒介而显得重要。它紧附于皮肤（图3.104），缓慢吸血可达7~8天。软蜱的躯体软而韧，吸血后数分钟即与皮肤分离，不易被觉察。软蜱或硬蜱叮咬后1~3天内，局部出现淤斑、丘疹或薄斑块，质略硬，周围红晕可达数厘米。软蜱更容易引起较严重的反应，如局部坏死形成直径数厘米的坏死性溃疡，愈后遗留瘢痕，幸运的是很少发生。大部分病例仅有轻度水肿、水疱或大疱的报道。蜱口器残留在真皮内导致的慢性皮疹表现为丘疹、结节或斑块，可迁延数月至数年。

组织学特征

组织病理如未发现虫体则诊断困难。真皮中可见虫体口器（图3.105），浅层血管周围及间质内有中等密集的炎症细胞浸润，包括淋巴细胞、组织细胞、浆细胞、嗜酸性粒细胞及中性粒细胞。部分病例的炎症浸润较深，延伸至皮下组织，引

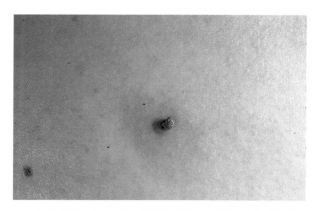

图3.104　蜱叮咬　正在吸食的虫体附着在皮肤上，叮咬部位出现红斑

起脂膜炎。真皮浅层小血管中见到纤维性栓子是诊断线索之一。慢性皮损中很少有中性粒细胞，可见到肉芽肿性炎症及真皮纤维化。若炎症浸润非常致密，可类似淋巴组织增生性疾病（假性淋巴瘤）。

鉴别诊断

确定类别需要对蜱进行观察。硬蜱头部在其上方显而易见，四对螯肢位于虫体两侧，雌虫的质板短小，易与雄性区别。硬蜱在肛孔前方有凹槽（图3.106）。美洲钝眼蜱（孤星蜱）口器长，雌性质板的顶端有一处白色斑点。草原革蜱（木蜱、犬蜱）的质板有白色的斑纹。软蜱在其上方不易观察到头部，并且没有质板。蜱叮咬的持久反应伴有明显的淋巴细胞浸润，可类似淋巴增生性疾病。

预后和治疗

接触后18~24小时内除去蜱虫可以预防疾病传播，但许多叮咬是无症状的。莱姆病可选择多西环素。

3.5.11　蜘蛛咬伤

蜘蛛咬伤可引起多种临床症状，根据不同种类，可有局部疼痛（多数）、坏死性溃疡到中毒等不同程度的表现。

临床表现

褐隐毒蛛的腹部外侧有提琴状的标志。叮咬后反应剧烈，1~3天内出现局部坏死，伴有发热、乏力、恶心及疼痛。叮咬部位早期坏死中央呈深蓝色，周围绕以白晕（血管收缩所致），白晕的边缘呈红色（反应性红斑）。这种"红—白—蓝"征是本病的特征性表现。寡妇蜘蛛属于毒蛛属，世界各地均有分布，叮咬绝大多数位于肢体末端，毒液螫入引起局部坏死。黑寡妇毒蛛腹部呈黑色球状，有沙漏样的红色斑纹。红背蜘蛛在澳洲普

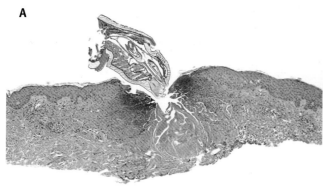

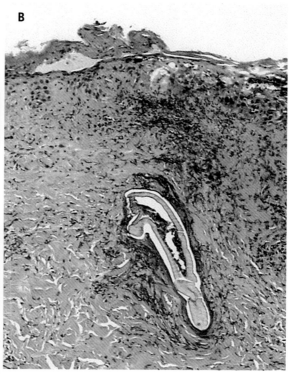

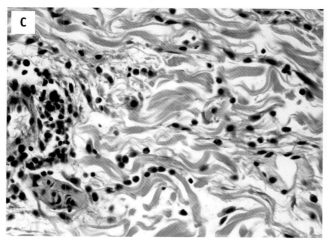

图3.105 蜱叮咬 A. 长有厚壳的虫体刺入皮肤。B. 口器植入真皮，周围出现炎症反应。C. 叮咬部位出现淋巴-嗜酸性粒细胞炎症反应

液的剂量，严重程度有所不同。

组织学特征

早期皮损有浅层及深层血管周围的嗜酸性粒细胞、中性粒细胞在内的炎症细胞浸润、出血、血栓及血管炎的表现。真皮肿胀、胶原纤维间出现嗜酸性粒细胞是本病的特征。后期出现血管壁坏死、液化或凝固性坏死，也可见溃疡。

预后和治疗

绝大多数病例只需对症支持治疗（休息、冰敷、包扎、抬高患肢）。如果出现坏死及全身中毒症状，建议口服氨苯砜。FDA未认可使用抗蛇毒素。

3.5.12 原藻病

是由原藻属的藻类引起的罕见感染，常系外

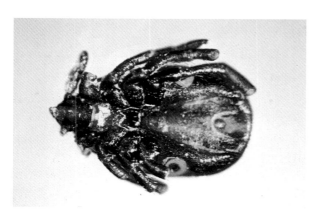

图3.106 蜱 硬蜱的典型特征是在肛门前方可见肛毛

遍存在，较大的、危险性更强的雌性为黑色，腹部类似豌豆大小，斑纹为橙红色或灰色。其毒液是一种称为蛛毒素的神经毒素，抑制末梢神经元传递，导致突触前阻滞。几乎所有毒蛛的毒液均认为含有类似的毒性物质。毒蛛中毒，指一系列由于叮咬、螫刺而注入毒液所致的临床综合征，根据蜘蛛种类、寡妇毒蛛的大小、季节及注射毒

伤后直接接种而发病。

临床表现

临床表现多样，呈湿疹样、疱疹样改变，或在斑块基础上出现融合性丘疹。

组织学特征

真皮呈慢性肉芽肿性炎症浸润，可见组织细胞、淋巴细胞及巨细胞，偶尔有嗜酸性粒细胞，可见坏死区。革兰、PAS及GMS染色菌体呈阳性，菌体多位于空白处、多核巨细胞的细胞质或巨噬细胞中。菌体壁厚，内有分隔，直径3~11μm（小型原藻，是引起人类感染的常见种类），有很小的楔状内孢子，成放射状或桑葚样排列（图3.107）。

辅助检查

用单克隆抗体行免疫组化检查可以明确生物

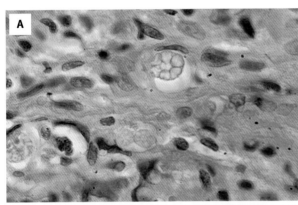

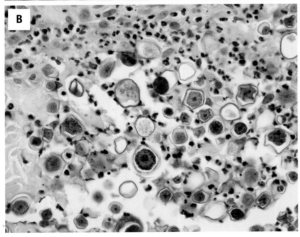

图3.107　原藻病　A. 虫体位于皮肤的囊腔中。B. 菌体有较厚的细胞壁及内生孢子分隔

类别。

鉴别诊断

原藻病无孢子囊要与粗球孢子菌相鉴别，后者的体积较大。

预后和治疗

本病治疗困难，对于有正常免疫力的个体可采取手术切除及抗真菌治疗。伴有系统性感染的免疫缺陷患者可使用两性霉素B。

3.5.13 线虫病

3.5.13.1 囊虫病

人类可偶然成为猪肉绦虫蚴虫的中间宿主，猪肉绦虫呈世界性分布，多见于卫生条件较差的地区及其移民。因食入被人类粪便污染的水或食物中能够成活的虫卵而发病，蚴虫吸附并钻入肠壁后，进入血液循环，可寄生在人体各个部位。

临床表现

表现为单发或多发的无症状囊肿样结节，多见于胸部及四肢近端。

组织学特征

可见奶白色椭圆形或圆形囊肿，囊内有澄清的液体，直径1~2cm，包含虫体向囊内陷入的头节，见于真皮及皮下组织（图3.108）。囊肿周围被纤维组织包裹。囊尾蚴外壳呈乳头状向外突出，表面有微绒毛，肌纤维平整，基质内含有特征性的钙化性物质（图3.108）。很多虫体的基质内可见到层状钙化的卵圆形结构。头节有四个吸盘及一圈30个嗜酸性的小钩围绕。早期皮损周围无炎症，后期虫体死亡变性，出现伴有嗜酸性粒细胞的急性炎症，继而呈慢性肉芽肿样改变，最终纤维化。非活动性皮损仍可以见到残留的小钩及钙化的虫体。

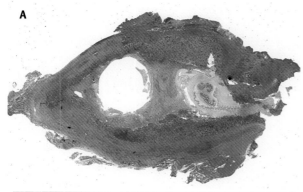

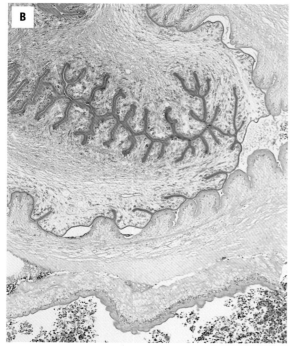

图3.108 囊虫病 A. 可见乳头状突起的体表、斑块样分层及其软组织体。B. 典型钙化的虫体

鉴别诊断

裂头蚴病主要见于中国、日本及东南亚，是由罗迭宫绦虫引起的寄生虫病。可形成质软的皮下结节，有移行性，其内包含白色蠕行的虫体，不同节片的宽度明显不同，数厘米至半米。裂头蚴有纵向的排泄管及肌束、横向棋盘状的肌肉丛，没有头节及内脏。移行部位出现管状坏死，周围有大量嗜酸性粒细胞浸润，继而出现皮肤坏死及肉芽肿反应。

预后和治疗

可采取手术切除，也可以用吡喹酮或阿苯达

唑联合糖皮质激素治疗。蚴虫寄居于皮肤及皮下组织尚属于良性过程，一旦虫体侵入眼部可导致失明，侵入大脑或心脏可能导致死亡。

3.5.13.2 盘尾丝虫病

本病是由盘尾丝虫引起的一种寄生虫病，通过在河岸生存的蚋传播。多见于非洲热带、美洲中部及南部。

临床表现

皮下组织寄居后，蚴虫发育为成虫，在皮下形成直径2~10cm的结节，这些结节可包含一至数只扭结成团的虫体。成虫产生微丝蚴，移行至淋巴系统。微丝蚴抗原引起炎症反应，导致苔藓化的瘙痒性丘疹（盘尾丝虫皮炎）及皮肤色素改变（豹皮样）。

组织学特征

皮下结节中纤维组织包裹的紧密缠绕的虫体，早期可见伴有嗜酸性粒细胞及颗粒成分的混合炎性浸润。晚期仅见稀疏的慢性炎细胞、异物巨细胞、嗜酸性粒细胞及点状钙化。虫体呈丝线状，白色，直径0.25~0.45mm，长20~50cm。微丝蚴聚集在淋巴管或真皮乳头层，蚴虫宽5~9μm，长200~360μm。

鉴别诊断

盘尾丝虫的微丝蚴在其前侧方有并排的两个或三个核，这是一个与链尾曼森线虫及真皮内其他种类微丝蚴区别的特征。

预后和治疗

成虫可以在皮下组织存活15年甚至更久。如果微丝蚴到达眼部可致失明（河盲症）。微丝蚴阻塞淋巴管导致淋巴结炎或淋巴结囊肿（腹股沟处悬垂）。治疗包括手术切除结节，或使用抗丝虫药乙胺嗪及舒拉明。

3.5.13.3 恶丝虫病

恶丝虫感染是地中海地区的寄生虫病，其他地区罕见。引起人类皮下感染的最常见类型有细弱恶丝虫（南佛罗里达州）、厄氏恶丝虫和微齿恶丝虫（北美）、匐行恶丝虫（欧洲）。蚊是本病的传播媒介。

临床表现

皮损为独立的红斑样皮下结节，触之柔软，有波动感。

组织学特征

结节中包含退化的虫体，中央呈脓性炎症反应，周围可见伴有大量嗜酸性粒细胞在内的慢性炎症浸润。丝虫外壳厚且多层，有纵向外表皮脊，表皮下肌层较厚，呈放射状排列。若虫体死亡时间较久，其退化性表现可导致难以辨认。

鉴别诊断

细弱恶丝虫长40~130mm，直径260mm。匐行恶丝虫较大，长70~170mm，直径370~450mm。雌性比雄性大。

预后和治疗

外科手术切除可治愈。

3.5.14 血吸虫病

血吸虫病是血吸虫的虫体侵袭人体引起的疾病，表现为尾蚴皮炎（游泳痒）或迟发型血吸虫病。尾蚴皮炎是由禽类或畜类血吸虫引起，它们在人体内不能完成整个生命周期，穿透皮肤后很快死亡。迟发型血吸虫病少见，由主要的几种血吸虫（日本血吸虫、埃及血吸虫和曼氏血吸虫）的虫卵在皮肤中蓄积，并引起严重系统性症状。

临床表现

暴露部位接触污染水源后出现超敏反应，特征性表现为水肿性红色丘疹，伴瘙痒。晚期虫卵在真皮中聚集，可出现乳突状或疣状皮损，累及生殖器或生殖器之外的皮肤。

组织学特征

尾蚴皮炎特征性表现为海绵水肿，嗜酸性粒细胞及中性粒细胞侵入表皮。虫体钻入皮肤后立即行活组织检查可以在表皮层见到尾蚴。晚期皮肤尾蚴皮炎可在真皮内观察到钙化或退化的虫卵，周围伴有栅栏状坏死性肉芽肿反应及大量嗜酸性粒细胞，这是其特征。表皮角化过度，有时可见假上皮瘤样改变及排泄窦道（经上皮排除）。其虫卵的壳质外壳PAS染色呈阳性，因此可通过检查虫卵明确诊断。曼氏血吸虫虫卵约150×80μm大，有一侧刺；埃及血吸虫体积较小，顶端有刺；日本血吸虫虫卵较曼氏血吸虫小，无刺。如果用改良的涂片抗酸染色，埃及血吸虫的刺呈阳性，而日本血吸虫和曼氏血吸虫的卵壳及刺均为阳性。卵中的毛蚴有环状的神经中枢和显著嗜碱性的性腺细胞。

鉴别诊断

尾蚴皮炎主要依靠疫水接触史等作出临床诊断。海水浴皮疹由顶针水母（佛罗里达、加勒比海）或爱氏海葵（纽约、长岛）引起，在沿泳衣覆盖的部位出现瘙痒性丘疹。而尾蚴皮炎发生在暴露部位。

预后和治疗

尾蚴皮炎对症治疗即可，1~2周后可以自愈，可用吡喹酮治疗。

（刘　琬　董正邦　高小曼　姜景新　王玲艳　译，曾学思校）

推荐读物

通用

1. Brown TJ, yen-Moore A, Tyring SK. An overview of sexually transmitted disease. Part I. J Am Acad Dermatol, 1999,41:511-532.

2. Connor DH, Chandler FW, Schwartz DA, et al. *Pathology of infectious diseases*. Vol. 1 & 2. New york: Appleton & lange, 1997.

3. Diven DG. Color atlas and textbook of diagnostic microbiology. An overview of poxviruses. *J Amer Acad Dermatol*, 2001,44:1-14.

4. Elmer W, Koneman SD, Allen WM, et al. An overview: the changing face of cutaneous infections and infestations. *Clin Dermatol*, 2002,20: 104-108.

病毒感染性疾病

1. Ahmed AM, Madkan V, Tyring SK. Human papilloma viruses and genital disease. Dermatol Clin, 2006,24:157-165.

2. Bansal R, tutrone WD, Weinberg JM. Viral skin infections in the elderly: diagnosis and management. *Drugs Aging*, 2002,19:503-514.

3. Khosvnevis M, Tyring SK. Cytomegalovirus infections. *Dermatol Clin*,2002,20:291-299.

4. Simmons A. Clinical manifestations and treatment considerations of herpes simplex virus infection. J Infect Dis,2002,186:S71-S77.

细菌感染

1. Barbagallo J, tager P, Ingleton r, et al. Cutaneous tuberculosis: diagnosis and treatment. *Am J Clin Dermatol*, 2002,3:319-328.

2. Britton WJ, lockwood DN. leprosy. *Lancet*, 2004, 363:1209-1219.

3. Ghosn SH, Kibbi AG. Cutaneous gonococcal infections. *Clin Dermatol*,2004, 22:476-480.

4. upi O, Madkan V, Tyring SK. tropical dermatology: bacterial tropical diseases. *J Am Acad Dermatol*, 2006,54:559-578.

5. Weitzul S, Eichhorn PJ, Pandya AG. Nontuberculous mycobacterial infections of the skin. *Dermatol Clin*, 2000,18:5.

6. Zeltser r, Kurban AK. Syphilis. Clin Dermatol, 2004,22:461-468.

真菌感染

1. Dixon DM, Polak-Wyss A. the medically important dematiaceous fungi and their identification. *Mycoses*, 1991,34:1-18.

2. Borgers M, Degreef H, Cauwenbergh G. Fungal infections of the skin: infection process and antimycotic therapy. *Curr Druf Targets*,2005,6:849-862.

3. Lupi O, Tyring SK, McGinnis Mr. tropical dermatology: fungal tropical diseases. *J Am Acad Dermatol*, 2005,931-951.

4. Schwarz J. the diagnosis of deep mycoses by morphologic methods. *Hum Pathol*, 1982,13:519-533.

节肢动物咬伤，寄生虫病

1. Goddard J. Physician guide to arthropods of medical importance. 4th ed. Boca raton, Fl: CrC Press, 2002.

2. Heukelbach J, Feldmeier H. Scabies. Lancet, 2006,27:1767-1774.

3. Ko CJ, Elston DM. Pediculosis. *J Amer Acad Dermatol*, 2004,50:1-12.

4. Mehregan Dr, Mehregan AH, Mehregan DA. Histologic diagnosis of cutaneous leishmaniasis. *Clin Dermatol*, 1999,17:297-304.

第4章 皮肤血管炎

J. Andrew Carlson

4.1 概述

血管炎是组织学诊断，指炎症细胞浸润并破坏血管壁。血管炎通常分为原发性血管炎（特发性血管炎，如皮肤白细胞碎裂性血管炎或Wegener肉芽肿）、继发性血管炎（结缔组织疾病、感染、药物不良反应相关的血管炎，或者为副肿瘤综合征的表现之一），以及偶发性血管炎，后者常继发于另一种病理过程，如创伤性溃疡或弥漫性中性粒细胞浸润。临床上皮肤血管炎可以表现为多种形态，包括荨麻疹、紫癜、血疱、溃疡、结节、青斑、梗死和（或）肢端坏疽。这些病变可以是系统性疾病的皮肤表现，而多数情况下，血管炎为良性自限性单发现象。

血管炎综合征难以诊断。特异性血管炎类型的临床表现与发病机制通常不完全符合，可能具有很多种形态学表现，而这些特征又与其他病变相重叠，因此，影响了临床诊断。目前最广泛采纳的分类系统是基于病理分类的Chapel Hill标准（CHCC），另一分类系统是主要基于临床表现的美国风湿学会（ACR）标准。但是，这两种系统都不太完美。这两种分类系统的诊断标准最初都不是针对某一具体患者（尤其是处于疾病早期的患者）而制定，而是用于比较不同组的患者群体。当把CHCC或ACR标准标准应用于具体患者时，就会发现明显缺陷：它们不能识别特异性血管炎类型，并且原发性血管炎

的不同类型之间存在重叠。例如，按照CHCC分类，系统性结节性多动脉炎很罕见，但是按照ACR标准，则系统性结节性多动脉炎就相对常见。此外，ACR标准中过敏性血管炎也可归类为过敏性紫癜；这些晚期的尤其是有系统损害的患者，在CHCC标准中也可归属于显微镜下多动脉炎。

绝大多数情况下，需要组织学检查才能确诊血管炎，因为血管炎综合征几乎没有特异性临床、影像和（或）实验室表现。尽管如此，也不能仅仅根据病理活检本身而诊断血管炎，还需要结合临床病史、体格检查、实验室检查和（或）血管造影检查。例如，局限于皮肤的血管炎（过敏性血管炎、皮肤白细胞碎裂性血管炎或者白细胞碎裂性血管炎），其诊断需要寻找没有系统损害的临床表现。如果出现了系统性血管炎，影像学检查就能够作为一种有效的方法来明确疾病的范围和活动性；并且，血清学检查，如C反应蛋白、抗中性粒细胞胞质抗体（ANCA）水平和种类可以分别用来监测疾病的活动性和预测死亡风险。因此，为了将皮肤血管炎归入特异性血管炎综合征，最好的方法是形态学观察，可以通过检测受累血管的大小和炎症反应的主要类型来分类。这些组织学类型与发病机制大致相关，如果再结合直接免疫荧光检查结果、ANCA值、系统性疾病的病情检查，就可以获得特异性诊断，最终进行更有效的治疗（图4.1，表4.1）。在皮肤血管炎

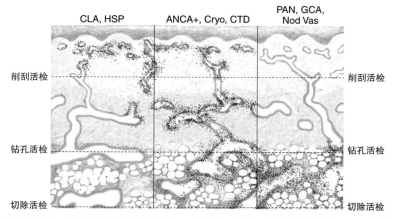

图4.1 皮肤血管炎的分类 根据受累血管的大小、皮肤和皮下组织受累的范围，可以对皮肤血管炎初步分类。一般而言，过敏性紫癜(HSP)和皮肤白细胞碎裂性血管炎(CLA)累及皮肤的浅层血管，而结节性多动脉炎(PAN)，结节性血管炎(Nod Vas)和巨细胞性动脉炎(GCA)累及真皮-皮下组织交界处和皮下组织内的深层肌性血管。其他类型血管炎中的大多数，如冷球蛋白血症性血管炎（Cryo）、结缔组织病(CTD)血管炎和中性粒细胞抗体相关性血管炎（ANCA+），则可同时累及小血管和肌性血管（但不一定在同一活检组织中出现）。皮肤活检的深度影响其诊断。为了获得各种大小的血管，对血管炎病变一般推荐采取深达皮下的钻孔活检或者手术切除活检

的评估程序中，准确的组织学分类是对特异性血管炎综合征作出可重复性诊断的第一步。

表4.1　皮肤血管炎的分类，依据组织学形态和实验室检查

小血管性血管炎
中性粒细胞性
免疫复合物介导性（DIF⁺）
皮肤白血病碎裂性血管炎（CLA）（超敏性血管炎及LCV）
过敏性紫癜
小儿急性出血性水肿
荨麻疹性血管炎
慢性局限性纤维化性血管炎：持久性隆起性红斑，面部肉芽肿，炎症性假瘤
偶发性血管炎（DIF⁻）
Sweet综合征及手背脓疱性血管炎
嗜酸性粒细胞性
嗜酸性粒细胞性血管炎，原发性或继发于结缔组织病或寄生虫感染
Churg-Strauss综合征的部分病例
肉芽肿性
带状疱疹后皮疹
类脂质渐进性坏死（部分皮损）
淋巴细胞性
立克次体及病毒感染
苔藓样皮炎，部分病例（如苔藓样糠疹，移植物抗宿主病，冻伤）
T细胞淋巴瘤：血管中心性T细胞性淋巴瘤，淋巴瘤样丘疹病，蕈样霉菌病
罕见的药物反应及节肢动物叮咬
混合性、以小和中血管为主的血管炎
中性粒细胞性
免疫复合物介导性（DIF⁺）
冷球蛋白血症性血管炎
低补体性荨麻疹性血管炎综合征
结缔组织病性血管炎（如狼疮、类风湿关节炎、干燥综合征）
ANCA相关性/寡免疫性（DIF⁻）
Wegener肉芽肿
显微镜下多血管炎（显微镜下结节性多动脉炎）
Churg-Strauss综合征
药物诱发的ANCA相关性血管炎
白塞病
败血症性血管炎
淋巴细胞性
Degos病
立克次体及病毒感染
结缔组织病性血管炎（如干燥综合征，狼疮性血管炎）
白塞病

续表

中（至大）肌性血管性血管炎
中性粒细胞性
结节性多动脉炎，经典型和皮肤型
结节性血管炎（硬红斑）
嗜酸性
青少年颞动脉炎
肉芽肿性
巨细胞性动脉炎
Takayasu动脉炎
带状疱疹后皮疹
淋巴细胞性
Sneddon综合征
Degos病
Buerger病（血栓闭塞性脉管炎）
浅表性血栓性静脉炎（Mondor病，硬化性淋巴管炎）
Kawasaki病

注：ANCA，抗中性粒细胞胞质抗体；DIF⁺，皮损直接免疫荧光检查示血管壁免疫复合物和（或）补体沉积。

4.1.1 临床表现

皮肤血管炎可见于任何年龄，女性较男性稍多见，且成人较儿童多见，90%的受累儿童合并过敏性紫癜。成人平均发病年龄47岁，儿童平均发病年龄7岁。通常在接触诱发因素如药物或感染后7~10天出现血管炎。而系统性疾病的症状和体征的出现与继发性皮肤血管炎发生的时间间隔为数周到数年，平均间隔为6个月左右。见本章最后的总结（表4.10）。皮肤血管炎可以分为以下3种类型：①急性、自限性、单一病程（6个月之内痊愈），通常由药物或感染诱发（约占所有病例的60%）；②伴有无症状期的复发性病程，通常见于过敏性紫癜和结缔组织病相关性血管炎（约占20%）；③慢性持续性病程，通常与冷球蛋白血症和恶性肿瘤相关（约占20%）。血管炎可以持续1周到318个月，平均持续时间和中位时间分别为28和3.7个月。少于20%的皮肤血管炎患者可见到皮肤外的（内部脏器）血管炎。通过监测发现，少数血管炎可致命（少于7%）。

所有皮肤血管炎综合征一般都伴有系统性症状，包括发热、乏力、体重减轻、关节炎和（或）关节痛。大多数患者的血管炎皮损位于下肢，主要位于着力部位或接触贴身内衣的部位。很少累及上肢、躯干和头颈部，如果这些部位出现血管炎，常提示有更严重的疾病或合并系统性血管炎。皮损的类型与受累血管的大小密切相关（表4.2）。浅表血管周围出现稀少的中性粒细胞浸润并有核碎屑和红细胞外溢，表现为荨麻疹样丘疹和斑块（图4.2）。可持续24小时以上，有烧灼感而无瘙痒，消退后留有色素沉着。以浅表血管为主的小血管受累的病变，形成紫癜样斑疹（图4.3）和浸润性红斑，而较深部真皮小血管的血管炎表现为可触知的紫癜和（或）水疱大疱样皮损。溃疡、结节、凹陷性瘢痕或者网状青斑与位于真皮–皮下组织交界处或皮下组织内肌性动脉血管受累相关。

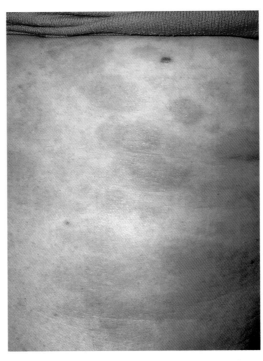

图4.2   荨麻疹性血管炎导致的荨麻疹样斑块

表4.2   血管炎的临床表现，根据受累血管大小而分类

大血管
肢体跛行
血压不对称
脉搏消失
大动脉扩张
杂音
中等血管
皮下结节
溃疡
网状青斑
点状掌指瘢痕
肢端坏疽
单神经炎
动脉瘤
梗死
高血压（肾动脉）
小血管
紫癜
荨麻疹
水疱大疱性皮损
甲下出血
巩膜炎、表层巩膜炎、葡萄膜炎
栅栏状中性粒细胞性肉芽肿性皮炎*
肾小球肾炎
肠绞痛
肺出血
全身症状：发热，体重减轻，乏力，关节痛及关节炎是累及所有大小血管的血管炎综合征的常见表现。
*，也称为血管外坏死性肉芽肿。小血管中性粒细胞性血管炎常邻近于肉芽肿及坏死。

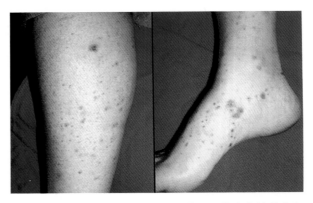

图4.3   皮肤白细胞碎裂性血管炎   此患者的淤点和紫癜样斑疹是继发于药物的不良反应

4.1.2 活检：时机和皮损部位的选择

临床皮损的选择和病理评估的类型对皮肤活检的诊断影响很大。第一，皮肤活检的最佳时间是在出现血管炎皮损后24~48小时。如果活检的取材时间不适当，血管炎的病理特征可能会看不到——当临床医生描述患者有血管炎临床表现，但病理无提示时，需要想到这一情况（即可能取材时机不对）。大多数小血管的血管炎综合征，对皮损处行钻孔活检有助于组织学确诊。在最初24

小时内取材获得的紫癜性皮损，镜下可见特征性的血管壁纤维素沉积和管壁的中性粒细胞浸润、血管周围出血和核碎屑。24小时之后，中性粒细胞被淋巴细胞和巨噬细胞替代。无论哪种类型的血管炎，48小时之后的皮损均可见富含淋巴细胞的浸润。第二，刮削活检、钻孔活检还是手术切除活检的选择。活检方式不同会影响到检查的血管，因为血管的类型与表皮和皮下组织的位置有关，也就是说，位置越深，血管越大。因此，如果一个中等大小血管的血管炎，如临床疑似系统性结节性多动脉炎，活检就需要包括皮下脂肪组织。影响到大血管的病例（结节性血管炎、巨细胞性动脉炎）需要切除活检（图4.1）。对于网状青斑病例，活检取材应深达皮下，切取的部位是在圆形的青斑区域中央（白色中心，而不是红色周边），因为变窄的血管会导致皮损周围发绀。第三，活检应当在非溃疡区域取材，如果不易取材，则在溃疡周围取材。第四，如果遗漏了用于直接免疫荧光检查（DIF）的活检，将会失去收集潜在重要信息的机会，并且常导致误诊。最好能够取两处皮损，其中一处用于光学显微镜检查，另一处用于DIF检查，而不应将标本一分为二。事实上，多处活检和取材深度达皮下组织和筋膜的活检，可显著提高血管炎的诊断率。

4.1.3 组织学特征

4.1.3.1 血管炎的组织学诊断

中小血管的皮肤血管炎的诊断，主要依据活检和HE染色切片的检查。表4.3列出了皮肤血管炎的诊断标准。纤维素样坏死（血管周围和血管壁内纤维素沉积）是常见的组织学特征，几乎见于所有早期血管炎皮损，由血浆蛋白和凝血因子转化的纤维素沉积在被破坏的血管壁而形成（图4.4，图4.5）。当有受累血管的血管壁纤维素沉积及血管内和血管周围有炎症细胞浸润时，则可明确诊断血管炎。这些改变通常伴有内皮细胞损伤，表现

为内皮细胞肿胀、皱缩（凋亡）或者脱落。血管损伤后，可出现一些继发性改变，组织学上表现为红细胞外溢（紫癜）、坏死（梗死）和溃疡。这是由于血管受炎症细胞浸润破坏后导致组织的缺血造成。介导血管损伤的炎症细胞类型、受累血管大小与发病机制三者之间相互联系，见表4.4。另见本章最后的总结（表4.11）。

表4.3 皮肤血管炎的组织学诊断标准

> **急性（活动性）血管炎的组织学表现**
> **真皮小血管（小静脉及小动脉——需满足3条标准*中的2条）**
>   血管中心性[†]和（或）炎症浸润累及血管壁*
>   炎症浸润导致的血管壁破坏或毁损*
>   血管壁内和（或）血管腔内纤维素沉积（纤维素样坏死）*
> **真皮-皮下肌性血管（小动脉及小静脉）**
>   肌性血管壁的炎症细胞浸润*
>   血管壁内和（或）血管腔内纤维素沉积（纤维素样坏死）*[§]
> **活动性血管炎的继发性改变（提示血管炎但无诊断特异性）**
>   红细胞外溢（淤点、紫癜、出血）
>   血管周围核碎屑（白细胞碎裂）
>   内皮肿胀、脱落或坏死
>   小汗腺坏死（或伴有基底细胞增生的再生）
>   溃疡
>   坏死/梗死
> **血管炎的组织学结局（血管炎的慢性期表现及恢复期病变）**
>   血管壁成分分层（洋葱皮样改变）（血管周细胞和平滑肌细胞同心圆状增生）[†]
>   管腔闭塞（闭塞性动脉内膜炎）[†]
>   内膜及中膜的细胞成分增生导致管腔闭塞，内弹力膜很少受累
>   中、大血管的弹力层部分或完全缺失，伴无细胞的瘢痕组织*
>   反应性血管内皮瘤病
>   血管外膜新生血管形成

注：*，诊断血管炎的必要标准。

§，管腔内纤维素沉积可见于非血管炎性动脉性病变，如恶性高血压和抗磷脂抗体综合征。

†，其他类型的血管损伤可有同样表现。

可以推测血管炎存在的血管壁损伤的间接证据包括血管外膜、中层和内膜的分层化（所谓的洋葱皮样改变）；没有纤维素沉积（早期和发展中的白细胞碎裂性血管炎）的血管周围核碎屑（白细胞破碎）；边界清楚的弹力层缺失伴无细胞的瘢痕组织（肌性血管炎的愈合期）；或者在肌性

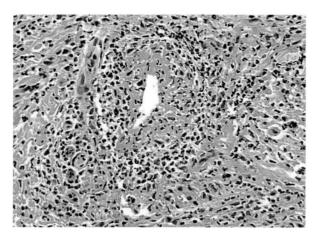

图4.4　小血管的中性粒细胞性血管炎（白细胞碎裂性血管炎）　表现为后微静脉的纤维素沉积、核碎屑以及中性粒细胞的破坏

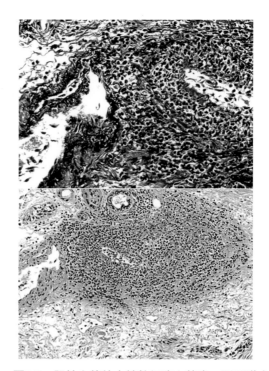

图4.5　肌性血管的中性粒细胞血管炎　图示弹力层消失（上图为弹性纤维染色）

（大）血管的内皮下、平滑肌内和（或）外膜处的炎症细胞浸润。此外，血管外膜的新生血管形成、小毛细血管形成，这是中等血管的血管炎（如结节性多动脉炎和巨细胞性动脉炎）的成熟和老化病变的显著特征，也是慢性局限性小血管的血管炎（如持久性隆起性红斑）的一种表现。最后，管腔闭塞（闭塞性动脉内膜炎）是某些血管炎的一种不可逆、缺血的后果，如淋巴细胞性和肉芽肿性动脉炎。闭塞性动脉内膜炎通常累及小至中等脉。肌性血管炎的愈合期，即无细胞瘢痕期，不会进展为闭塞性动脉内膜炎，可伴有管腔狭窄

或者动脉瘤形成；但是持久的血管壁炎症，不管是中层还是内层，最终都可能导致管腔闭塞或者动脉瘤破裂。闭塞性动脉内膜炎的病程可以分为以下几期。最初为明显的淋巴细胞性内皮炎（动脉内膜炎），随后形成由单个核细胞、纤维素和红细胞构成的海绵样栓子，部分或完全地堵塞血管

表4.4　血管炎的发病机制、临床诊断和组织学关系

发病机制	血管炎综合征	血管炎模式
直接感染	立克次体感染	淋巴细胞性小血管炎
Ⅰ型超敏反应	嗜酸性粒细胞性血管炎	嗜酸性粒细胞性小血管炎
Ⅱ型细胞毒性–细胞溶解性抗体	Churg-Strauss综合征（CSS）	嗜酸性粒细胞性小至中等血管炎*
	Wegener肉芽肿（WG）	中性粒细胞性小至中等为主血管炎
Ⅲ型免疫复合物	显微镜下多血管炎（MPA）	中性粒细胞性小至中等为主血管炎
	过敏性紫癜（HSP）	中性粒细胞性小血管炎
	皮肤型白细胞碎裂性血管炎	中性粒细胞性小血管炎
	冷球蛋白血症性血管炎（CV）	中性粒细胞性小至中等为主血管炎
Ⅳ型迟发型超敏反应	结节性多动脉炎（PAN）	中性粒细胞性中等血管炎
	巨细胞性动脉炎（GCA）	肉芽肿性中等血管炎
	慢性移植物抗宿主病	淋巴细胞性小血管炎
	Sneddon综合征；Degos病	淋巴细胞性中等血管炎，随后是闭塞性动脉内膜炎

注：*，嗜酸性粒细胞≥中性粒细胞。

腔。继而受累动脉周围形成淋巴-组织细胞性炎症浸润（非中性粒细胞），然后在闭塞的血管外膜形成扩张的毛细血管。平滑肌细胞迁移至内皮下区并增殖，在病程中期使阻塞性血栓机化。最后导致闭塞动脉纤维化、皱缩和萎缩。

4.1.3.2 偶发性血管炎

在由其他原因（创伤或手术）导致的溃疡下方，小血管的中性粒细胞性血管炎并不少见。这是偶发的血管损伤，依据病史和受累血管损伤仅限于创伤或溃疡区域局部而周围区域的血管不受累，通常可与原发性血管炎相鉴别（不用"继发性血管炎"这一术语，因为继发性血管炎是指系统性疾病"继发地"形成的血管炎，如类风湿或红斑狼疮性血管炎）。大约1/3的中性粒细胞性皮肤病病例中（如Sweet综合征）也可存在中性粒细胞介导的血管损伤，与小血管的中性粒细胞性血管炎类似，但其受累血管位于中性粒细胞弥漫浸润的皮肤区，而白细胞碎裂性血管炎表现为血管中心性中性粒细胞浸润。

4.1.3.3 与血管炎相关的其他组织学特征

某些皮肤血管炎患者伴有系统性疾病，除血管炎表现之外还出现其他特征性病理改变，这有助于判断病因和（或）诊断，如肉芽肿性皮炎、皮肤嗜酸性粒细胞增多症和皮肤中性白细胞增多症（表4.5）。一些皮肤炎性假瘤以及持久性隆起性红斑和面部肉芽肿的成熟皮损中，可以见到血管中心性纤维化伴局灶性白细胞碎裂性血管炎（图4.6）。嗜酸性粒细胞性或者"红色"血管外肉芽肿（栅栏状中性粒细胞性肉芽肿性皮炎伴嗜酸性粒细胞），可见于Churg-Strauss综合征患者四肢的丘疹和结节性皮损。"蓝色"血管外肉芽肿（栅栏状中性粒细胞性肉芽肿性皮炎），可见于类风湿性血管炎和Wegener肉芽肿的一些丘疹和结节性皮损。表皮下和表皮内的脓疱见于细菌性咽炎引发的皮肤

血管炎和细菌性血管炎。

表4.5 血管炎组织学类型，与系统性血管炎和（或）病因学相关

> **层状或席纹状纤维化**
> 　持久性隆起性红斑、面部肉芽肿或炎性假瘤
> 　弥漫性（稀疏的）真皮粒细胞浸润
> **组织中性粒细胞增多症**
> 　系统性红斑狼疮相关的荨麻疹性血管炎，感染相关的血管炎
> **组织嗜酸性粒细胞增多**
> 　Churg-Strauss综合征，嗜酸性粒细胞增多综合征伴血管炎，药物诱发的血管炎
> **栅栏状及中性粒细胞性肉芽肿性皮炎***
> 　"红色"血管外肉芽肿（嗜酸性粒细胞，火焰征）：Churg-Strauss综合征
> 　"蓝色"血管外肉芽肿（中性粒细胞，核碎屑）：Wegener肉芽肿，类风湿性血管炎
> **空泡化界面皮炎（有时可见真皮内黏蛋白沉积）**
> 　结缔组织病：红斑狼疮，皮肌炎
> **"脓疱性"皮病伴有表皮内或表皮下中性粒细胞性脓肿**
> 　感染诱发，败血症性血管炎

注：*，也称为Winkelman肉芽肿，Churg-Strauss肉芽肿，血管外坏死性肉芽肿，及类风湿性丘疹。

4.1.4 辅助检查

4.1.4.1 直接免疫荧光检查

Wegener肉芽肿、Churg-Strauss综合征和显微镜下多血管炎无论是否累及中等血管，均无免疫

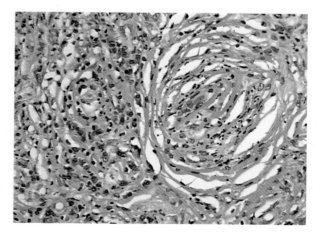

图4.6　皮肤炎性假瘤　可见血管中心性纤维化和局灶性小血管炎

复合物沉积，也称为寡免疫性血管炎。血管壁内或血管周围出现IgG、IgM、IgA和（或）C3沉积，为免疫复合物介导的血管炎的特征，如冷球蛋白血症性血管炎（cryoglobulinemic vasculitis，CV）和大多数皮肤白细胞碎裂性血管炎。直接免疫荧光检查，血管内最常见的免疫反应物是C3，其次是IgM、IgA和IgG（图4.7）。纤维蛋白原在血管沉积也常见。具有诊断性的免疫荧光物质与活检取材的皮损时期呈负相关，这与常规HE活检的评估相似。在最初的48小时里，100%的活检可发现免疫球蛋白沉积，在48~72小时里有30%阴性，72小时之后只有C3可以检测到。此外，直接免疫荧光检查中免疫球蛋白的类型和沉积物的种类对诊断也是有意义的：过敏性紫癜的血管炎以IgA沉积为主，提示肾脏受累；基底膜带或角质形成细胞核（体内是抗核抗体）免疫反应物沉积，主要是IgG，可见于结缔组织病性血管炎如红斑狼疮性血管炎。荨麻疹性血管炎的评估，基底膜带的荧光阳性可见于结缔组织病性血管炎患者低补体血症阶段。此外，IgM沉积在血管，常见于有循环类风湿因子或者IgM单克隆产物的冷球蛋白血症性血管炎。

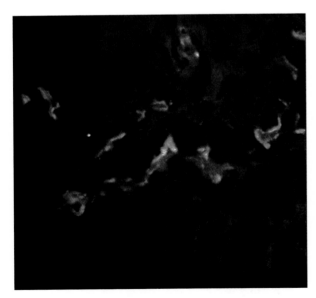

图4.7　直接免疫荧光检查　C3在血管壁沉积是皮肤血管炎患者最常见的免疫荧光表现

4.1.4.2 实验室检查

活动性血管炎急性期通常表现为C反应蛋白升高、血沉加快、血浆黏滞性增加。对血管炎有用的其他血清学检查包括RF因子、ANA、双链DNA、沉淀素抗体、（Ro、La、RNP和SM）、CH50、补体C3和C4的水平、冷球蛋白、ANCA、胸部X线、血清和尿的电泳。此外，检测某些细胞因子的水平（IL-6、TNF-α）、cANCA、急性期反应物（如CRP）、活化凝血标记物（凝血酶-抗凝血酶III复合物），或者内皮功能标记物（内皮微粒、血栓调节蛋白），可以有效地评估病情活动度及观察治疗效果。

抗中性白细胞胞质抗体（ANCA）

抗中性白细胞胞质抗体检测可作为诊断小血管血管炎的有用工具。抗中性白细胞胞质抗体相关性血管炎包括Wegener肉芽肿、显微镜下多动脉炎、Churg-Strauss综合征以及一些药物反应性血管炎，但是ANCA也可见于炎症性肠病、结缔组织病以及其他慢性炎症性疾病患者，他们也可能患有血管炎。ANCA阳性的模式应分为pANCA和cANCA两种。pANCA为核周型ANCA，可伴髓过氧化物酶（MPO）抗体以及其他成分（如LF、乳铁传递蛋白、CG、组织蛋白酶），见于显微镜下多动脉炎和Churg-Strauss综合征。cANCA为胞质型ANCA，主要是抗PR3（蛋白水解酶3），与Wegener肉芽肿密切相关。然而，出现ANCA对系统性血管炎而言并无诊断特异性，高达60%的皮肤白细胞碎裂性血管炎患者可有ANCA阳性，但是疾病仅局限于皮肤。并且，在许多系统性炎症性疾病和肺部疾病中也可有低水平的ANCA，它们也可类似血管炎。在后面这种组疾病中，可见非典型间接免疫荧光类型，利用抗原特异性酶联免疫吸附试验很少检测PR3和MPO抗体。

4.1.5 皮肤血管炎患者的评估

如果病理检查证实皮肤血管炎，那么临床医

生必须通过评估患者是否存在系统性疾病及其程度，查找任何可治疗的病因（如感染、药物、恶性肿瘤或是否并发其他系统性疾病），并予以治疗。这些步骤包括仔细询问临床病史确定该血管炎是处于急性期还是慢性期，寻找诱发因素例如药物、感染，追查某些已存在的疾病或伴随病的症状，查体，胸片和常规的实验室检查（血和尿）。如果发现了特殊的症状和体征，如单神经炎或镜下血尿，就需要进一步的检查来鉴别该血管炎是原发性系统性血管炎还是继发性系统性血管炎。提示系统性受累的症状包括关节痛、肌肉痛、发热、咯血、呼吸短促、咳嗽、哮鸣、眼或耳症状、鼻窦炎、声嘶、麻木或感觉异常、腹痛、黑便、血尿和双侧睾丸疼痛。询问是否存在盗汗和体重下降或口眼干涩、眼对光敏感，和（或）面部剥脱、口腔皮疹、肌无力，从而有助于明确血管炎是否与恶性肿瘤或结缔组织病有关。临床检查也有助于了解受累血管的大小，从而缩小鉴别诊断的范围（表4.2）。对那些疑有慢性或者系统性血管炎的患者，需要以下实验室检查：全血细胞

计数和分类、血尿素氮/肌酐、肝功能全套、尿常规分析、大便常规、乙型和丙型肝炎病毒的血清学检查、冷球蛋白、沉淀素、补体水平（CH50、C3、C4）、ANCA、ANA和RF。如果患者有高热和（或）有心脏杂音，以及儿童ASO滴度升高，就应附加血培养和超声心动图的检查。尽管多数皮肤血管炎病例是良性和自限性，但少数皮肤血管炎患者有皮肤外疾病，通常累及肾；相反，超过50%的原发性系统性血管炎患者有皮肤疾病，也有超过1/4的 Churg-Strauss综合征患者以皮肤受累为首发症状。表4.6列出了临床、病理和实验室检查结果，这些结果高度提示系统性血管炎或者合并系统性疾病。表4.7列出了主要累及皮肤的血管炎的皮损表现、实验室检查结果和系统性表现的平均发生率。上述观察表明，许多特异性血管炎综合征存在广泛的重叠，不管是否有内脏受累的临床证据，血管炎都可以视为一种系统性疾病并以皮肤受累为主。一旦病理证实皮肤血管炎，临床医生必须结合临床和实验室资料以做出特异性诊断。

表4.6 临床、病理和实验室结果高度提示系统性疾病

表现	可疑的系统性血管炎综合征
临床症状和体征	
高热	感染，系统性炎症性疾病
感觉异常，足下垂	CSS，PAN
腹痛	HSP，CSS
症状明显的关节炎	RV，感染，PAN，系统性炎症性疾病
高血压	PAN
腰部以上、上肢的紫癜	HSP，MPA，WG，CSS
＞1种类型的血管炎性皮损*	HSP，MPA，WG，CSS
点状掌部皮损	LV
实验室检查	
ESR＞40mm/hr	感染，血液系统恶性肿瘤，系统性炎症性疾病
RF升高，冷球蛋白，低补体	CV
胸片：浸润或空洞	WG，CSS，MPA，恶性肿瘤
血尿和（或）蛋白尿和（或）异常肌酐	皮肤-肾血管炎综合征：WG，MPA，HSP，SLE
	SLE相关的UV
低补体血症	感染，血液系统恶性肿瘤，系统性炎症性疾病
异常血细胞计数	WG
	MPA，CSS
cANCA（PR3）	
pANCA（MPO）	

续表

表现	可疑的系统性血管炎综合征
组织学检查	
真皮深层和（或）皮下小和（或）肌性血管炎	系统性血管炎综合征（WG，CSS，MPA，CV，RV，LV，败血症性血管炎）
栅栏状中性粒细胞性及肉芽肿性血管炎	WG，CSS，LV，RV
组织中性粒细胞增多	SLE，感染
组织嗜酸性粒细胞增多	CSS，药物诱发的血管炎
直接免疫荧光	
仅有IgA或IgA为主的血管性沉积	HSP
狼疮带（IgG，IgM，和（或）C3沉积于BMZ）	LV，SLE相关的UV
IgM为主的血管性沉积	CV，RV

注：CSS，Churg–Strauss综合征；CV，冷球蛋白血症性血管炎；ESR，红细胞沉降率；HSP，过敏性紫癜；LV，狼疮性血管炎；MPA，显微镜下多血管炎；MPO，髓过氧化物酶；PAN，结节性多动脉炎；PR3，蛋白酶3；RF，类风湿因子；RV，类风湿性血管炎；SLE，系统性红斑狼疮；UV，荨麻疹性血管炎；WG，Wegener肉芽肿。

*，紫癜加溃疡、结节、大疱、网状青斑等。

4.1.6 鉴别诊断

皮肤血管炎的鉴别诊断广泛，包括多种不同的临床疾病。正确诊断取决于结合临床表现和实验室数据，皮肤活检只是其中一部分。当皮肤活检证实血管炎存在时，组织学特征和（或）进一步辅助检查有助于缩小鉴别诊断的范围。特殊染色和微生物培养也有重要的诊断价值，因为感染也可引起类似于皮肤血管炎的组织学改变。但是最重要的还是临床背景。如患者在血管炎出现之前是否服用一种新药物，是否有败血症，或者有既往病史，以及相关的其他结缔组织病症状，这些信息在正确诊断皮肤血管炎时非常关键。

4.1.7 预后

区别局限性（皮肤）和系统性血管炎是确定患者预后的重要一环。仅限于皮肤的血管炎患者预后良好，而那些有系统疾病的患者具有长期器官损伤和死亡的风险。回顾性研究表明，少于20%（另一研究显示超过43%）的患者患有内脏血管炎，常见的是肾脏受累（所谓的肾脏–皮肤血管炎）。如果有证据表明同时存在CTD或冷球蛋白血症，那

么血管炎呈慢性或者进展为系统性血管炎的可能性就非常高。长期患有皮肤结节性多动脉炎的患者很少进展到系统性血管炎。

某些临床和组织学特征高度提示系统性血管炎的可能性，并与预后相关（表4.6）。慢性或长期血管炎很可能发生于伴有溃疡、关节痛、冷球蛋白血症、正常体温、乏力、出现皮肤血管炎多种类型病变（如溃疡和可触知的紫癜，可能对应于肌性血管和小血管血管炎）及血清IgA水平正常的患者。而系统性疾病更多见于那些具有感觉异常、发热或者无疼痛性皮损或皮肤坏死的患者。肾脏血管炎见于近期有感染史、发热，紫癜广泛累及躯干的过敏性紫癜患者，或者见于广泛的皮肤血管炎（通常累及下肢和其他部位）并有肌肉和骨骼症状的皮肤血管炎患者。

4.1.8 治疗

由于缺乏随机对照研究，目前皮肤血管炎的治疗主要是凭经验。血管炎治疗的处理原则是非创伤，并遵循阶梯治疗原则：使用安全和便宜的方法治疗非溃疡性、紫癜性病变（如弹力长筒袜和抗组胺药），用昂贵和有风险的方法治疗溃疡性

表4.7　皮肤和系统性血管炎综合征的临床病理学表现，存在广泛的重叠

受累器官	CLA	HSP	UV*	CV	PAN	CSS	MPA	WG	GCA	LV	RV
皮肤疾病	100%	100%	100%	90%	28%~60%	50%~78%	50%~65%	40%~50%	<50%#	90%	80%~90%
DIF+(C3或Ig)，血管	82%~100%	87%~93%(IgA)	50%，30%~100%*	83%，67%~100%	≤60%†	0	0	54%，25%~75%	-	≈53%	≈79%(IgM)
BMZ	-	-	34%，1%~96%*		20%			罕见		≈60%	
ANCA（任何类型,IIF）	罕见	IgA ANCA	NR	10%	10%~27%	40%~75%	≈75%	90%，65%~100%	罕见	11%~31%	32%，16%~43%
PR3/cANCA	-	<10%	<5%	1%	8%	3%~35%	10%~50%	75%~90%	-	0-31%	0
MPO/pANCA	-	<5%	10%	2%	11%	38%~59%	50%~80%	5%~20%	-	-	<2%
系统症状‡	6%~23%	<10%	7%	100%	31%~76%	72%~100%	41%~79%	27%~51%	40%~50%	50%~100%	45%~72%
上呼吸道	-	<5%	<5%	<5%	<5%	50%~75%	无	95%	9%	罕见	-
肺疾病	-	<5%	10%	<5%	<5%	≤100%	≤70%	≤85%	-	12%(1.4 OR)	9%~34%
哮喘		罕见	7%	罕见		90%~100%	无	无		罕见	
X线表现			3%			40%~50%	15%~70%	70%~85%			
牙槽出血						7%	10%~50%	5%~15%			
泌尿生殖	3%~7%	40%~50%	<5%	30%~55%	60%~80%§	≤40%	≤90%	≤80%	-	16%~38%	6%~25%
肾小球肾炎		12%	3%		无	10%~40%	75%~90%	70%~80%			
下消化道		罕见			5%~10%	<2%	<5%	<2%			
胃肠道	3%~5%	35%~65%	15%	<40%	14%~53%	30%~40%	30%	<5%	-	18%	4%~10%
神经系统	-	10%	<5%	40%~80%	≤72%	≤80%	≤70%	≤50%	-	12%~21%	36%~45%
中枢	罕见	罕见	罕见	罕见	3%~28%	5%~30%	10%~15%	5%~10%	3%~15%	(2.1 OR)	
外周		<5%	<5%	≤80%	38%~72%	70%~80%	60%~70%	40%~50%	-		
心脏病	-	罕见	罕见	40%	5%~30%	10%~40%	10%~15%	10%~25%	-	15%(3.1 OR)	6%~34%
眼病	-	罕见	罕见	40%	<5%	<5%	<5%	50%~60%	14%~16%	5%	4%~25%
关节痛/关节炎	14%~65%	75%	33%	70%	50%~75%	40%~50%	40%~60%	60%~70%	15%~39%	62%~70%	100%

注：ANCA，抗中性粒细胞胞质抗体；BMZ，基底膜带；CLA，皮肤白细胞碎裂性血管炎；CSS，Churg-Strauss综合征；CV，冷球蛋白血症性血管炎；DIF，直接免疫荧光检查；GCA，巨细胞性（颞）动脉炎；HSP，过敏性紫癜；IIF，间接免疫荧光检查；LV，狼疮性血管炎；MPA，显微镜下多血管炎；PAN，结节性多动脉炎；RV，类风湿性血管炎；UV，荨麻疹性血管炎；WG，Wegener肉芽肿。NR，未报道；OR，比值比。

*，高补体血症性UV患者，阴性免疫DIF和皮肤外症状的发生率率明显升高。

†，皮肤PAN病例DIF升高。

‡，体重减轻，食欲减退，乏力，发热和（或）虚弱。

§，PAN累及肾时影响动脉并导致肾源性高血压。

#，头皮/动脉压痛，头皮坏死，头皮成束或动脉肿胀，颞动脉脉搏减弱或消失。

和梗死性严重系统性疾病（如环磷酰胺冲击）。

大多数皮肤血管炎具有自限性，因此，许多治疗方法的效果难以判断。对血管炎患者，确定血管炎原因（如感染、药物或结缔组织病）并针对治疗是最为重要的第一步，也是最有效处理方式。此外，需要对患者进行自我护理指导，包括尽量减少可能加重血管炎的因素（如过久站立）、避免受凉和穿紧身衣、尽量抬高双腿和保暖。利用非糖皮质激素类抗炎药物、阿司匹林或抗组胺药，多数病例可以缓解瘙痒或烧灼感。但是这些治疗并不能改变病程的进展和防止复发。而那些症状明显、存在复发性血管炎、皮损进展为结节、溃疡或水疱大疱样血管炎、形成系统性累及的患者，需要更积极的治疗。

有个案和大样本的病例报道，对持续性、复发性和（或）有症状的轻型局限性的皮肤血管炎，单用或合用秋水仙碱或氨苯砜可使皮肤血管炎得以迅速改善并完全消退。对中重度皮肤血管炎，强的松可作为单病程中重度CLA的标准治疗药物。而对持续性/耐药的CLA患者，不推荐单用强的松治疗，因其不良反应明显而严重，相反通常以小剂量作为其他非糖皮质激素类药物（如甲氨蝶呤或硫唑嘌呤）的辅助用药。累及内脏的系统性血管炎，其标准治疗是联用泼尼松和环磷酰胺，1年生存率超过80%；由于疾病复发和治疗所致不良反应（常为免疫抑制），5年生存率明显降低。使用环磷酰胺（3~6个月）达到缓解期后，应转为甲氨蝶呤、霉酚酸酯或硫唑嘌呤维持治疗。

有研究发现，对难治性系统性血管炎和皮肤血管炎静脉注射免疫球蛋白和血浆置换均有效。由于大多数血管炎综合征的发病机制不清，除了使用TNF-α阻断剂和B淋巴细胞清除术治疗血管炎外，其他通过靶向治疗以阻断血管炎进程的方法还不能广泛应用。对ANCA$^+$系统性血管炎、白塞病、冷球蛋白血症性血管炎、类风湿性血管炎的开放性的队列研究表明，英夫利西单抗（infliximab）在血管炎的治疗中最有前景。对ANCA阴性的冷球蛋白血症性、Wegener肉芽肿性

和ANCA相关性系统性血管炎的开放性实验研究表明，利用利妥昔单抗（rituximab）耗竭B细胞对其治疗很有希望。

4.2 皮肤血管炎：常见综合征

4.2.1 皮肤白细胞碎裂性血管炎

其他的名称包括：过敏性血管炎、变应性血管炎、坏死性血管炎、白细胞碎裂性血管炎或原发性皮肤小血管血管炎。

临床表现

大多数患者表现为双下肢的红色斑疹（图4.8）和（或）可触知的群集的紫癜性皮损（图4.9，图4.3），且病变的发展和演变相对同步。排除内脏疾病后才能诊断为皮肤白细胞碎裂性血管炎。大多数患者是中年人，常见病因包括近期服药史（大约20%）、感染（大约20%）以及暴露于环境因素或在炎热天气中长时间运动（如夏天打高尔夫球）。临床上，皮肤白细胞碎裂性血管炎患者表现为下肢单个群集性可触知的紫癜，伴有瘙痒、刺痛、压痛和（或）烧灼感。皮损在3~4周消退，遗留淤斑和色素沉着。

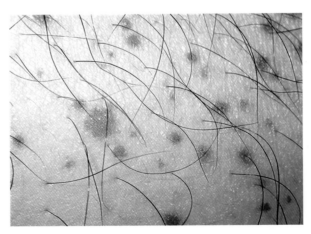

图4.8　皮肤白细胞碎裂性血管炎　**皮肤血管炎的红色斑疹**

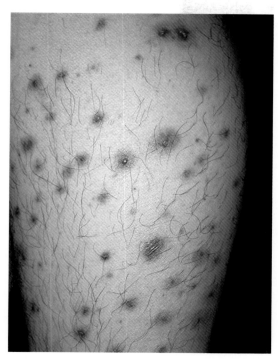

图4.9 皮肤白细胞碎裂性血管炎 **可触知的紫癜和紫癜性水疱，皮肤白细胞碎裂性血管炎患者近期并发上呼吸道感染**

组织学特征

组织学上可见小血管中性粒细胞性血管炎，主要累及真皮浅层血管丛。特征性表现是碎裂的细胞核（核碎屑）围绕在小血管周围。血管内通常可见局灶的纤维素沉积（图4.4，4.5）。

辅助检查

直接免疫荧光检查显示血管壁免疫球蛋白和补体均为阳性（图4.7）。

4.2.2 过敏性紫癜

临床表现

过敏性紫癜约占所有皮肤血管炎的10%，是儿童最常见的皮肤血管炎（约90%）。据报道，大约50%的过敏性紫癜患者有上呼吸道感染史，少数患者有过敏性药物或食物摄入史。临床上出现过敏性紫癜四联征，其中以皮肤受累最常见，而关节炎、胃肠受累（胃肠痛或胃肠出血）和（或）肾

炎少见。在血管炎其他皮损表现的基础上，发现网格状紫癜和网状边缘被认为是过敏性紫癜的特征。血管IgA沉积（单纯IgA或以IgA为主），并具有≥2项临床特征〔年龄≤20岁、胃肠道累及（疝气样痛或便血）、上呼吸道感染的前驱症状、血尿或肾活检显示为伴有或无IgA沉积的膜性增生性肾小球肾炎〕对过敏性紫癜的诊断具有高度特殊性和高度特异性。长期随访非常重要；初诊多年后可见肾损伤。不到20%的儿童患者在诊断后20年发展为慢性肾衰竭。初次发病时即有肾病综合征、高血压和肾功能衰竭的患者预后差，伴有发热、腰部以上紫癜和红细胞沉降率升高的成年患者很可能有IgA肾小球肾炎。

组织学特征

病变的典型特征为局限于真皮浅层小血管的中性粒细胞性血管炎。血管炎的损伤程度通常为轻度。

辅助检查

48小时内的皮损，直接免疫荧光检查显示单纯IgA或以IgA为主的免疫球蛋白沉积，皮损内受累血管或未受累血管均为阳性。微生物的特殊染色呈阴性。

4.2.3 药物引发的血管炎

临床表现

大约20%的皮肤血管炎病例是药物不良反应所致，且绝大多数为所谓的超敏性血管炎（CLA），表现为真皮浅层小血管的中性粒细胞性血管炎（图4.3）。几乎所有类型的治疗性药物都曾经牵涉到血管炎的形成。与血管炎相关的常见药物包括丙基硫尿嘧啶、肼苯哒嗪、集落刺激因子、别嘌呤醇、卡托普利、D-青霉胺、苯妥英钠、异维A酸和甲氨蝶呤。药物性血管炎的表现包括CLA、小血管淋巴细胞性血管炎和明显的血管炎性综合征（如Wegener肉芽肿、显微镜下多动脉炎、Churg-

Strauss综合征和结节性多动脉炎）。患者可仅有皮肤损害，也可有危及生命的系统损害，导致严重的、有时是致命的后果。与特发性血管炎相比，其临床表现、血清学异常和病理表现上没有明显的区别。出现药物性血管炎的症状与第一次服药之间的间隔变化很大，可能为数小时，也可能为数年，血管炎的发生与药物剂量增加和多次用药有关。现有的报道中，药物性血管炎约有10%的死亡率，主要是有多器官受累的患者。治疗时，明确诱发药物是一个最重要的步骤，停药后很多患者的血管炎症状都会快速缓解。

组织学特征

药物引发的血管炎通常表现为经典的白细胞碎裂性血管炎伴不同程度的血管损害。其程度一般较轻，但也可能严重，并伴有血管壁纤维素样坏死。活检组织内常见嗜酸性粒细胞增多，是有用的诊断线索。药物性血管炎有时可表现为淋巴细胞性或肉芽肿性血管炎，分别以淋巴细胞或组织细胞浸润为主。药物反应的组织学线索之一可以出现其他炎症反应模式（如血管炎并存海绵性界面性皮炎）。

4.2.4 副肿瘤性血管炎（恶性肿瘤引发的血管炎）

临床表现

副肿瘤性血管炎（淋巴组织增殖性、粒细胞增殖性或癌性）约占所有皮肤血管炎的5%。当皮肤血管炎患者有反复的紫癜、血液学异常（血细胞减少、单克隆丙种球蛋白血症或不成熟血细胞），影像学见异常包块、血尿和对皮质类固醇类药物治疗无反应时，均应怀疑副肿瘤性血管炎。恶性肿瘤相关性血管炎的症状在临床上可归为三大类：血管炎相关性恶性肿瘤（真正的副肿瘤性血管炎综合征，即肿瘤根除或治疗后血管炎的症状得到改善），形态像恶性肿瘤的血管炎（如伴有肺部肿块的Wegener肉芽肿）和形态像血管炎症的恶性肿瘤（如源自心房黏液瘤的血栓，胰腺癌中的

浅表性游走性血栓性静脉炎）。绝大多数副肿瘤性皮肤血管炎综合征继发于淋巴组织增殖性疾病所致的副蛋白血症，如淋巴瘤所致的冷球蛋白血症或Waldenström巨球蛋白血症。

4.2.5 荨麻疹性血管炎

荨麻疹性血管炎也称为荨麻疹性静脉炎，低补体或补体正常的荨麻疹性血管炎，低补体性荨麻疹性血管炎综合征。

临床表现

在表现为慢性荨麻疹的所有患者中，≤20%的患者具有荨麻疹性血管炎。绝大多数荨麻疹性血管炎患者为40~50岁女性（女：男=3：2至4：1）。荨麻疹患者皮肤表面有疼痛、刺痛、烧灼感和瘙痒性丘疹或斑块，这些皮损可持续24小时以上，不超过72小时，有些病例会残留紫癜或色素沉着斑。在慢性荨麻疹的患者，会出现主要累及下肢的持续8~24小时而不留任何痕迹的瘙痒性丘疹或斑块。许多荨麻疹性血管炎的患者会出现低热、血管性水肿、关节痛、关节炎和腹痛之类的系统性症状。在18%~32%的病例中还可观察到低补体血症，同补体正常的荨麻疹性血管炎患者相比，该类患者多为女性，症状更严重，皮肤活检显示中性粒细胞增多，狼疮带试验阳性，同时并发结缔组织病（常为系统性红斑狼疮或Sjögren综合征）。出现以下症状时可以定义为低补体血症的荨麻疹性血管炎综合征，包括：关节痛或关节炎、肾小球肾炎、葡萄膜炎或巩膜外层炎、反复性腹痛，和（或）阻塞性肺疾病。70%以上的狼疮带实验阳性的患者同时有肾脏疾病（如膜性增生性肾小球肾炎、局灶性坏死性血管炎）。

组织学特征

由于浸润性炎症细胞稀少，并且血管炎改变局限而轻微，因此，荨麻疹性血管炎的诊断标准不太严格。通常表现为血管周围和间质内散在的中性粒细胞浸润，伴局灶性小血管的中性粒细胞

性血管炎或局灶性血管周围的中性粒细胞核碎屑，不伴有纤维素沉积物，可伴或不伴红细胞外溢。诊断荨麻疹性血管炎的次要组织学标准包括：核碎屑或纤维素样沉积，伴或不伴红细胞外溢（图4.10）。并且，低补体血症的荨麻疹性血管炎可见弥漫的中性粒细胞浸润，而补体正常的荨麻疹性血管炎常见真皮内嗜酸性粒细胞浸润。

辅助检查

直接免疫荧光检查提示血管C3和（或）免疫球蛋白沉积，最常见是IgM，占47%；但是血管免疫反应物更常见于低补体血症的荨麻疹性血管炎患者，达87%~100%。狼疮带试验阳性〔C3和（或）免疫球蛋白在基底膜带沉积〕占所有荨麻疹性血管炎患者的18%~34%，而低补体血症的荨麻疹性血管炎患者，其阳性率高达70%~96%。

4.2.6 感染引发的血管炎和脓毒性血管炎

临床表现

在所有皮肤血管炎病例中，大约22%与感染相关，并且各种病原体（病毒、细菌、真菌、原生动物和寄生虫）均与血管炎有关。皮肤病理检查，真皮浅层小血管的中性粒细胞性血管炎最为常见。

感染可导致特殊的系统性血管炎综合征，最为熟知的两种类型分别是由乙型肝炎和丙型肝炎病毒感染所致，分别与结节性多动脉炎和冷球蛋白血症性血管炎的形成相关。病毒感染可能伴发淋巴细胞性和（或）肉芽肿样肌性血管性血管炎的局限皮损；最常见的病原体是水痘-带状疱疹病毒。感染上发的皮肤白细胞碎裂性血管炎疑有角质层下、表皮内和表皮下的中性粒细胞性脓疱（图4.11），组织中性粒细胞增多，IgA为主的血管沉积物；与特发性和药物引发的皮肤白细胞碎裂性血管炎相比，本病嗜酸性粒细胞和淋巴细胞相对较少。少见的细菌感染（败血症）也可表现为皮肤血管炎，类似皮肤白细胞碎裂性血管炎或冷球蛋白血症性血管炎。

脓毒性急性血管炎是由感染性心内膜炎或者由淋球菌、脑膜炎双球菌、假单胞菌、葡萄球菌、链球菌、某些立克次体以及其他微生物的感染所引发的。临床皮损的特征是紫癜（淤点和淤斑）、水疱脓疱（常有灰色表面提示坏死）、血疱，罕见溃疡。慢性淋球菌血症和慢性脑膜炎球菌血症常表现为三联征：间歇性发热、关节痛和四肢皮损，尤其是肢端皮损，主要是淤点，周围可绕有红晕，伴有灰色坏死顶端的水疱脓疱，以及少见的血疱。

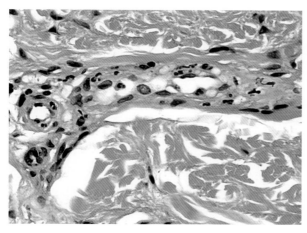

图4.10 荨麻疹性血管炎 活检未见小血管的中性粒细胞性血管炎的所有特征。而是表现为局灶性、轻微的血管周围中性粒细胞浸润伴有核碎屑，这些表现最常见

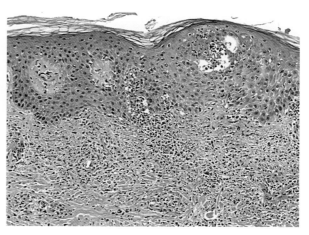

图4.11 小血管的血管炎 与细菌感染有关，可见角质层内和表皮下的脓疱

组织学特征

常有中性粒细胞性血管炎，累及真皮深部血管和皮下血管，小血管和肌性血管混合受累，伴随少量的血管周围纤维蛋白沉积，核碎屑少或无。这些特征有助于区分脓毒性血管炎或普通的皮肤白细胞碎裂性血管炎。此外，纤维素血栓，表皮棘细胞层水肿以及表皮内水疱和脓疱是脓毒性血管炎的常见表现。除了急性脑膜炎球菌血症外，皮损中很少发现病原体。

4.2.7 慢性局限纤维性白细胞碎裂性血管炎

临床表现

持久的皮肤纤维性丘疹、斑块或者结节，伴组织学上局灶性中性粒细胞性小血管炎，属于慢性局限纤维性白细胞碎裂性血管炎。可见于3种疾病：面部肉芽肿，持久性隆起性红斑和某些皮肤炎性假瘤。面部肉芽肿是面部无症状的、慢性增大的棕红色丘疹或斑块，常见于中年人，1/3患者面部多个部位受累，但是不到10%的患者有面部以外的皮损（图4.12）。持久性隆起性红斑发生在系统性疾病患者，如结缔组织病、感染、获得性免疫缺陷病和血液学异常。IgA丙种球蛋白病也常见。持久性隆起性红斑临床上表现为四肢伸侧对称性紫色或红色软丘疹，逐渐变硬，形成纤维性棕黄色丘疹、斑块或者结节。

组织学特征

皮肤炎性假瘤表现为孤立的皮肤结节，组织学表现类似持久性隆起性红斑或面部肉芽肿。以上这3种疾病的特征均包括小血管的中性粒细胞性血管炎、图案样纤维化和结节状致密的富含中性粒细胞的混合性炎症细胞浸润（浆细胞、巨噬细胞、淋巴细胞和粒细胞）。以上这3种疾病的发病机理可能是系统性或局部免疫复合物导致血管反复受损伤所致，主要损伤纤维肉芽组织中易受损

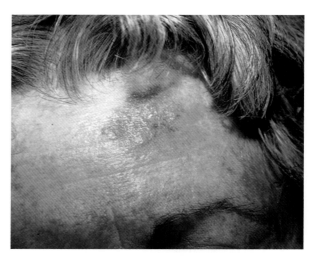

图4.12　面部肉芽肿　表现为前额红褐色斑块

的小血管。多数病例中血管炎轻微，可见血管周围或血管内小范围核碎屑和（或）纤维蛋白；而纤维化持续进展，成熟病变表现为肉芽组织伴垂直排列的毛细血管和水平排列的胶原束和纤维母细胞（层状纤维化）。晚期病变中，层状、席纹状或血管中心性纤维化之内掺杂散在的巨噬细胞，胞质含有空泡和（或）含铁血黄素（图4.6）。面部肉芽肿的多种炎症细胞浸润灶内可见大量嗜酸性粒细胞，病变与表皮和附属器之间一条明显的境界（透明）带相隔；而持久性隆起性红斑却没有这种境界带并以中性粒细胞浸润为主。

辅助检查

直接免疫荧光检查显示血管和（或）基底膜带免疫球蛋白和补体沉积。

4.2.8 冷球蛋白性血管炎

临床表现

当皮肤血管炎出现冷球蛋白时称为冷球蛋白性血管炎。冷球蛋白是存在于血清中的低温沉淀、复温溶解的冷-沉淀免疫球蛋白类。冷球蛋白分三型：Ⅰ型，单克隆性冷球蛋白，占病例总数的10%~15%，产生非炎症性小血管透明血栓；Ⅱ型，单克隆类风湿因子IgM与多克隆性IgG冷球蛋白的

混合，占病例总数的50%~60%；Ⅲ型，多克隆性IgM（有类风湿因子活性）和IgG冷球蛋白的混合，占病例总数的30%~40%。混合性冷球蛋白(Ⅱ型和Ⅲ型)与结缔组织病、血液系统恶性肿瘤或感染性疾病（特别是丙型肝炎感染）有关。50%以上的丙型肝炎患者有混合性冷球蛋白，而血管炎较少见。冷球蛋白性血管炎（混合性冷沉球蛋白血症性血管炎）具有特异性临床三联征：寒冷和长久站立引发的紫斑、关节痛和虚弱（乏力）。其他皮损表现包括结节性多动脉炎样的损害、溃疡、甲下出血和手掌红斑。冷球蛋白性血管炎的系统性疾病表现为肾小球肾炎、神经病变和（或）肺部症状（咯血和呼吸困难）。类风湿因子高滴度和C4水平偏低在冷球蛋白性血管炎的患者中比较常见。

组织学特征

大多数病例的皮肤活检显示真皮浅层和皮下血管均受累，表现为小血管的中性粒细胞性血管炎，少数病例累及肌性血管（结节性多动脉炎样）。反应性的血管内皮瘤病（毛细血管呈小叶状增生，含有纤维素微血栓）可能是肌性血管的血管炎的迹象，血管内透明物质沉积与溃疡性血管炎皮损有关。

辅助检查

直接免疫荧光法显示大多数患者血管有免疫球蛋白沉积，主要为IgM和（或）补体。

4.2.9 结缔组织病性血管炎

临床表现

将近12%的皮肤血管炎与结缔组织病相关。以下情形应考虑结缔组织病继发的血管炎：活检提示皮肤血管炎的患者，出现口干、眼干、关节炎、硬化症、光敏感性症状或出现血清学证据（如ANA抗体、RF、抗磷脂抗体和抗DNA、Ro或La抗体阳性）。皮肤血管炎通常发生在系统性红斑狼疮、风湿性关节炎和Sjögren综合征，也可见于

皮肌炎、硬皮病和多发软骨炎。一般来说，结缔组织病性血管炎可累及较广泛的器官，受累血管的大小更多样。此外，少数结缔组织病性血管炎存在血栓前抗磷脂抗体，可以导致受累血管局部缺血和梗死的快速进展。血管炎最常累及小动脉和毛细血管后小静脉，表现为紫癜、水疱大疱样皮损、荨麻疹以及甲下出血（图4.13）。如果出现皮肤溃疡、结节、肢端坏疽、（坏死性）网状青斑（图4.14）、肢端的点状斑痕或者坏疽性脓皮病样皮损，应当考虑到动脉受累；这些患者很可能有内脏血管炎。间接免疫荧光显示，结缔组织病患者也可发现pANCA（多见）或者cANCA。

组织学特征

皮肤活检，血管炎主要累及小血管，较少累及肌性血管，呈混合性血管累及，表现为中性粒细胞性血管炎，可类似结节性多发性动脉炎或者典型的CLA。小血管和（或）肌性血管的慢性淋巴细胞性血管炎比较少见，一般为系统性红斑狼疮和干燥综合征患者。这种类型的血管炎是慢性进展性血管闭塞的结果（闭塞性动脉内膜炎）（图

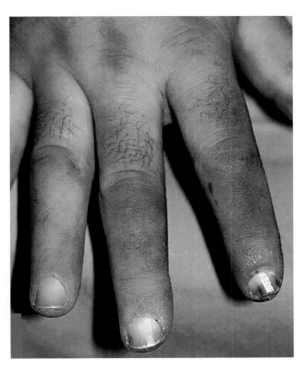

图4.13　系统性红斑狼疮　可见甲下出血，甲襞梗死，指端发绀

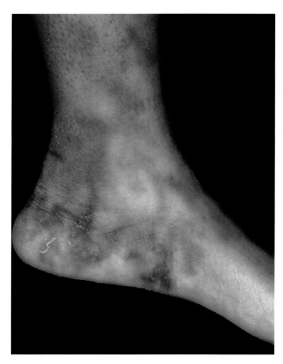

图4.14   网状青斑

4.15），见于某些终末器官缺血的结缔组织病患者。血管以外的组织学改变提示结缔组织病的诊断线索，如界面皮炎和真皮黏蛋白沉积见于红斑狼疮和皮肌炎，真皮和（或）皮下组织硬化见于硬皮病，栅栏样中性粒细胞性和肉芽肿性皮炎提示类风湿关节炎或者系统性红斑狼疮，组织内中性粒细胞增多（除外中性粒细胞性皮炎）见于系统性红斑狼疮和干燥综合征。

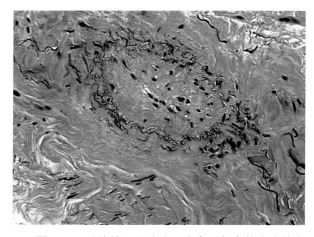

图4.15   系统性红斑狼疮   **患者手部点状瘢痕的真皮深处取活检，可见肌性小血管的闭塞性动脉内膜炎**

4.3 ANCA⁺原发性系统性血管炎

大约5%的皮肤血管炎患者存在原发性系统性血管炎，其中少于3%的患者主要影响皮肤小血管，表现为Wegener肉芽肿，Churg-Strauss综合征或显微镜下多动脉炎。组织学上明确的小血管中性粒细胞性血管炎是这些原发性系统性血管炎最突出的特点，均可表现为明显的紫斑、肺出血、单神经炎和（或）不同严重程度的肾小球肾炎。多数病例可查到ANCA、pANCA和（或）cANCA，其表达水平因疾病严重程度/活动度不同而异，cANCA可以预测复发。ANCA相关性血管炎可以累及各个年龄段，主要是50~60岁成人。对活动期疾病患者血清cANCA的检测，对蛋白酶3（PR3）具有高度特异性，适用于活动性患者Wegener肉芽肿的诊断，具有高度敏感性（≤80%）和高度特异性（≤100%），而pANCA对ANCA相关性血管炎的特异性较低。对那些高度怀疑血管炎的患者，利用间接免疫荧光和PR3和MPO抗原特异性酶联免疫法检测ANCA相关性血管炎，提高了诊断的特异性和敏感性。通过组织学和临床检查标准，可以用来鉴别没有哮喘的栅栏样排列的中性粒细胞性肉芽肿性皮炎（血管外坏死性中性粒细胞性炎症或"蓝色"肉芽肿样性炎症）与Wegener肉芽肿、显微镜下多动脉炎以及Churg-Strauss综合征。而哮喘血清学和组织中嗜酸性粒细胞增多；富含嗜酸性粒细胞的"红色"坏死性肉芽肿，则可以将Churg-Strauss综合征与Wegener肉芽肿以及显微镜下多动脉炎区分开来。对显微镜下多血管炎与Churg-Strauss综合征和Wegener肉芽肿的区别，可以依据没有肉芽肿、嗜酸性粒细胞增多和哮喘来鉴别。约有1/3到1/2的患者可见栅栏样中性粒细胞性肉芽肿性皮炎伴有原发性系统性血管炎；也可见到小血管的中性粒细胞性血管炎，将血管炎和肉芽肿性炎症联系在一起。能快速辨认ANCA相关性原发性系统性血管炎是十分重要的，因为它可能迅速地损害多个器官并危及生命，但可以通过抑制免疫反应的治疗来缓解。

4.3.1 Wegener肉芽肿

临床表现

Wegener肉芽肿是一种具有肉芽肿性炎症的血管炎。Wegener肉芽肿易累及上下呼吸道，形成为坏死性肉芽肿性炎症，并且易累及肾脏，表现为肾小球肾炎。肉芽肿性病变可以累及体内任何器官，泛发性血管炎可在许多部位广泛发生，特别是肺部。少于15%的Wegener肉芽肿表现为皮肤疾病，但是超过50%的病例在病程中会出现皮肤疾病。Wegener肉芽肿存在3种皮肤疾病：①由小血管中性粒细胞性血管炎引起的可触知或不可触知的紫癜；②皮下结节、溃疡和肢端梗死（坏疽），常继发于中等血管的血管炎；③多种形态的皮损，包括风湿样丘疹（四肢尤其是肘部伸侧坏死性丘疹和结节）、坏疽性脓皮病样溃疡（恶性脓皮病）（图4.16）以及牙龈增生（草莓样牙龈炎）。Wegener肉芽肿的诊断标准包括：对呼吸道肉芽肿性炎症的活检或替代检查（肺部浸润或空洞），活检证实的小至中等血管的坏死性血管炎，活检/替代检查提示肾小球肾炎/蛋白尿和血尿和（或）cANCA阳性。大约80%的Wegener肉芽肿患者cANCA阳性。Wegener肉芽肿患者外周血和活检组织中嗜酸性粒细胞并不增多。若不治疗，Wegener肉芽肿的1年死亡率超过80%；用环磷酰胺和糖皮质激素治疗，75%患者症状缓解。复发是最大的临床问题，随访5年50%患者出现复发。

组织学特征

Wegener肉芽肿患者皮损中可见3种组织学类型的炎症，可单独（大多数）出现或共存：①多应性(pathergic)坏死；②血管外肉芽肿性炎症（图4.17）；③中性粒细胞性血管炎，主要累及小血管，而肌性血管的血管炎少见。多达50%的皮损表现为小血管中性粒细胞性血管炎。真正的肉芽肿性血管炎罕见，如果出现，常累及肌性血管。

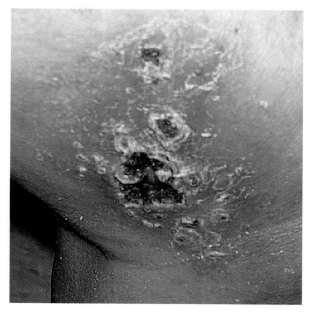

图4.16　Wegener肉芽肿　患者的膝盖中央可见坏疽性脓皮病样溃疡

4.3.2 Churg-Strauss综合征

临床表现

Churg-Strauss综合征（过敏性肉芽肿伴哮喘）的特征是存在哮喘，常成人发病，合并其他过敏症状（过敏性鼻炎）、外周血和组织内嗜酸性粒细胞增多和系统性血管炎。Churg-Strauss综合征有三个阶段。第一阶段表现为持续性哮喘和其他特应性体

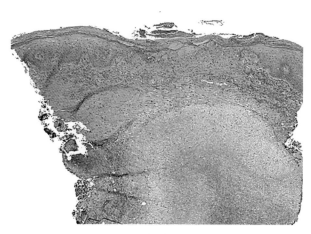

图4.17　Wegener肉芽肿　坏疽性脓皮病样皮损处活检，可见栅栏状及中性粒细胞的肉芽肿性皮炎，即"蓝色肉芽肿"

质。第二阶段表现为反复发作的累及一个或多个器官（如嗜酸性粒细胞性肺炎）和血液嗜酸性粒细胞增多症。第三阶段进展为系统性血管炎。吸入大颗粒物质、迅速减少类固醇用量、脱敏作用或者接触白三烯受体拮抗剂类药物可诱发Churg-Strauss综合征。与Wegener肉芽肿相比，Churg-Strauss综合征患者出现肾受累的几率较少（<40%），更多见皮肤（<80%），外周神经（≤80%）和心脏（≤50%）等部位受累。Churg-Strauss综合征的皮肤表现包括可触知的紫癜、淤点、淤斑和（或）血疱（≤50%）；真皮和皮下丘疹和结节常见于头皮或者对称性分布于四肢（肘部；大约30%）的（图4.18）荨麻疹和（或）红斑（≤25%），以及网状青斑。

组织学特征

有3大类组织学改变，常同时出现：①血管炎，绝大多数累及真皮浅层和中层的小血管，较少累及肌性血管，表现为富含嗜酸性粒细胞的中性粒细胞性血管炎；②真皮嗜酸性粒细胞增多；③栅栏状中性粒细胞性和肉芽肿性皮炎伴大量嗜酸性粒细胞、嗜酸性颗粒和包裹着退变胶原束的碎屑（红色肉芽肿）（图4.19）。

4.3.3 显微镜下多血管炎

临床表现

显微镜下多血管炎（显微镜下多动脉炎，肾-真皮血管炎综合征）是一种系统性中性粒细胞性小血管炎，没有血管外肉芽肿或哮喘。常有快速进展的肾疾病（局灶性节段坏死性肾小球肾炎）、皮肤累及和抗pANCA抗体（尤其是MPO）阳性（≤80%）。显微镜下多动脉炎的皮损包括明显的紫癜和淤点，见于超过3/4的患者，其他表现包括甲下出血、结节、手掌红斑和（或）青斑。显微镜下多动脉炎的诊断标准包括活检或替代检查未见肉芽肿性炎症（如肺部空洞或者超过1个月的炎症浸润），活检证实小血管的中性粒细胞性血管炎和

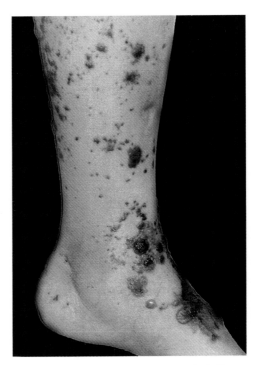

图4.18　Churg-Strauss综合征　患者的双下肢可见坏死性血疱

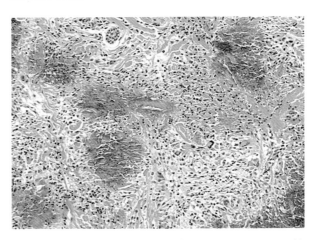

图4.19　Churg-Strauss综合征　Churg-Strauss综合征患者的丘疹和结节性皮损，"红色"栅栏状和中性粒细胞性肉芽肿性皮炎的退变中心由富含嗜酸性物质的碎片组成

（或）肾小球肾炎伴极少或无免疫沉积物，以及活检或替代检查发现超过1个器官系统受累（如蛋白尿和血尿提示肾小球肾炎）。

组织学特征

表现为小血管的中性粒细胞性血管炎的特征（图4.20）。对本病无诊断特异性。

4.4 皮肤结节性多动脉炎

临床表现

表现为皮肤血管炎的所有患者中，少于3%有结节性多动脉炎（皮肤结节性多动脉炎或者系统性结节性多动脉炎累及皮肤）。皮肤结节性多动脉炎可累及各年龄段的男女患者，40~60岁多见。当出现结节、青斑、肢端坏疽和（或）神经病变时，应当怀疑存在皮肤结节性多动脉炎。典型的皮肤结节性多动脉炎皮损包括大小为0.5~2cm的疼痛性结节，下肢远比上肢常见，网状青斑、溃疡，以及少见的坏疽和肢端坏死。注意对于那些没有静脉功能不全、血栓形成倾向和多发性单神经炎等证据的患者，白色萎缩症（青斑血管病）可能是皮肤结节性多动脉炎的表现。多数皮肤结节性多动脉炎患者为良性病程。有溃疡的患者，病程更长并有神经病变。罕见报道有随访超过15年进展为系统性的结节性多动脉炎。某些CPAN病例发现了感染因素，如链球菌感染或乙型传染性肝炎。

皮肤结节性多动脉炎的严重程度可分为三类：Ⅰ类为轻度，包括结节性皮肤损害、网状青斑和（或）轻度多发性神经病；Ⅱ类为重度，包括明显的青斑（图4.14）、溃疡、疼痛、多神经病变，以及全身症状如发热、乏力和关节痛；Ⅲ类为进展性系统性疾病，包括坏死性青斑、肢端坏疽（图4.21）、足下垂、进展性肌肉和骨骼受累、自身免疫检查结果阳性，最终累及内脏。

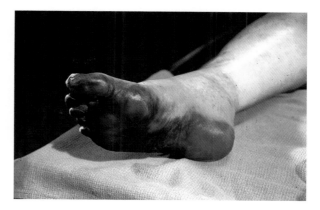

图4.21 皮肤结节性多动脉炎导致的肢端坏疽

组织学特征

皮损部位的钻孔活检、切除或切开活检等深部活检发现肌性血管的中性粒细胞性血管炎，位于真皮−皮下组织交界处（此处动脉有分枝）或者皮下组织内。由于血管炎累及的血管呈节段性和局灶性分布，有必要进行重复深部活检和连续切片。晚期陈旧性皮损呈现血管壁纤维化、内弹力膜缺失和外膜新生血管形成（图4.22）。

4.5 结节性血管炎

临床表现

患者下肢出现痛性溃疡性结节，可能是结节性血管炎而不是皮肤结节性多动脉炎。结节性血管炎（小叶性脂膜炎伴血管炎）最初定义为硬红

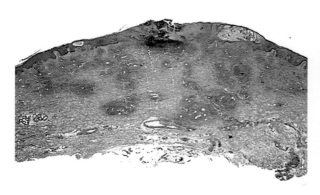

图4.20 显微镜下多血管炎 显微镜下广泛的小血管的中性粒细胞性血管炎引起的溃疡

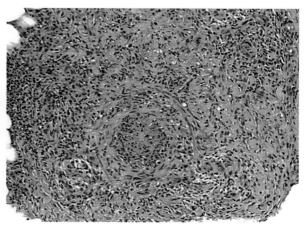

图4.22 皮肤结节性多动脉炎 肌性动脉腔内血栓形成伴血管外膜新生血管形成

斑（下肢红色硬化斑块），与结核病相关，抗结核治疗使皮损消退。其他致病因素包括药物和非结核分枝杆菌感染伴循环免疫复合物。结节性血管炎主要见于年轻到中年妇女，表现为疼痛、触痛、紫红色、硬化、常有溃疡的结节，累及小腿后侧，少见于胫部、踝部、大腿和上肢。这些皮损的愈合通常遗留色素沉着性瘢痕。

组织学特征

深部钻孔活检或切除/切开活检可证实本病相关的组织学改变，其特征为小叶性脂膜炎围绕着中央的肌性血管的血管炎，血管腔闭塞，血管壁呈淋巴细胞性、中性粒细胞性或肉芽肿性炎症浸润。血管炎伴有不同程度的凝固物和干酪样坏死，以及肉芽肿性炎症破坏皮下组织。皮肤结节性多动脉炎与结节性血管炎不同，皮肤结节性多动脉炎的炎症并不蔓延到动脉外膜之外而导致脂膜炎。

4.6 巨细胞动脉炎

临床表现

巨细胞动脉炎（giant cell arteritis，GCA）（暂时性动脉炎）偶尔表现为皮肤疾病（少于所有病例的1%）。巨细胞动脉炎的特征包括主要发生于浅肤色的白种老年女性，伴有风湿性多肌痛。巨细胞动脉炎的临床表现是继发于闭塞性动脉内膜炎所致的局部缺血，或由于炎症性细胞因子释放导致的全身症状，包括乏力、体重减轻和发热。巨细胞动脉炎的症状和体征包括头痛、间歇性咀嚼不能、视力和神经系统异常。皮肤表现包括头皮压痛、头皮白化、颞动脉脉搏搏动减弱或者消失和（或）颞动脉增厚（索状）。巨细胞动脉炎可伴有头皮坏死（图4.23）、失明、舌坏疽和鼻中隔坏死等严重后果。准确和及时的诊断十分重要，因为恰当治疗的延误可能导致严重的病残甚至死亡。

组织学特征

深达皮下组织的肌性血管的皮肤活检或颞动脉活检，显示肉芽肿性肌性血管炎伴含有巨细胞的炎症性浸润。巨细胞动脉炎的重要诊断特征是颞动脉中膜和内膜的节段性炎症和断裂以及血管内膜内弹力膜的断裂（图4.24）。病变晚期，弹力膜节段性的丢失，狭窄腔隙继发性取代动脉壁和血管腔，表现为肌内膜增生、黏液瘤样间质和散在的炎症细胞浸润。

4.7 假性血管炎

血管炎的临床表现千变万化，诊断依据包括一系列临床、组织学、影像学和实验室特征，因此，非血管炎性疾病可以貌似血管炎，有时难以判断某一疾病究竟是轻微的血管炎还是假性血管炎。皮肤假性血管炎代表类似皮肤血管炎的一组

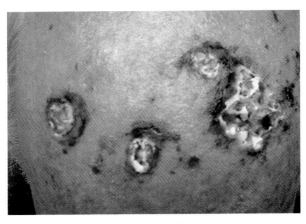

图4.23　继发于巨细胞动脉炎的头皮溃疡

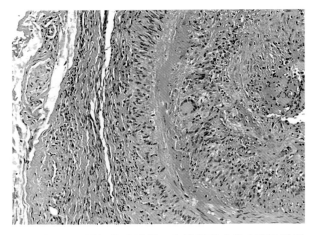

图4.24　巨细胞动脉炎　**有诊断意义的肉芽肿性肌性血管血管炎**

异质性疾病，可分为两大类：有出血表现的疾病（淤点、紫癜和淤斑；图4.25）或者血管腔闭塞并导致青斑、发绀、溃疡、肢端坏死和（或）坏疽之类的疾病。两类疾病常重叠，但是重叠的疾病以某一机制为主。出血性假性血管炎是由于血管壁机能障碍（机能不全）所致，与多种因素相关，包括血管壁代谢产物沉积（淀粉样物、钙盐）、营养缺乏（坏血病）、非血管炎性炎症性紫癜〔色素性紫癜性皮病（图4.26，表4.8）、节肢动物叮咬、病毒感染、药物反应〕，血管壁和支持性基质的退化（老年性/日光性紫癜）、病原体直接侵犯血管壁、凝血–纤溶系统疾病（如血小板减少症）以及血管壁创伤。青斑–梗死性假性血管炎是由于血栓、栓子或纤维内膜组织增生（闭塞性动脉内膜炎）导致血管阻塞所致，包括多种疾病，如暴发性紫癜、华法林坏死（图4.27和图4.28）、抗磷脂抗体综合征、心脏黏液瘤、胆固醇栓塞（图4.29）、钙过敏以及放射性动脉炎。表4.9列出了常见、少见和罕见的假性血管炎性疾病。

假性血管炎的诊断延误或错误会导致不恰当

的处理，并可能接受潜在有害的治疗，如皮质类固醇和细胞毒药物。对假性血管炎的诊断要高度警惕，并且总是纳入血管炎的鉴别诊断。皮肤活检在假性血管炎与真性血管炎的鉴别诊断中十分重要；缺乏组织学的证据，尤其是在多次活检之后，应当向假性血管炎的诊断方向去考虑。

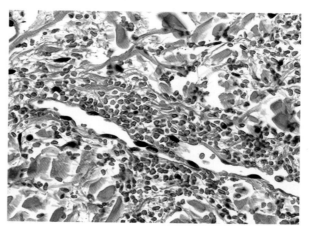

图4.26 非血管炎性炎症性紫癜 **红细胞外渗，但无血管炎的证据**

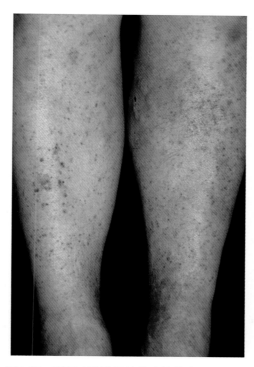

图4.25 别嘌呤醇引起的紫癜性药疹

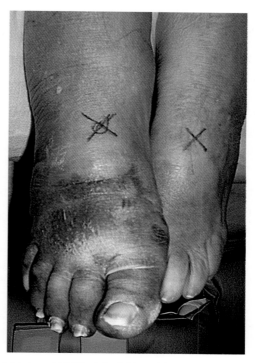

图4.27 香豆素（华法林）引起的坏死 **表现为足部的紫色坏死**

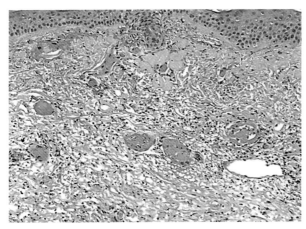

图4.28　泛发性非炎症性小血管血栓　为凝固性疾病的特征，如华法林坏死、弥散性血管内凝血和暴发性紫癜

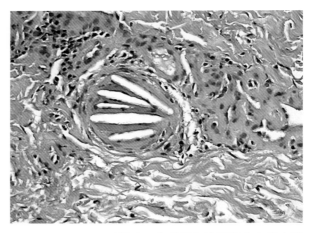

图4.29　胆固醇栓塞　多核巨细胞围绕在血管内缝隙周围，可见胆固醇栓子

表4.8　色素性紫癜性皮炎

临床亚型	特征性表现
Majocchi毛细血管扩张性环状紫癜	显著的毛细血管扩张
Schamberg进行性色素性皮病（PPD）	显著的含铁血黄素沉着
Gougerot-Blum进行性色素性皮病	红色丘疹
Doucas-Kapetanakis湿疹样PPD	湿疹样苔藓样表现
金黄色苔藓	局限性皮损，常位于下肢

临床表现以散在的紫癜为特征，伴有慢性淋巴细胞浸润及真皮浅层出血的组织学特征。

PPD的鉴别诊断：
　淤积性皮炎
　药物反应
　虫咬反应
　日光性紫癜
　蕈样霉菌病

表4.9　血管炎的类似疾病（假性血管炎）

相对频率	假性血管炎性疾病	机制
常见	抗磷脂抗体综合征	血栓形成
	胆固醇栓塞	栓塞
	感染性心内膜炎	感染和栓塞
	色素性紫癜性皮炎	出血
	日光性紫癜	出血
	暴发性紫癜	血栓形成
	华法林坏死	血栓形成
	青斑样血管病	血栓形成
比血管炎少见	小鱼际锤打综合征（纤维肌性异常）	血管外伤
	坏血病	出血
	血栓性血小板减少性紫癜	出血
罕见	淀粉样变性	血管壁病变
	钙过敏	血管壁病变
	心脏黏液瘤	栓塞
	麦角胺及可卡因滥用	血管痉挛
	嗜血管性B细胞淋巴瘤	血管内增生/栓塞

续表

提示假性血管炎的征象：

　　动脉粥样硬化，严重的疾病

　　组织学活检不能确定为血管炎

　　心脏杂音

　　网状青斑

　　缺乏炎症性指标（如血沉正常）

　　异常的饮食习惯（如慢性酒精中毒）

　　影像学检查可见孤立的血管性皮损

表4.10　皮肤血管炎——临床表现

定义
真皮和（或）皮下血管的炎症性/免疫介导的破坏

分类及病因学相关性
原发性（特发性）
40% 皮肤型白细胞碎裂性血管炎
10% 过敏性紫癜
<5% 原发性系统性血管炎（Wegener肉芽肿、Churg-Strauss综合征、巨细胞性动脉炎、显微镜下多血管炎和结节性多动脉炎）
继发性（已知诱因，合并系统性疾病）
20% 药物
20% 感染
≈10% 结缔组织病性血管炎
<5% 副肿瘤性血管炎
其他系统性疾病（如结节病、炎症性肠病）
冷球蛋白血症性血管炎
偶发性（继发于其他病理过程，如外伤）

患病率
通过活检证实的皮肤型血管炎的年患病率为（39.6~59.8）/100万

发病率和死亡率
皮肤外疾病 <20%
慢性消耗性疾病 ≈20%
致死性疾病 <7%

性别、种族及年龄分布
任何年龄、性别及种族均可发生：成人>儿童，女性≥男性
年龄范围：1~90岁
成人：平均年龄47岁
儿童：平均年龄7岁

临床表现
大多数患者的血管炎发生于诱发诱因（药物或感染）后7~10天
继发于系统性疾病的血管炎患者，血管炎发生于潜在疾病开始的数日至数年，平均间隔为6个月
血管炎的病程取决于病因；平均时间为28个月，中位时间为4个月；1周至超过20年
血管炎的受累部位：
最常见于下肢、受压部位及紧身衣物（如袜口）覆盖区域 下肢>上肢>躯干>头颈部
血管炎的皮损形态多样，紫癜性斑疹和丘疹最常见

影像学表现
结节性多动脉炎行动脉造影可见动脉瘤
巨细胞性（颞）动脉炎行多普勒超声可见血管壁增厚，管腔狭窄及闭塞

预后
大多数患者（≈60%）的良性皮损为急性、自限性经过，数周可恢复
少数患者（≈20%）皮损易复发，无自觉症状
少于20%患者可发展成慢性、迁延的皮肤及内脏疾病，约7%导致死亡

治疗
根据病情严重性和造成永久性脏器损伤的风险性行经验性、个体化治疗
所有患者的一般护理包括避免过度站立、受凉及穿紧身衣物；休息；抬高下肢；抗组胺药或非甾体类抗炎药可缓解症状
轻度皮损：氨苯砜和（或）秋水仙碱
中至重度皮损：甲氨蝶呤、硫唑嘌呤和（或）泼尼松
系统性血管炎：泼尼松±环磷酰胺/硫唑嘌呤/环孢素/霉酚酸酯

表4.11   皮肤血管炎——病理学

大体（临床）表现
临床形态多样
最常见
红色和紫癜性斑疹
可触性紫癜
出血性水疱和大疱
真皮和皮下结节
少见
脓疱
荨麻疹和环形皮损
溃疡
网状青斑
罕见
甲下出血及甲皱襞梗死（Bywater皮损）
梗死
指趾坏疽
坏疽性脓皮病样皮损
掌指红斑

显微镜下表现
皮损形态与血管大小和血管床受累范围相关
急性血管炎皮损中可见血管壁被炎症细胞破坏，并伴有纤维素沉积及核碎屑（白细胞碎裂）
恢复期皮损中可见弹力板缺失及纤维化
不同程度的红细胞外溢，皮肤坏死及溃疡形成
一些与特殊血管炎综合征相关的病例可合并特征性的组织学表现
席纹状纤维化
栅栏状中性粒细胞性肉芽肿性皮炎
表皮内及表皮下脓疱
组织嗜酸性粒细胞增多
组织中性粒细胞增多

直接免疫荧光检查
＜48小时的皮损活检中，＞80%可见血管性免疫反应物（C3、IgM、IgG和（或）IgA）；＞48小时的皮损中C3更常见

鉴别诊断
假性血管炎
紫癜性（非血管炎性）疾病
血管阻塞性疾病

（李伟松　薛德彬　刘　琬　王晓阳　译，曾学思　校）

推荐读物

1. Carlson JA, Ng BT, Chen KR. Cutaneous vasculitis update: diagnostic criteria, classification, epidemiology, etiology, pathogenesis, evaluation and prognosis. Am J Dermatopathol, 2005,27(6):504–528.

2. Rao JK, Allen NB, Pincus T. Limitations of the 1990 American College of Rheumatology classification criteria in the diagnosis of vasculitis. Ann Intern Med, 1998,129(5):345–352.

3. Russell JP, Gibson LE. Primary cutaneous small vessel vasculitis: approach to diagnosis and treatment. Int J Dermatol,2006,45(1):3–13.

4. Sais G, Vidaller A, Jucgla A, et al. Prognostic factors in leukocytoclastic vasculitis: a clinicopathologic study of 160 patients. Arch Dermatol, 1998,134(3):309–315.

5. Stone JH, Nousari HC. "Essential" cutaneous vasculitis: what every rheumatologist should know about vasculitis of the skin. Curr Opin Rheumatol, 2001,13(1):23–34.

第5章　水疱性皮肤病

Jacqueline M. Junkins-Hopkins, Klaus J, Busam

水疱是指表皮内或表皮下被液体充盈的空间。水疱可能是由感染（如病毒、细菌）、缺血（如血管炎）、烧伤或炎症导致表真皮交界处破坏（如多形性红斑）而引起的继发表现，也可能是由遗传学或免疫学异常破坏了基底膜带结构的完整性（如大疱性表皮松解症、类天疱疮）而引起的原发表现。

5.1 水疱性皮肤病的诊断方法

临床表现

临床表现对于水疱性皮肤病的诊断至关重要。在鉴别诊断中，许多因素都有重要作用，包括年龄（如大疱性类天疱疮好发于老年人，而获得性大疱性表皮松解症好发于中年人）、水疱的部位和分布（如寻常型天疱疮易累及黏膜组织，而落叶型天疱疮不常累及黏膜；家族性慢性良性常累及间擦部位，而毛囊角化病常累及脂溢部位）、水疱的特点（如大而松弛的水疱是天疱疮的特点，而红斑基础上的小水疱更常见于湿疹）、水疱的排列（如疱疹样皮炎表现为群集、疱疹样水疱；线状IgA大疱性皮病表现为环形、串珠样水疱）、相关的炎症背景（如大疱性类天疱疮的水疱发生在红斑基础上，而迟发性皮肤卟啉症的水疱发生在非炎症皮肤上）、病史（如结缔组织病、糖尿病、相关的恶性肿瘤）以及近期的治疗用药（如与其相关的药物诱发的线状IgA大疱性皮病、假性卟啉症、药物诱发的天疱疮）。

组织学特征

认识组织裂开的机制：如海绵水肿形成（图5.1）和棘层松解（图5.2）（表5.1）；以及水疱腔隙在显微解剖学位置的特点是学习水疱大疱性疾病诊断的组织解剖学的第一步（表5.2）。海绵水肿形成反映了表皮内水肿导致角质形成细胞彼此分离、拉伸并最终破坏细胞间连接（图5.1）。棘层松解是角质形成细胞之间细胞黏附消失的表现。细胞间桥消失，角质形成细胞形状从多角形变成圆形或卵圆形，使细胞外表面变得光滑（图5.2）。

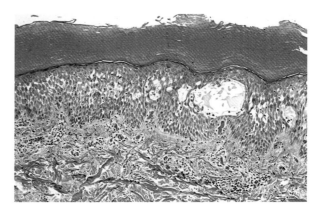

图5.1　海绵水肿形成性水疱　水肿导致角质形成细胞分离，其中一些仍通过细胞间桥相连

表5.1　水疱形成的组织学特征及发生机制

组织学特征	水疱形成机制	举例
海绵水肿形成	细胞间水肿导致细胞分离	急性变应性接触性皮炎
气球样变性	细胞内水肿导致细胞死亡和水疱形成	疱疹病毒感染
棘层松解	角质形成细胞之间细胞连接丧失	天疱疮
细胞溶解	物理损伤导致细胞破坏或死亡	热、摩擦
苔藓样反应并坏死	炎症反应导致基底细胞破坏	多形性红斑
基底膜区破坏	遗传结构缺陷或免疫学异常	大疱性表皮松解症、大疱性类天疱疮
真皮溶解	结构缺陷或免疫学异常导致基底膜下方破坏	营养不良型大疱性表皮松解症、多形性日光疹

表5.2　通过水疱位置对表皮内水疱进行鉴别诊断

角质层/角质层下水疱	棘细胞层水疱
白痱	天疱疮变异型
大疱性脓疱疮	家族性慢性良性天疱疮
葡萄球菌性烫伤样皮肤综合征	毛囊角化病
角层下脓疱病	Grover病
脓疱型银屑病	海绵水肿性水疱
婴儿肢端脓疱病	疱疹样皮炎
新生儿一过性脓疱性黑变病	摩擦性水疱
新生儿中毒性红斑	水肿
急性泛发性发疹性脓疱病	**基底层上水疱**
天疱疮亚型（尤其是落叶型天疱疮和药物诱发的天疱疮）	天疱疮（尤其是寻常型天疱疮）
	副肿瘤性天疱疮
	毛囊角化病

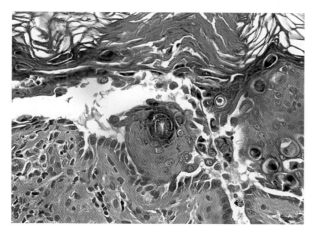

图5.2　棘层松解性水疱　角质形成细胞之间细胞黏连消失，导致其细胞由多角形变成圆形或卵圆形。细胞间桥消失

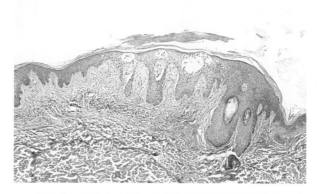

图5.3　表皮内水疱　急性海绵水肿性皮炎及表皮内的多房性水疱

在显微解剖学上，水疱被分为表皮内疱（图5.3和图5.4）和表皮下疱（图5.5）。但是我们必须注意，表皮会再生，对一个陈旧的表皮下水疱进行活检，可能表现为一个表皮内裂隙。表皮内水疱可以进一步分为角质层下疱和基底层上疱。识别相关的炎症细胞浸润也是很重要的，因为它的细胞成分（中性粒细胞和（或）嗜酸性粒细胞、淋巴细胞或肥大细胞）以及分布模式（真皮乳头脓疡或弥漫带状浸润）可以为缩小鉴别诊断的范围提供有力证据。识别微生物或病毒细胞毒性改变也可对水疱形成过程提供有力证据。

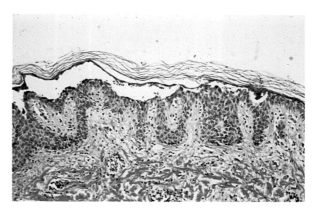

图5.4　表皮内水疱　棘层松解性角质层下水疱及颗粒细胞层下的裂隙

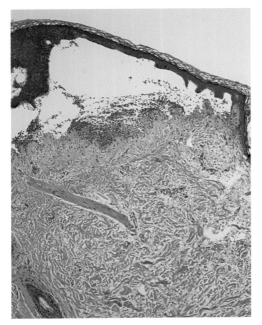

图5.5   表皮下水疱   表皮被顶起与真皮分离，形成一个大疱腔隙。表皮的基底细胞层是疱顶的底部

辅助检查

大多数自身免疫性大疱性皮肤病需要通过直接免疫荧光检查进行分类，因为组织学表现通常不特异。对直接免疫荧光检查而言，最佳活检部位为皮损周围皮肤（如果皮肤表现正常，则取水疱周围1cm以内的皮肤；如果皮肤有炎症表现，则直接取邻近红斑的皮肤）。活检标本应该置于运输用保存液中，如Michel介质，速冻于液氮中或者浸湿盐水的纱布中（如果在数小时内可被送至病理实验室）。用非冰冻盐水运输标本将会背景较少。间接免疫荧光也被用来辅助诊断有循环自身抗体的大疱性疾病。某些情况下，如在区分大疱性类天疱疮和获得性大疱性表皮松解症时，在基底膜区内给抗原作特殊定位是必要的。可以将组织浸于1mol/L的氯化钠溶液中，导致在透明板形成裂隙，接着滴加抗体后孵育行免疫荧光检查（所谓的"盐裂皮肤"法）。

尽管特异性靶抗原在许多自身免疫性大疱病中已经被识别，而且可以用来做诊断性检测，但是我们必须记住，针对某一种特定抗原的免疫反应不仅限于某一种疾病。如BP180（BPAG2）是很

多自身免疫性大疱病的靶抗原，包括大疱性类天疱疮、瘢痕性类天疱疮、妊娠类天疱疮及线性IgA大疱性皮病。

5.2 表皮内水疱

对表皮内水疱的鉴别诊断起重要作用的因素是水疱在表皮内的精确位置（角质层/角质层下、棘细胞层或基底层上）以及棘层松解、海绵水肿形成或其他表现。海绵水肿性疾病（湿疹性皮炎）在本书第1章中已有详细描述，在此仅做简要说明。

5.2.1 角质层/颗粒层水疱

5.2.1.1 痱子

痱子是小汗腺导管阻塞引起的皮肤表现。临床表现多种多样，取决于阻塞部位：角质层内、表皮内或真皮内。

临床表现

本病好发于儿童，尤其是新生儿。白痱是由小汗腺导管在角质层内被阻塞而引起的，表现为透明易破的小水疱，导致领圈样脱屑。红痱是由小汗腺导管在表皮中层被阻塞而引起的，表现为红色小丘疹顶端有微小水疱，好发于儿童或成人颈部和躯干上部。真皮内阻塞导致脓疱（脓痱）。

组织学特征

在白痱中可见重叠在外分泌腺之上的非炎症性的角质层下水疱，有时可见导管腔被角质碎片阻塞。在红痱中导管阻塞的特点是相似的，除此之外还可见终末端汗管处海绵水肿形成及炎症反应；在充分成熟的皮损中可见小汗腺导管之上角质层下的中性粒细胞和淋巴细胞浸润（图5.6）。在脓痱中可见导管单位之上更为明显的角质层下或表皮内微脓疡。

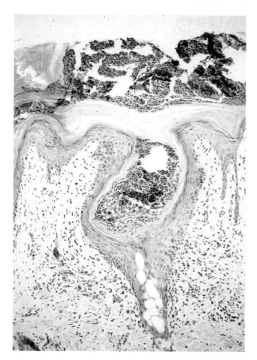

图5.6 痱子 累及小汗腺导管开口的角质层下脓疱

鉴别诊断

痱子的临床表现通常很典型，很少需要做组织学检查。

预后与治疗

避免促使出汗的因素（如发热）以利于皮损恢复。

5.2.1.2 大疱性脓疱疮

临床表现

本病好发于学龄期儿童，表现为浑浊的浆液性小脓疱。水疱易破溃，导致浅表的圆形糜烂面。疱液干涸后形成蜜黄色痂。皮损具有传染性，好发于暴露部位，如面部（尤其是口周）及上肢。本病由金黄色葡萄球菌噬菌体Ⅱ组71型的浅表感染引起。

组织学特征

水疱可位于角质层下或角质层内。典型水疱内

含有中性粒细胞，但早期皮损可以是非炎症性的。

辅助检查

革兰染色可见革兰阳性球菌。

鉴别诊断

革兰阳性球菌可将本病区别于其他角质层下大疱性皮肤病。直接免疫荧光检查阴性。

预后和治疗

本病对外用和口服抗生素效果好，但有可能复发。

5.2.1.3 葡萄球菌性烫伤样皮肤综合征

本病由金黄色葡萄球菌噬菌体Ⅱ组71型感染引起。水疱是由金黄色葡萄球菌产生的表皮剥脱毒素导致。

临床表现

本病好发于幼儿（新生儿至5岁以内儿童）或免疫抑制状态的成人及大龄儿童。皮肤外其他症状包括发热和上呼吸道感染。皮肤表现为红斑、触痛，完整皮损为松弛性大疱（图5.7 A）。按压水疱时，水疱向邻近皮肤扩展，即尼氏征阳性。典型表现为大面积表皮剥脱。黏膜通常不受累。

组织学特征

完整水疱位于颗粒层内或颗粒层下。真皮炎症反应很少（图5.7 B）。可见棘层松解。通常情况下水疱不完整，导致颗粒层缺失、棘层松解等表现轻微。

辅助检查

革兰染色阴性。直接免疫荧光检查阴性。

鉴别诊断

革兰染色及直接免疫荧光检查可将本病区别于大疱性脓疱疮或落叶性天疱疮。临床上，鉴别

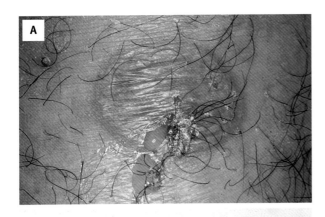

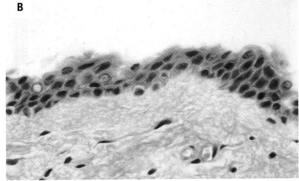

图5.7　葡萄球菌性烫伤样皮肤综合征　A. 松弛性水疱。B. 角质层从表皮分离；未见炎症反应

诊断主要包括其他皮肤剥脱性疾病，如Stevens-Johnson综合征、中毒性表皮坏死性松解症及天疱疮。中毒性表皮坏死性松解症和Stevens-Johnson综合征表现为界面皮炎、表皮坏死及基底膜带裂隙。

预后和治疗

应用抗生素治疗感染。

5.2.1.4 婴儿肢端脓疱病

本病好发于男性黑人婴儿，表现为掌跖部位的瘙痒性小脓疱。皮损很少进行活检。组织学表现为角质层下脓疱，疱内可见中性粒细胞和嗜酸性粒细胞。可见角化不良细胞。本病临床过程有夏季加重的特点，至2~3岁可自愈。

5.2.1.5 新生儿暂时性脓疱性黑变病

本病好发于黑人新生儿，出生即出现非常短暂的松弛性脓性水疱，在1~2天内破裂，留有领圈样黑斑。

皮损发生于面部、躯干、尿布区及掌跖部位。组织学上可见角质层内或角质层下无菌性脓疱。革兰染色阴性。本病具有自限性，无需特殊治疗。

5.2.1.6 新生儿中毒性红斑

本病皮损发生于出生时至出生后48小时，好发于身体受压部位，表现为大量无症状的小脓疱及境界不清的污秽的红斑、丘疹或斑块。组织学上表现为特征性的近毛囊处的角质层下嗜酸性脓疱。非脓疱部位活检可见血管及毛囊周围嗜酸性粒细胞浸润及真皮乳头水肿。

数天内皮疹可自愈。

5.2.1.7 角层下脓疱病

临床表现

本病好发于中年女性间擦部位。

典型表现为红斑或正常皮肤上的松弛性小脓疱，皮损可形成匐行性斑块。

组织学特征

典型表现为较大的角质层下脓疱，疱内含有中性粒细胞及少量嗜酸性粒细胞。脓疱位于表皮顶部，为非毛囊性。疱内及边缘常可见棘层松解细胞。真皮血管周围可见轻度中性粒细胞浸润及中性粒细胞向表皮外移。

辅助检查

直接免疫荧光检查阴性。需排除IgA天疱疮。

鉴别诊断

IgA天疱疮在临床和组织学上与该病均有重叠。脓疱型银屑病在组织学上有相似之处，但可通过表皮银屑病样增生及真皮乳头毛细血管迂曲扩张来鉴别。急性泛发性发疹性脓疱病可表现为角质层下脓疱，但该病脓疱较角质层下脓疱病范围小且不明显。急性泛发性发疹性脓疱病的诊断需结合临床。

预后和治疗

本病具有慢性复发性特点，对氨苯砜治疗有效。患者应检查本病相关的单克隆IgA丙种球蛋白病。

5.2.1.8 急性泛发性发疹性脓疱病

急性泛发性发疹性脓疱病（acute generalized exanthematous pustulosis，AGEP）大多由种类繁多的药物引起（大约90%病例），病毒感染和汞接触也可致病。大约50%病例行斑贴试验可呈阳性。

临床表现

本病可发生于任何年龄，表现为发疹性红斑基础上发生的小脓疱（直径小于5mm）。皮疹可于服药后数天内迅速发生，常首发于面部和间擦部位，并迅速播散。可仅有水疱而无脓疱。常自觉瘙痒或烧灼感。20%患者出现口腔黏膜及舌部糜烂。患者常有发热等皮肤以外症状和体征。

组织学特征

典型表现为表皮内，尤其是角质层下脓疱（图5.8）。常可见轻度棘层松解。可有不同程度的海绵水肿形成、角化不良及角化过度。真皮水肿，

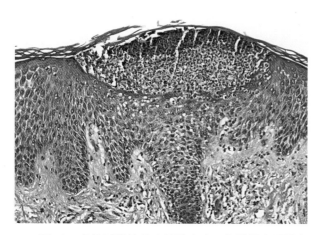

图5.8 急性泛发性发疹性脓疱病 角质层内可见中性粒细胞聚集

并有包括嗜酸性粒细胞的混合炎症细胞浸润。可见轻度血管破坏（内皮细胞肿胀，罕见核碎屑）。

鉴别诊断

本病与脓疱型银屑病及Sneddon-Wilkinson角层下脓疱病很难鉴别，混合炎症细胞浸润模式（角质层下脓疱合并轻度界面皮炎及轻度血管炎）支持急性泛发性发疹性脓疱病。

预后和治疗

本病在停药2周后具有自限性。患者发生炎症后脱屑也提示本病诊断。

5.2.2 表皮内水疱合并海绵水肿形成/水肿

5.2.2.1 海绵水肿性皮炎

临床表现

湿疹/皮炎可发生水疱，尤其是急性接触性皮炎或汗疱性湿疹。水疱常合并瘙痒性水肿性红斑或斑块。在接触有毒性藤类植物后，水疱、丘疱疹或斑块常呈线状或地图状分布。汗疱性湿疹好发于患有遗传性过敏症的患者，但也可以是变应性接触性皮炎的表现。皮疹常首发于手指边缘，表现为小水疱，随着时间推移水疱发生破裂，并播散至掌跖部位，表现为鳞屑性或角化过度性斑片或斑块。

组织学特征

本病表现为显著的海绵水肿及表皮内水疱形成（图5.1，5.3）。疱腔含有浆液及不同数量的混合炎症细胞。除了海绵水肿性水疱形成，还可见角质形成细胞的气球变性或网状变性。表皮内可见朗格汉斯细胞聚集。真皮浅层血管周围及间隙可见不同程度的炎症细胞浸润。在接触过敏的病例中，真皮及表皮内（嗜酸性粒细胞性海绵水肿）可见大量嗜酸性粒细胞浸润。

5.2.2.2 水疱大疱性虫咬反应

临床表现

节肢动物咬伤引起的大疱性反应可见于任何年龄，但更常见于儿童。表现为下肢暴露部位大小不等的紧张性水疱。皮损不对称，通常呈线状群集分布。跳蚤最易引起大疱性反应，恙螨咬伤也可引起。在有些疥疮患者，尤其是儿童，典型表现为单一的抓痕脱屑和指间皮肤隧道改变，极少数患者表现为泛发的水疱大疱性皮损，类似大疱性疾病。在成人也可发生脓疱。

组织学特征

表皮内水疱由急性海绵水肿及坏死引起。常可见真皮浅层及深层的混合炎症细胞（淋巴细胞、嗜酸性粒细胞）浸润。如果有脓疱发生，则为角质层下脓疱，类似银屑病。节肢动物咬伤性水疱也可为表皮下疱（见下文）。

5.2.2.3 多形性日光疹

临床表现

多形性日光疹（polymorphous light eruption，PMLE）为对紫外线（UVA，有时为UVB）的反应，皮疹沿曝光部位分布，表现为瘙痒性多形性皮损，包括红斑、鳞屑样丘疹性损害及水疱。本病可发生于儿童，但成人的表现更典型。面部、手部及慢性曝光部位常受累，但这些部位经常接受阳光刺激可产生耐受。皮损常发生于早春、夏季或冬季的第一次曝光，直到下一季节才会复发。

组织学特征

组织学表现多种多样，与临床表现相一致。通常可见基本的海绵水肿形成及显著的真皮乳头水肿。可见表皮内海绵水肿性水疱，或由严重真皮水肿导致的表皮下分离。真皮浅、深层血管周围可见淋巴细胞浸润，也可见中性粒细胞及红细胞外溢。

预后和治疗

当皮肤耐受阳光时皮疹即消退，但于春、夏季重新曝光时又会复发。由于采取避光措施皮疹即可消退，一般不需特殊治疗。糖皮质激素可加速皮疹恢复。通过控制紫外线的照射可用来提高患者对光的耐受性。

5.2.2.4 色素失禁症

本病是一种X连锁遗传性疾病。

临床表现

本病发生于出生时或婴儿期，主要见于女性。在成年女性可见到残留改变。皮损可分为3期：急性红斑水疱期、慢性疣状增生期和慢性色素沉着期。皮损不总是按顺序发生，可以只见到晚期皮损而没有早期皮损表现。临床上，典型皮损在躯干及四肢呈旋涡状或线状排列。常见皮肤外表现，包括眼、牙齿及中枢神经系统异常。

组织学特征

在急性水疱期，可见特征性的嗜酸性粒细胞性海绵水肿及表皮内水疱和微脓疡（图5.9）。尤其在邻近终末端汗管处常见角化不良细胞。真皮可见不同程度的色素失禁（取决于皮损分期）。

鉴别诊断

鉴别诊断包括湿疹和自身免疫性大疱病。直接免疫荧光可用来排除后者。嗜酸性粒细胞性海绵水肿合并显著的角化不良更支持色素失禁症而不是变应性接触性皮炎或自身免疫性大疱病。

预后和治疗

水疱期是暂时的，但异常的色素沉着会持续终生。

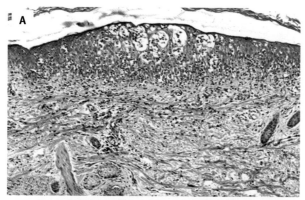

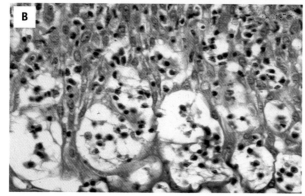

图5.9　色素失禁症　A. 表皮内微水疱。B. 嗜酸性粒细胞性海绵水肿

5.2.3 表皮内水疱伴有棘层松解

5.2.3.1 天疱疮

天疱疮是一组由抗皮肤及黏膜桥粒成分的自身抗体引起的大疱性疾病（表5.3）。棘层松解是一种特征性组织学表现，反映了由自身抗体结合结构蛋白导致的角质形成细胞之间黏附消失。如在落叶型天疱疮，病理性IgG抗体针对桥粒芯糖蛋白Ⅰ（抗Dsg1）——一个相对分子质量为160kD的桥粒钙黏蛋白。在寻常型天疱疮，自身抗体针对桥粒芯糖蛋白Ⅲ——一个分子量为130kD的与细胞间黏附相关的桥粒跨膜蛋白；也可有抗桥粒芯糖蛋白Ⅰ的抗体。

（1）寻常型天疱疮

临床表现

寻常型天疱疮（pemphigus vulgaris，PV）的

表5.3　天疱疮病谱

类型	临床	组织学
寻常型天疱疮	皮肤黏膜型：黏膜糜烂及松弛性水疱 黏膜为主型：黏膜糜烂及少数皮肤损害	基底层上棘层松解 嗜酸性粒细胞
增殖型天疱疮（寻常型天疱疮变异型）	初发皮损类似寻常型天疱疮 陈旧皮损呈角化过度性乳头瘤样增殖 形成疣状赘生物	基底层上棘层松解 表皮假上皮瘤样增生
落叶型天疱疮	结痂性鳞屑性斑片及斑块 无黏膜受累	角质层下棘层松解 嗜酸性粒细胞性海绵水肿
巴西天疱疮	落叶型天疱疮变异型 发生于南美洲（巴西）	同落叶型天疱疮
红斑型天疱疮	落叶型天疱疮的局限性变异型 光照加重 累及面颊部	同落叶型天疱疮
药物诱发的天疱疮	寻常型天疱疮和（或）落叶型天疱疮的临床表现 药物：尤其是青霉胺、卡托普利	同寻常型天疱疮或落叶型天疱疮
IgA天疱疮	匐行性斑块，周边有鳞屑及脓疱	角质层下脓疱 表皮内中性粒细胞
副肿瘤性天疱疮	严重的口腔炎 多形性皮损：麻疹样，大疱性，多形红斑样 与肿瘤或Castleman病相关	苔藓样皮炎伴或不伴基底层上棘层松解

好发年龄为40~60岁，罕见于儿童（表5.4）。皮损表现为正常皮肤或轻度红斑基础上的松弛性大疱。水疱破溃导致大的暴露或结痂的糜烂面（图5.10）。广泛受累会导致表皮剥脱，形似烧伤。有一种黏膜为主型：患者有抗桥粒芯糖蛋白Ⅲ的自身抗体，以黏膜受累为主，皮肤损害极少；还有一种黏膜皮肤型：患者兼有抗桥粒芯糖蛋白Ⅰ和Ⅲ的自身抗体。黏膜受累包括水疱、糜烂及糜烂性齿龈炎。口腔黏膜受累可早于皮肤损害数周至数月。皮损常见于头皮、太阳穴等生发区域；面、颈、胸、背等脂溢性区域；以及腹股沟等间擦部位。广泛的表皮剥脱可累及鼻咽部、外生殖器及眼结膜。病因包括紫外线、药物、情绪压力、接触性皮炎、烧伤、放射、感染、营养因素、肿瘤及罕见的硅肺病。同时也有遗传因素作用。天疱疮患者的亲属有抗桥粒芯糖蛋白Ⅲ的自身抗体，但一般不发生水疱。皮肤以外合并症包括胸腺瘤和重症肌无力。

组织学特征

本病可表现为水疱前期的嗜酸性粒细胞性海绵水肿（图5.11）（表5.5）。其水疱的特征性组织学表现为基底层上或棘层内的棘层松解性裂隙（图5.12）。棘层松解可延伸至附属器上皮。当基底细胞彼此分离但仍与基底膜区相连时，孤立的基底细胞沿水疱底部排成一列，犹如"墓碑"。早期水疱的炎症反应很少，但在成熟皮损中可有不同程度的淋巴细胞、嗜酸性粒细胞及中性粒细胞浸润，伴或不伴结痂（图5.13）。

表5.4   寻常型天疱疮——临床表现

患者组别
　　40~60岁成年人
病变部位
　　口腔黏膜、头、颈、躯干、间擦部位
临床表现
　　常见疼痛性口腔黏膜糜烂
　　松弛性水疱，尼氏征阳性
　　大的剥脱区域
预后和治疗
　　不治疗即为致命性的（体液丢失及重叠感染）
　　系统应用糖皮质激素及其他免疫抑制剂非常有效
　　长期糖皮质激素/免疫抑制剂治疗的副作用

表5.5   天疱疮——病理学

组织学特征
　　基底层上棘层松解性水疱
　　嗜酸性粒细胞
辅助检查——直接免疫荧光
　　IgG及补体沉积
　　细胞间/细胞表面沉积
　　病理生理学
　　抗桥粒芯糖蛋白Ⅲ的自身抗体（130kD）
鉴别诊断
　　早期皮损（可见嗜酸性粒细胞性海绵水肿）
　　水疱：其他类型天疱疮
　　毛囊角化病
　　家族性慢性良性天疱疮

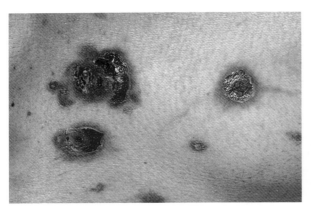

图5.10   天疱疮   松弛性水疱破溃后遗有多发糜烂面

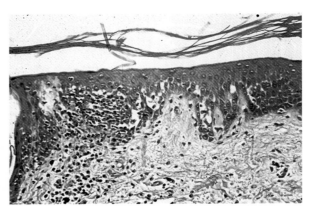

图5.11   寻常型天疱疮   早期皮损中可见嗜酸性粒细胞性海绵水肿及棘层松解

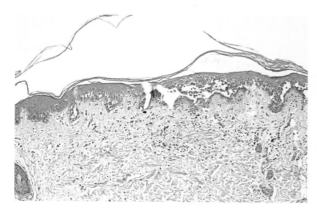

图5.12 寻常型天疱疮 基底层上棘层松解性水疱

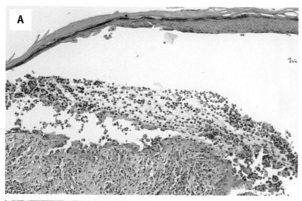

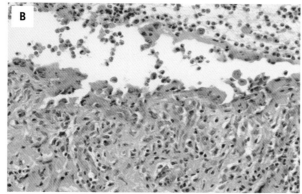

图5.13 寻常型天疱疮 A. 基底层上棘层松解性水疱腔内可见炎症细胞浸润。B. 以多形核细胞为主

辅助检查

直接免疫荧光表现为细胞膜表面IgG和C3沉积（图5.14）。间接免疫荧光也显示阳性。由于抗体为致病性的，其滴度可用来监测病情。落叶型天疱疮与寻常型天疱疮的直接免疫荧光表现相似，但联合应用猴食管上皮及人皮肤的方法可将检测天疱疮抗体的敏感性增至100%。寻常型天疱疮患者血清中富含抗桥粒芯糖蛋白Ⅲ的抗体，对猴食管

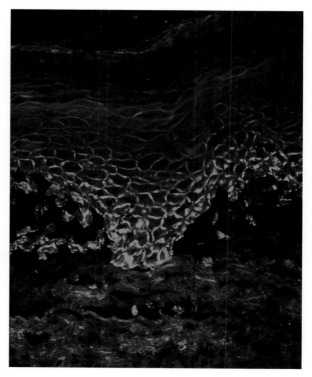

图5.14 寻常型天疱疮 直径免疫荧光显示IgG于表皮角质形成细胞表面沉积

上皮具有高度敏感性。落叶型天疱疮患者血清中富含抗桥粒芯糖蛋白Ⅰ的抗体，对人皮肤具有高度敏感性。应用这两种底物作检测可区分寻常型及落叶型天疱疮。

鉴别诊断

鉴别诊断包括其他各种表皮内水疱伴有棘层松解的疾病。疱疹病毒性皮炎表现为病毒性细胞学改变，常见密集的混合炎症细胞浸润，除棘层松解外常可见继发性血管炎改变。副肿瘤性天疱疮是很难鉴别的，但典型表现有苔藓样特点。如果患者合并有恶性肿瘤，应当通过免疫沉淀反应或至少通过抗鼠膀胱上皮的间接免疫荧光检测来排除副肿瘤性天疱疮。

毛囊角化病区别于寻常型天疱疮及其他类型天疱疮的要点是具有圆体和谷粒，同时直接免疫荧光染色阴性。如果注意临床表现，孤立的偶发性皮肤棘层松解（如棘层松解性棘皮瘤）或Grover病通常不会与天疱疮相混淆。

尽管嗜酸性粒细胞性海绵水肿可提示可疑的

天疱疮，但也可见于其他很多疾病（表5.6）。

表5.6　嗜酸性粒细胞性海绵水肿的鉴别诊断

自身免疫性大疱病
　寻常型天疱疮
　落叶型天疱疮
　大疱性类天疱疮
　妊娠性类天疱疮
　获得性大疱性表皮松解症
变应性接触性皮炎
　疥疮
　色素失禁症
　药物反应

预后和治疗

在不应用免疫抑制剂的情况下，体液丢失及继发感染会有致命危险。系统应用糖皮质激素和（或）其他免疫抑制剂可以改善预后，但该疾病及其长期治疗仍给患者带来极大痛苦。

（2）增殖型天疱疮

临床表现

增殖型天疱疮是寻常型天疱疮的一种罕见的疣状增殖性变异型，常累及间擦部位。有一种Neumann型：初发皮损类似寻常型天疱疮，为松弛性水疱，随后周围出现脓疱，愈后形成角化过度性疣状增殖皮损；常有口腔损害。另一种为Hallopeau型：病情相对较轻可自愈，初发皮损为一个脓疱，逐渐发展成疣状增殖皮损上布满脓疱。

组织学特征

组织学上除了具有表皮假上皮瘤样或疣状增生的特点外，其他同寻常型天疱疮。

辅助检查

直接免疫荧光同寻常型天疱疮。

鉴别诊断

增殖型天疱疮需与其他假上皮瘤样增生性疾病相鉴别，如感染（芽生菌病）或碘疹（溴疹）。这些疾病的临床表现不同，且只有天疱疮呈直接免疫荧光阳性。

（3）落叶型天疱疮

临床表现

落叶型天疱疮好发于青年及中年人（30~50岁），但也可罕见发生于儿童（表5.7）。巴西天疱疮亚型多发生于南美洲，尤其是巴西。

皮损表现为伴有痂屑的境界清楚的斑片和斑块，好发于头部和躯干上部，尤其是前胸中部及背部（图5.15）。水疱松弛而浅表。皮损具有光敏性。黏膜部位通常不受累。诱发因素包括紫外线、精神压力、烧伤、放射或感染。

表5.7　落叶型天疱疮/巴西天疱疮*——临床表现

患者组别
　成年人
病变部位
　通常发生于面部及躯干的脂溢部位
　可以泛发
　黏膜部位不受累
临床表现
　浅表水疱，尼氏征阳性
　皮肤剥脱
预后和治疗
　较寻常型天疱疮预后好
　可应用糖皮质激素治疗

注：* 巴西天疱疮是一种地方病，通常发生在巴西农村

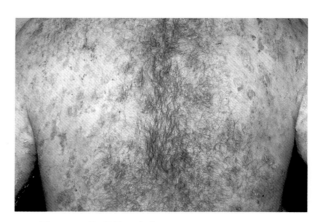

图5.15　落叶型天疱疮

组织学特征

完整水疱的裂隙位于角质层下（图5.16）（表5.8）。典型的棘层松解发生于角质层下或表皮浅层，有时可向下延伸至毛囊漏斗部。不一定能够见到明显的临床或组织学上的水疱腔隙。棘层松解的角质形成细胞可见于疱腔内或水疱边缘。当没有明显水疱时，应特别注意观察是否有局灶性角质层缺失并寻找棘层松解的迹象（图5.17）。有时可以没有或仅有极少的棘层松解现象，这时中性粒细胞性和（或）嗜酸性粒细胞性海绵水肿可能是落叶型天疱疮唯一的诊断线索，而落叶型天疱疮是该组疾病中唯一在组织学上有嗜酸性粒细胞性海绵水肿表现的严重的疾病。开始可能只有少量炎症，但通常在真皮浅层可见血管周围有淋巴细胞、中性粒细胞及嗜酸性粒细胞浸润（图5.18）。在一些陈旧性皮损中可见到角质层下脓疱。

表5.8 落叶型天疱疮/巴西天疱疮——病理学

组织学特征
位于棘细胞层或颗粒细胞层的表皮内水疱
棘层松解
嗜酸性粒细胞性海绵水肿
辅助检查——直接免疫荧光
IgG及补体沉积
细胞间/细胞表面沉积
病理生理学
抗桥粒芯糖蛋白Ⅰ的自身抗体（165kD）
鉴别诊断
其他类型天疱疮
银屑病
葡萄球菌性烫伤样皮肤综合征

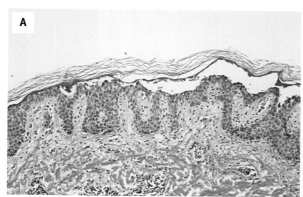

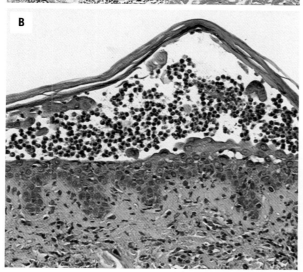

图5.16 落叶型天疱疮 A. 角质层下裂隙。B. 角质层下中性粒细胞聚集

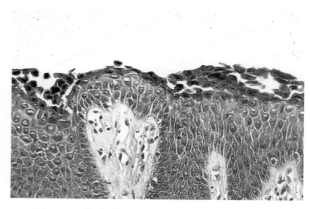

图5.17 落叶型天疱疮 颗粒细胞层见棘细胞松解及角质层丢失

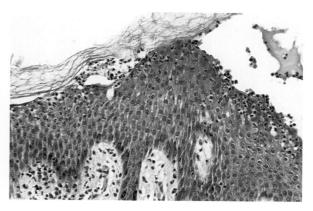

图5.18 落叶型天疱疮 颗粒细胞层的中性粒细胞浸润

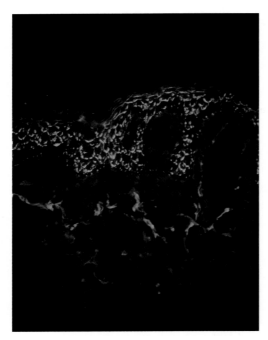

图5.19　落叶型天疱疮　**直接免疫荧光显示表皮上部角质形成细胞表面的IgG沉积**

辅助检查

直接免疫荧光表现为皮损周围皮肤的棘细胞膜表面IgG（有时有C3）沉积（图5.19）。尽管只有浅表裂隙，但荧光染色可见于整个表皮，可能在表皮浅层更明显（与寻常型天疱疮不同）。用猴食管上皮行间接免疫荧光检查显示细胞膜表面IgG沉积，该方法可检测抗体滴度，用以评估疾病的活动性。高达25%的直接免疫荧光和10%~20%的间接免疫荧光检查结果为阴性或可疑，在这些病例中酶联免疫吸附试验可能对诊断有所帮助。

鉴别诊断

本病可能与葡萄球菌性烫伤样综合征、脓疱型银屑病或其他类型天疱疮相混淆，鉴别要点在于临床表现及免疫荧光检查。

预后和治疗

本病对局部应用糖皮质激素治疗有效，但通常需要系统应用免疫抑制剂来控制病情。本病较寻常型天疱疮预后好。

（4）药物诱发的天疱疮

临床表现

某些药物可引起天疱疮的临床及组织学改变。可有麻疹样丘疹和斑疹、荨麻疹样斑片或环形红斑等前驱发疹症状。水疱更类似于落叶型天疱疮，也可见寻常型与落叶型天疱疮共存。本病通常由两种化学结构不同的药物之一引起：含巯基药物和非巯基药物。酚类药物或复合酚-巯基药物可诱发天疱疮。青霉胺是最常见的药物，在用药超过6个月的患者中约有7%发生本病。卡托普利是另一种常见药物，因为它包含一个与青霉胺相似的巯基基团。本病80%由含巯基药物引起。

组织学特征

本病组织学特征与寻常型（基底层上/棘层内）和（或）落叶型（角质层下）天疱疮相似，同一患者可同时出现两种表现。

辅助检查

直接免疫荧光检查同寻常型和（或）落叶型天疱疮。

鉴别诊断

临床信息（用药史）有助区别于非药物诱发的天疱疮。

预后和治疗

停药后本病常可恢复，但由非巯基药物引起时则不尽然。非巯基药物诱发的天疱疮更具有寻常型天疱疮的特点，该药物可导致真性持久性病症。

（5）IgA天疱疮

IgA天疱疮分为两种：①表皮内中性粒细胞性皮炎型；②角质层下脓疱病型。两者具有不同的临床及病理表现。

临床表现

表皮内中性粒细胞性皮炎型好发于儿童和成

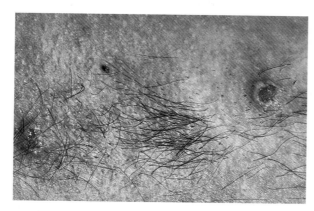

图5.20　IgA天疱疮　**环形脓疱及结痂**

人。皮损集中分布于躯干和四肢近端，尤其是屈侧部位。皮损具有多形性，从水疱或松弛性大疱到特征性的环形脓疱伴有中心结痂（图5.20），可有瘙痒。有时只有表皮剥脱性丘疹。

角质层下脓疱病型特点与Sneddon-Wilkinson型角层下脓疱病相似，有学者认为是同一种疾病。可见单克隆丙种球蛋白病。表现为瘙痒性表皮剥脱性丘疹的病例类似于疱疹样皮炎。

组织学特征

表皮内可见中性粒细胞浸润，可见于表皮全层或以表皮上部为主。中性粒细胞聚集可导致表皮内/角质层下水疱形成。棘层松解可有可无。

辅助检查

在表皮内中性粒细胞性皮炎型，直接免疫荧光显示表皮全层细胞表面IgA沉积。少数病例可同时有IgG沉积。在角质层下脓疱病型，细胞表面的IgA沉积集中于表皮上部。临床表现不典型的亚型同时有IgG和IgA沉积于表皮上部或表皮全层。在高达50%的病例中，间接免疫荧光可为阴性。免疫印迹法试验可证实角质层下脓疱病亚型中存在桥粒芯胶蛋白Ⅰ。

鉴别诊断

落叶型和寻常型天疱疮因直接免疫荧光表现为IgG而非IgA沉积可被排除。Sneddon-Wilkinson型角层下脓疱病是同样的，但是直接免疫荧光显示

为阴性。

预后和治疗

本病为慢性病程，但对系统应用糖皮质激素效果较好。一些病例与IgA丙种球蛋白病有关。

（6）副肿瘤性天疱疮

临床表现

副肿瘤性天疱疮（paraneoplastic pemphigus，PNP）是一种由患者合并恶性肿瘤或Castleman病特征性释放的自身抗体引起的自身免疫性大疱性疾病（表5.9）。其临床表现包括出血性黏膜炎伴有疼痛性口腔/口周（图5.21）和结膜糜烂，以及多形性皮损〔水疱、靶样和（或）荨麻疹样皮损〕。最常见的合并疾病为慢性淋巴细胞白血病、淋巴瘤及Castleman病。

表5.9　副肿瘤性天疱疮——临床表现

患者组别 　伴有恶性肿瘤（通常为非霍奇金淋巴瘤）、Castleman病或胸腺瘤的成人 **病变部位** 　口腔黏膜和眼结膜 　皮肤 　肺脏（闭塞性支气管炎） **临床表现** 　疼痛性黏膜糜烂/溃疡 　多形性皮损（水疱、斑块、糜烂） **预后和治疗** 　取决于潜在疾病（如胸腺瘤/Castleman病及侵袭性淋巴瘤） 　治疗潜在肿瘤 　应用糖皮质激素和（或）其他药物治疗皮损

组织学特征

本病的组织学特征为混合模式的苔藓样皮炎（通常为多形红斑样）和表皮内棘层松解性水疱（寻常型天疱疮样）(表5.10)。其组织学表现多种多样，取决于活检部位及皮损时期（图5.22）。有时只可见苔藓样皮炎。

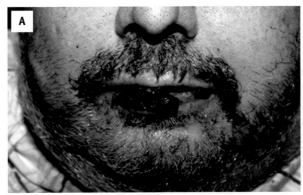

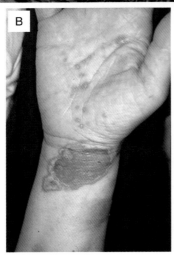

图5.21　副肿瘤性天疱疮　A. 出血性口腔炎。B. 多形性皮损：红斑及糜烂

表5.10　副肿瘤性天疱疮——病理学

组织学特征
　界面/苔藓样皮炎
　表皮内棘层松解
辅助检查
　直接免疫荧光
　IgG及C3沿表皮细胞表面及基底膜带沉积
间接免疫荧光
　血清自身抗体位于复层鳞状黏膜（猴食管或膀胱）上皮
　　细胞表面
免疫沉淀反应
　血清自身抗体结合以下分子量抗原：
　250KD：桥粒蛋白Ⅰ
　230KD：大疱性类天疱疮抗原Ⅰ
　210KD：桥粒蛋白Ⅱ（双线的上带）；包斑蛋白（下带）
　190KD：斑周蛋白
　170KD：未命名
　病理生理学
　抗多种蛋白的自身抗体（见前文）
鉴别诊断
　其他苔藓样皮炎（如药物反应）

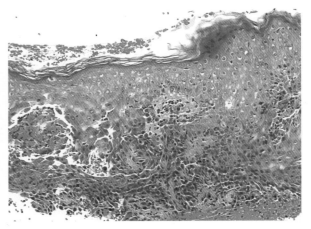

图5.22　副肿瘤性天疱疮　基底层上棘层松解伴有苔藓样皮炎及Civatte小体

辅助检查

免疫沉淀反应

　　副肿瘤性天疱疮与抗表皮细胞表面的循环自身抗体相关，这些自身抗体发生免疫沉淀反应产生桥粒蛋白复合物，即所谓的血小板溶素基因家族。它们是中间丝相关的半桥粒/桥粒蛋白，包括：桥粒蛋白Ⅰ（250KD）、桥粒蛋白Ⅱ（210KD）、BPAGI/BP230、HD1/网蛋白（500 KD）、旁血小板溶蛋白（190 KD）、包斑蛋白（210KD）以及一个未命名的分子量为170KD的蛋白。这些蛋白的免疫沉淀反应可作为PNP诊断的金标准。但是这种检测方法并非广泛可行，而且价格昂贵，操作繁琐。

直接免疫荧光

　　直接免疫荧光显示IgG和C3于细胞膜表面沉积，类似寻常型天疱疮，由此成为天疱疮家族中一员。除了在寻常型天疱疮中所见，在副肿瘤性天疱疮中还常可见IgG、IgM和C3沿基底膜带呈颗粒状或线状沉积。

间接免疫荧光

　　间接免疫荧光在复层上皮和非复层上皮均为阳性，这是副肿瘤性天疱疮所独有的（与寻常型天疱疮不同）。对鼠膀胱移行上皮的间接免疫荧光阳性可作为筛选试验，在适当患者中支持副肿瘤性天疱疮的诊断。此种方法比免疫沉淀反应便宜且易行，但是可出现假阴性结果。

鉴别诊断

副肿瘤性天疱疮在临床和组织学特征上与寻常型天疱疮、多形性红斑及苔藓样皮炎（包括药物反应和扁平苔藓）有重叠相似之处。直接免疫荧光和间接免疫荧光检查对诊断至关重要。一旦直接免疫荧光确定有天疱疮皮损的表现，则需要用针对鼠膀胱上皮的间接免疫荧光检查和（或）免疫沉淀反应检查来鉴别副肿瘤性天疱疮和寻常型天疱疮。

预后和治疗

副肿瘤性天疱疮患者常发生坏死性气管支气管炎和闭塞性细支气管炎的并发症。其病情与对所合并恶性肿瘤的治疗相关，合并局限性Castleman病或胸腺瘤的患者在手术切除肿瘤后病情可好转。

5.2.3.2 Darier病

Darier病（毛囊角化病）是一种由ATP2A2基因突变导致的常染色体显性遗传性疾病，也可有散发病例。

临床表现

本病临床表现为聚集性毛囊性丘疹伴有油腻性痂屑，这些丘疹和斑块分布于面部、耳后头皮及胸背部的脂溢性区域（表5.11）。掌跖可见角化性丘疹。常见甲营养不良。口腔可见白色丘疹。

组织学特征

本病的组织学特征为棘层松解（失去连接的圆形角质形成细胞表面光滑，导致表皮内裂隙形成）合并有角化不良（凋亡的角质形成细胞伴有核固缩）（图5.23）（表5.12）。可见2种类型角化不良细胞——圆体和谷粒。"圆体"是一种较大的位于棘细胞层的松解性角质形成细胞，细胞核深染，核周有空晕，胞质嗜酸性（图5.24）。"谷粒"是一种较小的位于颗粒细胞层或角质层上部的卵圆形细胞，细胞核固缩，具有皱缩的嗜酸性胞质（图5.25）。表真皮交界处的网状增生，合并棘层松解导致真皮乳头呈绒毛状向水疱腔内突起。

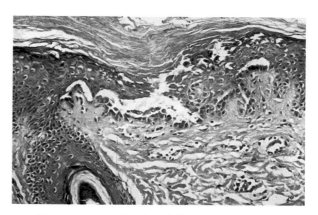

图5.23 Darier病 表皮内棘层松解合并角化过度

表5.11 Darier病——临床表现

患者组别
通常发生于10~20岁
遗传性（常染色体显性）或散发
病变部位
口腔黏膜
皮肤：脂溢性区域、掌跖、甲
临床表现
棕色角化性丘疹伴油腻性痂
黏膜白色丘疹和斑块
红色或白色甲纵纹
预后和治疗
皮损易于继发感染
维A酸类药物治疗有效

表5.12 Darier病——病理学

组织学特征
棘层松解
角化过度
角化不良
圆体和谷粒
直接免疫荧光阴性
病理生理学
ATP2A2基因突变
鉴别诊断
天疱疮
Grover病
家族性慢性良性天疱疮

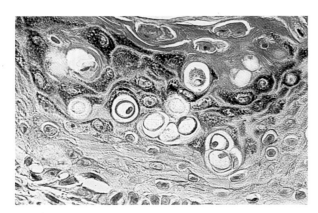

图5.24　Darier病　**圆体：较大的松解性角质形成细胞伴有核周空晕**

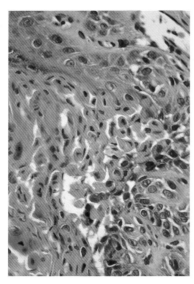

图5.25　Darier病　**谷粒：角质层内固缩的角质形成细胞，核长而深染，胞质皱缩，嗜酸性**

辅助检查

本病直接免疫荧光呈阴性。

鉴别诊断

本病需通过直接免疫荧光检查与棘层松解性免疫性大疱性疾病相鉴别。暂时性棘层松解性皮病（Grover病）和偶发的棘层松解（如棘层松解性棘皮瘤）很容易通过临床表现与本病相鉴别。疣状角化不良瘤呈杯形轮廓且具有内生性特点。

预后和治疗

本病呈慢性病程，对口服或外用维A酸类药物治疗有效。

5.2.3.3 Hailey–Hailey病

本病也称良性家族性天疱疮，是一种常染色体显性遗传性疾病，与编码钙离子转运ATP酶泵的ATP2C1基因突变相关。

临床表现

本病见于成人，最常累及间擦部位（腋下、腹股沟及颈部）。皮损表现为松弛性水疱，更常见潮湿性结痂，边界清楚的糜烂面伴有周围鳞屑，皮肤呈湿棉纸样。黏膜通常不受累。

组织学特征

表现为整个棘层松解导致的表皮内水疱（图5.26）。完整的水疱并不常见。整个表皮的松解可呈"倒塌的砖墙"样。圆体和谷粒偶尔可见，但不明显。

鉴别诊断

临床表现和直接免疫荧光检查（本病呈阴性）有助于与其他棘层松解性疾病相鉴别，如生殖器部位的棘层松解性皮病或天疱疮。

预后和治疗

本病呈慢性复发性病程，皮损对局部应用抗生素有效。

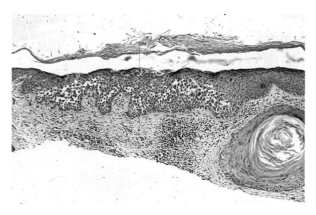

图5.26　Hailey–Hailey病　**表皮内棘层松解**

5.2.3.4 生殖器部位的棘层松解性皮病

本病也称丘疹性棘层松解性角化不良症。在组织学上本病不能与Hailey-Hailey病相鉴别。其在临床上与后者不同，没有家族史及其他提示Hailey-Hailey病的皮肤表现。正如其名，本病好发于外生殖器、肛周及腹股沟区域，皮损表现为鳞屑性丘疹和斑块。组织学上可见棘层松解性表皮内水疱，但临床上很少见真性水疱形成。

5.2.3.5 暂时性棘层松解性皮病

临床表现

本病是一种好发于老年男性的瘙痒性疾病，皮损表现为不连续的红色丘疹，伴或不伴糜烂，以及小水疱（表5.13）。典型皮损好发于胸背部，也可发生于四肢近端。高温和（或）运动可使皮损加重。

表5.13　Grover病——临床表现

患者组别
中年及老年人，尤其是白人男性
获得性（非遗传性）
病变部位
好发于躯干
临床表现
瘙痒性非毛囊性丘疹伴结痂
高温/出汗、药物可使皮损加重
预后和治疗
避免加重因素（如出汗、日晒）
治疗瘙痒（外用糖皮质激素、抗组胺药）
维A酸类药物治疗角化性皮损

组织学特征

组织学上可见棘层松解，但可表现轻微不易观察（表5.14）。也可见海绵水肿以及真皮浅层淋巴细胞、嗜酸性粒细胞等炎症细胞浸润（图5.27）。

表5.14　Grover病——病理学

组织学特征
角化过度，角化不全，棘层松解
真皮混合炎症细胞浸润，常有嗜酸性粒细胞
可与Darier病或天疱疮相似
辅助检查
直接免疫荧光阴性
病理生理学
病因不明
鉴别诊断
Darier病
棘层松解性棘皮瘤
偶发局灶性棘层松解性角化不良

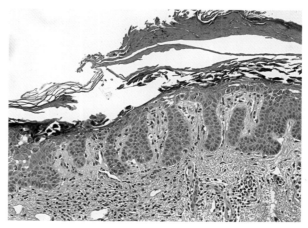

图5.27　Grover病　局灶性表皮内棘层松解伴真皮浅层淋巴细胞、嗜酸性粒细胞浸润

鉴别诊断

特征性的临床表现以及组织学改变轻微而局灶的特点可与其他棘层松解性疾病相鉴别。有时直接免疫荧光呈阴性可与其他免疫性大疱病相鉴别。

预后和治疗

本病具有"暂时性"，但可有慢性迁延的过程。应避免加重疾病的因素，如剧烈运动或高温。糖皮质激素或维A酸类药物治疗有一定效果。

5.2.3.6 疱疹性皮炎

临床表现

疱疹病毒感染可由单纯疱疹病毒或水痘带状

疱疹病毒引起。具有不同的临床表现，但都有特征性皮损：红斑基础上群集或孤立的水疱。还可有出血、结痂或遗留瘢痕等不同表现。水痘的皮损犹如"玫瑰花瓣上的露滴"，瘙痒性皮疹常从面部或头皮开始，成批播散，导致不同时期的皮疹共存。水痘通常发生于儿童，也可见于成人，有时伴有皮肤以外症状，如发热、呼吸道或中枢神经系统症状。皮疹痊愈后，病毒潜伏于神经节中，可在以后（尤其是中年或老年期）再次发作而发生带状疱疹。此时皮疹非常疼痛，并沿皮节分布。最常见的受累部位依次为前额（三叉神经）、胸肋部（胸神经）及四肢。皮疹消退后可遗有持续性神经痛。如果皮疹不仅限于皮节，则应怀疑是否存在免疫抑制状态。这种情况特别见于HIV感染患者，在这些患者还可有罕见的慢性疣状增生性变异型。单纯疱疹由1型或2型疱疹病毒引起。最常见的类型是"感冒疮"，好发于口唇皮肤黏膜交界处。初发皮疹常范围较大，伴有发热，但复发皮疹则范围缩小，不适感减轻。典型的生殖器疱疹好发于阴茎或外阴，也可发生于臀部、股部或肛周区域。

组织学特征

典型皮损中可见表皮坏死，如果范围较广则可导致表皮真皮分离。水疱腔内包含棘层松解细胞和中性粒细胞（图5.28）。病毒感染的表皮和毛

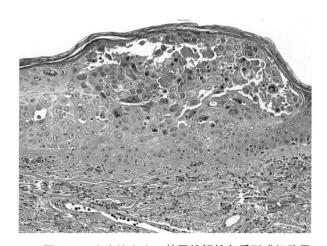

图5.28　疱疹性水疱　棘层松解性角质形成细胞及病毒细胞病变

囊的角质形成细胞表现为细胞核内有蓝灰色包涵体、多核化及气球变性。在起疱前皮损中可见坏死性毛囊炎和苔藓样反应。在HIV感染相关的病例中可仅见表皮疣状改变或毛囊受累。真皮内可见血管周围单核细胞浸润。尤其在带状疱疹中常可见坏死性血管炎及内皮细胞肿胀。

鉴别诊断

各种疱疹病毒感染彼此之间不能鉴别。其他病毒感染所表现的网状变性也需要鉴别，包括羊痘、挤奶人结节、天花及牛痘，它们没有疱疹典型的病毒包涵体和多核化表现。

预后和治疗

单纯疱疹病毒感染具有自限性，但容易复发，尤其是在精神紧张、劳累或暴晒等情况下。水痘带状疱疹病毒感染具有自限性，但可在成人期以带状疱疹再发。带状疱疹也具有自限性，但疼痛可持续存在，罕见复发。慢性带状疱疹瘢痕中可见肉芽肿及淋巴细胞浸润。所有这些感染都可应用阿昔洛韦或伐昔洛韦等多种抗病毒药物治疗。

5.2.4 表皮内水疱伴表皮松解性角化过度

组织学特征表现为表皮松解性角化过度皮损是一个疾病谱，从角化病到罕见的大疱性先天性鱼鳞病样红皮病（bullouscongenital ichthyosiform erythroderma，BCIE）。这些皮损在角化过度的表皮中可见水疱，水疱是由细胞内水肿和细胞松解（"表皮松解"或"表皮水疱变性"）引起的。细胞内水肿常伴有颗粒样物质团块（张力丝密集的表现）。只有大疱性先天性鱼鳞病样红皮病表现为临床相关的皮肤脆性增加、水疱及糜烂。

表皮松解性角化过度症（大疱性先天性鱼鳞病样红皮病）

表皮松解性角化过度症（epidermolytic

hyperkeratosis，EHK）是由角蛋白1和10缺陷引起的、以异常角质透明蛋白颗粒为特征性组织学表现的疾病。

临床表现

本病表现为出生即有泛发性红皮病伴有水疱和大疱，随后发展成泛发性疣状角化过度，以屈侧受累为重。

组织学特征

表皮呈棘皮病样或正角化过度的疣状增生。棘层和颗粒层细胞中异常形成的大而不规则的角质透明蛋白颗粒数量增加，以及大小不等的核周空隙，导致颗粒细胞层增厚（图5.29）。可见网状淡染物质形成的模糊的细胞边界。表皮内可见水疱，表皮内裂隙周围可见角质形成细胞水肿。

鉴别诊断

本病的组织学表现具有特征性，但与临床表现相结合也很重要，因为表皮松解性角化过度也可见于角化病、棘皮瘤或线状表皮痣。

预后和治疗

本病呈慢性病程，儿童早期的红皮病性水疱性皮损特征性地转变成疣状角化过度性鱼鳞病样皮损。外用角质松解剂治疗对某些角化过度皮损有效。

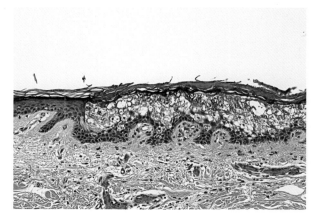

图5.29 表皮松解性角化过度症 表皮上层颗粒样及空泡化改变

5.3 表皮下水疱

5.3.1 表皮下水疱伴中性粒细胞和（或）嗜酸性粒细胞浸润

5.3.1.1 大疱性类天疱疮

大疱性类天疱疮（bullous pemphigoid，BP）是最常见的自身免疫性表皮下水疱性皮肤病，患者有抗BP180抗原（BPAG2或XVII型胶原——一个跨膜蛋白）和BP230抗原（BPAG1——半桥粒的一个细胞内成分）的自身抗体。

临床表现

本病好发于老年人，大多数患者在50~70岁之间（表5.15)。其临床表现高度多样化，包括水疱性和非水疱性皮损。在非大疱期，皮损多有瘙痒，可表现为丘疹、湿疹样或荨麻疹样皮损。大疱期则表现为正常皮肤或红斑基础上的水疱（图5.30），在破溃结痂前疱壁紧张，疱液清亮。皮损好发于屈侧肢体、躯干和腹部。10%~30%患者有口腔黏膜受累。本病可由紫外线、放疗、接种疫苗或药物（如呋塞米、非甾体类抗炎药）等诱发，也可没有诱因。

表5.15 大疱性类天疱疮——临床表现

最常见的自身免疫性大疱病
患者组别
好发于老年人，也可发生于任何年龄
病变部位
广泛发生，躯干（下腹部）、四肢，屈侧部位
也可局部发生
黏膜受累常见
临床表现
前驱期表现为红斑、荨麻疹、湿疹样皮损伴瘙痒
红斑基础上或正常皮肤上的紧张性水疱，尼氏征阴性
预后和治疗
加重与缓解交替的慢性病程
预后与皮损的瘙痒和重复感染相关
系统应用糖皮质激素可治疗本病

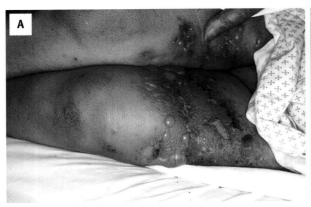
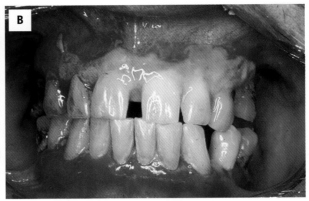

图5.30　大疱性类天疱疮　A. 一女性患者下肢多发的水疱。B. 黏膜受累表现为糜烂性齿龈炎

组织学特征

在非大疱期，本病在组织学上与过敏性湿疹皮炎难以区分，表现为海绵水肿及真皮浅层嗜酸性粒细胞等混合炎症细胞浸润（图5.31）（表5.16）。如果临床上出现水疱，活检的最佳部位为水疱边缘。典型的组织学表现为表皮下裂隙及中性粒细胞、嗜酸性粒细胞等多形核细胞浸润（图5.32）。炎症细胞的浸润程度各有不同，也有所谓的"少细胞"亚型的大疱性类天疱疮可仅有极少炎症细胞浸润（图5.33）。

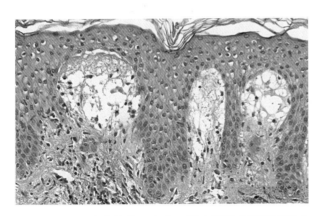

图5.31　大疱性类天疱疮　荨麻疹样皮损可见真皮水肿及嗜酸性粒细胞浸润

表5.16　大疱性类天疱疮——病理学

组织学特征
真皮水肿及富含嗜酸性粒细胞的混合炎症细胞浸润
表皮下水疱，疱内可见大量嗜酸性粒细胞
辅助检查
直接免疫荧光：C3沿基底膜带呈线状沉积（＞90%）
IgG沿基底膜带呈线状沉积（90%）
间接免疫荧光：IgG沿基底膜带呈线状沉积（70%）
盐裂皮肤试验：IgG沉积于表皮侧（沉积于疱顶）
病理生理学
抗BPAg1（230KD）和BPAg2（180KD）的自身抗体
鉴别诊断
获得性大疱性表皮松解症
线状IgA大疱性皮病
瘢痕性类天疱疮

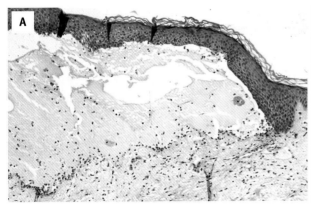
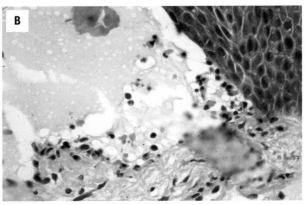

图5.32　大疱性类天疱疮　A. 表皮下水疱。B. 疱腔内可见嗜酸性粒细胞

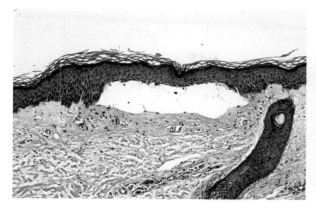

图5.33 大疱性类天疱疮 少炎症细胞性皮损

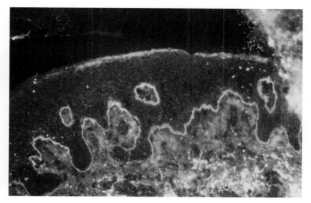

图5.34 大疱性类天疱疮 C3在表真皮交界处呈线状沉积

辅助检查

皮损周围皮肤的直接免疫荧光检查显示C3（90%~100%的患者）和（或）IgG（70%~90%的患者）沿基底膜带呈线状或不连续沉积（图5.34）。

鉴别诊断

鉴别诊断范围较广，尤其是处于荨麻疹样的大疱性类天疱疮。一旦确定为表皮下水疱且直接免疫荧光试验阳性，其主要的鉴别诊断为瘢痕性类天疱疮和获得性大疱性表皮松解症。大疱性类天疱疮可通过盐裂皮肤试验与获得性大疱性表皮松解症相鉴别：在大疱性类天疱疮，IgG沉积于疱顶（盐裂皮肤的表皮侧）；在获得性大疱性表皮松解症，IgG则沉积于疱底。

预后和治疗

本病是一种加重与缓解交替的慢性炎症性疾病，需系统应用糖皮质激素和（或）其他抗炎/免疫抑制剂治疗。

5.3.1.2 瘢痕性类天疱疮

瘢痕性类天疱疮（cicatricial pemphigoid，CP）是一种慢性自身免疫性表皮下水疱性疾病，好发于黏膜表面，愈后留有瘢痕。已确定有多种抗基底膜带结构成分的自身抗体，包括抗BP180、抗Ⅶ型胶原及抗层黏连蛋白抗体。瘢痕性类天疱疮被认为是自身免疫性大疱病或一种临床表型，而非一种独立疾病。口腔黏膜及眼结膜最常受累，表现为慢性疼痛性糜烂及黏连，眼结膜瘢痕可导致失明。大约1/4患者出现皮肤损害。组织学表现及直接免疫荧光同大疱性类天疱疮。黏膜活检的直接免疫荧光阳性率较皮肤高。

5.3.1.3 妊娠类天疱疮（妊娠疱疹）

临床表现

本病发生于妊娠晚期或生产后，表现为突发于躯干的瘙痒性荨麻疹样皮损，迅速发展成泛发性类天疱疮样皮损（图5.35）（表5.17）。黏膜和掌跖不受累。

表5.17 妊娠疱疹——临床表现

患者组别
发生于妊娠晚期2~3个月
产后立即发生
下次妊娠易加重
病变部位
早期发生于躯干、脐周；随后发生于四肢
临床表现
荨麻疹样皮损及水疱
预后和治疗
皮损对孕妇无危险
新生儿有早产和发生大疱性皮损的风险
系统应用糖皮质激素治疗有效，但影响妊娠

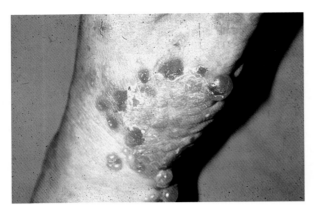

图5.35　妊娠疱疹　**紧张性水疱及糜烂**

组织学特征

可见典型的表皮下裂隙及真皮内淋巴细胞、嗜酸性粒细胞等混合炎症细胞浸润（图5.36）（表5.18）。嗜酸性粒细胞位于表皮真皮交界处及疱腔内。

表5.18　妊娠疱疹——病理学

组织学特征
表皮下水疱
嗜酸性粒细胞浸润
真皮水肿
直接免疫荧光
C3及IgG沿基底膜带呈线状沉积
间接免疫荧光
25%患者有循环自身抗体
病理生理学
抗多种蛋白的自身抗体，包括BPAg2和BPAg1
鉴别诊断
妊娠瘙痒性荨麻疹性丘疹和斑块
药物反应、湿疹

辅助检查

皮损周围皮肤的直接免疫荧光检查显示C3沿基底膜区呈线状沉积。盐裂皮肤试验中，免疫复合物沉积于表皮侧的下部（疱顶）。

鉴别诊断

临床上和组织学上，妊娠疱疹应主要与最常见的妊娠相关的瘙痒性疾病——"妊娠瘙痒性荨麻疹性丘疹和斑块"相鉴别。直接免疫荧光检查非常有帮助，因为在妊娠瘙痒性荨麻疹性丘疹和斑

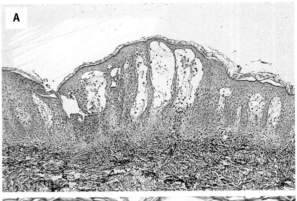
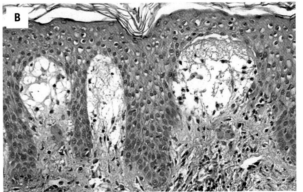

图5.36　妊娠疱疹　**A. 表皮下水疱及真皮水肿。B. 真皮乳头水肿及中性粒细胞和嗜酸性粒细胞浸润**

块中没有特异性免疫沉积物。其他鉴别诊断包括药物反应和湿疹。

预后和治疗

本病临床病程不定，通常可自愈，但又可复发，尤其是在分娩期间。本病患者患其他自身免疫性疾病的风险可能增加。系统应用糖皮质激素治疗有效。

5.3.1.4 妊娠瘙痒性荨麻疹性丘疹和斑块

尽管本病不是以水疱为主的疾病，但在这里描述有助于与妊娠疱疹相鉴别。

临床表现

妊娠瘙痒性荨麻疹性丘疹和斑块（pruritic urticarial papules and plaques of pregnancy，PUPPP）表现为妊娠晚期发生瘙痒性荨麻疹性丘疹和斑块，皮损通常初发于腹部皮纹，但脐周不受累。皮损

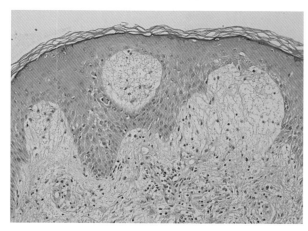

图5.37　妊娠瘙痒性荨麻疹性丘疹和斑块　**显著的真皮乳头水肿**

在数天内播散，面部和掌跖不受累。尽管本病可见微水疱，但罕见充分发展的水疱。皮损偶尔会呈环形或多环形。

组织学特征

组织学表现不特异，一般可见海绵水肿性皮炎，真皮水肿及淋巴细胞、中性粒细胞和嗜酸性粒细胞混合浸润（图5.37）。

辅助检查

直接免疫荧光检查阴性。

鉴别诊断

本病在临床及组织学上需与妊娠疱疹相鉴别，前者皮损不累及脐周，缺乏充分发展的水疱，且直接免疫荧光检查阴性可明确诊断。

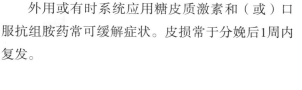

预后和治疗

外用或有时系统应用糖皮质激素和（或）口服抗组胺药常可缓解症状。皮损常于分娩后1周内复发。

5.3.1.5 线状IgA大疱性皮病

临床表现

线状IgA大疱性皮病（linear IgA bullous dermatosis，LABD）可为先天性或药物诱发，将近一半由药物诱发的病例与万古霉素相关。本病可发生于儿童或成人。发生在儿童，历史上曾被认为是儿童慢性大疱性疾病。临床表现为正常皮肤或红斑基础上发生的水疱或血疱（图5.38）。水疱可为孤立的或排列呈"宝石串"样。水疱也可发生于环形皮损边缘，呈"珍珠链"样。常发生糜烂和结痂。在儿童，皮损好发于腹部、手足、肛门外生殖器及腔口部位。在成人，皮损好发于躯干及四肢。口腔黏膜受累在成人及儿童患者均较常见。

组织学特征

早期荨麻疹样皮损可见真皮乳头内中性粒细胞性微脓疡，表皮真皮交界处可见中性粒细胞成簇和（或）成串聚集（图5.39）（表5.20）。典型的组织学表现为表皮下水疱（图5.40），可为多房性，还可见局灶性海绵水肿（图5.41）。多形核细胞的数量及中性粒细胞与嗜酸性粒细胞的比例可各有不同。

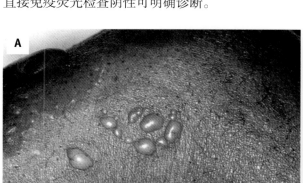
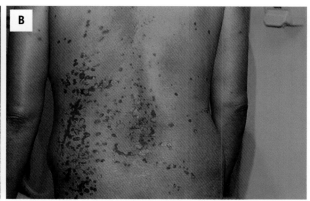

图5.38　线状IgA大疱性皮病　**A. 完整水疱。B. 多形性皮损：水疱、糜烂及红斑**

表5.19　线状IgA大疱性皮病——临床表现

患者组别
　　通常为30岁及以上
　　可发生于儿童，通常小于5岁（儿童期慢性大疱病）
　　正在接受药物治疗的患者（如万古霉素诱发的线状IgA大疱性皮病）

病变部位
　　躯干及四肢
　　黏膜

临床表现
　　水疱及荨麻疹样斑块
　　环形、多环形及靶样损害
　　"宝石串"样

预后和治疗
　　慢性病程，最终常可缓解
　　口服氨苯砜或磺胺吡啶治疗
　　药物诱发的病例应停药

表5.20　线状IgA大疱性皮病——病理学

组织学特征
　　界面皮炎伴有表皮真皮交界处中性粒细胞浸润
　　表皮下水疱，内含中性粒细胞和嗜酸性粒细胞
　　与疱疹样皮炎和（或）大疱性类天疱疮类似

辅助检查
　　直接免疫荧光：IgA沿基底膜区呈线状沉积
　　可能有IgG和C3沉积
　　间接免疫荧光：IgA沿基底膜区呈线状沉积

病理生理学
　　抗多种蛋白（如285KD、250KD、Ⅶ型胶原、BPAg2和BPAg1）的自身抗体
　　LAD-1（LABD97）抗原是BPAg2的一个胞外片段

鉴别诊断
　　大疱性类天疱疮
　　获得性大疱性表皮松解症
　　疱疹样皮炎
　　节肢动物咬伤性水疱

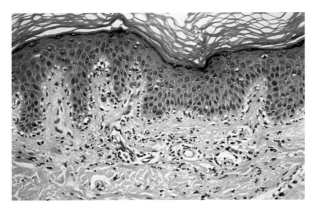

图5.39　线状IgA大疱性皮病　荨麻疹样皮损可见中性粒细胞沿表皮真皮交界处成串聚集

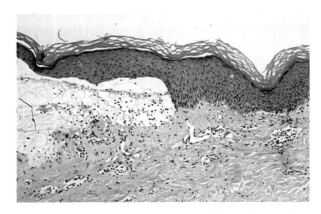

图5.40　线状IgA大疱性皮病　表皮下水疱及多形核细胞浸润

辅助检查

　　皮损周围皮肤的直接免疫荧光检查显示IgA沿基底膜带呈线状沉积（图5.41），也常见C3的线状沉积。

鉴别诊断

　　本病在临床上及常规组织学检查上很难与大疱性类天疱疮或疱疹样皮炎相鉴别。直接免疫荧光检查可作为诊断标准。

预后和治疗

　　本病对氨苯砜或磺胺吡啶治疗反应较好。

5.3.1.6 疱疹样皮炎

临床表现

　　疱疹样皮炎（dermatitis herpetiformis，DH）表现为群集的（疱疹样）丘疹和水疱，瘙痒严重，好发于肢体伸侧（如肘部、膝部、颈部）（图5.42）（表5.21）。大多数患者（90%）合并有谷胶蛋白敏感性肠病。本病还可合并其他自身免疫性疾病。

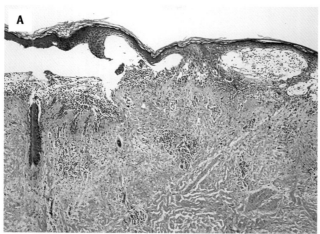

图5.41 线状IgA大疱性皮病 A. 表皮下水疱。B. 可见多数中性粒细胞和嗜酸性粒细胞。C. 皮损周围皮肤的直接免疫荧光检查显示IgA在表皮真皮交界处呈线状沉积

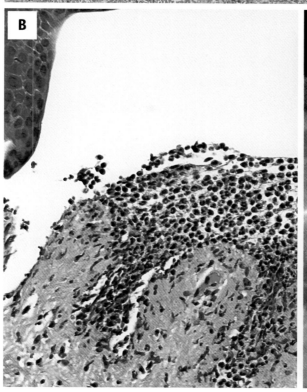

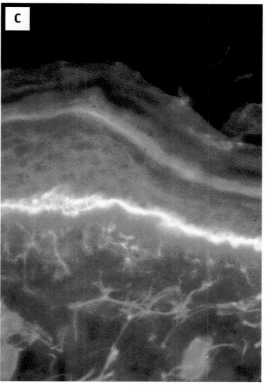

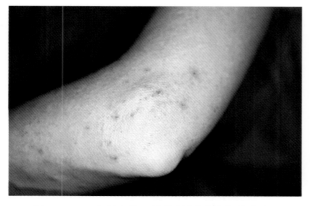

图5.42 疱疹样皮炎 肢体伸侧群集的小水疱

表5.21 疱疹样皮炎——临床表现

患者组别
合并谷胶蛋白过敏性肠病的患者
好发年龄：20~40岁
病变部位
对称分布；好发于肢体伸侧
临床表现
群集的（疱疹样）瘙痒性丘疹和小水疱
预后和治疗
避免含有谷胶蛋白的饮食和服用氨苯砜是基础治疗

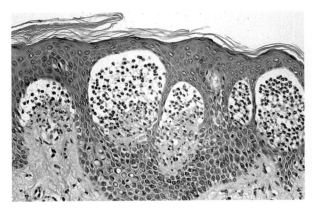

图5.43　疱疹样皮炎　真皮乳头可见中性粒细胞性微脓疡

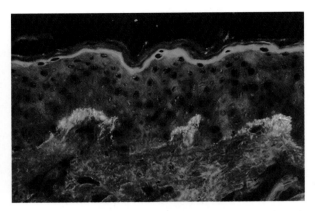

图5.44　疱疹样皮炎　直接免疫荧光检查：真皮乳头可见IgA呈颗粒状沉积

组织学特征

早期皮损可见中性粒细胞和嗜酸性粒细胞聚集于水肿的真皮乳头层（乳头微脓疡）（图5.43）（表5.22）。随后形成多房性或单房性表皮下水疱。疱腔内可见中性粒细胞、嗜酸性粒细胞及纤维蛋白。真皮浅层可见轻微血管损害。

表5.22　疱疹样皮炎——病理学

组织学特征
真皮乳头可见中性粒细胞性微脓疡
表皮下水疱
直接免疫荧光
IgA于真皮乳头呈颗粒状沉积
间接免疫荧光
阴性
病理生理学
自身免疫性IgA抗体
鉴别诊断
线状IgA大疱性、皮病
大疱性红斑狼疮
大疱性类天疱疮

辅助检查

皮损周围皮肤直接免疫荧光显示IgA于真皮乳头呈颗粒状沉积（图5.44）。

鉴别诊断

组织学上本病很难与线状IgA大疱性皮病相鉴别。临床表现（如谷胶蛋白过敏性肠病或万古霉素用药史）和直接免疫荧光检查（颗粒状或线状沉积）可明确诊断。

预后和治疗

本病的治疗包括氨苯砜和避免谷胶蛋白饮食。本病可合并淋巴细胞性甲状腺炎，患肠病相关性肠道T细胞淋巴瘤的风险也有所增加。

5.3.1.7 大疱性Sweet综合征（中性粒细胞性皮炎）

中性粒细胞性皮炎是指无菌性中性粒细胞浸润，典型疾病为Sweet综合征，但是类似皮损也可见于肿瘤相关疾病（尤其是白血病）、慢性炎症性疾病（如炎症性肠病）、药物反应（如粒细胞集落刺激因子）、多种自身免疫性疾病和妊娠。

临床表现

经典的Sweet综合征表现为发热伴有皮肤红色结节及斑块，可变成大疱（图5.45）。皮损好发于头部、颈部及上肢。

组织学特征

大疱性中性粒细胞性皮炎皮损表现为真皮浅层显著水肿（图5.46），使表皮与真皮分离。真皮可见大量中性粒细胞。

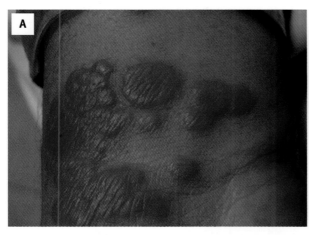
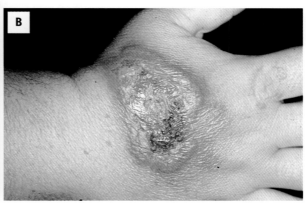

图5.45 大疱性Sweet综合征 红色荨麻疹性斑块（A）和水疱（B）

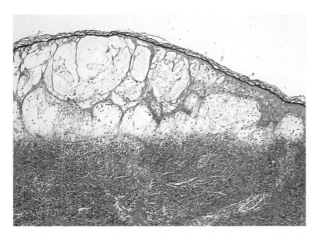

图5.46 大疱性Sweet综合征 表皮下水疱伴有显著的真皮水肿及大量中性粒细胞浸润

辅助检查

需进行微生物的特殊染色（尤其是革兰染色）来确定是否有蜂窝织炎。本病直接免疫荧光检查无特异性，可用来与自身免疫性大疱病相鉴别。

鉴别诊断

中性粒细胞性皮炎需要通过临床表现、特殊染色及病原体培养与感染相鉴别。如果见到明显的骨髓细胞核左移现象，应考虑白血病可能，但若出现较高比例的成熟中性粒细胞则不考虑急性髓系白血病。其他富含中性粒细胞的表皮下水疱性疾病，如线状IgA大疱性皮病，可通过直接免疫荧光检查来鉴别。鉴别诊断还包括脓疱性药物反应和大疱性红斑狼疮。

预后和治疗

本病皮损可自愈，也可持续存在或复发。最有效的治疗是口服糖皮质激素。

5.3.1.8 大疱性红斑狼疮

红斑狼疮患者可出现水疱，可发生于急性、亚急性或盘状红斑狼疮患者，表现为多形红斑样皮损。这种情况下组织学上表现为水疱性苔藓样皮炎（见下文）。

大疱性红斑狼疮在严格意义上是指一种狼疮的罕见皮损，以水疱为主要表现，组织学特征为富含中性粒细胞表皮下水疱性皮炎。本病在组织学上与疱疹样皮炎和线状IgA大疱性皮病有重叠。早期皮损可见真皮乳头中性粒细胞聚集而无水疱形成（图5.47）。直接免疫荧光显示IgG、C3及IgA于真皮浅层沉积。

5.3.1.9 节肢动物咬伤

尽管本病通常表现为表皮内水肿（海绵水肿），但表皮有时可完全正常。真皮水肿可导致表皮下水疱。还可见其他超敏反应表现（真皮内淋巴细胞、嗜酸性粒细胞浸润伴有不同程度的血管损害）（图5.48）。

5.3.1.10 表皮下水疱性苔藓样皮炎

表皮真皮交界处致密的炎症细胞浸润及不同程度的角质形成细胞坏死可导致表皮真皮分离。这种现象可发生于任何苔藓样皮炎，包括扁平苔藓（图5.49）、多形性红斑（图5.50）、药物反应、移植物抗宿主病及红斑狼疮。还包括蕈样霉菌病的大疱性皮损，表现为致密的淋巴细胞肿瘤性浸润，导致表皮真皮交界处裂隙形成。有时副肿瘤性天疱疮可缺乏明显的棘层松解而表现为水疱性苔藓样皮炎。

组织学上，苔藓样水疱性皮炎的表现在水疱边缘或疱顶底部最易见到。表皮真皮交界处可见不同程度的致密淋巴细胞浸润伴有Civatte小体、基

底层空泡变性和（或）基底细胞层鳞状化。表皮真皮交界处或棘细胞层内可见凋亡的角质形成细胞或坏死灶。

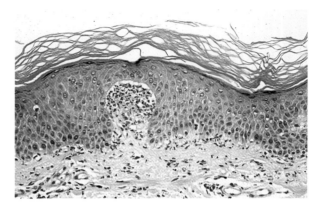

图5.47　大疱性红斑狼疮　真皮乳头中性粒细胞聚集

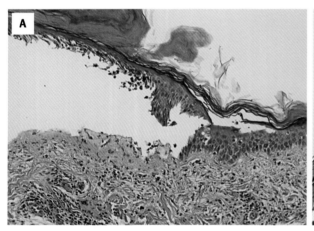
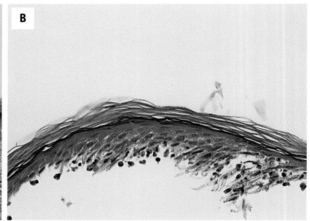

图5.48　大疱性虫咬反应　A. 表皮下水疱。B. 大量嗜酸性粒细胞浸润

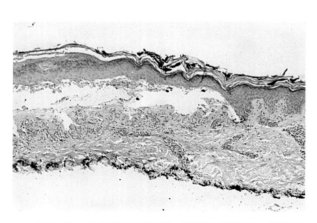

图5.49　大疱性扁平苔藓　明显的苔藓样皮炎伴有表皮真皮分离

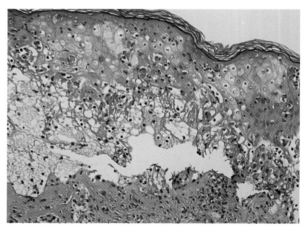

图5.50　大疱性多形性红斑　表皮真皮分离伴有炎症细胞浸润、Civatte小体及表皮角质形成细胞

鉴别多种表现为表皮下水疱性苔藓样皮炎的疾病，临床相关情况至关重要（如骨髓移植后状态、用药史、扁平苔藓的其他皮损）。也有一些组织学表现可缩小鉴别诊断的范围（如蕈样霉菌病中深染的异形淋巴细胞，扁平苔藓中显著的颗粒层增厚，药物超敏反应中大量的嗜酸性粒细胞浸润）。

直接免疫荧光检查可协助诊断红斑狼疮及副肿瘤性天疱疮。

5.3.2 表皮下水疱不伴或仅伴极少炎症细胞浸润

此类疾病包括遗传性及获得性大疱性表皮松解症、机械性水疱、物理损伤性水疱（烫伤、冻伤）、沉积物或代谢性疾病相关性水疱（淀粉样变、糖尿病、卟啉症、假性卟啉症）、中毒性表皮坏死松解症，以及前文所述疾病中的缺少炎症细胞浸润的变异型（少炎症的大疱性类天疱疮或瘢痕性类天疱疮）。在此仅对前文未提及的疾病进行描述。

5.3.2.1 获得性大疱性表皮松解症

获得性大疱性表皮松解症（epidermolysis bullosa acquisita，EBA）是一种由抗Ⅶ型胶原的自身抗体引起的免疫性大疱病，Ⅶ型胶原是表皮真皮交界处锚定性原纤维的主要成分。

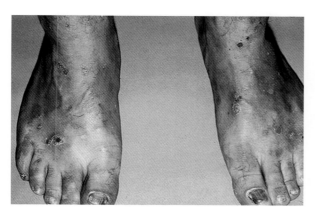

图5.51 获得性大疱性表皮松解症 外观正常的皮肤上发生水疱

临床表现

典型水疱发生于非炎症性皮肤，尤其是易受外伤处，如手背和足背（图5.51）（表5.23）。水疱愈合后易形成萎缩性瘢痕。常见粟丘疹及色素沉着改变。通常好发于成人。尽管本病通常为非炎症性或少炎症性损害，但也有变异型呈炎症损害，后者与大疱性类天疱疮很难鉴别。

表5.23 获得性大疱性表皮松解症——临床表现

患者组别
可发生于任何年龄，通常为成人
经典损害（65%）
皮肤脆性增加，轻微外伤即可导致破溃糜烂
肢端非炎症性皮肤上发生水疱
瘢痕和粟丘疹
大疱性类天疱疮样损害（25%）
红斑基础上发生水疱
皮疹广泛（躯干及四肢）
瘢痕性类天疱疮样损害（10%）
黏膜受累表现为糜烂和瘢痕
预后和治疗
通常为慢性过程，有自愈潜能
糖皮质激素治疗对大疱性类天疱疮样变异型有效

组织学特征

可见表皮下水疱伴有不同程度的炎症细胞浸润，通常仅有少量炎症（图5.52）（表5.24）。如果有炎症，通常为淋巴细胞、中性粒细胞及嗜酸性粒细胞的混合浸润。

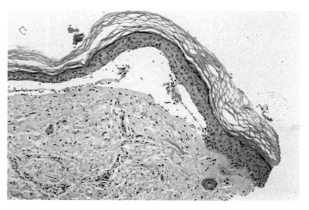

图5.52 获得性大疱性表皮松解症 非炎症性表皮下水疱

表5.24　获得性大疱性表皮松解症——病理学

> **组织学特征**
> 　经典型：表皮下非炎症或少炎症性水疱
> 　大疱性类天疱疮样型：表皮下水疱伴嗜酸性粒细胞浸润
> **辅助检查**
> 　直接免疫荧光：IgG沿基底膜区沉积
> 　间接免疫荧光：盐裂皮肤试验：IgG沉积于疱底（"真皮侧"）
> **病理生理学**
> 　抗Ⅶ型胶原（290KD）的自身抗体
> **鉴别诊断**
> 　大疱性类天疱疮，瘢痕性类天疱疮
> 　迟发性皮肤卟啉症
> 　假性卟啉症
> 　先天性大疱性表皮松解症

表5.25　迟发性皮肤卟啉症——临床表现

> **患者组别**
> 　家族性（早发）
> 　散发性（中年发病），通常有肝损害，继发于酒精、药物、感染或其他肝毒素
> **病变部位**
> 　手背通常受累
> **临床表现**
> 　皮肤脆性增加伴有粟丘疹和瘢痕
> 　多毛
> 　色素沉着
> **预后和治疗**
> 　避光是预防光敏感的有效措施
> 　放血疗法可减少铁储备，改善亚铁合成异常

辅助检查

电镜检查可见表皮真皮交界处致密板下带出现裂隙。

皮损周围直接免疫荧光检查可见IgG沿基底膜带呈连续线状沉积。盐裂皮肤试验可见免疫复合物沉积于水疱的真皮侧（疱底）。

鉴别诊断

本病需与遗传性营养不良性大疱性表皮松解症、大疱性类天疱疮、瘢痕性类天疱疮、卟啉症及假性卟啉症相鉴别。临床和免疫荧光表现十分关键。与营养不良性大疱性表皮松解症鉴别时，EBA好发于成人，无家族史，直接免疫荧光检查阳性。对盐裂皮肤行直接或间接免疫荧光检查有助于与各种类天疱疮相鉴别。

预后和治疗

本病通常为慢性病程。免疫抑制剂治疗有效。

5.3.2.2 迟发性皮肤卟啉症

卟啉症是由亚铁血红素生物合成过程中酶的缺乏/功能障碍导致的一种代谢性疾病。可有多种酶的缺陷和临床亚型。除迟发性皮肤卟啉症为获得性外，其他亚型均为遗传性。迟发性皮肤卟啉症（porphyria cutanea tarda，PCT）是最常见的卟啉症亚型，以皮肤表现为主，与尿卟啉原脱羧酶缺陷导致尿卟啉堆积有关。

临床表现

本病好发于30~40岁成年人，可为遗传性（所有组织的酶缺陷）或获得性（限于肝脏的酶缺陷）（表5.25）。与其他类型的卟啉症一样，迟发性皮肤卟啉症与光敏感相关，皮损表现包括水疱、糜烂、粟丘疹、瘢痕、多毛及色素改变。手背受累较常见（图5.53）。

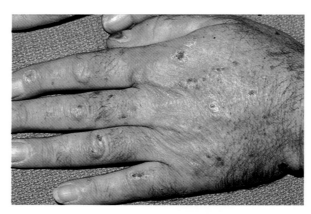

图5.53　迟发性皮肤卟啉症　**手背可见小的水疱及糜烂**

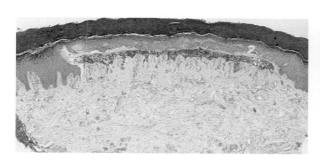

图5.54 迟发性皮肤卟啉症 **非炎症性表皮下水疱。真皮乳头僵硬（"花彩"样）**

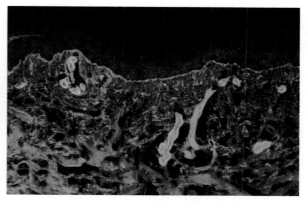

图5.55 迟发性皮肤卟啉症 **直接免疫荧光显示真皮内有IgG沉积**

组织学特征

典型的组织学表现为缺乏炎症细胞的表皮下水疱（图5.61）（表5.26）。由于糖蛋白沉积于真皮浅层血管上及血管周围，导致真皮乳头层僵硬如"花彩"状（图5.54）。

表5.26 迟发性皮肤卟啉症——病理学

组织学特征
表皮下水疱
炎症通常很少或没有
真皮乳头血管周围玻璃样物沉积
"花彩"样（水疱下方真皮乳头僵硬）
直接免疫荧光：表皮真皮交界处和（或）真皮乳头可有IgG沉积
病理生理学
遗传性或散发性
尿卟啉原脱羧酶活性降低
鉴别诊断
获得性大疱性表皮松解症
少炎症细胞性大疱性类天疱疮
假性卟啉症

辅助检查

PAS染色显示血管周围有糖蛋白沉积。直接免疫荧光显示真皮有IgG、补体及纤维蛋白原沉积（图5.55）。

鉴别诊断

本病需与其他类型的卟啉症、假性卟啉症、少炎症细胞的大疱性类天疱疮以及获得性大疱性表皮松解症相鉴别。

预后和治疗

本病为慢性病程，避免诱发因素（紫外线、酒精或应用雌激素）很重要。抗疟药治疗有效，其可加速卟啉排泄并阻碍卟啉合成。

5.3.2.3 假性卟啉症

本病是指临床表现与迟发性皮肤卟啉症相似（皮肤脆性增加、水疱、瘢痕，好发于手背）但与卟啉生物合成中的酶缺陷无关的一种疾病。本病通常与慢性肾功能不全或一系列药物反应有关，后者包括非甾体类抗炎药（如萘普生）、利尿剂（如呋塞米）、抗生素（如萘啶酸或四环素）、维A酸类药及其他药物。

本病组织学表现与迟发性皮肤卟啉症相近。临床表现以及血和（或）尿生化检查中卟啉代谢产物增加可区别迟发性皮肤卟啉症和假性卟啉症。

5.3.2.4 先天性大疱性表皮松解症

本组疾病有潜在的遗传学病因，以及在皮肤受机械摩擦时易形成水疱的共同特点。本病有多种临床表型，根据皮肤超微结构上裂隙发生的部位主要分为3型：单纯型大疱性表皮松解症

（epidermolysis bullosa simplex，EBS），交界型大疱性表皮松解症（junctional epidermolysis bullosa，JEB）及营养不良型大疱性表皮松解症（dystrophic epidermolysis bullosa，DEB）。三种亚型主要根据皮肤内超微结构观察到裂隙出现的不同部位进行区分，单纯型的裂隙发生在表皮内，交界型的裂隙发生在透明板，营养不良型的裂隙发生在致密板下带。单纯型由编码角蛋白5或14的基因突变引起，营养不良型由编码Ⅶ型胶原的基因突变引起，而交界型由编码不同蛋白（层黏连蛋白332、BPA2）的基因突变引起。

临床表现

所有类型的先天性大疱性表皮松解症均表现为皮肤的机械脆性增加，受到轻微外伤即可产生水疱。在任何类型中均可产生瘢痕，但在基底膜带受到破坏的类型中更易发生，因此瘢痕很少见于局限性单纯型（亦称Weber-Cockayne型），而在隐性遗传性营养不良型（亦称Hallopeau-Siemens）中很常见。

组织学特征

光镜下表现并不能对本病的亚型进行分类，但可以显示水疱并揭示皮肤脆性增加的早期表现（图5.56）。

辅助检查

电镜检查对本病的分型很重要，可以区分裂隙是发生在表皮内（如单纯型的Weber-Cockayne亚型中发生于基底层角质形成细胞的胞质内），透明板（交界型）或者致密板下带（营养不良型）。

预后和治疗

本病无特殊治疗，治疗主要针对外伤的愈合。营养不良型患者发生鳞状细胞癌的风险增加。

5.4 其他表皮内和（或）表皮下水疱性疾病

水疱可见于其他许多疾病，如营养不良、糖尿病、摩擦、昏迷、虫咬反应、水肿、血管炎或败血症。

5.4.1 营养不良综合征性水疱

营养性综合征，如肠病性肢端皮炎（acrodermatitis enteropathica，AE）、坏死性游走性红斑（胰高血糖素综合征）及坏死性肢端红斑（与丙型肝炎相关），除红斑、丘疹鳞屑性皮损外有时可表现为水疱。

组织学上可见不同程度的银屑病样表皮增生伴有角化不全。在水疱性皮损中，裂隙通常位于表皮内，与棘层上半部角质形成细胞内水肿及气球样变性有关（图5.57）。如果有表皮全层坏死，

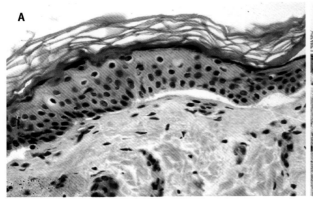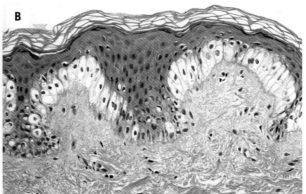

图5.56　单纯型大疱性表皮松解症　A. 非炎症性表皮下水疱。B. 基底层角质形成细胞空泡变性

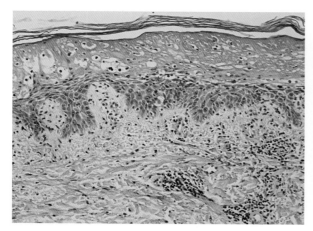

图5.57 营养不良 表皮上部角质形成细胞空泡变性及坏死形成水疱

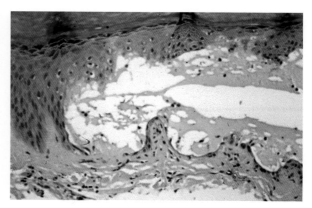

图5.58 摩擦性水疱 明显的表皮内水疱及散在的坏死角质形成细胞

则可形成表皮下水疱。临床过程依疾病不同而不同，如果潜在的系统性疾病或营养不良状态被纠正，皮肤损害可迅速恢复。

5.4.2 糖尿病性大疱

慢性糖尿病患者可发生水疱，该水疱通常大而紧张，自发性发生，好发于下肢（包括足、趾）及手部。

组织学上水疱内炎症细胞很少或没有，可发生于表皮内、角质层下或表皮下。可见血管周围轻度的淋巴组织细胞浸润伴有毛细血管壁增厚。水疱可自愈，亦可复发。

5.4.3 摩擦性水疱

临床表现

摩擦性水疱常见于掌跖及足跟，由外界创伤引起；通常为外力作用引起（如反复摩擦、穿不合适的鞋走路）。大疱可为肤色或出血性的。

组织学特征

通常表现为非炎症性表皮内水疱伴有角质形成细胞空泡变性（图5.58）。组织学上裂隙通常见于棘细胞层内，炎症细胞浸润很少或没有。

鉴别诊断

本病在临床上通常诊断明确（外伤史）。如果对摩擦反应敏感，则表现为单纯型大疱性表皮松解症的局限性亚型（Weber-Cockayne型）。临床上摩擦性水疱易与获得性大疱性表皮松解症相混淆。获得性大疱性表皮松解症和单纯型大疱性表皮松解症在组织学上均表现为表皮下裂隙。

预后和治疗

本病可自愈。

5.4.4 昏迷性水疱

昏迷患者可发生紧张性水疱，典型皮损发生于受压部位的正常皮肤上，可自愈。如果进行活检，可见裂隙位于表皮内或表皮下，大多数皮损为表皮下水疱。炎症细胞浸润很少或没有。常伴有汗腺坏死。

5.4.5 急性水肿性水疱

本病为非炎症性紧张性水疱，突发于不能活动的老年人下肢，伴有慢性坠积性水肿加重。水肿纠正后皮损可迅速恢复。组织学上可见显著的表皮海绵水肿而无明确大疱，真皮内可见稀疏的淋巴组织细胞浸润，伴有血管扩张及纤维化。

5.4.6 烫伤或冻伤所致水疱

烧伤或冻伤等物理损伤可导致水疱发生，尤其是烧伤所致水疱有很高的发病率。典型的组织学表现为表皮下水疱伴有表皮坏死（图5.59）。根据烧伤的程度不同，真皮胶原可见透明样变性。继发感染是烧伤的主要并发症。

5.4.7 血管炎或感染所致水疱

免疫学异常或感染可引起血管破坏及闭塞，从而导致皮肤缺血性坏死（图5.60）。

5.4.8 真皮浅层肿瘤性浸润所致水疱

真皮的多种肿瘤浸润也可导致水疱形成，尤其是血液淋巴系统疾病。白血病和淋巴瘤有时可导致表皮与真皮分离。另一个典型例子是大疱性肥大细胞增生症（图5.61，图5.62）。

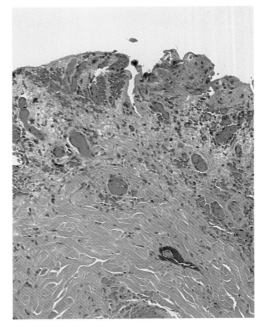

图5.60　葡萄球菌败血症所致水疱　血管内可见细菌栓子，皮肤表面溃疡形成（坏死表皮已脱落）

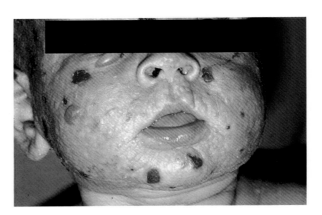

图5.61　大疱性肥大细胞增生症　面部水疱及结痂

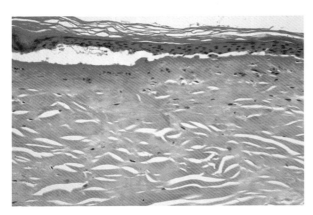

图5.59　烧伤水疱　表皮下水疱不伴炎症细胞浸润

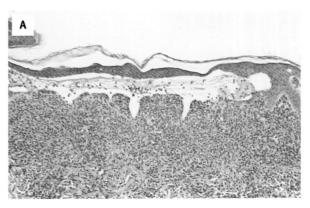

图5.62　大疱性肥大细胞增生症　表皮下水疱（A）及真皮浅层大量肥大细胞浸润（B），Giemsa染色阳性（C）

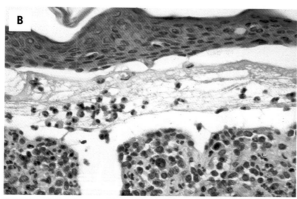

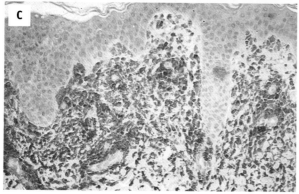

（续）图5.62　大疱性肥大细胞增生症　表皮下水疱（A）及真皮浅层大量肥大细胞浸润（B），Giemsa染色阳性（C）

（刘　琬　李伟松　译，曾学思　校）

推荐读物

1. Dasher D, Rubenstein D, Diaz LA. Pemphigus foliaceus. Curr Dir Autoimmun, 2008,10:182–194.

2. Di Zenzo G, Marazza G, Borradori L. Bullous pemphigoid: physiopathology, clinical features and management. Adv Dermatol, 2007,23:257–288[review].

3. Jordon RE. Atlas of bullous disease. Philadelphia: Churchill Livingstone; 2000. Mihai S, Sitaru C. Immunopathology and molecular diagnosis of autoimmune bullous diseases. J Cell Mol Med, 2007,11:462–481.

4. Olasz EB, Yancey KB. Bullous pemphigoid and related subepidermal autoimmune blistering diseases. Curr Dir Autoimmun, 2008,10:141–166.

5. Remington J, Chen M, Burnett J, Woodley DT. Autoimmunity to type VII collagen: epidermolysis bullosa acquisita. Curr Dir Autoimmun, 2008,10:195–205.

6. Stanley JR, Amagai M. Pemphigus, bullous impetigo, and the staphylococcal scalded-skin syndrome. N Engl J Med, 2006,355:1800–1810.

7. Zhu X, Zhang B. Paraneoplastic pemphigus. J Dermatol, 2007,503–511.

第6章 沉积症与皮肤结缔组织杂类改变

Franco Rongioletti, Jacqueline Granese, Jacqueline M. Junkins-Hopkins

6.1 沉积症

　　皮肤中的沉积物可大致分为以下几类：①以嗜碱性颗粒状物质异常聚集为主的黏蛋白沉积；②HE染色为嗜伊红、均质的玻璃样物质沉积，如淀粉样物质、脂质、胶样粟丘疹、卟啉和痛风；③各种色素沉积，如褐黄病或含铁血黄素；④钙盐及草酸盐结晶。

6.1.1 皮肤黏蛋白沉积症

　　皮肤黏蛋白由酸性黏多糖（特别是透明质酸）、少量硫酸软骨素及肝素组成。正常情况存在于真皮的基质内，异常时呈散在或灶状分布。

　　本病分为两类：①原发性皮肤黏蛋白沉积症，组织学上以黏蛋白沉积为主，导致临床典型的皮损；②继发性黏蛋白沉积症，黏蛋白沉积不是直接原因，而是红斑狼疮、硬皮病、皮肌炎、Degos病或环状肉芽肿的表现之一。

　　原发性黏蛋白沉积症有全身性黏液水肿、胫前黏液水肿、黏液水肿性苔藓、网状红斑性黏蛋白沉积症、硬肿病、结缔组织病中的丘疹结节性黏蛋白沉积症、皮肤黏液样囊肿、皮肤局灶性黏蛋白沉积症和毛囊黏蛋白沉积症（表6.1）。

表6.1　皮肤黏蛋白病

皮肤
伴有甲状腺功能异常的黏蛋白病
胫前黏液性水肿
全身性黏液性水肿
黏液水肿性苔藓
全身性硬皮病样黏蛋白病（硬化性黏液水肿）
局灶性黏蛋白病
硬肿病
网状红斑性黏蛋白病
结缔组织病性黏蛋白病
皮肤局灶性黏蛋白病
黏液样囊肿
毛囊
毛囊黏蛋白病

临床表现

　　全身性黏液水肿　由甲状腺功能低下引起，由于水肿、贫血、血胡萝卜素的影响而呈暗黄色，皮温低、干燥粗糙、蜡样光泽、肿胀，尤其在眼、鼻、面颊周围，触之质硬。面部无表情，伴鼻增宽、口唇肿大、眼睑水肿。

　　局部（胫前）黏液水肿　最多见于甲状腺功能亢进的患者，发生率3%~5%，与突眼症、甲状腺杵状指（掌指骨骨膜下新骨增生，呈杵状）共为Graves病的三个特征性表现。通常认为胫前黏液水肿是Graves病的迟发症状，在Grave病及正常人群中，无甲状腺功能异常的淋巴细胞性甲状腺炎患者很少出现。

　　胫前黏液性水肿典型表现为粉红色或黄色凸起的蜡样斑块或结节、肿块，多见于小腿前外侧，也可累及足背部。部分患者有浅表淋巴结硬化，可致橘皮样外观。罕见的局部黏液性水肿可见于双臂、肩部、腹部、面颈及耳部。本病有一定自限性，可在数年后反复发作。

　　黏液水肿性苔藓（丘疹性黏蛋白沉积症）　分为全身性及局限性，前者又称硬化性黏液水肿。硬化性黏液水肿的男女发病率相当，多见于40~50岁人群。临床表现为广泛对称分布的密集性丘疹，直径2~3mm，蜡样、质硬，好发于双手、前臂、面部、躯干上部及大腿。丘疹常在硬皮病样的皮肤上呈线性排列，导致活动受限。眉间可见深的纵形皮纹。几乎所有病例均合并单克隆丙种球蛋白病（通常为IgGλ）及系统性临床症状（如肌炎、脉管综合征或神经功能紊乱等）。

　　局限性者表现为小而坚实的蜡样丘疹（或由于密集性丘疹导致的结节斑块），无硬化性表现、副蛋白血症和系统性损害。还包括以下几种特殊表现：发生在任何部位的分散丘疹、肢端顽固性丘疹样黏蛋白沉积、幼儿期皮肤黏蛋白沉积及结节性黏蛋白沉积。

　　网状红斑性黏蛋白沉积症　表现为胸背中央的红色网状或片状斑疹，好发于中青年女性，很少累及面部、上肢。无自觉症状。日光及糖皮质激素作用可使皮损加重，致轻度瘙痒。可以是系统性红斑狼疮的表现之一。

硬肿病（Buschke病）　是一种少见的原发性黏蛋白沉积症，表现为皮肤发硬、非凹陷性肿胀，无其他皮损表现。近半数病例为儿童及青少年，但任何年龄人群均可发生。急性或隐匿起病，可合并迟发性糖尿病。多数患者为上呼吸道感染后数周突然发病，儿童病程急。与链球菌感染关系密切，也有合并HIV感染及副蛋白血症的报道。临床表现为颈后及两侧皮肤硬化、非凹陷性肿胀，也可累及面部、颈前、躯干上部和上肢，受累皮肤有光泽、触之质硬，无皱襞。可出现面具脸。

红斑狼疮皮肤损害的患者中有近1.5%可出现黏蛋白沉积，是一种特殊的临床表现。**红斑狼疮相关性丘疹结节性皮肤黏蛋白病**表现为颈、躯干和上肢的皮色丘疹结节，偶见脐状丘疹，不伴瘙痒。常发生于有系统性损害的个体，出现弥漫性抗核因子和抗核抗体，并累及关节、肾，但发生在亚急性和盘状红斑狼疮也有报道。皮肌炎及硬皮病患者也可出现类似的典型丘疹、结节及斑块。

皮肤黏液样囊肿　又称皮肤黏液瘤，为手指部质软、可活动的囊肿，好发于远端指间关节及掌指关节背侧，偶为多发，任何年龄均可发病，女性多见。内含黄色清亮的黏性液体，多伴疼痛。累及甲床沟时可见纵行甲嵴。

皮肤局灶性黏蛋白沉积症　表现为单发的良性丘疹结节，无自觉症状，常见于面颈部、躯干或成人的四肢。皮损一般为球形，呈白色或皮色，有时可伴红晕。

Pinkus毛囊黏蛋白沉积症　是毛囊内黏蛋白沉积的良性表现，不伴皮肤T细胞淋巴瘤。儿童及青壮年表现为单发或群集的毛囊性丘疹或斑块，好发于面部、头皮，可致脱发。也可见结节、环形斑块、毛囊炎、毛囊角化及痤疮疹。老年人为继发性泛发性皮损，常合并T细胞淋巴瘤。

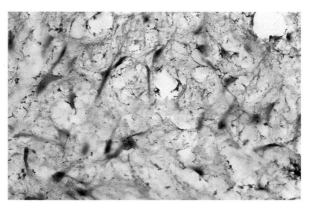

图6.1　黏蛋白　含有蓝色的颗粒和纤维母细胞的水肿性基质

组织学特征

HE染色黏蛋白呈嗜碱性无定形或颗粒状物质（图6.1）。过量的黏蛋白使胶原束受损、排列紊乱，可见纤维母细胞增生。

全身性黏液水肿　真皮层出现组织间隙内黏蛋白沉积，有时位于血管和毛囊周围。表皮可见轻度角化过度，偶见毛囊角栓。伴或不伴纤维母细胞增生。

胫前黏液水肿　真皮中下层可见广泛的黏蛋白沉积（图6.3）。表皮角化过度、毛囊角栓。星状纤维母细胞明显增多，因胞体较大又称为黏液母细胞。浅层血管周围可见慢性炎症细胞浸润。肥大细胞数目也增多。

硬化性黏液水肿　典型三联征表现为真皮中上层广泛黏蛋白沉积、纤维母细胞明显增生、胶原纤维数量增多（图6.2）。真皮浅层可见血管周围淋巴细胞、浆细胞轻度浸润。肥大细胞及嗜酸性粒细胞数量可增多。最终导致纤维化及皮肤增厚，黏蛋白沉积可逐渐减轻。局灶性黏液水肿性苔藓的散在黏蛋白沉积类型的组织病理学图像不是硬化性黏液水肿的特征表现，但仍有一定鉴别意义。真皮浅中层的黏蛋白沉积散在或灶状分布，可见程度不等的纤维母细胞增多，伴或不伴轻度纤维化。

网状红斑性黏蛋白沉积症　真皮浅中层少量

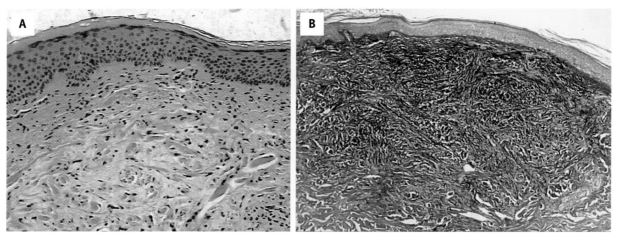

图6.2   硬化性黏液水肿   A. 黏蛋白、纤维母细胞增生及纤维化的特征表现。B. 黏蛋白沉积被胶体铁染色

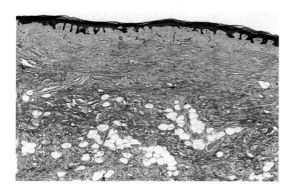

图6.3   胫前黏液水肿   真皮层内的多发沉积及纤维母细胞

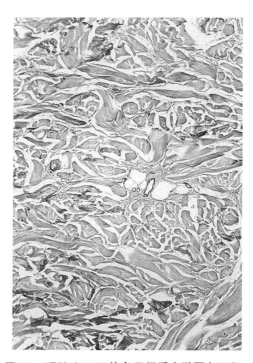

图6.5   硬肿病   AB染色示间质内黏蛋白沉积

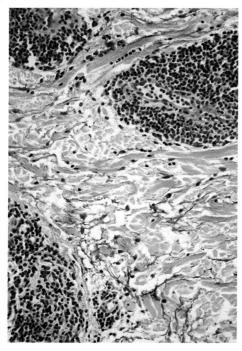

图6.4   网状红斑样黏蛋白增多症   间质内黏蛋白沉积，可见血管周围淋巴细胞浸润

黏蛋白沉积，血管及毛囊周围有明显的轻中度淋巴细胞浸润（图6.4）。表皮正常。

硬肿病   真皮网状层可见散在的、组织间隙间黏蛋白沉积（图6.5）。真皮网状层明显增厚，胶原束肿胀、分离，挤压皮下组织层，导致小汗腺异常出现在真皮的浅中层。有时需要多次活组织检查证实黏蛋白的存在。纤维母细胞数量正常。

红斑狼疮相关性丘疹结节性皮肤黏蛋白

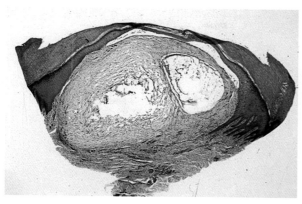

图6.6 皮肤黏液样囊肿 含黏蛋白和纤维母细胞的皮肤结节，双侧绕以表皮

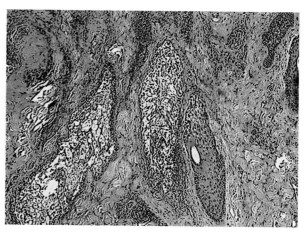

图6.7 毛囊黏蛋白病 毛囊上皮组织内可见积聚的黏蛋白及分解的细胞成分

病 黏蛋白位于真皮乳头层及网状层浅层，呈弥漫分布，偶见血管周围淋巴细胞轻中度密集浸润。表皮正常，无界面皮炎。

皮肤黏液样囊肿 它无囊壁，并非真正的囊肿，而是由黏蛋白池及梭形或星形纤维母细胞组成（图6.6）。其上方的表皮层萎缩或增生，黏蛋白池周围呈衣领状角化过度。

皮肤局灶性黏蛋白沉积症 真皮层可见黏蛋白灶状聚集。梭形细胞及星形纤维母细胞数量增加，多见胞质延长，有时可见明显的胞质内空泡。胶原纤维数量减少。邻近真皮层可见血管周围慢性炎症细胞轻度浸润。部分病例合并表皮增生。

毛囊黏蛋白沉积症 黏蛋白沉积于毛囊上皮及皮脂腺内，伴部分细胞附属器分解。有时毛囊可转化成包裹黏蛋白、炎细胞及角蛋白碎屑的囊壁。毛囊周围可见淋巴细胞、组织细胞及嗜酸性粒细胞浸润（图6.7）。

辅助检查

特殊染色 如果广泛分离的胶原束及空隙间出现亮蓝色，可疑为黏蛋白沉积时，应选用特殊染色，如pH2.5 AB（图6.8）（勿使用pH0.5）或/和胶样铁染色。

黏蛋白在黏蛋白胭脂红染色下也呈红色，在pH7.0或pH4.0的甲苯胺蓝染色呈异染性，但pH2.0不显色。另外，黏蛋白对玻尿酸酶敏感，并

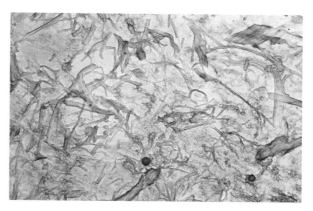

图6.8 AB染色下的黏液样基质

抗PAS染色。硫酸黏蛋白是黏多糖贮积症的特征表现，可被pH0.5 AB及醛复红染色，在本章不做讨论。

免疫荧光检查 免疫荧光检查通常对胫前黏液水肿、网状红斑性黏蛋白沉积症及硬肿病无意义。黏液水肿性苔藓中约有35%的病例，在真皮网状层或表皮下方可见到免疫球蛋白（IgG多于IgM）沉积。

红斑狼疮相关性丘疹结节性皮肤黏蛋白病在直接免疫荧光下可见表皮——真皮交界处呈带状或颗粒状的免疫球蛋白（IgG、IgM）和补体沉积。

鉴别诊断

胫前黏液水肿应与无甲状腺疾病但合并静脉淤滞的胫前黏蛋白增多相鉴别。后者为过量黏蛋白局限于增厚的真皮乳突层，可见血管增生及含

铁血黄素巨噬细胞。

硬化性黏液水肿无指端钙化、雷诺现象、丘疹、毛细血管扩张，可与硬皮病鉴别。硬化性黏液水肿还应与系统性纤维化相鉴别。后者无面部受累（硬化性黏液水肿可见）及副蛋白血症，可出现严重的肾功能不全。其组织学表现相似，但系统性纤维化中纤维母细胞增生、纤维化、黏蛋白沉积发生于真皮网状层深侧及皮下组织，而在硬化性黏液水肿主要局限于真皮浅中层。

播散型的局限性黏液水肿性苔藓与环状肉芽肿表现类似。但是后者伴随黏蛋白沉积的细胞排列于组织间隙内或呈栅栏状。

网状红斑性黏蛋白沉积症、Jessner皮肤淋巴细胞浸润和红斑狼疮都有血管及毛囊周围淋巴细胞浸润、胶原束间黏蛋白增加。Jessner淋巴细胞浸润通常较网状红斑性黏蛋白沉积症中淋巴细胞更致密，而无黏蛋白。红斑狼疮几乎均可见基底层液化及毛囊单位，但基底细胞液化在罕见的肿胀性皮损中较难发现。虽然肿胀性红斑狼疮中炎症浸润明显，黏蛋白沉积更明显且部位较深，但与网状红斑性黏蛋白沉积症通过常规显微镜检查仍较难辨别。红斑狼疮相关性丘疹结节性皮肤黏蛋白病仅显示弥散的、组织间隙间的黏蛋白沉积，无界面皮炎及炎性细胞浸润。

早期黏液样囊肿易与皮肤局灶性黏蛋白沉积症混淆，但两者发病位置不同。

皮肤局灶性黏蛋白沉积症需与浅表血管黏液瘤、有局部复发趋势的良性黏液样病变鉴别。

区别Pinkus毛囊黏蛋白沉积症与蕈样霉菌病伴有毛囊黏蛋白沉积症有一定难度。年轻患者、皮损为面颈部、无非典型的淋巴细胞，应考虑良性毛囊黏蛋白沉积症。

预后和治疗

糖皮质激素皮损内注射对胫前黏液性水肿有一定疗效。对合并甲亢者的皮损不能改善，治疗后常诱发局部黏液性水肿。局部黏液性水肿有明显自限性（平均3.5年）。

全身性黏液水肿可用甲状腺素控制症状，停药后容易复发，经适当治疗后脱发可能再生。

硬化性黏液水肿预后不确定，病程呈进行性，可致残，疗效欠佳。此外使用泼尼松、化学疗法尤其是苯丙氨酸氮芥时，潜在危险性的副作用发生率较高，最近的报道逐渐倾向于静脉注射免疫球蛋白、沙利多胺、自体干细胞移植等治疗。

局限性黏液水肿性苔藓属于良性病变，一般不需治疗。局部使用类固醇类药物或钙调磷酸酶抑制剂可能有效。有报道称数年后可以自愈。

网状红斑性黏蛋白沉积症通常对小剂量的抗疟药如氯喹反应良好。皮损有明显自限性，可长达15年后自愈。

合并感染的硬肿病治疗上无特殊，主要是对症处理。合并糖尿病或单克隆丙种球蛋白病的硬肿病自行消退较少见，目前尚无有效的治疗方法。

红斑狼疮相关性丘疹结节性皮肤黏蛋白病治疗与结缔组织病一致。只有少部分人对抗疟药有效，其他人则需应用系统性糖皮质激素。外用糖皮质激素对缓解较大的丘疹结节有效。

皮肤黏液囊肿可以手术切除，常复发。而局灶性皮肤黏蛋白沉积症一般不复发。

Pinkus毛囊黏蛋白沉积症无特殊治疗方法。多数病例可以随诊观察2至24个月。局部皮损处及系统性应用糖皮质激素、PUVA、X线、氨苯砜、抗疟药、吲哚美辛、二甲胺四环素、口服异维A酸、干扰素α-2b和UVA1光疗法都有一定疗效。

6.1.2 玻璃样物质沉积症

6.1.2.1 淀粉样变性

淀粉样变性指一系列以淀粉样沉积物为主要表现的不同疾病过程（表6.2）。淀粉样物在形态学上被定义为具有典型染色特性和超微结构的透明样物质，它不是某种单一的化学物质。有数种类型，都具有反-β片层折叠结构。皮肤中的淀粉样物沉积既可能是局部现象（局限性皮肤淀粉样变），又可以是系统性淀粉样变性的表现。

表6.2　淀粉样变分类

系统性淀粉样变
原发性系统性（浆细胞恶病质或骨髓瘤相关型）
继发性系统性（慢性炎症或感染）
遗传或有家族史
局部淀粉样变
皮肤–原发性皮肤：斑状，苔藓样或结节
继发性皮肤（与肿瘤，如基底比细胞癌相关）
皮肤外淀粉样变
内分泌系统
中枢神经系统

临床表现

系统性淀粉样变性　系统性淀粉样变性分为原发性（常合并浆细胞性恶液质/肿瘤）和继发性（慢性炎症性疾病或感染的并发症）。可有多脏器受累。原发性系统性淀粉样变约有1/3的患者出现皮肤症状（表6.3）。皮损表现为蜡样丘疹斑块，常有出血。皮损可向头颈部发展，好发于眼周（图6.9）。在原发性系统性淀粉样变，淀粉样物的前体是单克隆性免疫球蛋白轻链，多数为λ型（淀粉样轻链蛋白）。继发性系统性淀粉样变的

皮肤受累较少见，其中的淀粉样物不是免疫球蛋白，而是来源于α-球蛋白，也称血清淀粉样A蛋白（SAA），它在慢性发热性病变中可裂解成淀粉样物（淀粉样A蛋白）。

表6.3　原发性局限性皮肤淀粉样变——临床表现

患者组别
成人，通常健康状况良好
斑状主要见于青少年，女性多见
通常散在发病，家族病例少见
可能与自身免疫性疾病有关
病变部位
斑状：常见上背部、肩胛间区或肢体末端
苔藓样：位于四肢伸侧，尤其是胫前
结节型：躯干或肢体末端
临床表现
斑疹亚型
瘙痒性或无症状的色素沉着性斑疹
常相互融合，形成波纹状外观
苔藓样亚型（最常见）
持续瘙痒性丘疹和斑块
鳞屑和（或）伴有色素沉着
弥漫波纹状
结节亚型（少见）
孤立或多发的蜡样结节
预后和治疗
皮损为良性，但会对患者造成影响
局部外用糖皮质激素破坏"瘙痒–搔抓–瘙痒"循环

局限性皮肤淀粉样变　原发性皮肤淀粉样变的皮损表现可为斑疹（斑状淀粉样变）、丘疹（苔藓状淀粉样变）和结节（原发性结节性皮肤淀粉样变）。斑状淀粉样变和苔藓状淀粉样变中的淀粉样物质为角蛋白，而结节性淀粉样变是由免疫球蛋白的轻链转化而成。斑状淀粉样变的典型皮损为色素性的斑疹和斑块，好发于躯干（图6.10），常伴瘙痒，皮损可融合呈波纹状分布。苔藓状淀粉样变具有原发性皮肤淀粉样变的多种皮损表现，可呈散在分布的蜡样小丘疹，常伴瘙痒，好发于双下肢（图6.11）。此类原发性局部淀粉样变的结节表现非常罕见（图6.12）。

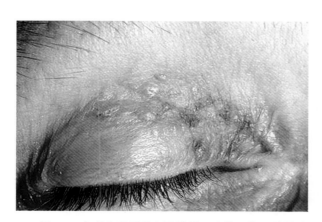

图6.9　表现为眼周淤斑及蜡样丘疹的早期系统性淀粉样变性

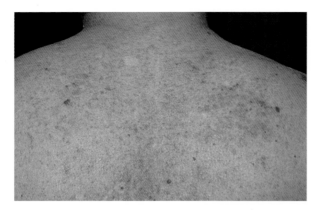

图6.10 斑状淀粉样变性，呈波纹状色素沉着斑

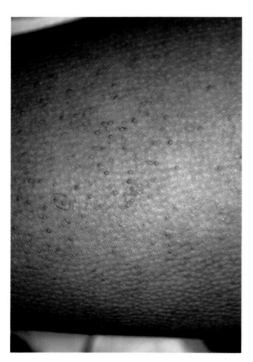

图6.11 苔藓状淀粉样变性，可见下肢多发的小丘疹

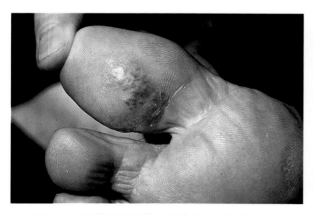

图6.12 结节性淀粉样改变伴出血小结节

组织学特征（表6.4）

系统性淀粉样变性 丘疹或斑块区皮损的真皮和（或）皮下组织中由于出现透明物质而表现异常（图6.13），透明物质间普遍存在裂隙，皮下组织可见血管周围沉积物（图6.14）。

局限性皮肤淀粉样变 苔藓状或斑状淀粉样变可见较多细小、团块状透明物质沉积，常局限于真皮乳突层（图6.15）。原发性结节性淀粉样变与继发于系统性淀粉样变的结节状淀粉样物质沉积难以鉴别，可见浆细胞（图6.16）。

表6.4 皮肤淀粉样变——病理学

组织学特征
均匀的透明沉积物
辅助检查
刚果红染色呈阳性
刚果红染色后偏振光下呈苹果绿色
结晶紫呈异染性
电镜下可见特征性的纤维结构
鉴别诊断
原发性与继发性局限性皮肤淀粉样变鉴别
原发性与继发性系统性淀粉样变鉴别
其他透明物质沉积（类脂蛋白沉积症，胶样病等）
伴有成簇胶样小体的苔藓样皮炎

辅助检查

特殊染色 淀粉样物具有较多的有助于诊断的特殊染色：刚果红染色（图6.16）具有特异性，

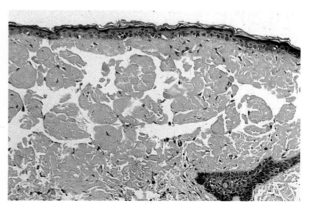

图6.13 真皮层内的淀粉样物质 可见含裂隙的玻璃样物质，呈结节样聚集分布

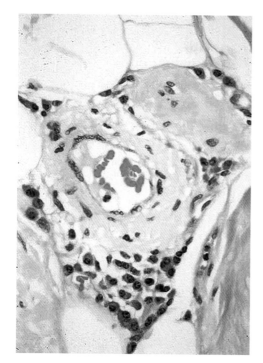

图6.14　玻璃样物质在血管周围沉积

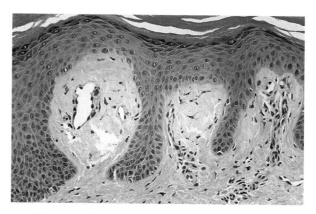

图6.15　苔藓样淀粉样变性　**真皮乳头层可见细小的玻璃样物质沉积**

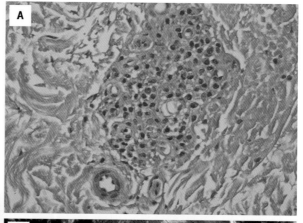

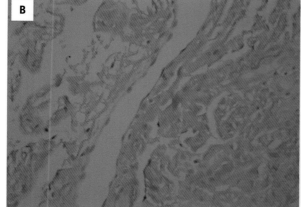

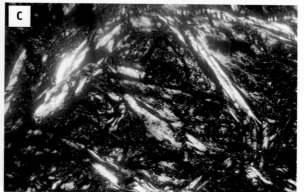

图6.16　含浆细胞的透明淀粉样物质　**A. HE染色呈粉红色。B. 刚果红染色呈橘红色。C. 偏振光下呈现苹果绿色**

偏振光下呈双折射苹果绿色。甲苯紫和龙胆紫染色呈异染性。经硫黄素T染色呈黄绿色荧光。高锰酸钾处理后淀粉样A蛋白对刚果红染色无反应，但淀粉样物L不受影响。

电子显微镜检查　淀粉样物的典型超微结构：由不分枝的细丝组成，直径6~10nm。

鉴别诊断

淀粉样物沉积应与其他的玻璃样物质沉积区别，通过特殊染色并结合相关临床病理表现一般容易鉴别。斑状或苔藓样淀粉样变皮损中透明物质的沉积量非常有限，此时易与慢性单纯性苔藓或各种炎症后色素沉着性疾病相混淆。

预后和治疗

局限性皮肤淀粉样变虽病情复杂，仍属于良性病变。治疗主要是要阻断瘙痒-搔抓-瘙痒的恶性循环，局部应用糖皮质激素一般有效。

系统性淀粉样变性如不及时治疗可危及生命。原发性系统性淀粉样变性的患者使用苯丙氨酸氮芥和自体外周血干细胞移植可明显改善生存率。对继发性系统性淀粉样变性患者炎症部位的治疗是否能减缓淀粉样物沉积的进程尚有争议。

6.1.2.2 胶样粟丘疹

临床上伴有胶样粟丘疹的皮损表现各异，这里只描述基本的病变类型。成人典型的胶样粟丘疹为皮肤多发的黄褐色小丘疹，好发于老年男性，农民或户外工作者多见。组织病理可见玻璃样物质呈结节状聚集，其间可见裂隙（图6.17）。胶样粟丘疹中的玻璃样物质一般不能被对刚果红及其他对淀粉样物有效的染色剂着色。超微结构中纤维显示不清晰，较短，有分枝。

与淀粉样物鉴别困难，需借助电子显微镜确诊。

6.1.2.3 类脂蛋白沉着症

类脂蛋白沉着症（LP），也称为皮肤黏膜透明变性、Urbach-Wiethe病，是一种罕见的常染色体隐性遗传病，伴功能性细胞外基质蛋白基因（ECM1）的表达减少。

临床表现

类脂蛋白沉积症在婴儿早期出现声音嘶哑，继而出现皮疹及痤疮样瘢痕、皮肤增厚，黏膜可受累。典型表现为眼睑串珠状丘疹（称为"念珠状眼睑"），可见白色、黄色丘疹结节（图6.18）。摩擦部位可出现角化过度，偶可见疣状改变。皮肤外表现有癫痫、神经精神异常。

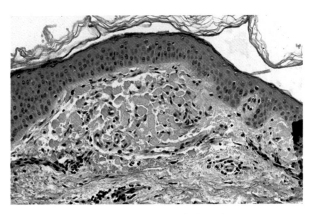

图6.17　胶样粟丘疹内的玻璃样物质

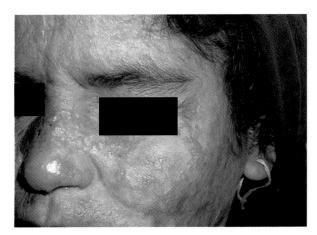

图6.18　类脂蛋白沉积症　**可见蜡样丘疹、皮肤增厚**

组织学特征

真皮层增厚，浅中部可见玻璃样物质包绕毛细血管，或同心状围绕在附属器上皮细胞周围（图6.19）。随着玻璃样物质的沉积增加，汗腺出现进行性萎缩。疣状皮损中的均质化物呈束状垂直于皮肤表面。

辅助检查

玻璃样物质在PAS-D、胶体铁及pH2.5 AB染色下呈阳性（图6.19）。

鉴别诊断

类脂蛋白沉积症中的玻璃样物质应与皮肤淀粉样变和卟啉病（如红细胞生成性原卟啉病）相鉴别。特殊染色可鉴别淀粉样物及卟啉。某些疑难病例的分子水平研究发现ECM1基因变异对诊断

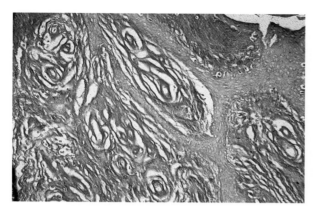

图6.19 类脂蛋白沉积症，可见耐淀粉酶的PAS阳性同心状沉积物

有一定意义。

预后和治疗

避免呼吸道阻塞的风险，类脂蛋白沉积症患者可以达到预期寿命。大部分患者有ECM1基因外显子7突变，这类人群与ECM1基因其他部位突变者相比更易出现上呼吸道症状、皮肤受累更少见，但其神经病学研究未发现任何特殊的"基因-症状"相关性。ECM1突变基因的筛选对有家族史患者的遗传咨询及产前诊断有一定价值。目前有许多尝试性的治疗，但能持续性获益者较少。有效的干预性治疗包括：口服类固醇激素和二基亚砜（DMSO），局部肝素治疗疗效不明。

6.1.2.4 痛风

痛风是由于血尿酸过多，导致尿酸盐结晶沉积在关节及关节周围皮肤的代谢性疾病。慢性痛风关节炎可出现巨大尿酸盐沉积（痛风石）。

临床表现

痛风的临床过程包括四个阶段：①无症状的血尿酸增多；②急性痛风关节炎；③亚急性痛风发作；④慢性痛风石关节炎。后者是由于尿酸盐结晶沉积至远端关节，导致周围组织病变。沉积盐可直径小于1mm，也可为棒球大小，呈黄色或奶油色，结晶可被挤出（表6.5）。

表6.5 痛风——临床表现

患者组别 　一般为中年男性 　20%患者有家族史 **病变部位** 　急性痛风：75%发生于第一跖趾关节（足痛风） 　痛风石：大部分位于皮肤关节处及耳郭 **临床表现** 　急性发作的疼痛性关节炎，红斑肿胀，伴有触痛 　皮肤沉积物（痛风石）常发生在首次急性发作的数年之 　　后；痛风石为真皮或皮下的结节 **预后和治疗** 　对症治疗（缓解疼痛及急性发作） 　别嘌呤醇、改变饮食习惯阻止潜在的诱因（高尿钙症）

大体特征

痛风石沉积呈土白色、糊状。

组织学特征

痛风石沉积于真皮及皮下组织，其形态取决于组织是否经过福尔马林或酒精固定（图6.20）。后者能很好地固定尿酸盐结晶。经酒精固定后，偏振光下呈现双折射的棕褐色针状结晶（图6.20），这种具有特征性的负双折射需通过偏振光显微镜发现。革兰染色可以很好地展现其针状、双折射的结晶体。若固定在福尔马林中，结晶常被溶解，只能见到与结晶沉积一致的淡紫色至暗粉色区域，这些非细胞成分的无定型沉积盐常呈羽毛样，常合并异物肉芽肿反应，也可见到稀疏的慢性炎性细胞浸润。常伴纤维化，陈旧病变可有钙化和骨化（表6.6）。

表6.6 痛风——病理学

组织学特征 　真皮或皮下可见带有针状裂隙的无定形物质沉积 　合并异物肉芽肿反应 **辅助检查** 　最好使用酒精固定 　偏振光下可见明显的针状结晶（新鲜或酒精固定的标本） 　de Galantha苏木精染色呈棕褐色 **鉴别诊断** 　其他外源性物质 　假性痛风（焦磷酸钙脱水结晶）

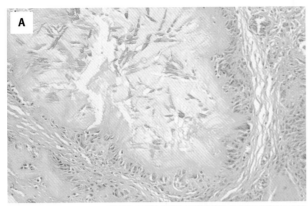

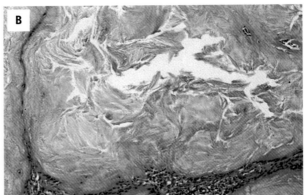

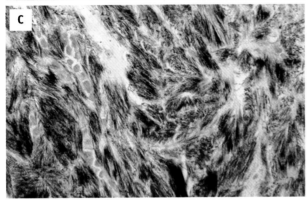

图6.20　痛风结晶　A.　经酒精固定后可见结晶体。B.　福尔马林固定后呈无定型物质。C.　晶体呈双折光性

鉴别诊断

鉴别诊断包括软骨钙质沉着病（假性痛风）和类风湿结节。软骨钙质沉着病（假性痛风）是指钙磷酸盐的沉积，根据沉积盐形态可以区分。偏振光下假性痛风沉积盐呈长斜方形，而痛风石呈针状。钙磷酸盐水合物沉积的正双折射在平行光下呈蓝色，垂直光下呈黄色。类风湿结节发生在关节的伸肌表面，类似结节瘤，但组织学可见多核巨细胞及组织细胞呈栅栏样排列在纤维蛋白样胶原束周围，伴中性粒细胞性细胞碎屑。

经注射曲安奈德后也可出现类似痛风石的淡染的非细胞物质，组织学上与痛风鉴别困难。曲安奈德的嗜碱性较痛风强，也有泡沫样结构。广泛的纤维化可继发营养不良性钙化，尿酸盐沉积和皮肤钙质沉着两者都无针状裂隙。使用曲安奈德的淡染嗜碱性物质也含泡沫样结构。

预后和治疗

控制高尿酸血症后痛风结节瘤可明显消退，一般无需手术。

6.1.3 色素沉积症

6.1.3.1 褐黄病

褐黄病的真皮层可见赭石黄色素（尿黑酸）沉积。典型表现为尿黑酸症（缺乏尿黑酸氧化酶的常染色体隐形遗传病；也称内源性褐黄病）。但肌内注射抗疟药或局部外用氢醌（外源性褐黄病）也可产生类似物质。

临床表现

早期表现包括尿液和耳垢变黑，青少年期出现皮肤颜色异常较少见，皮损常变为蓝色、黄色至褐色。典型蓝灰色皮损首先出现在耳郭及腋窝，外源性褐黄病皮损处常见粟粒疹。

组织学特征

真皮层有赭色（黄褐色）、香蕉样或特殊形

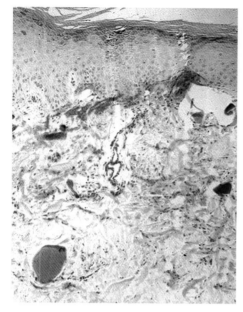

图6.21　纤维组织呈黄色、棕色改变的褐黄病

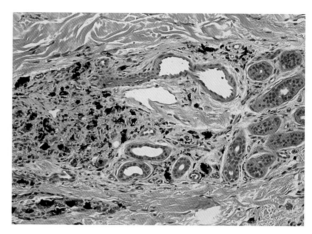

图6.22　碳文身

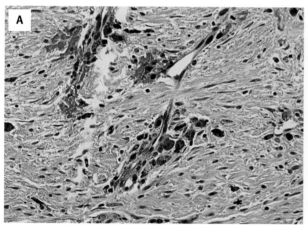

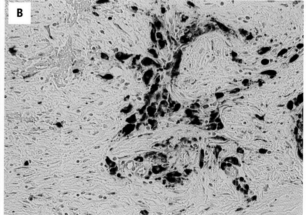

图6.23　出血性瘢痕伴含铁血黄素　A. HE染色可见粗糙的黄褐色颗粒。B. 普鲁士蓝反应可见颗粒呈蓝色

态的纤维结构（图6.21）。可见细胞内外颗粒状沉积。

预后和治疗

停用相关药物，可使继发性褐黄病皮损颜色消退。激光治疗可能有效。对内源性褐黄病尚无有效治疗方法。大剂量维生素C可能会缓解色素形成及关节炎的进展，对部分患者有效。

6.1.3.2 文身

文身是由外源性色素所致，大部分文身尤其

是碳文身在HE染色下容易识别（图6.22）。色素部位较局限，可以沉积在血管或附属器周围，或位于巨噬细胞和纤维母细胞内。可伴发炎症反应，包括针对色素的异物肉芽肿反应。

6.1.3.3 含铁血黄素沉着症

含铁血黄素沉积分为局限性（外伤性出血等）（图6.23）及全身性（如血色素沉着病）。局部含铁血黄素沉着症多见于外伤后，如瘢痕部位（图6.23）。HE染色可见黄褐色粗糙颗粒状的色素沉着。普鲁士蓝反应呈亮蓝色（图6.23）。

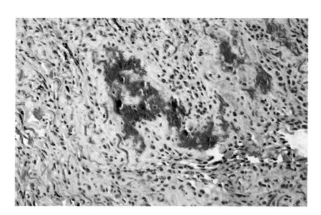

图6.24　营养不良性钙化

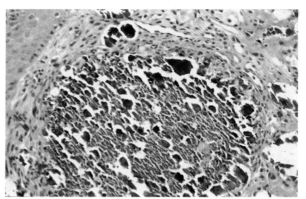

图6.25　表皮下皮肤钙质沉积

6.1.4 钙沉积症

钙沉积分为先天性（病因不清）、营养不良性（钙在病变组织中沉积）和新陈代谢性（伴血钙过多）。

临床表现

钙盐沉积的临床表现多种多样。常见于外伤（如耳部钙盐沉着、婴儿足跟钙沉着、瘢痕或注射部位营养不良性钙质沉着），也可发生于无诱因的任何部位，如表皮下钙化结节（单发的坚实结节，好发于耳部或指/趾部）及先天性阴囊钙质沉着（常为多发的硬结节）。有学者认为阴囊钙盐沉积与囊肿有关。

慢性肾功能不全及甲亢的转移性钙化、钙化防御反应或自身免疫性结缔组织病等系统性疾病也可出现钙盐沉着。钙化防御反应发生在进行性的血管钙化及皮肤缺血性坏死。钙化、雷诺现象、食管运动障碍、指端硬皮病及毛细血管扩张是典型营养不良性钙化的表现，并被定义为不同于硬皮病的一类疾病。

组织学特征

钙沉积有较强的嗜碱性，大小及形状各异（图6.24～图6.26）。肿瘤性的钙盐沉积体积较大，营养不良性钙盐沉积可大可小，表皮下钙化结节的沉积物呈小球状。可孤立存在，也可伴发肿瘤或囊肿。钙化防御（慢性肾疾病或继发性甲亢的并发症）中

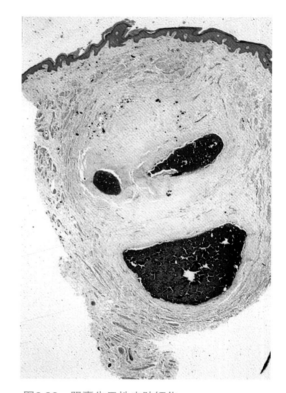

图6.26　阴囊先天性皮肤钙化

的钙沉着可以出现在血管壁及软组织内（图6.27），典型者也可见到血管闭塞（血栓）。

辅助检查

可被von Kossa银染色。

预后和治疗

不存在单纯的营养不良性钙沉着，钙化防御或结缔组织病中的钙沉积可导致缺血性损害或功能异常。以对症治疗为主。

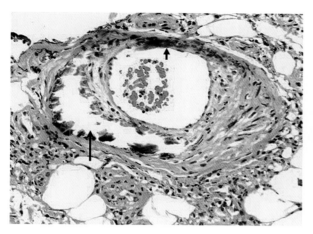

图6.27　动脉壁的钙盐沉积反应（箭头）

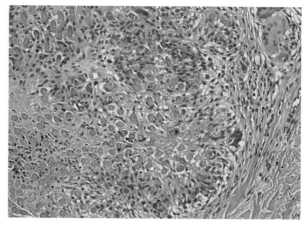

图6.28　缝合处的异物巨细胞反应

6.1.5 异物沉积症

包括可以沉积在皮肤的各种异物，医源性的缝合线（图6.28）或敷料（图6.29），导致肉芽肿反应较为常见，其他常见的异物还有木屑。

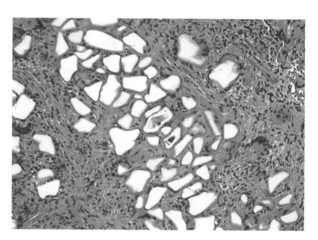

图6.29　聚氨酯肉芽肿

6.2 皮肤结缔组织改变

6.2.1 日光弹性组织变性

多见于长期暴露于日光的皮肤。

临床表现

长期日晒导致皮肤干燥、皱纹及弹性减退，偶见丘疹结节，伴毛细血管扩张，易与基底细胞癌混淆。

组织学特征

粉色胶原纤维被灰蓝色的纤维替代，呈无定型分布（图6.30）。

预后和治疗

日光弹性组织变性是皮肤慢性紫外线损害的标志，其本身属于良性，但紫外线损害可增加鳞状细胞癌的发生风险，皮肤光老化影响美容（皱纹、萎缩）。治疗以减少曝光（防晒、保护性衣物）为主。

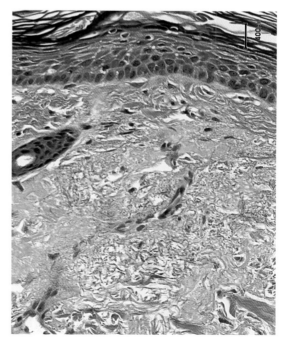

图6.30　日光性弹性组织变性

6.2.2 弹性纤维性假黄色瘤

弹性纤维性假黄色瘤（pseudoxanthoma elasticum，PXE）是由于ABCC6基因失活突变导致的常染色体隐性遗传病。以弹性纤维网的改变为特点，主要累及皮肤、眼及心血管系统。

临床表现

出生时无皮损，在幼年或青春期逐渐出现症状。弹性纤维性假黄色瘤除累及皮肤弹性纤维外，还可影响眼及心血管系统，但并非所有患者都出现器官损害。典型皮损为颈部及屈曲部位的淡黄色丘疹，群集如鹅卵石样。眼底检查可见血管样纹及中动脉钙化斑。晚期出现钙沉积可使柔软的皮肤丘疹结节变得坚实。

组织学特征

真皮中层及深层可见扭曲、破碎的弹性纤维（图6.31），弹性纤维van Gieson染色最为直观。

鉴别诊断

其中变性的弹性纤维应与日光弹性组织变性（为嗜碱性无定形纤维）、迟发性局灶状皮肤弹性组织变性和皮肤弹性蛋白病（elastoderma）鉴别，三者真皮层都可见正常弹性纤维密度增加。

预后和治疗

皮损主要影响美观。眼睛受累时症状严重，可出现进行性视力下降。需定期行眼科检查监视疾病进展，采取合理生活方式预防心血管并发症。

（薛德彬　姜景新　译，曾学思　校）

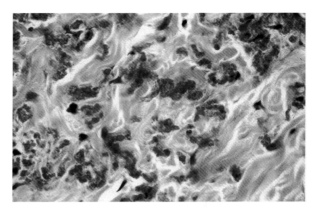

图6.31　含有碎片样弹性纤维的弹性假黄色瘤

推荐读物

1. Pourrabbani S, Marra DE, Iwasaki J, Fincher EF, Ronald LM. Colloid milium: a review and update. J Drugs Dermatol, 2007,6:293–296.

2. Rongioletti F. Lichen myxedematosus（papular mucinosis）: new concepts and perspectives for an old disease. Semin Cutan Med Surg,2006,25:100–104.

3. Rongioletti F, Rebora A. Cutaneous mucinoses. Microscopic criteria for diagnosis. Am J Dermatopathol, 2001,23:257–267.

4. Rongioletti F, Rebora A. Mucinoses. In: Bolognia J, Jorizzo JL, Rapini RP, et al., eds. Dermatology. London: Mosby, 2003.647–658.

5. Santos-Juanes J, Galache C, Curto JR, et al. Nodular primary localized cutaneous amyloidosis. J Eur Acad Dermatol Venereol, 2004,18:224–226.

第7章 非肿瘤性色素性疾病

Ravi Ubriani, Loren E. Clarke, Michael E. Ming

7.1 色素增多性疾病

7.1.1 咖啡斑

临床表现

咖啡斑是一种常见疾病，成人发病率为10%~20%，多呈单发性，黑种人较白种人多见。临床上通常表现为均匀的浅褐色至深棕色斑片状病变，边界非常清楚，面积从雀斑样大小至直径20厘米，甚至更大（图7.1）。咖啡斑可在出生时即出现，其面积大小和数目可随年龄而增长。本病可能是正常变异，也可能是系统性疾病（如神经纤维瘤病或Albright综合征）的一部分。多发性病变（特别是面积较大者）较为少见，常提示可能伴有潜在的系统性疾病。

组织学特征

基底层角质形成细胞内黑色素沉积增加，黑色素细胞密度正常或仅略有增加。附属器上皮通常无色素沉着增加。

鉴别诊断

咖啡斑具有独特的表现，临床检查通常易于鉴别，但有时可能会与炎症后色素沉着、黄褐斑或色素细胞痣混淆。咖啡斑有随身体部位成比例生长的趋势，使用防晒剂或漂白剂对其无影响，完全斑片状外观有助于正确诊断。组织病理学上咖啡斑通常与雀斑、黄褐斑及Albright综合征的色素斑难以区分。咖啡斑无黑色素细胞增殖及表皮突向下延伸，以此可与色素痣及单纯性雀斑样痣相鉴别。咖啡斑也不同于炎症后色素沉着，后者存在炎性浸润和（或）色素失禁。

预后和治疗

咖啡斑是一种良性病变，漂白剂和防晒不会影响病变的外观。激光手术治疗的美容效果不一。

图7.1　咖啡斑　病变边界清楚，呈平坦的褐色斑疹

7.1.2 黄褐斑

临床表现

黄褐斑是一种常见的后天获得性对称性色素沉着，主要发生于女性面部和颈部日光暴露部位。黄褐斑病因复杂，遗传倾向、紫外线照射和糖皮质激素影响都对其发病有着潜在作用。常表现为由棕色、灰色或蓝色斑疹融合而成的单个不规则斑片，不发红，无其他炎症表现。常见三个不同部位的色素沉着：面部中央（最常见）、颊部和下颌部。Wood灯（过滤紫外线灯，译者注）检查有助于判断皮肤内色素沉着的深度。色素增加可见于表皮或真皮内。与正常皮肤相比，Wood灯检查可发现病变表皮内黑色素增加，对比度增强。这种病变对漂白剂有反应，而真皮内黑色素增加的病变的对比度不增强，并且对漂白剂无反应。混合型病变可以表现为病变部分区域的对比度有一定程度的增强。皮肤色素沉着极其显著者，Wood灯检查难以精确检测病变深度，需进行活检来确定其色素沉着深度。

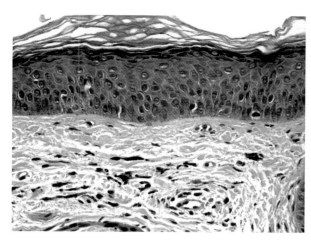

图7.2　黄褐斑　同时可见表皮基底层黑色素沉积增多和真皮内色素失禁

组织学特征

黄褐斑镜下检查可分为两种类型。第一种，色素主要存在于表皮；第二种，色素主要存在于真皮浅层（图7.2）。前者黑色素沉积于表皮全层的角质形成细胞中，可见基底细胞空泡变性。后者充满黑色素的巨噬细胞聚集于整个真皮层的血管周围，黑色素细胞数目和黑色素数量均增多。部分黄褐斑患者表现为表皮内和真皮内黑色素沉积均增多。

鉴别诊断

黄褐斑需与炎症后色素沉着、药物性色素沉着及外源性褐黄病鉴别。临床上，是否有系统性或局灶性药物使用相关性色素沉着过度的详细病史，是否存在其他原发性病变，是否有日光暴露后或糖皮质激素增加状态下（如怀孕或口服避孕药物）加重的病史，均有助于黄褐斑与其他疾病的区别。

黄褐斑与炎症后色素沉着在组织病理学上难以区别。显微镜检查可以区分某些有特征性的药物导致的色素沉着状态，如褐黄病的黄褐色色素。

预后和治疗

本病治疗困难。患者需减少日光暴露时间，坚持使用广谱防晒霜。如果Wood灯检查或活检证

实色素沉着非常表浅，患者可使用漂白剂（如氢醌）治疗有效。其他治疗方式（如激光）亦可尝试。

7.1.3 持久性色素异常性红斑

临床表现

本病由El Salvador于1957年首次描述，常见于拉丁美洲患者，在亚洲人和非西班牙裔白种人中也有病例报道。该病发病年龄不一，无性别差异。其确切病因未知，遗传易感患者发病机制可能与受到多种诱发因素的刺激有关。

本病表现为灰色、灰蓝色或棕色斑疹或斑片，大小不一，形状各异（图7.3），有时周围可见狭窄的红晕。病变对称性分布，最常见于颈部、躯干和上臂。病变长轴有时可与皮纹平行。病变通常进展缓慢，可持续数年。

组织学特征

病变活动期边缘可见基底层空泡形成，偶见胶样小体，真皮中淋巴细胞、组织细胞和噬黑色素细胞呈苔藓样或围绕血管周浸润（图7.4）。一些病变可见浸润的炎症细胞外移。在非活动期病变

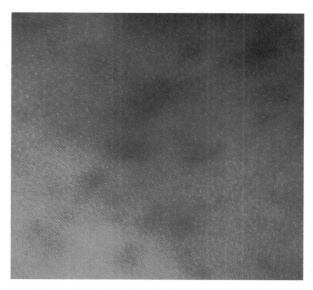

图7.3　持久性色素异常性红斑（灰皮病）　可见大小不一、形状各异的色素沉着斑点和斑片

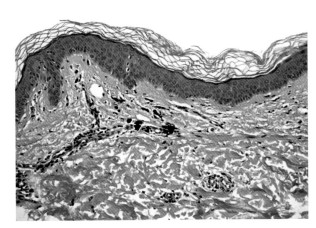

图7.4　持久性色素异常性红斑（灰色皮肤病）　色素失禁表现为真皮浅层血管周围大量噬黑色素细胞聚集，并伴有少量炎细胞浸润

可见表皮较薄，明显的色素失禁，真皮浅层可见噬黑色素细胞。

鉴别诊断

持久性色素异常性红斑需与炎症后色素沉着和固定性药疹相鉴别。与持久性色素异常性红斑临床分布相似的疾病（如玫瑰糠疹）也可以导致炎症后色素沉着，然而这些病变在显微镜下缺乏持久性色素异常性红斑中所见的空泡改变。详细用药史可有助于持久性色素异常性红斑和多发性固定性药疹的鉴别。

持久性色素异常性红斑临床上有时可能会与斑疹样苔藓样角化症或黑色素细胞性病变（如炎性交界痣或原位黑色素瘤）混淆。

预后和治疗

本病有效治疗方式较少。氯法齐明和氨苯砜对少数患者有效。部分患者可自愈。

7.1.4 药物性色素沉着

皮肤色素沉着与许多药物有关。与色素改变相关的药物通常包括抗肿瘤药、抗疟疾药、重金属和糖皮质激素类药物。众所周知，导致色素沉着过度的特殊药物还包括胺碘达隆、齐多夫定、

氯法齐明和米诺环素。药物性色素沉着病变的临床表现和组织学表现随诱发因素不同而大不相同，本章不做详细描述，仅详细介绍三种较为特殊的药物性色素沉着。

7.1.4.1 米诺环素导致的色素沉着

临床表现

米诺环素常用于治疗痤疮及其他炎症疾病。长期使用此类四环素衍生物可导致皮肤色素沉着。

常可见三种类型的皮肤色素沉着。Ⅰ型表现为炎症或先前的瘢痕区域出现深蓝至黑色色素沉着。Ⅱ型表现为原正常皮肤变为蓝色至灰色（图7.5），最常发生于腿前侧，亦可发生于上肢。Ⅲ型表现为弥漫性污褐色色素沉着，以光暴露部位最为突出。

组织学特征

临床上每一型米诺环素所致的色素沉着都有其独特的组织病理学特征（图7.6）。Ⅰ型特异性表现为真皮内含色素颗粒的巨噬细胞沉积，通过组织化学染色（如普鲁士蓝染色）可证实这些色素颗粒含铁，并且Fontana反应阴性证实其不含黑色素。Ⅱ型病变亦可见含色素颗粒的巨噬细胞，这些色素颗粒铁染色和Fontana-Masson染色呈阳性。

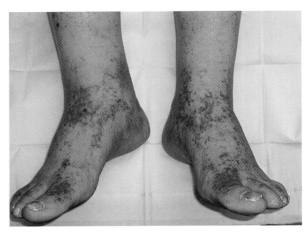

图7.5　米诺环素导致的Ⅱ型色素沉着　患者足背部棕灰色色素沉着

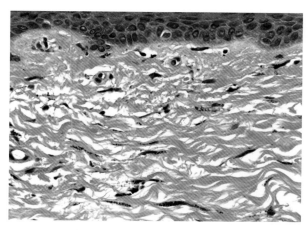

图7.6 米诺环素导致的色素沉着 **可见颗粒状深棕色或黑色色素，真皮内和表皮内树突状细胞内无色素颗粒**

Ⅲ型病变基底层角质细胞内和真皮巨噬细胞内黑色素含量增多，这些色素颗粒铁染色阴性。

辅助检查

同时检查普鲁士蓝染色和Fontana染色有助于确定色素颗粒类型（见上文）。冰冻组织标本浸泡在1M Mg-Cl₂-乙醇中过夜后，米诺环素沉淀可直接通过荧光显微镜观察到，表现为微黄色荧光。

鉴别诊断

Ⅰ型米诺环素所致的色素沉着临床上易与胺碘达隆等其他药物、外源性褐黄病及接触重金属所致的色素沉着相混淆。Ⅱ型米诺环素所致的色素沉着临床上和镜下均具有较为独特的特征。Ⅲ型米诺环素所致的色素沉着需要与黄褐斑和炎症后色素沉着相鉴别。对于所有的病例来说，详细的临床病史是正确诊断的捷径。

预后和治疗

一旦停用米诺环素，色素沉着可在数月或数年后消退。激光治疗对某些顽固性病例有部分疗效。

7.1.4.2 胺碘酮导致的色素沉着

临床表现

长期持续使用胺碘酮这种抗心律失常药物可导致皮肤色素沉着。停止使用本药后，色素沉着常可随时间缓慢消失。本病更常见于浅肤色人种。有时可表现为光暴露部位的红斑与色素沉着表现相连。

本病多呈蓝灰色，常发生于光暴露部位，最常见于面部。

组织学特征

真皮巨噬细胞和内皮细胞内可见黄褐色的脂褐素颗粒。

辅助检查

色素颗粒呈PAS染色阳性，某些病例中可表现为Ziehl-Neelsen、Fontana及苏丹黑染色阳性。

鉴别诊断

鉴别诊断需要考虑其他药物导致的色素沉着，包括米诺环素导致的色素沉着、外源性褐黄病以及接触重金属。详细的病史常常有助于这些疾病之间的鉴别。大多数发生胺碘酮性色素沉着的患者持续用药至少3个月。

预后和治疗

大多数患者停止使用胺碘酮后，色素沉着在数月至数年后消失，但部分患者的色素沉着不能完全消失。

7.1.4.3 丙米嗪导致的色素沉着

临床表现

长期使用丙米嗪（一种三环抗抑郁药）可导致日光暴露部位皮肤色素沉着。通常患者服用本药2年以上才出现皮肤颜色的改变。尽管本病一般不累及黏膜部位，但亦有虹膜颜色变深的报道。本病常表现为蓝色或棕色（图7.7），多累及日光暴露部位，最常见于面部。

组织学特征

巨噬细胞内可见折光性黄棕色色素颗粒（图

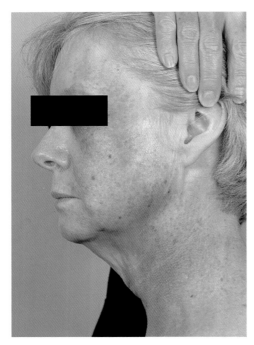

图7.7 丙米嗪导致的色素沉着 **患者使用丙米嗪后出现面部棕色斑疹，日光曝露部位最为显著**

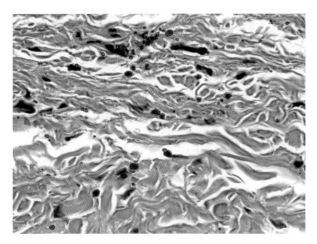

图7.8 丙米嗪导致的色素沉着 **整个真皮浅层可见分散的有折光性的黄棕色色素颗粒小体**

7.8），真皮胶原束间也可见散在的此种颗粒。

辅助检查

这些色素颗粒Fontana-Masson染色阳性，但Perls铁染色阴性。

鉴别诊断

鉴别诊断需考虑其他药物导致的色素沉着。和其他类型的药物性色素沉着一样，临床病史是获得正确诊断的捷径。

预后和治疗

在停止使用丙米嗪后，色素沉着常消失，亦有报道停止用药后色素沉着无明显临床改变。翠绿宝石激光治疗或调Q红宝石激光治疗可有效。

7.1.5 炎症后色素沉着

临床表现

炎症后色素沉着是一种最常见的色素沉着过度类型，也是临床上最关注的病变。作为皮肤炎症消退后的常见后果，炎症后色素沉着常常表现为与先前活动性病变同一形状。当原发病灶消失，色素沉着变得更加明显。任何炎性过程都可导致炎症后色素沉着，以苔藓样浸润为特征的病变破坏了表皮基底层，此种炎症更常出现色素沉着过度。如果先前疾病不再复发，炎症后色素沉着最终会随着时间而消退，但需要数月甚至数年才能完全消退，这种情况更常见于深色色素沉着患者，并且无年龄及性别差异。

根据原发病变的形态和分布不同，本病的大体表现也有很大差异。病变颜色常为浅棕至深棕色（图7.9），也可表现为灰色、蓝色或红色。

组织学特征

本病组织病理学表现为真皮内黑色素沉积，伴有或不伴表皮黑色素颗粒增多。真皮内噬黑色

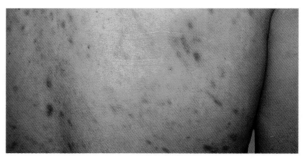

图7.9 炎症后色素沉着 **患者背部原来患毛囊炎的部位出现棕色斑疹**

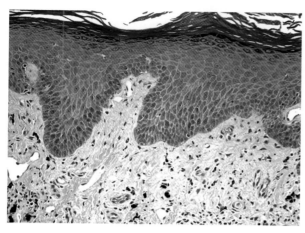

图7.10　炎症后色素沉着　真皮内见大量噬黑色素细胞和散在的单个核细胞，无活动性界面性皮炎，活检取自先前患有苔藓样药疹的患者

素细胞可含有或无黑色素颗粒（图7.10）。当表皮内有黑色素颗粒增多时，这些颗粒常集中于基底层角质形成细胞。炎性浸润，特别是苔藓样浸润，常见于早期病变，但有长期病史者可缺如。

辅助检查

如果考虑退行性黑色素细胞病变，行黑色素细胞分化抗原（Melan-A、酪氨酸酶、小眼转录因子）免疫组化染色可清楚显示出任何残余局灶性黑色素细胞肿瘤。

鉴别诊断

患者在色素沉着增多的部位曾有炎性病变的病史，因此诊断一般较为简单。如果无法获得相关病史，鉴别诊断需考虑黄褐斑或持久性色素异常性红斑，后两种疾病都不能仅仅依据显微镜检查来排除。同时需注意排除退行性黑色素细胞性疾病（如痣或黑色素瘤）的可能性。

预后和治疗

炎症后色素沉着一般随时间消退，多数病例6个月内可完全消退，色素沉着颜色较深者可能需要更长时间。如果色素颗粒位于表皮内，使用漂白剂可以加快色素颗粒消退；如果色素颗粒位于真皮层，漂白剂无效，但激光治疗可能有帮助。

7.2 色素减退性疾病

7.2.1 白癜风

临床表现

白癜风发病率约0.5%~2%，平均发病年龄20岁，无性别差异。其发病机制存在多种理论假说，但没有一种得到最终证实。白癜风通常发生于健康人，但可能与某些自身免疫性疾病相关，特别是甲状腺疾病（Graves病或淋巴细胞性甲状腺炎）或眼疾病（葡萄膜炎）。

本病表现为境界清楚的色素完全脱失的斑疹，周围环绕正常皮肤（图7.11）。斑疹常无自觉症状，但偶有瘙痒或边缘有红晕。斑疹可能随时间缓慢增大。本病发生在深肤色皮肤者更明显，发生于浅肤色者可用Wood灯明确显示其色素脱失（表7.1）。

表7.1　白癜风——临床表现

患者组别
患病率0.5%~2%
平均发病年龄20岁
发病部位
面部（眼周，口周）
肢端（手、腕、肘、膝、踝）
头皮：局限性斑片状白发或灰发（白发症）
临床表现
色素减退性（发白的）斑点或斑片
通常边界清楚
病变呈离心性增长
临床变异型：炎症型（边缘有隆起的红斑），点状型（散在的碎屑样无色素小斑疹）
临床亚型：
局限型
局灶性：在某一区域内有一处或少数几处病变
单侧或节段型
黏膜型（仅发生在黏膜）
泛发型
寻常型（广泛分布）
颜面部
预后
临床过程难以预测
通常进展缓慢，但也可稳定
治疗
光疗
糖皮质激素

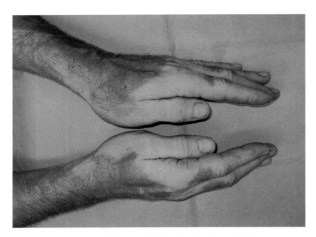

图7.11　白癜风　**可见边界清楚的色素脱失斑片**

组织学特征

诊断白癜风时须观察到黑色素和功能性黑色素细胞缺失（图7.12）。早期病变可出现少量淋巴细胞浸润，特别是在近病变进展边缘处。黑色素细胞质中偶可见黑色素小体（表7.2）。

表7.2　白癜风——病理学

组织学特征 确诊病变内黑色素颗粒减少至完全缺失 确诊病变表皮内黑色素细胞数目减少至完全缺失 不同程度的淋巴细胞浸润形成界面性皮炎
辅助检查 黑色素细胞分化标记免疫染色有助于确定黑色素细胞的密度 黑色素细胞密度下降乃至完全缺失
鉴别诊断 特发性点状色素减少症（黑色素细胞密度无明显减少） 花斑癣（可见真菌孢子和菌丝） 色素减退性蕈样霉菌病（要结合临床，淋巴细胞非典型性）

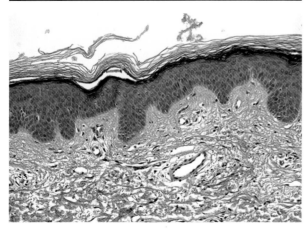

图7.12　白癜风　**黑色素细胞和黑色素均完全缺失**

辅助检查

微生物组织化学染色，特别是真菌染色（GMS、PAS-D），有助于排除花斑癣。

采用黑色素细胞分化抗原的抗体免疫组化染色有助于判断表皮内黑色素细胞的密度。白癜风病变中央通常黑色素细胞数量减少或缺如。

TCR基因重排分子学检查有助于（虽然不是决定性的）鉴别白癜风和色素减退性蕈样霉菌病。

鉴别诊断

白癜风一般需要与化学物品所致的色素脱失或炎症后色素脱失相鉴别。单个病变或多发性早期病变必须与晕痣、白色糠疹、花斑癣、多种其他的皮肤感染以及特发性点状色素减少症相鉴别。白癜风常对称分布，多发生于口周部位，可有助于诊断。黑色素细胞分化标志物免疫组化染色有助于鉴别白癜风和特发性点状色素减少症，因为后者并不表现为黑色素细胞数目的显著或完全消失。白癜风病变亦可与色素减退性蕈样霉菌病混淆，两者难以鉴别。两者鉴别需要结合临床（见第14章 造血系统肿瘤）。

预后和治疗

白癜风有多种治疗方式。大部分治疗的目的是阻止色素继续脱失，并诱导色素重新生成。当病变相对局限时，可使用局部免疫抑制剂如糖皮质激素；相对较广泛的病变多采用光疗，如窄谱UVB、PUVA或激光治疗。外科手术治疗方法有自体皮肤移植和培养的黑色素细胞移植。对于某些大面积色素脱失的患者，可在正常色素皮肤上使用脱色剂从而使肤色均匀一致，这常常比起白癜风斑驳的外观更美观，患者也易接受。

7.2.2 白色糠疹

临床表现

本病常见于儿童。常表现为界限不清的色素

减退性斑片（图7.13）伴有少量皮屑，是儿童最常见的色素减退性疾病，发病率约为该年龄人群的5%。常见于面部、颈部或上肢。白色糠疹与特应性素质相关。

本病常表现为多发性对称性界限不清的斑片，范围0.5~4cm，多见于面部，尤其是双颊。病变最初表现为红斑，继之出现色素减退并有小鳞屑，病变本身一般不突出于皮肤表面。病变的色素减退不完全，这与白癜风的色素脱失正好相反。

组织学特征

显微镜下，白色糠疹可表现为棘细胞层水肿性皮炎伴表皮内不同程度、不规则的黑色素颗粒减少。黑色素细胞数目不变或稍减少。某些学者发现早期病变可有毛囊棘细胞层水肿和毛囊栓。

辅助检查

如果HE切片难以判断是否有芽生真菌或短菌丝，可进行PAS-D染色以排除花斑癣。

鉴别诊断

白色糠疹可能会与白癜风或花斑癣混淆。根据是否存在鳞屑可与白癜风相鉴别，后者常无鳞屑。花斑癣病变通常在组织学检查或氢氧化钾处理的直接镜检中发现微生物。

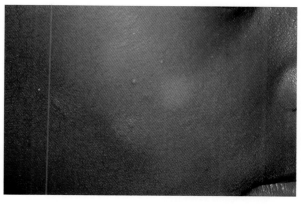

图7.13　白色糠疹　患儿面颊部可见色素减退性斑块及浅表的小鳞屑

预后和治疗

白色糠疹通常成年后可自行缓解，但可能需要数月甚至数年时间才能完全消退。夏季时周围正常的皮肤颜色加深，病变与其形成对比，使病变更为明显。白色糠疹可给深肤色患者带来困扰，特别是累及面部时。润肤剂治疗可减少鳞屑或干燥程度，但色素沉着不足通常需要数月甚至数年才能缓解。局部外用甾体类药物和光线治疗被认为无效。

7.2.3 叶状白斑

临床表现

此种皮肤表现可见于结节性硬化症，后者发病率为1/6000。1/3结节性硬化症患者有家族史，其余患者是自发变异的结果。叶状白斑常常是结节性硬化症最早出现的皮肤症状，常在出生时就有，随年龄增长而逐渐扩大，数量增多。超过80%结节状硬化症患者可见到色素减退斑。高达4%正常人群可出现此色素减退斑，但在大型研究中发现无结节性硬化症患者全身不超过三处皮损，如果患者有大量叶状白斑应该考虑诊断为结节性硬化症。

病变通常有一圆形边缘和一锐利边缘，由此得名叶状白斑（图7.14），直径可达12cm。Wood灯可查出此病变。病变超过三处需要进一步考虑结节状硬化症的诊断。

组织学特征

显微镜检查显示黑色素细胞分布正常，但表皮内黑色素颗粒数量减少，因此黑色素细胞出现发育不良的树突。与相邻正常皮肤相比，病变组织DOPA反应常较弱，但目前此检查很少使用。

鉴别诊断

叶状白斑易与白癜风、无色素痣和斑驳病相混淆。显微镜下，叶状白斑的黑色素细胞数量正

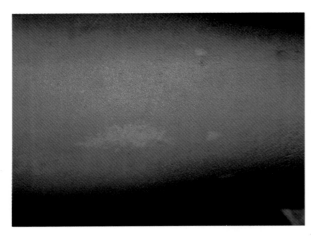

图7.14　叶状白斑　**结节状硬化症患者，色素减退斑在Wood灯下更明显，符合叶状白斑，但其形态不太典型**

常或仅轻微减少，而在充分形成的白癜风和斑驳病中黑色素细胞是缺如的。后两者和无色素痣一般不伴有神经系统症状，如有神经系统异常应首先考虑结节状硬化症的诊断。

预后和治疗

有三处以上色素减退斑或叶状白斑存在时，建议临床考虑结节状硬化症诊断，并进一步检查。由于需要监测病情和进行基因测定，早期诊断非常重要。

7.2.4 药物导致的色素减退

临床表现

许多化学药物可以引起皮肤色素减退，最常见的是氢醌类和酚类。氢醌类常专门用于漂白皮肤。氢醌类和酚类存在于许多工业产品中，特别是橡胶，它们是化学性白斑病的常见原因。

化学性白斑病的临床表现与白癜风的原发病变经常难以区别，常表现为境界清楚的斑片内色素完全脱失，常呈对称性分布。未接触化学物品的部位也可受累。

组织学特征

化学物质导致的色素减退病变显微镜下常与白癜风难以区别，前者病变区皮肤黑色素细胞减少或缺失，一些病例可见浅层血管周围淋巴细胞浸润。

辅助检查

免疫组化检查显示黑色素细胞数量减少或完全缺失。

鉴别诊断

其鉴别诊断包括白癜风和炎症后色素减退。单发病变需与晕痣、白色糠疹、花斑癣和皮肤感染相鉴别。漂白剂、橡胶、黏合剂和摄影处理剂的接触史可能有助于鉴别诊断。斑贴试验反应延迟可获得诊断的证据。

预后和治疗

去除刺激因素后本病可自发消退。对于需要治疗的病变，可尝试类似白癜风治疗的物理治疗，采用光疗致色素重新生成。

7.2.5 炎症后色素减退

临床表现

皮肤炎症可导致色素沉着或色素减退（图7.15）。炎症后色素减退是一种非常常见的色素减退形式，常引起临床关注。皮肤炎症过程消退后，

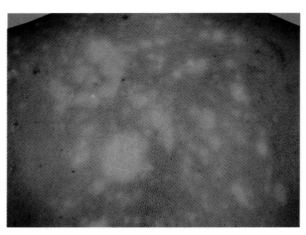

图7.15　炎症后色素减退　**患者炎症过程消失后出现色素减退**

可出现与之前炎症病变形状一致的炎症后色素减退。当原发病灶消失后，色素缺乏变得非常显著。如果炎症病变不再复发，炎症后色素减退常随时间缓慢消退，但要完全消失可能需要数月甚至数年时间。

　　病变的形状取决于原发炎症病变的形态和分布。病变常表现为境界不清的斑疹，色素减退的程度不一。

组织学特征

　　组织学上病变表现为表皮内黑色素颗粒减少，但黑色素细胞数量正常。

鉴别诊断

　　因患者诉在色素减退的区域先前有炎性病变，诊断常较容易。当无法获得此病史时，鉴别诊断包括晕痣、白色糠疹、花斑癣以及念珠菌或皮肤真菌等引起的皮肤感染。仔细的组织病理学检查，包括是否存在痣细胞和微生物，有助于将炎症后色素减退分别与晕痣和感染相区分。

预后和治疗

　　如果先前的炎症病变不再发生，炎症后色素减退不需要任何辅助治疗可随时间慢慢消退，但可能需要数月至数年时间才能完全消失。

（李培峰　王玲艳　译，曾学思　校）

推荐读物

1.　Zaynoun S, Rubeiz N, Kibbi AG. Ashy dermatoses-a critical review of the literature and a proposed simplified clinical classification. Int J Dermatol,2008,47(6):542–544.

2.　Mollet I, Ongenae K, Naeyaert JM. Origin, clinical presentation, and diagnosis of hypomelanotic skin disorders. Dermatol Clin,2007,25(3):363–371.

3.　Grimes P, Nordlund JJ, Pandya AG, et al. Increasing our understanding of pigmentary disorders. J Am Acad Dermatol, 2006,54(5 suppl 2):255–261.

4.　Dereure O. Drug-induced skin pigmentation. Epidemiology, diagnosis and treatment. Am J Clin Dermatol, 2001,2(4):253–262 [Review].

5.　Pandya AG, Guevara IL. Disorders of hyperpigmentation. Dermatol Clin, 2000,18:91–98.

第8章　毛发非肿瘤性疾病

Klaus Sellheyer, Wilma F. Bergfeld

毛发非肿瘤性疾病主要包括脱发和毛干异常，本章仅讲述脱发，其诊断需要紧密的临床病理联系。多种教材及图谱中均提及毛干异常，读者可参考。

脱发传统上分为瘢痕形成性（瘢痕性）及非瘢痕形成性两类，此种分类尚有争议。从临床术语的使用上讲，瘢痕形成性脱发与永久性脱发同义，而非瘢痕形成性脱发与非永久性脱发同义。病理学上，瘢痕代表修复性纤维化的最终结果，而修复性纤维化可导致先前存在的组织永久性破坏。并非所有的永久性脱发都有瘢痕形成，如雄激素源性脱发、斑秃或牵引性脱发所见到的永久性毛囊缺失，通常被归为非瘢痕形成性脱发。由于文献中已确立使用瘢痕形成性及非瘢痕形成性这些术语，本章中将继续沿用此名称，但提醒读者仔细留意这一概念的模糊性。

了解毛发生物学基础知识有助于更好地理解脱发及将其分类（表8.1）。脱发可发生于毛发生长周期的特定阶段，其中生长期最易出现。约85%的头发处于生长期，可持续2~7年。之后为最短的退行期，一般为2~3周，仅1%~2%的头发处于此期。约15%的头发处于休止期，持续3个月，在新的生长周期前脱落。

毛囊干细胞池位于隆突区–峡部，在休止期结束时启动新的生长周期。隆突区缓慢生长的干细胞产生短暂扩增细胞，诱导生长期，迅速使细胞趋于分化状态。在完全成熟的生长期毛囊中，短暂扩增细胞成为毛母质的分裂活跃的角质形成细胞，并发育成毛干。

传统上头皮活检仅观察组织的垂直断面，此种检查一次只能观察少数几个毛囊，而选择横断面活检则可避免此缺点。推荐脱发患者取两块4mm的钻取活检组织，一块行常规的垂直断面检查，另一块行横断面检查。必要时也可取垂直断面的另一半做直接免疫荧光检查。

表8.1　正常毛发生物学情况

终毛特征		
粗大浓密，通常延伸至皮下		
毛干直径比内毛根鞘宽（大于0.06mm）		
毫毛特点		
短小稀疏，毛球通常位于真皮网状层的中上部		
毛干直径小于或等于内毛根鞘的宽度（小于或等于0.03mm）		
生长期终毛与毫毛比为7:1		
毛发结构		
上段：从立毛肌附着点到皮肤表面		
包括毛囊口，漏斗部，峡部		
下段：从立毛肌附着点到毛球		
毛干分层		
髓质，皮质和小皮		
毛发周期		
生长阶段	各期毛发百分比	各期持续时间
生长期（生长活跃）	80%~90%	2~7年
退行期（退化）	1%	2~3周
休止期（静止）	10%~15%	100天
毛囊柱（毛囊带）		
为毛发下段退化的部分		

8.1 非瘢痕形成性脱发

非瘢痕形成性脱发中，毛囊的总体密度正常，毛囊皮脂腺单位完整，而瘢痕形成性脱发则相反，可见毛囊密度降低及毛囊扭曲变形。非瘢痕形成性脱发的常见类型将在下文探讨（表8.2）。

表8.2　非瘢痕形成性脱发

雄激素源性脱发
老年性脱发
急性休止期脱发
慢性休止期脱发
生长期脱发
斑秃
拔毛癖
先天性三角形脱发
生长期头发松动综合征
梅毒性脱发

8.1.1 雄激素源性脱发

雄激素源性脱发（图案形成性脱发或普通脱

发）是由遗传性头皮各区域毛囊对雄激素敏感性不同引起的。枕部头皮毛囊属于非雄激素依赖性。

临床表现

雄激素源性脱发的表现有性别差异。男性主要好发于双颞隐窝、前额及头顶头皮，而女性脱发较为播散，主要发生于头顶和正中头皮。女性一般为弥散性脱发，完全脱发少见，而男性脱发不同，常仅存枕部边缘的头发。雄激素源性脱发是逐渐发展的，头发越来越稀疏，但也可出现休止期脱发（表8.3）。

表8.3 雄激素源性脱发——临床表现

发病率
常见疾病
患者组别
50%的男性患者不到50岁
40%的男性患者不到70岁
有遗传倾向
临床表现
男性
青春期以后发病
发生于冠状区、头顶、前额、中央区及颞部的头皮
女性
形成图案型：前额和顶部头皮毛发逐渐稀疏
前发际线头发保留
预后
慢性进行性
治疗
无特效治疗方法
米诺地尔可延缓病程

组织学特征

雄激素源性脱发的特征是进行性的终毛毛囊缩小（图8.1）。毛囊及毛干直径减小，但毛发总体数量保持正常。毛囊进行性萎缩导致毫毛密度增加（图8.1）。雄激素源性脱发患者终毛与毫毛的比例常为2:1，而在正常头皮比为7:1。另外沿原终毛毛囊区域可以见到增生的纤维束（毛囊柱）。本病也可见休止期头发增多，生长期头发减少，即生长期与休止期的比值减小。皮脂腺增大，尤其是在油性头皮的男性。尽管过去有争议，但在多达

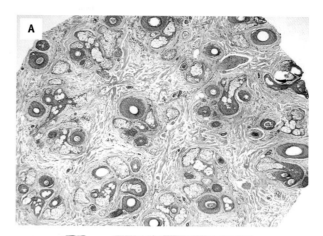

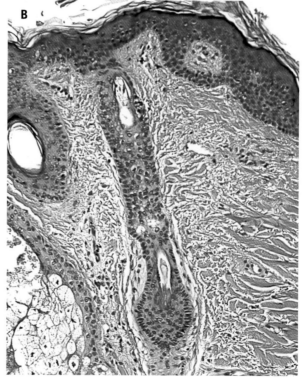

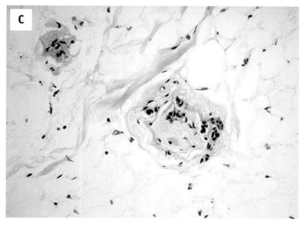

图8.1 雄激素源性脱发 A. 萎缩的毛囊密度增加，导致毫毛毛囊和毛囊柱的数量增多（横断面）B. 毫毛毛囊（常规纵切面）。C. 皮下组织内的毛囊柱（横断面）

75%的无炎症临床症状的雄激素源性脱发患者中可见炎性细胞浸润，主要围绕毛囊漏斗部，也可见于纤维束内（表8.4）。

表8.4　雄激素源性脱发——病理学

组织学特征
　非瘢痕形成性脱发
　终毛与毫毛比=2:1
　萎缩毛囊数量增加
　淋巴细胞浸润累及毛囊上1/3（可变）
鉴别诊断
　其他非瘢痕形成性脱发，尤其是休止期脱发、斑秃和拔
　毛癖

鉴别诊断

休止期脱发和拔毛癖不会出现毛囊缩小；病程长的弥散性斑秃及二期梅毒性脱发可有毛囊缩小，但两者的毛球周的炎性浸润可以与雄激素源性脱发鉴别；斑秃和拔毛癖表现为生长期毛发增加，可区别于雄激素源性脱发（表8.5）。

表8.5　常见非瘢痕形成性脱发的组织学特征

脱发类型	终毛与毫毛比	典型组织学线索
雄激素源性脱发	2:1	萎缩的毛囊增加
斑秃	1:1	毛球周淋巴细胞浸润
拔毛癖	正常（7:1）	外伤特征（出血，毛干断裂，色素管型）

预后和治疗

男性及女性雄激素源性脱发患者局部外用2%和5%米诺地尔均有效，每日2次持续1年，5%米诺地尔有效率较2%者高40%，持续使用可维持毛发生长。其有效性表现为80%患者趋于稳定，55%患者轻度至明显再生。男性雄激素源性脱发也可选择非那雄胺1mg，使用这种Ⅱ型α-还原酶抑制剂1年，可取得与米诺地尔相似的疗效。非那雄胺是一种胎儿致畸剂，因此不推荐用于生育期妇女。

在非那雄胺应用于绝经后女性患者的研究中未取得明显疗效。其他非正式治疗包括口服避孕药的激素治疗，联合抗雄激素药物如螺内酯的激素替代疗法。非那雄胺每天1mg已用于治疗女性雄激素过量，生育期妇女可联合口服避孕药。美容外科治疗方法有头皮缩减术和（或）毛发移植。

8.1.2 老年性脱发

老年性脱发是指50岁以后出现的毛发生理性明显减少，男性女性均可发生。

临床表现

不合并雄激素源性脱发的老年性脱发者直到中年整个头皮都有头发，从50岁开始，逐渐出现广泛的毛发稀疏减少，但不会进展为完全性脱发。

组织学特征

老年性脱发很少取活组织检查，形态学上可见毛囊密度随年龄增长轻度减少，并常伴有毛囊直径减小。纤维束不显著，总体上组织病理学无特异性，常因其他原因取活检。

鉴别诊断

雄激素源性脱发常见毛囊缩小及明显的纤维束，终毛与毫毛比值明显降低，好发于头顶部，而枕部头发正常。老年性脱发则没有以上特征。

预后和治疗

老年性脱发的治疗方法类似雄激素源性脱发。

8.1.3 急性休止期脱发

休止期脱发指生长期头发毛囊成熟前即转变进入休止期，继之患者头发突然出现脱落。急性休止期脱发是其最常见类型，与慢性型不同，病程不超过6个月。急性疾病、药物和产后是常见诱因。

临床表现

患者主要表现为整个头皮头发脱落增多，病程通常2~3个月。一般每天脱落100~200根头发，具有正常休止期毛发典型的棒状末端。临床病因常呈自限性，诱因去除后可痊愈。

组织学特征

急性休止期脱发的毛囊形态无异常，诊断主要依据临床表现，活检的表现主要取决于活检时间。在恢复阶段进行活检时毛发已进入生长期，可见到数量正常甚至增多的生长期毛囊（图8.2），休止期及退行期毛发数量增加（生长期与休止期比值降低）仅在急性休止期脱发早期阶段可观察到，头发的总数不变。

鉴别诊断

弥漫性斑秃可见到毛球周围炎性浸润。雄激素源性脱发的特点是毛囊萎缩。两者都有毫毛毛囊数量相对增加，而急性休止期脱发没有这种表现。慢性休止期脱发好发于女性，脱发持续6个月以上，常缺乏诱因。活检组织学检查无特异性。

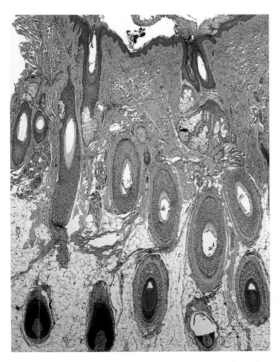

图8.2 急性休止期脱发 终末生长期毛发为主

预后和治疗

本病治疗的关键是明确使生长期毛发转入休止期的诱发因素。若诱因明确，直接针对诱因治疗。无论何种诱因，局部使用2%~5%米诺地尔可作为一种辅助性治疗。

8.1.4 生长期脱发

生长期脱发是指化疗或放射性治疗等刺激因素导致毛基质细胞的有丝分裂过程突然停止。

临床表现

与休止期脱发相比，生长期脱发在刺激因素后短期内发生，常在1~2周内。脱发明显，80%~90%以上的头发脱落，主要是由于毛干断裂继发生长不足。在本病的早期，营养不良的毛干先出现脱落，表现为毛干逐渐变细，呈铅笔尖样，直径不规则。

组织学特征

本病诊断主要依据临床表现和对脱落的营养不良性毛发的观察。组织病理学上很少见到生长期与休止期比值倒置以及伴有少量炎症的正常生长期和休止期头发。毛发生长期脱发的早期阶段，毛囊缺乏完整的毛干。

鉴别诊断

出现铅笔尖样毛发即可排除其他鉴别诊断，确诊该病。

预后和治疗

明确病因十分重要，它可决定预后和治疗。去除病因是本病的有效治疗方法。

8.1.5 斑秃

斑秃患者一般有家族史，其发病机制可能与遗传性T淋巴细胞诱导的自身免疫因素有关。

临床表现

本病可发生于任何年龄，但以儿童及青年人多见。病变通常表现为单发或多发的圆形、椭圆形完全脱发区，病变区皮肤光滑，可发生于头皮任何部位（表8.6）。脱发区边缘拔出的头发呈"惊叹号"样。多数患者可自行缓解。其他临床亚型可累及整个头皮（全秃）或累及包括头皮在内的全身毛发（普秃）。弥漫性斑秃较少见，临床上可能误诊为拔毛癖、休止期脱发或雄激素源性脱发。

表8.6　斑秃——临床表现

发病率
占美国人口的1%～2%
患者组别
可发生于任何年龄
发病高峰为15岁至30岁之间
20%的患者有斑秃家族史
20%至30%患者伴有自身免疫性疾病
临床表现
局限型斑秃（大多数）
斑状斑秃：边界清楚的圆形或椭圆形脱发区
匐行性斑秃：沿枕后及颞部头皮分布的带状脱发
广泛性脱发（全秃或普秃）：罕见
其他疾病或刺激因素所致的脱发
预后
局限性斑状斑秃可痊愈（毛发可以再生）
广泛性脱发常持续存在或随时间加重，但最近报道的"急性弥漫性和全秃"亚型有较好的预后
治疗
局部免疫治疗，如二苯环丙烯酮
甾体类或其他药物
局限性斑状斑秃的治疗效果最好

组织学特征

斑秃的形态学特征表现为毛球周围及内部炎症细胞浸润（图8.3），导致毛发处于退行期和休止期，即毛发生长期与休止期比值倒置，此为斑秃的典型特征（图8.3）。头皮活检可见休止期和退行期毛发数量增多并伴有纤维束。持续存在的斑秃毛囊发生萎缩，可致终毛几乎完全消失。斑秃中终毛与毫毛比值为1:1，而正常头皮为7:1。一段时间后可以观察到头发总数减少（表8.7）。

表8.7　斑秃——病理学

组织学特征
终毛与毫毛比值为1:1
毛球周围淋巴细胞浸润
可见毛囊柱
辅助检查
直接免疫荧光以排除红斑狼疮
鉴别诊断
雄激素源性脱发
拔毛癖

炎性浸润也会影响毛球部的黑色素细胞，引起色素失禁，表现为毛球区和毛囊管内团块状无定性的黑色素沉积。毛囊槽内毛干扭曲（毛发软化）也是其特征性表现之一。并非所有斑秃患者都有毛球周围炎症细胞浸润，主要取决于疾病的发展阶段。在表现为退行期头发数量增多、毛发软化及色素管型（也是拔毛癖的特点）的病例中，毛球周和毛囊管内出现少量嗜酸性粒细胞也具有诊断价值，而拔毛癖则没有嗜酸性粒细胞。

鉴别诊断

生长期毛囊球周围炎性浸润有助于斑秃的诊断，嗜酸性粒细胞的出现可除外雄激素源性脱发及拔毛癖。但梅毒性脱发及斑秃均可出现嗜酸性粒细胞，因此，不能通过嗜酸性粒细胞将两者区别开来。

预后和治疗

不同斑秃患者的治疗方法不同，取决于其严重程度。局部皮内注射大剂量糖皮质激素（10 mg/ml，每4~6周2~4ml）对病变面积小于50%的斑状斑秃通常有效。儿童局部短时间和长期间歇性地外用地蒽酚有效。对于更大面积的病例，治疗包括局部外用地蒽酚、局部米诺地尔、系统性使用糖皮质激素、环孢素、光疗、局部增敏疗法和联合治疗。其中最有效的增敏疗法为每周数次应用二苯莎莫酮，在1~2年内浓度由0.001%递增到2%，有效率达20%~60%。

其他取得一定疗效的治疗方法有异丙肌苷、

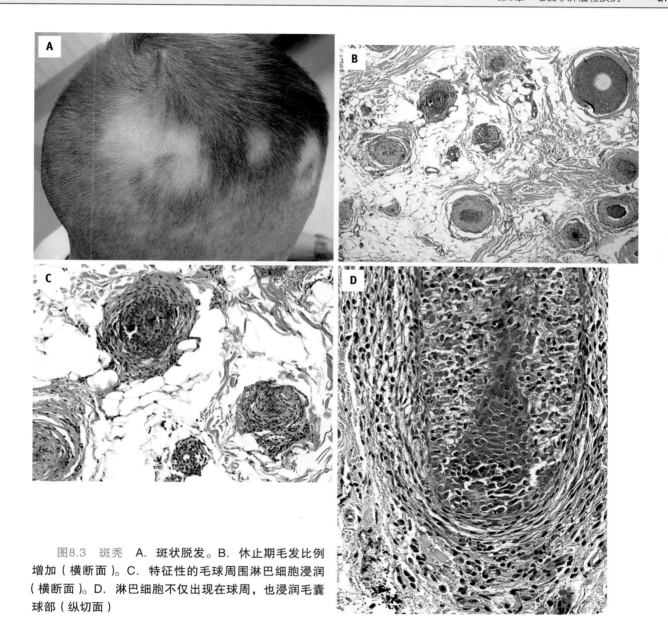

图8.3　斑秃　A. 斑状脱发。B. 休止期毛发比例增加（横断面）。C. 特征性的毛球周围淋巴细胞浸润（横断面）。D. 淋巴细胞不仅出现在球周，也浸润毛囊球部（纵切面）

胸腺喷丁、氮芥、硫唑嘌呤和锌制剂。已报道应用维生素D类衍生物、皮内注射干扰素–α2及巴豆油、十二烷基硫酸钠等刺激物无治疗效果。针灸及香料按摩有一定效果。新的生物制剂可望提供更多有效的疗法，目前正在探索中。

8.1.6 拔毛癖

拔毛癖是一种自身导致的外伤性脱发，发生于患有特殊的冲动控制障碍疾病的患者。

临床表现

患者不自主地拔除或牵拉头发以获得快感、满足和安慰。大多见于儿童及青少年，但也见于成年人，以老年女性居多。早期发病者比成年患者预后好，较少出现严重的精神症状。

患者通常出现奇特方式的脱发，大多表现为轮廓不规则的斑片状。头皮最常受累，其他毛发部位如睫毛、眉毛、男性胡须或会阴区也会受累。有少数病例脱发呈弥漫性，累及大部分头皮，临床上需与弥漫性斑秃及雄激素源性脱发相鉴别。

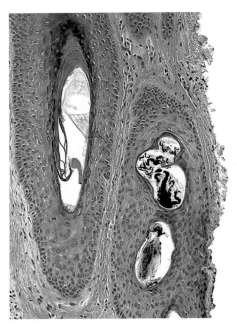

图8.4　拔毛癖　**特征性的色素管型**

与斑秃的完全性脱发相比，拔毛癖的脱发区由于头发在不同长度被破坏并继续生长表现为不整齐的断发茬，拔毛癖也可以伴发斑秃。

组织学特征

拔毛癖的形态学特征表现为活检中可见到被破坏的毛囊及外观正常的毛囊同时存在，并且相互邻近。这种毛囊撕拉伤可导致毛发软化、色素管型、毛囊内及毛囊旁出血（图8.4）。毛发软化是指完全发育成熟的毛发球部扭曲，虽然并不是每一例拔毛癖都出现毛发软化，但却是拔毛癖最特征性的组织病理学表现。色素管型表现为不规则的色素团块，多位于毛囊漏斗部或峡部，是由于球部黑色素细胞损伤所致。毛囊出血主要出现在病变早期，不会持续存在，一旦出现可以确诊为拔毛癖。受损毛囊周围大多没有明显的炎症浸润。

拔毛癖的早期阶段可见退行期毛发数量显著增多，尽管不能凭此诊断拔毛癖，但也是非常具有特征性的。毛发的损伤导致生长期毛囊过早地转变为退行期，随后进入休止期而存在，但毛发的总数及终毛与毫毛比值是正常的。

鉴别诊断

斑秃也可表现为退行期毛发数量增加、色素管型及出现噬黑色素细胞，但毛球周围炎症浸润可区别于拔毛癖。

预后和治疗

伴有一系列不自主强迫行为的拔毛癖已经引发了针对此类强迫症的新治疗方案，有效的治疗方法包括口服地昔帕明、氯米帕明或氟西汀，同时联合行为矫正及习惯逆转治疗。

8.1.7 牵引性脱发

牵引性脱发属于机械外力导致的脱发，分为急性和慢性两种。

临床表现

急性牵引性脱发表现为头皮严重的创伤性损害，常继发于机动车交通事故导致的突发性撕裂伤，在此不作赘述。慢性牵引性脱发常由特殊的束发方法引起，如扎细辫、马尾辫、玉米辫子发型（亦称非洲辫，译者注）或戴束发带等。通常都被简单地归为牵引性脱发，其临床及组织病理表现与拔毛癖有相似之处。牵拉力使紧束头发的边缘区脱发特别显著，随时间推移向心性脱发，发束线增宽。早期病变是可逆的，但长期牵拉会导致瘢痕形成性脱发。

组织学特征

早期（可逆）牵引性脱发的改变与拔毛癖相似，但程度不重，只有较少毛囊受累。受到较大牵拉力的毛囊反应由生长期进入退行期，随后进入休止期。头皮活检可见退行期及休止期的毛发增加。毛发软化及色素管型较拔毛癖少见。晚期（不可逆性）牵引性脱发在原来终毛的位置可以见到毛囊退化伴纤维化。炎症浸润不是本病的特异性表现。

鉴别诊断

早期牵引性脱发程度较轻，难以与拔毛癖鉴别，其临床联系十分重要。晚期牵引性脱发表现为末期的瘢痕形成性脱发，常常难以诊断。

预后和治疗

牵引性脱发治疗的重点在于预防，需要对患者宣教，减少对头发及头皮的牵拉。早期诊断及病因学预防有利于头发生长的完全恢复，但是在慢性牵引性脱发中，多数受累的毛囊被破坏或无法恢复，可导致永久性脱发。有报道称局部使用米诺地尔3~4个月对某些病例疗效显著。对于永久性脱发，外科手术可能有效，主要包括头皮缩减和毛发移植术。伴化脓性毛囊炎时，可以全身性使用抗葡萄球菌的抗生素治疗。

8.1.8 压力相关性脱发

压力相关性脱发又称为手术后脱发，可以是瘢痕形成性或非瘢痕形成性。脱发发生在将患者头部固定在某一位置之后，多发生于全麻或插管的患者。

临床表现

脱发区局限于头皮受压最强的部位，多为枕部，常表现为施压物体的形状。受压后约4周出现头发脱落，头发可能再生，也可能形成永久性脱发。

组织学特征

非瘢痕形成性压力相关性脱发与拔毛癖相似，病理表现取决于活检时间，有时可以见到休止期及退行期毛发数量、色素管型成倍增加。无炎性成分，可见血管内血栓形成、脉管炎及伴有泡沫样巨噬细胞的脂肪坏死。如果出现大面积的组织坏死，毛囊就会被破坏，形成永久性脱发。

鉴别诊断

该病诊断主要依据临床表现。色素管型也是拔毛癖及斑秃的特征之一，而拔毛癖通常可见毛发软化，斑秃常有毛球周围炎症细胞浸润。

预后和治疗

压力相关性脱发可表现为永久性或可逆性，与压力持续时间及头皮损伤程度（檫伤或溃疡）有关。如果皮肤改变或损伤明显，就需要抗炎治疗，即局部或全身使用糖皮质激素和抗生素，可降低脱发的程度，需要在3~4个月后观察预期的再生情况。如果形成永久性脱发，就需要美容外科手术，包括头皮缩减术及毛发移植。

8.1.9 先天性颞部脱发

先天性颞部脱发，也称先天性三角形脱发、先天性颞部三角形脱发，最近更多地被称为颞部三角形脱发。

临床表现

先天性颞部脱发表现为一侧或双侧额颞头皮区非瘢痕形成性脱发斑片，呈三角形、椭圆形或柳叶刀形。常见于2~6岁儿童，出生时即出现，但成人发病者也有报道。由于在婴儿期脱发区与周围头皮对比不明显，颞部三角形脱发常被家长忽视。

组织学特征

头皮活检仅能见到毫毛或不确定的毛发，终毛毛囊缺失或数量减少，毛发总数正常。皮脂腺数量正常，不伴有炎症浸润。

鉴别诊断

先天性颞部脱发临床上易与斑秃混淆，但活检组织本病无炎症浸润，仅有毫毛。头皮发育不全痣或"凹陷痣"的特点是毛囊完全缺失（包括毫毛毛囊）。先天性表皮发育不良表现为真皮层纤维化，伴有毛囊及其他皮肤附属器缺失。

预后和治疗

三角形脱发局部外用2%~5%米诺地尔有效，

手术前推荐使用6个月到1年。美容外科方法包括头皮缩减术和毛发移植术。

8.1.10 生长期头发松动综合征

生长期头发松动综合征的临床表现独特，但组织病理缺乏特异性。本病可能是由于内毛根鞘过早的异常角化，导致毛囊各层间尤其是小皮与毛干间细胞信号传导异常所致。

临床表现

本病多为常染色体显性遗传疾病，好发于2~9岁的儿童，成人发生本病也有报道。患者很容易就可拔出一撮头发，且头发难以正常生长（图8.5）。患者头发稀薄，难以形成发型。常因被其他儿童不小心无痛性地牵拉，出现界限不清的脱发区。随着年龄增长，尽管头发仍容易被拔出，但症状变得不明显，头发逐渐浓密，生长时间增长。

组织学特征

本病病理组织学改变轻微。球根部内毛根鞘中出现毛透明蛋白颗粒是过早角化的一种表现。正常头皮的毛发角化发生在毛囊的较高位置。在毛干及内根鞘之间可出现裂隙结构。虽然部分毛干缺失，但毛囊总数不受影响。不伴有炎症浸润。

一般牵拉出的头发多为生长期毛发，休止期几乎没有。显微镜下牵拉出的头发末端可见扭曲的毛球及波纹状的毛小皮，外毛根鞘缺失。

鉴别诊断

以上特点有时也可见于正常毛囊，但本病中相对多见。详细的临床病史对诊断起关键作用。

预后和治疗

生长期头发松动综合征目前尚无有效的治疗手段。因头发易拔出，建议尽量减少对其牵拉和过度接触。

8.1.11 梅毒性脱发

脱发不是一期梅毒的特征，只有在硬下疳累及头皮时才会出现。二期梅毒可伴有瘢痕形成性或非瘢痕形成性脱发，取决于梅毒感染持续的时间。二期梅毒晚期发生的瘢痕形成性脱发已有报道，在此不作赘述。

临床表现

二期梅毒的非瘢痕形成性脱发可伴有或不伴有头皮的二期梅毒病变（常为丘疹鳞屑性病变），脱发类型包括：①典型虫蚀型；②弥漫性头发稀疏；③混合型。典型虫蚀型表现为整个头皮散在不规则的斑片状脱发，弥漫型为休止期脱发，可有类似典型虫蚀型的临床表现。

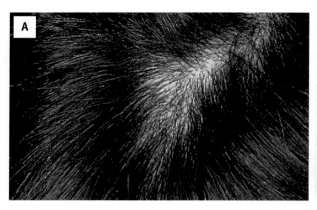
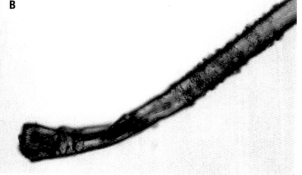

图8.5　生长期头发松动综合征　A. 头发容易拔出，但很少发展成完全的脱发区。B. 拔出的毛发可见波纹样的小皮是其诊断线索，组织病理学检查是次要的诊断手段

组织学特征

典型虫蚀型梅毒性脱发以毛球周围淋巴细胞浸润，退行期、休止期毛发增多而生长期毛发减少，以及毛发萎缩为特征。与通常情况不同，浆细胞的浸润不明显，并非在所有的病例中都能观察到。但可以见到嗜酸性粒细胞及不规则的黑色素团块。梅毒性弥漫性头发稀疏与休止期脱发有相似的组织病理学改变。

鉴别诊断

梅毒性脱发的组织学表现十分类似斑秃，两者都可以见到浆细胞及嗜酸性粒细胞，因此，这两种细胞的出现与否意义不大，血清学检查有助于两者的鉴别。

预后和治疗

对于梅毒性脱发，疾病预防控制中心推荐在梅毒各期每周肌注百万单位的苄星青霉素，1~3周，疗程取决于感染的阶段及临床表现。其他的治疗方法包括：多西环素100mg，一周两次，或四环素500mg，每日四次，疗程两周。

8.2 瘢痕形成性（永久性）脱发

瘢痕形成性（永久性）脱发又分为原发性及继发性，前者以毛囊破坏为主，后者主要与邻近的非毛囊组织病变有关，如结节病、类脂质渐进性坏死、转移癌、硬斑病、放射性皮炎以及各种累及毛囊的感染性疾病。在此只介绍原发性瘢痕形成性脱发。参考北美毛发研究学会提出的分类标准，根据主要的炎细胞成分将原发性瘢痕形成性脱发进一步分类（表8.8）。

8.2.1 淋巴细胞相关的原发性瘢痕形成性脱发

8.2.1.1 慢性皮肤（盘状）红斑狼疮

系统性红斑狼疮可出现休止期脱发，少数病

表8.8　瘢痕形成性脱发

原发性瘢痕形成性（永久性）脱发的分类[1]
　淋巴细胞相关的原发性瘢痕形成性脱发
　　慢性皮肤红斑狼疮
　　毛发扁平苔藓
　　经典的毛发扁平苔藓
　　额部纤维性脱发
　　Graham Little综合征
　　经典假斑秃（Brocq假斑秃）
　　中央离心型瘢痕性脱发
　　黏蛋白性脱发
　　脱发性棘状毛囊角化病
　中性粒细胞相关的原发性瘢痕形成性脱发
　　毛囊炎性脱发
　　分割性蜂窝织炎/毛囊炎
　混合炎症细胞性原发瘢痕形成性脱发
　　瘢痕疙瘩性痤疮毛囊炎
　　坏死性痤疮毛囊炎
　　糜烂脓疱性皮肤病
非特异性原发性瘢痕形成性脱发[2]

[1] 依据北美毛发研究学会1999年提出的原发性瘢痕性脱发的实用分类。
[2] "非特异性原发性瘢痕形成性脱发"指临床表现和组织病理学表现都不符合原发性瘢痕性脱发亚分类的一类脱发，可能包括毛发扁平苔藓、狼疮或毛囊炎性脱发等一系列疾病的晚期阶段。

例表现为生长期脱发，另有一些病例表现为组织病理学类似斑秃和梅毒性脱发的斑片或弥漫性非瘢痕形成性脱发。累及头皮的最常见红斑狼疮类型是慢性皮肤或盘状红斑狼疮（DLE），其所导致的脱发为瘢痕形成性脱发，伴有显著的淋巴细胞浸润和界面改变（与经典的Brocq假斑秃不同，其界面改变不明显）。亚急性红斑狼疮也可产生类似的脱发类型。

临床表现

本病好发于中年人，女性多见，病变可表现为红斑，毛细血管扩张的萎缩性脱发斑块，色素脱失区，色素减退区和色素沉着过度区，可见明显的毛囊角栓。与毛发扁平苔藓相比，本病病变中央区症状更明显。

组织学特征

盘状红斑狼疮表现为淋巴细胞介导的界面性

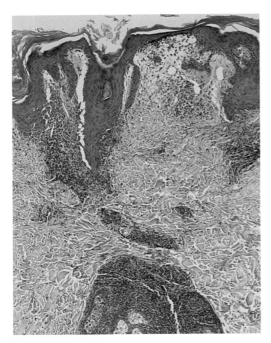

图8.6　皮肤慢性红斑狼疮　界面性皮炎可见皮肤附属器周围淋巴细胞浸润，并伴有毛囊角栓

皮炎，以毛囊基底细胞层液化、表皮上皮细胞角化不全和色素失禁为特征。淋巴细胞浸润主要位于毛囊漏斗部及峡部（图8.6），也可累及毛球。毛孔扩张（多数脱发均可以见到），毛囊漏斗部充满层状角质物，相应地临床上可观察到毛囊角栓。早期即常常可见皮脂腺破坏，之后整个毛囊缺失。在各种瘢痕形成性脱发中均可见到的毛发纤维性肉芽肿，本病也可见到。毛囊间上皮也可见界面改变。

真皮层表浅或深部血管丛的血管周围、附属器尤其是汗腺周围可见炎细胞浸润，以淋巴细胞为主，混有浆细胞。网状层也可出现黏蛋白沉积。偶尔可见皮下组织受累，淋巴样滤泡形成。

辅助检查

特殊染色

基底层增厚，PAS染色呈强阳性，是慢性盘状红斑狼疮（包括头皮受累者）的组织病理学特点。弹性组织染色可见真皮中瘢痕形成，疾病后期弹性纤维缺失。AB染色可见稀疏的间质黏蛋白沉积。

免疫荧光

直接免疫荧光检查可见在真皮表皮连接处以及真皮和毛囊上皮连接处有IgG、C3呈线状、颗粒状沉积，有时也可见IgM（主要呈小球形沉积）、C1q沉积，但IgA沉积罕见。

鉴别诊断

组织病理学鉴别诊断最大的挑战就是扁平苔藓，尤其是在缺乏表皮受累时。头皮盘状红斑狼疮的头皮毛囊漏斗部一般呈漏斗形状；而扁平苔藓多呈杯状或瓶状，并可见淋巴细胞呈"抱球样"围绕毛囊底部。但通常这种表现并不明显，很难区别。毛发扁平苔藓一般没有浅层及深层的血管周、汗腺周围炎症浸润，真皮层无黏蛋白沉积，并且PAS染色无增厚的基底膜带，Verhoeff–Van Gieson 染色仅在浅层楔形瘢痕处有弹性纤维网缺失，而盘状红斑狼疮表现为整个真皮增厚。毛发扁平苔藓直接免疫荧光检查在表皮真皮交界处、真皮与毛囊上皮交界处没有线状、颗粒状免疫反应物沉积，但可以见到球状IgM沉积。Brocq假斑秃没有表皮真皮交界处的炎性表现（界面性皮炎），常伴有弹性纤维网显著增厚。

预后和治疗

盘状红斑狼疮以糖皮质激素治疗为主，可以防止永久性脱发，局部使用大剂量糖皮质激素治疗有效。对于局部病变，皮内注射糖皮质激素（5 mg/ml，每4~6周注射2~4 ml）疗效明显。过量使用糖皮质激素可导致皮肤萎缩及肾上腺功能抑制。对于病变范围广泛者，口服糖皮质激素有效。对于大面积病变其他可选择的治疗药物有抗疟药、类维A酸类（口服及外用）、镇静剂和新的生物制剂。对于残余静止期的病变，可考虑采用毛发移植、头皮减缩术等美容手术治疗。

8.2.1.2 毛发扁平苔藓

毛发扁平苔藓临床分为三型：①经典的毛发扁平苔藓；②Graham Little综合征；③额部纤维性

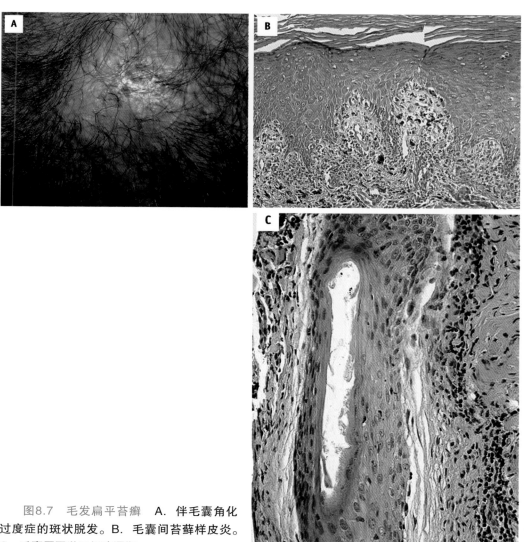

图8.7　毛发扁平苔癣　A. 伴毛囊角化过度症的斑状脱发。B. 毛囊间苔藓样皮炎。C. 毛囊周围淋巴细胞浸润

脱发。Graham Little综合征的患者表现为头皮瘢痕形成性脱发，腋毛、阴毛脱落，躯干及肢端广泛的毛囊角化性丘疹。额部纤维性脱发最初认为只发生在绝经后妇女，近期发现男性及绝经前女性也可出现，其特征表现为前额发际进行性后移。早期发际边缘出现毛囊性角化过度及毛囊周围红斑，与经典的毛发扁平苔藓不同，额部纤维性脱发没有多灶性的脱发区，而是额部头发一致性完全脱落。由于其组织学特征相似，这三种类型毛发扁平苔藓放在一起介绍，重点介绍经典类型。

临床表现

经典毛发扁平苔藓的临床及组织学特征与头皮盘状红斑狼疮有许多相似之处，最常表现为角化过度性毛囊性丘疹和轻度红斑围绕的棘突，棘突最常见于中央萎缩的局限性不对称性斑块边缘（图8.7）。与头皮盘状红斑狼疮相比，经典毛发扁平苔藓斑块边缘的病变更为活跃。疾病后期可见毛囊皮脂腺单位全部缺失。皮疹可单发，但常为多灶性。扁平苔藓的典型多边形皮疹通常在头皮不能见到，但可见于身体其他部位。有时也可累及口腔、外阴黏膜及指甲，更有助于临床做出诊断。

组织学特征

与头皮盘状红斑狼疮相似，经典的毛发扁平苔藓表现为淋巴细胞介导的界面性皮炎和毛囊炎（图8.7）。但不同的是，毛发扁平苔藓中毛囊间的表皮常不受影响，苔藓样浸润累及毛囊漏斗部、峡部，而不累及毛囊底部。毛囊末端球状扩大，呈杯状，内充满角质物，类似毛囊周围角化性丘疹的临床表现。苔藓样炎性浸润灶多数位于扩大的毛囊漏斗部最低端，呈"抱球状"，但这种描述并不十分确切。病变早期皮脂腺破坏，深层的血管丛及皮肤附属器，如小汗腺，无炎症表现，真皮中黏蛋白沉积并非毛发扁平苔藓的特征。进展期病变可见同心圆排列的板层状纤维化。晚期毛囊破坏，并被增厚的纤维条索取代。

辅助检查

特殊染色

弹性纤维染色毛囊破坏区域可见弹性纤维网楔形缺失，PAS染色意义不大，仅能显示没有增厚的基底膜。

免疫荧光

免疫荧光检查可见IgM沉积的细胞状小体（偶尔也可见IgA、IgG、C3沉积），最常位于真皮毛囊漏斗部及峡部周围。此表现具有提示意义，并非该病特异性的，也可见于扁平苔藓和红斑狼疮，但很少见。

鉴别诊断

主要与头皮盘状红斑狼疮相鉴别，两者可以有明显的重叠，临床病理结合有助于两者的区别。在一些疑难病例中最可靠的鉴别要点是毛发扁平苔藓可见紧邻毛囊上皮附近免疫荧光呈细胞状小体沉积。而盘状红斑狼疮在表皮与真皮、真皮与毛囊上皮交界处可见IgG、C3线状、颗粒状沉积，而毛发扁平苔藓一般没有这种表现。

预后和治疗

本病应早期积极使用糖皮质激素治疗，主要是延缓疾病进展，预防永久性脱发。糖皮质激素的剂量、用药途径及药物副作用类似于慢性红斑狼疮的治疗。其他辅佐治疗药物包括抗疟药、维A酸类（口服或局部）、环孢素、沙立度胺及灰黄霉

素。对于静止期的病变，可以考虑美容手术治疗，手术方式类似红斑狼疮的治疗。

8.2.1.3 经典假斑秃

"Brocq经典假斑秃"的存在受到颇多质疑，很多学者建议完全抛弃这一术语，但自Brocq在1885年首次描述后，该名词一直被皮肤科文献习惯引用，2001年北美毛发研究学会提出的原发性瘢痕性脱发分类中也明确了其地位。

临床表现

本病多发于30~50岁女性，表现为肉色小片状界限不清的脱发区，多发生于顶部头皮，病变处轻度凹陷，类似肉色的"雪中足迹"（图8.8）。无角化性丘疹及红斑，但病变早期毛囊周围常有轻微的红斑。病程迁延数年，可形成永久性脱发区。

组织学特征

与毛发扁平苔藓及头皮盘状红斑狼疮相比，本病无界面改变，早期病变毛囊周围无或仅见少至中量淋巴细胞浸润，多位于毛囊漏斗部周围，皮脂腺被破坏。本病毛囊漏斗部上皮细胞萎缩，常导致毛囊槽偏离中心，使邻近的毛发槽融合，毛囊被同心圆状层状排列的增生纤维组织围绕。最终毛囊皮脂腺单位消失，纤维组织条索状增生延伸至皮下组织（图8.8）。

辅助检查

特殊染色

经典Brocq假斑秃表现为真皮内显著增粗的弹性纤维，增宽的纤维条索周围有完整的弹力鞘膜。虽然本病被归为瘢痕形成性脱发，但笔者认为保存的（甚至是增生的）弹性纤维网是其显著特征，应该重新归类为非瘢痕形成性（但为永久性）脱发。这样就可以用萎缩而不是瘢痕形成过程解释本病中所见的永久性脱发。弹性纤维网在萎缩过程中可以选择性保留，而在瘢痕性脱发中是被破坏的。

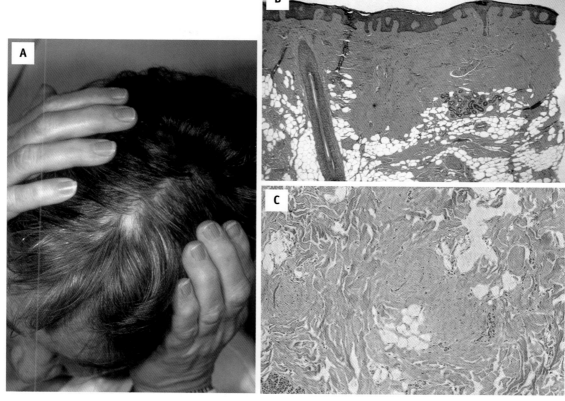

图8.8 经典Brocq假性斑秃 A. 小片状肉色脱发区被称为"雪中足迹"。B. 疾病晚期形成纤维条索，并缺乏皮脂腺。C. 横切面可见毛囊皮脂腺单位被广泛破坏，界面改变不明显

鉴别诊断

主要与毛发扁平苔藓及头皮盘状红斑狼疮相鉴别，后两者组织学上都可见到界面性皮炎的表现，而Brocq假斑秃无此特点。本病晚期很少引起误诊，弹性纤维染色可用于晚期毛发扁平苔藓和头皮红斑狼疮与Brocq假斑秃的鉴别。紧密的临床与病理结合，弹性纤维染色以及常规HE染色应该可以将本病与大部分毛发扁平苔藓、盘状红斑狼疮的晚期病变区别开，并能证实其独特的类型。此外，诊断时还需要排除中央离心型瘢痕性脱发，详细的病史有助于两者的鉴别（见下文）。

预后和治疗

本病进展缓慢，对所有治疗均不敏感。曾有人使用糖皮质激素（局部外用、病变内注射及口服）、抗疟药治疗，但疗效有限。将来新型生物制剂可能发挥一定作用。美容外科治疗与头皮红斑狼疮相似。

8.2.1.4 中央离心型瘢痕性脱发

临床表现

本病不同于经典假斑秃，脱发区初起于头皮中央，呈离心性逐渐扩大。而经典Brocq假斑秃表现为头皮出现许多形状不规则的斑片状脱发区。

组织学特征

其组织学特征类似于经典的Brocq假斑秃（图8.8）。淋巴细胞性毛囊炎并伴有毛囊皮脂腺单位破坏是其典型表现之一。

鉴别诊断

主要与经典Brocq假斑秃鉴别，结合临床即可区别。本病还需要与其他原发性瘢痕形成性脱发

的晚期病变相鉴别。

预后和治疗

如果出现淋巴细胞性毛囊炎，需参考红斑狼疮治疗。如果为化脓性毛囊炎，脱发性毛囊炎的治疗方案可以延缓病程发展。局部外用米诺地尔作为一种辅助治疗，几乎可用于所有类型的脱发。美容外科手术治疗类似于红斑狼疮的治疗。

8.2.1.5 黏蛋白性脱发

黏蛋白脱发可以是特发性疾病，也可以是蕈样霉菌病的一种表现。与"毛囊黏蛋白病"相同，都是毛囊皮脂腺黏蛋白沉积的描述性诊断。

临床表现

两种类型的黏蛋白性脱发均可发生于任何年龄，表现为成群分布的毛囊性丘疹、红斑和（或）湿润的斑块，好发于头颈部（图8.9），也可见于躯干和四肢。表现为散在或类似斑秃表现的脱发区。两种类型有相似的临床形态，没有可靠的临床标准加以区别，仅能通过不同的发病过程来鉴别。

组织学特征

黏蛋白最初沉积在外毛根鞘，之后逐渐累及整个毛囊（图8.9）。毛囊周围、毛囊内淋巴细胞浸润，真皮中亦可见不同程度的淋巴细胞浸润，真皮中淋巴细胞可出现在浅层及深层血管周围，弥漫性分布。

辅助检查

基因重排及免疫组织化学检查。

两种类型的黏蛋白性脱发均可发生T细胞受体基因克隆性重排。但蕈样霉菌病相关性黏蛋白性脱发病变PCR克隆性检测并非总是阳性，甚至有近一半的最初活检显示为阴性。

目前的免疫谱系及克隆检测仍不能明确鉴别良性和淋巴瘤相关性黏蛋白性脱发。

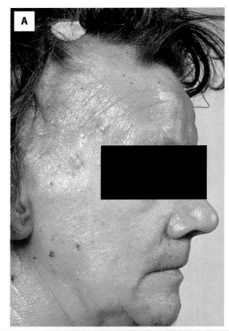

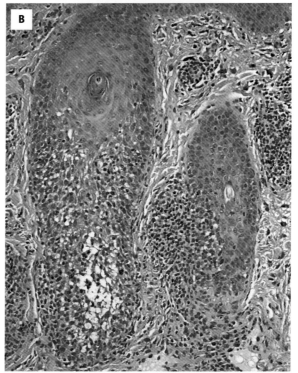

图8.9　黏蛋白性脱发　A. 眉毛脱落，出现数个丘疹。B. 组织学可见毛囊内黏蛋白沉积，并伴有多克隆性T淋巴细胞浸润

鉴别诊断

黏蛋白的出现即可提示黏蛋白性脱发的可能，对于疑似病例，毛囊棘细胞层水肿也可考虑，黏蛋白染色，如AB或胶体铁染色，有助于两者的区别。

区别特发性与淋巴瘤相关性黏蛋白性脱发，必须了解临床相关信息（同时发生、典型蕈样霉菌病病变之前或之后发生）。

预后和治疗

毛囊黏蛋白病与蕈样霉菌病同时存在时，应针对淋巴瘤采取适当的化疗。局部皮肤病变者可采用放疗、电子束治疗、病灶内糖皮质激素注射（10mg/ml，2~4ml，必要时重复治疗）都有成功治疗的报道。

8.2.1.6 脱发性棘状毛囊角化病

脱发性棘状毛囊角化病与面部萎缩性毛发角化症、虫蚀状皮肤萎缩都属于萎缩性毛发角化症，主要累及面部，而不是头皮。

临床表现

本病是X染色体连锁的遗传性皮肤病，最近证实其基因位于Xp22区。其瘢痕形成性脱发发生于青少年，累及头皮、眉毛和睫毛，脱发区可见毛囊角化性丘疹和脓疱。其他的症状还包括躯干和四肢毛发角化症，以及角膜营养不良和畏光。

组织学特征

最初可见毛囊漏斗部角栓及颗粒层增厚。北美毛发研究学会提出的"原发性瘢痕性脱发实用分类"中将脱发性棘状毛囊角化病的瘢痕形成性脱发归为淋巴细胞相关性类型，尽管在本病发展成熟期和后期确实如此，但在早期仅可见到中性粒细胞及棘细胞层水肿，中性粒细胞主要位于漏斗部及上皮细胞周围，病变进一步发展，出现淋巴细胞浸润和毛囊周围纤维化，主要位于漏斗部及峡部，后期毛囊皮脂腺单位被完全破坏。

鉴别诊断

本病末期可类似各种残余的瘢痕形成性脱发，临床病史非常重要，通常可指导做出正确的诊断。

预后和治疗

在20多岁的脱发早期，积极采用维A酸类系统性治疗可能逆转疾病进程，常见的炎症对抗炎药物氨苯砜反应良好。激光脱毛也是较为成功的辅助治疗，并能减少毛囊炎症。口服抗生素、局部使用糖皮质激素无效。对于非活性区病变，可考虑美容手术治疗，方法同红斑狼疮。

8.2.2 中性粒细胞相关的原发性瘢痕形成性脱发

8.2.2.1 毛囊炎性脱发

毛囊炎性脱发的晚期病变与假斑秃临床上有重叠，因此有学者认为它并非独立的疾病。根据北美毛发研究学会提出的"原发性瘢痕性脱发实用分类"，认为它是一种特殊的临床病理类型，将其归为中性粒细胞相关性原发性瘢痕形成性脱发。

临床表现

本病临床表现类似于Brocq假斑秃，呈圆形或不规则的脱发斑块，不同的是病变成熟的边缘可见毛囊性脓疱（图8.10），随着瘢痕形成病变消退，并缓慢扩大，遗留下圆形至椭圆形萎缩性脱发斑块。

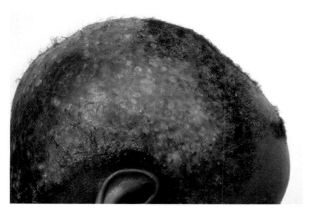

图8.10 毛囊炎性脱发 一例晚期病例，病变边缘出现小脓疱

组织学特征

本病成熟的脓疱性边缘活检可见毛囊漏斗部扩张，毛囊内部及周围可见中性粒细胞浸润（图8.10）。晚期整个毛囊受累，毛囊周围及间质纤维化，淋巴细胞组织细胞浸润，并可见浆细胞及巨细胞。浆细胞是晚期疾病的重要提示。病变末期可见毛干肉芽肿，残余性病变在原毛囊处形成纤维性条索。

鉴别诊断

被覆鳞状上皮的窦道是分割性蜂窝织炎/毛囊炎的特征，毛囊周围广泛的肥厚性瘢痕是毛囊炎性（痤疮）瘢痕疙瘩的特征，毛囊炎性脱发均无此表现。本病的炎症浸润最初只累及毛囊，后期才扩展至真皮间质。细菌或真菌性毛囊炎通过特殊染色可以排除。晚期残余性病变可类似于中央离心型瘢痕性脱发或经典Brocq假斑秃。

预后和治疗

毛囊炎性脱发急性期表现为葡萄球菌化脓性毛囊炎，如果积极采用抗葡萄球菌及抗炎类药物治疗，可以防止其向瘢痕形成性脱发进展。抗葡萄球菌抗生素主要包括红霉素、头孢菌素、甲氧苄啶/磺胺甲噁唑、林可霉素、氟喹啉酮，也可联合利福平。其他治疗还有夫西地酸、硫酸锌，以及局部或系统应用糖皮质激素。对于广泛性病变，可能需要外科干预，包括外科清创术、激光或放射线脱发。局限性病变可考虑美容手术，如头皮缩减术及毛发移植术。

8.2.2.2 分割性蜂窝织炎/毛囊炎

分割性蜂窝织炎，实际是一个不恰当的名称，最初曾称为头部脓肿性穿掘性毛囊周围炎，其临床表现为化脓性毛囊炎而不是蜂窝织炎。

临床表现

本病是毛囊闭锁三联征的一部分，其与化脓性汗腺炎和聚合性痤疮组成毛囊闭锁三联征。分割性蜂窝织炎可联合其他的毛囊闭锁三联征同时存在，也可以独立出现，最常见于年轻的男性黑种人，本病的特征表现为局部脱发性深在的炎性结节，逐渐融合成潮湿的椭圆形或线状斑块，常形成相互沟通的窦道，有脓性分泌物产生，多累及头顶部、枕部。

组织学特征

分割性毛囊炎早期由于中性粒细胞聚集、角质细胞堵塞毛孔，使毛囊漏斗部扩张，漏斗部穿通后形成较大的真皮及皮下组织脓肿。与被覆复层鳞状上皮的窦道相互连接，周围伴有广泛的瘢痕结构，是本病的组织病理学特点。毛囊遭到破坏，导致瘢痕形成性脱发。本病炎细胞浸润以中性粒细胞为主，可伴有窦道周围纤维化，病程晚期逐渐变为淋巴细胞、浆细胞和异物巨细胞混合存在。由于中性粒细胞浸润在发病过程中的优势性和重要性，所以将其划分为中性粒细胞相关性原发性瘢痕形成性脱发。

鉴别诊断

窦道既可以见于毛囊炎性脱发，也见于瘢痕疙瘩性痤疮。细菌或真菌性毛囊炎需通过特殊染色排除。本病的组织病理学很难与化脓性汗腺炎鉴别，但化脓性汗腺炎的后期累及腋窝和（或）腹股沟区，可以此鉴别。

预后和治疗

分割性毛囊炎表现为更广泛的化脓性毛囊炎并伴有深在的引流性窦道及广泛的脱发，对毛囊炎性脱发的治疗方案并不敏感。联合治疗效果最好，包括外科及内科方法：外科清创或剥脱术，激光或放射线脱毛，长期局部或系统性应用糖皮质激素和抗生素。其他辅助性治疗还有口服维A酸和高剂量锌剂。由于病变累及广泛，一般不主张美容外科治疗。

8.2.3 混合炎症细胞性原发瘢痕形成性脱发

8.2.3.1 瘢痕疙瘩性毛囊炎（痤疮）

"项部瘢痕疙瘩性痤疮"是一个不恰当的名称，该病与寻常痤疮无关，也没有真正的瘢痕疙瘩结构的特点，而是形成增大性瘢痕。长期以来沿用了这个名称，在此仍用此名称。

临床表现

瘢痕疙瘩性毛囊炎其特征表现为2~4mm小的质硬的丘疹，偶尔可见毛囊脓疱，通常发生于项部，年轻黑种人男性多见。丘疹可融合成质硬的结节和斑块。当继发感染时，可排出脓性分泌物。毛囊被破坏后引起瘢痕形成性脱发。

组织学特征

瘢痕疙瘩性毛囊炎表现为混合性的炎细胞浸润，起初在浅层和中部的毛囊峡部水平可见中性粒细胞和淋巴细胞浸润，漏斗部扩大，类似毛囊炎性脱发和分割性毛囊炎。随着炎性浸润减弱，毛囊壁纤维组织同心圆状板层状增生修复。最终，毛干侵入周围的真皮，引起局部急性和慢性肉芽肿性炎症反应。本病晚期表现为肥厚性瘢痕结构的特征，并无真正的瘢痕疙瘩。

鉴别诊断

分割性蜂窝织炎的窦道，在瘢痕疙瘩性毛囊炎中不会见到。与毛囊炎性脱发相比，瘢痕疙瘩性毛囊炎的炎症浸润不仅累及毛囊，特别是在进展期还会累及周围真皮组织。肥大性瘢痕的形成对瘢痕疙瘩性毛囊炎具有特征性，可区别于毛囊炎性脱发和头皮部分割性蜂窝织炎。特殊染色可以排除感染性疾病。

预后和治疗

如果出现化脓性毛囊炎，治疗类似毛囊炎性脱发。对毛囊周围瘢痕（假性瘢痕疙瘩）的治疗有一定难度，可每4~6周局部注射糖皮质激素（10mg/ml，2~4ml），直至病变变平。不良反应有皮肤萎缩和色素减退。预防很关键。对其支持治疗与痤疮治疗相似，可局部或口服抗生素。局部广泛受累的病变，如后颈部病变，美容外科切除可有效。

8.2.3.2 坏死性毛囊炎（痤疮）

与前面提到的习惯性使用的术语"痤疮"一样，"坏死性痤疮"也是一种误称，其发病机制与痤疮无关，而是表现为逐渐坏死的毛囊炎，最终导致脱发及天花样瘢痕性愈合。

临床表现

本病多见于成人，好发于前额发际处，头皮、颈部、面部或胸部也可发生，通常表现为红斑性脐凹状的毛囊性丘脓疱疹，脐凹是由中央坏死引起，病变愈合可遗留天花样瘢痕。

组织学特征

初期病变表现为毛囊周围淋巴细胞浸润，并混有少量中性粒细胞。淋巴细胞出现细胞外移，外毛根鞘及周围表皮内可见广泛坏死的个别角质形成细胞。中性粒细胞浸润不是病变早期的表现，随着疾病进展，毛囊坏死融合，真皮浅层出现中性粒细胞浸润。毛囊被破坏，形成凹陷性瘢痕及瘢痕性脱发。

鉴别诊断

毛囊炎性脱发及分割性毛囊炎中的炎性浸润以中性粒细胞为主，并且脓肿形成不明显。

预后和治疗

早期积极治疗可预防本病进展为毛囊炎性脱发或分割性毛囊炎。口服异维A酸（维A酸类）可以迅速缓解症状。口服、局部注射及外用糖皮质

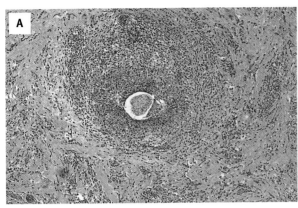 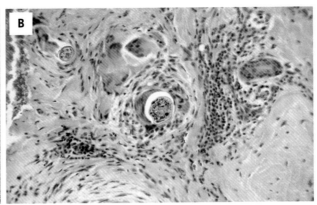

图8.11　糜烂脓疱性皮肤病　A. 晚期可见毛囊皮脂腺单位完全破坏。B. 疾病晚期也可见显著的毛干肉芽肿

激素也有效。如果葡萄球菌属微生物培养阳性，可参考毛囊炎性脱发使用抗生素治疗。

8.2.3.3 糜烂脓疱性皮肤病

糜烂脓疱性皮肤病是在20世纪70年代后期首次被命名的一种罕见皮肤病。

临床表现

本病发生与先前的局部外伤（累及头皮的损伤或外科手术）有关。主要见于老年人，大多为女性，表现为头皮广泛的糜烂性和结痂性病变（图8.11）。脓疱多见于病变的边缘，中央区愈合伴有毛囊破坏，形成瘢痕性脱发。

组织学特征

本病组织学改变无特异性。病变内活检部位不同，表皮可表现为萎缩或增生。溃疡较多见。真皮中可见致密的片状或弥漫性淋巴细胞浸润，并伴有中性粒细胞局灶性聚集。表皮内、表皮下以及化脓性毛囊炎形成的区域也可见中性粒细胞聚集（图8.11）。毛囊缺失及伴有纤维化的慢性炎症是本病晚期的特点，有时也可见到显著的毛干肉芽肿。

鉴别诊断

本病改变无特殊性，需除外感染性病变，临床病理结合是正确诊断必不可少的。

预后和治疗

头皮糜烂脓疱性皮肤病是一种罕见疾病。结痂性病变常能培养出类白喉菌及葡萄球菌属微生物。由于本病进展迅速，一般建议早期积极治疗。首选的治疗方案与分割性毛囊炎相似，综合治疗包括积极药物治疗、外科清创术、抗生素、维A酸类、糖皮质激素及锌制剂。激光脱毛及新型生物制剂可能有效。对于局部静止期永久性脱发的病变区域，可考虑美容外科手术治疗。

（李培峰　姜景新　译，曾学思　校）

推荐读物

1. Roberts JL, DeVillez.Infectious, physical, and inflammatory causes for hair and scalp abnormalities. In: Olsen E, ed.Disorders of hair growth (diagnosis and treatment). 2nd ed. New York: McGraw-Hill, 2004. 87-122.

2. Sperling LC.An atlas of hair pathology with clinical correlations. New York: Parthenon, 2003.

3. Sperling LC. Scarring alopecia and the dermatopathologist. J Cutan Pathol,2001,28:333-342.

4. Sperling LC, Lupton GP.Histopathology of nonscarring alopecia. J Cutan Pathol, 1995,22:97-114.

5. Templeton SF, Solomon AR. Scarring alopecia: a classification based on microscopic criteria. J Cutan Pathol, 1994,21:97-109.

第9章　囊肿与窦道

Douglas R. Fullen

囊肿是扩张的囊状腔隙，内衬各种类型的上皮。大多数情况下，皮肤囊肿衬覆一种类型的上皮，最常见的复层鳞状上皮。少数情况下，皮肤囊肿可由多种类型的上皮衬覆，此时也被称为混合囊肿（Hybrid cysts）。假囊肿是指缺乏上皮衬覆的囊腔。

最常见的皮肤囊肿来自附属器（图9.1）。实际上发生于漏斗部（表皮样囊肿）或发生于峡部（毛发囊肿，毛根鞘囊肿）的毛囊囊肿占皮肤囊肿的绝大多数。罕见情况下，囊肿自然发生，来自胚胎形成过程中迁移不完全的隐蔽组织。常见的毛囊囊肿衬覆复层鳞状上皮。相反，从小汗腺或大汗腺导管或腺体来的囊肿由双层立方到柱状上皮被覆。发育性囊肿的衬覆上皮则更为多样。鳃裂囊肿或支气管源性囊肿常衬覆假复层柱状和（或）复层鳞状上皮。因此，囊肿可以根据是否来自附属器、囊壁衬覆上皮的类型或囊肿是否为发育性囊肿进行分类（表9.1）。

囊肿大体表现无特殊性，良性或恶性囊肿大体形态可能有重叠，也可与非囊肿性病变重叠。

因此，切除的囊肿应进行常规组织学检查以获得明确诊断，也就是为了排除恶性囊性肿瘤，如囊性鳞状细胞癌。一旦组织学诊断为良性囊肿，除有美容方面的考虑，或因破裂或重复感染引起刺激需进一步处置外，其他无需处理。

窦是衬覆上皮或肉芽组织的深凹或管道。窦可以为发育性，或继发于较重的炎症反应。皮肤病理医师碰到的大部分窦道属于后者。瘘道一般比较明显，因为其常反复复发感染，如果长期慢性炎症刺激，有继发恶变风险。

9.1 来自附属器结构的囊肿

9.1.1 发生于毛囊漏斗部的囊肿

发生于终毛或毫毛毛囊的漏斗部囊肿具有表皮样角化，和表皮一样出现颗粒层角化。表皮样（漏斗部）囊肿，大部分疣状囊肿和色素性毛囊囊肿来源于终毛毛囊漏斗部。毫毛囊肿和大部分粟丘疹来源于毫毛毛囊的漏斗部。

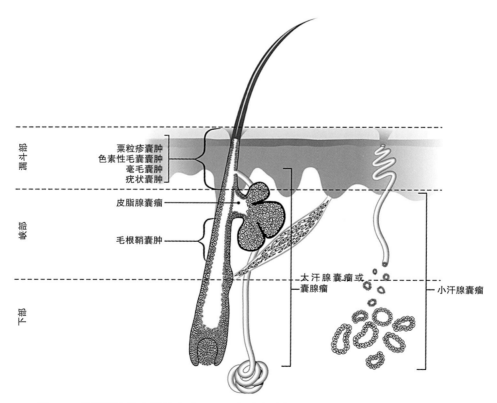

图9.1　附属器结构来源的囊肿　**图示各种囊肿起源与不同附属器结构**

表9.1 皮肤囊肿分类

来自附属器的囊肿	发育起源的囊肿
终末毛囊漏斗部——有内颗粒层的复层鳞状上皮	衬覆复层鳞状上皮的囊肿
表皮样（漏斗部）囊肿	皮样囊肿
增生性上皮（表皮样）囊肿	囊肿衬覆鳞状和非鳞状（纤毛柱状，假复层柱状或立方）上皮*
疣状囊肿	
色素性毛囊囊肿	皮肤纤毛囊肿（主要是纤毛柱状上皮或立方上皮）
终末毛囊峡部——无内颗粒层的复层鳞状上皮	外阴纤毛黏液囊肿（主要是单纯柱状纤毛上皮）
外毛根鞘（峡部退行期型）囊肿	
增生性毛根鞘囊肿	中缝囊肿（主要是复层或假复层柱状上皮）
疣状囊肿（偶尔外毛根鞘分化）	脐肠系膜管囊肿（胃或肠柱状上皮）
漏斗的毫毛毛囊——有颗粒层的复层鳞状上皮	缺乏衬覆上皮的囊肿
粟丘疹	耳郭假性囊肿
毫毛囊肿（孤立和爆发的变异型）	指及趾黏液囊肿
皮脂腺导管——内有表皮衬里的复层鳞状上皮	腱鞘囊肿
脂囊瘤（单发和多发）	口腔黏液囊肿/黏液囊肿（大多数病例）
小汗腺导管/腺——内衬立方上皮无顶端胞质突起	化生性滑膜囊肿
小汗腺汗囊瘤	
大汗腺导管/腺——内衬立方上皮伴顶端胞质突起	
大汗腺汗囊瘤/囊腺瘤	
从多个位置原发的肿瘤	
混合囊肿	

注：* 本章没有进一步讨论的本类其他囊肿包括鳃裂囊肿（内衬复层鳞状上皮或假复层柱状纤毛上皮为主），支气管囊肿（内衬假复层柱状纤毛上皮为主），甲状舌管囊肿（内衬复层鳞状上皮为主）和胸腺囊肿（内衬复层鳞状上皮或假复层纤毛柱状上皮）。

9.1.1.1 漏斗部型毛囊囊肿（表皮样囊肿）

临床表现

毛囊漏斗部囊肿约占所有皮肤囊肿的80%（表9.2）。囊肿位于毛发生长部位的皮肤真皮层，好发于头、颈和躯干部。常孤立存在，发展缓慢，直径多为1~5 cm。囊肿向皮肤表面开口处常可见一斑点。囊肿如破裂或发生感染，可出现发红和压痛。多发性漏斗部囊肿少见，可见于Gardner综合征或基底细胞痣综合征。

表皮包涵囊肿与漏斗部囊肿类似，但发生于掌跖部，是由于表皮创伤性植入的结果。因此，表皮包涵囊肿被认为是真正的表皮囊肿。

表9.2 毛囊囊肿，漏斗部型（表皮样囊肿）——临床表现

> 最常见的皮肤囊肿
> **患患者群**
>   成人
>   多发病变常伴发Gardner综合征或基底细胞痣（Gorlin）综合征
> **病变部位**
>   可发生于任何部位
>   常发生于面部或躯干
> **临床表现**
>   皮肤结节
>   可发生感染，瘙痒或疼痛
> **诊断和治疗**
>   病变为良性，但可有症状或成为美容问题
>   治疗可选择单纯外科切除

组织学特征

漏斗部囊肿可与表皮相连（表9.3）。囊肿衬覆复层鳞状上皮，这些复层鳞状上皮有一层颗粒层，由富含透明角质颗粒的角质形成细胞组成（图9.2）。充满囊腔的角化物呈疏松的板层样外观。腔内偶见少量终毛毛干。囊壁未见附属器结构。

囊肿有破裂倾向，导致不同程度的炎症和瘢痕形成。当受到感染的囊肿破裂，可诱发明显的

表9.3　毛囊囊肿，漏斗部型（表皮样囊肿）——病理学

组织学特征
囊状结构
衬覆带颗粒细胞层的漏斗部上皮
网篮状角质层
当破裂时，可伴肉芽肿性反应
鉴别诊断
其他囊肿（以囊壁衬覆上皮的类型区分）
粟丘疹〔小（1-2mm）的真皮浅层漏斗型囊肿〕
角化棘皮瘤/囊性鳞状细胞癌

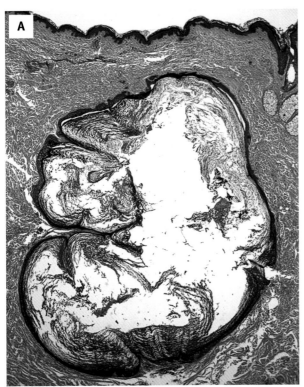

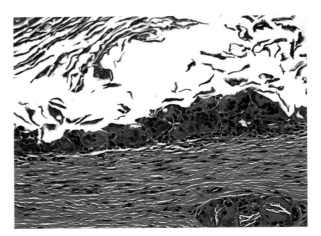

图9.3　表皮样囊肿：显微镜下特征　**表皮样囊肿破裂导致对溢出的角蛋白产生异物巨细胞反应**

混合性化脓性炎症和异物肉芽肿性炎症。陈旧病变一般中性粒细胞浸润较少，而淋巴细胞和浆细胞较多。在缺乏感染的情况下，主要表现为异物肉芽肿反应，由多核异物巨细胞和无核的薄片样角化物组成，（图9.3）。囊肿的衬覆上皮可被炎症和瘢痕性宿主反应所破坏。

毛囊漏斗囊肿中很少见到有继发改变，如深肤色人群基底层色素沉着、局限性棘层松解性角化不良或表皮松解性角化过度（图9.4）。某些囊肿具有其他类型的上皮，如皮脂腺囊瘤、毛根鞘囊肿或毛母质瘤，归类到毛囊混合囊肿（见后）。

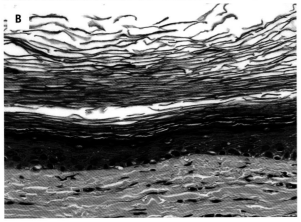

图9.2　表皮样囊肿：显微镜下特征　**A.** 表皮样囊肿位于真皮，内含板层样角化物。**B.** 囊壁有一层颗粒层，由富含透明角质颗粒的角质形成细胞组成

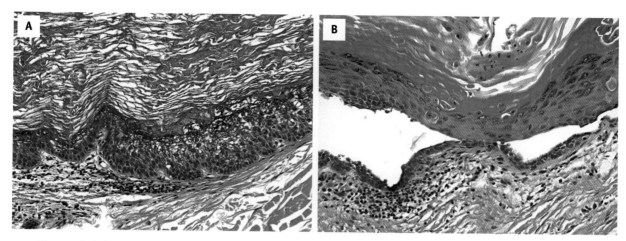

图9.4　表皮样囊肿：罕见显微镜下特征　极少数情况下，表皮样囊肿囊壁可发生罕见继发性改变。A. 表皮松解性角化过度。B. 棘层松解性角化不良

鉴别诊断

粟丘疹比漏斗部囊肿小（直径1~2mm），发生于真皮浅层。色素性毛囊囊肿囊腔中有多个色素性毛干，表皮突从囊壁上皮向周围延伸至真皮，这些都不是表皮样囊肿的典型特征。皮样囊肿与表皮样囊肿衬覆上皮和角质化方式相同，但皮样囊肿囊壁中有附属器结构和腔内见许多毛干。一些鳞状细胞癌的表浅部分可假冒囊肿。

9.1.1.2 增生性表皮样（漏斗部）囊肿

临床表现

增生性表皮囊肿是近十年出现的一个名词，包括增生性漏斗部（或表皮样）囊肿和毛根鞘囊肿，后两者接下来将分别介绍。增生性漏斗部囊肿继发于原有的漏斗部囊肿。与好发于头皮的增生性毛根鞘囊肿相比，大多数（约80%）增生性漏斗部囊肿发生于头颈部以外的区域。

组织学特征

大部分病变显示，囊肿衬覆上皮至少有灶状区域，同毛囊漏斗部一样出现角化。囊肿上皮表现为不同程度的棘层肥厚、乳头瘤样改变、颗粒层增厚、角化不全和角化过度。某些病例可见多房囊肿。增生性上皮的许多实性区域有放射状向周围真皮内延伸的倾向，角质化细胞为组成细胞，胞质丰富嗜伊红，胞界清楚。实性小叶中出现角质化时，可见含透明角质颗粒的角质形成细胞形成厚薄不一的颗粒层，将囊腔内含的疏松板层状角蛋白与复层鳞状上皮其他部分分开（图9.5）。鳞状涡常见。可见外溢角蛋白引起的异物巨细胞反应。角质形成细胞无异型性或外周浸润性生长。

鉴别诊断

增生性漏斗部囊肿需要与发生于增生性囊肿内的高分化鳞状细胞癌相鉴别，高分化鳞状细胞癌可模仿增生性囊肿。在囊性病变周围出现细胞的非典型性或浸润性生长可诊断为癌。

9.1.1.3 人乳头瘤病毒相关性毛囊囊肿

临床表现

人乳头瘤病毒（HPV）相关性毛囊囊肿包括两组皮肤病变，即疣状囊肿和HPV感染掌跖部表皮囊肿。疣状囊肿是一种罕见的表皮囊肿，组织学上表现为衬覆的复层鳞状上皮发生疣状改变。这种囊肿好发于成人的面部、颈部、躯干和四肢。囊肿常发生炎症。

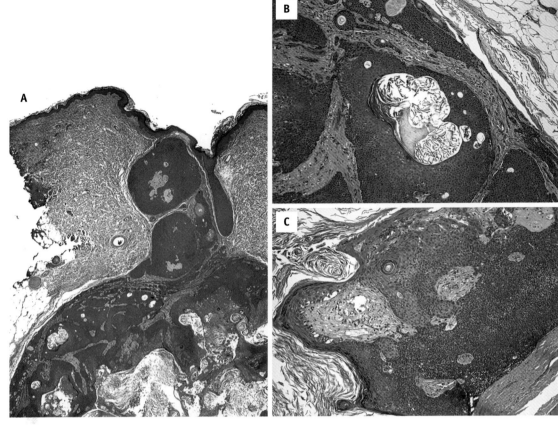

图9.5 增生性表皮样囊肿：显微镜下特征   A. 增生性表皮样囊肿富于鳞状细胞的小叶从中央囊肿向周边放射，但病灶边缘界限清楚。B. 囊肿形成处发生漏斗部（表皮样）角化。C. 病变的富于细胞区域见角质细胞小球（鳞状涡）

组织学特征

疣状囊肿衬覆复层鳞状上皮，鳞状上皮形成疣状改变（乳头瘤样增生，含大的嗜碱性角质颗粒的颗粒层增厚，被覆在乳头瘤样突起的上皮出现角化不全层，并出现HPV感染导致的细胞学改变）（图9.6）。鳞状细胞旋涡或鳞状涡非常常见。

鉴别诊断

疣状囊肿有乳头瘤样增生和病毒性细胞学改变，这与表皮样囊肿不同。

9.1.1.4 色素性毛囊囊肿

临床表现

色素性毛囊囊肿罕见，表现为实性丘疹或结节。好发于成人头颈部，但也可以发生于躯干部，四肢罕见。男性比女性多见。由于本病呈棕褐色或蓝色，临床鉴别诊断包括汗囊瘤、黑色素细胞性病变如蓝痣、皮肤纤维瘤或色素性基底细胞癌。

组织学特征

色素性毛囊囊肿常见一小孔与表皮相连。囊肿衬覆复层鳞状上皮，常见残留的表皮突，颗粒层出现角化。角化物呈疏松板层状表现。囊腔内见到多个终末大小的毛干对于诊断十分重要。色素性毛干含有丰富的黑色素颗粒（图9.7）。囊壁未见皮脂腺小叶。

鉴别诊断

漏斗部囊肿囊壁无表皮突模式，且囊腔内无含大量色素的毛干，这与色素性毛囊囊肿不同。尽管发疹性毫毛囊肿囊腔内有大量毛干，这与色

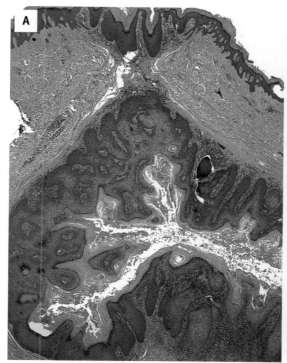

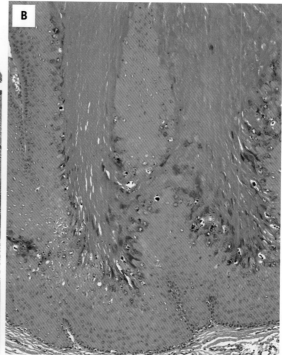

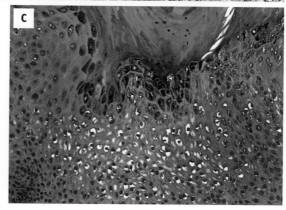

图9.6 乳头瘤病毒相关性毛囊囊肿：显微镜下特征 A．疣状囊肿以不同程度的乳头瘤样增生、棘层肥厚、颗粒层增厚为特征。大多数疣状囊肿有漏斗部（表皮样）角化。B．疣状囊肿偶见毛鞘角化。C．HPV感染的跖部表皮囊肿可见人乳头瘤病毒感染所致的病毒性细胞学病变

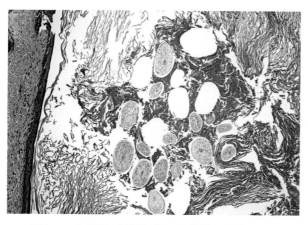

图9.7 色素性毛囊囊肿：显微镜下特征 多个直径较大的终毛毛干伴有髓质色素，囊腔内充满板层样角蛋白

素性毛囊囊肿相似，但前者内毛干为毫毛型，即直径较小，缺乏色素。

9.1.1.5 粟丘疹

临床表现

粟丘疹常较小，直径1~2mm，表现为白色至黄色的丘疹，常较表浅，位于真皮层。原发性粟丘疹原发于毫毛毛囊的漏斗部，表现为面部多发丘疹。主要发生于婴儿和成人。继发性粟丘疹起因于真皮瘢痕，这些真皮瘢痕可能发生于创伤、烧伤、表皮下水疱性疾病（如大疱性表皮松解症、

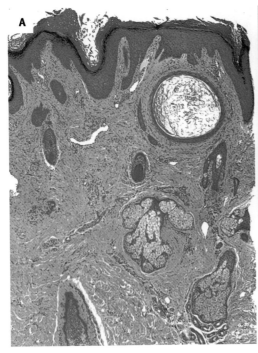
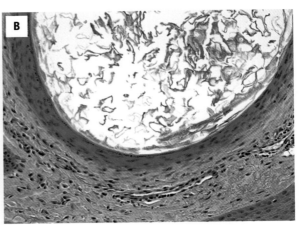

图9.8 粟丘疹：显微镜下特征 **A.** 真皮浅层内小囊肿。**B.** 囊壁上皮含有一层薄的颗粒层，可以形成板层状角化物，在组织学上无法与表皮样囊肿区分

瘢痕性类天疱疮）、迟发性皮肤卟啉症或皮肤瘢痕磨削术后。继发性粟丘疹可来自某些附属器结构，如毫毛毛囊漏斗部、小汗腺导管或表皮植入。粟丘疹分布广泛，可发生于创伤、烧伤或瘢痕形成的部位，可在任何年龄发病。非常罕见的粟丘疹可发生于Nicolau-Balus综合征（粟丘疹，发疹性汗管瘤和虫蚀状萎缩性皮病），或与毛发上皮瘤和圆柱瘤合并发生。

组织学特征

原发性粟丘疹为小而薄壁的囊肿，位于真皮乳头层到真皮网状层上部。囊肿衬覆一薄层复层鳞状上皮，此复层鳞状上皮通过颗粒层角质化，同表皮角化模式（图9.8）。囊腔内含有疏松的板层状角化物。粟丘疹囊腔内缺乏毫毛毛干。如果对粟丘疹连续切片，可发现与毫毛囊肿连续。如临床上怀疑粟丘疹而原始切片中未见到病变，有必要多切几张。

继发性粟丘疹与原发性粟丘疹有许多相同的组织学特征。在某些病例的连续切片中可见粟丘疹沿其下的小汗腺导管发生。真皮内瘢痕包绕继发性粟丘疹为其典型特征（图9.9）。

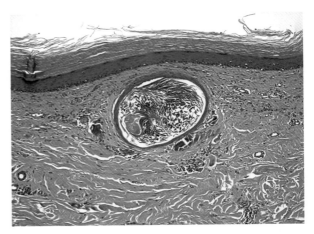

图9.9 继发性粟丘疹：显微镜下特征 **瘢痕可形成粟丘疹，此病例发生于先前活检处**

鉴别诊断

漏斗部囊肿和粟丘疹在组织学上难以区分，但前者较大，位置更深，常位于真皮和皮下组织中。与粟丘疹不同的是，毫毛囊肿囊腔内有多根毫毛毛干的横截面。

9.1.1.6 毫毛囊肿

临床表现

毫毛囊肿常为散发、单个病变，是一种非遗

传性疾病。多发性、"发疹性"毫毛囊肿更常见，某些病例为常染色体显性遗传。病变可突发，表现为小的丘疹，直径为1~4mm，可为红色、褐色、棕色或黑色。中央可为脐状。毫毛囊肿好发于躯干，尤其是胸部、腹部和四肢，也可见于颈部、面部和腹股沟。

组织学特征

毫毛囊肿表现为真皮浅层至中层的小囊肿。囊肿衬覆一薄层复层鳞状上皮，上皮内含有颗粒层。囊腔内含疏松的板层状角化物。腔内可见多根毫毛，其特征为直径较小，缺乏色素，与角化物混杂于囊腔内（图9.10）。囊壁内偶可见静止期毛囊、皮脂腺小叶和（或）小细条状立毛肌。

鉴别诊断

漏斗部囊肿和粟丘疹与毫毛囊肿有很多相似的特征，但前两者囊肿内无毫毛毛干。色素性毛囊囊肿和毫毛囊肿也有许多相似的特征，但前者囊腔内有终毛毛干，内含有色素的髓质。

9.1.2 发生于毛囊峡部的囊肿

发生于毛囊峡部的囊肿是以毛根鞘模式角化。这种角化模式是囊肿衬覆大的嗜酸性角质形成细

胞，出现致密的嗜酸性角化物，且不含有颗粒层。因此，这种角化模式类似于外毛根鞘或囊周围退行期毛囊。故这些囊肿称为毛根鞘囊肿、峡部退行性（毛囊）囊肿或毛发囊肿。皮脂腺囊肿是旧名词，最好避免使用。

9.1.2.1 毛根鞘（峡部退行性或毛发）囊肿

临床表现

毛根鞘囊肿是第二常见皮肤囊肿，占皮肤囊肿的10%~15%（表9.4）。约90%的毛根鞘囊肿发生于头皮。囊肿多发生于成人，女性多于男性。常为常染色体显性遗传。囊肿表现为光滑、坚实的结节，直径从不到1cm至大于5cm不等。头皮发生的毛根鞘囊肿通常为多发性，而其他部位发生者几乎都是单发性。

组织学特征

毛根鞘囊肿衬覆复层鳞状上皮，常缺乏颗粒层，但局灶性区域出现含有透明角质颗粒的角质形成细胞并不罕见（表9.5）。囊壁上皮内角质形成细胞之间缺乏细胞间桥。毛根鞘囊肿的最大特征是最内层的富含嗜酸性胞质的大角质形成细胞骤然角化。囊肿内充满致密红染的角化物。毛根鞘囊肿的共同表现是最外层的上皮呈栅栏状排列，

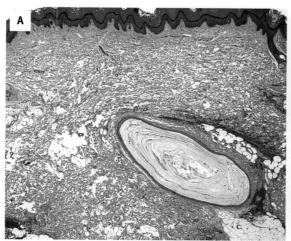
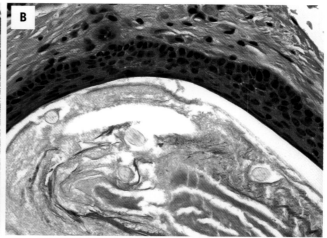

图9.10　毫毛囊肿：显微镜下特征　**A.** 毫毛囊肿位于真皮内。**B.** 囊壁由含有颗粒层的薄复层鳞状上皮组成。注意囊腔中多个直径较小的毫毛毛干和角化物

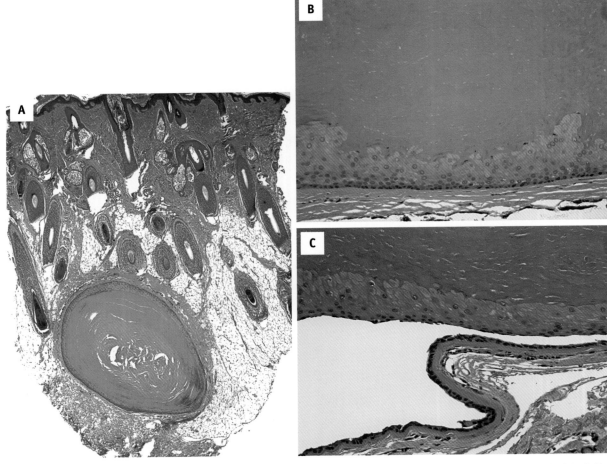

图9.11　毛根鞘囊肿：显微镜下特征　A. 毛根鞘囊肿位于真皮或皮下组织，囊肿内充满致密红染的角化物。B. 大而红染的角质形成细胞突然发生毛根鞘角化。C. 毛根鞘囊肿的外层通常与残留的囊肿上皮相分离

此上皮通常与残留的囊肿上皮相分离（图9.11）。囊壁内未见附属器结构。

表9.4　毛根鞘（峡部退行性或毛发）囊肿——临床表现

患者组别
常为成人
病变部位
90%位于头皮
临床表现
皮肤结节
单发或多发
预后和治疗
良性病变
可切除治疗

表9.5　毛根鞘（峡部退行性或毛发）囊肿——病理学

组织学特征
囊状结构
内衬上皮缺乏颗粒细胞层
致密角质
钙化常见
鉴别诊断
其他囊肿
增生性毛发囊性肿瘤

毛根鞘囊肿有破裂倾向，外溢的角蛋白常引起异物巨细胞反应。胆固醇裂隙常与异物肉芽肿反应混合存在（图9.12）。约25%的病例会发生囊腔内钙化。偶尔囊肿可表现为一部分为毛根鞘囊肿，而另一部分为其他类型囊肿，如表皮样囊肿，形成混合性毛囊囊肿。

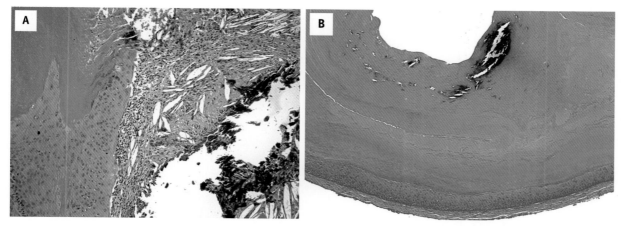

图9.12 毛根鞘囊肿：继发性显微镜下特征 A. 毛根鞘囊肿破裂溢出的角蛋白引起异物巨细胞反应。B. 常可见钙化

鉴别诊断

漏斗部囊肿含有颗粒层和疏松的板层状角化物，而毛根鞘囊肿缺乏颗粒层，含有致密的嗜酸性角化物。区别增生性毛根鞘囊肿/肿瘤与毛根鞘囊肿的主要组织学特征为，前者存在多个、界限清楚的鳞状细胞小叶，可见鳞状涡，鳞状细胞存在一定程度的核异型性，常有轻度分裂活性。

9.1.2.2 增生性毛根鞘（毛发）囊肿/瘤

临床表现

增生性毛根鞘囊肿/瘤几乎总是单发，发生于真皮或皮下组织上部长期存在的毛根鞘囊肿（表9.6）。绝大多数病变发生在头皮上，常见于年长女性。病变大小变化很大，偶尔直径可超过10cm。先前存在的结节迅速增大的病史，常让人想到此病。

组织学特征

可见毛根鞘囊肿的典型特征，但上皮层更厚，囊肿常为多囊性。鳞状细胞团或鳞状涡常散在分布（表9.7）。增生区域可见核分裂象，但缺乏非典型核分裂象。病变周围无明显的细胞异型性和浸润性生长模式（图9.13）。

表9.6 增生性毛根鞘（毛发）囊肿/瘤——临床表现

患者组别
常累及老年妇女
病变部位
90%的肿瘤位于头皮
临床表现
真皮/皮下结节
缓慢生长的病史
大小从数毫米到大于20cm
预后和治疗
如果没有发现相关的癌，则行为惰性
如果未完全切除可局灶存在/复发
治疗选择手术完整切除

表9.7 增生性毛根鞘（毛发）囊肿/瘤——病理学

组织学特征
多房囊肿
内衬上皮缺乏颗粒细胞层
致密角化物
增厚上皮相互吻合搭桥
小叶界限清楚；外围无浸润性生长
无明显异型性，缺乏成熟现象
鉴别诊断
鳞状细胞癌

鉴别诊断

毛根鞘囊肿缺乏实性和囊性鳞状小叶联合形成的复杂性多囊性结构，该种结构为增生性毛根鞘囊肿/瘤的典型特征。恶性增生性毛根鞘瘤可通过细胞异型性和（或）浸润性生长方式明确诊断。

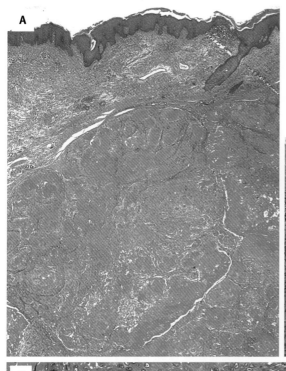

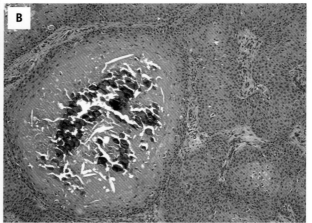

图9.13　增生性毛根鞘囊肿/瘤：显微镜下特征　A. 增生性毛根鞘囊肿的边缘由境界清楚的鳞状细胞小叶包绕，边界非浸润性。B. 至少局部可找到毛根鞘囊肿的证据。C. 病变由不同成分的紧密排列的鳞状细胞小叶和散在的鳞状涡（箭头）组成。D. 增生活跃区域偶见核分裂象（箭头）

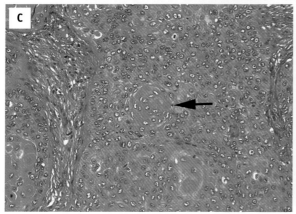

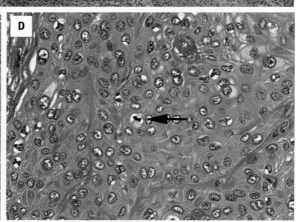

有时诊断恶性的特征可能局灶性存在，故对于部分活检的病例，需谨慎地选择完整切除病变，以防止取样误差。鳞状细胞癌的形态学可能类似增生性毛根鞘囊肿，尽管可呈囊性改变，但缺乏毛根鞘分化，且常与表皮相连。

9.1.3 发生于皮脂腺导管的囊肿

发生于皮脂腺导管的囊肿不发生角化，由薄层复层鳞状上皮被覆，内层被覆上皮胞质深嗜酸性，形成波纹状结构。皮脂腺囊瘤是发生于皮脂腺导管的囊肿。

9.1.3.1 皮脂腺囊瘤

临床表现

皮脂腺囊瘤最常见表现为多发性囊肿（多发性脂囊瘤），好发年龄为10~50岁，尤其是好发于青春期，可以偶发，或以常染色体显性遗传（表9.8）。单发囊肿（单纯性脂囊瘤）较少见，常发生于成人。女性比男性稍多发。表现为固定、无症状的、肤色至黄色丘疹或结节，直径从数毫米至数厘米，大多数病变直径介于1~3cm之间。好发于手臂、胸部、腋下和颈部，但也可发生于面部、背部或腹股沟区。少数病例合并有Gardner综合征、

表9.8 皮脂腺囊瘤——临床表现

患者组别
　多见成人
病变部位
　躯干（最常见胸部，腋下，及腹股沟）
临床表现
　小的真皮结节
　单发或多发
预后和治疗
　良性病变
　单个病变可切开剥离或切除

表9.9 皮脂腺囊瘤——病理学

组织学特征
　真皮囊肿
　囊腔衬覆薄壁复层上皮，无颗粒细胞层
　波纹状红染膜状物衬覆囊壁
　常无可辨的囊肿内容物
　常伴皮脂腺小叶
鉴别诊断
　毛囊囊肿或皮样囊肿

先天性甲肥厚和各种外胚层发育不良。

组织学特征

　　皮脂腺囊瘤位于真皮层。囊肿由挤压变薄的、无颗粒层的复层鳞状上皮组成（表9.9）。皮脂腺囊瘤最有特征性的表现是其囊壁由菲薄、挤压、波纹状、嗜伊红物质衬覆内壁。囊腔常缺乏内容物，偶尔可见毳毛毛干。大约2/3的病例，在囊壁内或靠近囊壁的区域可见皮脂腺小叶（图9.14）。皮脂腺囊瘤偶尔可合并另一类型的囊肿，如表皮样囊肿，形成毛囊混合囊肿。

鉴别诊断

　　粟丘疹、漏斗部毛囊囊肿和毳毛囊肿囊壁缺乏红染的角质层或皮脂腺小叶。

9.1.3.2 毛囊混合囊肿

临床表现

　　毛囊混合囊肿罕见，是发生于毛囊皮脂腺-大汗腺单位的囊肿，衬覆两种或两种以上的上皮。可见各种毛囊混合囊肿，包括表皮样囊肿和毛根鞘囊肿，表皮样囊肿和毛母质囊肿，毛根鞘囊肿和毛母质囊肿，皮脂腺囊瘤和表皮样或皮样囊肿，皮脂腺囊瘤和毳毛囊肿，及毳毛囊肿和毛根鞘囊肿。当见到毛囊混合囊肿伴表皮样分化和毛母质分化应考虑Gardner综合征；这些囊肿在临床上不能与其他皮肤囊肿区分。男性比女性稍多发。

组织学特征

　　毛囊混合囊肿组织学上表现的特征为，从一

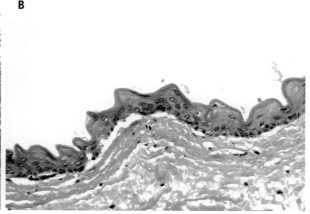

图9.14 皮脂腺囊瘤：显微镜下特征 A. 皮脂腺囊瘤位于真皮内，囊壁薄，壁上常含有皮脂腺。B. 这种囊肿的特点是囊壁内层呈波纹状、致密红染，类似皮脂腺导管的角质层

种衬覆上皮突然转化为另一种上皮，囊肿内可见两种或多种上皮。最常见的毛囊混合囊肿为漏斗部囊肿和毛根鞘囊肿混合，囊肿的上部为颗粒层角化（表皮样模式），而下部则缺乏颗粒层，出现骤然角化（毛根鞘模式），上、下部分突然移行。在Gardner综合征者，囊肿表现为表皮样角化区域和毛母质角化区域之间突然移行，后者由一层一致的基底角质形成细胞构成，和毛母质上皮相似，形成红染角化物，曾经细胞核所在的位置变为空白区域，即影子细胞或鬼影细胞（图9.15）。

鉴别诊断

混合囊肿可通过一种以上的衬覆上皮与单纯囊肿鉴别。

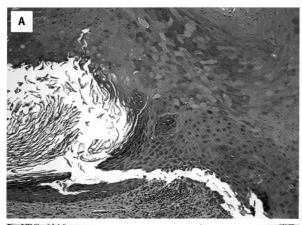

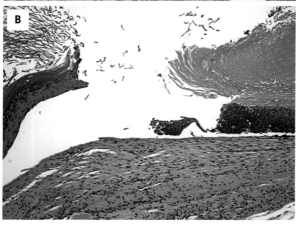

图9.15 毛囊混合囊肿：显微镜下特征 A. 本例毛囊混合囊肿显示为从表皮样/漏斗部（左）突然向毛根鞘/峡部分化（右）移行。B. Gardner综合征患者的一个囊肿从表皮样（左）向毛母质分化突然移行

预后和治疗

混合囊肿为良性病变。活检是为了排除肿瘤（如基底细胞癌）。囊肿可破裂，可出现炎症或感染，常伴有瘙痒性疼痛、红斑和（或）流脓。如囊肿有症状或有美容需要，可进行外科手术切除。对于增生性囊性肿瘤患者来说，需要进行保守性完全切除以排除合并癌的可能。

9.1.4 小汗腺导管来源的囊肿

9.1.4.1 小汗腺汗囊瘤

临床表现

小汗腺汗囊瘤是来源于小汗腺导管的单纯囊肿（表9.10）。囊肿常较小（平均直径约1至3mm），为半透明、囊性丘疹，单发比多发病变更多见。常为蓝色或蓝棕色，致使临床常考虑蓝痣或血管瘤。好发于面部，尤其是眶周区域，但颈部和躯干也可发生。单发病变在女性稍多，而多发病变几乎都为女性。多发性小汗腺汗囊瘤的囊肿数目和大小可随温度变化而变化，夏季比冬季数目更多，体积更大。

表9.10 汗囊瘤——临床表现

患者组别 　成人 **病变部位** 　最常见于在面部（尤其是眼睑，面颊） **临床表现** 　可单发（Smith型）或多发（Robinson型） **预后和治疗** 　良性病变 　可以切除或用激光治疗

组织学特征

小汗腺汗囊瘤的上皮常由两层细胞组成（表9.11）。细胞呈立方状，偶尔可为扁平状（图9.16）。常有少量纤维间质挤入囊壁上皮细胞之间。在病变的周围常见正常小汗腺或导管。

表9.11 汗囊瘤——病理学

病理表现
小囊肿，半透明，或肤色至蓝色
位于真皮
衬覆两层细胞
如果内层细胞呈大汗腺特征（断头分泌），则为大汗腺汗囊瘤
如果内层细胞呈扁平形或立方形小细胞，则为小汗腺汗囊瘤
鉴别诊断
囊腺瘤（囊性病变伴上皮增生）

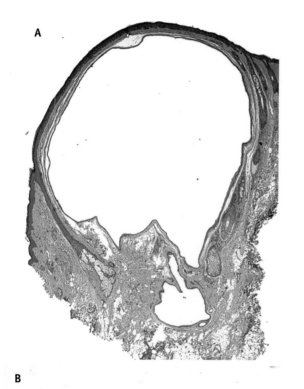

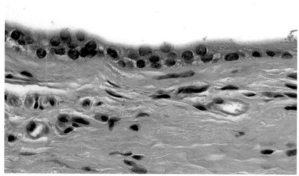

图9.16 小汗腺汗囊瘤：显微镜下特征 A. 小汗腺汗囊瘤是发生在真皮内的单个囊肿。B. 囊壁上皮由两层立方细胞组成

鉴别诊断

与小汗腺汗囊瘤相比，大汗腺汗囊瘤内层为柱状上皮细胞，可见顶浆分泌（断头分泌），外层为肌上皮细胞。

9.1.5 发生于大汗腺导管或腺体的囊肿

大汗汗囊瘤/囊腺瘤

临床表现

大汗汗囊瘤/囊腺瘤由从单纯的囊肿（汗囊瘤）到复杂的具有实性和囊性区域的囊肿（囊腺瘤）构成的一组大汗腺病变。这些病变常单发、半透明，呈囊性丘疹或结节，直径常为0.3～1.5 cm。偶有多发皮疹和皮疹大至数厘米的报道。常好发于成人面部的眶周区域。其他少见的发病部位有耳部、头皮、颈部、外阴及躯干上部。无性别差异。本病可表现为肤色，但常带有蓝色，临床上常需要与蓝痣或血管瘤鉴别。

组织学特征

大汗腺汗囊瘤由衬覆两层细胞的囊腔组成。大汗腺汗囊瘤的内层细胞具有特征性，由柱状细胞组成，核位于基底，胞质丰富红染，可见顶浆分泌；后者为大汗腺断头分泌的标志性特征（图9.17）。内层细胞的其他区域可呈立方形或扁平形，故与小汗腺汗囊瘤相似。外层细胞由立方至扁平和拉长的细胞组成，代表肌上皮细胞。

大汗腺囊腺瘤的囊性结构比汗囊瘤复杂得多，局灶上皮增生呈乳头状、合胞体样，或管状结构（图9.18）。这些富于细胞的区域可出现轻度细胞异型性，偶见核分裂象。

鉴别诊断

小汗腺汗囊瘤与大汗腺汗囊瘤不同，前者衬覆立方形至扁平形上皮细胞，且缺乏顶浆分泌（断头分泌）。其他大汗腺肿瘤因特征性结构和临床特征，不容易与大汗腺汗囊瘤/囊腺瘤混淆。

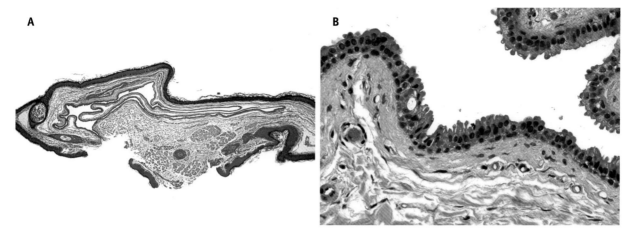

图9.17　大汗腺汗囊瘤：显微镜下特征　A. 眼睑部大汗腺汗囊瘤形成真皮内单房囊肿。B. 囊肿的诊断特征是内层细胞红染，呈柱状，伴有断头分泌（顶浆分泌）

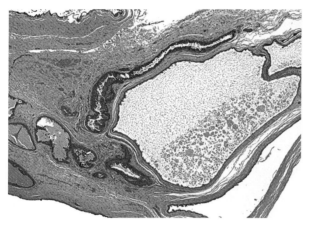

图9.18　大汗腺囊腺瘤：显微镜下特征　大汗腺囊腺瘤是一个多房性大汗腺病变，部分区域的上皮呈实性增生。本例一些区域可见上皮形成乳头状突起

预后和治疗

本病良性。可选择单纯切除或局部破坏性治疗（如激光）。

9.2 发育性囊肿

9.2.1 皮样囊肿

本病发生于胚胎闭合线残留的外胚层组织，尤其多发于头颈部中线位置。

临床表现

皮样囊肿常出生时就有，或于儿童早期发生。

眶周区域，尤其眉部或眼侧缘是好发部位。发生在这些部位的皮样囊肿不会扩展至深层组织，尤其是颅内。中线皮样囊肿包括鼻背部或眉间部皮样囊肿，约占本病的3%。鼻部皮样囊肿的主要临床意义为该囊肿可通过皮样窦道与其下的中枢神经系统相连；因此，鼻部皮样囊肿有中枢神经系统感染和脑脊液漏的风险。囊肿也可沿着头皮、颈、胸骨和会阴中线发生。皮样囊肿为局限性、实性至有弹性的结节，直径1~4 cm。皮样囊肿可发生破裂，导致炎症和瘢痕形成。

组织学特征

皮样囊肿被覆复层鳞状上皮，可见颗粒层角质化。囊腔内含有疏松的板层样角化物。囊腔内常见大量毛干。皮样囊肿最有助于诊断的组织学特征是囊壁内存在小的毛囊皮脂腺结构，偶见伸入囊腔的毛干（图9.19）。囊壁亦可见平滑肌。皮样囊肿附近可见小汗腺，偶尔也可见大汗腺。当皮样囊肿破裂时，能诱发异物巨细胞反应，可继发纤维化。当继发感染时，囊肿及其周围组织可有中性粒细胞浸润。

辅助检查

鼻部皮样囊肿在进行外科手术前，应进行MRI（磁共振成像）或CT（计算机断层扫描）检查，如囊肿与其下的中枢神经系统相连，需要神经外科介入。

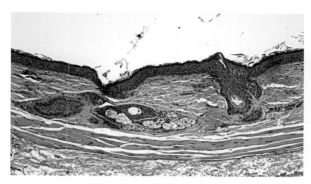

图9.19 皮样囊肿：显微镜下特征 皮样囊肿衬覆上皮类似表皮样囊肿，但在囊壁可见小的成熟的毛囊皮脂腺单位

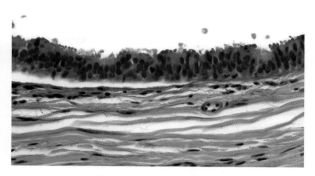

图9.20 皮肤纤毛囊肿：显微镜下特征 **皮肤纤毛囊肿衬覆纤毛柱状上皮**

鉴别诊断

皮样囊肿囊腔内有大量毛干和囊壁内伴或不伴平滑肌的毛囊皮脂腺结构，而漏斗部囊肿缺乏以上特征。

9.2.2 皮肤纤毛囊肿

一般认为这种囊肿来自于异位的苗勒管残余，但也有人认为来自于汗腺的纤毛化生，后者可以解释来自男性患者的罕见报道。

临床表现

皮肤纤毛囊肿罕见，几乎只发生于青少年和年轻成年女性的下肢和臀部。男性发生者极其罕见。其他罕见发生部位包括头皮、躯干和会阴部。病变为单发，直径1~3cm，呈囊性结节，可有疼痛。囊肿在妊娠期间受激素刺激后可增大。

组织学特征

皮肤纤毛囊肿的衬覆上皮从立方形到单层纤毛柱状细胞（图9.20）。细胞核位于基底部。有时可见灶性假复层柱状上皮或复层鳞状上皮，后者代表鳞状上皮化生。囊腔内常见乳头状突起。上皮内无分泌黏液的杯状细胞。邻近组织缺乏淋巴细胞浸润，无附属器结构、腺样成分或平滑肌。紧附囊壁周围见致密胶原条带。

鉴别诊断

皮肤纤毛囊肿好发于下肢，有助于同其他非鳞状上皮囊肿相鉴别。从组织学角度来看，皮肤纤毛囊肿的囊壁内缺乏如平滑肌、软骨、胸腺组织和淋巴组织等结构，也有助于同其他囊肿区别。

9.2.3 外阴纤毛黏液囊肿

临床表现

外阴纤毛黏液囊肿或副中肾管黏液囊肿常发生于多产女性，大多数病变发生于30~50岁的患者。本病发生于外阴，尤其是小阴唇或前庭上方。病变为单发性，直径1~3 cm，伴有疼痛。这种囊肿常与妊娠或使用外源性激素有关。

组织学特征

外阴纤毛黏液囊肿衬覆柱状或立方状细胞。细胞核常位于基底部。柱状细胞胞质顶部常有丰富黏液。有报道囊肿衬覆上皮可发生鳞化。囊腔内可见乳头状突起。囊壁缺乏淋巴组织、皮肤附属器、腺样成分和平滑肌。

鉴别诊断

外阴纤毛黏液囊肿与皮肤纤毛囊肿区别的主要特征是前者有黏液产生。与外阴纤毛黏液囊肿相比，中肾管囊肿衬覆扁平上皮，缺乏黏液。前庭大腺囊肿常衬覆移行上皮或复层鳞状上皮。

9.2.4 中缝囊肿

本病很可能是由于在胚胎形成期间尿道褶或生殖褶闭合不全所致。

临床表现

中缝囊肿是一罕见囊肿，常发生于男性阴茎腹侧从尿道至肛门之间的任何位置。大多数囊肿在年轻成人发现而得以治疗，但部分囊肿发生在婴幼儿期和儿童早期。囊肿单发，常无症状，大小从数毫米至2.5 cm不等。

组织学特征

组织学上中缝囊肿位于真皮层，与被覆表皮不相连。囊肿衬覆假复层或单层柱状上皮。一些上皮细胞胞质透明。腔内衬细胞偶见分泌黏液的细胞，由大汗腺型细胞组成，表现为显著的顶浆分泌（图9.21）。曾有报道一例于散在柱状细胞表面见有纤毛的罕见病例。囊肿偶尔可见鳞状上皮化生。

鉴别诊断

中缝囊肿伴明显顶浆改变时与大汗腺囊腺瘤或汗囊瘤非常相似。中缝囊肿除独特的临床表现外，某些区域可见典型的假复层柱状上皮或产黏液上皮细胞，这些特点有助于正确诊断。

9.2.5 卵黄管囊肿

临床表现

卵黄管残余是罕见的皮肤疾病，常表现为红色皮肤息肉，但也可表现为脐周部位皮下囊肿、窦道或瘘管。囊肿或息肉直径为0.2~2.0 cm。大多数患者有浆液性、浆血性、血性、黏液性或脓性液体流出。病变常发生于1岁以内，但可到成年初期阶段才消失。Meckel憩室是一种与卵黄管囊肿或息肉有关的常见的潜在异常结构。回肠脱垂可发生于新生儿期，可导致少部分患者死亡。

组织学特征

无论病变是否表现为息肉、囊肿或窦道，组织学以观察整个病变的部分衬覆上皮而得以诊

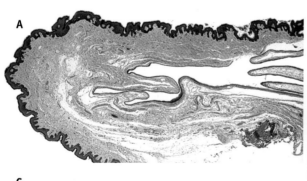

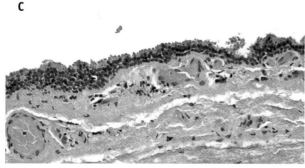

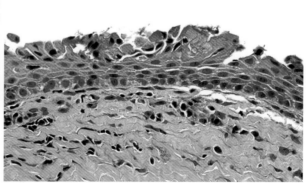

图9.21　中缝囊肿：显微镜下特征　A. 中缝囊肿位于真皮。B. 囊壁衬覆假复层柱状上皮。C. 部分中缝囊肿可见大汗腺顶浆分泌

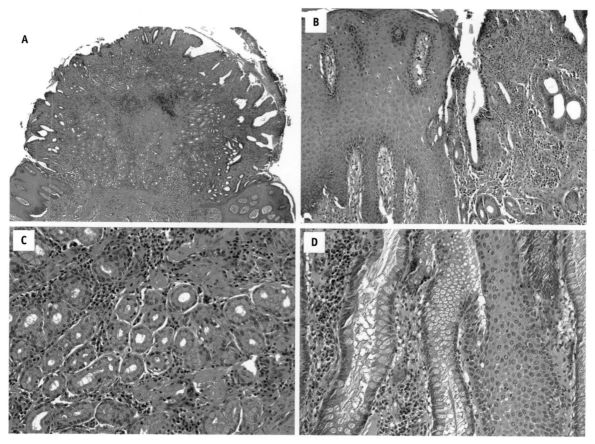

图9.22 卵黄管囊肿：显微镜下特征 **A.** 低倍镜下可见卵黄管息肉呈息肉样轮廓。**B.** 从息肉向邻近皮肤的增生性角化性鳞状上皮突然移行，这是本病的典型表现。息肉或囊肿可衬覆各种类型的胃肠道上皮。**C.** 胃型上皮。**D.** 结肠型上皮

断，被覆上皮可为胃黏膜（30%的病例）、小肠黏膜（60%的病例）或结肠黏膜（10%的病例）（图9.22）。胰岛组织很罕见。常见息肉边缘突然移行到皮肤的增生性、角化性鳞状上皮。囊壁常可见平滑肌。病变附近的间质内可见大量血管和混合性炎细胞浸润。

鉴别诊断

脐周病变内见成熟的小肠黏膜是诊断卵黄管残余所必需的。脐尿管残余结构上与卵黄管残余相似，但其内见移行上皮，而不是胃肠型上皮。转移性腺癌与卵黄管残余相比，前者结构更为复杂，细胞有异型性和核分裂象。

预后和治疗

本病良性。除非有症状（如合并感染）或因

为美容方面考虑，否则无需治疗。一些发育性囊肿（如皮样囊肿、卵黄管囊肿）需联合放射检查，排除病变与深部结构相通的情况后，方能行外科手术切除。

9.3 假囊肿

9.3.1 耳郭假性囊肿

临床表现

耳郭假性囊肿罕见，由软骨内浆液或疱液聚集，形成外耳郭非炎性肿胀，好发于耳部的前上半区。大多数病变直径为0.5~5cm，无症状，生长缓慢，单发，单侧分布。耳郭假性囊肿常发生于男性，尽管本病在30~50岁最常见，但任何年龄

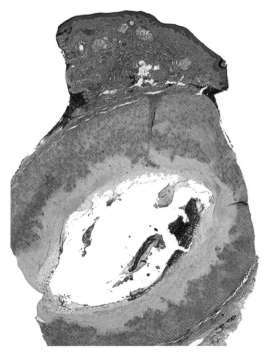

图9.23 耳郭假性囊肿：显微镜下特征 **耳郭软骨内形成假囊肿，即有囊腔，无衬覆上皮。注意软骨周围无炎症浸润**

都可发病。软骨局部囊性退化的病因不完全清楚，但目前认为局部反复外伤或缺血性坏死的病因可能性较大。

组织学特征

位于软骨内的囊腔内缺乏衬覆上皮（图9.23）。与囊肿相连的软骨表现为玻璃样变性和不规则变薄。纤维组织或肉芽组织可衬覆部分囊腔。囊肿附近未见炎症。其上覆表皮正常。

鉴别诊断

复发性多软骨炎以软骨膜炎为特征，而耳郭假性囊肿内无炎症。然而，复发性多软骨炎的非活动性病变与耳郭假性囊肿在组织学上无法鉴别，但根据临床表现易将二者区分。尽管慢性结节性耳轮软骨皮炎常有软骨变性，但它缺乏耳郭假性囊肿的典型囊性变性，并有上覆真皮和表皮的显著改变，这在耳郭假性囊肿中是见不到的。创伤性软骨膜或软骨膜下血肿在软骨中或软骨周围有血液聚集，而在耳郭假性囊肿中是无细胞性液体聚集。

9.3.2 指（趾）趾黏液囊肿

临床表现

指（趾）黏液囊肿发生于指背侧甲基底部，足趾较罕见。囊肿与下面的关节腔不相连。指/趾黏液囊肿软硬不一，呈圆顶状囊性结节。病变常单发，直径0.3~1.2cm，可伴疼痛。女性比男性发病率高两倍，病变常发生在成人，偶见于青少年。囊肿附近的指（趾）甲可变形。

组织学特征

指（趾）黏液囊肿表现为肢端表浅真皮内，细胞外基质聚集形成的丘疹或结节（图9.24）。病变表面偶见疣状改变。一些病变缺乏上皮衬覆，形成大囊腔。细胞外基质由淡染的蓝灰色黏液组成，沿着真皮浅层扩展，并压迫周围的真皮胶原。黏液中可见散在的星形或梭形纤维母细胞。黏液病变局限，常靠近表皮，非常稀薄。

鉴别诊断

指（趾）黏液囊肿的特征性发病部位，易于与其他皮肤黏蛋白病和黏液瘤相鉴别。

9.3.3 腱鞘囊肿

临床表现

腱鞘囊肿是常见疾病，表现为近关节处或腱鞘处的单房或多房囊肿（表9.12）。腕部是最常见的发病部位，尤其在腕背部多发，但腱鞘囊肿亦能发生于腕掌侧、足背、踝和指趾部。常见于年轻人，女性比男性多发。大多数囊性结节直径小于2.0cm，质软或质硬，有波动感，常可活动。患者常自述肿物增大或形成肿块，偶感疼痛和（或）乏力。大约50%的患者可自行消失。无论是否治疗，复发常见。

组织学特征

腱鞘囊肿特征性表现为单房或多房性囊腔，

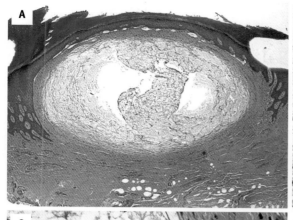

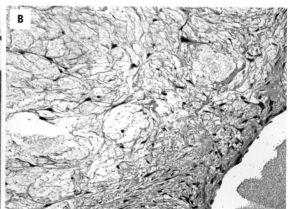

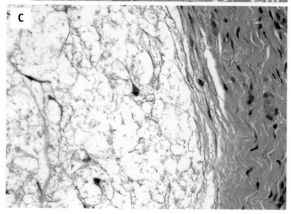

图9.24　指/趾黏液囊肿：显微镜下特征　A. 指（趾）黏液囊肿位于肢端皮肤的表浅真皮层，为界限清楚的结节。B. 黏液沉积在梭形和星形细胞之间或囊腔内（右下）。C. 病变周围界限清楚，但缺乏衬覆上皮

表9.12　腱鞘囊肿——临床表现

> **患者组别**
> 　　成人，女性比男性更常见
> **病变部位**
> 　　近关节处，尤其是手腕背侧、足背，或近膝盖处
> **临床表现**
> 　　软组织肿块
> 　　可疼痛
> **预后和治疗**
> 　　良性，但常复发
> 　　压迫疗法和（或）手术

表9.13　腱鞘囊肿——病理学

> **组织学特征**
> 　　单房或为多房深部软组织假囊肿
> 　　无上皮内衬
> 　　常见黏液样基质变化
> **鉴别诊断**
> 　　黏液瘤
> 　　感染

囊壁衬覆挤压的纤维性壁，无上皮衬覆（图9.25）（表9.13）。囊壁常黏液变。大多数囊腔内可见不伴有梭形纤维母细胞的黏液。

鉴别诊断

指（趾）黏液囊肿囊腔内的黏液含有更多梭形纤维母细胞，常局限于真皮浅层。化生性滑膜囊肿有突入至囊腔中的绒毛状突起，在周围与纤维组织融合，囊腔内缺乏黏液。

9.3.4　黏液囊肿（口腔黏液囊肿）

临床表现

黏液囊肿是口腔内非常常见的囊肿。常由小涎腺导管表浅部位阻塞或轻微创伤所致。黏液囊肿可分为黏液潴留囊肿和外溢性黏液囊肿，前者有衬覆上皮，后者无衬覆上皮，囊壁为炎性肉芽组织。由于外溢性囊肿比黏液潴留囊肿更常见，

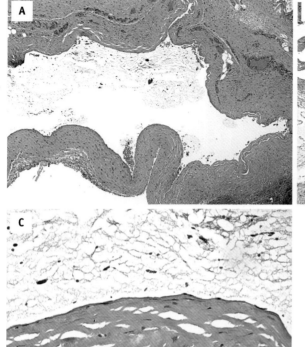

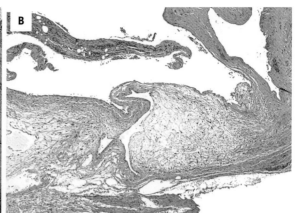

图9.25　腱鞘囊肿：显微镜下特征　**A.** 腱鞘囊肿内含有黏液，有纤维性壁。**B.** 周围的纤维组织常见黏液变性。**C.** 囊壁缺乏上皮衬覆

故在本节假性囊肿中讨论外溢性囊肿。

　　囊肿常单发，呈半透明略带蓝色的结节，直径从数毫米至数厘米不等。外溢性囊肿好发于下唇，偶可发生于舌腹面、口底、颊黏膜和腭部，多为黏液潴留囊肿。黏液囊肿多发于儿童和年轻人。罕见情况下可伴腺性唇炎。

组织学特征

　　外溢性黏液囊肿表现为黏膜下基质内淡染、蓝灰色黏液。病变早期基质内可见肉芽组织，混有炎细胞，尤其是中性粒细胞。在病变后期，组织细胞显著，部分组织细胞呈空泡状称为黏液吞噬细胞（图9.26）。可见数量不一的淋巴细胞、浆细胞和中性粒细胞。当黏液不明显时，发现腺泡及其下方涎腺有助于诊断外溢性黏液囊肿。在有些情况下，遗留的部分涎腺导管可发生鳞状上皮化生。上覆黏膜常完整，但偶尔可有溃疡。

　　潴留黏液囊肿为充满黏液的囊腔，衬覆立方形涎腺导管上皮或化生性鳞状上皮。周围炎症较

轻或缺乏炎性改变。

鉴别诊断

　　在大多数情况下，病变的位置、半透明的临床外观和显著的黏液聚集不会导致诊断困难。当黏液囊肿中缺乏黏液，炎症和肉芽组织明显时，需要排除其他炎性疾病，如肉芽肿性唇炎或克罗恩病。形成完好的肉芽肿在外溢性黏液囊肿不可见，但在肉芽肿性唇炎和克罗恩病中常见。

9.3.5 化生性滑膜囊肿

临床表现

　　化生性滑膜囊肿是皮肤的假性囊肿，常发生于之前手术或外伤部位。病变常有压痛，表现为红色丘疹或结节。大多数囊肿直径小于1cm。本病任何年龄皆可发病，但成人比儿童多发。大多数病变在活检前被诊断为缝线肉芽肿。

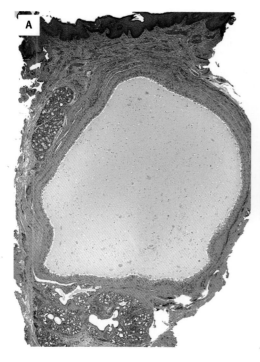

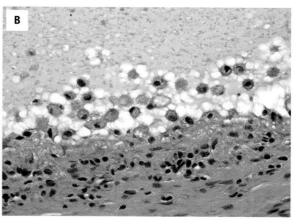

图9.26　黏液囊肿：显微镜下特征　A. 口腔黏膜下充满液体的囊肿为典型的黏液囊肿。注意囊肿附近的小涎腺，提示该囊肿来源于涎腺导管的浅表部分。B. 组织细胞吞噬黏液，形成空泡状胞质（黏液吞噬细胞）。注意未见衬覆上皮

组织学特征

化生性滑膜囊肿位于真皮，以纤维组织形成球状、绒毛状结构突入囊肿中央为特征。绒毛状突起的表面成分不一，增生区衬覆上皮细胞、纤维母细胞和炎症细胞，类似增生性滑膜，而萎缩区表现为纤维性和玻璃样改变。形成绒毛状突起的纤维组织中心成分，为疏密不一的胶原，伴小血管和数量不一的炎细胞和梭形纤维母细胞（图9.27）。纤维中心常融合于病变周围的瘢痕内。一些病例可见窦道与表皮相连。

鉴别诊断

指（趾）黏液囊肿是需要与化生性滑膜囊肿鉴别的另一个假囊肿，前者缺乏绒毛状突起，主要表现为间质黏液沉积，混杂星状和梭形纤维母细胞。腱鞘囊肿囊腔内含黏液，囊壁黏液变性，缺乏突入囊腔的球状绒毛状突起。

预后和治疗

本病良性，为了减轻症状可能必须手术治疗。手术通常可治愈，但有些病例（如黏液囊肿或腱鞘囊肿）如果切除不净则可能持续存在或复发。

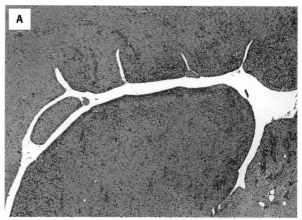

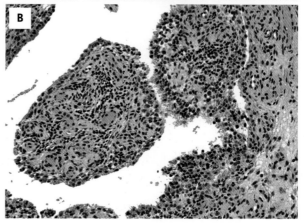

图9.27　化生性滑膜囊肿：显微镜下特征　A. 纤维组织形成的绒毛状突起位于囊腔内，为化生性滑膜囊肿的特征性表现。B. 一些绒毛状突起的表面由炎症细胞或纤维母细胞组成，类似增生性滑膜

一些假囊肿，如腱鞘囊肿，保守治疗（如按压治疗）可消退。

9.4 凹与窦

9.4.1 唇凹

临床表现

唇凹是非常罕见的先天异常，常显示为单侧或双侧唇红缘区域内的凹陷，双侧发病更多，且多发生于下唇。大多数病例为常染色体遗传（van der Woude综合征），伴有不同的外显率。女性患者约是男性患者的2倍。唇凹常与唇裂和（或）腭裂同时发生，也可与其他先天性缺陷同时发生。

组织学特征

唇凹镜下特征为内陷的复层鳞状上皮黏膜，进入黏膜下（图9.28）。这些凹或腔道与上覆的鳞状上皮黏膜相连，常表现为堆积状生长。唇凹内陷上皮可见表皮突，表皮突有越接近表面越长，越接近底部越短的倾向。在下面的黏膜下层中可见增厚的胶原。

鉴别诊断

组织学特征结合病变部位，应该不会导致诊断困难。

9.4.2 骶坑

临床表现

骶坑或骶凹是腰骶部中线的表皮内陷。本病在儿童中发病率为2%~4%。女性为男性发病率的4~5倍，常在儿童期发病。本病偶见感染。骶坑或骶凹下方的脊髓似乎没有闭合不全的高风险，但有脊髓栓系的低风险。

组织学特征

骶坑或骶凹由复层鳞状上皮构成，与凹陷或突入真皮内的表皮相连续（图9.29）。

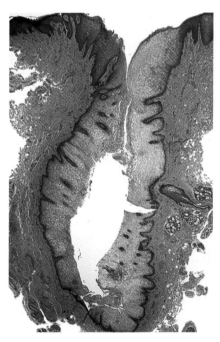

图9.28　唇凹：显微镜下特征　**鳞状黏膜内陷，见于一位患有van der Woude综合征的患者**

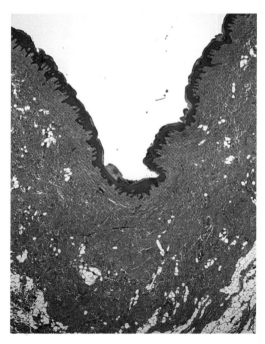

图9.29　骶凹：显微镜下特征　**表皮较浅地内陷入真皮层，这是骶骨中线骶凹的特征**

鉴别诊断

骶坑或骶凹内陷入真皮比藏毛窦或囊肿浅，在藏毛囊肿中常见破裂伴化脓性和肉芽肿性炎症，在骶凹中常缺乏。另外，藏毛窦或囊肿常在青春期后消失，本病消失常较其早。

9.4.3 藏毛窦/囊肿

临床表现

藏毛窦或囊肿常好发于骶尾部，极少数藏毛窦可发生于腋下、外阴、脐部或头皮（表9.14）。大部分病例是获得性的。常好发于青少年和年轻人，常伴多毛症和肥胖。男性比女性多发。病变常有疼痛或压痛，可因炎症或合并感染导致流脓。本病可能继发于穿通性毛干。鳞状细胞癌罕见发生于藏毛窦或囊肿。与发生于皮肤的典型鳞状细胞癌相比，本病并发鳞状细胞癌与发生在瘢痕、烧伤或溃疡处的鳞状细胞癌一样，更具转移倾向和死亡风险。

表9.14　藏毛窦——临床表现

患者组别
最常见白种男性
患者常多毛
病变部位
上臀裂和骶尾部
临床表现
痛性结节，往往有脓性分泌物
预后和治疗
常复发
手术治疗
长期炎症的病变可发生鳞状细胞癌

组织学特征

藏毛窦或囊肿常延伸至真皮深层，甚至扩展到皮下组织上部（表9.15）。大约一半的病例，真皮或皮下组织内可见至少为灶性衬覆角化性复层鳞状上皮的囊肿或窦道。肉芽组织和混合性炎症（常由许多中性粒细胞和数量不一的淋巴细胞、浆细胞和组织细胞组成），导致重复感染和囊肿衬覆

上皮缺失。当角化物和（或）毛干外溢时，可见多核异物巨细胞。在慢性病变中，围绕窦道或囊肿发生显著纤维化，淋巴细胞、浆细胞和组织细胞是主要炎症细胞。囊肿或窦道内见多个毛干，在此周围的真皮或皮下组织混有炎细胞为重要的诊断特征（图9.30）。某些慢性病灶中，可见增生的上皮形成尖细的上皮突，延伸至下方的真皮层，此即为假上皮瘤样增生的特征性表现。

表9.15　藏毛窦——病理学

组织学特征
囊性或管状结构延伸到真皮深部和（或）皮下组织
化脓性和肉芽肿性炎症
囊肿或窦壁内衬复层鳞状上皮，常伴假上皮瘤样增生
鉴别诊断
感染
炎性鳞状细胞癌

鉴别诊断

本病结合其组织学特征和典型的发病部位常可得出藏毛窦或囊肿的正确诊断。鉴别诊断中还应该考虑感染，如继发于葡萄球菌感染的疖，化脓性汗腺炎，破裂的表皮样囊肿或与克罗恩病相关的窦道。感染可通过组织染色和培养排除，但也可发生于藏毛窦或囊肿。既往病史和缺乏肉芽肿，藏毛窦或囊肿中存在有毛干，可排除克罗恩病。藏毛窦中窦道和毛干比表皮囊肿中的更长。

一个具有挑战性的问题是，鉴别藏毛窦或囊肿中发生的假上皮瘤样增生和高分化鳞状细胞癌。假上皮瘤样增生以不规则的表皮增生、表皮上部成熟、缺乏明显细胞异型性为特征，偶见核分裂象，呈显著的尖细突起，突入下方的真皮内。而浸润性鳞状细胞癌，肿瘤岛呈更不规则地浸润真皮，细胞异型性更大，可见不典型核分裂象，出现单个细胞角化和形成角化珠。

预后和治疗

本病良性，但可出现感染。外科切除对于症状改善和美容方面有必要。

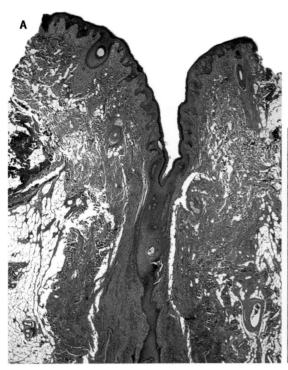

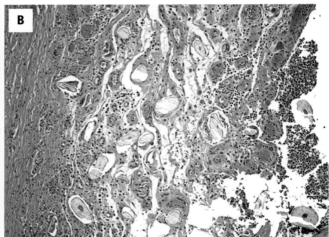

图9.30　藏毛窦：显微镜下特征　A. 在表浅部位见由表皮衬覆的藏毛窦，穿过真皮，延伸至皮下组织。B. 藏毛窦破裂伴有炎症、瘢痕和由外溢毛干产生的异物巨细胞反应

9.5 其他

9.5.1 皮肤子宫内膜异位症

临床表现

患子宫内膜异位症的育龄妇女，发生皮肤子宫内膜异位罕见，发生率占子宫内膜异位症的不到1%。皮肤子宫内膜异位症发生在下腹剖宫产或腹腔镜检查瘢痕部位，脐、外阴、会阴、腹股沟，其他远离腹部-骨盆的区域罕见。皮肤子宫内膜异位症表现为红色、蓝紫色或黑色质硬结节，大小0.5~6cm，大小有变化，随月经周期的时间变化，可有或无疼痛或触痛。偶尔皮肤表面可出血。子宫内膜异位症发生在妇科处理或外科手术后的瘢痕位置，被认为是由于处理过程中的创伤性植入所致。

组织学特征

皮肤子宫内膜异位症的两种主要成分是腺体和间质成分（图9.31）。由于组织受激素影响，腺上皮可表现为增生、分泌或月经期改变。腺体衬覆柱状、立方形或扁平上皮细胞。在增生期，核分裂象多见。胞质内空泡为分泌期标志性改变。月经期可见腺腔内出血和上皮细胞变性。间质成分由梭形细胞和炎性细胞混合组成，包括吞噬铁血黄素的巨噬细胞。

间质内出血可能比较多。

子宫内膜腺体和间质组织罕见情况会发生蜕膜化，形成大而圆的含丰富红染胞质的上皮样间质细胞，腺体衬覆单层立方到扁平的上皮细胞。

鉴别诊断

皮肤子宫内膜异位症主要需与皮肤转移腺癌鉴别，特别是Sister Mary Joseph结节[1]。皮肤子宫内膜异位症缺乏明显的腺上皮细胞的异型性，更重

1　Sister Mary Joseph结节（SMJN）是指腹腔内恶性肿瘤导致的脐部转移性结节，SMJN可与腹腔内肿瘤同时或异时出现，其常见原发肿瘤为胃癌和卵巢癌。

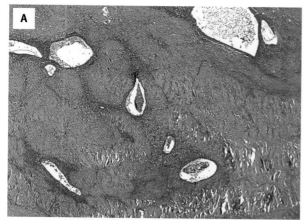

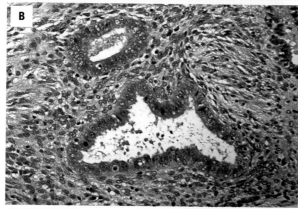

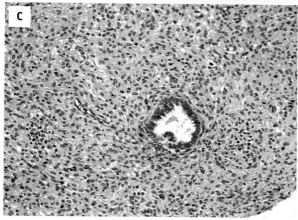

图9.31 子宫内膜异位症：显微镜下特征 A. 在本例剖宫产瘢痕中发生的子宫内膜异位症，低倍镜下可见腺体分布于疏松的间质中，伴有出血。B. 高倍镜下显示腺体有子宫内膜腺体的特征，子宫内膜间质由松散排列的梭形细胞构成，散在炎细胞。C. 蜕膜化的子宫内膜异位症，蜕膜化的间质细胞，胞质淡染、嗜伊红

要的是，子宫内膜异位症由温和的间质细胞和总是存在的含铁血黄素沉积组成。皮肤输卵管内膜异位与子宫内膜异位相似，因为都有腺体，但前者可见柱状、纤毛和分泌性上皮细胞，呈乳头状突入腔内，缺乏间质细胞和含铁血黄素沉着，可以区别两者。卵黄管囊肿常发生于脐部，不同于子宫内膜异位症的是，其常衬覆胃肠型上皮。

预后和治疗

本病良性。一旦诊断确定，将由临床症状程度决定后续治疗。

（黄 勇 王玲艳 译，曾学思 校）

推荐读物

1. McGavran MH, Binnington B. Keratinous cysts of the skin. Arch Dermatol.1966, 94:499–508.

2. Jaworsky C, Murphy GF. Cystic tumors of the neck. J Dermatol Surg Oncol,1989,15:21–26.

3. Kurban RS, Bhawan J. Cutaneous cysts lined by nonsquamous epithelium. Am J Dermatopathol, 1991,13:509–517.

4. Requena L, Sáncez Yus E. Follicular hybrid cysts. An expanded spectrum. Am J Dermatopathol, 1991, 13:228–233.

5. Wilson-Jones E. Proliferating epidermoid cysts. Arch Dermatol, 1966,94:11–19.

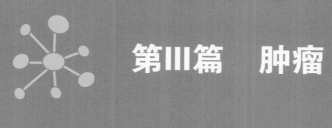

第Ⅲ篇　肿瘤

第10章　表皮肿瘤

Angela J. Wyatt, Klaus J. Busam

10.1 表皮良性肿瘤和瘤样增生

本节描述的病变包括非感染性假上皮瘤样增生、良性棘皮瘤/角化病和表皮痣。与病毒疣或深部真菌感染有关的表皮增生性疾病，见感染性疾病章节。

10.1.1 反应性表皮增生（特别强调假上皮瘤样增生）

表皮反应性增生较为常见，可能与创伤愈合、感染和各种炎症性皮肤病有关，包括慢性单纯性苔藓/结节性痒疹。皮肤纤维瘤、CD30阳性淋巴组织增生性病变以及其他多种肿瘤（如黑色素细胞肿瘤或颗粒细胞瘤），其病变上方表皮也可出现表皮增生。大多数良性反应性增生容易与癌鉴别，但有时也可能难以诊断。类似癌的反应性表皮增生称为假上皮瘤样增生（pseudoepitheliomatous hyperplasia，PEH）。

假上皮瘤样增生的组织学特征为：表皮棘层不规则增厚，常呈三角形，上皮脚细长，延伸至真皮内（图10.1）。可能会出现反应性核非典型性，表现为核增大、核膜光滑、染色质空淡以及核仁明显。角质形成细胞成熟现象依然存在。假上皮瘤样增生可累及毛囊漏斗和末端汗管，并可伴有

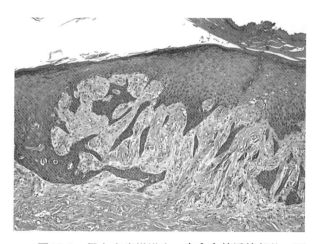

图10.1   假上皮瘤样增生   在愈合的活检部位，可见狭长的上皮脚不规则延伸。增生的角质形成细胞显示正常成熟现象，无异型性

汗管鳞状上皮化生。

临床资料和组织学表现对假上皮瘤样增生和鳞状细胞癌的鉴别具有重要意义。假上皮瘤样增生常与创伤病史和（或）创伤组织学特征相关（如出血、表皮下纤维蛋白沉积、溃疡、肉芽组织）和（或）先前手术史（真皮纤维化）有关。假上皮瘤样增生常与其背景融合在一起，因为其构成的角质形成细胞与邻近的非病变表皮细胞具有相似的核特征。而鳞状细胞癌具有独特的结构和细胞学特征，形成一个独立的肿块，表现为浸润性生长、细胞异型性和成熟障碍。

其他可能与癌类似的非肿瘤性鳞状细胞增生性病变包括肥厚性扁平苔藓和增殖性红斑狼疮，它们与鳞状细胞癌的鉴别见本章下文。

10.1.2 角化性表皮痣

临床表现

表皮痣可呈粉红色、肉色、棕色或灰色，乳头状瘤状或脑回状，形成丘疹或斑块，有时呈线状外形（表10.1）。病变常无症状，但偶尔可有瘙痒伴红斑和角化过度（如炎性线状疣状表皮痣，ILVEN）。表皮痣可在出生时即出现，多见于儿童期，10岁前较明显。表皮痣在四肢呈纵向分布（图10.2），而在躯干则呈横向分布，沿Blaschko线形成几乎呈旋涡状的曲线结构，病变一般不超过中线。与表皮痣有关的继发肿瘤，如毛母细胞瘤、角化棘皮瘤或鳞状细胞癌已有报道。表皮痣可能仅表现为皮肤病变，或为综合征（表皮痣综合征）的一部分。

表10.1   表皮痣——临床表现

定义
表皮痣是表皮的一种发育畸形
患者组别
通常发生在儿童期
病变部位
四肢和躯干

续表

临床表现
疣状丘疹或斑块
可呈线状或带状疱疹样

临床变异型
疣状痣（局限性疣样病变）
单侧痣（较长的线状单侧病变，通常位于肢体）
豪猪状鱼鳞病（躯干大范围的病变，常为双侧）
炎性线状疣状表皮痣（表现为持续瘙痒性斑块，由细小、融合的疣状丘疹组成，通常位于四肢）

表皮痣综合征
表皮痣是综合征的组成部分，常有神经和（或）肌肉骨骼异常

预后和治疗
作为一种孤立性皮肤病变，表皮痣主要是影响美观
治疗常具有挑战性，取决于皮损大小（手术，药物治疗）

组织学特征

所有表皮痣均有角化过度和表皮增厚（表10.2）。已报道许多不同的组织学类型。病变轮廓可呈乳头状瘤（图10.3A）、棘皮病或两者的混合，常伴有基底细胞层色素过度沉着。表皮痣可出现脂溢性角化病中任何一种表现模式，包括激惹型和克隆型（图10.3B）。表皮痣中可见到表皮松解性角化过度（EHK）的特征（图10.4），伴有EHK的表皮痣表现为正型角化、颗粒层增厚和透明角质颗粒粗大。受累的角质细胞核周透亮和空泡变，细胞边界不清。

表10.2　表皮痣——病理学

组织学特征
表皮增生伴角化过度
角质细胞缺乏异型性
可类似脂溢性角化病中任何类型
可呈表皮松解性角化过度的特点
可显示棘层松解
可显示圆锥状板

鉴别诊断（临床病史必不可少）
脂溢性角化病
疣
皮脂腺痣
汗孔角化病
局灶性皮肤棘层松解性角化不良

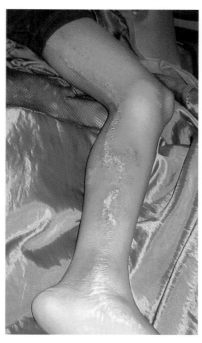

图10.2　炎性线状疣状表皮痣　形成一个沿着整条腿部的线性角化病变

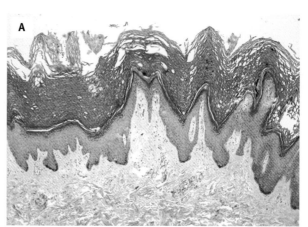

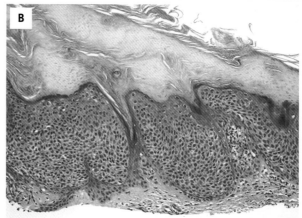

图10.3　表皮痣　A. 表皮痣伴乳头状瘤样表皮增生和角化过度。B. 具有激惹型"克隆性"脂溢性角化病形态的表皮痣

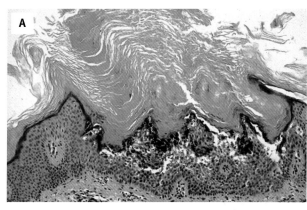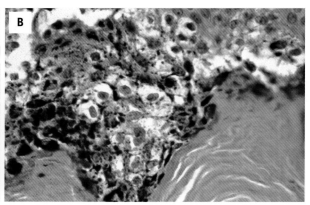

图10.4　表皮痣伴表皮松解性角化过度　A. 乳头瘤样轮廓并伴有角化过度。B. 颗粒层增厚，透明角质颗粒粗大。角质细胞显示核周透亮及胞质空泡变

炎性线状疣状表皮痣通常表现为垂直和水平交替的角化不全伴正型角化（图10.5），如同一个棋盘。除银屑病样表皮增生外，还常可见到以淋巴细胞为主的炎症细胞浸润。

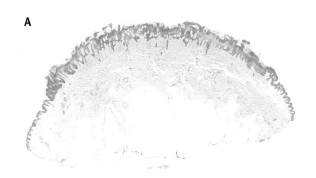

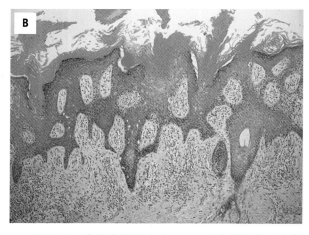

图10.5　炎性疣状表皮痣　A. 病变呈角化过度的鳞状上皮增生轮廓。B. 银屑病样表皮增生，伴交替存在的角化过度和角化不全以及真皮炎症

鉴别诊断

虽然根据临床特点常会考虑到角化性表皮痣，但它可能非常类似皮脂腺痣，只能通过组织学检查鉴别。表皮痣缺乏皮脂腺痣中通常所见到的附属器结构改变。然而，为了能看到具有诊断价值的附属器结构，活检必须包括真皮网状层。小面积表浅的削除活检可能看不到附属器结构，在这种情况下无法区分表皮痣和皮脂腺痣。

疣状表皮痣临床上可能类似其他线状病变，如色素失禁症的疣状期、线状苔藓、线性汗孔角化病或线型扁平苔藓。炎性线状疣状表皮痣在临床和组织学上可能与线状银屑病相同。本病与线状银屑病具有重叠的特征，因而有些医生认为它们是同一种疾病。然而，炎性线状疣状表皮痣的发病年龄较轻，存在独特的组织学特征（如"棋盘样"角化不全），支持目前流行的观点，应将本病作为一种独立的诊断疾病。组织学上，表皮痣可能易与脂溢性角化病混淆。临床病史（如自幼长期存在的病变）和足够的活检组织有助于两者的鉴别。

预后和治疗

局限性或全身性表皮痣的病灶下方可能并发骨或软组织异常，需要临床进一步检查以进行评估。对于局限性表皮痣，重要的是让患者和家属都放心。由于表皮痣内可发生继发性肿瘤，包括

基底细胞癌和鳞状细胞癌，故对表皮痣内任何局灶性增生均应注意随访。然而表皮痣内发生的癌非常罕见。患者通常是为了美观而治疗。局部采用维A酸、冷冻疗法、5-氟尿嘧啶或化学剥脱剂治疗。削除术也可取得较好的疗效，但常复发。为防止复发，切除应包括真皮深层，但会留下瘢痕。

10.1.3 良性棘皮瘤/角化病

10.1.3.1 脂溢性角化病

临床表现

脂溢性角化病（seborrheic keratosis，SK）是常见的良性肿瘤，在成年早期开始出现，随年龄增长发病率增加（表10.3）。可发生在身体除黏膜、手掌和足底的任何部位。好发于面部、头皮、背部、胸部和腹部。典型病变表现为边界清楚的粉红色、棕褐色或棕色皮损，呈贴附于皮面的丘疹或斑块（图10.6）。病变一般小于1cm，但也可形成较大的斑块。毛囊突起是一个诊断性特征。皮肤镜检查显示特征性的充满角蛋白的角质囊肿。

激惹型和炎症型脂溢性角化病（图10.7）可出现一个粉红色至红色的晕轮，与经典的棘层肥厚型脂溢性角化病无法鉴别，或类似于鳞状细胞癌或基底细胞癌。脂溢性角化病常有瘙痒症状。迅速出现的多发性激惹型脂溢性角化病称为Leser-Trélat征。据报道，Leser-Trélat征最常伴发胃肠道恶性肿瘤。

色素性脂溢性角化病临床上可类似黑色素瘤或黑色素细胞痣。特别是斑疹型色素性脂溢性角

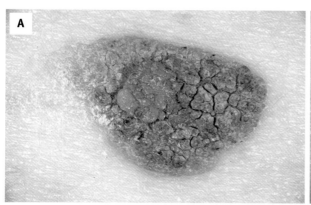
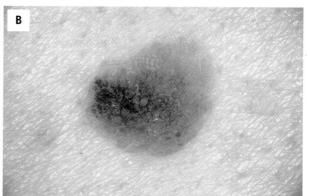

图10.6　脂溢性角化病　A.脂溢性角化病，表现为棕色疣状"贴附"斑块。B.脂溢性角化病伴大小不等的乳头状瘤样突起和程度不等的色素沉着

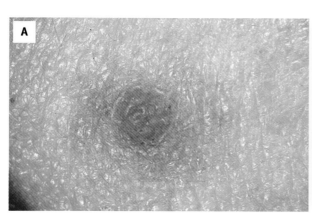
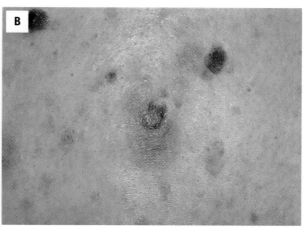

图10.7　A.激惹型脂溢性角化病，表现为一个红色结节。B.激惹型脂溢性角化病：一个结痂性病变伴周围红斑

化病可能会与恶性雀斑样痣混淆。

有学者把黑色丘疹性皮肤病视为脂溢性角化病的一个变异型。临床上，这是一种独立的疾病，可能仅有很少病例被活检。临床表现为面部、颈部和上胸部出现多个棕色至深棕色的圆顶状小丘疹（1~3mm）。该病常见于女性的上述日光照射部位，成年早期开始出现。

灰泥角化病被认为是脂溢性角化病的另一种亚型，临床表现为手背和（或）足背、前臂和（或）踝关节出现多个扁平的角化性病变。

表10.3　脂溢性角化病——临床表现

发病率
老年人最常见的皮肤良性肿瘤
患者组别
白人比深色皮肤者更常见
随年龄增长发病率增加
无性别差异
病变部位
任何部位，除外手掌、足底和黏膜表面
临床表现
斑疹、丘疹或斑块
肉色、粉红色、红色或棕色
可与日光性色素斑相混合
可呈疣状和（或）"贴附于皮面上"
临床变异型
黑色丘疹性皮肤病（深色皮肤者面部的小病变）
灰泥角化病（许多扁平的角化病变，位于四肢远端背侧）
临床联系
可与黑色素瘤、癌、其他肿瘤或皮肤病相混淆
可能影响美观
激惹型病变可能重复感染
预后
本病为良性肿瘤，但癌（通常为Bowen病，罕见基底细胞癌）、痣或黑色素瘤的发生可与脂溢性角化病相关
治疗
局部破坏性治疗（如冷冻疗法）
手术切除（削除、刮除、切除）

组织学特征

脂溢性角化病组织学表现有多种变异（图10.8~图10.21，表10.4），可表现为扁平状、外生性和（或）内生性。脂溢性角化病一般具有以下特征：网篮状角化过度，出现单一的小立方形角质形成细胞，互相吻合的上皮脚，充满角蛋白的凹陷和小的角囊肿。上皮脚可增宽，以宽大的棘层肥厚方式相互连接，也可细长，形成网状结构。表面可呈乳头瘤样。有时可见鳞状旋涡和核分裂。病变边界往往非常清楚。

经典的棘层肥厚型脂溢性角化病的特征表现为隆起的斑块样增生，由小的立方形角质形成细胞组成，细胞学形态温和，上皮脚增宽并互相吻合，病变边缘界限清楚（图10.8，图10.9）。常见网篮状角化过度和假性角囊肿。真皮乳头常显示血管增生和血管扩张。噬黑色素细胞也可见到。

表10.4　脂溢性角化病——病理学

组织学特征
角化过度（常为正型角化过度，但也可见角化不全）
表皮增厚
棘层肥厚型（棘细胞增生型）
网状型
指状型/疣状型
"克隆样"表皮内巢状型
细胞学温和，细胞核小
存在假性角囊肿
可有炎症
可有色素沉着
可有色素沉着和温和的黑色素细胞聚集（黑棘皮瘤）
可显示激惹（刺激）特点（海绵水肿、出血）
鉴别诊断
表皮痣
乳头痣样角化过度
日光性角化病
疣
鳞状细胞癌
黑色素细胞病变

网状型脂溢性角化病上皮脚细长，常见色素沉着（图10.10）。病变周围的特征常类似于日光性雀斑样痣（图10.11）。成熟的病变表现为由细长的上皮束互相连接形成的纤细网状结构。

与其他脂溢性角化病相比，激惹型脂溢性角

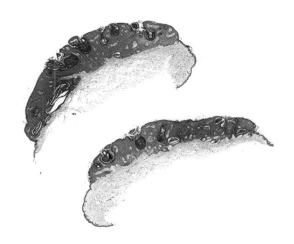

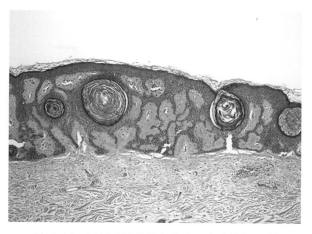

图10.8　脂溢性角化病　低倍镜下表现为形成一个斑块的棘皮瘤。假性角囊肿明显

图10.10　网状型脂溢性角化病　上皮脚细而长

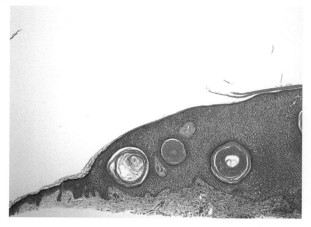

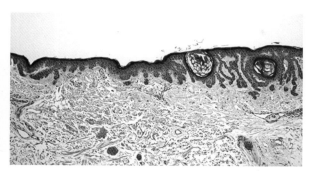

图10.9　棘层肥厚型脂溢性角化病　角质形成细胞形成一个表皮增厚的实性斑块

图10.11　网状型脂溢性角化病　该病例中病变边缘的特征类似于日光性雀斑

化病往往更多出现灶性角化不全和伴有炎症（图10.12，图10.13）。可出现海绵水肿和（或）苔藓样反应，在这些病例中，基底细胞层可有明显的"鳞状化生"，基底角质形成细胞呈现棘层角质形成细胞的表现，具有更多嗜酸性胞质。也可见到嗜酸性小体即所谓的Civatte小体。增生的角质形成细胞可呈梭形（图10.13B）和（或）有时呈巢状"克隆性"模式（克隆型脂溢性角化病）（图10.14）。可见反应性细胞非典型性，表现为核稍增大，染色质空淡，核仁明显。可以见到多核的角质形成细胞。

　　角化过度型脂溢性角化病可见明显增厚的角质层。其下方的表皮常呈乳头瘤状。这些病变可以是完全外生性生长。偶尔过度增厚的角质层临

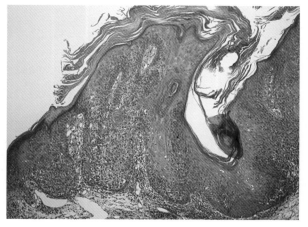

图10.12　激惹型脂溢性角化病　病变表现为乳头瘤样和棘层肥厚的生长方式，伴有海绵水肿和炎症反应

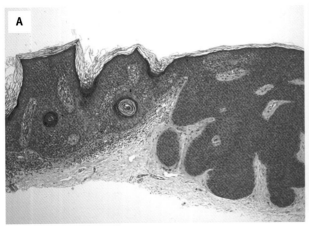

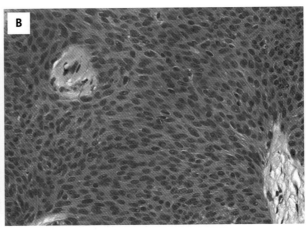

图10.13　激惹型脂溢性角化病　A. 角化病的一部分向外生长并伴有炎症。另一部分向内生长，并表现为梭形角质形成细胞。B. 高倍镜下梭形角质形成细胞胞核小、形态温和（与图10.13A为同一病变）。这种梭形角质形成细胞在激惹型脂溢性角化病中并不少见

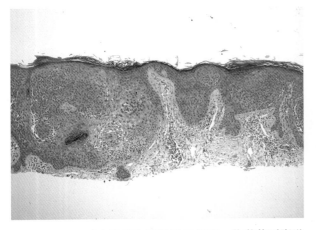

图10.14　"克隆型"脂溢性角化病　此激惹型脂溢性角化病变异型显示表皮内角质形成细胞呈巢状或旋涡状排列

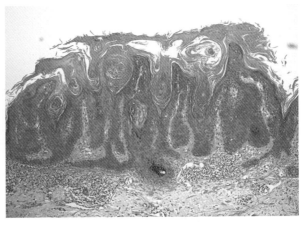

图10.15　指状型脂溢性角化病　显示乳头瘤样向外突起，与疣类似

床上可形成一个皮角。

脂溢性角化病的疣状、指状或灰泥样变异型呈乳头瘤样形态，类似于疣（图10.15，图10.16）。与真正的疣相比，脂溢性角化病的角质层通常呈网篮样，真皮乳头血管较少，缺乏病毒引起的细胞改变（挖空细胞和粗大的透明角质颗粒），而可能出现更多的脂溢性角化病的典型特征（如假性角质囊肿，宽的互相吻合的上皮脚）。

反转性毛囊角化病（图10.17）是脂溢性角化病的另一种亚型，上皮显著内生性增生，通常累及毛囊漏斗。可有轻微的正型角化，并可缺乏假

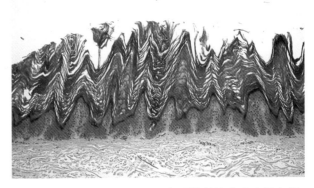

图10.16　灰泥角化病　小而锐利的乳头瘤样突起，呈正型角化和角化过度

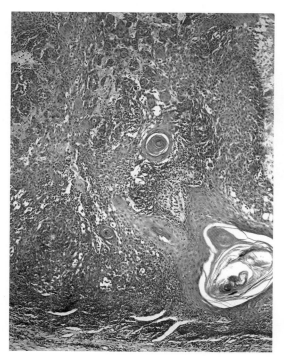

图10.17　反转性毛囊角化病　病变周围边界光滑，角质形成细胞形态温和。伴有毛囊漏斗扩张。可见许多角质形成细胞的小的角化旋涡（鳞状旋涡）

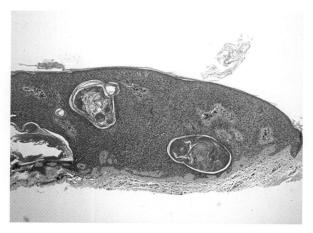

图10.18　色素性脂溢性角化病　病变的角质形成细胞内黑色素含量增加。此病变呈棘层肥厚型

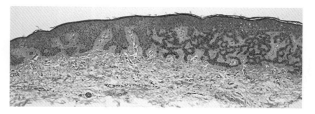

图10.19　色素性脂溢性角化病显示网状型

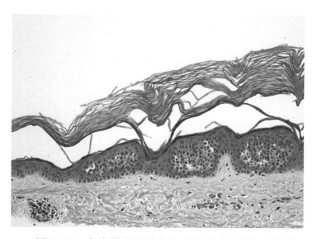

图10.20　色素性脂溢性角化病显示"克隆"巢状型

性角质囊肿。巢状分布的强嗜酸性角质形成细胞呈旋涡状排列（鳞状旋涡）是其特征（图10.17）。鳞状旋涡可构成肿瘤的大部分。病变通常呈小叶状，也就是说表现为外周非浸润性生长方式。

　　色素性脂溢性角化病可出现上述的任何一种生长方式，但另外有比周围皮肤更多的黑色素（图10.18~图10.20）。黑色素可存在于角质形成细胞和（或）真皮巨噬细胞。在色素性脂溢性角化病中，真皮表皮交界处黑色素细胞数量轻微增加并不少见。在色素性脂溢性角化病的斑疹亚型周围，可有日光性雀斑样痣的特征，或与日光性雀斑样痣毗邻。黑棘皮瘤是色素性脂溢性角化病的一种特殊亚型，棘细胞层或棘层肥厚的表皮内可见散在的，有时呈多个孤立的黑色素细胞灶（图10.21），呈分支状，细胞分化良好，形态温和。

鉴别诊断

　　组织学上，脂溢性角化病需要与其他表皮病变进行鉴别，如表皮痣、日光性角化病、鳞状细胞癌、疣、透明细胞棘皮瘤、软垂疣、乳头和乳晕痣样角化过度症、黑棘皮病以及慢性单纯性苔藓等。

　　脂溢性角化病与表皮痣　表皮痣和脂溢性角化病最大的区别就是其临床病史不同。如果幼年发病，支持表皮痣。

　　脂溢性角化病与日光性角化病　日光性角化病通常可见基底层角质形成细胞核增大深染、拉长

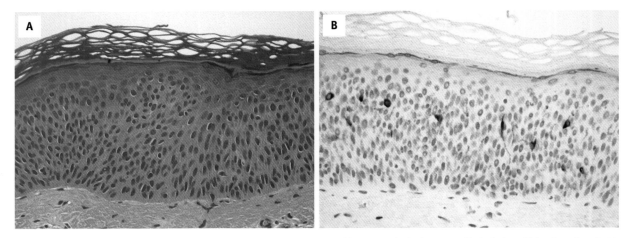

图10.21　A. 黑棘皮瘤：色素性脂溢性角化病背景中出现第二种细胞成分——即散在分布于棘细胞层中、细胞形态温和的黑色素细胞。B. 黑棘皮瘤：应用Melan-A免疫组化染色可很好显示黑色素细胞和细胞的树枝状突起

和重叠，而脂溢性角化病缺乏这种改变。此外，脂溢性角化病通常表现为更明显的网篮状角化过度，而日光性角化病则可见更明显的角化不全。

脂溢性角化病与原位鳞状细胞癌　鳞状细胞癌临床和组织学上可类似于激惹型脂溢性角化病。而且，鳞状细胞原位癌的发生可能与脂溢性角化病（主要是激惹型和炎症型）有关。重要的是要注意细胞异型性和生长方式。激惹型脂溢性角化病中角质形成细胞胞核呈圆形至椭圆形，染色质细腻，缺乏鳞状细胞癌中所见的核非典型性（见下文）。散在增大的细胞核伴空泡状染色质和小核仁，或多核的角质形成细胞可见于激惹型脂溢性角化病中，出现这些改变不能诊断为原位癌。

脂溢性角化病与寻常疣　低倍镜下，脂溢性角化病和寻常疣可表现出相似的轮廓，可能难以鉴别。脂溢性角化病表皮可有明显的乳头瘤样外生性突起，然而，脂溢性角化病也常见显著的网篮样正型角化，而疣常有致密的角化过度和角化不全。表皮呈非常尖锐的乳头瘤样突起伴有细长的柱状角化不全、真皮乳头血管增生伴毛细血管襻扩张扭曲，以及角质层内浆液渗出支持疣的诊断，但这些特征中的任何一种偶尔也可见于脂溢性角化病。病毒引起的细胞改变（有核周空晕的挖空细胞）更有助于确诊疣。然而，并非所有的疣在组织学上均可见到典型的挖空细胞改变。

脂溢性角化病与透明细胞棘皮瘤　脂溢性角

化病局部可见透明细胞的特征，而病变的其余部分均表现为脂溢性角化病的典型特征。对整个病变中一致存在下文描述的典型特征的小丘疹仍然保留透明细胞棘皮瘤这个术语。

脂溢性角化病与苔藓样角化病　脂溢性角化病可伴有皮肤海绵水肿或苔藓样炎症反应，或两者的混合。如果苔藓样炎症反应在整个病变区很明显，也可使用苔藓样角化病这一术语（许多苔藓样角化病仅仅代表一种炎症型苔藓样脂溢性角化病，在这种情况下，炎症型脂溢性角化病和苔藓样角化病纯粹是语义上的区别）。

色素性脂溢性角化病与角化性黑色素细胞病变　色素型脂溢性角化病需要与黑色素细胞痣和恶性黑色素瘤进行鉴别。黑色素细胞肿瘤表现为单个黑色素细胞的密度明显增加和（或）黑色素细胞巢。

（1）脂溢性角化病与角化性黑色素细胞痣：黑色素细胞痣可表现为与脂溢性角化病难以区分的表皮轮廓，或者形成碰撞性病变。当黑色素细胞的增生程度轻微时，快速浏览切片可能会被忽视。有的病变粗看时具有色素性脂溢性角化病的特征，需要连续切片才能识别病变内的黑色素细胞痣。

（2）脂溢性角化病与黑色素瘤：与黑色素细胞痣一样，黑色素瘤的某些亚型具有脂溢性角化病样表皮轮廓，如果不在高倍镜下观察，可能会漏诊。此外，黑色素瘤可与脂溢性角化病并存，并植入其中。因此，应谨慎地用高倍镜仔细观察色素性脂溢性角化病样病变，以排除并存黑色素细胞肿瘤的可能性。对于植入脂溢性角化病中的黑色素细胞，如果其细胞学形态温和（所谓黑色素棘皮瘤），不应误认为原位黑色素瘤。有时也可见到基底层角质形成细胞透明细胞改变，类似雀斑的黑色素细胞增生。如有疑问，使用上皮分化标记物（如AE1/AE3或34βE12）和黑色素细胞分化标记物（如Melan-A）做免疫组化染色，可证实是否存在黑色素细胞肿瘤。

有蒂的脂溢性角化病与软垂疣　临床上，有蒂的脂溢性角化病的外观可能类似皮赘。组织学上，这些病变可通过表皮增生、角化过度以及其他特征，如假性角囊肿而与软垂疣相区分。

脂溢性角化病与乳头和乳晕痣样角化过度症　两者组织学均可出现乳头瘤样表皮增生和角化过度，因此，临床病史对两者的鉴别就尤为重要。病变局限于（单侧或双侧）乳头和乳晕并伴有色素沉着，是乳头和乳晕痣样角化过度症的临床特征。

脂溢性角化病与黑棘皮病

黑棘皮病很少出现脂溢性角化病那样显著的表皮增生和角化过度。但是，两者的区别在临床上就能很好地鉴别。

预后和治疗

脂溢性角化病是良性病变。患者关注本病通常只是出于美容的目的。激惹型脂溢性角化病可因瘙痒困扰患者，通常因此而接受治疗。因为脂溢性角化病临床上可能会类似于恶性肿瘤，活检通常是为了鉴别诊断以排除其他肿瘤（如癌或黑色素瘤）。处理方式可从观察随访到冷冻疗法、电灼法或刮除术。

10.1.3.2 大细胞棘皮瘤

临床表现

大细胞棘皮瘤是一种边界清楚、略有鳞屑、微隆起的丘疹或棕褐色斑块，多位于头部和四肢日光暴露部位。丘疹可呈棕褐色和肉色，更常见于有光损伤史的老年人。

组织学特征

通常表现为角质层轻度角化过度和表皮略微增厚。在表皮的局限性区域内，可见增大的角质形成细胞聚集，细胞核成比例增大（图10.22）。病变角质形成细胞可见于表皮各层，体积约是正常细胞的两倍。上皮脚往往呈球茎状。核增大，但核染色质细，类似于正常的表皮角质形成细胞。无深染或明显的核仁。核分裂仅见于基底层。

鉴别诊断

临床上，本病并不是一种非常特殊的病变，大多数病例被诊断为脂溢性角化病、日光性雀斑样痣、色素型日光性角化病或Bowen病。组织学上可能会与鳞状细胞原位癌混淆。然而，大细胞棘皮瘤缺乏鳞状细胞癌的异型性和非正常成熟。有些病理医师把大细胞棘皮瘤视为日光性雀斑样痣或色素型日光性角化病的变异型。尽管有学者质疑，出现形态温和但体积过大的角质形成细胞，能否作为一种独立的疾病。不过仍有理由像本章这样单独来讨论大细胞棘皮瘤。最主要的原因是提请大家注意这一事实，即大细胞核也可见于良性色素性角质形成细胞病变。认识到这一现象有助于避免把此类良性病变误诊为鳞状细胞原位癌。

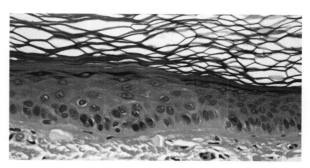

图10.22 大细胞棘皮瘤　与邻近的正常角质形成细胞相比，大细胞棘皮瘤角质形成细胞核增大，但无深染。可见成熟现象。常见色素沉着

预后和治疗

病变为良性，无需治疗。

10.1.3.3 透明细胞棘皮瘤

临床表现

透明细胞棘皮瘤也称为苍白细胞棘皮瘤和
Degos棘皮瘤（表10.5）。本病少见，表现为红色
或红褐色圆顶状丘疹，生长缓慢，边界非常清楚
（图10.23）。常有一个薄的、略带白色、周边有鳞
屑的衣领状环。透明细胞棘皮瘤大多发生在中老
年人的腿部，直径通常小于1cm。

表10.5　透明细胞棘皮瘤——临床表现

患者组别
成人
病变部位
通常发生在腿部
临床表现
粉红色丘疹，周围有鳞屑
通常活检以排除基底细胞癌
预后和治疗
良性病变
无需进一步治疗

组织学特征

透明细胞棘皮瘤的特征表现为淡染的角质形
成细胞聚集成片，病变边缘与正常表皮具有明显
的界限（图10.24）。这些角质形成细胞可从颗粒层
向下延伸，但有时并未累及基底层。由于细胞质
丰富，单个细胞可能显得比其邻近的正常角质形
成细胞大，但核大小维持不变。

顾名思义，棘皮症有棘层增厚表现，呈带状
延伸跨过病变顶部。常见轻度海绵水肿、中性粒
细胞侵入表皮、乳头上方表皮变薄和真皮乳头水
肿。通常不累及附属器上皮。角化不全的角质层
内可见簇状中性粒细胞聚集。病变表面灶性糜烂

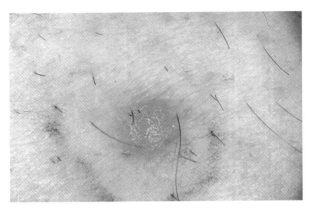

图10.23　透明细胞棘皮瘤　一个局限性小而红的
丘疹（位于大腿）

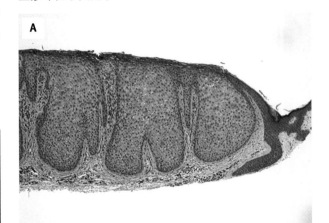

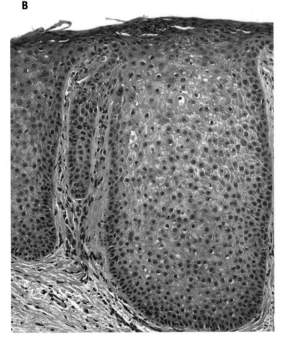

图10.24　透明细胞棘皮瘤　A. 透明细胞棘皮瘤：
银屑病样表皮增生。病变的角质形成细胞胞质淡染，明
显不同于邻近的正常表皮。B. 表面常糜烂。病变内常
见中性粒细胞

并不少见。使用淀粉酶和非淀粉酶消化后PAS染色证实，角质形成细胞的苍白胞质乃因胞质内糖原积聚所致。透明细胞棘皮瘤的病理学归纳于表10.6。

表10.6　透明细胞棘皮瘤——病理学

组织学特征
表皮增生
病变细胞的胞质透明/淡染
常见衣领状环
常见表面糜烂
常见上皮内中性粒细胞
鉴别诊断
银屑病
激惹型脂溢性角化病

鉴别诊断

临床上，透明细胞棘皮瘤鉴别诊断包括皮肤纤维瘤、血管瘤，有时可能还需与激惹型脂溢性角化病相鉴别。组织学上，透明细胞棘皮瘤需要与激惹型脂溢性角化病和鳞状细胞癌内的透明细胞改变相鉴别。透明细胞棘皮瘤可出现角质层内中性粒细胞浸润、银屑病样表皮增生、颗粒层变薄或消失以及真皮乳头血管增生，如果缺乏临床病史，这些改变需要与银屑病相鉴别。

预后和治疗

透明细胞棘皮瘤取活检通常是为了排除其他病变，如基底细胞癌。活检常可将肿块完全切除，如果仍有残留，患者出于美容原因希望去除，采取液氮冷冻治疗通常有效。

10.1.3.4 棘层松解性棘皮瘤

临床表现

表现为一个孤立的肉色至黄褐色无症状的丘疹，表面粗糙。通常发生在老年人的躯干，不累及手掌、足底和黏膜。

组织学特征

增厚的角质层呈正型角化。表皮呈不规则棘层增厚，伴有颗粒层增厚和乳头状瘤病。棘层松解可累及表皮任何层面，但在棘层下方更明显（图10.25）。角质形成细胞松散地聚合在一起，呈现局灶性黏附性下降改变，此处的细胞表面呈圆形，缺乏细胞间桥连接。

鉴别诊断

棘层松解性棘皮瘤的特征类似于Hailey-Hailey病（家族性良性天疱疮）、寻常型天疱疮、Grover病或Darier-White病。本病为孤立性病变，此特征有助于鉴别上述病变。棘层松解性棘皮瘤也可类似于疣状角化不良瘤，但后者具有疣样特征，更倾向内生性生长（见下文）。

预后和治疗

此病为良性，无须治疗。

10.1.3.5 疣状角化不良瘤

临床表现

疣状角化不良瘤是一种良性疣状赘生物，通常发生于中老年人的头颈部。表现为一个肉色至褐色、角化过度的丘疹。

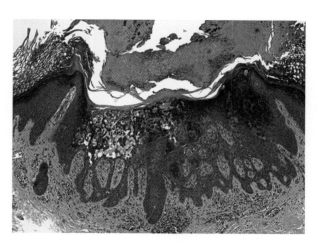

图10.25　棘层松解型棘皮瘤　**棘皮瘤伴局灶性棘层松解**

组织学特征

疣状角化不良瘤通常为局限性病变，表现为鳞状上皮呈杯状内陷，伴有基底层上方的棘层松解性裂隙形成（图10.26）。病变中心充满角化物。基底细胞层角质形成细胞下方的真皮乳头似绒毛状突向棘层松解所形成的腔隙内。角质栓内可见谷粒样结构（具有细长深染的核和嗜酸性胞质的角化不良细胞）。

鉴别诊断

临床上，这种孤立性病变最常与寻常疣混淆。组织学上，疣状角化不良瘤需要与棘层松解性皮肤病（如Darier病、Grover病）以及棘层松解性日光性角化病和鳞状细胞癌进行鉴别。

预后和治疗

本病是一种良性病变，与人乳头状瘤病毒感染无关。无需临床干预。活检常能达到完整切除的目的。

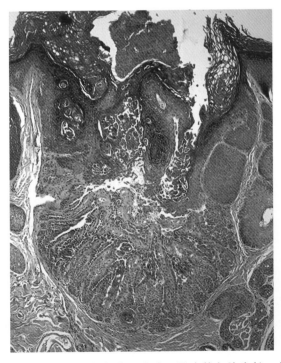

图10.26　疣状角化不良瘤　呈疣状向外生长。向内生长的成分可见基底层上棘层松解

10.1.3.6 良性苔藓样角化病（扁平苔藓样角化病）

临床表现

苔藓样角化病表现为一个孤立的肉色至黄褐色扁平的丘疹（图10.27）。好发于老年妇女的臂部和上胸部。临床上可类似于基底细胞癌，活检通常是为了排除基底细胞癌或黑色素细胞肿瘤。苔藓样角化病很可能代表具有显著苔藓样组织反应的脂溢性角化病和（或）日光性雀斑样痣的变异型。苔藓样角化病的临床资料归纳于表10.7。

表10.7　良性苔藓样角化病——临床表现

患者组别 中年或老年白种人
病变部位 胸部，但任何部位均可发生
临床表现 红色丘疹 棕色斑
临床联系 可与基底细胞癌或鳞状细胞癌混淆 可与黑色素细胞肿瘤混淆
预后和治疗 良性病变，常削除 无需进一步治疗，除非由于美观或全身性因素 可通过局部破坏性治疗（如冷冻疗法）除去

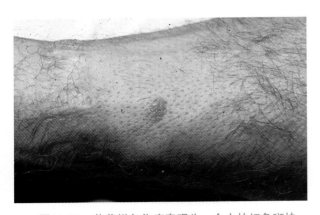

图10.27　苔藓样角化病表现为一个小的红色斑块

组织学特征

表皮增生的范围和伴随炎症的程度存在相当大的差异，炎症通常呈密集的带状，以淋巴细胞为主（图10.28）。常见角化不全，此特征有助于区分良性苔藓样角化病和特发性扁平苔藓。同扁平苔藓一样，楔形颗粒层增厚、上皮脚呈锯齿状伴空泡变性和基底层角质形成细胞鳞化是特征性表现。在邻近真皮—表皮交界处的真皮乳头浅层可见大小与角质形成细胞类似的嗜酸性小球聚集（图10.29）。这些小球有许多名称，如透明小体、细胞样小体或Civatte小体，代表着坏死的角质形成细胞。浸润性炎症细胞中常含有噬黑色素细胞，并且有时可明显，特别是当其他炎症细胞很少时，因而类似于色素性病变。必须注意不要把真皮表皮交界处的簇状淋巴细胞和（或）色素性角质形成细胞与真正的黑色素细胞巢相混淆，前者可形成所谓"假巢"。苔藓样角化病的病理学特征归纳于表10.8。

表10.8 良性苔藓样角化病——病理学

组织学特征
表皮增生（程度不等）
角化过度和角化不全
苔藓样炎症反应，Civatte小体
真皮内数量不等的噬黑色素细胞

鉴别诊断
扁平苔藓（临床联系，如黏膜病变？）
苔藓样药物反应（新近用药的临床病史？）
炎性和（或）消退的黑色素细胞病变（黑色素细胞密度增加？有黑色素细胞巢）
蕈样霉菌病（异型淋巴细胞，临床表现）

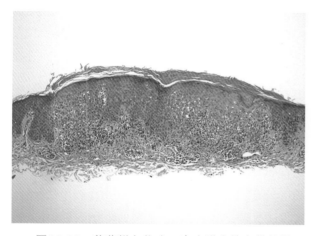

图10.28 苔藓样角化病 **表皮增生伴有带状淋巴细胞浸润**

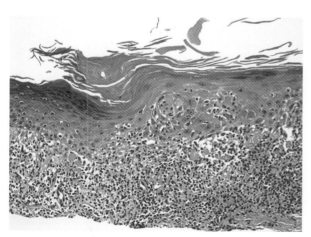

图10.29 苔藓样角化病 **真皮—表皮交界处和真皮乳头中可见数个嗜酸性小球（Civatte小体）**

鉴别诊断

临床鉴别包括基底细胞癌、Bowen病、激惹型脂溢性角化病、炎症后色素沉着和黑色素细胞病变。偶而，如果出现数个丘疹，可类似皮肤狼疮、多形性日光疹或光敏性药疹等日光性皮炎病变。组织学上，鉴别诊断包括扁平苔藓、炎症型日光性角化病和退行性黑色素细胞病变。其他具有苔藓样反应类型的疾病可能也需考虑，如线状苔藓、慢性苔藓样角化病、红斑狼疮、苔藓样药疹、多形性红斑和蕈样真菌病等。

苔藓样角化病与扁平苔藓 临床病史很有帮助。例如，如果患者仅表现为胸部孤立性红色丘疹，而皮肤或黏膜没有其他扁平苔藓的特征，临床上可能怀疑是基底细胞癌，而组织学显示扁平苔藓特征，则此病变是苔藓样（扁平苔藓样）角化病。组织学上，苔藓样角化病与扁平苔藓有细微的特征差异。与后者相比，苔藓样角化病更可能出现角化不全，而不大可能出现显著的颗粒层增厚。

苔藓样角化病与炎症型日光性角化病 苔藓样角化病与日光性角化病的区别在于缺乏核深染

的非典型基底层角质形成细胞。当非常密集的炎症细胞浸润掩盖基底层角质形成细胞使其模糊不清时，对这一特征可能很难或无法评估。此时最好观察病变的周围。苔藓样角化病在其病变周围常显示日光性雀斑痣或脂溢性角化病的特征，而苔藓样日光性角化病则在远离致密炎症处显示脂溢性角化病特征。同时注意有无日光性弹性组织变性也很有帮助。（如没有显著的日光性弹性组织变性，日光性角化病的可能性较小）。

苔藓样角化病与蕈样真菌病　有时，可能会面临必须要鉴别斑片或斑块病变是蕈样真菌病还是苔藓样角化病的问题（如有蕈样真菌病病史的患者可出现苔藓样角化病样病变）。蕈样真菌病通常淋巴细胞核深染，核膜不规则，苔藓样角化病则缺乏此特征。另一有用的特征是真皮间质。蕈样真菌病真皮乳头常发生纤维化，而苔藓样角化病往往表现为水肿。此外，苔藓样角化病常出现比蕈样真菌病更明显的表皮增生。Civatte小体也是一个有用的诊断线索，常见于苔藓样角化病，而蕈样真菌病罕见。

苔藓样角化病与退行性黑色素细胞病变　退行性黑色素细胞病变有时可与苔藓样角化病有相似的组织学特征。临床病史（有先前存在的痣的证据）和任何残余的黑色素细胞肿瘤组织学证据（如存在黑色素细胞巢或孤立的黑色素细胞数目明显灶性增加）都是正确诊断的依据。用黑色素细胞分化的标记物做免疫组化染色有时可能有助于诊断。然而，在解读此结果时要谨慎。苔藓样角化病可出现沿真皮—表皮交界处分布的孤立性黑色素细胞数目轻度增多，这并不能提示就是黑色素细胞肿瘤。

苔藓样角化病与基底细胞癌　如果能识别出基底细胞癌的细胞巢，苔藓样角化病与基底细胞癌的鉴别就简单了。然而，有时基底细胞癌周边都是苔藓样角化病的特征，病理医生可能会根据最初层面的切片很快做出苔藓样角化病的诊断，而活检标本的深层切片可能会出现基底细胞癌，这是一个诊断陷阱。如果临床上怀疑是基底细胞癌而最初层面切片提示是苔藓样角化病，应

仔细观察组织切面的大小（往下深切时，切面增大吗？增大则可能尚未切到最大层面）和细微的组织学改变（如明显的间质改变，局灶中断的间质），可促使病理医生进一步深切，获得更多层面的切片，从而更明确地排除基底细胞癌。

预后和治疗

苔藓样角化病通常活检以排除其他肿瘤，尤其是基底细胞癌或黑色素细胞肿瘤。如果诊断明确，无需进一步手术。苔藓样角化病一般会自行发消退，有报道局部外用糖皮质激素可使其消退。

10.1.3.7 汗孔角化病

汗孔角化病是一种遗传性皮肤病，包括一系列鳞状上皮的病变，组织学上出现圆锥形板层（cornoid lamellae）结构为其特征。

临床表现

汗孔角化病通常表现为一个圆形或椭圆形病变，周围组织角化过度（图10.30~图10.32）。几种临床亚型已有描述，包括Mibelli汗孔角化病和播散性浅表日光性汗孔角化病（DSAP）。Mibelli型多发生在儿童。一般开始时表现为一个小的角化丘疹，向周边扩散，然后形成一个中央萎缩周边角化的病灶。播散性浅表日光性汗孔角化病表现为多个浅表

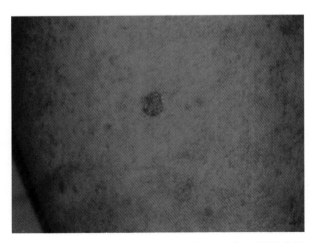

图10.30　汗孔角化病　一个圆形病变，周围边缘角化过度，中央萎缩

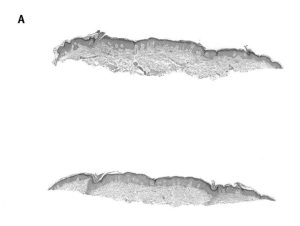
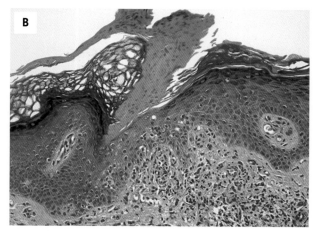

图10.31　汗孔角化病　　A. 低倍镜下显示圆锥形板层成角状朝向病变中心。B. 角化不全柱（圆锥形板层）成一定角度嵌入表皮。下方表皮显示颗粒细胞层局灶性缺失和角化不良

的角化性小斑点，呈环状，红色，多见于成人日光暴露区皮肤，尤其是前臂和腿部。点状型、线状型、网状型、带状疱疹样型和许多其他亚型的汗孔角化病也已有描述。一直以来认为汗孔角化病与免疫抑制有关。汗孔角化病的临床资料归纳于表10.9。

表10.9　汗孔角化病——临床表现

患者组别和病变累及部位
取决于临床亚型

临床表现
红斑状圆形病变（丘疹或斑块），隆起的角化过度边缘

临床变异型（选列其中一部分）
Mibelli型（罕见）：儿童期出现的斑块，最常位于四肢
播散性浅表日光性汗孔角化病（最常见类型）：薄的丘疹，通常位于成年女性腿部
点状型汗孔角化病：青少年或年轻成人手掌或足底孤立的小丘疹
线状型汗孔角化病：儿童沿Blaschko线分布的线状病变

预后和治疗
良性病变；罕见情况下，鳞状细胞癌的发生可与汗孔角化病有关
手术切除
局部外用5-氟尿嘧啶、维A酸或咪喹莫特，冷冻疗法

组织学特征

圆锥形板层是汗孔角化病的标志性结构（表10.10）。圆锥形板层是一个薄的角化不全的柱状结构，位于缺乏颗粒层或颗粒层细胞减少的表皮上

方，在其下方的棘细胞层内散在分布角化不良细胞（图10.31，图10.32）。在汗孔角化病中，圆锥形板层分布成一定角度，即其下方部分指向病变的萎缩中心。可见多个圆锥形板层。圆锥形板层之间的表皮可显示多种改变，通常但不总是出现萎缩，其上表皮角化过度。在掌跖播散性汗孔角化病中，病变中心和周围的正型角化厚于角化不全柱。真皮浅层常见血管增多和炎症细胞浸润。也常见苔藓样炎症反应。

表10.10　汗孔角化病——病理学

组织学特征
圆锥形板层（与病变中心成一定角度的角化不全柱，柱下方缺乏颗粒细胞层）
中心可萎缩或棘细胞增生
苔藓样反应常见

鉴别诊断
鳞状细胞癌
苔藓样角化病
表皮痣

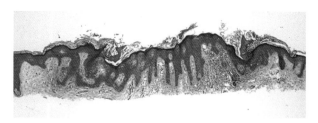

图10.32　汗孔角化病　　大多数汗孔角化病表现为中心表皮萎缩，但此例汗孔角化病中心增生。如图所示的伴随的苔藓样炎症反应并不少见

鉴别诊断

圆锥形板层具有特征性，但并非汗孔角化病所特有。孤立的圆锥形板层可见于各种鳞状上皮肿瘤性病变（角化病、癌）或增生（如疣）中。结合临床和缺乏其他诊断的组织学特征在鉴别诊断中很重要。明确诊断必须看到圆锥状板，故如果临床医生怀疑是汗孔角化病，在横跨外周轮廓的边缘处取活检非常重要。

预后和治疗

汗孔角化病本身是良性的，但因偶尔可发展为鳞状细胞癌而变得复杂。汗孔角化病可采取局灶破坏性治疗（冷冻疗法）或局部外用药进行治疗（如咪喹莫特、维A酸或其他药物）。

10.2 表皮内鳞状上皮前驱病变：角质形成细胞异型增生和鳞状细胞原位癌（非浸润性癌）

鳞状细胞癌的发生同其他癌一样，经历浸润前肿瘤到浸润性肿瘤的演变过程。间质浸润前的表皮内肿瘤发生相关的组织学改变历史上曾称为"异型增生"和"原位癌"。尽管已经提出异型增生的分级体系（轻-中-重度异型增生，低级别与高级别"异型增生"或"上皮内瘤变"Ⅰ级到Ⅲ级），并且黏膜部位鳞状细胞癌的癌前病变的分级模式已广泛应用（如宫颈上皮内瘤变Ⅰ级到Ⅲ级），但对皮肤鳞状细胞癌来说，目前还没有可用的达成共识的相似术语。

如果鳞状上皮细胞层表现为全层异型和明显紊乱，病理医生一致将此病变诊断为鳞状细胞原位癌。然而，对于异型不足全层的"较早"病变的最佳术语，尤其是对于是否继续应用日光性角化病这一术语，仍有争议。有学者认为日光性角化病只不过就是早期鳞状细胞癌，因为日光性角化病的特征常与浸润性鳞状细胞癌相关，并且鳞状细胞癌上方被覆表皮的异型未达全层时也可浸润真皮。尽管如此，至少到目前为止，继续区分日光性角化病和明确的鳞状细胞癌对患者是有利的。许多日光性角化

病并不会进展到浸润性癌。它们中的绝大多数似乎并不需要手术治疗，局部治疗即有效，甚至可自然消退。为了减少对患者的伤害，应避免不加选择地手术切除。对于仅有轻度（或低级别）异型增生（如仅基底层有异型性）的日光损伤性皮肤的鳞状上皮增生性病变，由于日光性角化病名称的缺陷，应谨慎地使用日光性角化病这个诊断术语。

10.2.1 日光性角化病和日光性鳞状细胞原位癌谱系

临床表现

日光性角化病（actinic keratosis，AK）这一术语由Pinkus在1958年提出，1926年Freudenthal曾称之为老年性角化病（Keratoma senilis）。日光性角化病这个名词用于描述一种与日光照射有关的角化增生的临床病变，不管其组织学和生物学如何（表10.11）。现在已认识到日光性角化病本质上就是一种与日光或其他辐射有关的非浸润性表皮角质形成细胞的异型增生（或早期瘤变/癌变）。就此而言，它代表了皮肤鳞状细胞癌的主要前驱病变。日光性角化病和日光性鳞状细胞原位癌病变（日光性角化病背景上发生的全层上皮异型），如果试图做出这样区分的话，临床通常表现为有鳞屑的红色斑丘疹、红斑或斑块，常见于中年人日光暴露的部位，如面部、头皮、耳和手背（图10.33，图10.34）。大部分病灶较小，直径一般为2~6mm。它们是光损伤的标志。日光性角化病常见于肤色白皙的个体。

表10.11 日光性角化病——临床表现

患者组别
白人常见（成人中超过40%在澳大利亚）
常见于年长者
病变部位
最常见于头、颈部和上肢
临床表现
有鳞屑的红斑状病变
预后和治疗
可进展为浸润性鳞状细胞癌
局部治疗（液氮、5-氟尿嘧啶、咪喹莫特）或手术

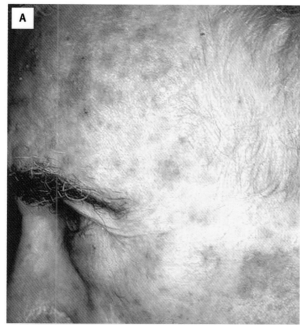

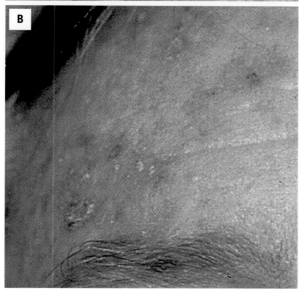

图10.33　日光性角化病　A. 面部可见多个扁平的红斑。B. 前额大的红斑伴有程度不等的鳞屑

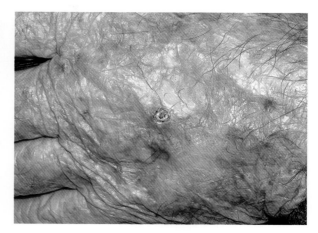

图10.34　手背肥厚型日光性角化病

表10.12　日光性角化病——病理学

组织学特征
基底角质细胞异型性（狭长、深染的核）；基底层上异型性常见，至少是局灶性的 早期病变中，角化不全和正型角化区域（位于皮肤属器癌之上）交替出现（"标志性特征"）；后期病变常呈融合性角化不全 日光性弹性组织变性和不同程度的炎症 组织学亚型：肥厚型、棘层松解型、增生型、色素型、苔藓样型
鉴别诊断
鳞状细胞癌 脂溢性角化病 恶性雀斑样痣（与色素型日光性角化病鉴别） 化学治疗影响

组织学特征

日光性角化病有多种组织学亚型，其共同特征为异型的角质形成细胞主要累及表皮基底细胞层（表10.12）。近皮肤表面也可见到成熟的角质形成细胞并伴有角化过度（图10.35）。基底层角质形成细胞核增大细长，深染，核常重叠。其上的棘层角质形成细胞胞质常呈苍白色。通常可见角质层的角化不全。

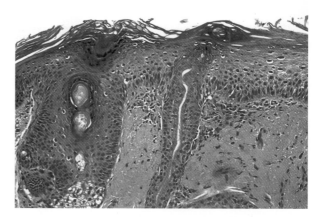

图10.35　日光性角化病　基底角质形成细胞异型性、角化不全和日光性弹性组织变性是其特征。在早期病变中，附属器结构无上皮异型性和角化不全

在日光性角化病早期病变中，附属器结构（如毛囊或汗管末端部分）上方仍然可见网篮状鳞屑（图10.35），皮肤附属器角质形成细胞无异型性。角质层中呈横向分布的角化不全和正型角化交替出现，为其"标志"性表现。后期，非典型角质形成细胞可出现于毛囊漏斗或末端汗管的基底细胞层或其上方（图10.36），和（或）出现于表皮的棘细胞层（图10.37）。表皮通常增厚，但也可变薄、萎缩。日光性角化病下方的真皮浅层的特征表现为日光性弹性纤维变性并常伴有血管扩张。日光性弹性纤维变性可很明显，以至于取代或推挤外观正常的胶原，充满整个真皮乳头区域。

日光性角化病增生型或肥厚型常见于手背和前臂。此型日光性角化病特征表现为不规则银屑病样增生、角质层常明显增厚，后者交替出现正型角化不全和过度不全角化（图10.38）。出现显著的颗粒细胞层和间质改变（如真皮乳头血管扩张、纤维化或出血），提示这些病变可能是日光性角化病，但也可能与慢性单纯性苔藓的特征有重叠。

增生型日光性角化病是日光性角化病的亚型，其特征是基底层的异型角质形成细胞向下形成多个细长的上皮脚样突起（图10.39）。这些突起常累及皮肤附属器结构，这可能就是增生型日光性角化病比其他类型日光性角化病对标准的局部治疗

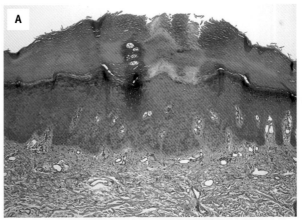

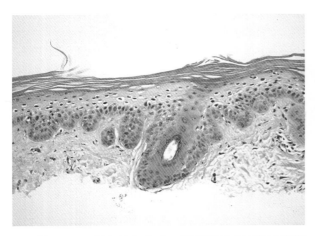

图10.36　日光性角化病　基底层不典型性呈连续性，并延伸至毛囊漏斗。棘细胞层中成熟的角质形成细胞胞质淡染

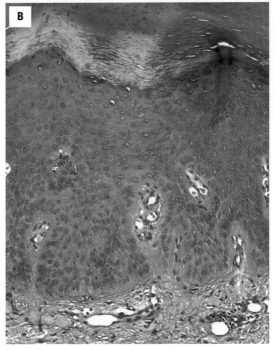

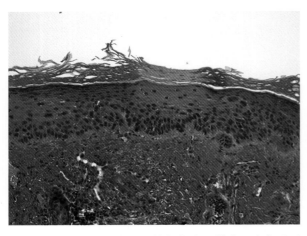

图10.37　晚期的日光性角化病　基底层上角质形成细胞显著异型性，累及棘层

图10.38　肥厚型日光性角化病　A. 表皮和角质层增厚。颗粒细胞层局灶性明显。B. 基底角质形成细胞显示非典型的核深染

更易耐受的原因。

日光性角化病可呈色素性和伴有表皮角质形成细胞内黑色素颗粒增加（图10.40，图10.41）。黑色素也可出现在真皮浅层的巨噬细胞内。有时表

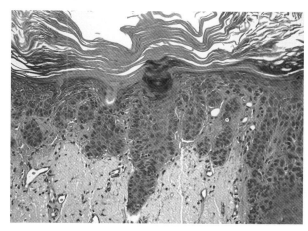

图10.39 增生型日光性角化病 上皮脚样突起呈细长延伸，基底层角质形成细胞具有非典型性

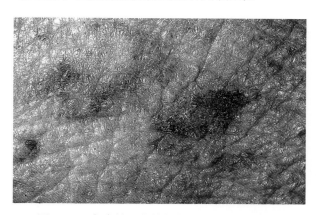

图10.40 色素性日光性角化病 褐色有鳞屑的斑

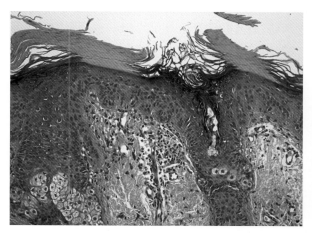

图10.41 色素性日光性角化病 日光性角化病，伴有角质形成细胞内黑色素沉积增加。有时色素沉着也可与噬黑色素细胞存在或黑色素细胞增生有关

皮内黑色素细胞数目也可略有增加，此乃日光引起的黑色素细胞增生的表现。

苔藓样型日光性角化病可见以淋巴细胞为主的带状炎症细胞浸润。它与良性苔藓样角化病或扁平苔藓样角化病不同之处在于可见异型性日光型角质形成细胞（胞核细长、深染），可见基底细胞空泡变和Civatte小体。

棘层松解型日光性角化病的特征是细胞黏附性下降。表皮内可见裂隙，尤其是在基底细胞层非典型角质形成细胞和棘细胞层中异型性较小或正常成熟的棘细胞之间（图10.42）。在观察棘层松解型日光性角化病时，应谨慎并采取连续切片，因为有些病变可伴有组织学不易观察到的微小浸润性鳞状细胞癌（图10.43）。

尽管日光性角化病中异型的角质形成细胞最初并且常常局限在基底细胞层和棘细胞层下部，但随着病程进展，到后期，棘细胞层中上部，甚至颗粒细胞层也可见到局灶性异型细胞。当出现全层异型性和细胞成熟异常，即可使用鳞状细胞原位癌这一术语（图10.44）。这个问题貌似简单，而在实际工作中，日光性角化病背景中出现全层或"接近全层"的异型性（重度异型增生），皮肤病理医师们对如何处理这一组织学特征仍存在很多争论。许多学者仍喜欢用日光性角化病这个术语来描述所有的病变，或者称之为Bowen样日光性角化病、日光性角化病伴重度异型增生或日光性

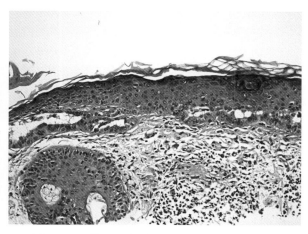

图10.42 棘层松解性日光性角化病 由于棘层松解，在基底层和基底层上的角质形成细胞之间可见裂隙

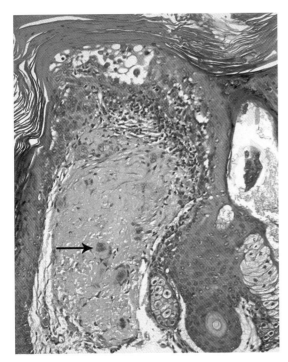

图10.43 微小浸润性鳞状细胞癌 真皮乳头中可见孤立的和小团状的非典型角质形成细胞（箭头所指处）。这个微小浸润性鳞状细胞癌的发生与棘层松解型日光性角化病有关

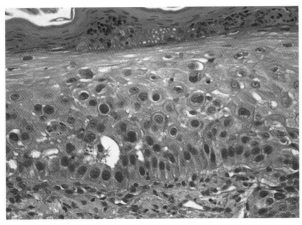

图10.44 原位（表皮内）鳞状细胞癌 表皮全层异型及正常成熟现象消失，显示为原位（表皮内）鳞状细胞癌。这一特征出现于日光性角化病的背景中

角化病伴局灶转变为鳞状细胞原位癌。其他学者则简单地报告为鳞状细胞原位癌，或者称之为发生在日光性角化病背景上的鳞状细胞原位癌或日光性鳞状细胞原位癌。我们认为，没有任何理由认为重度异型增生或Bowen样日光性角化病在生物学行为方面与鳞状细胞原位癌有什么明显不同。

鉴别诊断

日光性角化病与良性角化病 临床上和组织学上，主要与良性角化病和浸润性鳞状细胞癌鉴别。日光性角化病不同于脂溢性角化病，前者基底层角质形成细胞核深染、增大。前者角质层常见角化不全，而后者角质层常呈网篮状。假性角质囊肿也常见于脂溢性角化病中，并非日光性角化病的特征。虽然脂溢性角化病和日光性角化病的鉴别通常很简单，但有时活检标本较小，要区别两者也可能有些困难，因为日光暴露引起的脂溢性角化病也可出现局灶性日光型角质形成细胞异型性，激惹型脂溢性角化病也可有增大的细胞核，并且脂溢性角化病和日光性角化病可能会同时并存。

汗孔角化病与日光性角化病不同之处在于无基底层角质形成细胞异型性和出现圆锥形板层。同样，苔藓样角化病没有日光性角化病中深染的细胞核。然而，在较小的活检标本中两者的鉴别可能有些困难，因为日光性角化病也可伴有带状炎症细胞浸润。如果病变出现非炎性病变区，则较易诊断。在苔藓样角化病中，非炎性病变区常见于病灶的周边，往往显示脂溢性角化病或日光性雀斑痣的特点，而苔藓样日光性角化病则显示典型的日光性角化病的特点。

色素性日光性角化病与日光性雀斑痣或恶性雀斑样痣 色素性日光性角化病需要与日光性雀斑痣和原位黑色素瘤相鉴别。日光性雀斑痣角质形成细胞无异型性，原位黑色素瘤具有增生的非典型黑色素细胞。后者在病变早期或出现苔藓样炎症反应时可能难以发现。此外，原位黑色素瘤可与日光性角化病同时发生（碰撞）并移植到其中。仔细观察表皮内融合的黑色素细胞密度是否增加，或是否出现黑色素细胞巢，这一点至关重要。对于疑难病例，应用小眼球相关转录因子（MITF）做免疫组化染色可能有助于更好地评估表皮内黑色素细胞的数量和在表皮内的分布情况。

棘层松解型日光性角化病与棘层松解型鳞状细胞癌或良性棘层松解性病变 棘层松解型日光性角化病可能很难与浸润性鳞状细胞癌相鉴别。

单个细胞的浸润可发生在没有间质反应的情况下，组织学上可能难以发现。棘层松解型日光性角化病不仅要与浸润性鳞状细胞癌鉴别，而且也需与其他棘层松解性病变相鉴别。棘层松解型棘皮瘤缺乏日光性角化病的角质形成细胞的异型性。Grover病和Darier病也无异型性并具有独特的临床表现。疱疹性皮炎在鉴别诊断时也需考虑，但可见于病毒引起的细胞改变。

日光性角化病与化疗药引起的非典型性　有时光损伤皮肤接受化疗的患者，表皮可发生病变，组织学表现为角质形成细胞非典型性和细胞成熟异常，如果病理医生不了解患者的病史，可能会与日光性角化病或鳞状细胞原位癌混淆。

预后和治疗

大多数日光性角化病并不进展为明确的浸润癌。特定的日光性角化病恶变为浸润性鳞状细胞癌的概率估计每年每个病变从0.075%至1%，但因若干原因，很难精确地统计这种现象的发生率。较高的估计（高达20%，超过10年未经处理的病变）以及较低的估计（0.025%），在日光性角化病进展为鳞状细胞癌的文献中均有记载。然而，在讨论进展为鳞状细胞癌的风险时，应当牢记许多日光性角化病患者往往有多个病灶，累积风险取决于病灶的数目和持续的时间。在多发性日光性角化病患者中，终身至少患一次浸润性鳞状细胞癌的风险很可能在10%范围内。

大多数单个或局限的日光性角化病和日光性鳞状细胞原位癌病变采用冷冻治疗，有可能出现疼痛、形成水疱、感染以及炎症后色素改变。多发性病变或累及范围更广泛的病变通常局部外用5-氟尿嘧啶、非甾体抗炎药或咪喹莫特治疗。对于累及范围广泛的病变，也可采用光动力疗法，但似乎只有在除去角化过度的鳞屑后才有效。

如果日光性角化病累及毛囊，应将此现象报告给临床医生，因为这可能会导致局部外用药治疗无效。例如，累及毛囊漏斗部的日光性角化病经冷冻治疗可导致病变复发，因为破坏病变所需要的温度可能穿透不到受累毛囊的深度。这种情况下，应采取更具破坏性治疗方式，如电灼术、刮除术、切除术，甚至Mohs显微手术。

临床处理方面的问题有时是由于临床与病理交流时使用的术语不一致。由于一些皮肤病理医师把所有的日光性角化病均称为日光性角化型鳞状细胞癌，此处描述为日光性角化病的一些患者可能不需要接受手术治疗，即使病变可能已经进行了局部治疗。在对术语还未形成一个广泛的共识的情况下，对临床医生和病理医生来说，了解对方所用术语的真正含义是很重要的。

如果初次浅表削除活检显示鳞状细胞原位癌的证据或具有令人担忧特征的日光性角化病，如棘层松解，并且未见到表皮和（或）病变的基底，此时需要与临床医生沟通。因取样表浅，浸润癌不能排除。一种审慎的解决方法就是在原来部位重新活检，并且标本中要包含真皮浅层。

10.2.2 Bowen样鳞状细胞原位癌（Bowen病及其亚型）

当异型角质形成细胞主要累及棘细胞层时，鳞状细胞原位癌在组织学上称为Bowen样。现在认为Bowen样鳞状细胞原位癌的许多病变源自先前存在的人乳头状瘤病毒（HPV）感染。Bowen样鳞状细胞原位癌病变中已经检测出多种不同类型的HPV。其他病因包括接触砷和辐射。

Bowen病是一个临床术语，泛指皮肤鳞状细胞原位癌，但是日光性角化病（包括含有局灶性全层异型的日光性角化病）通常单独讨论。另一个相关的临床术语是Queyrat增殖性红斑（Erythroplasia of Queyrat），是指阴茎龟头表面的鳞状细胞原位癌，通常表现为界限清楚的细软红斑。Bowen病和Queyrat增殖性红斑是鳞状细胞原位癌的临床亚型，而不是病理诊断。

具有Bowen样角质形成细胞异型性的前驱病变还包括Bowen样丘疹病和疣状表皮发育不良。

临床表现

Bowen病典型的临床表现是界限非常清楚的红色、柔软或有鳞屑的斑疹、丘疹、斑片或斑块（图10.45和图10.46）。有些病变呈疣状外观，有的可以出现糜烂（表10.13）。有时病变表现类似于浅表型基底细胞癌、激惹型角化病、Paget病或湿疹。也可出现色素变异型（色素型Bowen病），并可导致临床上与黑色素细胞肿瘤混淆。

Bowen病好发于肤色白皙的老年患者的日光暴露部位，但任何部位和任何年龄均可发生，特别是在免疫抑制的情况下。可表现为原发性或与先前存在的脂溢性角化病、疣、汗孔角化病或囊肿等病变相关。高达8%未经治疗的Bowen病进展为浸润癌。进展为浸润癌的风险随患者年龄增长和免疫抑制程度加重而增加。

Bowen样丘疹病多与HPV16型和18型相关，通常累及青年患者，往往表现为生殖器多发性色素性丘疹。早期病变组织学上通常表现为轻度异型性。较晚期的病变表现出与Bowen样鳞状细胞原位癌难以区别的特征。疣状表皮发育不良表现为分布范围广的浅黄褐色扁平疣，可发展为鳞状细胞癌。

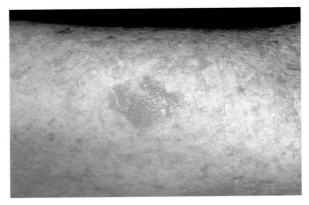

图10.45　Bowen病（鳞状细胞原位癌）　表现为一个红色斑片

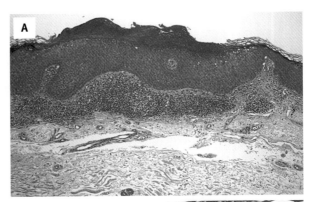

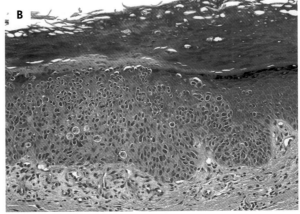

图10.46　鳞状细胞原位癌，Bowen样　A. 低倍显示表皮内由角质形成细胞组成的鳞状细胞增生，细胞核浆比高于正常非肿瘤性表皮，使其染色较邻近的正常表皮深。并伴有炎症。B. 基底层内见形态温和的角质形成细胞。非典型角质形成细胞主要位于棘层

组织学特征

组织学上，Bowen病就是鳞状细胞原位癌，即表现为非典型角质形成细胞见于表皮全层（"全层异型性"），极性丧失（表10.14）。"经典的"Bowen

表10.13　Bowen病（鳞状细胞原位癌）——临床表现

患者组别
主要是年长的白人
免疫抑制患者
病变部位
可发生于任何部位
浅色皮肤者，常累及头、颈和四肢的日光暴露部位
深色皮肤者，非日光暴露部位受累更常见
临床表现
红斑状的丘疹、斑、斑块
可有糜烂（通常与表皮脱落有关）或色素沉着
通常原发性，也可与疣或角化病有关
预后和治疗
如果未完整切除，可局部复发或进展为浸润癌。（浸润癌的风险小于10%）
可自发消退
可采用局部处理（药物，如咪喹莫特，或冷冻治疗）
手术切除

样鳞状细胞原位癌异型性主要发生在棘细胞层，相比之下，日光型鳞状细胞原位癌异型性首先发生于基底细胞层，且常在此处最显著。

经常见到一种Paget样型，可见孤立的或成群聚集的非典型角质形成细胞，其周围由正常的非肿瘤性角质形成细胞所围绕。非典型角质形成细胞与日光性角化病角质形成细胞相比，通常核增大，胞质淡染。并可出现HPV引起的细胞病变特征（图10.47）。常出现角化过度伴角化不全和（或）正型角化过度，但Bowen样鳞状细胞原位癌的角质层通常没有日光性角化病那么厚。

核异型性程度不等，可从轻微的核增大和（或）深染到具有怪异巨核的角质形成细胞。常可见核/浆比增高。一个重要的特点是角质形成细胞正常极性（成熟）消失，病变延续到角质层。在棘细胞层常可见到核分裂和凋亡小体。有些是非典型核分裂象。病变常伴有炎症，通常呈苔藓样模式。Bowen样鳞状细胞原位癌可原发性，也可与角化病（多是激惹型和炎症型脂溢性角化病或者疣）有关（图10.48）。

色素性Bowen样鳞状细胞原位癌（色素型Bowen病）的特征表现为角质形成细胞色素沉着（图10.49）。

表10.14 Bowen病（鳞状细胞原位癌）——病理学

组织学特征
角质形成细胞异型性和棘细胞层极性消失
常见肿瘤细胞Paget样扩散
常伴有炎症
可见人乳头状瘤病毒引起的细胞病变
色素变异型显示在角质形成细胞或噬黑色素细胞内有黑色素

鉴别诊断
激惹型脂溢性角化病
疣
化学治疗（全身或局部）—诱发的异型增生

鉴别诊断

临床上非黏膜部位皮肤的浅表型基底细胞癌

可类似于Bowen样鳞状细胞原位癌。在生殖器，这种边界清楚的红斑、薄的斑块可类似反向性银屑病或浆细胞性龟头炎（Zoon龟头炎）。在会阴或腹股沟褶皱区皮损表面出现堆积，其外观可能也会出现增生型天疱疮或Hailey–Hailey病（家族性良性天疱疮）的表现。乳腺外Paget病以及湿疹样皮炎，

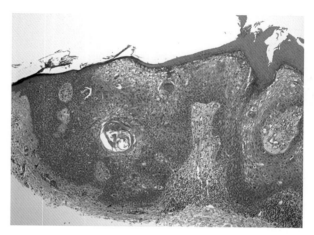

图10.47　鳞状细胞原位癌，Bowen样　**该病变可见人乳头瘤病毒引起的细胞改变**

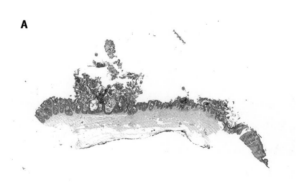

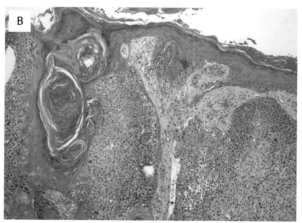

图10.48　Bowen样鳞状细胞癌，起源于激惹型脂溢性角化病　**A. 低倍显示大范围的脂溢性角化病。在一侧边缘，异型性明显。B. 该区域放大后显示为鳞状细胞癌**

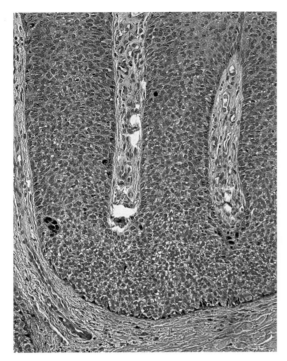

图10.49　色素型鳞状细胞原位癌，Bowen样**角质形成细胞内黑色素沉着增加**

临床上可能无法与鳞状细胞原位癌鉴别。

组织学上，Bowen样鳞状细胞原位癌需要与肿瘤细胞呈Paget样改变的其他肿瘤相鉴别：原位黑色素瘤、Paget病和表皮内皮脂腺癌（图10.50）。黑色素瘤可出现色素颗粒或黑色素细胞巢，Paget病胞质内有黏蛋白，皮脂腺癌细胞质透明、空泡状。如果仅凭常规组织学不能明确鉴别，免疫组化染色可能有所帮助。Bowen样鳞状细胞原位癌细胞角蛋白AE1/AE3阳性（图10.50B），但黑色素细胞分化标记物阴性，Cam5.2或CK7阴性，后两者在Paget病为阳性。Bowen样鳞状细胞原位癌与"Bowen样日光性角化病"并无相关性，因为后者只不过是鳞状细胞原位癌的日光变异型。

有时可能很难区分鳞状细胞原位癌和浸润性鳞状细胞癌。如果肿瘤中确实出现不规则的浸润性生长边缘，浸润的诊断可以肯定。然而，并非每一个向下膨胀性生长的肿瘤都是浸润癌。鳞状细胞原位癌可发生于先前存在的角化病或疣，由此向下扩展至相邻的表皮，但仍然局限在表皮内。鳞状细胞原位癌也可累及附属器结构，如毛囊漏

斗，这不应误认为间质浸润（图10.51）。此外，苔藓样炎症反应也可破坏真表皮交界面，造成浅表浸润的假象。

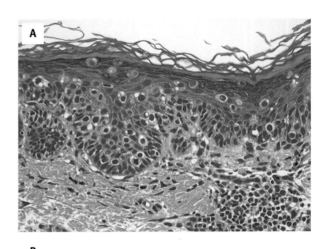

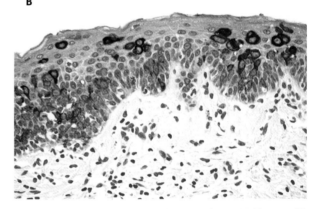

图10.50　鳞状细胞原位癌　**A.** 出现明显的Paget样改变的鳞状细胞原位癌可能会与其他肿瘤相混淆（原位黑色素瘤、Paget病）。**B.** 免疫组化，细胞角蛋白AE1/AE3阳性（Cam5.2阴性）证实为存在鳞状细胞原位癌

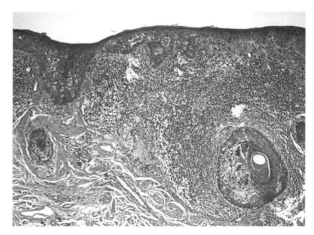

图10.51　鳞状细胞原位癌　**在表皮内可扩展至附属器结构。这样的扩展不应与间质浸润相混淆**

预后和治疗

完整切除即可治愈，也可采用咪喹莫特等局部外用药。根据病变范围大小和对局部外用药物治疗的敏感性，可采用电灼法、冷冻治疗、刮除术、切除术或Mohs显微外科手术治疗。如果病变对局部治疗没有反应，应采用更可靠的外科手术方式治疗。

10.2.3 外阴和会阴上皮内瘤变（外阴上皮内瘤变和肛周上皮内瘤变）/异型增生

在黏膜旁部位，如外阴及会阴，使用不同的名称表示鳞状上皮癌前病变，包括一系列HPV相关和非相关的鳞状上皮增生。不同分类方式的异型增生或上皮内瘤变目前已得到公认，外阴病变已有非常详细的描述：①低级别病变，癌变的风险最低；②高级别病变（通常但未必一定与HPV有关）；③鳞状上皮异型增生，其定义更倾向分化异常而非核不典型性（"分化型"或"单纯型"异型增生）。

临床表现

外阴上皮内瘤变（VIN）通常发生在中年妇女（表10.15）。肛周异型增生更常见于男性。此种类型的异型增生常有HPV感染背景，但也可与此无关。瘙痒是常见的症状。临床表现变化很大，从小的斑疹或丘疹到角化性斑块。病变可略带白色（白斑）或红色。多发性病变并不少见。人乳头状瘤病毒相关病变表面可呈疣状。

组织学特征

低级别异型增生（低级别鳞状上皮内病变）
这种类型的鳞状上皮病变包括本质上呈外生性生长的尖锐湿疣以及扁平湿疣（图10.52）。尖锐湿疣可出现典型的病毒细胞病变反应（如具有葡萄干样核的挖空细胞、明显的透明角质颗粒），或缺乏诊断性的病毒变化和有角化过度的乳头瘤样的组织学表现，或类似脂溢性角化或棘皮瘤。

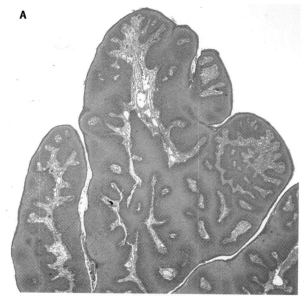
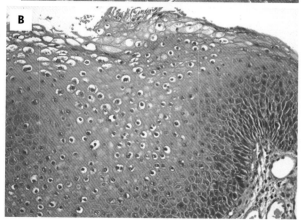

图10.52 尖锐湿疣 A. 可见鳞状上皮乳头状瘤。B. HPV细胞改变见于病变的表浅部分，表现为上皮细胞有深染的葡萄干样核，周围有透明的空隙（"晕"）

高级别异型增生（上皮内病变Ⅱ级和Ⅲ级）
此类型的异型增生包括历史上曾描述为Bowen病的鳞状上皮病变、鳞状细胞原位癌和Bowen样丘疹病。许多但并非所有的高级别异型增生病变和HPV有关，通常是HPV16型和18型或其他高危病毒类型。病变的特征表现为异型的角质形成细胞至少累及上皮的下2/3，并且常常是累及上皮全层（图10.53）。细胞异型程度不等，胞核常增大、深染。可见异常核分裂，上皮表面常覆盖厚厚的角化不全层，但也可缺失。一些高级别异型增生表现出更多疣的特征，出现显著的HPV感染的特征（挖空细胞化），而其他一些病变则具有更多的基底细胞样的表现。

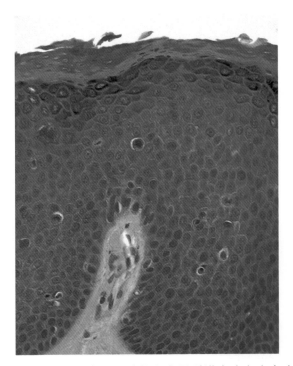

图10.53　高级别鳞状上皮异型增生（上皮内瘤变）**可见全层异型性和几个核分裂象**

表10.15　外阴和肛周的上皮内瘤变

组织学特征
上皮异型性
不正常的成熟现象
不同程度的过度角化
不同程度的炎症
不同程度的人乳头瘤病毒感染的特征
异型增生分级
经典的外阴上皮内瘤变或肛周上皮内瘤变
Ⅰ级（轻度异型增生）：湿疣样或扁平病变，上皮异型性局限在鳞状上皮细胞层下1/3
Ⅱ级（中度异型增生）：上皮异型性累及鳞状上皮细胞层下1/3和中1/3
Ⅲ级（重度异型增生）：上皮异型性超过鳞状上皮细胞层2/3直至全层（全层病变相当于鳞状细胞原位癌）
分化型（单纯型）异型增生
鉴别诊断
炎症性皮肤病（扁平苔藓、慢性单纯性苔藓、湿疹、银屑病、癣）
继发于创伤或感染的假上皮瘤样增生

分化型（单纯型）异型增生　分化型异型增生的临床特征尚无很好的描述。病变外观通常为白色（白斑）或红色斑块（图10.54）。组织学上，

这种类型异型增生的特征是细胞成熟异常（图10.55）。上皮脚往往伸长。基底细胞层通常表现为多形性或核深染。在基底细胞层之上，角质形成细胞增大，细胞质丰富、致密、嗜酸性，局部可见角化不良。其上的角质层常增厚并伴有角化不良。间质伴有不同程度的纤维化和炎症。分化型异型增生特征的谱系包括硬化性苔藓样病变以及类似慢性单纯性苔藓的病变。分化型异型增生

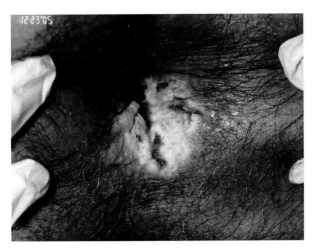

图10.54　单纯型异型增生　**表现为肛周白斑**

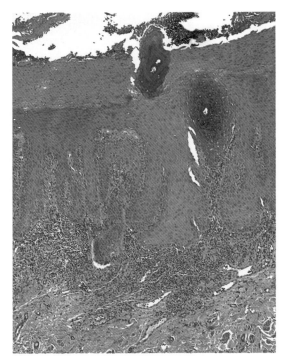

图10.55　单纯型鳞状上皮异型增生　**病变特征表现为显著的角化过度和角化不全、上皮脚增宽、基底角质形成细胞非典型性和成熟异常。常伴有炎症**

和慢性单纯性苔藓的鉴别特别困难，因为在异型增生区域，慢性单纯性苔藓可与分化型异型增生形态表现有重叠，并且慢性单纯性苔藓的特征通常见于肿瘤的边缘。因此，当考虑慢性单纯性苔藓诊断时，必须要查找患者皮肤瘙痒的潜在原因，并把病变的活检结果和临床表现联系起来。

单纯型异型增生远不如前面描述亚型的异型增生常见，但在许多外阴或会阴鳞状细胞癌浸润性成分的边缘区也并不少见。

鉴别诊断

临床和组织学上，黏膜旁异型增生需要与炎症性皮肤病（如因长期搔抓和摩擦导致苔藓样变的特应性皮炎、慢性单纯性苔藓、硬化性苔藓、念珠菌病，甚至扁平苔藓）进行鉴别。

预后和治疗

免疫正常的妇女，罕见进展为明确的浸润癌，因此，一般首选保守治疗，包括冷冻治疗、鬼臼树脂、普达非洛（每天两次，每周连续三天）、咪喹莫特（每周三个晚上）和局部外用三氯乙酸之类的腐蚀性化学药物。

对于免疫抑制的妇女，应采用更积极的破坏性治疗方式，包括激光消融、电灼法和切除术。当使用电灼法时，病毒颗粒可能会分散在烟柱中。因此，采用此治疗方式时，应配备适当的防护设备（面罩和排烟装置）。

10.2.4 砷角化病

临床表现

砷曾经普遍用于民间偏方，如过去用以治疗银屑病的Fowler溶液（亚砷酸钾），以及用于治疗各种疾病（如哮喘和梅毒）的草药中。饮用水也可能受到砷污染。最近，三氧化二砷静脉注射已用于治疗急性早幼粒细胞白血病。慢性砷接触最常见的皮肤表现是色素沉着斑，可以表现为严重的角化过度。这些增厚的有鳞屑的病变好发于肢端皮肤，呈角皮病表现。

组织学特征

通常可见显著的正型角化，但不致密。此种角化过度的角质层有时伴有棘层增厚和乳头瘤样。病变早期，角质形成细胞只有轻微的异型性。较晚期的病变表现出鳞状细胞原位癌的特征（图10.56）。

鉴别诊断

临床上此病变可类似于角皮病或掌跖银屑病。因此，对临床医师来说，出现此类病变高度怀疑砷角化病是必要的。组织学上，砷角化病可类似于肥厚型日光性角化病或角化过度型脂溢性角化病。

预后和治疗

砷角化病的治疗可采用口服维A酸类药物（如

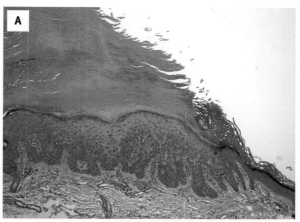
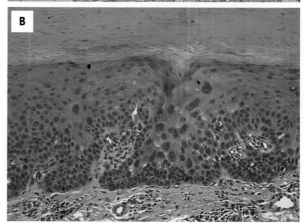

图10.56　砷角化病　A. 可见表皮增生和角化过度。B. 角质形成细胞异型性见于整个棘细胞层（鳞状细胞原位癌）

阿维A酸和阿维A酯），以及病灶内使用5-氟尿嘧啶。还需施行活检监测，以发现是否向鳞状细胞癌的转变。认识到这种情况具有十分重要的意义，因为这些病变可能演变成皮肤恶性肿瘤，如鳞状细胞原位癌、鳞状细胞癌和基底细胞癌。慢性砷接触也与肝细胞癌、肝血管肉瘤、肝硬化和膀胱癌有关。

10.3 浸润性鳞状细胞癌

10.3.1 临床表现

　　浸润性鳞状细胞癌是第二位最常见的皮肤癌，仅次于基底细胞癌（表10.16）。好发于老年人日光损伤的浅色皮肤和实体器官移植受者的皮肤。也与化学致癌物质或慢性损伤（如长期不愈的溃疡、烧伤瘢痕或窦道）有关。Marjolin溃疡是指发生在慢性炎症部位的鳞状细胞癌，表现为持续存在的溃疡。鳞状细胞癌也可由电离辐射诱发。当儿童或年轻人诊断鳞状细胞癌时，应考虑遗传性皮肤病，如着色性干皮病的可能性。人乳头状瘤病毒在阴茎、外阴、肛周和甲周皮肤以及黏膜部位鳞状细胞癌的发生中起着重要作用，但也可在其他任何部位引发鳞状细胞癌，尤其是在疣状表皮发育不良的患者。

　　浸润性鳞状细胞癌的表现可从红斑、有鳞屑的丘疹到薄的斑块，较薄的表浅浸润性肿瘤，在临床上与任何类型的原位癌或日光性角化病可能无法鉴别。较厚的肿瘤通常表现为红色斑块、结节或溃疡（图10.57和图10.58）。鳞状细胞癌好发部位包括面部、耳、头皮和手背。

10.3.2 组织学特征

　　浸润性鳞状细胞癌是一种起源于表皮并浸润真皮间质的癌（表10.17）。常存在相关的前驱病变（日光性角化病/角质形成细胞异型增生/鳞状细胞原位癌），但有些可能不易被发观察到，如由

表10.16　浸润性鳞状细胞癌（普通型）——临床表现

发病率
在美国，约1/1000人（每年250,000新病例）
危险因素
紫外线辐射—免疫抑制（器官移植，人类免疫缺陷病毒）
电离辐射
感染（致癌的人乳头瘤病毒）
化学致癌物（如砷）
慢性炎症（如Marjolin溃疡、烧伤瘢痕）—DNA修复遗传性疾病（如着色性干皮病）
白色的肤色和浅色毛发
患者组别
好发于年长者，男性多于女性
病变部位
头、颈最常见，但可发生于任何部位
临床表现
红色斑丘疹、斑、结节或斑块；可有鳞屑；可有溃疡
预后
不利的临床因素：
高风险解剖部位（耳、唇、眼睑）
免疫抑制
不利的病理因素：
大小（宽度）＞2cm；深度＞4mm
淋巴管血管或神经周侵犯，分化差
大多数表浅型肿瘤是惰性的。鳞状细胞癌患者（在美国约为每年2200人）致死率<1%。
治疗
首选手术治疗。非手术方式包括放射治疗和激光治疗，或化疗（如病灶内甲氨蝶呤）

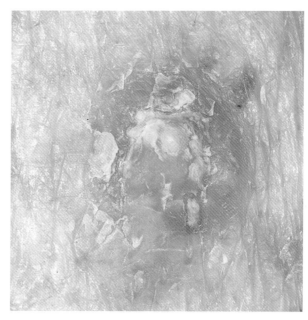

图10.57　鳞状细胞癌　**表现为角化性红色斑块**

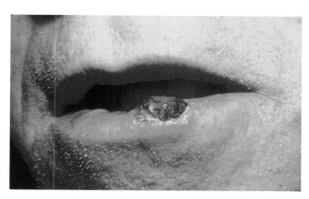

图10.58 唇部的鳞状细胞癌 **表现为溃疡**

辅助检查
免疫组化染色34βE12、AE1/AE3、EMA、P63、MNF116、CK5/6阳性
免疫组化染色Cam5.2、Ber-Ep4、S-100蛋白、SMA通常阴性

鉴别诊断
假上皮瘤样增生（如创伤后、手术、感染、伴有颗粒细胞瘤）
炎症性皮肤病（如增殖性红斑狼疮、扁平苔藓）
各种各样的角化病（如增生性日光性角化病、反转性毛囊角化病）
其他恶性肿瘤（皮肤附属器癌、黑色素瘤、肉瘤、淋巴瘤）

于溃疡原因引起的前驱病变。这种肿瘤有一系列的组织学特征谱系，据此将鳞状细胞癌描述为各种"类型"。它们的共同点是：低倍镜观察，浸润性鳞状细胞癌表现为自邻近的或上覆的表皮向下生长（图10.59）。肿瘤浸润性前沿通常显示侵袭性（成角和锯齿状）边缘（图10.60和图10.61），疣状癌除外。

鳞状细胞癌常根据分化和角化程度略带主观地分为高分化、中分化和低分化。高分化肿瘤往往有丰富的嗜酸性胞质，仅显示轻到中度异型性，而且往往有充分成熟的角化（图10.61）。中分化癌介于两者之间，至少部分显示可识别的角化（图10.62）。低分化肿瘤的肿瘤细胞核/浆比增高，核显著非典型性或明显间变，无或仅有轻微的可识别的角化（图10.63）。如果整个肿瘤在光镜下未见角化，并且可疑是鳞状细胞癌时（如同一部位先前削除活检可见较典型的鳞状细胞癌），此时使用未分化一词。此种情况下，通常有必要通过免疫组化染色来排除非上皮性肿瘤（特别是黑色素瘤或肉瘤）。

表10.17 浸润性鳞状细胞癌——病理学

组织学特征
浸润性生长模式
上皮异型性（程度不等，从轻度到明显）
角化（通常有，分化差的肿瘤除外）
不同程度的间质炎症反应（从无到致密的炎症和促纤维增生）
可伴有前驱病变（日光性角化病、Bowen病、疣）

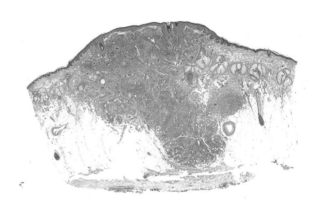

图10.59 鳞状细胞癌 **低倍镜下见一角化性肿瘤浸润性生长，延伸至皮下组织**

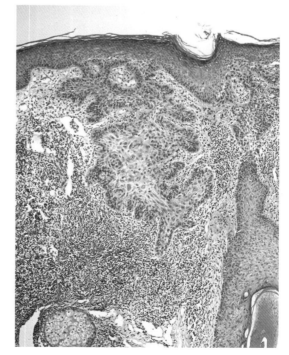

图10.60 鳞状细胞癌 **通过非典型的鳞状上皮突起形成不规则的扇贝形轮廓，向下生长至真皮内可确定为浅表浸润**

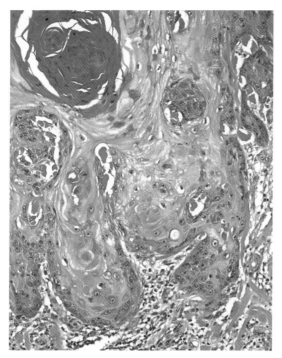

图10.61　高分化鳞状细胞癌，以角化为主

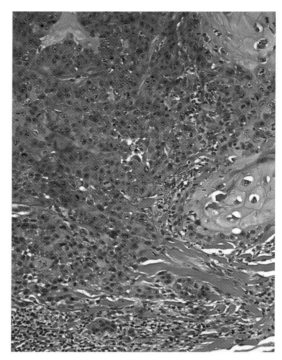

图10.62　中分化鳞状细胞癌　肿瘤中只有部分显示角化

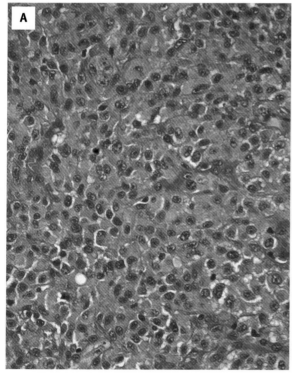

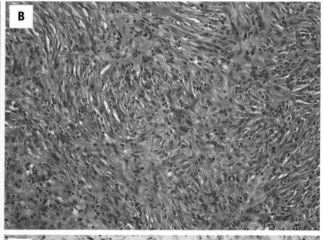

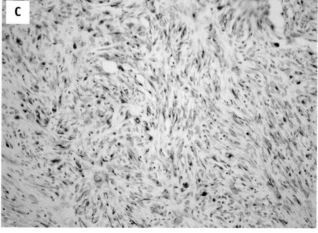

图10.63　低分化鳞状细胞癌　A. 低分化上皮样鳞状细胞癌。肿瘤的大部分，如此图所示的病灶，缺乏角化。如果任何地方都没有发现有角化，可以使用"未分化"鳞状细胞癌这个术语。B. 分化差的梭形细胞鳞状细胞癌。C. 梭形细胞AE1/AE3免疫组化染色阳性

低分化或未分化肿瘤可形成实性梭形和（或）上皮样肿瘤细胞集（图10.63），但有时也可表现为另一种生长方式，即大多数肿瘤细胞单个分散，弥漫分布于间质中，而不形成分散的结节。有些低分化鳞状细胞癌亚型具有基底细胞样表现。浸润性鳞状细胞癌在真皮内邻近肿瘤前缘区可伴有慢性炎症反应和纤维化，但间质反应的程度变化很大。有些浸润性肿瘤可蔓延穿透真皮而无间质反应。这在显著的日光性弹性组织变性背景下发生的浅表浸润中尤为常见。在谱系的另一端是肿瘤引起明显的间质反应，有时甚至是促纤维增生性反应。炎性浸润成分也不恒定。淋巴细胞浸润通常最显著，也可见到中性粒细胞、嗜酸性粒细胞、浆细胞和（或）肉芽肿。

以下几段内容将叙述几种常见的鳞状细胞癌，并选择介绍几种罕见组织学类型（表10.18）。讨论不同类型的鳞状细胞癌，主要是为了说明鳞状细胞癌一系列的表现，这将有助于鳞状细胞癌的鉴别诊断。少数亚型表现出不同的生物学行为，如疣状癌具有与普通鳞状细胞癌不同的临床过程。

表10.18　鳞状细胞癌组织学亚型

普通型（传统型）
棘层松解型
透明细胞型
湿疣状鳞状细胞癌
疣状鳞状细胞癌
梭形细胞型
促纤维增生性
淋巴上皮瘤样型

10.3.2.1 普通型鳞状细胞癌

这是最常见的或经典型鳞状细胞癌。如果发生在长期日光损伤的皮肤，常伴有日光性角化病的特征。此型癌的特点是嗜酸性角质形成细胞向下浸润性生长，进入真皮（图10.60~图10.62，图10.64）。细胞集可呈宽的舌状或成片、细指状，或缺乏黏附性，分散成簇或单个散在分布。细胞异型性程度不

等，从轻度到重度。炎症反应可稀少或密集，构成成分从淋巴细胞、浆细胞到化脓性细胞（肿瘤内中性粒细胞脓肿）（图10.65）和（或）肉芽肿。病变的轮廓可是斑块状、楔形，或火山口状。

火山口状轮廓的病变可称为角化棘皮瘤样鳞状细胞癌。需要与角化棘皮瘤进行鉴别。虽然高分化鳞状细胞癌火山口状变异型和角化棘皮瘤都具有杯形轮廓结构，但前者沿基底部呈明确的浸润性生长，角质形成细胞具有明显的异型性和成

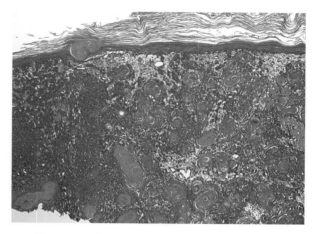

图10.64　普通型浸润性鳞状细胞癌　癌组织显示明显的角化。肿瘤浸润真皮，无间质反应。被覆表皮的非典型性没有基底细胞层明显

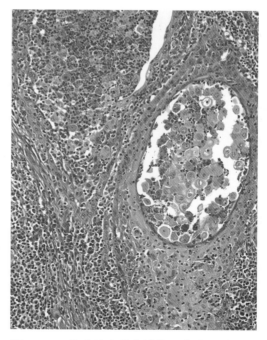

图10.65　炎症性高分化鳞状细胞癌　肿瘤内可见中性粒细胞脓肿

熟异常（图10.66）。

10.3.2.2 棘层松解型鳞状细胞癌

这种组织学亚型的鳞状细胞癌的特点是出现皮肤棘层松解，即明显的细胞间裂隙形成，边缘细胞聚集（图10.67）。有些区域可出现"假腺"腔样结构，类似于腺鳞癌（图10.68）。根据邻近较典型的鳞状细胞癌病灶、有角化证据或存在鳞状细胞原位癌，可确认为鳞状细胞癌。棘层松解型鳞状细胞癌常见单个细胞浸润。

10.3.2.3 透明细胞鳞状细胞癌

透明细胞鳞状细胞癌的特点是胞质透明或淡染，与含有糖原有关（图10.69）。在其他方面（生长方式和核的特征），与普通型鳞状细胞癌没有差别。然

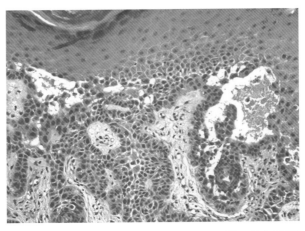

图10.67　棘层松解型鳞状细胞癌　棘层松解型鳞状细胞癌的特征是肿瘤细胞间局灶性黏附性下降

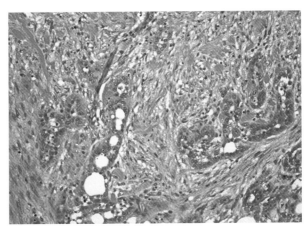

图10.68　假腺样鳞状细胞癌　浸润性鳞状细胞癌显示明显的假腺体形成，是由于条索状或带状排列的浸润癌细胞内上皮细胞间黏附性下降（棘层松解）引起

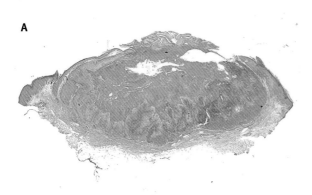

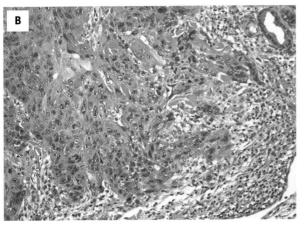

图10.66　伴有火山口状生长方式的鳞状细胞癌A. 低倍显示一个杯形的轮廓，类似于角化棘皮瘤。B. 此肿瘤是癌，因为其浸润性生长并有明显的角质形成细胞异型性

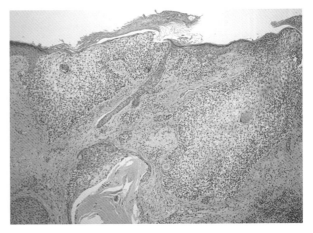

图10.69　透明细胞鳞状细胞癌　该原位和浸润性鳞状细胞癌以显著的透明细胞为特征。透明的胞质是由糖原引起的

而，透明细胞改变可见于鳞状细胞癌的许多亚型中。透明细胞改变没有预后意义。认识鳞状细胞癌中透明细胞的特征，对于与其他透明细胞肿瘤（如透明细胞汗腺癌、皮脂腺癌、毛根鞘癌、气球样细胞黑色素瘤和转移性肾细胞癌）的鉴别具有重要意义。

10.3.2.4 湿疣状鳞状细胞癌

除具有普通型浸润性鳞状细胞癌特点外，有些鳞状细胞癌呈指状，即疣状结构，甚至可见HPV感染细胞病变反应（图10.70）。这种癌需要与真正的疣状癌相鉴别。它与疣状癌不同在于肿瘤形成锐利的突起伸向间质和（或）单个细胞浸润，以

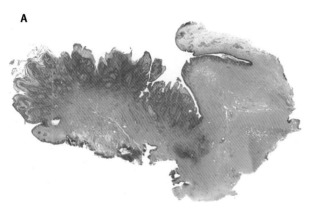

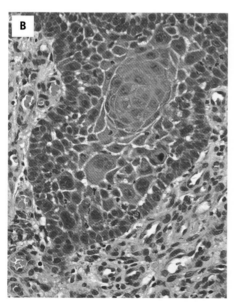

图10.70　湿疣状鳞状细胞癌　A. 这个阴茎发生的鳞状细胞癌具有疣状外生性生长的轮廓。B. 与疣状癌不同，湿疣状鳞状细胞癌的浸润部分呈尖舌状并伴有显著的角质形成细胞异型性——类似普通鳞状细胞癌

及上皮异型性。

10.3.2.5 疣状癌

疣状癌表现为一个肉色至褐色角化过度的斑块，可与疣密切相关或类似疣（图10.71）。特点是其兼有内生性和外生性生长方式。向外生长（外生性）的成分通常呈菜花状、疣状轮廓，具有厚的致密角质层（图10.72）。疣状癌内生性成分的特点是分化良好的角质形成细胞向下呈球茎状生长（图10.73）。肿瘤的深部边缘向真皮呈推挤性生长，

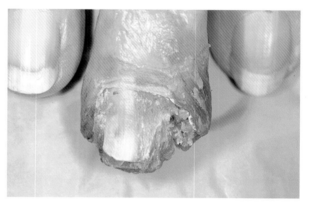

图10.71　疣状癌　**手指末端的疣状癌，累及指甲**

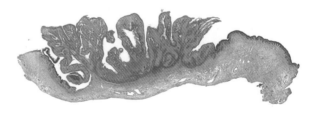

图10.72　疣状癌　**肿瘤表现为外生性菜花状生长方式**

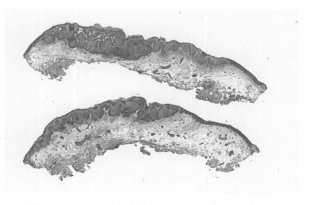

图10.73　浸润性肿瘤前缘呈宽的指状突起，延伸到邻近上皮平面之下

而不像经典的鳞状细胞癌那样呈细指状突起的浸润性生长，并形成不规则轮廓。疣状癌的显著特点是无显著的细胞异型性（图10.74）。疣状癌的临床资料和病理学见表10.19和表10.20。

表10.19 疣状癌——临床表现

患者组别
中年或年长白人，男性比女性常见

病变部位
口腔黏膜（Ackerman瘤或口腔菜花样乳头状瘤病）
肛门泌尿生殖区域（Buschke-loewenstein瘤）
掌跖区域（穿掘性上皮瘤）

临床表现
通常生长缓慢
黏膜病变最初可表现为白色斑（白斑）
外生性、大的、菜花状表面
可形成溃疡或瘘管

预后和治疗
低级别肿瘤，特点是持续性局部生长/局部复发；转移非常罕见*
治疗首选手术
在选择性病例中可选用放疗

注：*转移通常发生在分化好的普通鳞状细胞癌合并疣状癌（不是单纯的疣状癌）。

表10.20 疣状癌——病理学

组织学特征
菜花样外生性轮廓常见
球茎状内生性舌样突起
无显著的上皮异型性

鉴别诊断
疣（体积较小；HPV细胞病理改变；无宽的舌样浸润性突起）
湿疣状鳞状细胞癌（角质形成细胞异型性；尖的浸润性突起或局灶单个细胞浸润）
非典型疣状增生（与疣状癌相同，但无浸润）

10.3.2.6 淋巴上皮瘤样（富于淋巴细胞型）鳞状细胞癌

这是一种罕见的鳞状细胞癌，组织学图像类似鼻咽癌，密集的淋巴细胞包绕基底细胞样上皮细胞巢并浸润其中（图10.75）。与鼻咽肿瘤不同，皮肤原发性淋巴上皮瘤样鳞状细胞癌EBV阴性。

10.3.2.7 梭形细胞鳞状细胞癌

鳞状细胞癌的某些亚型主要由梭形细胞构成。

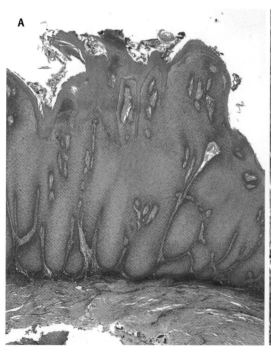
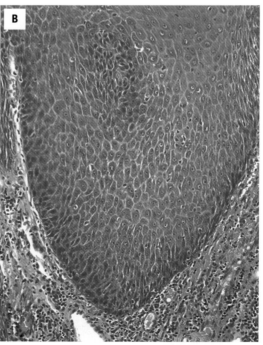

图10.74 疣状癌 A. 浸润性生长的前缘特点是分化好的鳞状上皮呈宽的球茎状、舌状。B. 缺乏明显异型性。角质形成细胞见成熟现象，并有极性

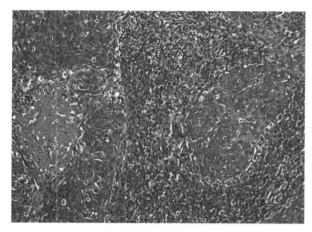

图10.75 淋巴上皮瘤样鳞状细胞癌 **伴有大量的淋巴细胞浸润的低分化癌**

如果肿瘤（本质上是低分化鳞状细胞癌梭形细胞亚型）缺乏角化，可能会与非典型纤维黄色瘤、肉瘤或梭形细胞黑色素瘤混淆（图10.76）。免疫组化染色对于证实这种肿瘤的上皮起源通常是必要的，除非是在分化更差的"肉瘤样"成分中可以找到灶性更典型的鳞状细胞癌，或之前有更典型的鳞状细胞癌病史（先前活检发现）。

10.3.2.8 促纤维增生性或硬化型鳞状细胞癌

鳞状细胞癌有时可伴有显著的促纤维增生性间质（图10.77）。如果鳞状细胞癌促纤维增生性亚

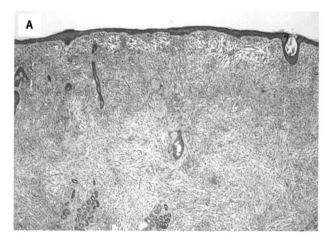

图10.76 梭形细胞鳞状细胞癌 **A. 低倍镜下可见浸润性梭形细胞肿瘤，从真皮−表皮交界处延伸至皮下组织。B. 梭形肿瘤细胞高倍镜下表现。C. 肿瘤细胞角蛋白（AE1/AE3）免疫组化染色阳性**

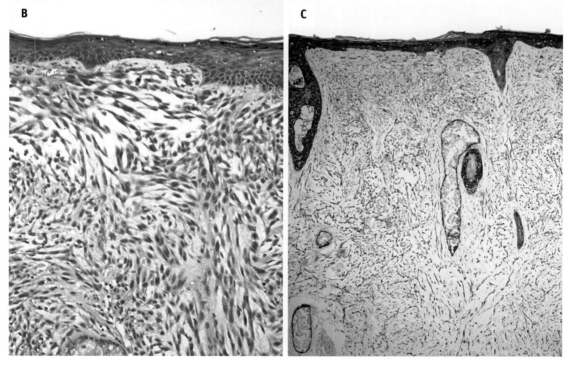

型表现为以梭形细胞成分为主，可能与促纤维增生性黑色素瘤或促纤维增生性平滑肌肉瘤相混淆。当促纤维增生性鳞状细胞癌含有细条索状上皮样肿瘤细胞和小角质囊肿时，其表现类似于微囊肿性附属器癌（图10.77B）或鳞状化硬斑病样基底细胞癌。鳞状细胞癌与微囊肿性附属器癌最主要的差别在于具有显著的细胞异型性和鳞状细胞癌相关的典型特征（如出现鳞状细胞原位癌或成片普通浸润性鳞状细胞癌癌巢）。

10.3.2.9 伴单个细胞浸润方式的鳞状细胞癌

鳞状细胞癌可有欺骗性的细微浸润方式，其特点是真皮浅层间质中出现单个细胞浸润（图10.78），如果不在高倍镜下仔细检查，或没有足够重视这些浸润细胞的特征，可能会被忽视或轻率地当作"炎症"。这种单个细胞浸润型可发生在棘层松解型日光性角化病/鳞状细胞癌、低分化上皮样鳞状细胞癌和（或）伴有或不伴有间质纤维组织增生的梭形细胞肉瘤样鳞状细胞癌。识别癌细胞最好是观察其核的特征（核深染、核膜不规则，或与邻近的纤维母细胞或炎症细胞相比核体积增大）。确诊通常需要通过细胞角蛋白免疫组化染色。

前面所列出的各种鳞状细胞癌形态学表现并非全部。还存在一些其他的具有特殊形态学特征的罕见亚型，并使用其他的名称，如假血管型、基底细胞样型或肉瘤样鳞状细胞癌。假血管型鳞状细胞癌也是一种浸润癌，其内肿瘤间质疏松，肿瘤细胞形成囊肿样空隙，类似血管腔隙。基底细胞样鳞状细胞癌是指一种高核/浆比的鳞状细胞癌，核甚至可呈栅栏状排列，类似基底细胞癌。这是一种已被广泛接受的"侵袭性"鳞状细胞癌亚型，大多发生在黏膜部位，如上呼吸道或食管黏膜。然而，皮肤鳞状细胞癌出现类似特征的预后意义仍不明确。肉瘤样鳞状细胞癌这一名称可用于任何分化差的（上皮样或梭形细胞）鳞状细胞癌，组织学上类似肉瘤，从而需与肉瘤进行鉴别。

鳞状细胞癌有一类特殊的亚型，具有双相形态，其中一种成分是鳞状细胞癌。此类肿瘤包括癌肉瘤、腺鳞癌、基底鳞状细胞癌和伴有神经内分泌成分的鳞状细胞癌（源自鳞状细胞癌的Merkel细胞癌）。

10.3.2.10 癌肉瘤

此为罕见肿瘤，同时具有鳞状细胞癌和肉瘤的特点（图10.79）。肉瘤成分可表现为纤维肉瘤、平滑肌肉瘤、骨肉瘤或横纹肌肉瘤。

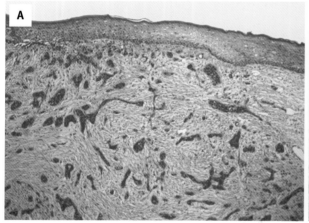
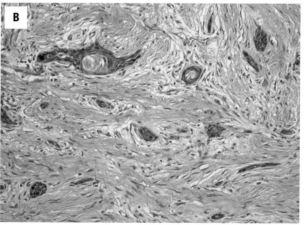

图10.77 促纤维增生性或硬化型鳞状细胞癌 A. 鳞状细胞癌伴促纤维增生性间质反应（促纤维增生性鳞状细胞癌）。肿瘤伴有明显的纤维化。其浸润成分是由许多肿瘤细胞条索构成。B. 当促纤维增生性鳞状细胞癌含有上皮条索和小的角质囊肿时，它可类似微囊肿性附属器癌

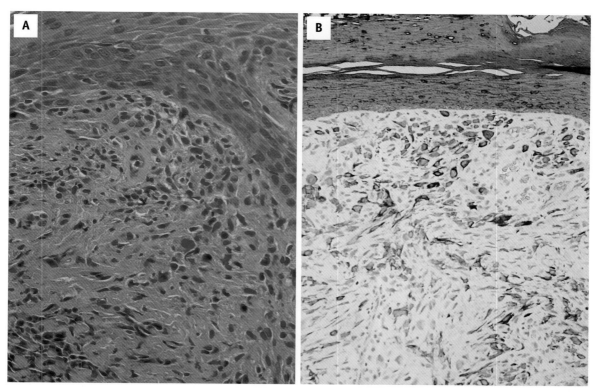

图10.78　鳞状细胞癌，单个细胞浸润　A. 真皮中可见孤立的异型性细胞。B. 34βE12免疫组化染色阳性

10.3.2.11 腺鳞癌

　　腺鳞癌这个术语是指具有普通鳞状细胞癌以及腺黏液性分化特征的肿瘤。黏蛋白的存在可以通过黏液染色证实。根据腺鳞癌在真皮中不同的位置，鉴别诊断包括汗孔癌和黏液表皮样癌以及其他亚型的鳞状细胞癌。

10.3.2.12 基底鳞状细胞癌

　　基底鳞状细胞癌一词用于既具有鳞状细胞癌特点，又具有基底细胞癌特点的罕见肿瘤。病理医生在如何应用这个术语方面存在明显分歧。此问题更详细的讨论见基底细胞癌。

10.3.2.13 源自鳞状细胞癌的Merkel 细胞（神经内分泌）癌

　　此型肿瘤同时具有鳞状细胞癌和神经内分泌癌的表现（图10.80）。可以是在初次诊断时就表现为两种成分并存的肿瘤，或者后来随着肿瘤的演进才出现神经内分泌成分。在这些肿瘤中，神经内分泌成分通常占优势，并决定患者的临床过程（类似于无鳞状细胞癌成分的Merkel细胞癌；另见第16章）。

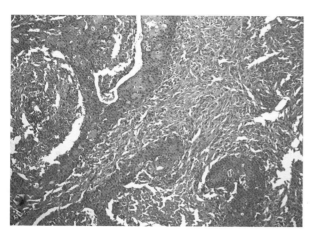

图10.79　癌肉瘤　肿瘤组织内同时可见具有鳞状细胞癌特征的上皮成分和角蛋白阴性的恶性梭形细胞成分

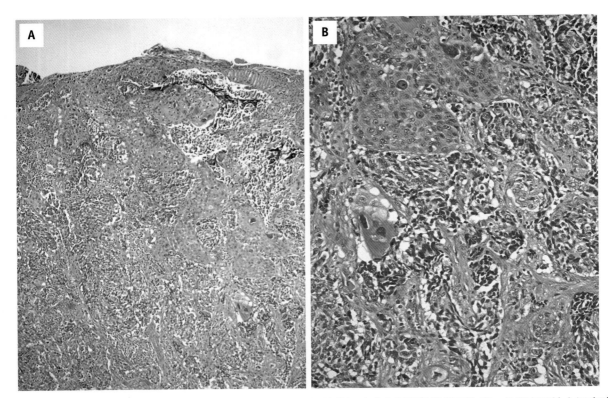

图10.80　复合性鳞状细胞癌和神经内分泌癌　A. 原位鳞状细胞癌和浸润性鳞状细胞癌，并伴有恶性小细胞肿瘤。B. 浸润成分中以小细胞神经内分泌癌成分为主

10.3.3 辅助检查

绝大多数浸润性鳞状细胞癌不需要特别的诊断检查。然而，对于分化差的肿瘤的诊断，免疫组化染色是一种有效的辅助工具。虽然许多鳞状细胞癌AE1/AE3阳性，但此标记物阴性并不能排除鳞状细胞癌。诊断低分化鳞状细胞癌，最敏感的抗体是MNF116、4A4/P63和34βE12。作者喜欢首选34βE12和（或）CK5/6抗体，因为它们具有高敏感性和特异性，但MNF116和4A4也有较高诊断价值。已有学者总结报道了使用这些抗体的经验。

虽然检测恶性肿瘤中细胞角蛋白的免疫组化表达有助于确定癌的诊断，但高分子量角蛋白阳性并不能区分鳞状细胞癌和皮肤附属器癌。形态学线索（如鳞状细胞原位癌前驱病变、真正的导管/腺体、局灶皮脂腺和大汗腺细胞）有助于癌的分类。然而有些免疫组化抗体可能有助于鉴别诊断。与鳞状细胞癌相比，CK7、CEA和（或）GCDFP15 (BR-2)阳性染色发生在汗腺癌的可能性要大得多。然而，如果染色仅是局灶、微弱阳性，不应根据这样的染色结果作出最终诊断。如CK7阳性有时也可见于真正的鳞状细胞癌。

10.3.4 鉴别诊断

鳞状细胞癌的诊断通常简单明确，但较小的浅表活检或分化差的肿瘤可能有些困难。表浅浸润性鳞状细胞癌通常需要与其非浸润性前驱病变、良性角化病、伤口愈合或感染相关的假上皮瘤样增生、增殖性红斑狼疮、变异的基底细胞癌、各种附属器肿瘤或癌、肉瘤、黑色素瘤和大细胞间变性淋巴瘤进行鉴别。有时，还需要将原发性鳞状细胞癌与转移性鳞状细胞癌（包括皮肤或皮肤外原发性鳞状细胞癌或出现鳞状分化的肿瘤，如膀胱癌）进行鉴别。

10.3.4.1 浸润性鳞状细胞癌与原位鳞状细胞癌

当病变基底部以浸润性生长方式延伸至真皮网状层，同时伴有间质反应时，可判读为存在明确的浸润。常见从基底样细胞至伴有丰富嗜酸性胞质的基底层上方的角质形成细胞的骤然成熟。浸润癌中的指状延伸往往有锯齿状的边缘。"间质反应"通常表现为瘤周纤维化和炎症反应。"早期"浅表浸润可表现为非典型角质形成细胞呈单个或小而不规则的细胞簇向间质浸润。

浸润性与非浸润性鳞状细胞癌的区别并非总是简单明确的。肿瘤的每一个内生性生长也并非都是真正的浸润。例如，原位癌可出现在一个先前存在的疣或内生性生长的角化病的上皮成分内，或延伸并生长于附属器上皮内（图10.81）。此外，原位癌的摩擦和搔抓可导致出现结节性痒疹的特点。

活检的类型也可能限制了对浸润的评价。组织学上具有鳞状细胞原位癌特征的病变，如果其基底部被横切，那么就不能排除浸润，此时就需要重新削除或切除活检（取决于临床上病变的大小和临床怀疑的程度），以排除或证实浸润。如果临床上怀疑有浸润，活检深度必须足以包括真皮浅层。

10.3.4.2 鳞状细胞癌与假上皮瘤样增生

假上皮瘤样增生可能与鳞状细胞癌十分相似，如果没有适当的相关信息，局灶甚至无法与鳞状细胞癌区分。重要的是要知道，活检是取自溃疡边缘，或手术或放疗后活检，这有助于恰当地解读活检结果。在假上皮瘤样增生中，可见表皮角质形成细胞不规则增生，伴有创伤引起的间质反应性改变〔出血、纤维素、水肿、肉芽组织和（或）纤维化；取决于临床处理时间长短〕（图10.1）。角质形成细胞通常保持极性。基底层角质形成细胞可出现反应性核增大，但核染色质通常空淡。出现明显的核深染、核重叠更倾向为癌的特点。鳞状上皮形成粗大的舌状突起或细长突起、具有扇贝状轮廓、被覆非典型角质形成细胞、出现骤然成熟和极性消失，这些均提示癌（图10.82）。同样，完好的间质（即无纤维蛋白）中出现单个非典型角质形成细胞的浸润，通常诊断为浸润性癌。

类似鳞状细胞癌的假上皮瘤样增生的特征也可见于炎症性皮肤病，如增殖性红斑狼疮（图

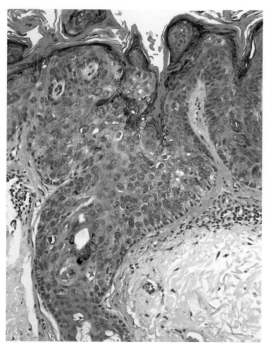

图10.81 位于毛囊表浅部位的指状鳞状细胞原位癌。不应误认为是浸润

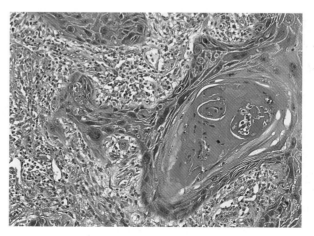

图10.82 浸润性鳞状细胞癌 异型鳞状细胞呈不规则的扇贝状轮廓，舌状突起延伸至真皮间质，可见骤然成熟

10.83）。一旦见到红斑狼疮的其他更典型特征，如角质栓、基底膜增厚、附属器周围淋巴细胞浸润和真皮黏蛋白沉积，很容易与鳞状细胞癌区别。

10.3.4.3 鳞状细胞癌与变异型基底细胞癌

对较小的浅表削除或刮除活检标本，诊断浸润癌可能非常容易。但在鳞状细胞癌或基底细胞癌的上方取活检时，当发生鳞状上皮化生，情况可能就并非如此了。后一现象在溃疡下方尤为常见。更深在的活检可能有助于提供更明确的证据，如原位鳞状细胞癌的特征或更典型的基底细胞癌成分。如果不能做出可靠的鉴别，建议在病理报告中说明需要活检到更多的肿瘤组织来进行评估。如果患者采用Mohs手术治疗，明智的做法就是将肿瘤完整切除送病理检查，供病理医师对肿瘤作最后确诊和对预后参数进行评估。

10.3.4.4 鳞状细胞癌与伴有鳞状分化的附属器癌（汗孔癌、毛根鞘癌）

汗腺癌特别是汗孔癌，可表现出与鳞状细胞

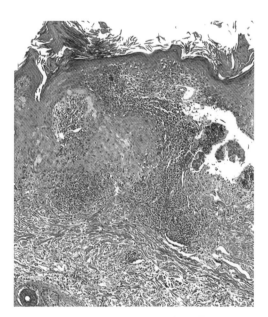

图10.83　增殖性红斑狼疮　表面鳞状上皮增生伴有表皮炎症（苔藓样类型），表皮见不同程度的增厚和角质栓

癌重叠的特征。如果见到真正的腺体/导管分化，两者之间的区别便简单明了。但是，如果仅用一小块削除活检标本来评估两者的区别可能就有些困难，因为汗孔癌也可以出现类似Bowen病的表皮内特征和显著的真皮浅层鳞状分化。淋巴管瘤栓更常见于汗孔癌，而不是鳞状细胞癌。对疑难病例，多层次连续切片和Cam5.2、CK7、CEA或BRST-2免疫组化染色对显示局灶导管形成可能是必要的。但是，当免疫组化染色用于此目的时，要牢记局灶着色一般不具诊断价值。如CK7局灶着色，可能会见于真正的低分化鳞状细胞癌，有时可能难以区别肿瘤性导管与陷入肿瘤内的汗腺导管。不过，一般来说，如果肿瘤显示Cam5.2或CK7强阳性着色，低分化腺癌（如汗腺来源或转移）比鳞状细胞癌的可能性要大得多。

鳞状细胞癌可出现透明细胞改变，因此可能会与毛根鞘癌混淆。后者通常比普通的透明细胞鳞状细胞癌的异型性要小。如果出现广泛的表皮内（原位）癌成分则支持鳞状细胞癌的诊断。

10.3.4.5 鳞状细胞癌与增生性毛发囊性肿瘤

鳞状细胞癌可出现类似增生性毛发囊性肿瘤的生长方式，或起源于此种病变。鳞状细胞癌与增生性毛发肿瘤的区别在于前者具有异型性和浸润性生长方式。

10.3.4.6 鳞状细胞癌与黑色素瘤

鳞状细胞癌可与黑色素瘤混淆。遇见过可发生此种情况的几个病例。梭形细胞鳞状细胞癌可类似梭形细胞黑色素瘤。在这种情况下，如果采用免疫组化染色，很容易与黑色素瘤鉴别。黑色素瘤34βE12阴性。大多数鳞状细胞癌S-100蛋白阴性。另一个陷阱是伴有假上皮瘤样增生的无色素性黑色素瘤：病理医生可能会错误地专注于上皮成分，从而漏掉了不明显的黑色素细胞肿瘤成分。无色素性黑色素瘤也可出现日光性角化病相关的上皮样或梭形细胞表现，类似于低分化鳞状细胞癌。最后，鳞状细胞癌和黑色素瘤可同时共存。如果怀疑黑色素瘤或需要鉴别诊断，免疫组化染色通常可以明确诊断。

10.3.4.7 鳞状细胞癌与大细胞淋巴瘤

低分化大细胞鳞状细胞癌的表现也可类似间变性淋巴瘤。这种情况下，免疫组化染色具有决定意义。间变性大细胞淋巴瘤通常CD30、CD3、CD15和EMA阳性，而34βE12或AE1/AE3阴性。浅表削除活检，CD30阳性大细胞淋巴瘤和鳞状细胞癌也可能会混淆，因为淋巴瘤可引起旺炽型假上皮瘤样增生。

10.3.4.8 鳞状细胞癌与肉瘤

低分化非角化鳞状细胞癌可与肉瘤混淆。梭形细胞形态与上皮样细胞形态相比，在诊断和检查方面有所不同（表10.21）。当遇到源自慢性日光损伤皮肤的恶性肿瘤时，一定要认识到出现日光性角化病的特征并不一定意味着浸润性肿瘤就是鳞状细胞癌。日光性角化病的特征也可出现在肉瘤或黑色素瘤附近。如果一个低分化的恶性肿瘤提示鳞状细胞癌可能，最好做细胞角蛋白（AE1/AE3和34βE12）免疫组化染色，通常会得出明确诊断。最好是选择一组支持癌诊断的上皮标记抗体，以及一组支持鉴别诊断中所考虑的其他肿瘤诊断的标记抗体。重要的是要记住可能会出现不寻常的免疫表型。如肉瘤样鳞状细胞癌可表达平滑肌肌动蛋白。同样，细胞角蛋白表达可见于间叶细胞肿瘤，如肌纤维母细胞性肿瘤。庆幸的是，肌纤维母细胞性肿瘤/肉瘤罕见累及真皮和皮下组织浅层。间变性淋巴瘤激酶（CD246）有助于识别炎症性肌纤维母细胞性肿瘤。当主要的组织学表现为上皮样时，低分化鳞状细胞癌要与实体型上皮样血管肉瘤以及上皮样肉瘤区别（表10.22）。这种情况下，单用细胞角蛋白不足以明确诊断，因为两种肉瘤角蛋白常常阳性。与鳞状细胞癌不同，血管肉瘤还表达血管标记物（VⅧ因子、CD31和CD34），上皮样肉瘤还普遍表达CD34和（或）显示BAF-47染色缺失。仔细观察肿瘤与表面表皮的连接可能也有帮助，因为此现象出现支持鳞状细胞癌。

在评估低分化上皮样鳞状细胞癌时，另一个相关的问题是与非典型性纤维黄色瘤的区别。鳞状细胞癌可类似非典型性纤维黄色瘤（AFX）的表现，甚至可以是CD68强阳性。细胞角蛋白染色在这些病例中至关重要，因为非典型性纤维黄色瘤的肿瘤细胞上皮标记物阴性。

表10.21　梭形细胞鳞状细胞癌与组织学类似肿瘤鉴别

	鳞状细胞癌	黑色素瘤	AFX/MFH	平滑肌肉瘤
细胞角蛋白*	+	−	−	−
S-100蛋白	−	+	−	−
CD68	−	±	±	−
肌动蛋白†	−	±	±	+
结蛋白	−	−	−	±

注：+，通常阳性；−通常阴性

*鳞状细胞癌通常34βE12、AE1/AE3、CK5/6、4A4/P63阳性。Cam5.2和CK7通常阴性或只是极个别局灶阳性

†肉瘤样鳞状细胞癌SMA可阳性

表10.22　上皮样细胞鳞状细胞癌与组织学类似肿瘤鉴别

免疫组化标记物	鳞状细胞癌	黑色素瘤	上皮样肉瘤	上皮样血管肉瘤
细胞角蛋白	+	−	+	+
S-100蛋白	−	+	−	−
CD31	−	±	−	+
CD34	−	−	±	+
波形蛋白	−	−	+	+

10.3.5 鳞状细胞癌的预后特征

　　临床分期[即有无区域和（或）远处转移]对预后的影响最大。对于临床Ⅰ期患者（原发性肿瘤，无转移证据），许多临床和病理特征都与皮肤鳞状细胞癌的预后有关。

10.3.5.1 临床特征

解剖部位

　　起源于唇或耳轮的鳞状细胞癌比其他部位的更易于转移。

临床病史

　　先前有辐射、肿瘤迅速生长、免疫抑制或神经症状病史的患者具有较高的复发/转移风险。

10.3.5.2 病理特征

组织学亚型

　　棘层松解性鳞状细胞癌、腺鳞癌、肉瘤样癌和其他非特异的低分化鳞状细胞癌据认为较普通鳞状细胞癌更具有侵袭性。然而，一方面如果把诸如肿瘤大小和浸润深度等参数都考虑在内，组织学类型对预后的影响并不完全清楚。另一方面，伴有神经内分泌成分的鳞状细胞癌具有和其他Merkel细胞癌同样的侵袭性。角化棘皮瘤病变，如果被视为鳞状细胞癌的一个亚型，更具有

惰性。疣状癌，如果严格定义的话，是一个重要的亚型，因为其本身不会发生转移。但需要注意，如果疣状癌局部复发，其组织学可转变为普通鳞状细胞癌，从而肿瘤获得转移的潜能。鳞状细胞癌也可表现出疣状癌和普通鳞状细胞癌共同存在的特征。

肿瘤大小、厚度和浸润深度

　　普通鳞状细胞癌最重要的预后参数是肿瘤的大小和肿瘤的厚度以及浸润的解剖层次。复发更多见于大的原发性肿瘤，如体积大于2cm的肿瘤，深部浸润性肿瘤，即肿瘤扩展到皮下组织深层和（或）骨骼肌，比局限于真皮的肿瘤更易于转移。浸润深度的测量是指从肿瘤相连的最浅表的真皮乳头之表皮–真皮交界处到最深浸润点的距离。

　　浸润深度小于2mm的肿瘤很少发生转移，而大于6mm的鳞状细胞癌转移率超过15%。同样，局限于真皮浅层的肿瘤往往呈惰性，而一旦肿瘤延伸至肌肉和骨，转移风险便随之增加（大于12.5%）。

分化程度

　　Broders制定了一个与临床行为相关的分级系统。在Broders分级中，1级表示分化与未分化肿瘤细胞的比例为3∶1，2级比例为1∶1，3级比例为1∶3，而未见角化则为4级。低分化被认为出现侵袭性行为的风险较高。然而，病理医生对鳞状细胞癌分级时，常常并不严格按照Borders标准，而是根据肿瘤是否出现明显或仅罕见的角化而快速做出评估。

神经周围浸润

神经周围浸润最常见于至少延伸至真皮深部的头颈部鳞状细胞癌（图10.84）。神经周围浸润与局部复发的风险增高有关，受累神经区域疼痛可预示神经周围浸润的发生。有些鳞状细胞癌可沿小神经束广泛生长，延伸范围远远超出肿瘤主体部分。这种嗜神经性很容易被不小心忽略，特别是在冰冻切片中。

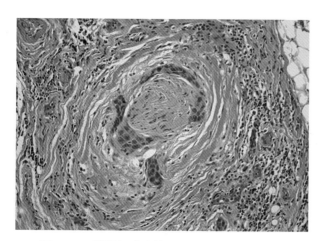

图10.84　鳞状细胞癌神经周围浸润

血管侵犯

出现血管侵犯的肿瘤转移的风险较高。

10.3.5.3 鳞状细胞癌分期

根据美国癌症联合委员会（AJCC）2002皮肤肿瘤分类系统，对于原发性鳞状细胞癌，肿瘤的大小被用于T分级。淋巴结（N）数量和（或）远处转移（M）也需记录。分期系统（主要是T分级）随解剖部位而不同。

10.3.6 治疗

浸润性鳞状细胞癌的治疗以手术切除为主（传统或Mohs手术）。对于不适合手术的患者可采用电切或放疗治疗。

淋巴结检查也很重要，目前一些中心正在评估前哨淋巴结活检效果，尤其是对头颈部区域大的鳞状细胞癌。如果查到神经周围浸润，肿瘤切除后，要考虑局部放射治疗，并行影像学检查，以评估局部扩散或转移情况。如果发现淋巴结肿大，应该采取淋巴结细针穿刺或切开活检术取样检查。对于此类患者应采取多学科组成的小组联合处理，包括皮肤科、内科、外科、肿瘤放疗科等。如果出现远处转移，可采用化疗。

在实体器官移植接受者免疫抑制的情况下，与移植团队紧密合作至关重要。这些患者罹患皮肤恶性肿瘤的风险估计比普通人群高100倍。降低他们的免疫抑制水平可能会遏制侵袭性肿瘤的发生和进展。对某些特定的患者，口服维A酸类，如阿维A酸，可能也是有益的。不幸的是，停用维A酸类可导致新的病变发生和进展，并可能复发。西罗莫司作为一种保护异体移植物的新药，可能有望降低鳞状细胞癌的发生率。然而，有关该药相关的经验和资料有限。

10.3.7 鳞状细胞癌的病理报告

病理报告中需要注意的重要内容包括：病变大小和浸润深度，特别是病变是否延伸至真皮深部或更深以及切缘情况。另外，棘层松解、肉瘤样特征、出现神经、淋巴或血管侵犯是值得一提的参数。我们还报告分化程度（高、中或低分化）。病理医生只有观察完整切除的肿瘤切片，才能详细地列出各种组织学特征。削除活检即足以做出诊断报告，并可显示出任何异常特征，如皮肤棘层松解或肉瘤样分化。如果一个小而浅表的鳞状细胞癌打算通过削除活检（削除术），要报告切缘情况。

不幸的是，从确定鳞状细胞癌潜在相关预后参数和此类肿瘤患者最佳分期的角度来看，皮肤外科医师目前的做法常不可能做出准确的肿瘤分期。许多浸润性鳞状细胞癌是通过削除活检诊断，随后患者接受Mohs手术。因为许多Mohs外科医生未能提供和列出关键的组织学参数报告，如浸润深度或神经周围浸润，而且不保留或不外借肿瘤主体部分的切片，预后相关信息常无文字记录。虽然并不认为有必要详细描述每一个浅表鳞状细胞癌的特征，对较大的浸润性癌，对完全或大部切除的标本进行检查是很好的做法，即检查那些延伸到真皮深层或皮下组织的浸润性癌，以便组织学上对肿瘤的大小、有无神经周围浸润进行记录。

10.4 角化棘皮瘤

角化棘皮瘤被用于描述一系列的火山口样鳞状上皮增生，从良性杯状的棘皮瘤到杯状的鳞状上皮癌。现在很多病理医生在使用角化棘皮瘤一词时，提示可能出现火山口样亚型的鳞状细胞癌。然而，角化棘皮瘤究竟是作为一个良性、恶性还是中间型的鳞状上皮增生性病变，其生物学行为仍然存在争议，这就是将它与鳞状细胞癌分开描述的原因。

临床表现

角化棘皮瘤最常表现为一个肉色或粉红色质硬的孤立性丘疹或小结节，中央可见角化过度栓（图10.85）。常发生在老年人日光暴露的浅色皮肤区域，手背、臂和前臂是好发部位，但面部最常见。角化棘皮瘤生长迅速，病程数周至数月，但3~6个月后有自发消退倾向，留下萎缩性瘢痕（表10.23）。

角化棘皮瘤有几种已确定的临床亚型。Ferguson-Smith型呈多发性，常伴有溃疡。Grzybowski型表现为许多全身性小角化棘皮瘤。Witten和Zak型呈典型的多发性家族性特征。直径超过5cm的巨大角化棘皮瘤已有报道。边缘性离心性角化棘皮瘤（图10.86）表现为一个大的环形角化性斑块，中央干净。

表10.23　角化棘皮瘤——临床表现

发病率 在美国每年约为1/1000
患者组别 最常见于年长白人
危险因素 接触紫外线、化学致癌剂、HPV、免疫抑制、创伤
病变部位 通常日光暴露区域
临床表现 边缘卷起的结节，中心角质栓 快速生长常见 可自发消退 过敏反应常见（角化棘皮瘤在损伤部位） 常为单发，也可为多发性病变 伴有角化棘皮瘤的综合征 Ferguson-Smith型（多发性，自发消退） Grzybowski变异型（多发性，非自发消退、泛发性、发疹性） Muir-Torre型（伴有皮脂腺肿瘤和内脏恶性肿瘤）
预后和治疗 通常惰性，但取决于大小和部位（如指甲下）可具有局部破坏性 手术是单发性病变的治疗选择 多发性病变可以药物治疗（如病灶内甲氨蝶呤，或全身使用维A酸） 放射治疗

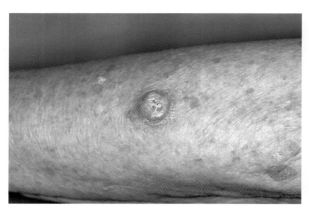

图10.85　角化棘皮瘤　**结节边缘隆起，中央可见角质栓**

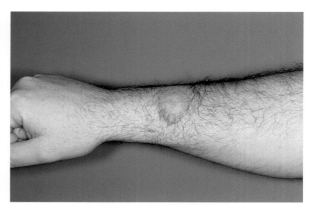

图10.86　边缘性离心性角化棘皮瘤　**此型角化棘皮瘤表现为一个大的斑块，随着其向外周生长而中央愈合**

组织学特征

低倍镜下表现为一个杯状的鳞状上皮增生，中央可见角质栓（图10.87）（表10.24）。鳞状上皮通常表现为棘细胞增生、颗粒层增厚。邻近的表皮常呈外生性突起，形成一个唇样轮廓。常伴有炎症反应（图10.87B）。内陷的鳞状上皮通常呈分叶状膨胀性生长，边缘光滑。然而，随着病变发展的阶段和伴随炎症的程度不同，病变基底部与间质间的界面可破坏和不规则。

细胞异型程度不等，但通常较轻且局限于基底细胞层。角质形成细胞胞质丰富、强嗜酸性，是本病的特征。深部的上皮细胞巢或上皮脚顶端可出现鳞状旋涡（角化的上皮细胞团，中央呈旋涡状结构）和上皮内中性粒细胞微脓肿。真皮可出现不同程度的以淋巴细胞为主的炎症。角化棘皮瘤通常是一种表浅的病变，也可能会延伸到真皮深层，但不会超过汗腺附属器的水平。已消退

或消退中的角化棘皮瘤呈扁平状。在此阶段，病变的角质形成细胞往往已经不再具有丰富的强嗜酸性胞质。基底细胞层异型性减少或消失。病变的基底部被炎症和纤维化包绕。

表10.24　角化棘皮瘤——病理学

组织学特征
杯形轮廓，中心角质栓
鳞状上皮分化良好，丰富的嗜酸性胞质
异型性通常表现为轻度
基底部边缘通常光滑，但上皮–间质界面可呈锯齿状
炎症常见

鉴别诊断
普通的杯形鳞状细胞癌
伴有感染、创伤或溴疹的假上皮瘤样增生
疣

鉴别诊断

快速生长的临床病史通常有助于诊断，但缺乏特异性。一个完全恶性的肿瘤有时也可能会出现相似的病史。组织学上，角化棘皮瘤需要与鳞状细胞癌、囊肿和疣进行鉴别。在小的削除活检标本中，角化棘皮瘤也可能会与结节性痒疹、肥厚型日光性角化病或肥厚型盘状红斑狼疮混淆。

最重要的是鉴别杯形鳞状细胞癌。如果肿瘤基底部呈不规则、浸润性生长以及其构成细胞显示明显的细胞异型性和成熟异常，则应诊断为鳞状细胞癌。

预后和治疗

治疗包括如前所述的用于治疗鳞状细胞癌的方法，如电灼法和刮除术、切除术以及Mohs显微外科手术。其他可选择的治疗方法包括病灶内使用甲氨蝶呤或5-氟尿嘧啶。也有人建议局部外用咪喹莫特，对于多发病灶还可局部和全身使用维A酸类。过敏反应相关性角化棘皮瘤可能分布范围广泛，对治疗是一种挑战，特别是在依靠外科手术治疗的情况下。

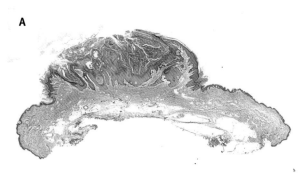
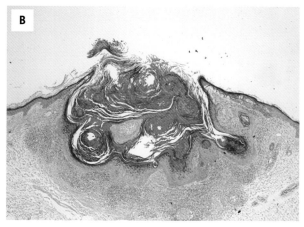

图10.87　角化棘皮瘤　**A. 角化棘皮瘤火山口样的鳞状上皮增生，伴有广泛角化过度。B. 角化棘皮瘤，伴有炎症**

10.5 转移性鳞状细胞癌

　　皮肤鳞状细胞癌罕见发生转移，特别是大多数局限于真皮的小肿瘤。在头颈部，病变较大且深部有浸润的肿瘤最有可能发生转移。腮腺淋巴结和颈部淋巴结是头颈部鳞状细胞癌发生转移的首站。

　　转移也可能发生在皮肤或软组织。这些肿瘤通常是发生在一个已知的大的皮肤原发性或皮肤外鳞状细胞癌的基础上，大多生长迅速。罕见情况下，原发性肿瘤的部位和（或）组织学特征不明，或无法得到相应的切片以做比较。在这种情况下，可能很难区别是新发生的原发性鳞状细胞癌还是转移性鳞状细胞癌。支持转移的特征包括起病迅速，缺乏原位癌成分（图10.88A），以及存在脉管浸润。此外，缺乏与其上方表皮的连接和皮肤基底部结节性生长方式多见于转移性疾病。然而，这些情况都不是绝对的，也可见于原发性肿瘤，尤其是在部分取样的活检标本中。支持原发性肿瘤的特征是出现广泛的前驱病变（原位鳞状细胞癌），并伴有浸润性肿瘤和间质炎症反应和（或）纤维化反应。然而，小灶表皮内癌变不能确定为原发性肿瘤，因为转移性鳞状细胞癌像其他癌一样，可植入到表皮。而且，有些转移灶内可见炎症和（或）累及瘢痕部位。

　　假如肿瘤的表现明显不同于以前，如果已知患者患有皮肤以外（或先前的皮肤）鳞状细胞癌，建议回顾先前的原发性肿瘤，以更好的评估新发的病变是转移癌（类似之前的肿瘤），或者更可能是一种新发生的癌。

　　转移性高分化鳞状细胞癌可出现囊性改变而被误认为是囊肿，特别是在较小的部分活检标本中（图10.88B）。囊壁出现异型上皮有助于确定为囊性转移。然而，要做出正确的诊断，最重要的是了解临床病史（先前浸润性鳞状细胞癌的病史）和原发性肿瘤的形态。转移性低分化鳞状细胞癌也可能会与伴有显著鳞状分化和嗜上皮性（即转移并定植于表皮内生长）的转移性附属

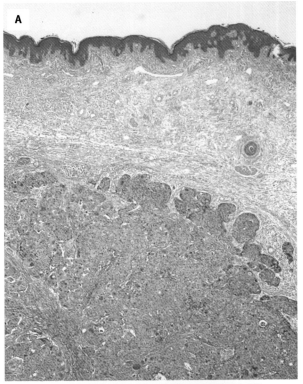

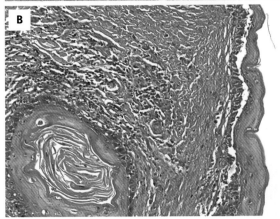

图10.88　转移性鳞状细胞癌　A. 真皮内转移性低分化鳞状细胞癌，与表皮不相连。B. 转移性囊性高分化鳞状细胞癌

器癌混淆，特别是转移性汗孔癌。在部分取样的表浅活检标本中，汗孔癌的腺体成分可能不够明显、不易识别。

（陈荣明　李培峰　译，曾学思　乔建军　校）

推荐读物

1. Alam M, Ratner D. Cutaneous squamous cell carcinoma. N Engl J Med, 2001,344:975-983.

2. Medeiros F, Nascimento AF, Crum CP. Early vulvar squamous neoplasia: advances in classification, diagnosis, and differential diagnosis. Adv Anat Pathol, 2005,12:20-26.

3. Kane CL, Keehn CA, Smithberger E, Glass LF. Histopathology of cutaneous squamous cell carcinoma and its variants. Semin Cutan Med Surg, 2004,23:54-61.

4. Schwartz RA. Keratoacanthoma: a clinicopathologic enigma. Dermatol Surg, 2004,30:326-333.

5. Butani A, Arbesfeld DM, Schwartz RA. Premalignant and early squamous cell carcinoma. Clin Plast Surg, 2005,32:223-235.

6. Smoller BR. Squamous cell carcinoma: from precursor lesions to highrisk variants. Mod Pathol, 2006,19:88-92.

第11章　皮肤附属器肿瘤

Victor G.Prieto, Christopher R. Shea, Julide Tok Celebi, Klaus J. Busam

皮肤附属器肿瘤或瘤样增生一般根据两个原则分类：①良性还是恶性；②分化方向：也就是病变最像哪种正常的皮肤结构：毛囊、大汗腺/小汗腺，还是皮脂腺。尽管此分类方案初看起来似乎很简单，但在实际工作中对许多病变的归类仍存在相当多的争议。历史上沿用的名称有时会与一些不同的名称混淆，而它们本质上是相同类型的肿瘤。

对于附属器肿瘤，推荐一种实用的方法。首要的问题是区别肿瘤的良恶性。一般说来，良性肿瘤分化良好、局限、无浸润。恶性肿瘤常有浸润性和（或）细胞学的非典型性。

在进行肿瘤分型诊断时，如果不同的诊断会导致显著的生物学潜能差异时，恶性肿瘤的进一步分类就非常重要（例如，低级别肿瘤中微囊性附属器癌不会转移，而汗孔癌则具有淋巴结和内脏转移潜能）。当生物学潜能相同时，进一步分类就没有临床意义了（如小汗腺导管癌与大汗腺导管癌）。良性肿瘤的精确分类虽然从临床处理角度看意义不大，但为准确起见，还是鼓励尽可能进行分类，因为一些肿瘤可能会提醒临床医生注意患者可能伴有遗传易感性内脏癌的可能（如皮脂腺肿瘤和Muir-Torre综合征；纤维毛囊瘤和Birt-Hogg-Dubé综合征）。

本章内容并未囊括皮肤附属器肿瘤的所有类型，主要概述常见肿瘤，重点讨论鉴别诊断。

11.1 毛囊分化的肿瘤

11.1.1 错构瘤/痣

11.1.1.1 毛囊错构瘤（毛囊痣）

此病罕见，以成熟的毛囊数量局部增多为特征。

11.1.1.2 黑头粉刺样痣

是一种罕见的错构瘤，以出现许多扩张的毛囊为特征，类似黑头粉刺/小的漏斗部囊肿。

11.1.2 良性毛囊肿瘤

11.1.2.1 扩张孔/毛鞘棘皮瘤/毛囊瘤

扩张孔、毛鞘棘皮瘤和毛囊瘤往往发生在头颈部皮肤，通常表现为孤立性小囊肿、丘疹或小结节。

Winer扩张孔与漏斗部囊肿相似，为复层鳞状上皮，有颗粒层，充满松散的角蛋白。但是，与内覆扁平上皮的囊肿相比，上皮脚围绕扩张孔（图11.1）。如果囊腔被覆的上皮有棘皮症，就使用毛鞘棘皮瘤这一术语（图11.2）。

毛囊瘤以数个不同成熟程度的小毛囊围绕一个中央囊性扩张的毛囊，呈放射状排列为特征（图11.3）。

11.1.2.2 漏斗部瘤（毛囊漏斗部肿瘤）

漏斗肿瘤为少见良性肿瘤，由板层状生长的角质形成细胞构成，这些细胞局部与表皮和毛囊的外根鞘相连（图11.4）。细胞具有基底细胞样特征，类似于浅表型基底细胞癌或漏斗部囊肿性基底细胞癌的表浅部分。与真正的基底细胞癌相比，漏斗部瘤缺乏深染的核、黏液样基质或外周的裂

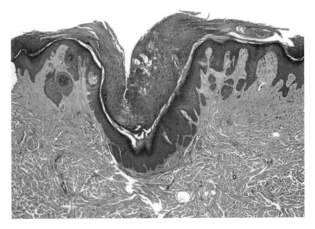

图11.1　扩张孔　可见中央的毛孔被正常厚度的漏斗部上皮围绕

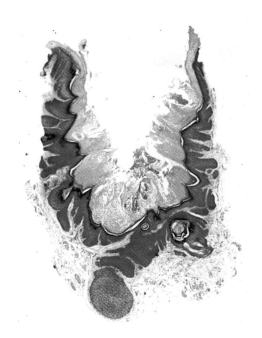

图11.2　毛鞘棘皮瘤　被覆毛囊漏斗部类型的上皮细胞囊状内陷，伴有上皮增生

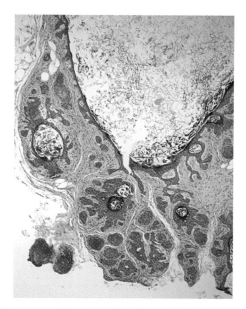

图11.3　毛囊瘤　毛囊囊性扩张，内含角质物，并被许多次级毛囊围绕

隙。有时，漏斗部瘤也可能很难与激惹型内生性脂溢性角化病区别。

11.1.2.3 毛母细胞瘤/毛发上皮瘤

毛母细胞瘤（trichoblastoma，TBL）和毛发上皮瘤（trichoepithelioma，TE）是良性毛囊纤维上

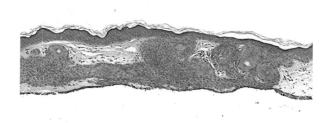

图11.4　毛囊漏斗肿瘤（漏斗部瘤）　小的角质形成细胞聚集，可见多个与表皮的连接，形成一个表浅的真皮斑块

皮性肿瘤。很多当代皮肤病理医师认为毛发上皮瘤是毛母细胞瘤的表浅形式。在2006年WHO皮肤肿瘤分类中，毛发上皮瘤和毛母细胞瘤是同义词。笔者也认同这一观点，所以在此一起描述毛发上皮瘤和毛母细胞瘤。因为促纤维增生性毛发上皮瘤的诊断不同于毛母细胞瘤，故分开论述。

临床表现

毛母细胞瘤通常表现为面部散在的孤立性肉色小丘疹（2~8mm）。少数情况下，可形成一个大结节（文献报道为巨大的孤立性毛发上皮瘤）。多发性毛母细胞瘤罕见（图11.5），可作为常染色体显性疾病呈家族性发病或作为Brooke-Spiegler或Rombo综合征的一部分。毛母细胞瘤是皮脂腺痣内常见的继发性肿瘤。

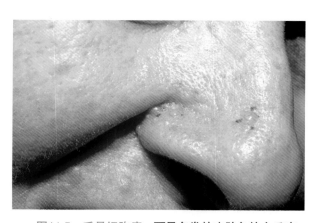

图11.5　毛母细胞瘤　可见多发的皮肤色的小丘疹

组织学特征

毛母细胞瘤是由基底样上皮细胞构成的纤维上皮性肿瘤，肿瘤具有细胞丰富的纤维间质，明显不同于周边的正常网状真皮组织（图11.6A）。特征性表现是出现乳头间质体（图11.6B），乳头间质体由基底样细胞呈杯状增殖形成，将纤维母细胞卷入其中，重现毛发的毛囊乳头结构。肿瘤也可见分裂象或凋亡小体，但比基底细胞癌少。毛母细胞瘤多伴有间质钙化。

表浅型毛母细胞瘤（毛发上皮瘤）通常含有伴漏斗部角化的小角质囊肿，并可与表皮相连。更深部位的肿瘤通常缺乏与表皮相连和漏斗部囊肿。

毛母细胞瘤可伴有炎症。文献中描述的皮肤淋巴腺瘤代表炎症型毛母细胞瘤。

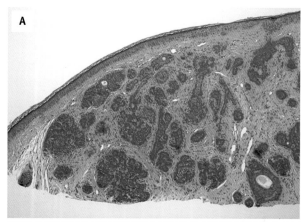

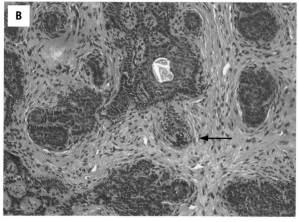

图11.6　毛母细胞瘤　A. 纤维母细胞围绕基底样细胞巢，形成一个纤维上皮性病变。B. 基底样细胞具有毛囊特征，包含乳头间质体（箭头）

辅助检查

肿瘤周边的间质细胞CD34免疫组化染色阳性。细胞索周边的基底细胞样角质形成细胞表达bcl-2。

鉴别诊断

毛母细胞瘤主要需同基底细胞癌相鉴别（表11.1）。与基底细胞癌相比，毛母细胞瘤的间质与基底样上皮细胞连接紧密。上皮组织和间质之间没有基底细胞癌特征性裂隙/回缩。相反，毛母细胞瘤却在肿瘤周围的间质和周围的真皮胶原之间有明显的界限。毛母细胞瘤通常含有乳头间质体，而基底细胞癌通常没有。毛母细胞瘤可见核分裂和凋亡小体，但不如基底细胞癌常见。典型的基底细胞癌常见某些间质变化，如黏蛋白或淀粉样蛋白沉积，而毛母细胞瘤罕见。

类似浅表型基底细胞癌的毛母细胞增生，作为一种反应性现象，可出现在皮肤纤维瘤上方的真皮表皮连接处（图11.7），或出现在蓝痣的毛囊上皮界面。

表11.1　鉴别诊断：基底细胞癌与毛母细胞瘤

	基底细胞癌	毛母细胞瘤
乳头间质体	常缺乏	常出现
裂隙	肿瘤和间质之间	肿瘤间质和周围正常真皮之间
核分裂象	常见	罕见
黏液基质	常见	罕见

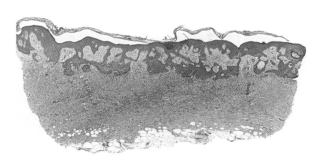

图11.7　皮肤纤维瘤上方的毛母细胞增生

11.1.2.4 促纤维增生性毛发上皮瘤

临床表现

此肿瘤通常较小（2~9mm）、无症状、生长缓慢，呈现一硬斑，中央萎缩凹陷（图11.8）。

组织学特征

促纤维增生性/硬化性毛发上皮瘤的外观与普通的毛发上皮瘤或毛母细胞瘤完全不同。毛母细胞瘤通常呈球状结节，而促纤维增生性毛发上皮瘤的轮廓通常为表浅的真皮斑块。肿瘤以出现细基底样上皮细胞索、角质囊肿和致密的纤维间质三联征为特征（图11.9）。其他特征可能包括对角蛋白和钙化的异物巨细胞反应。局部可见到乳头间质体。

辅助检查

免疫组化染色可能有助于诊断，因为胞质内管腔可能更易于被CEA或BR2抗体识别（阳性表达不支持促纤维增生性毛发上皮瘤）。

鉴别诊断

促纤维增生性毛发上皮瘤需要与硬斑病样基底细胞癌和微囊性附属器癌相鉴别（表11.2）。硬斑病样基底细胞癌往往生长更不对称，浸润更深。此外，基底细胞癌核不典型更明显，核分裂象和（或）凋亡小体的数量也更多。一旦观察到

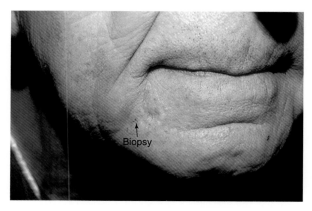

图11.8 促纤维增生性毛发上皮瘤 可见一个小的、皮肤色中央凹陷的硬斑

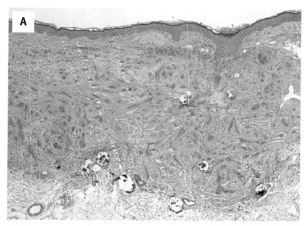

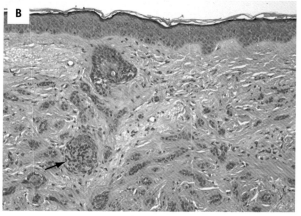

图11.9 促纤维增生性毛发上皮瘤 A. 细束状、形态温和的基底样细胞呈斑块样生长于硬化的间质内，并伴有钙化。B. 可见一乳头间质体（箭头）

典型特征的基底细胞癌病灶，如成片或小结节状基底样细胞，周边呈栅栏状排列，并可见人工的收缩间隙，诊断直接明了。另一个有帮助的特征是寻找细胞学温和的角质囊肿，促纤维增生性毛发上皮瘤常见角质囊肿。角质囊肿在浸润性基底细胞癌也可能见到，但罕见于硬斑病样基底细胞癌。即使出现，囊性结构周边的肿瘤细胞也具有不典型性。

一方面，微囊性附属器癌或汗管瘤也可能会与促纤维增生性毛发上皮瘤混淆，尤其是小的表浅削除活检标本。乳头间质体的出现可排除汗管瘤和微囊性附属器癌。另一方面，如果明确有导管分化，促纤维增生性毛发上皮瘤也可被排除；明确肿瘤中有CK20或CgA阳性Merkel细胞也有助于支持毛囊分化，也可鉴别促纤维增生性毛发上皮瘤与汗管瘤或微囊性附属器癌。

表11.2   硬化型基底细胞样肿瘤的鉴别诊断

	促纤维增生性毛发上皮瘤	微囊性附属器癌	硬化型基底细胞癌
乳头间质体	可见	缺乏	缺乏
角质囊肿	常见	常见	通常缺乏
异型性	缺乏或轻度	缺乏或轻度	可见
核分裂	缺乏或罕见	缺乏或罕见	常见
导管或小管结构	缺乏	常出现	缺乏

11.1.2.5 基底细胞样毛囊错构瘤

基底细胞样毛囊错构瘤（basaloid follicular hamartoma，BFH）是一种有争议的肿瘤。有学者认为它是一种畸形增殖，其他学者认为是真性肿瘤；但它是一种不同于毛母细胞瘤/毛发上皮瘤的独特的良性肿瘤，还是一种早期的漏斗部囊性基底细胞癌，意见仍不一致。基底细胞样毛囊错构瘤可能是组织学上偶然发现，或临床上表现为一个小丘疹。已报道有遗传型或非遗传型，局限型或泛发型亚型。

基底细胞样毛囊错构瘤通常表现为小的真皮内基底样细胞增生，呈互相吻合的细条带和分支状条索，常与毛囊邻近或相连。可见小的角质囊肿。基底样细胞形态温和，核分裂缺如或罕见。从已报道的病例判断，报道为基底细胞样毛囊错构瘤的病变似乎代表基底细胞样上皮增生变化谱，从毛母细胞瘤/毛发上皮瘤和无法与基底细胞癌（尤其是漏斗部囊性基底细胞癌）区别的肿瘤，到单独命名为基底细胞样毛囊错构瘤可能是一个合理的病变亚型。

11.1.2.6 毛发腺瘤

毛发腺瘤是罕见肿瘤。通常发生在面部，以分化良好的角质囊肿聚集，形成真皮浅层局限性小结节为组织学特征（图11.10）。小的表浅削除活检中诊断毛发腺瘤应当小心，因为微囊性附属器癌的表浅部分也可有类似特征。

11.1.2.7 毛根鞘瘤

临床表现

毛根鞘瘤是孤立性病变，通常发生在年轻人的面部（图11.11）。大多散在单发。多发性病变是Cowden综合征的一个标志（见下文）。

组织学特征

毛根鞘瘤通常小而界限清楚，由一个或多个小叶构成，细胞呈立方形，胞核圆、居中，胞质淡嗜酸性或透亮（图11.12）。典型者常由小的外生性成分和延伸至真皮网状层上部的内生性成分组成。小叶往往有数处与表皮或毛囊漏斗相连。小叶周边是一层柱状基底细胞样的细胞，核栅栏状排列，似外毛根鞘。周围常围绕一层嗜酸性玻璃样变、带有折光性、增厚的基底膜样物质。透明细胞改变很常见，说明胞质糖原丰富（用淀粉酶

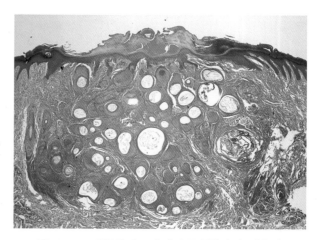

图11.10   毛发腺瘤   **真皮内可见许多角质囊肿**

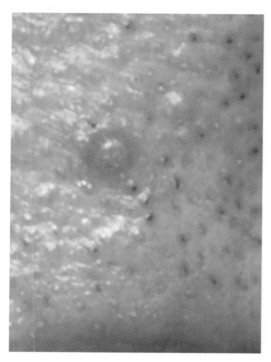

图11.11 毛根鞘瘤 可见一个皮肤色的小丘疹

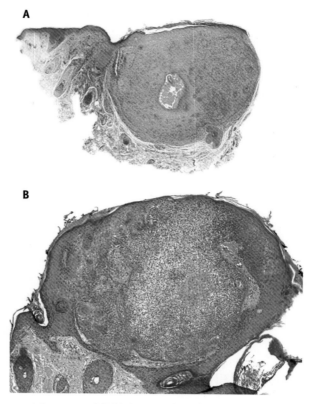

图11.12 毛根鞘瘤 A. 小立方形角质形成细胞小叶状生长形成一个表浅的真皮结节，与毛囊相关。B. 常见透明细胞改变。注意致密的嗜酸性基底膜样特征包绕小叶状增生的基底部

处理后，PAS阳性消失）。可出现角化和鳞状旋涡。

毛根鞘瘤的一个变异型表现为玻璃样变或促纤维增生性间质（图11.13），肿瘤细胞常呈不规则、似浸润性（即假浸润）生长方式（促纤维增生性毛根鞘瘤）。

鉴别诊断

毛根鞘瘤和反转性毛囊角化病有一些相同的特征。但后者缺乏玻璃样变的基底膜，并且透明细胞或基底细胞样的特征也更少见。毛根鞘瘤与累及毛囊并诱导了毛根鞘增生的疣（即所谓的毛根鞘疣）有重叠。毛根鞘疣通常有乳头瘤样外生性成分（图11.14）。毛根鞘瘤不同于毛根鞘癌的是缺乏非典型性，呈良性生长方式，确切的说即非浸润轮廓。

11.1.2.8 反转性毛囊角化病

反转性毛囊角化病通常发生在中年患者面部。临床表现不明显，活检多是为了排除基底细胞癌或疣。

角质形成细胞通常呈楔形增生，呈分叶状局限性外周生长。通常可见粗的透明角质颗粒和鳞状上皮细胞旋涡（鳞状旋涡）。组织学上需要与鳞状细胞癌和毛根鞘瘤鉴别诊断。反转性毛囊角化

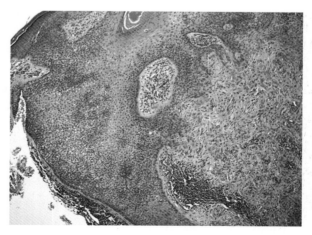

图11.13 促纤维增生性毛根鞘瘤 具有典型毛根鞘瘤特征的肿瘤，外周包绕一个不规则浸润性生长的上皮，伴有纤维化

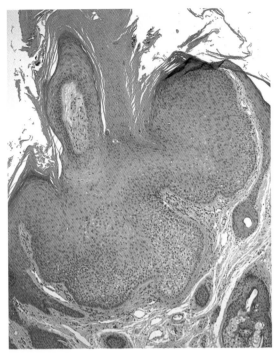

图11.14　毛根鞘疣　**外生性疣状生长方式，并可见病变基底部毛囊周围透明细胞小叶状增生**

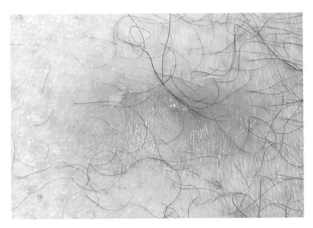

图11.15　毛母质瘤　**质硬红斑状结节**

病不同于鳞状细胞癌，缺乏浸润性生长方式。也不同于毛根鞘瘤，缺乏显著的外周栅栏状排列和基底膜增厚。

11.1.2.9 毛母质瘤

临床表现

毛母质瘤通常表现为孤立性黄褐色质硬小结节（大小很少超过5cm），几乎所有的毛发生长区均可发生，但以面部和上肢多见（图11.15）。大多数病例发生在20岁之前，但也可发生老年人。家族性发生罕见报道，常合并重症肌无力或Gardner综合征。

组织学特征

毛母质瘤往往表现为真皮和（或）浅层皮下组织内界限清楚的结节（图11.16）。典型的毛母质瘤由基底样（基质）细胞构成，可见核分裂象和"鬼影"细胞（多边形、深嗜酸性细胞残影，中央透亮，缺乏相应的细胞核）。通常伴有异物巨细胞反应。钙化常见。有些毛母质瘤的间质中包含嗜黑色素细胞，其基底样细胞簇中包含树突状黑色素细胞（色素性毛母质瘤或黑色素细胞性毛母质瘤）。毛母质瘤早期（增殖）阶段基底样细胞的比例较高（通常可见许多核分裂象）。后期基底细胞样成分减少或消失。增殖期肿瘤也被称为增生性毛根鞘瘤。

辅助检查

毛母质瘤β-catenin胞核和胞质阳性。

鉴别诊断

毛母质瘤需要与毛母质癌鉴别。两者鉴别的主要特征就是肿瘤的轮廓。结节状局限性病变应该被认为是良性，而浸润性病变可能复发，少数可发生转移。毛母质癌通常表现为基底样细胞比例增高，和（或）类似于鳞状细胞癌的一些特征。大的肿瘤常出现细胞非典型性和坏死。

有时毛母质瘤也需要与基底细胞癌鉴别，因为后者可出现局部毛母质分化并伴有鬼影细胞。在肿瘤中识别出基底细胞癌的典型特征有助于两者的鉴别。Gardner综合征患者的杂合囊肿可表现为毛母质瘤和其他毛囊囊肿的混合特征。

11.1.2.10 纤维毛囊瘤/毛盘瘤

临床表现

纤维毛囊瘤和毛盘瘤均可单发或多发，直径

数毫米，黄白色，发生在头颈部。多发性病变与 Birt–Hogg–Dubé 综合征有关（见下文）。

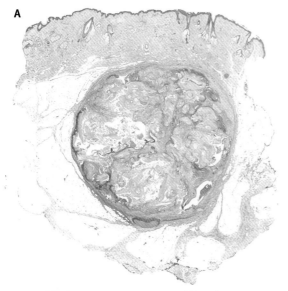

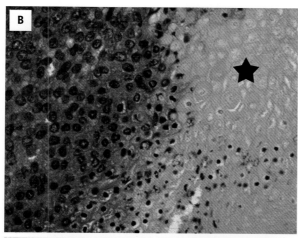

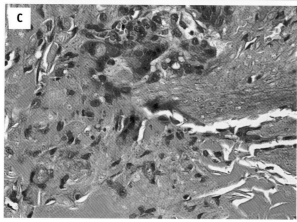

图11.16　毛母质瘤　A. 皮下可见一界限清楚的结节。B. 肿瘤由基底样细胞和"影"细胞构成。C. 常见多核巨细胞

组织学特征

纤维毛囊瘤可见细长的交织的基底样细胞小梁，围以纤维黏液样基质。病变中央可见一扩张的毛囊。毛盘瘤通常表现为毛囊周围或毛囊旁椭圆形无包膜的血管纤维瘤样基质增生（图11.17）。

毛囊肿瘤的治疗

良性毛囊性肿瘤确诊后一般不需要进一步的外科手术，除非美容因素。除了手术切除，局部破坏性方式（激光、冷冻疗法或保守外科手术）对去除病变也有效。

对可疑诊断的不完全切除的病变，例如对于小的浅表削除活检倾向于毛母细胞瘤，而又不能完全排除基底细胞癌时，诊断应谨慎，推荐行肿物完整切除。

11.1.3 毛囊分化的恶性肿瘤

11.1.3.1 基底细胞癌

尽管很多教科书都把基底细胞癌作为表皮肿瘤，但现在普遍认为它是一种主要向毛囊分化的肿瘤，故将它放在本章介绍。毛母细胞癌可能是一个比基底细胞癌更准确的术语，但我们仍然使用基底细胞癌这一术语，因为临床医生和患者对它更熟悉。

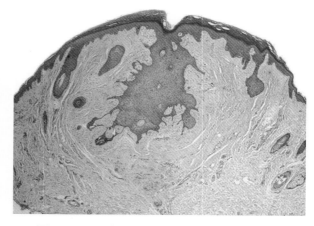

图11.17　毛盘瘤　上皮细胞束从漏斗部毛囊壁发散，伸入毛囊周边的间质，间质可见纤维母细胞和小毛细血管数量明显增加

基底细胞癌非常常见。主要发生在日光照射的皮肤，一般任何毛发生长的区域均可发生，但很少或没有日光暴露的区域也可发生。着色性干皮病患者，修复日光所致突变的能力降低，年轻时即可发生大量基底细胞癌和鳞状细胞癌。多发性基底细胞癌或鳞状细胞癌可发生于基底细胞痣综合征或Bazex综合征的年轻患者。

现已证实大多数基底细胞癌综合征患者和散发性基底细胞癌患者具有PTCH基因突变。

临床表现

基底细胞癌的临床表现归纳于表11.3。最常表现为丘疹或小结节，且常发生糜烂或溃疡（侵蚀性溃疡）。基底细胞癌的丘疹临床上可能会与痣、纤维瘤或毛囊炎混淆。基底细胞癌也可表现为红斑状斑片（图11.18）、丘疹、小结节或斑块（图11.19），且常糜烂、溃疡（图11.20）或硬化（图11.21）。临床上区别基底细胞癌与Bowen病、炎症性或苔藓样角化病有时非常困难或不可能。基底细胞癌有时可出现色素沉着（图11.22），类似于痣或黑色素瘤。

图11.18　基底细胞癌　**红色斑片**

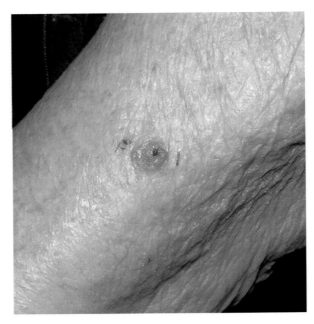

图11.19　基底细胞癌　**红斑性结节**

表11.3　基底细胞癌——临床表现

发病率 美国每年大约有90万新发基底细胞癌患者
患者组别 各人种均可发生，但以白种人最多见 通常发生在40岁以上患者 更常见于男性（男：女=1.6：1）
危险因素 紫外线照射 综合征：基底细胞痣综合征；Bazex综合征；着色性干皮病 放射治疗史
临床表现 肉色、红色斑片或色素沉着的丘疹或小结节；可发生溃疡 硬结性斑块（硬化型基底细胞癌）
预后 通常仅局限性生长；根据部位和肿瘤大小，可出现局部的明显破坏改变 极少数情况下可发生转移（最常见的部位：淋巴结、肺和骨）
治疗 外科手术：蝶形手术、标准全层切除、Mohs显微外科手术、用/不用电灼法的刮除术、冷冻外科手术 内科治疗：局部使用5-氟尿嘧啶、咪喹莫特 放射治疗

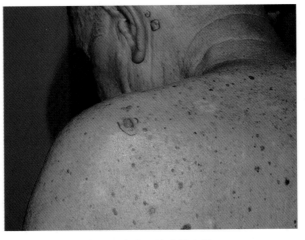

图11.20　基底细胞癌　**溃疡性斑块**

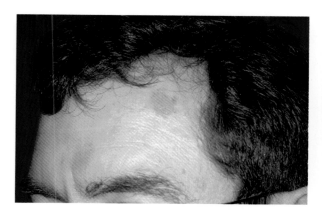

图11.21　基底细胞癌　**质硬的红斑状斑块**

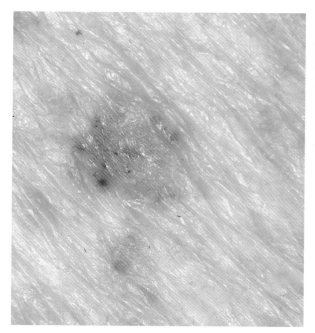

图11.22　色素性基底细胞癌　**斑块中可见红斑和棕褐色色素沉着**

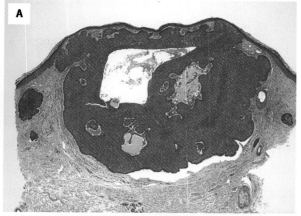

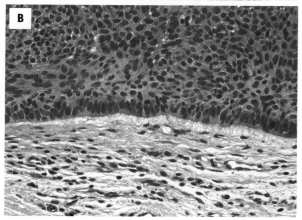

图11.23　基底细胞癌　A．可见一个由基底样细胞构成的结节状/结节囊性肿瘤。B．肿瘤结节的周边基底细胞样细胞呈"栅栏"状排列。裂隙将肿瘤与真皮间质分离，裂隙内充满黏液样物质

组织学特征

基底细胞癌组织学特征表现为基底样细胞、外周栅栏状排列、核分裂象、凋亡小体、黏液样基质和肿瘤周围裂隙（图11.23）。在这些特征中，黏液样基质和外周的裂隙对基底细胞癌与其他基底细胞样肿瘤（如毛母细胞瘤）的鉴别最有帮助。基底细胞癌可出现一些继发特征，如营养不良性钙化、淀粉样物质沉积或炎症反应，炎症消退可有可无。基底细胞癌的病理学表现归纳于表11.4。

表11.4　基底细胞癌——病理学

基底细胞癌组织学特征
主要诊断标准 　基底细胞核拉长深染，胞质少 　周边呈栅栏状排列 　肿瘤和周围间质间可见裂隙 　周围间质黏液样变
免疫表型 　Ber-Ep4、34βE12、MNF116阳性 　Cam5.2、AE1/AE3*阴性 　Melan-A常可显示肿瘤内的黑色素细胞
鉴别诊断 　毛母细胞瘤 　Merkel细胞癌（在小活检标本中，细胞被挤压时需要鉴别） 　伴有基底细胞样特征的鳞状细胞癌（需与鳞状分化的基底细胞癌鉴别） 　微囊性附属器癌（需与硬化型基底细胞癌鉴别）

注：*伴有鳞状化生的基底细胞癌可表达AE1/AE3。

基底细胞癌有几种类型。可以某一类型为主或单纯为某一型，但许多情况下表现为混合型。此外，这些类型中还有其他多种变异（如黑色素颗粒沉着、鳞状上皮化生、间质纤维化）。主要类型如下。

浅表型基底细胞癌　以出现基底样肿瘤细胞巢团为特征，这些巢团仍然与表皮或附属器结构相连（图11.24）。这些基底样细胞巢通常呈多灶性，病灶之间由插入的正常表皮（即所谓的跳跃区域）相互分隔开。

结节型基底细胞癌　特征表现为真皮内肿瘤细胞结节状分布，至少局部与表皮分离，并累及真皮网状层（图11.23，11.25）。结节大小和形状各异。有些作者提出要区分由大的真皮结节构成的基底细胞癌和许多小结节构成的基底细胞癌，后者称为微结节型（图11.26）。根据癌巢的实际大小区别微结节型和结节型基底细胞癌具有主观性。一些学者建议将癌巢直径小于0.5mm者归为微结节型，这一标准将包括大多数的基底细胞癌。我们提出微结节型基底细胞癌的诊断标准：许多大小相似的癌巢（至少占病变的25%），并且这些癌巢小于一个中等血管（约0.2mm）。

硬斑病型和浸润型基底细胞癌　尽管结节型基底细胞癌是浸润性癌，但浸润性这一词主要用来描述肿瘤很少呈结节状生长（或没有结节），而是以不规则的较小细胞团块、窄的细胞索、许多微结节，甚至间质内单个细胞生长为主。此种小的肿瘤细胞巢团随意杂乱分布，与周边间质的界限模糊不清，使得肿瘤呈浸润性轮廓（图11.27）。并非所有浸润型基底细胞癌都是硬斑病型，也就是硬化有着严格的意义。对于间质明显纤维化的基底细胞癌，保留硬斑病样、硬皮病样或硬化性这些术语（图11.28）。这种变异型的肿瘤细胞巢团常被挤压成非常窄的条索。通常没有或很少出现实性大结节。

纤维上皮瘤样型基底细胞癌　又称Pinkus纤维上皮瘤，特征是基底样细胞呈条索状和柱状排列，互相吻合，交织成网，并伴有显著地纤维组织增生（图11.29）。

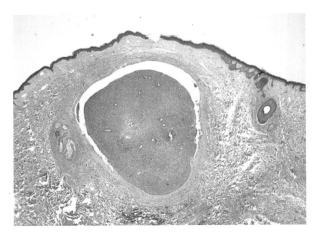

图11.25　结节型基底细胞癌　**真皮内可见一个实性肿瘤结节**

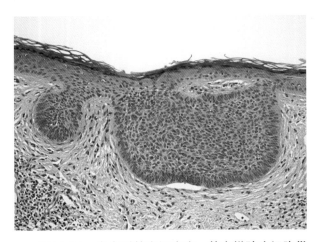

图11.24　浅表型基底细胞癌　**基底样肿瘤细胞巢位于真皮浅层，与表皮相连。通常可见多发性病灶，病灶之间被"跳跃式"的正常皮肤区分隔开（二维结构）**

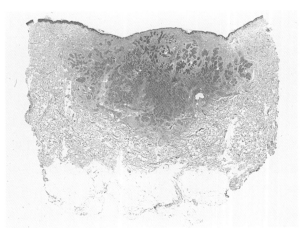

图11.26　微结节型基底细胞癌　**肿瘤由许多基底样细胞构成的小结节团块**

漏斗部囊性基底细胞癌 通常表现为小的无痛性病变，其特征为出现小的角质囊肿和小束状或串珠状排列的形态温和的基底样细胞（图11.30）。

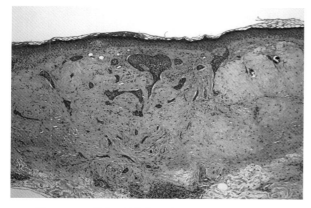

图11.27 浸润型基底细胞癌 肿瘤细胞呈细条索状和奇怪形排列，呈杂乱的浸润性生长

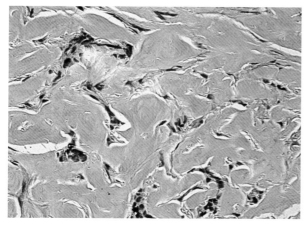

图11.28 硬斑病型基底细胞癌 此基底细胞癌表现为浸润性生长方式。致密纤维间质中见束状或条索状基底样细胞巢

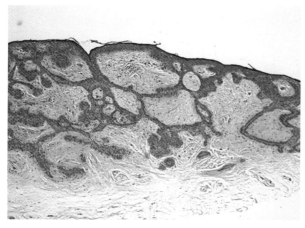

图11.29 Pinkus纤维上皮瘤 纤维性间质中可见基底样细胞束互相吻合，交织成网

基底细胞癌还有一些少见的形态学变异，简述如下。

腺样基底细胞癌 基底细胞癌可能会表现为筛孔状或假腺管样结构（总体上通常呈结节状生长方式）并伴有黏液基质，初看起来类似腺样囊性癌（图11.31）。

色素性基底细胞癌 任何类型的基底细胞癌都可出现色素沉积（最常见是浅表型和结节型基底细胞癌）。临床上表现为暗棕色结节，组织学通

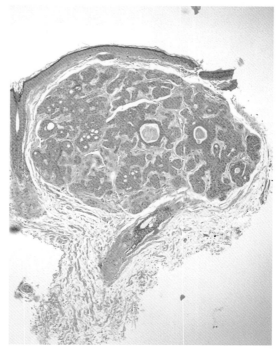

图11.30 漏斗部囊性基底细胞癌 形态温和的基底样细胞形成一个小结节，并伴有小的角质囊肿

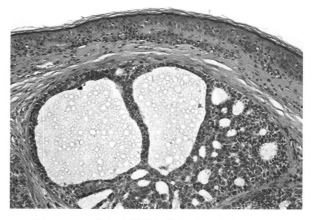

图11.31 具有腺样特征的基底细胞癌 肿瘤结节内可见明显的筛状结构

常对应为间质的噬黑色素细胞（图11.32）。但癌细胞中也可出现黑色素颗粒。有时在肿瘤间质内可见树突状黑色素细胞（黑色素细胞和朗格汉斯细胞）。基底细胞癌和黑色素细胞增生（最常见是痣，有时是黑色素瘤——通常是与原位恶性雀斑样痣黑色素瘤）的碰撞，临床上也可能给人以色素性基底细胞癌的印象。

伴有鳞状分化的基底细胞癌　有时基底细胞癌可出现鳞状分化，尤其是发生在被覆溃疡的表面。鳞状分化也可发生在肿瘤深部浸润区域，特别是在复发的肿瘤。伴有鳞状分化的基底细胞癌也称为变异型基底细胞癌（图11.33）。在不完整的组织标本，伴有鳞状分化的基底细胞癌可能很难与鳞状细胞癌鉴别。

透明细胞基底细胞癌　以出现胞质透亮，富于糖原的肿瘤细胞为特征（图11.34）。

伴有小汗腺分化的基底细胞癌　在典型的基底细胞癌背景中局部可见导管形成。小汗腺分化是一种罕见现象。更常见是先前存在的扩张的汗腺导管被基底细胞癌吞没（图11.35）。

伴有皮脂腺的基底细胞癌　皮脂腺细胞可能陷入基底细胞癌中（基底细胞癌可能浸润入皮脂腺小叶中并在其中生长）。这不能诊断为皮脂腺癌。

伴有基质分化的基底细胞癌　有时除了典型的基底细胞癌特征外，肿瘤局部出现类似于毛母质肿瘤的影细胞（图11.36）。

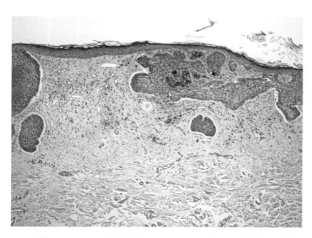

图11.32　色素性基底细胞癌　**肿瘤细胞和巨噬细胞中可见黑色素颗粒**

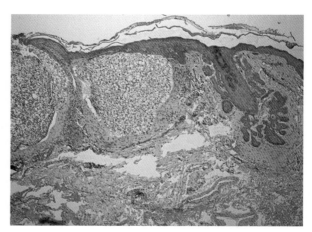

图11.34　透明细胞基底细胞癌　**大多数此类基底细胞癌表现为胞质透亮，富含糖原**

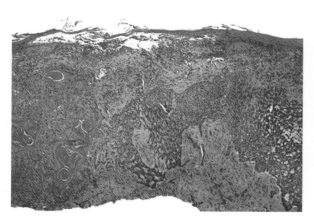

图11.33　伴有鳞状分化的基底细胞癌（变异型基底细胞癌）　**部分肿瘤细胞胞质嗜酸性和角化**

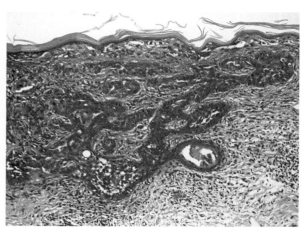

图11.35　吞没小汗腺导管的基底细胞癌　**基底细胞癌可能包含导管结构。就如此例，小汗腺导管通常被肿瘤吞没，但偶尔肿瘤可见导管分化**

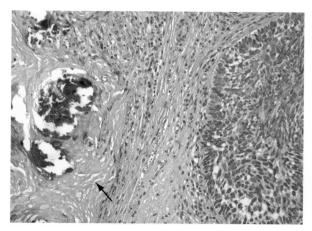

图11.36 伴有基质分化的基底细胞癌 结节型基底细胞癌可见影细胞聚集灶（箭头）

伴有核多形性的基底细胞癌 有时基底细胞癌呈明显的核多形性（图11.37）。至今还没有证据说明其临床意义。

碰撞情况 基底细胞癌可与一些上皮性或非上皮性肿瘤并存（碰撞）。常见的碰撞包括基底细胞癌与脂溢性角化病（图11.38），或基底细胞癌与黑色素细胞痣（图11.39）。

双表型性肿瘤 少数情况下，肿瘤兼有基底

细胞癌和肉瘤的特征（图11.40）。这种肿瘤一般较大，侵袭性也更强。这类肿瘤曾称为癌肉瘤、肉瘤样基底细胞癌或高级别毛母细胞癌肉瘤。

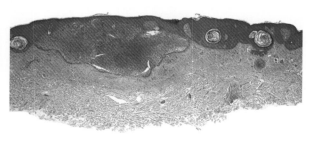

图11.38 基底细胞癌和脂溢性角化病碰撞

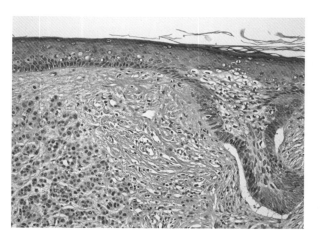

图11.39 基底细胞癌和黑色素细胞痣碰撞

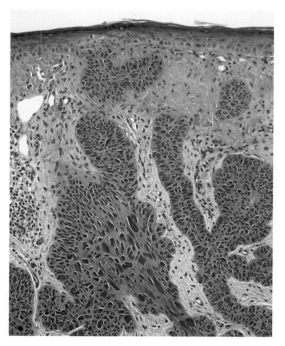

图11.37 具有多形性特征的基底细胞癌 此类基底细胞癌肿瘤细胞比常见基底细胞癌的肿瘤细胞核多形性程度更高

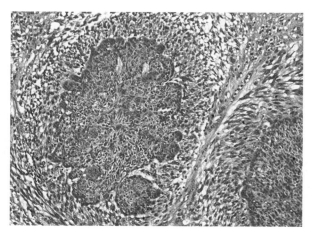

图11.40 基底细胞癌肉瘤（肉瘤样基底细胞癌）是一种双相肿瘤，既有基底细胞癌特征的上皮成分，也有间叶细胞特征的恶性梭形细胞成分

辅助检查

免疫组化染色有时有助于基底细胞癌和其组织学相似肿瘤的鉴别。基底细胞癌通常对34βE12、MNF116和Ber-Ep4等上皮性标记的免疫组化染色阳性，而Cam5.2、AE1/AE3、EMA和CK7均为阴性。基底细胞癌鳞状分化区域可见局灶性AE1/AE3阳性。陷入基底细胞癌的小汗腺导管或在局部伴有小汗腺分化的基底细胞癌，Cam5.2或CK7可阳性。基底细胞癌CK20阴性。部分基底细胞癌CgA和（或）Syn阳性（多为弱阳性）。

鉴别诊断

基底细胞癌的组织学诊断通常较为简单。然而问题来自于组织学形态与其他基底细胞样上皮肿瘤有重叠和不充足的组织学标本。

基底细胞癌与毛母细胞瘤/毛发上皮瘤 在基底细胞癌与毛母细胞瘤或促纤维增生性毛发上皮瘤鉴别诊断中，支持基底细胞癌的特征包括：缺乏乳头间质体，肿瘤和紧邻的周边基质间有裂隙，细胞有不典型性，核分裂象易见，可见黏液样基质。

基底细胞癌与鳞状细胞癌 伴有鳞状上皮化生的基底细胞癌可能很难与鳞状细胞癌鉴别，尤其是在表浅削除活检中，这种活检主要以鳞状上皮成分占优势。有时需要多取材和找到典型区域时，基底细胞癌才能被确诊。同样一个复发的基底细胞癌深部的活检可能出现鳞状细胞癌的特征。这种情况下，基底细胞癌的诊断就需要本次或以往活检组织中有典型基底细胞癌区域来证实。如果最初的表浅活检不能准确区别鳞状分化的基底细胞癌和鳞状细胞癌，那么最好先承认这种情况，而等待完整切除肿物时再进行最终分类。免疫组化染色可能有帮助，如发现Ber-Ep4阳性，有利于鉴别。AE1/AE3阳性不能证明就是鳞状细胞癌，因为基底细胞癌鳞状分化的区域此标记也常阳性。

偶尔可能会发生碰撞癌（基底细胞癌和鳞状细胞癌出现在同一部位）或双相分化的肿瘤（真正的基底鳞状细胞癌），此肿瘤在同一肿瘤结节内可见基底细胞癌和鳞状细胞癌两者的典型特征。

双相性癌在最初的活检中通常表现为以基底细胞为主，但随着随后的复发，鳞状成分往往逐渐占优势并决定临床预后。

基底细胞癌与腺样囊性癌 具有实性浸润或腺样结构的基底细胞癌可能会与腺样囊性癌或基底细胞样汗腺癌混淆。明确有真正的小管腔形成和注意整个生长方式和（或）免疫组化染色对鉴别诊断有帮助。基底细胞癌Ber-Ep4或34βE12阳性，而CK7、Cam5.2抗原或EMA阴性。包括腺样囊性癌在内的汗腺肿瘤往往后三种标记阳性。

基底细胞癌与微囊性附属器癌 硬斑病型基底细胞癌可能会与微囊性附属器癌的硬化性基底样增生混淆。硬化型基底细胞癌基底样细胞巢中往往缺乏角质囊肿或小腺腔结构，并且细胞通常具有高度异型性，而微囊性附属器癌常见角囊肿或小腺腔结构。

基底细胞癌与Merkel细胞癌 误诊最大的原因就是对Merkel细胞癌缺少认识，它在临床上和组织学上的表现都类似于基底细胞癌。注意细胞学的细节有助于两者的区别：Merkel细胞癌肿瘤细胞通常缺乏基底细胞癌的栅栏状排列。相反，它们表现为胡椒盐样核染色质结构，核分裂象和凋亡小体也比基底细胞癌更多。对于疑难病例，免疫组化染色CK20（Merkel细胞癌阳性，基底细胞癌阴性）有助于明确诊断。CgA或Syn染色作用不大，因为一部分基底细胞癌也可局灶性表达这些神经内分泌标记。

基底细胞癌与"无可见肿瘤" 临床上怀疑基底细胞癌但找不到肿瘤细胞并不罕见。不过，有一些线索会促使病理医生要求再深切片。通过这种方法确实也发现了肿瘤灶。如果没有能够解释以下临床病变（通常是一个丘疹）的组织学特征，如皮肤黑色素细胞痣、毛囊炎、皮脂腺增生或纤维性丘疹，深切片进一步检查是谨慎而明智的做法。能提示邻近区域可能出现基底细胞癌的线索包括炎症和纤维化以及假性囊肿（肿瘤细胞好像已经消失并形成空腔，这种现象也被称为"间质阻断"）。

预后和治疗

基底细胞癌通常是一种生长缓慢的肿瘤。基底细胞癌的一些变异型，如漏斗部囊性基底细胞癌，往往呈惰性行为，许多年内仅表现为有限的组织破坏潜能。其他所谓的"侵袭性"变异型，包括浸润性、硬斑病型和微结节型基底细胞癌，可引起严重的组织破坏。

根据一些临床和病理特征，基底细胞癌患者通常分为低危和高危两个类别。

绝大多数浅表型和结节型基底细胞癌经切除可治愈。小范围的切除就足够了。没有必要扩大边缘。对于早期的浅表性病变，局部破坏性方式，如冷冻治疗可能就足够了。对于面部病变，Mohs手术是首选的治疗方法。对于大的和浸润性病变，术后或术中采用冰冻和（或）石蜡切片评估整个周边和深部边缘情况是非常重要的。对于不愿或不能接受手术或切缘阳性及广泛周围神经浸润的患者，放射治疗也是一种选择。

有些非常少见的病例，常反复的局部复发、体积大和浸润较深，这种基底细胞癌可发生淋巴结转移或远转移（如肺），并可致命。

基底细胞癌的病理报告

对于活检标本，病理医生的主要任务是诊断有没有基底细胞癌。有些临床医生可能要求获得基底细胞癌的亚型。了解亚型很有帮助，其有助于Mohs外科医生在冰冻切片中获得期望的直观图像，特别是以前活检的切片不能轻易做出有效诊断时。在削除或碟形手术切除标本中，它也有助于评价边缘的状况。否则，病变较小的基底细胞癌患者可能经历不必要的再次切除，其实初次活检时肿瘤已经被完全切除。

对于一个大的基底细胞癌切除标本，除了诊断和边缘状况，应谨慎地报告病变的大小，指明累及的解剖层次（仅仅真皮、皮下组织、肌肉或骨骼），指出其组织学类型和是否出现神经侵犯和（或）鳞状分化。

11.1.3.2 毛母质癌

临床表现

毛母质癌是一种罕见的肿瘤，主要发生在中老年人。头颈部和四肢末端最常受累。肿瘤可表现为丘疹或小结节。也可能较大（大于5cm），并且常发生溃疡。

组织学特征

肿瘤轮廓不对称，浸润性生长，总体呈分叶状生发方式。肿瘤主要由两种细胞类型组成：①伴有基质特征的基底样细胞，呈分叶状和成片或条束状和带状排列；②"鬼影"细胞或"影"细胞，类似于毛母质瘤所见。坏死灶常见（图11.41）。基底样细胞中的核分裂象明显，数量较多（每个高倍视野10个以上核分裂的区域并不少见）。核异型程度不一。有些毛母质癌某些区域组织学上不能与鳞状细胞癌鉴别。

辅助检查

毛母质肿瘤含有β-catenin突变，肿瘤细胞明显的胞质和胞核阳性（图11.42），相比之下，正常表皮或鳞状细胞癌细胞膜阳性。

鉴别诊断

毛母质癌要与毛母质瘤、基底细胞癌和鳞状细胞癌相鉴别（表11.5）。毛母质癌不同于毛母质瘤，主要表现为浸润性生长方式和出现细胞非典型性。而且，癌一般更大，更可能出现坏死和类似鳞状细胞癌的鳞化特征。基底细胞癌可能会出现局灶性基质分化，但不同于毛母质癌（和毛母质瘤），基底细胞癌会出现其他典型特征，如细胞核呈栅栏状排列、间质黏液变性、裂隙和（或）与表皮或非肿瘤性毛囊结构相连。

鳞状细胞癌和毛母质癌最大的区别是前者存在前驱病变（鳞状细胞原位癌）、浸润性角化肿瘤细胞与皮肤表皮相连以及缺乏鬼影细胞。

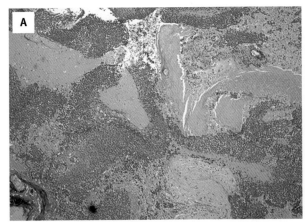

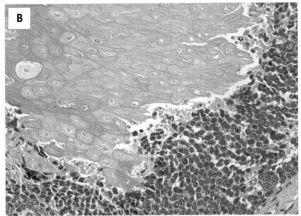

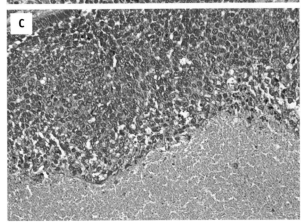

图11.41　毛母质癌　A. 成片排列的基底样肿瘤细胞。B. 基底样细胞呈圆形、卵圆形或立方形，紧邻影细胞。C. 可见坏死区域

预后和治疗

　　毛母质癌是一种生长缓慢，局部浸润性肿瘤。切除通常可以治愈，但少数肿瘤可发生淋巴结转移和内脏远处转移。病例报道太少，预后指标仍不明确。

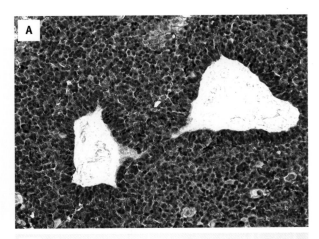

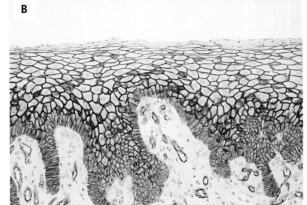

图11.42　A. 毛母质癌 β–catenin染色胞核和胞质阳性。B. 正常表皮表现为胞膜阳性

11.1.3.3 毛根鞘癌

　　毛根鞘癌是一种罕见的肿瘤。报道的真正的毛根鞘癌的病例数量不多，其相关的临床和组织学特征还不明确。已报道的病例显示为一系列的丘疹和斑块，其临床表现与基底细胞癌和鳞状细胞癌有重叠。文献报道，毛根鞘癌是一种真皮内浸润性肿瘤，具有外根鞘分化，胞质透亮富含糖原。但是，透亮胞质的出现不是特异性的，在其他一些肿瘤中也可见到。真皮浅层的透明细胞性癌要确诊为毛根鞘癌，肿瘤必须与良性前驱病变相关（即毛根鞘瘤），或者与其共存的毛囊外毛根鞘上皮具有连续性，并极少或没有向毛囊内延伸。否则，毛根鞘癌与透明细胞亚型的鳞状细胞癌或基底细胞癌的鉴别就比较困难和非常武断。提示为毛根鞘癌的其他的特征包括外周细胞栅栏状排

表11.5 毛母质肿瘤的鉴别诊断

	毛母质瘤	增殖性毛母质瘤	毛母质癌
临床表现			
性别	女 > 男	女 > 男	男 > 女
部位	头颈部、四肢	头颈部	头颈部、躯干、四肢
大小	小（0.5~3cm）	中（1~5cm）	从0.5cm至 > 20cm
组织学特征			
溃疡形成	罕见	罕见	常见
生长方式	结节状	结节状	浸润性
影细胞	可见	可见	可见
基底样细胞	不同程度	显著	显著
异型性	无或轻度	无或轻度	可见
鳞状化生	罕见	罕见	常见
坏死	罕见	罕见	常见
核分裂	基底样细胞可见	基底样细胞可见	基底样细胞和鳞状分化细胞均可见
预后	罕见局部持续存在	罕见局部复发	常局部复发，很少远处转移

列和毛根鞘角化（即缺乏颗粒层或颗粒细胞极少，出现致密的角化物质）。目前还不清楚毛根鞘癌与透明细胞型鳞状细胞癌（即植入毛囊）的区别是否与患者治疗有关；也就是说，毛根鞘癌的生物学行为与同样大小和浸润深度的鳞状细胞癌是否具有差别还不明确。

11.2 具有大汗腺或小汗腺特征的肿瘤

大汗腺或小汗腺的增生以出现导管为特征；也就是上皮细胞排列成腔。典型的大汗腺特征被生动地描述为上皮性顶浆分泌或断头式分泌，或其他的大汗腺分化的表现，表现为浆细胞样上皮细胞或黏液。以上特征让病理医生易于将此类腺体或导管增生诊断为大汗腺，但缺乏这些特征并不能除外大汗腺起源。因为组织学上区别大汗腺肿瘤和小汗腺肿瘤通常比较困难或不可能，并且

在肿瘤处理上两者的鉴别也几乎没有临床意义，所以在介绍腺体/导管增生中没有重点强调两者的鉴别。

11.2.1 错构瘤/痣

11.2.1.1 小汗腺痣

此病罕见，以局部区域多汗为特征。组织学上病变局部小汗腺数量增多和体积增大。小汗腺血管瘤性错构瘤的亚型除了小汗腺外，还可见到脂肪组织和小毛细血管。

11.2.1.2 大汗腺痣

大汗腺痣以大汗腺数量增加为特征。可表现为孤立性病变，但大多数为皮脂腺痣的一部分。

11.2.2 良性肿瘤

11.2.2.1 腺瘤（大汗腺或小汗腺腺瘤谱系，伴有管状、筛状、乳头状、混合型或非特殊类型）

临床表现

此肿瘤临床表现不明确，通常表现为肉色丘疹或小结节。有些可能与皮脂腺痣合并出现。

组织学特征

这类肿瘤是伴有腺体分化（出现导管、管腔）的良性肿瘤（图11.43~图11.45）。常集中位于真皮内，界限清楚。可表现为管状、筛状、乳头状、微乳头状或混合性生长方式。导管内衬两层上皮细胞，腔面为立方形分泌细胞，周边为立方形或扁平的肌上皮细胞。上皮细胞可小可大，立方形或扁平状。胞质染色从深染嗜酸性到透亮不等。可见局灶性鳞状和（或）黏液化生。腺瘤的间质出现不同程度的纤维化和透明变性。

腺瘤可依据其主要的生长方式进一步分类（如管状、筛状或乳头状腺瘤，后者等同于乳头状汗腺瘤）。目前认为良性汗腺腺瘤的详细亚型分类几乎没有价值。一方面，重要的问题仅仅是识别它们是良性的。另一方面，汗腺腺瘤的一些亚型

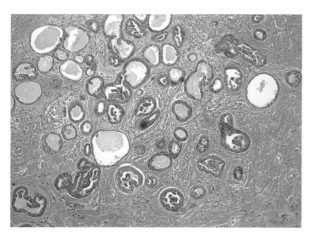

图11.43　小汗腺腺瘤　此腺瘤呈管状和乳头状结构。导管结构具有两层细胞：内层的导管上皮细胞和外层的肌上皮细胞

已成为公认的且较为熟悉的肿瘤（如乳头状汗腺瘤、实性-囊性汗腺腺瘤），它们将在下文分别讨论。

鉴别诊断

主要是区分腺瘤（局限性病变）与高分化腺癌。在大多数病例中，这种区别是很明确的，因为多数癌体积大，具有浸润性和表现出明显的细胞异型性。但是，在少数病例，如指病变，导管腺癌在细胞学上表现可出现欺骗性"温和"表现（见浸润性指/趾乳头状腺瘤–腺癌）。

11.2.2.2 乳头状汗腺瘤

临床表现

这种病变通常为孤立性丘疹或小结节，常见

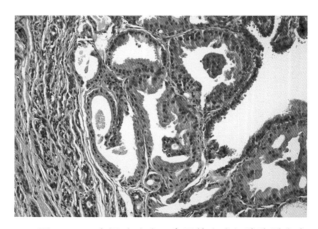

图11.44　大汗腺腺瘤　内层的上皮细胞胞质丰富粉染，可见大汗腺样分泌

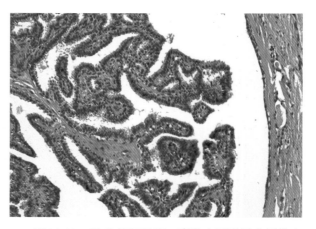

图11.45　乳头状汗腺瘤　囊腔内可见具有纤维血管轴心的乳头状上皮突起

于外阴和肛周区，但也可发生在任何地方，特别是沿"乳线"（胚胎时多乳头分布区）分布。

组织学特征

乳头状汗腺瘤为界限清楚的真皮结节，由实性区和囊性区组成。这种病变的特点就是乳头状结构，乳头被覆单层管腔分泌细胞，细胞被肌上皮细胞围绕（图11.45）。偶尔也有大的立方形细胞，类似于乳腺的大汗腺化生细胞。其他解剖位置也可出现相同的病变，所有这些病变也可叫乳头状大汗腺腺瘤。

鉴别诊断

与乳头状汗管囊腺瘤相反，乳头状汗腺瘤没有明显的浆细胞浸润。

11.2.2.3 汗腺腺瘤

临床表现

汗腺腺瘤表现为孤立的皮肤色或淡红色丘疹和（或）小结节（图11.46）。肿瘤可很大，直径可达2cm或更大。可发生在任何解剖部位和任何年龄。

组织学特征

肿瘤主要呈实性结节（结节性汗腺腺瘤），也常见囊性生长方式（实性-囊性汗腺腺瘤）（图11.47，图11.48）。常位于真皮内，且界限清楚，但

大的肿瘤可累及皮下组织。肿瘤由一致的嗜酸性细胞或糖原丰富的透亮细胞形成的小叶状结构。整个病变均可见到导管结构，一些导管扩张形成囊性区域，囊内充满粉染分泌物。管腔和囊性间隙内衬立方形导管细胞或柱状分泌细胞。胞核规则，染色质轻度增多。核分裂象少见。某些区域

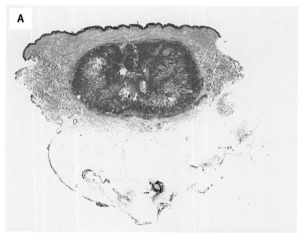

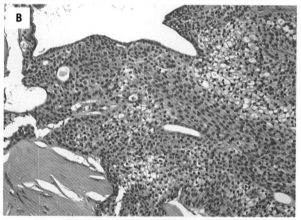

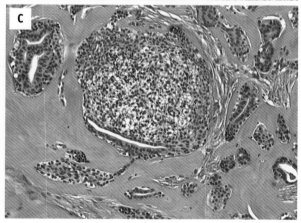

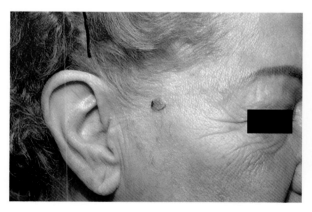

图11.46 结节性汗腺腺瘤 可见一种红色结节性生长

图11.47 汗腺腺瘤 A. 真皮内局限性结节。B. 上皮细胞形态温和，胞质红染或透亮，并伴有导管。C. 汗腺腺瘤中玻璃样变性的纤维间质

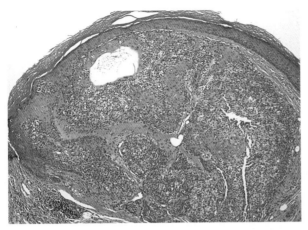

图11.48　汗腺腺瘤　真皮浅层的实性–囊性肿瘤，与表皮相连，具有透明细胞的特征，并伴有鳞状化生

可见鳞状分化（角化珠）。间质纤维化，并可出现广泛的透明变性。

辅助检查

诊断很少需要辅助检测，但当腺体稀疏时，免疫组化染色可有助于突出腺体，从而可鉴别汗腺腺瘤与其他透明细胞肿瘤（如毛根鞘瘤或肾细胞癌）。腺体稀少的实性汗腺腺瘤与肌上皮瘤的区别在于，汗腺腺瘤显示CK7、Cam5.2阳性的上皮细胞和Calponin或SMA阳性的肌上皮细胞的混合。CEA或GCDFP15（BR-2）免疫组化染色常可突出显示导管。汗腺肿瘤的免疫表型归纳于表11.6。

近来分子学研究已证实汗腺腺瘤出现t（11;19）染色体异位并伴有TORC1-MAML2基因融合。这个异位不仅仅发生在汗腺腺瘤，也可出现在涎腺肿瘤，如黏液表皮样癌和Warthin瘤。

表11.6　汗腺肿瘤的免疫表型

汗腺肿瘤免疫表型
Cam5.2、AE1/AE3、34βE12、EMA通常阳性 ER、PR、SMA、Calponin、S-100蛋白、CEA、GCDFP15（BR-2）不同程度的阳性 Ber-Ep4阴性

鉴别诊断

汗腺腺瘤需要与其他良性附属器肿瘤以及汗腺

腺癌和转移性肾细胞癌相鉴别（表11.7）。汗腺腺瘤可伴有透明细胞改变，因此可能会与毛根鞘瘤或肌上皮瘤混淆。同汗腺腺瘤相比，毛根鞘瘤表现为外周的栅栏状排列和缺少导管结构。汗腺腺瘤不同于肌上皮瘤，上皮细胞比肌上皮细胞更占优势。汗腺腺癌有浸润性轮廓和常见细胞学异型性。转移性透明细胞性肾细胞癌可能有低级别核的特征，类似于皮肤原发性透明细胞肿瘤（图11.49）。临床病史（即以前的肾细胞癌病史）、富于血管的间质和上皮性肿瘤细胞的高增殖指数（MIB-1标记指数）均提示转移性透明细胞癌的诊断。

表11.7　透明细胞附属器肿瘤鉴别诊断

局限性非浸润性真皮结节
汗腺腺瘤（导管和小管状；Cam5.2抗原和CEA免疫组化染色阳性） 毛根鞘瘤（无导管，可有角化珠和显著的基底膜；通常与表皮有多处连接） 转移性肾细胞癌，透明细胞型（无分化良好的小管结构；通常与表皮无连接，间质血管密集；通常有先前肿瘤的临床病史）
浸润性轮廓
汗腺腺癌（见导管结构并呈结节囊性和浸润性生长方式；Cam5.2抗原和CEA通常阳性，SMA也常阳性；透明细胞改变源于糖原） 毛根鞘癌（与毛囊相关，透明细胞改变源于糖原） 鳞状细胞癌（伴有表皮内前驱病变，即鳞状细胞原位癌；Cam5.2阴性；透明细胞改变源于糖原） 基底细胞癌，透明细胞型（基底细胞癌生长方式和细胞学特征；Ber-Ep4阳性；透明细胞改变源于糖原） 皮脂癌（皮脂腺分化；无糖原性胞质；Cam5.2阴性） 气球样细胞黑色素瘤〔Cam5.2阴性；S-100蛋白和（或）其他黑色素细胞分化的抗原阳性〕

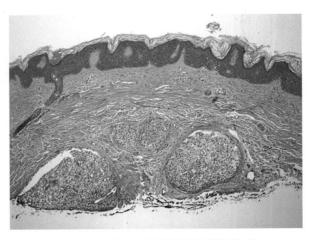

图11.49　真皮内转移性透明细胞肾细胞癌

11.2.2.4 汗管瘤

临床表现

汗管瘤通常表现为眼睑周围多发性皮肤色小丘疹（图11.50），大多发生在年轻女性。其他部位如腋窝、腹部和外阴也可发生。

组织学特征

汗管瘤以小的真皮小导管局限性增生为特征，有些伴有囊性扩张，囊内含无定形的粉染物质（图11.51）。通常内衬至少两层扁平和（或）立方形细胞。细胞核规则。核分裂象缺如或罕见。一些导管呈网球拍或蝌蚪状形态。细胞胞质通常嗜酸性，但透明细胞改变也很常见。

鉴别诊断

汗管瘤最重要的是与微囊性附属器癌（microcystic adnexal carcinoma，MAC）相鉴别。很多微囊性附属器癌出现浸润性基底样细胞条索和浸润周围神经，易于鉴别。但有一些微囊性附属器癌在其表浅部分可能无法与汗管瘤鉴别。诊断唯一的线索可能是肿瘤蔓延至真皮深层和（或）皮下组织或观察到浸润周围神经。

11.2.2.5 乳头状汗管囊腺瘤

临床表现

乳头状汗管囊腺瘤是良性肿瘤，最常发生在头皮或面部。大约40%的病例伴有先天性病变，通常是皮脂腺痣。该肿瘤通常在出生时或幼年即可发生，呈一个或多个浅黄色丘疹，有时呈线性排列，并伴有毛发生长减少或缺失。病变在青春期会增大，变成乳头瘤样并常结痂。

组织学特征

乳头状汗管囊腺瘤由乳头和导管构成，导管内衬立方形或柱状细胞，胞质丰富，嗜碱性。常

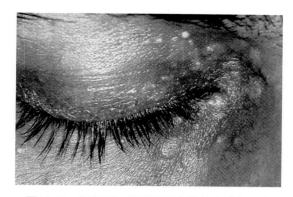

图11.50 汗管瘤 眼睛周围多发性皮肤色丘疹

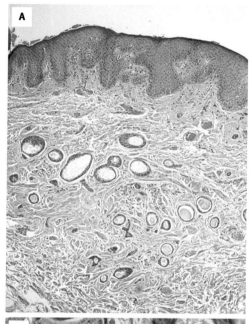

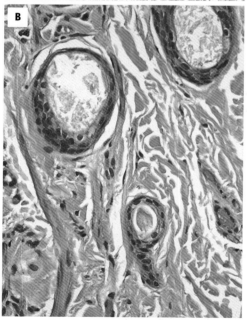

图11.51 汗管瘤 A. 真皮浅层内小囊肿和上皮细胞索局限性聚集。B. 特征性蝌蚪样形态

可见到与其上方的表皮相连。间质含有浆细胞是其特征（图11.52）。病变可有皮脂腺痣特征性背景。

鉴别诊断

主要的诊断问题是鉴别汗管囊腺瘤与乳头状汗腺瘤，并观察是否合并皮脂腺痣的特征，因为皮脂腺痣可能继发恶性肿瘤（见皮脂腺痣）。罕见情况下，癌可来源于汗管囊腺瘤。其组织学表现为浸润性生长方式。

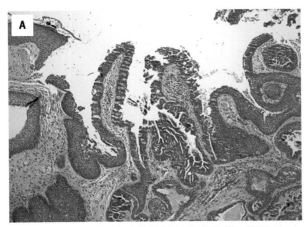

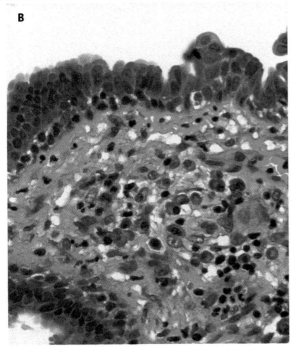

图11.52　乳头状汗管囊腺瘤　A. 乳头状叶状突起突向囊腔。被覆大汗腺型上皮细胞。B. 乳头状突起的间质中通常可见浆细胞

11.2.2.6 汗管纤维腺瘤

此病是一种孤立性病变，通常表现为一个过度角化的结节状斑块，直径可达数厘米，主要发生在四肢末端。组织学可见上皮细胞条索互相吻合、交织成网，并与表皮相连，且常见导管结构。其间的间质血管丰富，轻度纤维化。

11.2.2.7 肢端汗腺瘤—汗腺棘皮瘤、汗孔瘤和真皮导管瘤谱系

小汗腺肢端汗腺瘤（透明细胞汗腺瘤）一词由Johnson和Helwig提出，用来描述一组形态学不同的肿瘤，该肿瘤被认为是向汗腺导管末梢部分分化，或起源于汗腺导管末梢。提出了三种类型：表皮内肢端汗腺瘤（单纯性汗腺棘皮瘤）、近表皮肢端汗腺瘤（汗孔瘤）和真皮内肢端汗腺瘤（真皮导管瘤）。肢端汗腺瘤这一词很少使用。大多数病理医生对表浅的肿瘤喜欢用汗腺棘皮瘤和汗孔瘤。兼有近真皮和真皮内特征的少见肿瘤，称为顶端汗腺瘤。

11.2.2.8 单纯性汗腺棘皮瘤

临床表现

该病变缺少独特的临床特征。通常表现为一个小丘疹，并且多被认为是脂溢性角化病。

组织学特征

该病以轻微的棘皮症和角化过度为特征。可见小角质形成细胞巢，类似于"克隆性"脂溢性角化病的图像（图11.53）。

鉴别诊断

单纯性汗腺棘皮瘤主要应与激惹型脂溢性角化病鉴别。有时也可能会与Bowen病混淆。同激惹型"克隆性"脂溢性角化病相比，单纯性汗腺棘皮瘤至少在局部可见腺腔形成。采用GCDFP15

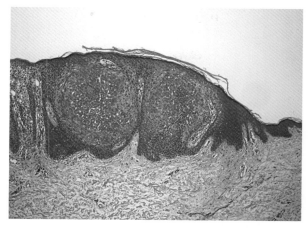

图11.53 单纯性汗腺棘皮瘤（表皮内汗孔瘤） 表皮内可见基底样细胞巢，伴有被覆大汗腺细胞的小管腔

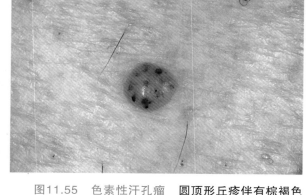

图11.55 色素性汗孔瘤 圆顶形丘疹伴有棕褐色小点

(BR-2)或CEA免疫组化染色或PAS染色检测腺腔鉴别就容易多了。同激惹型脂溢性角化病一样，汗腺棘皮瘤表皮内角质形成细胞呈巢状或Paget样方式排列，无不典型性，这不同于Bowen病。

11.2.2.9 汗孔瘤

临床表现

汗孔瘤主要发生在中年人肢端部位（脚、手、手指），但也可发生在其他任何位置，包括头颈部区域（图11.54）。通常表现为坚硬的红色丘疹，直径多小于2cm。常被认为是化脓性肉芽肿。少数情况下可见多发性丘疹。也可见色素性汗孔瘤（图11.55）。

组织学特征

汗孔瘤往往表现为结节状轮廓。与表皮相连的互相吻合的宽的小梁（图11.56）蔓延到真皮的乳头层和网状层。肿瘤由立方形小角质形成细胞构成，胞核形态温和、大小一致。常见小导管结构。在色素性汗孔瘤中，黑色素颗粒可出现在角质形成细胞或间质巨噬细胞内（图11.57）。上皮细胞索常包绕着血管丰富、不同程度水肿和（或）纤维化的间质。息肉状/外生性汗孔瘤可受到损伤伴表面溃疡形成，并出现反应性上皮不典型性。

鉴别诊断

汗孔瘤可能会与内生性脂溢性角化病或基底细胞癌混淆。当遇到缺少假性角质囊肿的内生性脂溢性角化病样真皮肿瘤时，应该考虑到汗孔瘤的诊断。在此情况下仔细寻找小管腔可做出汗孔瘤的诊断。CEA免疫组化染色可显示出上皮细胞巢中的导管结构，有助于两者的鉴别。

与基底细胞癌相反，汗孔瘤缺少外周的核栅栏状排列及肿瘤细胞与周围间质间的裂隙。但最主要的还是细胞学上的差异。汗孔瘤细胞小、立方形、核小、染色质细腻或空泡状，而基底细胞癌细胞核拉长、深染。

汗孔瘤也需要与汗孔癌鉴别，汗孔癌可能来源于汗孔瘤，或有些特征与汗孔瘤相似。这些汗孔癌

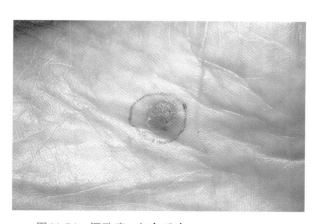

图11.54 汗孔瘤 红色丘疹

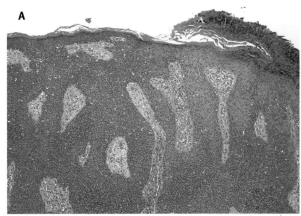

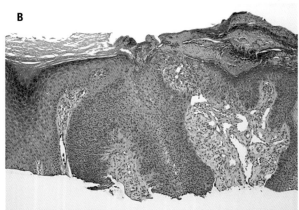

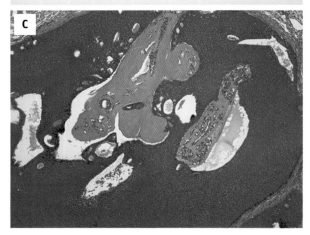

图11.56　汗孔瘤　A. 小的基底细胞样上皮细胞呈宽网状吻合排列，与表皮相连，并包绕血管丰富的乳头状突起。B. 伴有表面炎症的汗孔瘤。汗孔瘤细胞紧邻表皮的角质形成细胞，后者有更丰富的嗜酸性胞质。C. 真皮汗孔瘤成分，伴有透明样变和血管增生的乳头

（具体见下文）因有显著的异型性和浸润性生长方式，通常易于辨别为恶性。无明显浸润性生长的激惹型汗孔瘤可能出现局部上皮非典型性（而不是明显的癌性细胞学特征），并导致误诊为癌。

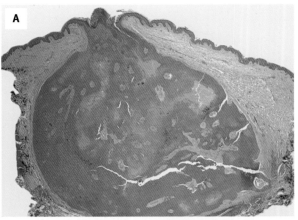

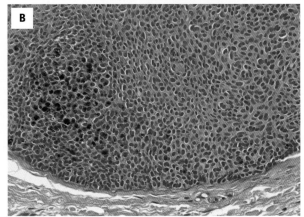

图11.57　色素性汗孔瘤　A. 基底样细胞局限性分叶状生长，并与表皮相连。B. 角质形成细胞中可见黑色素颗粒

11.2.2.10 真皮导管瘤

临床表现

这些病变临床上表现为模糊的丘疹或小结节。临床怀疑范围从囊肿到基底细胞癌或附属器肿瘤。

组织学特征

形态温和的角质形成细胞在真皮内形成界限清楚的结节，伴有汗孔瘤样特征，但与表皮无任何可见的连接（图11.58）。局部可见导管结构。

鉴别诊断

低倍镜下肿瘤可能会与结节型基底细胞癌混淆。但高倍镜下肿瘤细胞温和，缺乏基底细胞癌相关的间质改变，通常易于区分。

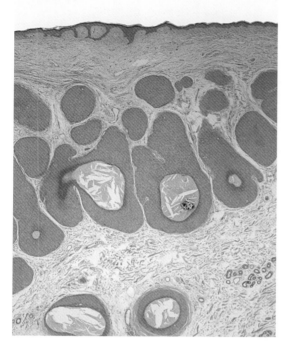

图11.58 真皮导管瘤 真皮内上皮细胞结节状或结节囊性聚集，具有汗孔瘤样特征，但不与表皮相连

11.2.2.11 螺旋腺瘤

临床表现

螺旋腺瘤通常表现为真皮内孤立性质硬结节，直径1~2cm，多发生于青少年。该肿瘤偶尔多发，呈弥散性、线状或带状疱疹样排列。它是疼痛的皮肤肿瘤之一；疼痛性皮肤肿瘤（BANGLE，为下述6个英文术语的首字母缩写，译者注）包括蓝色橡皮大疱样痣、血管脂肪瘤、神经瘤、血管球瘤、平滑肌瘤和小汗腺螺旋腺瘤。

组织学特征

真皮内一个或多个基底样细胞构成的界限清楚的小叶，与表皮无连接（图11.59）。细胞巢由两种类型的上皮细胞构成；一种细胞体积小，核深染，主要位于细胞团块的周边。另一种细胞体积大，核苍白，有时围绕小管腔，腔内含嗜酸性PAS阳性耐淀粉酶物质。有时肿瘤可见囊性区域，内含相同嗜酸性物质。其中的间质可有玻璃样变性物质。一些

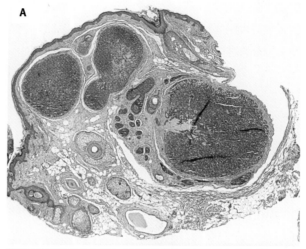

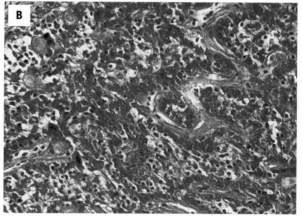

图11.59 螺旋腺瘤 A. 多结节性生长方式。B. 两种细胞类型：小的基底样细胞包绕大的淡染的上皮细胞

肿瘤可见淋巴细胞浸润或明显的血管形成。

鉴别诊断

螺旋腺瘤与螺旋腺癌的区分在于前者缺乏细胞异型和浸润性生长。圆柱瘤的基底样细胞小巢周围有大量的呈锯齿状分布的基底膜样（嗜酸性）物质。极少数情况下，皮肤腺癌可能与先前存在的螺旋腺瘤有关（来自螺旋腺瘤的癌；恶性小汗腺螺旋腺瘤，见下文）。

11.2.2.12 圆柱瘤

临床表现

圆柱瘤通常表现为孤立的小丘疹。最常发生在

中老年妇女的头颈部。大的肿瘤或多个融合的肿瘤也可能发生。后者的极端亚型就是"头巾瘤",即在头皮和前额出现多发性圆柱瘤结节(图11.60)。

组织学特征

低倍镜下,通常可见多发性基底样细胞小岛,细胞被嗜酸性玻璃样基底膜物质围绕(图11.61)。在这些细胞岛的中央常常见到玻璃样基底膜样物形成的圆柱结构。通常可见两种类型的上皮细胞:外周细胞核大嗜碱性(深染),有呈栅栏状排列的倾向,中央的细胞体积大,染色淡,细胞核染色质空泡状。

鉴别诊断

圆柱瘤可能与螺旋腺瘤有重叠或甚至同时发生。后者与前者的区别在于缺乏玻璃样圆柱结构。而且,螺旋腺瘤往往血管更丰富,更容易出现水肿和囊性间质改变。圆柱瘤还需要与腺样囊性癌和基底细胞癌相鉴别。这些癌缺少螺旋腺瘤中的两种细胞类型的特征,并且细胞异型性更大,浸润性生长更明显。

11.2.2.13 良性混合瘤(软骨样汗管瘤)

临床表现

良性混合瘤,也称为软骨样汗管瘤,最常发

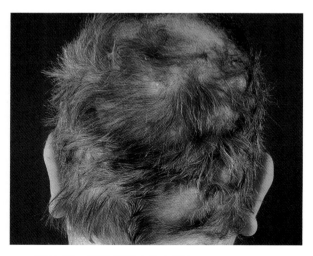

图11.60　圆柱瘤病(头巾瘤)

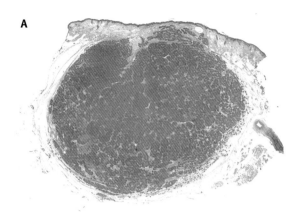

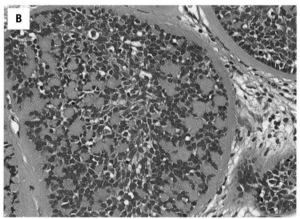

图11.61　圆柱瘤　A. 真皮和皮下基底样细胞结节。B. 肿瘤细胞形态温和,包绕玻璃样物质(圆柱结构),周围由透明变性的基底膜围绕

生于中年或老年患者头颈部,男性略多于女性。肿瘤通常表现为单个真皮或皮下结节。直径可达3cm。一些肿瘤可局部复发。

组织学特征

肿瘤表现为真皮和(或)皮下组织内单个或多个结节性肿块,界限清楚,外周边缘分叶状。所有混合瘤的特点是出现双相分化,即上皮性导管(上皮和肌上皮)以及间叶细胞成分共同存在(图11.62)。上皮细胞可呈管状、束状或实性成片排列。导管通常至少局部表现为顶浆分泌。其间的间质可出现纤维化、黏液变性和(或)软骨样组织区域。有些病变可能有鳞状分化或皮脂腺分化。显著的软骨样基质中出现导管结构的肿瘤也称为软骨样汗管瘤(图11.63)。

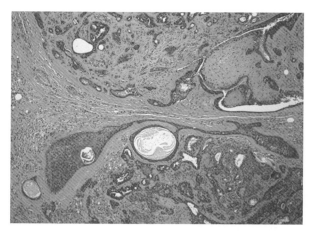

图11.62　良性混合瘤　可见导管、角化囊肿、肌上皮细胞和黏液样基质混合存在

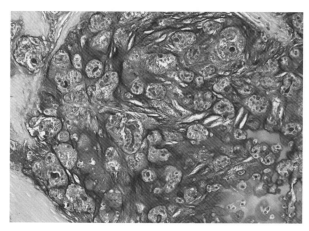

图11.63　良性混合瘤/软骨样汗管瘤　此类型可见明显的软骨黏液样基质并伴有上皮细胞簇

鉴别诊断

良性混合瘤需要与恶性混合瘤相鉴别。后者具有浸润性轮廓、非典型性和核分裂象多的特征。以肌上皮细胞成分为主的良性混合瘤与肌上皮瘤的区别可能主要在语义理解方面。如果肌上皮细胞成分表现为大的结节，且伴有不典型性和核分裂象，有些病理医生可能将这些表现解释为肿瘤内（原位）肌上皮癌。在这种情况下不使用癌这一词，因为这些特征不具有临床相关性和后果。没有证据表明这些特征与复发风险增加相关。

发生在面颊部的混合瘤，还要考虑它是原发性涎腺混合瘤的表浅部分，还是原发性汗腺肿瘤？（肌上皮瘤也一样；见下文）。因为这两种肿瘤在组织学上无法区别，鉴别的关键点在于明确肿瘤的中心在哪里（如是深部的腮腺组织还是真皮）。腮腺肿瘤（肌上皮瘤或多形性腺瘤）继发性累及上方表皮与原发性真皮肿瘤的手术方式不同。

有显著的软骨样基质的良性混合瘤（软骨样汗管瘤）也可能会与转移到皮肤的脊索瘤混淆。临床病史（脊索瘤病史）以及仔细观察组织学特征（脊索瘤的囊泡特征）和能证实的混合瘤中的肌上皮成分（SMA、Calponin阳性）有助于两者的鉴别。

11.2.2.14 肌上皮瘤

临床表现

这是一种十分罕见的病变，几乎可发生在任何年龄和任何位置。病变的临床表现不具特征性，表现为单个真皮或皮下小结节。

组织学特征

肌上皮瘤发生在真皮内（一般很少位于皮下组织），界限清楚。病变的主要特征是存在显著的肌上皮细胞，肌上皮细胞形态变异较大，可从梭形到上皮样。胞质从嗜酸性到苍白/透亮。间质可出现纤维化、透明样变和（或）黏液变性（图11.64）。

辅助检查

免疫组化染色常用来确定肌上皮分化。肌上皮细胞表达细胞角蛋白、S-100蛋白、EMA、Actin、Caldesmon和Calponin。一般来说，细胞角蛋白阴性的肿瘤大多数表达EMA。

鉴别诊断

软骨样汗管瘤/混合瘤有上皮和肌上皮两种成分。文献中报道的一些皮肤的肌上皮瘤病例其实就是富于肌上皮的良性混合瘤。仅对缺乏腺上皮分化的肿瘤才使用肌上皮瘤这一术语。根据这一限定，"纯粹的"肌上皮瘤是及其罕见的。肌上皮癌具有浸润性生长方式，与以前报道为恶性混合瘤的病变有交叉。

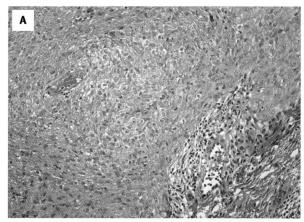

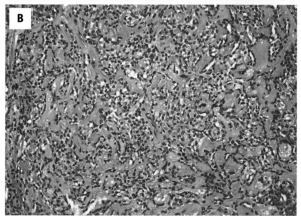

图11.64 肌上皮瘤 A. 肌上皮瘤表现为粉色真皮内分叶状肿块。B. 伴有黏液样特征的肌上皮瘤

良性腺性肿瘤的治疗

现已明确，良性汗腺肿瘤活检诊断明确后，不需要进一步的外科手术。当然，因为一些其他的原因可能要做另外的手术，如美容需要。如果活检可能无法代表整个临床病变，和（或）临床表现（病变较大，病程较长伴有形态改变的病史）提示先前的良性前驱病变可能发生了恶性转化，应慎重处理并完整切除。

如果不能明确区别肿瘤的良恶性，例如，当一个小的表浅活检不能评估和区分是腺瘤还是低级别癌的浸润生长方式（浸润性还是非浸润性形态，表浅还是蔓延至深部）时，也推荐手术完全切除。（导管腺癌或汗腺腺癌在其表浅部分可类似于腺瘤或汗腺腺瘤，微囊性附属器癌可能无法与汗管瘤区别）。有些肿瘤如混合瘤/肌上皮瘤，易于局部复发/持续生长，最好采取完整切除，以期将

持续增长的风险降到最低并获得良好的长期美容效果。

11.2.3 恶性肿瘤

小汗腺或大汗腺分化的恶性肿瘤有一个宽的谱系，包括低级别肿瘤和高级别恶性肿瘤（表11.8）。低级别肿瘤可局部浸润，但很少转移，高级别肿瘤有明显的淋巴结、内脏器官和骨转移的风险。

表11.8 汗腺癌谱系

低级别肿瘤（常局部复发，不或仅极少数转移）
微囊性附属器癌
腺样囊性癌
内分泌产生黏液的汗腺癌
单纯的黏液癌
高级别肿瘤（常转移至淋巴结、肺、骨）
汗腺腺癌
导管外分泌或大汗腺癌
汗孔癌
恶性混合瘤

11.2.3.1 微囊性附属器癌（硬化性汗腺导管腺癌）

临床表现

通常表现为上唇、口周或眼睑孤立性质硬斑块，多发生在中年人（图11.65）。微囊性附属器癌的临床资料见表11.9。

表11.9 微囊性附属器癌——临床表现

患者组别
中年或老年人
受累部位
面部常受累，尤其是上唇
临床表现
孤立的质硬斑块/硬结区
预后与治疗
手术切除（首选Mohs手术）
局部复发常缘于外周神经侵犯
低级别肿瘤，一般不转移

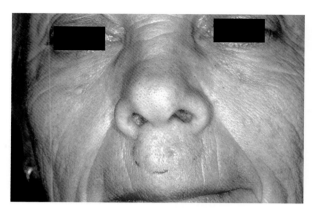

图11.65　微囊性附属器癌　表现为上唇上方一个质硬斑块

组织学特征

肿瘤有一个组织学变化谱系。在谱系的一端，除非侵犯到真皮深部/皮下组织，否则细胞学形态无法与汗管瘤区别（图11.66），而另一端表现为硬化性汗腺导管癌的图像（图11.67）。后者的特征是硬化性间质中可见条索状、管状和单个散在的细胞。很多肿瘤兼有两种成分：浅表部分往往有汗管瘤样特征并伴有角质囊肿（有时类似于毛发腺瘤）；而较深部分有导管和腺样结构，内衬单层或双层细胞。这些细胞大多是立方形，核轻度深染。细胞异型性和核分裂象少见。常可见外周神经浸润。微囊性附属器癌的病理学表现见表11.10。

表11.10　微囊性附属器癌——病理学

组织学特征

浸润性形态，通常至少延伸至真皮深层，常累及皮下组织

表浅部位通常可见小角质囊肿

可伴有汗管瘤样温和的细胞学表现

纤维间质中可见硬化性汗管表现，基底样细胞挤压成条索状或带状

鉴别诊断

促纤维增生性毛发上皮瘤

毛发腺瘤

硬化型基底细胞癌

浸润性鳞状细胞癌

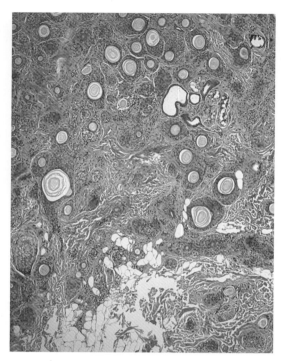

图11.66　微囊性附属器癌　形态类似于汗管瘤，但肿瘤浸润真皮深部和皮下组织浅层

鉴别诊断

微囊性附属器癌可能会与硬化性基底细胞癌、促纤维增生性毛发上皮瘤、促纤维增生性鳞状细胞癌、毛发腺瘤和汗管瘤混淆。区别微囊性附属器癌与汗管瘤的重要指标就是深部浸润。微囊性附属器癌和毛发腺瘤在表浅部分可能很相似，但毛发腺瘤在其深部成分缺乏导管样或汗管瘤样成分。缺乏乳头间质体、具有管状结构或"蝌蚪"样汗管瘤的结构，可排除促纤维增生性毛发上皮瘤。浸润性硬斑病型基底细胞癌常有一些区域出现更典型基底细胞癌的表现，和（或）总体上往往表现为更大的核异型和更多的凋亡小体。当整个病变都被检查后，两者的区别通常是显而易见的，但仅根据一个表浅的小活检来区别两者是很困难或不可能的。如果存在任何的诊断不确定性，建议完整切除病变。

预后和治疗

微囊性附属器癌是一种局部浸润性肿瘤，可

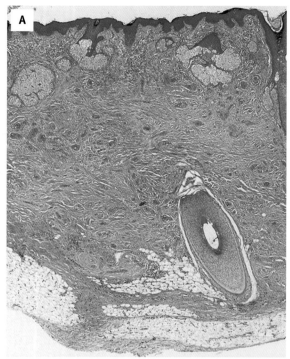

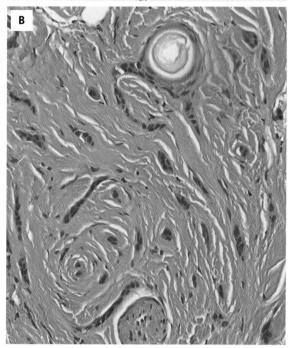

图11.67 微囊性附属器癌 A. 弥漫性浸润性生长方式。B. 硬化性间质中可见挤压的细条索状基底样上皮细胞,伴罕见的小的角质形成细胞(硬化性汗腺导管肿瘤)

导致明显的病残率,但不发生转移。少数报道的转移性微囊性附属器癌,大多数可能是类似微囊性附属器癌表现的鳞状细胞癌。采用Mohs技术完整手术切除病变是最佳治疗方法。微囊性附属器

癌患者前哨淋巴结活检没有意义。术后放射治疗的作用仍有争议。

11.2.3.2 汗孔癌(恶性汗孔瘤)

临床表现

汗孔癌可能是新发生的或与一个长期的良性汗孔瘤有关。通常表现为一个溃疡性结节(图11.68)或疣状斑块,多发生在老年人下肢,但也可发生在头颈部区域或其他部位。浸润性汗孔癌是一种侵袭性肿瘤。常转移到皮肤、淋巴结、肺和骨。汗孔癌的临床资料见表11.11。

表11.11 汗孔癌——临床表现

患者组别
通常为老年患者
受累部位
任何部位均可发生,常位于四肢
临床表现
红色斑片、丘疹、小结节或斑块 可形成溃疡
预后与治疗
显著的转移风险(淋巴结、皮肤、肺) 手术切除和根据前哨淋巴结定位分期

组织学特征

如果肿瘤起源与先前的汗孔瘤有关,诊断相对比较容易(图11.69)。这类病变有两个特征性区域:良性汗孔瘤区域和伴导管形成的多形性上皮细胞区域。癌可能局限于汗孔瘤(原位汗孔癌)或浸润周围的间质组织(浸润性汗孔癌)。汗孔癌通常位于表皮,其组织学表现很难与鳞状细胞原位癌区别。如果缺乏前驱病变,汗孔癌则表现为与表皮相连的腺癌(图11.70)。肿瘤鳞状化生常见(图11.71),形成腺鳞癌的形态。肿瘤周边的间质可纤维化、玻璃样变或黏液变性。汗孔癌发生皮肤转移可能呈亲表皮性生长方式。汗孔癌的病理学表现见表11.12。

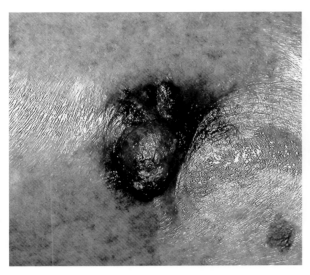

图11.68　汗孔癌　溃疡型红色结节伴有卫星病灶

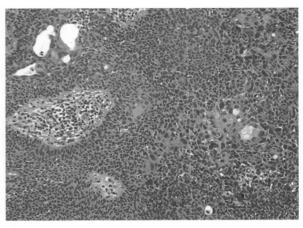

图11.69　汗孔癌　起源于先前存在汗孔瘤，过渡区具有鳞状分化的异型癌细胞，紧邻于汗孔瘤的温和上皮细胞

鉴别诊断

根据形态学，很难区别是原发性汗孔癌还是转移性肿瘤。但是，与临床结合（先前的汗孔癌病史）常易于解决这个问题。汗孔癌可能显示明显的鳞状分化而被误诊为鳞状细胞癌。同样，如果鳞状细胞癌出现Paget样表皮内蔓延、植入附属器结构内和出现假腺样结构的棘层松解，也可能会被误诊为汗孔癌。诊断汗孔癌必须要有真正的肿瘤性导管结构。对于疑难病例，免疫组化染色可能有帮助。皮脂腺癌也可在表皮出现Paget样透亮细胞，但大多数的皮脂腺癌有更明显的皮脂腺分化（胞核扇贝状、胞质微囊性、缺少PAS和PAS-D染色标记的糖原）和含有皮脂腺小叶，易于同汗孔癌鉴别。毛根鞘癌也有透亮细胞，但缺少小汗腺导管，并可出现毛透明蛋白颗粒。

导管（小汗腺或大汗腺）腺癌往往比汗孔癌有更显著和独特的管状或筛状生长方式。很少出现实性"汗孔瘤样"区域或鳞状分化成分。而且通常缺乏与表皮的多处连接。低分化汗孔癌除非存在一个相关的先前的良性病变（分别是汗孔瘤或汗腺腺瘤），否则很难或无法与低分化汗腺腺癌区别。

预后和治疗

治疗首选手术切除。汗孔癌有很高的淋巴扩

表11.12　汗孔癌——病理学

组织学特征
来源于汗孔瘤的癌
伴有经典型汗孔瘤的浸润性癌
无明确前体病变的癌
汗孔瘤的特征（与具有表皮内癌的表皮相连，实性区与管状/导管状生长方式混合），但呈浸润性生长
不同程度的异型、核分裂象；数量不等的坏死、溃疡
常见鳞状化生（其病灶具有不能与鳞状细胞癌区别的特征）
免疫表型
大多数肿瘤细胞CK（34βE12、AE1/AE3、P63）阳性
导管上皮Cam5.2抗原、CK7、GCDFP15（BR-2）、CEA阳性
鉴别诊断
良性汗孔瘤（局限性生长）
原位汗孔癌（具有表皮内癌但无间质浸润的汗孔癌）
汗腺腺癌（伴有汗腺腺瘤前体；包含更多的肌上皮细胞，似乎很少有类似鳞状细胞癌的广泛的表皮内生长）
伴有假腺腔特征的鳞状细胞癌（皮肤棘层松解型鳞状细胞癌）
腺鳞癌（原发性或转移）

辅助检查

如果肿瘤有显著的鳞状分化，CK7、Cam5.2、BRST-2和（或）CEA免疫组化染色可有助于明确导管分化。

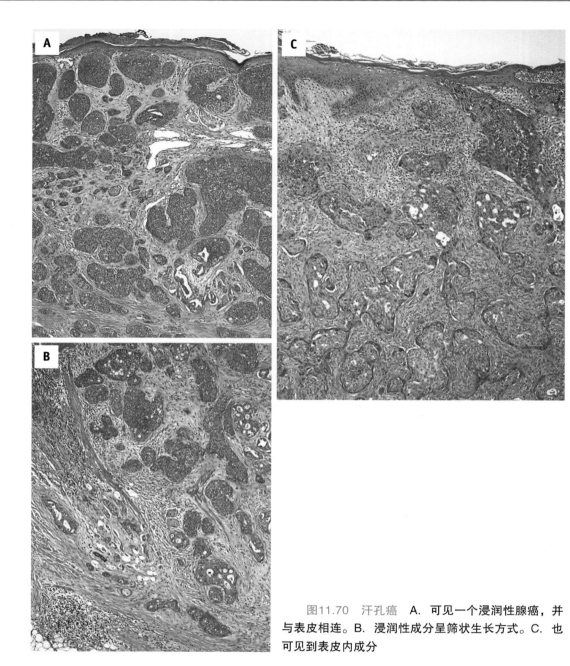

图11.70 汗孔癌 A. 可见一个浸润性腺癌，并与表皮相连。B. 浸润性成分呈筛状生长方式。C. 也可见到表皮内成分

散的风险。皮肤的卫星灶现象和淋巴结转移常见。因此，应采取前哨淋巴结定位和活检以恰当分期。远处转移常累及肺。

11.2.3.3 导管（小汗腺或大汗腺）腺癌（新发或腺瘤来源）

临床表现

肿瘤通常表现为老年患者头颈部或四肢孤立性结节。来源于腺瘤的癌常会有长期存在的结节，但近期大小和外观发生改变。

组织学特征

肿瘤显示浸润性轮廓（图11.72），通常累及真皮中部和深部，且常蔓延到皮下组织。可见肿瘤局部与表皮相连以及表皮内肿瘤细胞Paget样蔓延。生长方式可以是管状、筛状、乳头状、实性或混合性生长（图11.72）。细胞核特征通常类似于

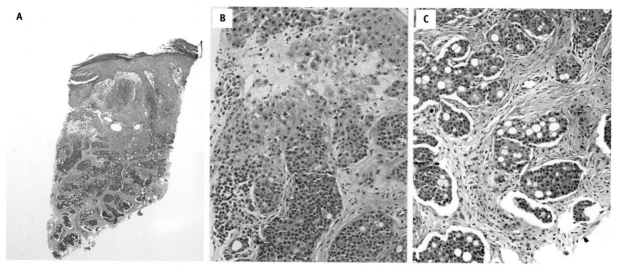

图11.71　汗孔癌　A. 浸润性腺癌。B. 可见局部鳞状上皮化生。C. 可见淋巴管瘤栓

乳腺导管癌的中等核级，但也可见到低和高级别核的特征。大汗腺导管腺癌往往比小汗腺癌有更丰富的嗜酸性胞质（图11.73）。可出现透亮细胞改变，有时可明显。鳞状化生也可见，但常为局灶性。常见肿瘤间质硬化或玻璃样变，至少也是局灶性。癌可能与先前存在的病变（非特殊的腺瘤或特殊的腺瘤，如螺旋腺瘤或圆柱瘤）共同存在（图11.74，图11.75）。

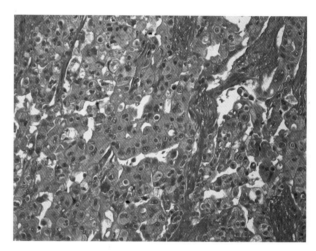

图11.73　大汗腺导管癌肿瘤细胞胞质丰富，粉染

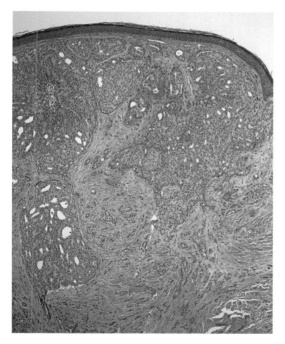

图11.72　导管癌　筛状和管状生长方式的浸润性腺癌

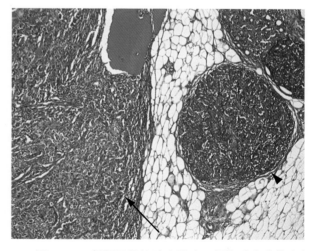

图11.74　起源于螺旋腺瘤的癌　螺旋腺瘤（箭头）旁可见低分化腺癌（右侧箭头）

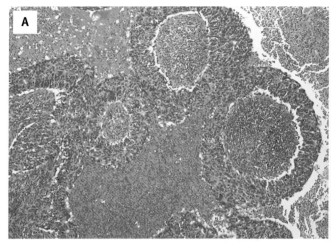

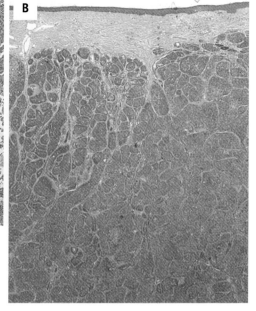

图11.75 起源于圆柱瘤的癌 低分化腺癌（A）与圆柱瘤结节（B）毗邻

辅助检查

肿瘤细胞对Cam5.2抗原、CK7免疫组化染色阳性，ER和（或）PR染色结果不一。

鉴别诊断

汗腺/导管起源的导管腺癌需要与良性腺瘤和转移至皮肤的皮肤外腺癌鉴别。如果有足够的活检标本，区分腺瘤往往很简单，因为导管腺癌有浸润性轮廓和细胞异型。如果有相关的前驱病变，小汗腺或大汗腺导管癌很容易诊断为原发性汗腺肿瘤，但如没有详细的临床资料，可能很难或不可能与转移癌鉴别。免疫组化染色不能准确区分汗腺癌还是乳腺癌，但有助于区分汗腺癌和其他肿瘤，即非乳腺的皮肤外腺癌，如肺癌（TTF-1阳性）、结肠癌（CK20阳性）。

非特殊性导管腺癌与伴有导管分化的汗腺癌，如汗腺腺癌或侵袭性指（趾）乳头状腺癌的组织学区分可能比较困难。对高分化肿瘤很简单，但对较低分化癌的诊断可能很困难或不可能。

预后和治疗

小汗腺或大汗腺导管癌往往是一种高级别的腺癌，淋巴结和远处转移的风险较高。需要手术

切除。分期要考虑前哨淋巴结定位和活检。转移性导管癌患者的治疗类似于乳腺癌患者，检测肿瘤组织中的受体表达（ER、PR、Her2/Neu）也有必要。

11.2.3.4 侵袭性指（趾）乳头状腺瘤-腺癌

临床表现

肿瘤通常表现为中年患者孤立的肿块，主要位于四肢远端，以手指和脚趾多见。

组织学特征

肿瘤通常累及真皮和（或）皮下组织。病变轮廓可呈结节状和（或）浸润性。通常是实性、囊实性、筛状和管状生长混合存在。常见乳头突入到腔内，但有时可很少或缺如。间质不同程度的纤维化。组织学变化可从明显的癌到腺瘤样高分化肿瘤形态（图11.76，图11.77）。

鉴别诊断

历史上，曾试图区分出指（趾）乳头状腺瘤与腺癌。目前已经认识到，即使是缺乏明显浸润轮廓的肿瘤也可能复发。因此有学者提出，所有

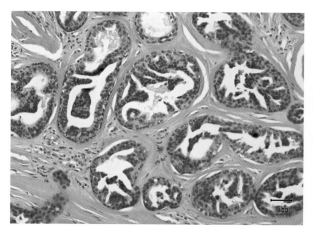

图11.76 指（趾）乳头状小汗腺腺癌 管状生长伴微乳头突起，突入导管腔中

的指（趾）乳头状导管肿瘤都具有潜在恶性。

预后和治疗

因为不完全切除的肿瘤复发率较高和转移可能性较大，对所有的指（趾）乳头状肿瘤建议采取完整手术切除治疗。

11.2.3.5 汗腺腺癌

临床表现

肿瘤表现为肉色或淡红色结节，主要发生在头颈部区域或四肢末端。大的肿瘤常形成溃疡。汗腺腺癌的临床资料见表11.13。

表11.13 汗腺腺癌——临床表现

患者组别 　　通常是老年患者
受累部位 　　好发于头颈部
预后与治疗 　　低级别癌：可局部复发 　　高级别癌：有转移到淋巴结和肺的风险 　　依据前哨淋巴结定位进行手术切除和分期

组织学特征

除了浸润性生长外，具有结节囊性汗腺瘤形

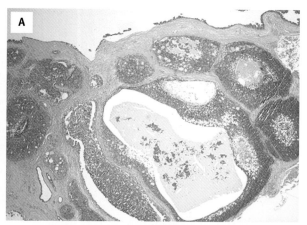

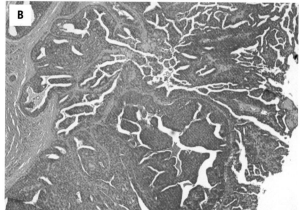

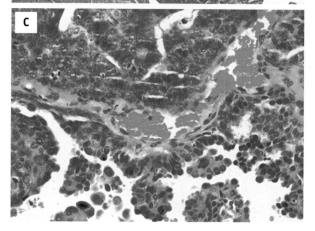

图11.77 指（趾）乳头状小汗腺腺癌 A. 大的病变呈结节状囊性生长方式。B. 细胞丰富的乳头。C. 微乳头和筛状生长方式，可见核分裂象

态的低级别肿瘤到伴有显著的细胞不典型性、坏死和大量核分裂象的高级别癌的形态学改变（图11.78）。透明细胞改变、基底样特征、大汗腺分化或鳞状化生的比例在肿瘤中表现不一致（表11.14）。

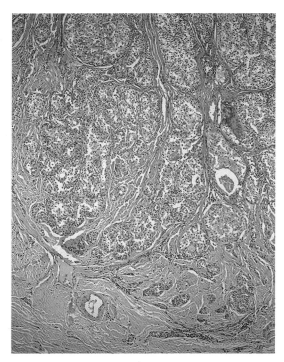

图11.78　汗腺腺癌　**具有透明细胞特征的浸润性腺癌**

表11.14　汗腺腺癌——病理学

组织学特征
来源于汗腺腺瘤的癌
伴有典型汗腺腺瘤的浸润性癌
无明确前体病变的癌
汗腺腺瘤的特征（结节囊性生长成分，透明细胞改变，肌上皮成分，鳞状化生），但具有间质浸润性生长方式和（或）异型（建议根据异型程度区分低级别和高级别亚型）
免疫表型
大多数细胞CK（34βE12、AE1/AE3）阳性
导管上皮细胞Cam5.2、CK7、GCDFP15 (BR-2)、CEA阳性
肌上皮细胞Calponin、SMA阳性
鉴别诊断
良性汗腺腺瘤（局限性生长）
汗孔癌（伴有汗孔瘤，多处与表皮相连，更显著的鳞状化生）

鉴别诊断

汗腺腺癌可能会与汗孔癌、毛根鞘癌和鳞状细胞癌、皮脂腺癌或转移性癌混淆。出现相关的汗腺腺瘤或成熟的汗腺腺瘤样表现（囊性结节状生长方式伴有透明细胞改变）可有助于鉴别汗腺腺癌与汗孔癌。汗腺腺癌导管结构的出现可与毛根鞘癌和鳞状细胞癌相鉴别。胞质糖原的出现可区别于皮脂腺癌。为避免与转移性肿瘤混淆，了解临床病史最重要。

预后和治疗

多形性汗腺腺癌是具有淋巴结和远处转移（肺和骨）风险的高级别肿瘤。需手术切除治疗。分期需行前哨淋巴结活检。伴有轻度异型性的肿瘤类似汗腺腺瘤，呈浸润性生长，且侵袭性较小。

11.2.3.6 黏液腺癌

临床表现

皮肤原发性黏液性大汗腺癌通常表现为孤立性丘疹、小结节或斑块，通常发生在中年人或老年人。任何部位均可发生，但多见于头颈部，尤其是眼睑和头皮。肿瘤通常生长缓慢。黏液癌的临床资料见表11.15。

表11.15　黏液癌——临床表现

患者组别
通常为老年患者
男：女＝3：2
受累部位
最常见于头颈部，尤其是眼睑和头皮
可发生于有大汗腺的任何部位
临床表现
丘疹或小结节
预后与治疗
单纯的黏液癌是低级别的肿瘤，完整手术切除通常可治愈
混合性黏液癌可发生转移

组织学特征

肿瘤细胞漂浮于黏液湖中是其特征（图11.79）。纯黏液癌表现为遍及整个肿瘤的显著黏液基质。肿瘤分化良好，细胞核温和，类似于乳腺纯黏液癌。同乳腺癌一样，皮肤黏液癌可合并普通型汗腺癌和黏液变异型汗腺癌，其中黏液湖与非黏液基质区的实性、管状、乳头状或筛状结构共同构成（图11.80）。混合性黏液癌的核级别通常比纯黏液癌更高。黏液癌的病理学表现见表11.16。

表11.16 黏液癌——病理学

组织学特征
单纯的黏液癌
整个肿瘤遍布大量黏液，黏液湖中可见细胞形态温和的上皮细胞
混合性/组合性黏液癌
肿瘤部分似单纯的黏液癌
肿瘤部分具有实性或管状生长方式，无或仅有很少黏液；常伴有较明显的细胞异型性
免疫表型
CK7、GCDFP15 (BR-2)、CEA和Cam5.2阳性
ER和PR常常阳性
TTF-1、CK20阴性
鉴别诊断
来源于皮肤外的转移性黏液癌（如乳腺或胃）

鉴别诊断

皮肤黏液癌主要与转移到皮肤的黏液腺癌的鉴别。转移性黏液腺癌最常见的两个来源是乳腺和胃肠道。因为组织学和免疫组化特征相似，临床与病理的联系在确立正确诊断时就很重要。乳腺和汗腺起源的黏液癌往往均强表达CK7、ER和

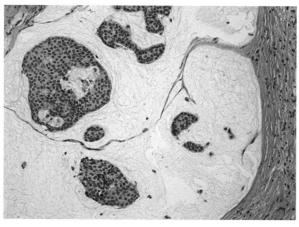

图11.79 黏液癌 **黏液湖中可见上皮细胞岛，细胞形态温和**

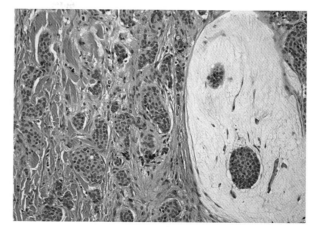

图11.80 混合性普通腺癌和黏液腺癌

PR。

在女性，首先要考虑转移性黏液性乳腺癌。来自黏液性乳腺肿瘤的转移瘤几乎总有原发性乳腺癌病史，典型者为黏液癌和普通型导管癌混合性肿瘤。

预后和治疗

肿瘤有复发的倾向。转移很少见。如果皮肤原发性黏液性大汗腺癌发生转移，通常是伴有非黏液成分的复合性或混合性癌。前哨淋巴结活检不能证明就是单纯的黏液癌，但为了明确伴有显著非黏液成分的肿瘤的分期情况，前哨淋巴结活检值得考虑。

11.2.3.7 乳腺外的Paget病

Paget病一般定义为表皮内的腺癌。发生在乳腺的大多数病变代表着乳腺导管癌的表皮植入（经典的乳腺Paget病）。在乳腺以外部位，表皮内腺癌存在可能代表着原发性汗腺癌（乳腺外Paget病）。乳腺外Paget病（EPD）通常为原发性表皮内或黏膜内腺癌（原发性EPD）。也可由病变下方或邻近的腺癌（汗腺、直肠肛门腺体）累及表皮形成继发性受累，此现象类似乳腺癌（即继发性乳腺外Paget病）。大约75%的乳腺外Paget病患者皮下没有明确的腺癌。原发性表皮内或黏膜内乳腺外Paget病可发生浸润和转移。

临床表现

乳腺外Paget病最常见的部位是肛门生殖器区，其次是腋窝。主要发生在老年人，表现为瘙痒性湿疹样红色斑块，周边界限不清（图11.81）。乳腺外Paget病的临床资料见表11.17。

表11.17　乳腺外Paget病——临床表现

患者组别
老年人
受累部位
生殖器和会阴区
腋窝、眼睑
临床表现
红色斑片或斑块
可表现为湿疹样
预后与治疗
常局部复发
如果伴有浸润，有转移的风险

组织学特征

乳腺外Paget病组织学表现为表皮内的腺癌（图11.82）。肿瘤细胞特征性地表现为非典型上皮细胞呈孤立性，弥散分布于上皮各层内。胞质内黏液易见或缺失（图11.83）。有时可见表皮内导管或腺体结构。有时Paget病可伴有黑色素颗粒（图11.84）。乳腺外的Paget病可伴有显著的表皮增生（图11.85）。乳腺外Paget病浸润成分形态学表现类似于其他的汗腺或乳腺起源的导管癌形态学改变

（图11.86）。伴有乳腺外Paget病的浸润性导管癌往往是高级别肿瘤。常沿淋巴管扩散。乳腺外Paget病的病理学表现见表11.18。

表11.18　乳腺外Paget病——病理学

组织学特征
表皮内上皮细胞，胞质内黏液含量不等（从无到丰富），呈弥散性分布
表皮内可见小的腺样结构
可能伴有表皮增生
可伴有苔藓样炎症反应
免疫表型
Cam5.2、CEA阳性，CK7常阳性，CK20有时也阳性
黑色素细胞标记阴性
鉴别诊断
原位黑色素瘤（黑色素细胞标记阳性）
原位鳞状细胞癌（Cam5.2阴性，AE1/AE3阳性）
表皮内皮脂腺癌（空泡状胞质）
来自邻近腺癌的继发性Paget病

辅助检查

Paget病的肿瘤细胞对Cam5.2免疫组化染色阳性（图11.87）。大多数的乳腺外Paget病肿瘤细胞表达CK7，但有一些乳腺外Paget病，尤其是发生在肛门区域，可能也表达CK20。绝大多数乳腺外Paget病也表达CEA、GCDFP15（BR-2）和胃黏蛋白（MUC1$^+$、MUC2$^-$、MUC5AC$^+$）。

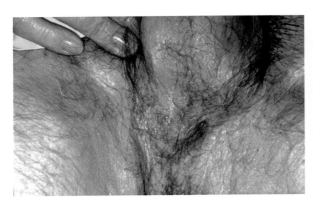

图11.81　乳腺外Paget病　**阴囊及周围皮肤呈红斑状糜烂改变**

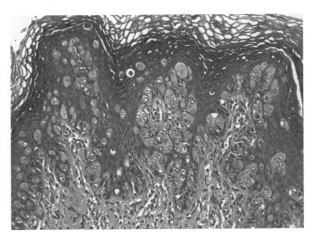

图11.82　乳腺外Paget病　**表皮内癌细胞呈铅弹样特征**

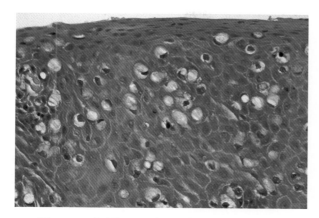

图11.83 乳腺外Paget病 **具有黏液胞质的印戒细胞**

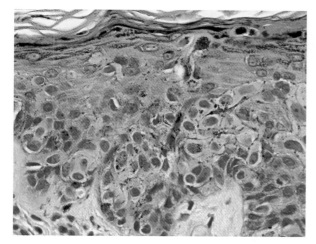

图11.84 **色素性乳腺外Paget病** 上皮细胞内黑色素颗粒增多

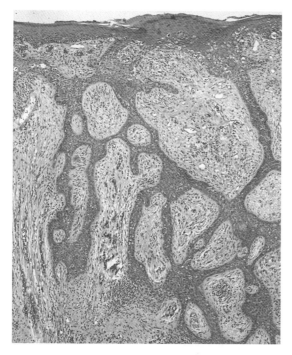

图11.85 乳腺外Paget病 长期的病变可能有明显的上皮增生和反应性间质改变，呈现纤维上皮瘤样表现

鉴别诊断

有几种表皮内病变会出现大的上皮样细胞广泛累及表皮全层的特征（Paget样蔓延）。乳腺外Paget病主要应与黑色素瘤和鳞状细胞癌（Bowen病）鉴别。黑色素细胞通过Mart-1/Melan-A或酪氨酸酶免疫组化染色而易于识别。鳞状细胞癌通常Cam5.2阴性，但AE1/AE3阳性。另外，发生在乳腺时要和Toker细胞鉴别。Toker细胞体积大，胞质透亮，可位于表皮全层。免疫组化染色Toker细胞类似于乳腺外Paget病，表达CK7、低分子量CK、MUC1和MUC5AC。但与乳腺外Paget病相比，Toker细胞核小而一致，核仁不明显。大多数原发性乳腺外Paget病表达CK7，但不表达CK20，而继发于结直肠或泌尿肿瘤的乳腺外Paget病常表达CK20。

预后和治疗

相当数量的乳腺外Paget病手术切除后出现复发。一些作者建议用冰冻切片（标准或Mohs手术）来确定乳腺外Paget病细胞延伸的范围。临床上常低估了肿瘤的范围。术前通过多处穿刺或削除活检确定肿瘤累及的范围，有助于增加完全切除肿瘤的机会。浸润性乳腺外Paget病有转移的潜能。分期时要考虑前哨淋巴结活检，但仅用于间质浸润的肿瘤。

11.2.3.8 腺样囊性癌

临床表现

此肿瘤罕见，主要发生在头皮和躯干。

组织学特征

此病变与发生在涎腺的腺样囊性癌相同：条索状和巢状基底样细胞筛状排列，内含黏液和（或）玻璃样圆柱结构（图11.88）。形态完好的腺体不明显。导管腔围绕两层上皮细胞（上皮细胞和肌上皮细胞）。可见神经周围浸润。

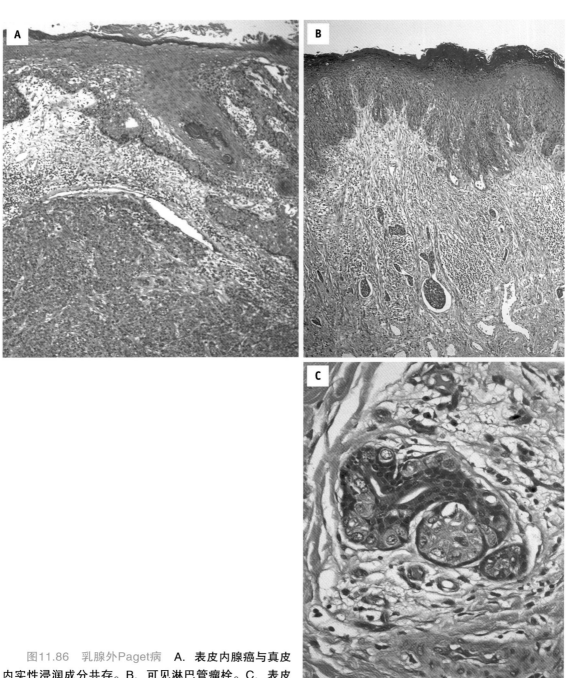

图11.86　乳腺外Paget病　A. 表皮内腺癌与真皮内实性浸润成分共存。B. 可见淋巴管瘤栓。C. 表皮内腺癌可沿汗腺导管蔓延

辅助检查

腺样囊性癌的肿瘤细胞通常包含CK7免疫组化染色阳性的腺上皮细胞群。也常见EMA阳性表达。

鉴别诊断

腺样囊性癌可能会与腺样基底细胞癌混淆。基底细胞癌常见裂隙和纤维黏液样基质，而腺样囊性癌很少见。基底细胞癌可能出现表皮连接（浅表型基底细胞癌的特征）、毛漏斗囊性分化和更多的凋亡小体，也不同于腺样囊性癌。腺样囊性癌有更成熟的导管结构，圆柱状黏液样或玻璃样物质是其特征。疑难的病例免疫组化染色可能有助于诊断。与基底细胞癌相比，腺样囊性癌通常表达CK7和EMA（图11.88）。

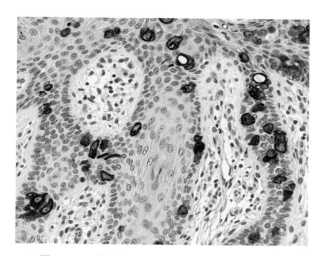

图11.87 乳腺外Paget病 **肿瘤细胞Cam5.2阳性**

预后和治疗

皮肤腺样囊性癌通常表现为低级别肿瘤的生物学行为,具有局部复发的潜能。转移极其少见。治疗可行手术切除术。分期不需要前哨淋巴结定位和活检。

11.2.3.9 产生黏液的汗腺内分泌癌

临床表现

这种汗腺癌亚型多发生于中老年人眼睑部。

组织学特征

肿瘤表现为多个结节,呈实性和囊性生长方式,局部可见乳头状结构(图11.89)。常见胞质内外黏液,并与肿瘤细胞相关,肿瘤细胞核形态通常十分温和。

辅助检查

肿瘤细胞至少表达一种神经内分泌标记,如CgA或Syn。也表达CK7、ER和PR。

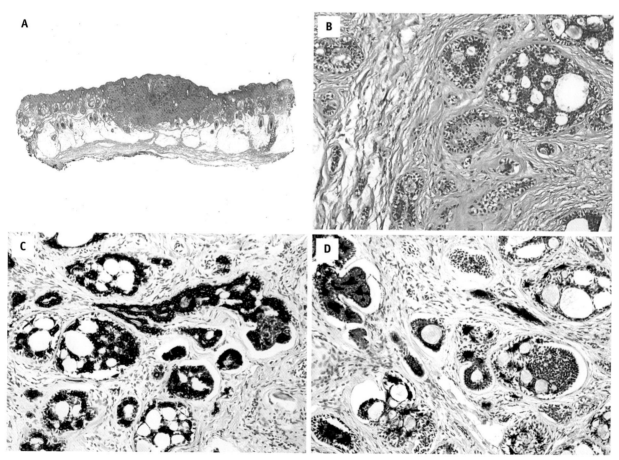

图11.88 腺样囊性癌 A. 真皮和浅层皮下组织内可见浸润性基底细胞样肿瘤的结构。B. 筛状和管状生长方式,伴有黏液性圆柱和局灶性粉染的玻璃样变物质。C. 部分肿瘤细胞CK7阳性表达。D. 部分肿瘤细胞EMA阳性表达

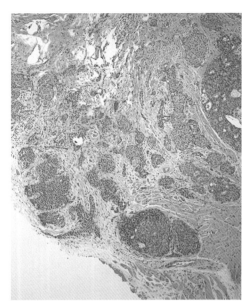

图11.89 汗腺肿瘤伴神经内分泌分化 **结节状和浸润性生长的基底细胞样肿瘤**

鉴别诊断

肿瘤需要与发生在眼睑的其他的汗腺癌相鉴别，特别是具有转移潜能的实性或混合性黏液和实性汗腺导管癌。普通的导管癌通常核异型性更明显，并且缺乏神经内分泌标记的表达。

预后和治疗

治疗首选保守手术切除。肿瘤可能局部复发，但未见转移的报道。

11.2.3.10 癌肉瘤

罕见的、可能来源于汗腺的真皮和（或）皮下肿瘤，表现为导管腺癌和肉瘤的组合性特征。肉瘤样成分可表现为纤维性、软骨样、骨样、脂肪性、骨骼肌样或平滑肌样分化。汗腺来源的癌肉瘤被认为是一种高级别恶性肿瘤。

11.2.3.11 恶性混合瘤

临床表现

这是一种十分罕见的肿瘤。通常发生在老年

患者的四肢末端或头颈部区域。

组织学特征

当组织学上有明确的恶性肿瘤（浸润性生长方式，并伴有细胞异型）与一个前驱病变（残余的良性混合瘤）联合存在时，才能做出恶性混合瘤的诊断。但是其相关的前驱病变的诊断通常很难甚至不能确定。肿瘤通常表现为具有腺癌特征的恶性上皮性增生和局部黏液性改变联合存在，黏液性改变常发生在间质，但偶尔也可见于上皮细胞内。软骨样分化也可见到。

辅助检查

肿瘤细胞表达CK和S-100蛋白。4A4/P63染色常阳性。SMA和（或）Calponin标记也可见阳性表达。

鉴别诊断

在缺乏相关的前驱病变（良性混合瘤）情况下，恶性混合瘤可能会同其他具有黏液样基质的肿瘤混淆，如骨外的黏液样软骨肉瘤或上皮样恶性外周神经鞘瘤（MPNST）。与软骨肉瘤的区别通过辅助检查易于鉴别，因为后者对CK免疫组化染色阴性且伴有特征性t（9;22）易位。上皮样恶性外周神经鞘瘤通常发生在皮下或更深的部位，并与神经干有关。恶性混合瘤不同于癌肉瘤，后者上皮和间质成分都表现出恶性特征，而恶性混合瘤仅上皮成分是恶性的。恶性混合瘤与肌上皮癌有重叠。只有肿瘤完全或主要成分是肌上皮细胞时，才使用肌上皮癌这一术语。

预后和治疗

手术切除是首选的治疗。大多数恶性混合瘤是高级别肿瘤，易发生淋巴结、肺和骨转移。

11.2.3.12 肌上皮癌（恶性肌上皮瘤）

这是一种少见的肿瘤。组织学上表现为浸润性生长并伴有不同程度的细胞异型性。要证实主要的肿瘤细胞确实是肌上皮分化〔S-100蛋白、CK、EMA、Calponin、SMA和（或）GFAP阳性〕，免疫组化染色通常是不可缺少的。有些病理医师将肌上皮癌分为低级别和高级别。高级别肿瘤具有明显的细胞学恶性特征（多形性、核分裂象和坏死）。低级别肿瘤仅表现为轻度的异型，但有浸润性生长方式。一些病理医生也将肌上皮癌这一术语用作良性混合瘤内"非典型"肌上皮细胞的结节性增生。然而在这种情况下用癌这个词就很有争议了。因为腺瘤内的这些肿瘤结节与复发或转移风险增加无关，仅肌上皮肿瘤有明显间质浸润时才使用癌这一词。黏液样肌上皮癌的表现类似于黏液样肉瘤（骨外黏液样软骨肉瘤或MPNST）。

11.2.3.13 转移性汗腺导管癌

　　高级别汗腺导管癌常常转移到局部淋巴结（图11.90）、皮肤、肺或其他部位。在无原发性肿瘤病史的情况下，转移癌可能会与来自皮肤以外部位的转移性腺癌或腺鳞癌混淆。如果患者被诊断为高级别汗腺导管癌，很多癌症中心会提供患者分期所需要的前哨淋巴结定位和活检。前哨淋巴结的检查包括多张（例如三张）HE切片和至少一种CK免疫组化染色（Cam5.2或AE1/AE3或CK7）（图11.91）。同乳腺癌类似，转移性汗腺导管癌行激素受体（ER或PR）检测对治疗方案的制定有帮助。

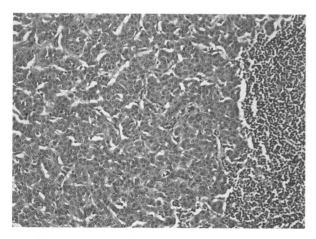

图11.90　淋巴结内转移性汗腺导管癌

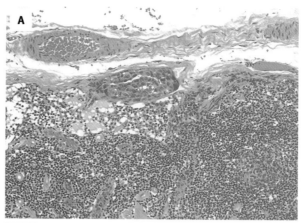

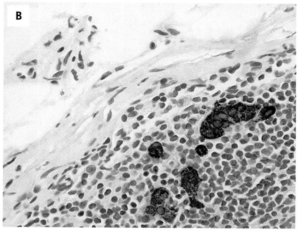

图11.91　A. 前哨淋巴结内可见小巢状转移性小汗腺导管癌。B. 淋巴结内小巢状肿瘤细胞免疫组化染色示Cam5.2阳性

11.3 皮脂腺分化的肿瘤

　　所有皮脂腺病变的标志是出现皮脂腺细胞。细胞胞质中含有许多富于脂质的空泡。常规组织学表现为中空透亮的网样小空隙，因为组织处理过程中脂质成分被溶解，空泡挤压细胞核形成"扇贝样"表现是其特点。尽管此形态非常具有特征性，但并不能据此完全确定就是真正的皮脂腺肿瘤。表皮的其他类型细胞，如黑色素细胞（气球样细胞黑色素细胞），或无皮脂腺附属器的上皮细胞，有时也可能表现为透明细胞改变，并伴有网状胞质和扇贝状核。

　　辅助检查作用有限。尽管冰冻切片皮脂腺细胞油红O技术染色阳性，但新鲜组织很少用到常规病例中。因此，皮脂腺增生性病变和非皮脂腺增生性病变的区别，取决于对皮脂腺分化细胞学和组织结构的判断。

11.3.1 皮脂腺增生

临床表现

皮脂腺增生通常发生在40岁以上患者的面部。年轻人很少发生。最常见的部位是前额和面颊，表现为单个或多发的中凹的小丘疹。皮脂腺增生病变含有脂质成分，所以色黄·质软。

组织学特征

皮脂腺增生组织学上表现为皮脂腺小叶数量增多，并常伴有小叶体积增大。病变中央通常有一个扩张的导管与其上的表皮相连，导致皮损中央凹陷的临床表现（图11.92）。大的病变可能由几个毛发单位构成，包含不止一个开口于皮肤表面的中央导管。

鉴别诊断

皮脂腺增生要与皮脂腺痣、肥大性酒渣鼻、皮脂腺瘤和皮脂腺癌相鉴别。皮脂腺痣通常伴有表皮增生、形态异常的毛囊和大汗腺。与皮脂腺增生相反，肥大性酒渣鼻表现为多个毛囊伴有显著的皮脂腺，而不是多发性增大的皮脂腺围绕单个扩张的导管。皮脂腺瘤不同于皮脂腺增生，表现为基底样细胞数量增加和皮脂腺小叶肿瘤性膨

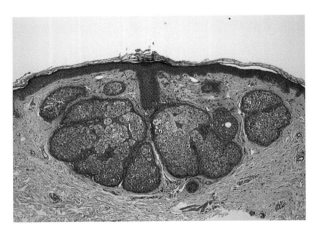

图11.92　皮脂腺增生

胀。皮脂腺癌具有细胞异型性和（或）浸润性生长方式。皮脂腺肿瘤的鉴别诊断见表11.19。

表11.19　皮脂腺肿瘤鉴别诊断

	皮脂腺增生	皮脂腺瘤	皮脂腺癌
轮廓	非浸润性	非浸润性	浸润性（实性或广泛浸润）
基底样细胞与皮脂腺细胞的比率	皮脂腺细胞为主	通常基底样细胞的比例增加	具有异型和核分裂象的基底样细胞
异型性	缺乏	缺乏或轻度	可见

预后和治疗

皮脂腺增生是一种良性病变。最常取活检是因为临床上怀疑为其他病变，如基底细胞癌。当皮脂腺增生影响美容时，几种破坏性方法可用于治疗，如冷冻疗法、削除术或电灼法。

11.3.2 皮脂腺毛囊瘤（毛囊皮脂腺囊性错构瘤）

临床表现

皮脂腺毛囊瘤主要发生在中年人面部，表现为孤立的界限清楚的结节。

组织学特征

皮脂腺毛囊瘤由显著的皮脂腺构成，中央有一个囊性扩张的毛囊。少数情况下，囊腔周边可见毛干或大汗腺。间质见多量梭形细胞位于黏液背景中，非常类似于纤维毛囊瘤或毛盘瘤的间质。因为有些病变包含脂肪或神经组织，有些学者认为是毛囊皮脂腺囊性错构瘤。

鉴别诊断

典型的毛囊瘤有小的皮脂腺且包含许多毛干。纤维毛囊瘤上皮成分排列成非常扭曲的轮廓。皮脂腺瘤没有中央扩张的毛囊。

皮脂腺毛囊瘤是一种良性病变，除因美容因素外，无需治疗。

11.3.3 皮脂腺痣

临床表现

皮脂腺痣通常出生即有或儿童早期即可出现，表现为头皮或面部孤立性橘黄色斑块（图11.93）。在毛发生长区域，病变内毛发末端部分或完全缺失使其非常明显。黄褐色是出现皮脂腺分化的肉眼线索。和正常的皮脂腺一样，皮脂腺痣异常的腺体也受雄激素调控；故青春期变得更加明显，表现为乳头状或鹅卵石样外观，颜色加深呈橘黄色，病变的临床表现变得更明显；在皮脂产生之前的数年内如果去除病变，病变就可能会变成相对较小。

组织学特征

常见皮脂腺数量增加（图11.94）。腺体可能出现错位，如直接插入到表皮内而不像正常那样位于毛囊。毛囊本身可数量减少或形状异常。表皮改变显示表皮痣样特征，形态变化可从脂溢性角化病样到疣状增生。另一个典型的特征是真皮和皮下组织大汗腺数量增加。

皮脂腺痣可伴有继发性肿瘤，如乳头状汗管囊腺瘤、毛母细胞瘤、基底细胞癌、大汗腺腺瘤或其他附属器肿瘤。

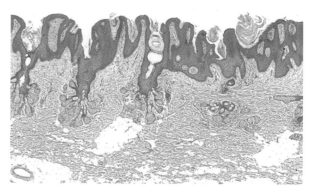

图11.94 皮脂腺痣 **表皮乳头瘤样增生，其下真皮内可见"错构瘤样"皮脂腺**

预后和治疗

皮脂腺痣本身是良性的。因美容因素或防止继发性肿瘤的发生，建议完整手术切除皮脂腺痣病变。

11.3.4 皮脂腺腺瘤

临床表现

皮脂腺腺瘤是一种良性皮脂腺肿瘤，通常发生在中年人面部，尤其是伴有Muir-Torre综合征的患者。通常表现为突起的丘疹（图11.95）或小结节，微硬，色黄。

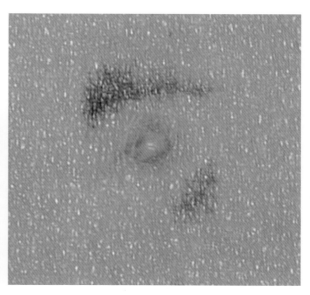

图11.95 皮脂腺腺瘤 **临床上表现为固定的肉色丘疹**

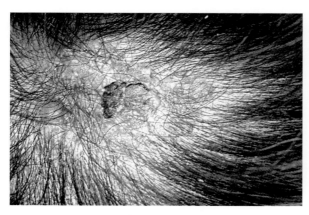

图11.93 皮脂腺痣 **头皮的疣状斑块**

组织学特征

皮质腺腺瘤通常是实性或囊性病变，表现为真皮内分化良好的皮脂腺小叶增生，界限清楚（图11.96）。一般来说，空泡状胞质和扇贝状核的皮脂腺细胞的数量显著多于基底样细胞，类似于正常皮脂腺小叶周边的表现。对于基底样细胞的比例大于空泡状皮脂细胞数量的肿瘤，一些作者也使用皮脂腺瘤（Sebaceoma）这一词。囊性皮脂腺肿瘤（图11.97）通常伴有Muir-Torre综合征（见下文）。

鉴别诊断

皮脂腺腺瘤是一种表浅的真皮肿瘤，不同于皮脂腺癌，缺少明显的异型性和（或）浸润性生长方式。

预后和治疗

皮质腺腺瘤是良性肿瘤。如果整个病变足够评估肿瘤的生长方式（局限性或浸润性），仅需要与分化良好的皮脂腺癌鉴别。表浅的削除活检提示为分化良好的皮脂腺肿瘤，可能是因为基底部被横切，必须行保守的完整切除才能做出准确诊断。

11.3.5 皮脂腺癌

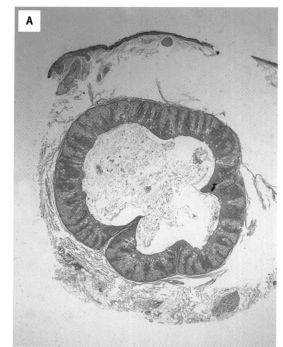

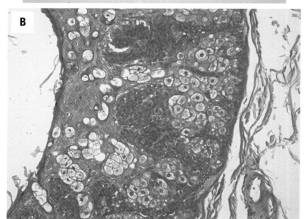

图11.97　囊性皮脂腺肿瘤

临床表现

皮脂腺癌通常发生于老年人富于皮脂腺的区域，如眼睑、耳部和头颈部其他区域。通常表现为质硬的黄色或溃疡性微红色结节。肿瘤一般分为眼皮脂腺癌和眼外皮脂腺癌两类。眼皮脂腺癌有相当好的特征性，一些预后指标也已明确。相比之下罕见的眼外肿瘤则知之甚少。相当多的眼外皮脂腺癌患者伴有Muir-Torre综合征。

组织学特征

皮脂腺癌可有不规则弥漫性或实性结节状浸润性生长（图11.98，图11.99）。常蔓延到真皮深部网状层和皮下组织。常形成溃疡。大多数肿瘤由

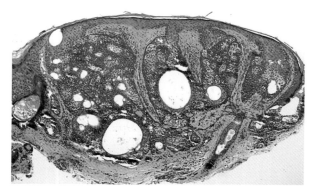

图11.96　皮脂腺腺瘤　真皮浅层内皮脂小叶增大，基底样细胞数量增加

基底样细胞和皮脂腺细胞构成，前者具有异型性和核分裂活性，后者胞质透亮空泡状。通常基底样细胞的比例占优势。常见角化细胞、鳞状化生和导管结构。肿瘤细胞包绕分泌的脂质湖或角质碎片。根据典型皮脂腺细胞的比例，肿瘤可被分为高、中和低分化皮脂腺癌（图11.100）。可见鳞状上皮化生（图11.101）。也可发生肿瘤细胞在表皮内Paget样扩散（图11.102）。围绕浸润性肿瘤前沿的间质常表现为纤维化，和对角质物或脂质物发生异物巨细胞性炎症反应。

辅助检查

皮脂腺癌对CK和EMA免疫组化染色阳性。可见到DNA错配修复酶的表达改变（核表达缺失）。

鉴别诊断

高分化皮脂腺癌可通过浸润性生长方式、深

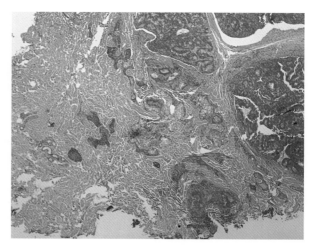

图11.99 皮脂腺癌 **浸润性生长方式**

层浸润和（或）细胞异型而区别于皮脂腺瘤。伴有显著的Paget样表皮内或眼结膜黏膜受累的皮脂腺癌，需要与鳞状细胞癌透明细胞型（Bowen病）、乳腺外Paget病和黑色素瘤相鉴别。免疫组化染色有助于其与黑色素瘤和乳腺外Paget病的区别。皮脂腺癌CEA或mucin阴性（乳腺外Paget病阳性），也不表达黑色素细胞分化的标记物。Paget样皮脂腺癌与继发蔓延到皮脂腺的透明细胞鳞癌或基底细胞癌的鉴别比较困难。观察到局部典型的基底细胞癌或鳞状细胞原位癌有助于鉴别。仔细寻找肿瘤中真正的皮脂腺分化（非典型扇贝状核、微泡状胞质）对确立皮脂腺癌诊断十分重要。

伴有极少皮脂腺分化的低分化皮脂腺癌与局部透明细胞改变的低分化汗腺癌的鉴别是更加疑难的诊断问题。汗腺癌更可能出现导管分化，而皮脂腺癌往往更类似基底样和出现角化物质。糖原或CEA染色可能有帮助（汗腺肿瘤阳性，皮脂腺肿瘤通常阴性），角蛋白也有用〔汗腺肿瘤往往Cam5.2和（或）CK7阳性，而皮脂腺肿瘤一般阴性或弱阳性〕。皮脂腺肿瘤可非常好地表达EMA。临床病史也有帮助。汗腺癌比皮脂腺癌更可能出现卫星转移。有时，低分化附属器癌不能进一步分类为皮脂腺来源还是汗腺来源。如果出现这种情况，只好承认不能进一步分类。没有证据表明进一步分类对低分化附属器肿瘤的预后和临床治疗有任何影响。

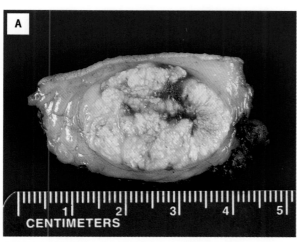

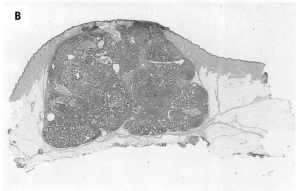

图11.98 皮脂腺癌 **A.** 大体标本：真皮和皮下组织内黄色结节状肿瘤。**B.** 大的皮脂腺肿瘤呈结节状结构

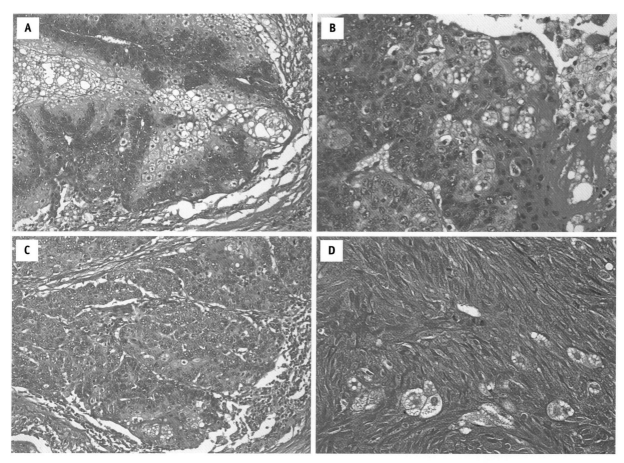

图11.100　皮脂腺癌　A. 高分化。以皮脂囊性特征明显。B. 中分化。皮脂囊性特征易见，但不是主要成分。C. 低分化。皮脂囊性特征罕见。D. 低分化。可出现梭形细胞肉瘤样特征

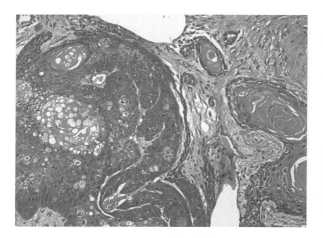

图11.101　皮脂腺癌　**可出现鳞状上皮化生**

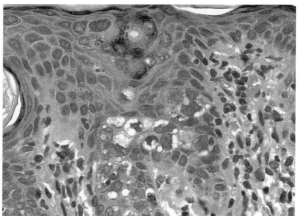

图11.102　皮脂腺癌　**可见表皮内受累**

预后和治疗

　　皮脂腺癌需要手术切除。眼皮脂腺癌的预后特征已经明确，肿瘤大小是最重要的预后影响因素。眼外皮脂腺癌的预后因素知之甚少。尽管已报道了少量转移性眼外皮脂腺癌，但病例数量仍

很少，经验认为这种现象很罕见。绝大多数局限在真皮或仅蔓延到浅层皮下组织的高分化或中分化眼外皮脂腺癌切除即可治愈，似乎并不比基底细胞癌有更明显的浸润性。因为其极小的转移率，不推荐对眼外肿瘤前哨淋巴结定位，除非是罕见

的较大的皮脂腺癌。

11.4 系统性综合征的皮肤附属器肿瘤

11.4.1 Gardner综合征

Gardner综合征是家族性腺瘤性息肉病的一种亚型，是一种常染色体显性疾病，其特征表现为胃肠道息肉具有高恶性转化风险，并伴有皮肤和软组织肿瘤。与Gardner综合征相关的最常见皮肤病变是毛囊囊肿，包括典型的漏斗部囊肿及具有漏斗、毛根鞘和（或）基质分化混合特征的"杂合"性囊肿。毛母质瘤是一种与Gardner综合征相关的附属器肿瘤。Gardner综合征软组织病变的类型包括硬纤维瘤、纤维瘤和骨瘤。

11.4.2 着色性干皮病

这些患者由于核苷酸切除修复功能缺陷，修复紫外线辐射诱导的DNA损伤的能力受损。至少有7个与DNA聚合酶相关的基因（XP-A到XP-G）和一个不同的命名为XP变异（XP-V）的基因。这些患者从早年就表现为严重的日光性损伤伴有斑驳的皮肤色素沉着和恶性肿瘤，包括基底细胞癌（如皮肤附属器肿瘤）、鳞状细胞癌、非典型纤维黄色瘤和黑色素瘤。

11.4.3 痣样基底细胞癌综合征

痣样基底细胞癌综合征也称为Gorlin或Gorlin-Goltz综合征，是一种常染色体显性遗传疾病，以发育异常、皮肤基底细胞癌和早发性皮肤外肿瘤为特征。

尽管大多数基底细胞癌是偶发性的，但大约0.5%的基底细胞癌属于痣样基底细胞癌综合征。受累的患者常发生多发性基底细胞癌，肿瘤数量从几个到上千个。主要集中在面部、颈部和躯干上部。不同于偶发性基底细胞癌，痣样基底细

癌综合征的肿瘤往往较早发生（通常在青春期和35岁之前）。甚至可能发生于青春期前的儿童。发生在年轻者肿瘤危害性一般较小。侵袭性、局部破坏性行为通常仅见于成年人。转移很少见。痣样基底细胞癌综合征的其他皮肤表现包括手掌和（或）跖的小凹陷，其中一些是基底细胞癌。

痣样基底细胞癌综合征患者一些皮肤外的表现也有报道。包括骨骼畸形，如发育不全、融合、肋骨分叉、额部隆起或脊柱侧弯。颌骨的牙源性角化囊肿及大脑镰和（或）鞍隔钙化是其特征性表现。一些痣样基底细胞癌综合征患者有特征性的粗糙的面部特征，如额部隆起、巨头畸形、下颌前突和眼距过大。痣样基底细胞癌综合征患者发生各种肿瘤的风险增加，如髓母细胞瘤、脑膜瘤、颅咽管瘤、心脏纤维瘤和双侧钙化性卵巢纤维瘤。

痣样基底细胞癌综合征易患基因是位于9q22.3-q31的修复基因，是一个肿瘤抑制基因，编码Shh通路的受体。

11.4.4 泛发性基底样毛囊错构瘤综合征

泛发性基底样毛囊错构瘤综合征是一种常染色体显性疾病，以多发性基底细胞样毛囊错构瘤伴稀毛症（毛发稀少）为特征。如同痣样基底细胞癌综合征，表现为儿童多发性小丘疹。不同于痣样基底细胞癌综合征之处是无骨骼畸形、肿瘤易感性、组织钙化或牙源性角化囊肿。泛发性基底样毛囊错构瘤综合征病变组织学上很难与毛漏斗囊性基底细胞癌或较小病变的毛母细胞瘤相鉴别。

11.4.5 Bazex综合征

Bazex综合征是一种X连锁的显性疾病。早年发生基底细胞癌并伴有先天性稀毛症和毛囊性皮肤萎缩（凿冰痕）是其特征。

此病不要与作为副肿瘤性肢端角化症（银屑

病样皮炎伴有内脏恶性肿瘤，尤其是鳞状细胞癌）同义词的Bazex综合征混淆。

11.4.6 Brooke–Spiegler综合征，家族性圆柱瘤病和多发性家族性毛发上皮瘤

Brooke–Spiegler综合征（BSS）是一种常染色体显性遗传疾病，患者可发生多种皮肤附属器肿瘤，包括圆柱瘤、毛发上皮瘤和螺旋腺瘤。多发性家族性毛发上皮瘤（MFT）以毛发上皮瘤为特征，家族性圆柱瘤病（FC）以圆柱瘤为唯一的皮肤附属器肿瘤为特征。所有这三种疾病最近研究显示均存在单个基因缺失的表型变异。

皮肤病变主要发生在头颈部区域，圆柱瘤通常发生在头皮，毛发上皮瘤发生在面部。在患者一生中，病变可能体积增大，导致严重的美容损害和不适。"头巾样瘤"临床表现是指伴有整个头皮圆柱瘤的Brooke–Spiegler综合征或家族性圆柱瘤病患者。

少数情况下，长期的肿瘤可能会发生癌变。圆柱瘤和螺旋腺瘤可恶性转化为具有转移潜能的导管腺癌。

毛发上皮瘤或毛母细胞瘤可恶性转化为基底细胞癌（毛母细胞癌同义词）。除了皮肤附属器肿瘤，Brooke–Spiegler综合征也很少伴发涎腺和腮腺腺瘤和腺癌。

Brooke–Spiegler综合征、家族性圆柱瘤病和多发性家族性毛发上皮瘤患者有定位于染色体16q12–13的CYLD基因的胚系突变。CYLD是一种肿瘤抑制基因，是NF-κB信号通路的负调控因子。

11.4.7 Cowden综合征

Cowden综合征（CS）是一种常染色体显性遗传疾病，以皮肤表现和各种器官系统的良性和恶性肿瘤为特征。本病以多发性毛根鞘瘤为特征，通常表现为面部粗糙的角化性丘疹。除了毛根鞘瘤，Cowden综合征患者也可能伴有口腔乳头状瘤（鹅卵石样黏膜）和皮肤掌跖角化病。乳腺癌是这个综合征最常见的恶性肿瘤，患者终生有25%~50%患此病的风险。良性的乳腺病变包括纤维腺瘤、腺病或微囊肿。甲状腺癌的风险是10%，子宫内膜癌的风险是5%~10%。有报道Lhermitte-Duclos病（小脑发育不良性神经节细胞瘤）也是Cowden综合征的一个特征。共济失调和（或）癫痫发作是该病的典型临床表现。Cowden综合征的易患基因是PTEN，是一种定位于10q23.3的肿瘤抑制基因。

11.4.8 Muir–Torre 综合征

Muir-Torre综合征（MTS）是一种常染色体显性遗传疾病。定义为皮脂腺肿瘤并伴有一个或多个内脏肿瘤。皮脂腺肿瘤包括皮脂腺腺瘤和皮脂腺癌。它们可以是单个，也可是多发，可发生在内脏癌诊断之前、同时或之后。此综合征可早年发生，但大多数患者诊断时已60多岁。伴发Muir-Torre综合征的皮脂腺腺瘤常为结节囊性，多位于躯干和四肢。Muir-Torre综合征相关的皮脂腺癌的生物学行为通常是低级别的。与Muir-Torre综合征相关的其他皮肤病变包括角化棘皮瘤和囊肿。

Muir-Torre综合征患者有发生内脏癌的易感性。大多是结肠腺癌（约50%），其次是子宫内膜癌（约25%）。MTS相关的结肠癌通常发生在脾曲附近，发病时间比散发的大肠癌早10年，且其生物学行为比散发性弱。

Muir-Torre综合征内脏肿瘤的谱系与家族性（hMSH和MLH1）遗传性非息肉大肠癌（HNPCC）相同，现在Muir-Torre综合征被认为是遗传性非息肉大肠癌的表现之一。已经发现多种DNA错配修复基因（MLH1、MSH2、PMS1、PMS2、MSH3和MSH6）中的胚系突变。大多数患者表现为MLH1和MSH2的突变。

错配修复蛋白免疫组织化学

已经发现皮肤肿瘤中有微卫星不稳定性和错配修复蛋白的异常表达。其突变与免疫组化染色

缺失表达有关。皮脂腺肿瘤免疫组化检测单克隆抗体MLHL1、MSH2、MSH6和（或）PMS2，有望在遗传性非息肉病性大肠癌患者筛查中发挥越来越大的作用。

11.4.9 Birt-Hogg-Dubé综合征

Birt-Hogg-Dubé综合征（BHDS）是一种常染色体显性遗传疾病，以纤维毛囊瘤、毛盘瘤、软纤维瘤及肾肿瘤和肺疾病易患性为特征。皮肤病变通常发生在青年或中年人，表现为面部或上躯干光滑的黄白色小丘疹。

Birt-Hogg-Dubé综合征患者中最常见的肺部表现包括自发性气胸、肺囊肿和（或）大泡性肺气肿。Birt-Hogg-Dubé综合征患者患肾细胞癌的易感性已经明确，要仔细监测此风险。肾肿瘤范围包括嗜酸细胞瘤及嫌色细胞癌、乳头状和透明细胞癌。Birt-Hogg-Dubé综合征患者伴有其他肿瘤也有报道，如甲状腺髓样癌、多发性血管脂肪瘤和腮腺嗜酸细胞瘤。

Birt-Hogg-Dubé综合征基因，卵巢滤泡激素，位于染色体17p11.2。Birt-Hogg-Dubé综合征患者可发生卵巢滤泡激素基因的胚系突变，此基因被认为是一种功能未知的肿瘤抑制基因。

（李培峰 译，曾学思 陈荣明 乔建军 校）

推荐读物

1. Ackerman AB, Reddy VA, Soyer HP. Neoplasms with follicular differentiation. New York: Ardor Scribendi, 2001.

2. Lee DA, Grossman ME, Schneiderman P, Celebi JT. Genetics of skin appendage neoplasms and related syndromes. J Med Genet, 2005,42:811-819.

3. Patterson JW, Wick MR. Non-melanocytic tumors of the skin. AFIP atlas of tumor pathology, series 4. Washington, DC: American Registry of Pathology, 2006.

4. Requena L, Kiryu H, Ackerman AB. Neoplasms with apocrine differentiation. Philadelphia: Lippincott-Raven,1998.

5. Wick M, Swanson PE. Cutaneous adnexal tumors: a guide to pathologic diagnosis. Am Soc Clin Pathol,1991,113:374-382.

第12章　黑色素细胞增生性疾病

Klaus J. Busam

色素性疾病的皮肤病理最为常见，有时也最具挑战性。本章介绍黑色素细胞病变组织学诊断的基本内容。

12.1 雀斑和雀斑样病变

12.1.1 日光性雀斑

临床表现

日光性雀斑（Solar lentigo）常呈边界清楚的色素性斑片，颜色从黄褐色至深褐色。好发于老年人的日光暴露皮肤（图12.1A）。与雀斑不同，日光性雀斑避光后依然存在。日光性雀斑常多发，病变可融合、增大，临床表现与恶性雀斑样痣相似。

组织学特征

日光性雀斑上皮脚常延长，呈棒状，基底部角质形成细胞的黑色素增加，上皮脚顶端尤为显著（图12.1B）。基底部黑色素细胞常稍增多，细胞形态温和。可有角化过度，部分病例，尤其面部，上皮脚可变短或消失。日光性雀斑真皮上部可有淋巴细胞呈苔藓样炎症浸润，散在Civatte小体及噬黑素细胞。

鉴别诊断

日光性雀斑诊断的关键是要与色素增生性疾病（斑疹型脂溢性角化病、扁平苔藓样角化病及色素性日光性角化病）相鉴别，并区分黑色素细胞增生的良恶性。日光性雀斑可同时伴有角化病或转变为角化病，尤其是网状型脂溢性角化病或扁平苔藓样角化病。与日光性雀斑不同的是，角化病具有表皮增生和角化过度。日光性雀斑因基底部（或基底层上）无不典型角质形成细胞（如核深染）而不同于日光性角化病。

可与日光性雀斑混淆的良性黑色素细胞增生性疾病包括单纯雀斑和少细胞性雀斑样交界痣（又名jentigo）。日光性雀斑与单纯雀斑的区别在于后者病变内单个黑色素细胞增多。诊断交界痣需要明确的交界处痣细胞巢（三个及以上黑色素细胞成团）。日光性雀斑有时很难与早期组织学改变轻微的原位恶性雀斑样黑色素瘤相鉴别，尤其是发生在慢性光损伤皮肤有黑色素细胞增生基础上的日光性雀斑。要正确诊断本病，最重要的是结合临床（了解病变的大小和复杂性）（表12.1）。

取材不当可导致诊断陷阱。临床活检部位可能是黑色素细胞病变的少细胞区，而其他区域却细胞丰富。另外，在一个活检标本内细胞密度也会有差异。对于组织学上黑色素细胞增生不明显的，尤其在一些因苔藓样炎症反应导致表皮−真皮模糊不清的病例，需要连续切片观察和免疫组化染色检测黑色素细胞分化。掌握病变的临床特征（大小、复杂性）对于组织学上细微改变的解读很有帮助。

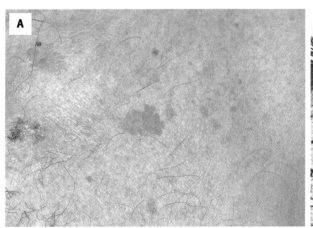
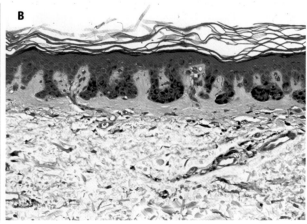

图12.1   日光性雀斑   A. 临床上轻度不规则褐色斑。B. 组织学，上皮脚轻度延长，基底层色素增加，伴有日光性弹性纤维变性

表12.1　雀斑样黑色素细胞增生

	日光性雀斑	单纯雀斑	雀斑样痣	原位雀斑样黑色素瘤
大小	小（≤4mm）	小（≤4mm）	不一	不一，常呈大的
边界	规则	规则	规则	不规则
黑色素细胞密度	正常或轻度增加	轻度增加	增加	显著增加
黑色素细胞融合	无	无	可见	常见
黑色素细胞巢	无	无	有	常见
Paget样黑色素细胞	无	无	无	常见
沿附属器分布的单个黑色素细胞	无	无	罕见	常见
不典型黑色素细胞	罕见	罕见	罕见	常见
多核黑色素细胞	无	无	罕见	常见
跳跃区	无	无	通常缺乏	常见
上皮脚	正常或轻度拉长	正常或轻度拉长	正常或拉长	正常或消失

12.1.2 单纯雀斑

临床表现

单纯雀斑（Lentigo simplex，又名雀斑样痣）为边界清楚的色素斑。病变较小（直径数毫米），可发生于体表的任何部位。部分病变可为雀斑样黑色素细胞痣演变过程中的最早期表现。

发生于黏膜及其周围、具有雀斑样组织学特征的色素性病变也称为唇和生殖器黑色素斑（图12.2A）。生殖器雀斑样痣常伴有间质内噬黑色素细胞。类似雀斑样病变的组织学改变可见于良性条纹状黑甲和补骨脂素光化学疗法（PUVA）治疗导致的色素沉着，也见于皮肤瘢痕或皮肤纤维瘤上方的表皮。

多发性雀斑可见于多种疾病。如Carney综合征，常有多发性雀斑、蓝痣、色素性神经鞘瘤、黏液瘤和内分泌疾病。雀斑也见于Peutz-Jeghers综合征，患者有家族性胃肠道间质肿瘤，也可能是副肿瘤现象之一（如Peutz-Jeghers综合征样色素斑，常伴发食管或肠道腺癌）。伴雀斑的综合征归纳于表12.2。

表12.2　伴发雀斑的综合征

名称	表现
Laugier-Hunziker综合征	黑甲；黏膜和皮肤雀斑；散发性；不伴错构瘤或恶性肿瘤
Peutz-Jeghers综合征	黏膜（口腔和唇最常见）和皮肤雀斑；错构瘤样胃肠道息肉；常染色体显性遗传；STK11/LKB1基因突变
Carney综合征	1.心脏皮肤型　也称为LAMB综合征（雀斑、心房黏液瘤、黏膜皮肤黏液瘤、蓝痣）
豹斑综合征（LEOPARD综合征）	2.多发性内分泌肿瘤型　色素结节性肾上腺皮质疾病；垂体腺瘤；性腺及甲状腺肿瘤和神经鞘瘤，常染色体显性，PKAR1A基因突变
	雀斑；心电图异常；眼距过宽肺动脉狭窄；生殖器异常；生长迟缓；耳聋常染色体显性，PTPN11基因突变

组织学特征

单纯雀斑组织学特征包括基底部角质形成细胞色素沉着，和表皮—真皮交界处单个黑色素细胞密度增加，后者局限于临床上表现为小而界清的斑疹内（图12.2B）。黑色素细胞常无细胞学不

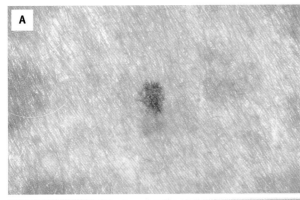

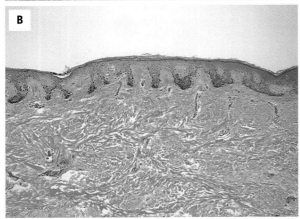

图12.2   单纯雀斑   A. 临床上表现为小的深褐色斑。B. 组织学上上皮脚轻度拉长，基底层色素增加，细胞学温和的表皮内黑色素细胞数量轻度增加

典型性。其胞核直径常小于角质形成细胞的胞核。偶尔，黑色素细胞及细胞核可变大，呈上皮样（Spitz样雀斑）。存在本身体积大的细胞但无细胞密度增加，不应该考虑黑色素瘤或手术干预。表皮增生和上皮脚拉长可为雀斑伴随的组织学特征。一些病变角质形成细胞、黑色素细胞和（或）真皮浅层的噬黑色素细胞内见明显黑色素沉着，可能与临床上称为"墨点"样雀斑的组织学相对应。

鉴别诊断

单纯雀斑需要与日光性雀斑、雀斑样痣包括斑痣相鉴别，但最重要的是和原位黑色素瘤相鉴别。日光性雀斑和单纯雀斑一样，基底部角质形成细胞色素增加。但与单纯雀斑不同，日光性雀斑基底部黑色素细胞数目无明显增加。小的雀斑样交界痣痣细胞巢可很少，故需连续切片寻找痣细胞巢以区别单纯雀斑。

12.1.3 其他色素斑

许多其他病变也可见基底部角质形成细胞色素增加，如Becker痣（色素沉着伴多毛、平滑肌错构瘤）（图12.3）、黑斑病、Albright综合征的色素斑（伴发纤维性发育异常和内分泌疾病）和咖啡斑。

12.2 黑色素细胞痣

黑色素细胞痣（Melanocytic nevi）是黑色素细胞的良性增生。历史上曾经有很多分类（表12.3），根据不同临床表现分为先天性色素痣、获得性色素痣或蓝痣；根据显微解剖分布分为交界痣、复合痣或皮内痣；或根据人名分为Spitz痣、Unna痣或Clark痣。本章不详细介绍各种名称和分类。黑色素细胞痣诊断的主要问题是要与黑色素瘤相鉴别。识别黑色素细胞痣的亚型并熟悉其组织学形态的谱系（如Paget样Spitz痣、肢端痣和复发痣）有助于避免与黑色素瘤混淆。

近年研究发现某些类型黑色素细胞痣具有独特的分子学改变。BRAF突变常见于包括异型增生痣在内的获得性痣，而N-RAS突变常见于先天性痣。

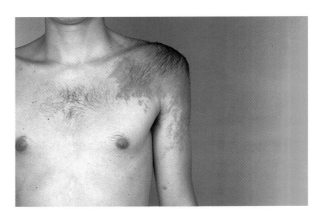

图12.3   Becker 痣   左肩部单侧色素增加和多毛

表12.3   黑色素细胞痣分类

临床标准
发病年龄：先天性或获得性
解剖位置：肢端，生殖器，结膜，其他

续表

组织学参数
显微解剖累及
交界痣（仅表皮内）
复合痣（真皮内和表皮内）
皮内痣（仅真皮内）
细胞类型：如梭形和上皮样细胞痣，色素性梭形细胞痣
人名（选取例子）
Unna痣（普通黑色素细胞痣）
Miescher痣（普通黑色素细胞痣）
Clark痣（与异型增生痣重叠）
Spitz痣（梭形和上皮样细胞痣）
Zitelli痣（浅表先天性痣）
Mark痣（浅表和深部先天性痣）
Myerson痣（具有湿疹样表皮改变的痣）
Tieche痣（普通蓝痣）
Ota痣（眼颧部褐蓝痣）
Ito痣（肩部蒙古斑）
Sun痣（颧部褐蓝痣）

12.2.1 普通型获得性黑色素细胞痣

临床表现

黑色素细胞痣常对称、境界清楚。病变可扁平（图12.4）或隆起（图12.5）。颜色可与周围皮肤一致，也可不同于周围皮肤（从粉红色、红色到浅棕色或深棕色）（表12.4）。

组织学特征

普通型色素痣呈对称性生长，界限清楚（图12.6）。黑色素细胞呈巢状，仅沿着表皮–真皮交界处的表皮分布（交界痣）（图12.7），也位于真

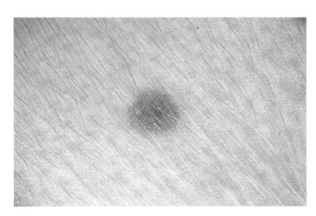

图12.4 交界痣 扁平一致、界限清楚的褐色斑

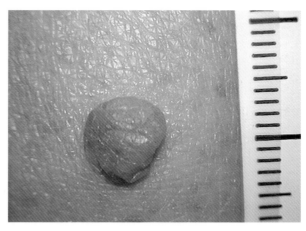

图12.5 复合痣 褐色结节

皮（复合痣）（图12.8），或局限于真皮内而未累及上方表皮（真皮内黑色素细胞痣，皮内痣）。在普通型交界痣和复合痣中，痣细胞巢主要位于真表皮交界处，尤其是上皮脚顶部或其附近（图12.9）。光镜下痣细胞可有大量色素或无黑色素颗粒。黑色素细胞痣可有表皮增生，有时可有角化病的特点（角化痣）。黑色素细胞痣有时可与脂溢性角化病并发。

表12.4 普通型获得性黑色素细胞痣

临床表现：
常较小
边界清楚并对称；扁平或隆起。
颜色不一（粉红，褐色，棕色），但在一个病变内常一致。
病理表现
常小而界限清楚、对称；
交界处黑色素细胞增生，如存在；
巢状结构为主，单个黑色素细胞少见
绝大多数黑色素细胞巢位于上皮脚顶部
皮肤痣成分
有成熟现象的证据
常呈整齐的巢状生长结构
常为对称性或斑块样生长
缺乏明显的非典型和核分裂
可能伴随的特征
表皮增生伴角化过度（角化痣）
乳头瘤样表皮增生（乳头瘤样痣）
气球细胞改变（气球细胞痣）
炎症和退化（如晕痣）
真皮间质内脂肪化生
其他（如钙化、嗜酸性改变等）

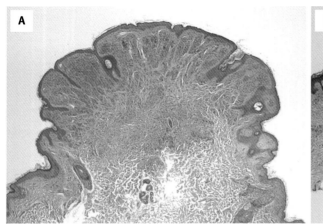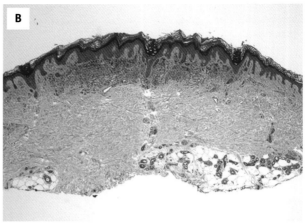

图12.6 普通型黑色素细胞痣轮廓 A. 普通型息肉样黑色素细胞痣呈对称性轮廓；B. 普通型斑块样黑色素细胞痣的对称性轮廓

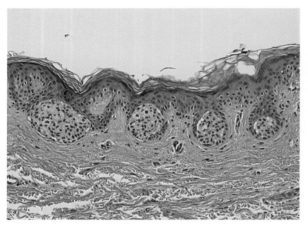

图12.7 交界性黑色素细胞痣 黑色素细胞巢位于表皮-真皮交界处

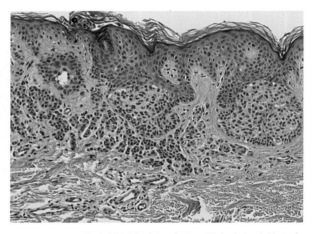

图12.8 复合性黑色素细胞痣 黑色素细胞位于表皮-真皮交界处和真皮浅层

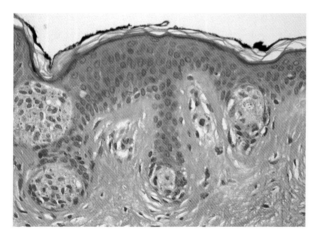

图12.9 交界性黑色素细胞痣 细胞巢位于上皮脚顶部，巢状结构显著

复合痣和皮内痣在真皮内呈特征性的垂直带状分布（所谓成熟现象）。成熟现象也可表现在单个细胞水平上。大的上皮样（A型）黑色素细胞主要位于真皮浅层（图12.10A）。至真皮网状层，黑色素细胞胞质减少（B型细胞，图12.10B）。在病变底部黑色素细胞常变成梭形（C型细胞，图12.10C）。仅少数色素痣中可见到黑色素细胞从A型到C型全程的细胞学表现。有些痣可完全为上皮样，另一些可全部为伴显著的神经/施旺细胞分化的梭形细胞（神经痣，图12.11）。神经痣可有类似Meissner小体（触觉小体）的结构。

除细胞大小和形状在不同区域有所不同之外，黑色素细胞的生长方式和色素含量也常随真皮的深度而改变。浅层痣细胞巢较大，至真皮网状层逐渐变小。而色素痣底部的黑色素细胞有时单个散在于间质中。细胞内黑色素在痣的浅部比深部更明显（图12.12）。典型的区域性分布也有例外，

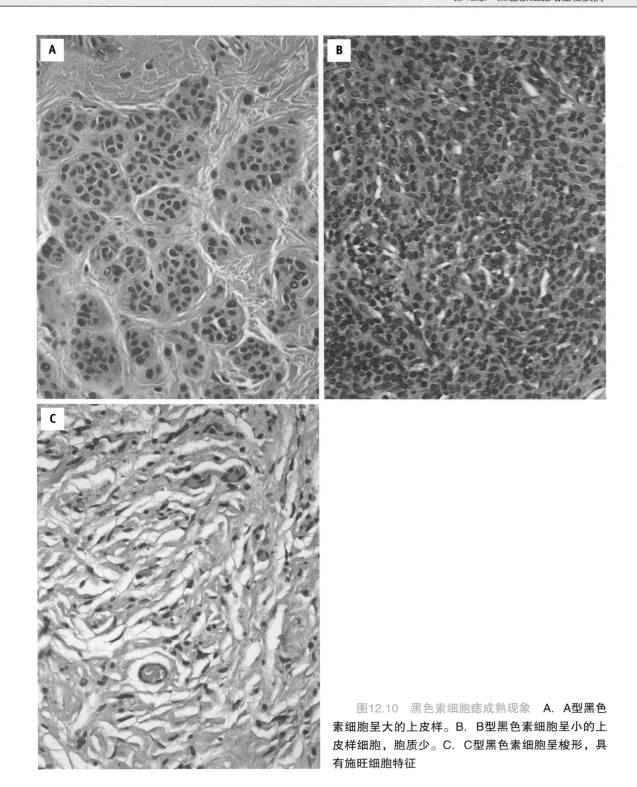

图12.10 黑色素细胞痣成熟现象 A. A型黑色素细胞呈大的上皮样。B. B型黑色素细胞呈小的上皮样细胞，胞质少。C. C型黑色素细胞呈梭形，具有施旺细胞特征

如倒置性A型痣的真皮中下部可见大的色素性上皮样黑色素细胞（见下文）。

普通色素痣常无核分裂象，但偶尔可见，尤其在色素痣的浅层。妊娠期间良性生长的痣和先天性痣内可见多个核分裂象。痣罕见发生溃疡，

常继发于外伤/擦伤。

部分皮内痣可有炎症细胞浸润，也可有退行性表现（黑色素细胞缺失，伴有不同程度的间质改变，如水肿、纤维化、血管增生及噬黑色素存在）。炎症细胞常稀疏，但也可密集。色素痣周边

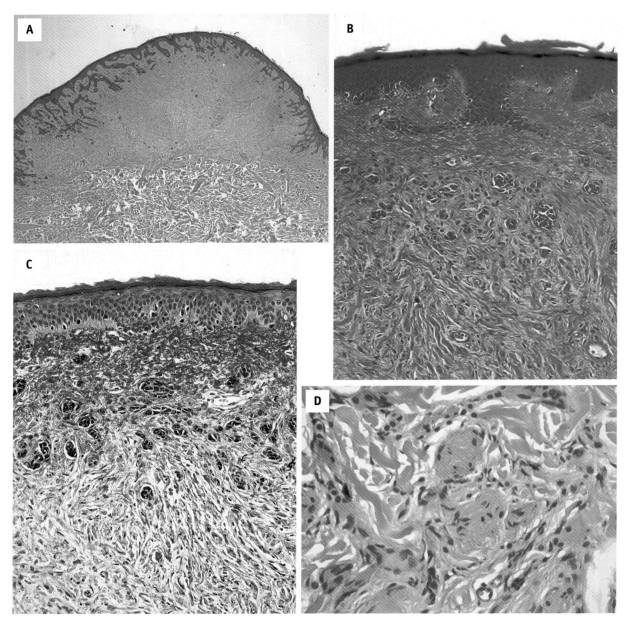

图12.11　神经痣　A. 伴有真皮内"神经化"的复合性色素痣的轮廓。B. 浅层巢状小的上皮细胞样黑色素细胞和弥漫分布的呈施旺样表现的梭形黑色素细胞混杂。C. 仅上皮样黑色素细胞Melan-A免疫组化染色阳性，而梭形黑色素细胞阴性。D. 可见神经样结构

的炎症或退行性变可导致围绕色素性中心的无色素或红斑性边缘（图12.13）。这种痣又称为晕痣（Halo nevi）。其他类型色素痣也可出现"晕"现象，如异型增生痣和Spitz痣。海绵水肿性皮炎是另一个与黑色素细胞痣有关的炎症模式。伴有湿疹特征的黑色素细胞痣称为Myerson痣。

普通痣及其他类型痣会出现多种特殊的细胞学改变，如透明细胞/气球细胞、嗜酸细胞特征

和明显的多核巨细胞包括Touton多核巨细胞形成。痣也可有脂肪化生（图12.14）或钙化。有些痣的细胞黏附性明显缺失，形成假血管样腔隙（图12.15）。

鉴别诊断

除了罕见的痣样黑色素瘤外（见下文），普通色素痣和黑色素瘤的鉴别一般不存在问题。皮内

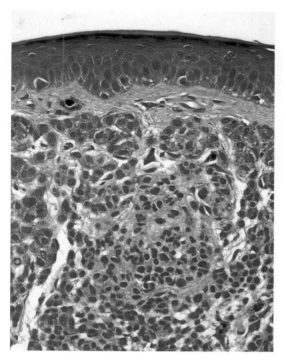

图12.12 色素性黑色素细胞痣 黑色素在痣的浅表部分更加明显

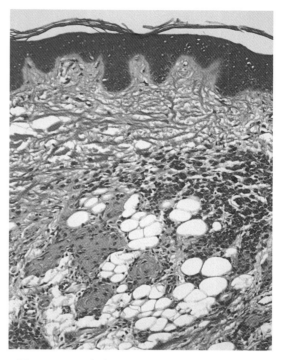

图12.14 黑色素细胞痣伴脂肪改变 皮内痣伴有脂肪细胞

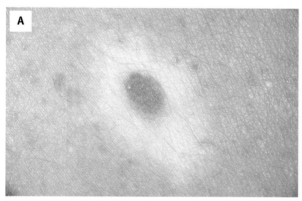

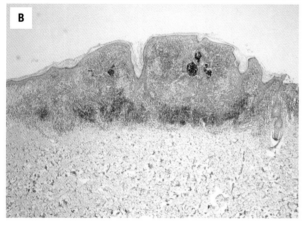

图12.13 "晕"现象 A. 临床上，色素少的边缘环绕一个褐色斑。B. 组织学上，痣细胞（免疫组化染色Melan-A阳性）伴密集的淋巴细胞浸润

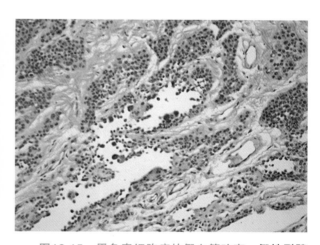

图12.15 黑色素细胞痣的假血管改变 假性裂隙由黑色素细胞衬覆

痣上方表皮内，单个黑色素细胞的细胞密度可增加，这一组织学表现可使人担心原位黑色素瘤的可能性，特别是从面部光损害皮肤上削除的活检小标本。如果表皮内黑色素细胞数量增多局限在病变中央的一小片区域，仍然是良性色素痣。如果弥漫分布且扩展到活检组织边缘，则需要进一步取材以鉴别原位黑色素瘤和黑色素细胞增生。如果黑色素细胞明显呈Paget样扩散，单个散在分

布的黑色素细胞融合，或不典型雀斑样黑色素细胞增生超出色素痣边缘，则诊断原位黑色素瘤较为可靠。

广泛的溃疡也能引起诊断问题，这是因为溃疡阻碍了对创伤去除的病变部分进行评估，皮内痣溃疡下方的黑色素细胞出现核分裂象不应考虑为反应性，而应视为可能为黑色素瘤的一个标志，必须进一步仔细检查，寻找其他提示黑色素瘤的线索。

无色素性黑色素细胞痣也可与各种良性非黑色素细胞增生性疾病混淆，如神经纤维瘤、富细胞性神经鞘黏液瘤或组织细胞肿瘤（如幼年黄色肉芽肿）。后两种疾病通过免疫组化染色易与色素痣鉴别。富细胞性神经鞘黏液瘤S-100蛋白阴性，组织细胞瘤不表达黑色素细胞标志物（如Melan-A、酪氨酸酶）。神经纤维瘤样色素痣完全神经化时，与神经纤维瘤鉴别很困难。出现极少的上皮样细胞及小的细胞巢都提示是黑色素细胞痣（图12.11B）。除了色素性神经纤维瘤，任何黑色素细胞标志物免疫组化染色阳性都支持诊断色素痣。

12.2.2 异型增生性黑色素细胞痣

异型增生性黑色素细胞痣（dysplastic melanocytic nevu，DMN；又名伴有结构异常和细胞异型性的黑色素细胞痣）的概念和定义依然有争议[1]。本章虽不详细讨论这个问题，但还是需要做一些解释。这种痣最早称为B-K痣或非典型痣综合征，后来称为异型增生痣综合征。该综合征皮肤上可见大量色素痣，这种痣比绝大多数普通获得性色素痣更大，更不规则，发生黑色素瘤的风险增加（图12.16）。后来发现这样的痣也可单发或少量存在（图12.17）。尽管这种类型痣临床相当常见（占人口的5%~15%），但缺乏精确的统计资料，因为观察者之间将痣分为异型增生痣或非典型痣的标准

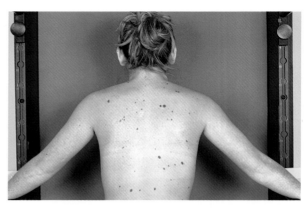

图12.16　异型增生痣综合征　临床上患者身上见大量不规则的黑色素细胞痣

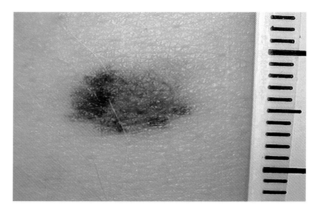

图12.17　异型增生痣　色素性病变边界模糊，色泽和质地不一

不同。

部分病理医生认为异型增生痣不仅是异型增生痣综合征情况下患黑色素瘤风险增加的一个标志，而且将其从普通色素痣到黑色素瘤这个谱系中作为一种生物学上"中间性"病变（肿瘤进展的表现）。

有关异型增生痣意义的冲突的结果和意见可能部分可追溯到对此病定义的不同。绝大多数病理医师使用异型增生痣这个术语时，需要兼备特定的结构特征和细胞学改变（详述见下文）。另有一些病理医师喜欢使用Clark痣这个概念，主要是关注其结构特征。后者受到倡导使用异型增生痣者的批评，理由是如果诊断不需要细胞异型性，这个概念的范围变得太宽；许多普通色素痣常有轻微的结构异常，因而也被包括在内。不管如何命名，异型增生痣本质上是良性获得性黑色素细

1　dysplastic：皮肤病文献中一般译为"发育不良"，本章按病理学习惯译为"异型增生"。

胞痣的变异型（表12.5），其特征如下。

表12.5　异型增生性黑色素细胞痣

临床表现
常比绝大多数普通痣大
边界和（或）色泽不规则（未达到黑色素瘤水平）
组织学表现
结构紊乱
轻度不对称
边界轻度不规则
单个黑色素细胞沿上皮脚或上皮脚之间呈局灶性增生
痣细胞巢大小和形状不一
痣细胞巢桥接/融合
肩带现象
细胞学不典型
细胞核增大
细胞核深染
核仁明显
间质改变
板层状纤维化
炎症

临床表现

　　临床上异型增生痣常比普通痣大，直径常大于4mm（图12.16，图12.17）。常有多种颜色（褐色、棕色和粉红色的混合），形状轻度不规则，界限欠清楚。

组织学特征

　　异型增生痣黑色素细胞不但结构异常，而且有细胞异型性（图12.18）。常伴有间质改变。结构异常指生长模式与典型普通色素痣的黑色素细胞不同。包括轻度不对称、单个黑色素细胞沿着上皮脚或在上皮脚之间灶性雀斑样增生，交界处细胞巢融合或"桥连"，痣细胞巢大小和位置各异（图12.18，图12.19），边缘不规则，后者包括肩带现象（复合痣的交界处黑色素细胞增生，并延伸到真皮内痣细胞成分的边缘之外，图12.20）。细胞异型性是指细胞核改变，如核大、深染、核仁明显（图12.18，图12.19）。异型增生痣特征性间质改变包括淋巴细胞浸润、血管增生及真皮浅层板层状纤维增生（图12.21）。

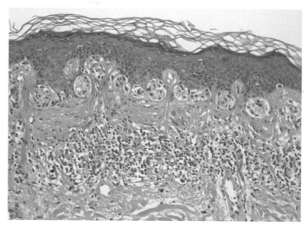

图12.18　异型增生痣　异型黑色素细胞在交界处形成明显融合、连接的细胞巢，伴有真皮纤维化和炎症反应

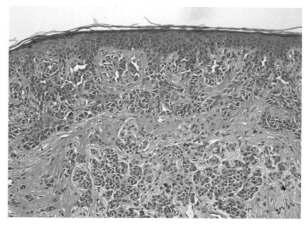

图12.19　异型增生痣　结构紊乱（细胞巢融合，单个细胞沿表真皮交界处聚集）和细胞异型（黑色素细胞核增大、深染）

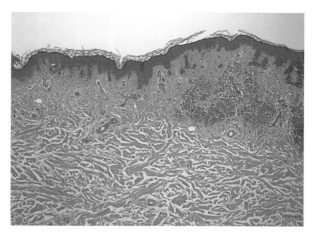

图12.20　肩带现象　交界处黑色素细胞增生超过真皮内色素痣成分的边缘

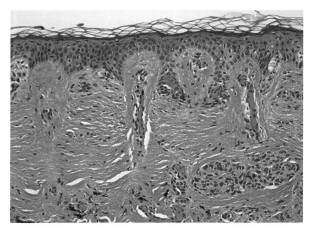

图12.21　异型增生痣伴有间质改变　**真皮浅层出现显著的板层状纤维化**

实际上，这些改变的程度呈谱系改变。部分病理医师试图将细胞异型性程度分为轻到重度。轻度非典型性表现为黑色素细胞胞核轻度深染，但大小与角质形成细胞胞核相似。中度非典型性表现为胞核增大1到2倍，并伴有其他核异常（轮廓和核仁不规则、核深染）；重度非典型性表现为胞核增大超过2倍，伴有显著深染或核仁明显。中度到重度非典型性异型增生痣也称为高级别病变，而那些仅有轻度非典型性者则称为低级别病变。

异型增生痣分级是为了区分具有轻度非典型的普通色素痣与那些易与黑色素瘤混淆的以及更可能进展为黑色素瘤，或可能发展为黑色素瘤的高风险的色素痣。然而，目前这个分类的大部分依然是一个推测，仍有争议，对患者的益处也未得到证实。异型增生痣分级的实用价值在于给皮肤科医生一些有关病理医生关注的信息（因为其组织学形态与黑色素瘤有重叠），这些信息可能会影响第二次判断及是否进行完整切除。某位病理医生诊断一个黑色素细胞增生为重度非典型性或者异型增生，但其他病理医生也许认为就是原位黑色素瘤。仅伴有轻度非典型性的色素痣很少被另一个病理医生诊断为黑色素瘤。

然而，有些病理医生更喜欢通过不同于正式的分级方式给临床医生一些相关信息，表达其对于色素性病变的关注。病理医生只是描述病变与早期黑色素瘤重叠的组织学特征，并推荐外科完整切除。

鉴别诊断

当然，鉴别诊断真正要关注的问题是黑色素瘤和色素痣之间的区别。与异型增生痣相比，黑色素瘤一般更不对称，界限更不清。它们沿着表皮-真皮交界处显示更复杂的生长模式，并伴有表皮更大的变形（上皮脚消失或表皮缺失）。表皮内黑色素细胞呈Paget样扩散，这有助于识别原位黑色素瘤。但Paget样扩散不是黑色素瘤所特有。色素痣，包括异型增生痣，都可出现局灶性Paget样扩散，但常在病变中央或与外伤有关。显著的和（或）杂乱的Paget样扩散或病变边缘Paget样黑色素细胞提示存在原位黑色素瘤。与大部分黑色素瘤不同，异型增生痣真皮内的痣细胞有成熟现象。

由于异型增生痣特征可与黑色素瘤重叠，或黑色素瘤可伴有异型增生痣，在小的活检组织标本中或许不可能区分异型增生痣和黑色素瘤，这是因为有些参数不能评估（总体对称性、病变边缘特征），对于这样的病例，最好行病变完整切除进行评估并得出最终诊断。

12.2.3　梭形和（或）上皮样黑色素细胞痣（Spitz痣）

临床表现

Spitz痣好发于儿童和青少年的面部和下肢，但也可见于成人和其他任何部位（表12.6）。病变常为红色、粉红或肤色的圆顶状丘疹（图12.22）。可有扁平型、色素型及纤维化型等变异型。临床上Spitz痣可与一些非黑色素细胞病变混淆，如血管瘤、化脓性肉芽肿、纤维瘤及附属器肿瘤。

组织学特征

Spitz痣的显著特征是由大而肥胖的梭形和上皮样黑色素细胞（图12.23）组成。同其他良性黑色素细胞痣一样，Spitz痣边缘界限清楚，对称性生长，具有成熟现象。复合性和真皮内Spitz痣常

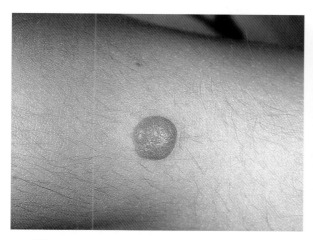

图12.22 Spitz痣 红色圆顶丘疹，界限清楚

表12.6 梭形和上皮样细胞黑色素细胞痣（Spitz痣）

临床表现
儿童和年轻人常见
典型表现：面部或四肢粉红色丘疹
结构
对称（常呈楔形）
周围明显的边界
致密的细胞巢大小和形状不一
局部可出现Paget样黑色素细胞
细胞学
大的梭形和上皮样细胞，胞质丰富，嗜酸性
成熟现象的证据
真皮内病变可有很少核分裂象，见于病变的浅层和中部
表皮或间质继发性改变
许多但不是所有病例出现暗淡的粉红色小球（Kamino小体）
血管扩张和水肿
成片淋巴细胞聚集
表皮增生可显著

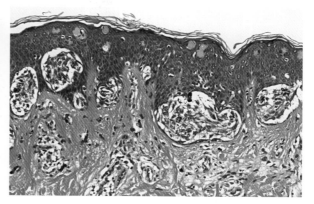

图12.23 交界处Spitz痣 可见大而胖的梭形和上皮样黑色素细胞巢，交界细胞巢周围绕以裂隙，可见暗淡的粉红色小球（Kamino小体）

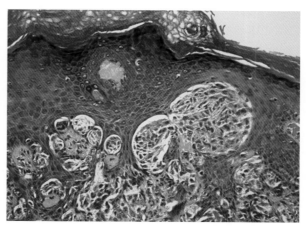

图12.24 复合性Spitz痣 可见束状排列的梭形和上皮样黑色素细胞，伴有表皮增生和表皮–真皮交界处暗淡的粉红色小球

呈楔形。常见的继发性特征包括表皮增生、表皮–真皮交界处暗淡的粉红色小球（Kamino小体）（图12.24），间质水肿和血管扩张。可见散在的淋巴细胞聚集。细胞存在从大的上皮样细胞到梭形细胞的谱系变化。有些病变以上皮样细胞为主，有些则以梭形细胞为主。一些交界性或复合性Spitz痣，梭形细胞束排列紧密，如悬挂的香蕉一样与上皮脚平行（图12.25）。交界处黑色素细胞巢常见"裂隙"（图12.25）。可见核分裂，但通常很少见并且局限在细胞密集病变的表浅部位。

Spitz痣有硬化变异型，它们大部分为真皮内

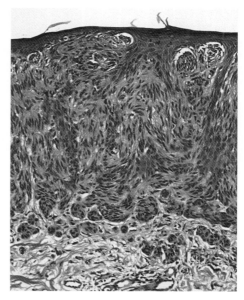

图12.25 Spitz痣 梭形黑色素细胞呈束状排列并伴上皮脚拉长

痣，表现为在致密的胶原间质中散在分布的小巢、小束和单个多形性上皮样黑色素细胞（图12.26）。常伴表皮增生。低倍镜下，此型可类似于皮肤纤维瘤。

很多Spitz痣无色素或少色素。但也有色素增加的变异型，其梭形和上皮样黑色素细胞比例不等。所谓的色素性梭形细胞痣为色素痣谱系中的一端（图12.27A）。组织学上其特征为主要由有显著色素的细长梭形黑色素细胞组成（图12.27B，图12.27C）。病变常小而对称，界限清楚。表皮-真皮交界处常有致密细胞巢。上皮脚常增生。表皮包括颗粒层和角质层在内的各层角质形成细胞胞质常有色素颗粒（不要与黑色素细胞混淆）。罕见情况下可见少量的Paget样黑色素细胞，尤其在病变中央。常见暗淡的粉红色小球（Kamino小体）。真皮浅层常见许多噬黑色素细胞。

鉴别诊断

大量文献强调Spitz痣的非典型变异型或少见变异型很难与Spitz痣样黑色素瘤相鉴别，这反映该病存在诊断争议、术语不明确（如交界性或轻微偏离性）和误诊。对于Spitz痣与Spitz样黑色素瘤的鉴别诊断，出现以下特征支持黑色素瘤的诊断：体积大、不对称、复杂性生长方式、真皮深部黑色素细胞出现核分裂象、非典型核分裂象、表皮变薄伴上皮脚消失、缺乏成熟现象以及无Kamino小体。然而上述特征中没有一项是黑色素瘤所特有，其中每一项都可见于色素痣。Spitz痣比黑色素瘤更常见的特征也可见于完全恶性的肿瘤，如Kamino小体。然而黑色素瘤中Kamino小体罕见且体积较小。Kamino小体大而多，强烈提示为良性病变。

在鉴别Spitz痣与黑色素瘤时（表12.22），重要的是要知道，只要病变的其他特征支持良性黑色素细胞增生，那么有些黑色素细胞呈Paget样扩散对痣的诊断是可接受的。Spitz痣中黑色素细胞Paget样扩散通常为局灶性，位于或邻近病变中央，常伴有黑色素细胞巢增多，而不仅仅是孤立的黑色素细胞灶。偶有显著的Paget样扩散（Paget样Spitz痣）（图12.28）。但这种变异型非常少见，除非总体表现（体积小、界限清楚、真皮内病变、有成熟现象、分化良好）明确支持痣的诊断，并

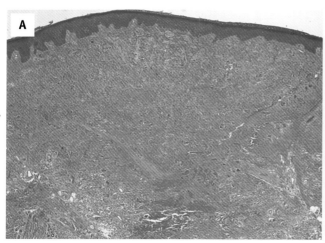
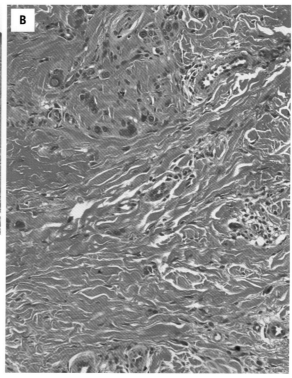

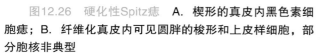

图12.26　硬化性Spitz痣　A. 楔形的真皮内黑色素细胞痣；B. 纤维化真皮内可见圆胖的梭形和上皮样细胞，部分胞核非典型

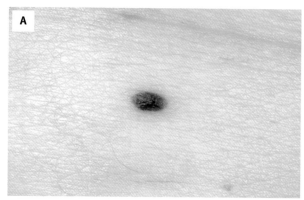

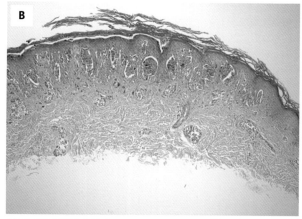

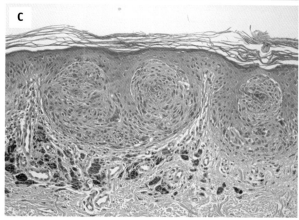

图12.27 色素性Spitz痣 A. 小的深色黑色素细胞痣,界限清楚。B. 组织学上由许多表皮-真皮交界处黑色素细胞巢构成,细胞巢绕以裂隙,伴有表皮增生和色素沉着。C. 细胞巢由细长的色素性梭形黑色素细胞组成

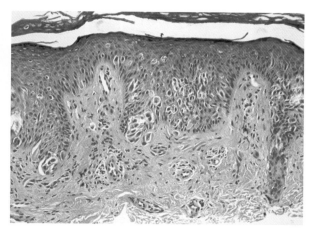

图12.28 Paget样Spitz痣 发生在8岁儿童的梭形和上皮样黑色素细胞痣显示基底层上方有许多黑色素细胞

医生也可能不能明确诊断,或者与最初的病理医生诊断不一致。这时,需要做出一个切合实际的决定。如果一个Spitz样黑色素细胞增生在病理医生之间的意见不统一或有争议,可描述性报告为非典型Spitz肿瘤或恶性潜能未定的(STUMP)Spitz样黑色素细胞肿瘤。对于这样的肿瘤,保守的完整切除是谨慎的做法。当数名病理医生都强力怀疑黑色素瘤时,绝大多数外科医生和患者都会倾向于按黑色素瘤处理,包括前哨淋巴结活检。

如果淋巴结活检发现转移性黑色素瘤(表现为被膜下淋巴窦或淋巴结实质中密集成簇的非典型、核分裂活跃的黑色素细胞,注意排除淋巴结内良性痣细胞团和假阳性的孤立免疫反应细胞),毫无疑问,引流到这个淋巴结的原发性肿瘤为恶性。如果引流这种病变的前哨淋巴结里仅检测到少许细胞学恶性证据不明显的黑色素细胞,应当警惕,不要将原发性部位的非典型Spitz肿瘤修改诊断为黑色素瘤。因为淋巴结内的这种黑色素细胞团可能是淋巴结内良性痣细胞,对此认识不足。此外,即使诊断为伴有前哨淋巴结转移的Spitz样黑色素瘤,目前还不清楚患者的预后是否类似于那些具有类似厚度和分期的普通型黑色素瘤。

在目前可用的辅助技术中,比较基因组杂交(CGH)和(或)荧光原位杂交检测可提高Spitz样黑色素细胞增生的诊断准确性。例如,染色体11p

且Paget样扩散显示某些不一致性(常局限于棘层下部,而不是不对称地分布于病变的边缘),否则在成人中做出这个诊断应慎重。

原则上,如果病理医生不能明确地将Spitz痣的少见变异型或非典型变异型与黑色素瘤相区分,最好承认这种事实并请其他病理医生会诊。会诊

数量增加可见于约1/3Spitz痣，但恶性黑色素瘤未见这种改变，后者通常表现为复杂核型伴多个染色体缺失。因为黑色素瘤常见6号染色体畸变，已开发出商用的靶向6p25、6q23、6cent、11q的FISH探针。初步资料显示FISH检测有助于评估恶性黑色素瘤存在的几率。

然而，比较基因组杂交和荧光原位杂交技术在临床上哪个更有价值，这需要提供更多有关其敏感性和特异性的有力证据。这些检测也需要得到更广泛的应用。目前仅有荧光原位杂交技术应用于小的病变中。在诊断困难的Spitz痣样和其他黑色素细胞增生中，我们期望细胞遗传学和其他分子技术在诊断中起到更多的作用。

缺乏交界处成分的无色素性Spitz痣可误诊为一些非黑色素细胞病变，如网状组织细胞增多症和富于细胞性神经鞘黏液瘤。免疫组化染色可明确鉴别。Spitz痣S-100蛋白和Melan-A/Mart-1阳性，而网状组织细胞增多症和富于细胞性神经鞘黏液瘤不表达黑色素细胞分化标记物。

12.2.4 先天性黑色素细胞痣

临床表现

根据定义，先天性色素痣（Congenital nevi）是指出生时即存在的黑色素细胞病变（表12.7）。这种色素痣常比大多数普通的获得性色素痣更大（图12.29）。根据病变大小，先天性色素痣被人为分类为小（直径<1.5cm）、中（1.5~20cm）和巨大（≥20cm）三种类型。先天性色素痣可发生于神经皮肤黑变病的背景中，后者为一种综合征，特征为黑色素细胞痣合并软脑膜黑色素细胞增多或黑色素瘤。先天性色素痣，特别是巨大型，主要是影响美容，但也有发展为黑色素瘤的风险。因为引用资料的偏差，以及发生于先天性色素痣的非典型黑色素细胞增生误诊为黑色素瘤，出版的资料可能夸大了这个风险。大多数发生在先天性色素痣，尤其是巨大型先天性色素痣的真皮和皮

下的结节在临床上呈惰性，代表所谓的富细胞性或增生性结节。躯干下部痣患者可同时患有软脑膜黑色素细胞增多症，有发展为颅内黑色素细胞瘤或黑色素瘤的风险。

表12.7　先天性黑色素细胞痣

临床表现
出生即有和（或）儿童早期临床明显
可很大（巨大型色素痣）

组织学表现
整体对称，周围边界清晰
交界处成分
类似于普通色素痣，但更宽阔
可能伴有表皮乳头瘤样增生
可能出现Paget样黑色素细胞
间质成分
成熟现象
常累及真皮网状层，可扩展至皮下组织
累及真皮的模式：弥漫性、间质性或血管周围性
常累及附属器
可见累及神经
施旺分化可明显
大的痣中可出现异源性成分

组织学特征

先天性黑色素细胞痣可有或无表皮乳头瘤样增生。浅层部分类似于获得性色素痣。然而先天性色素痣黑色素细胞通常向真皮网状层浸润（图12.30）。黑色素细胞甚至可呈血管周围和（或）间质分布的方式位于皮下组织或深部软组织中。与后天色素痣相比，先天性色素痣的黑色素细胞更常累及附属器结构（如小汗腺导管、毛囊皮脂腺单位）（图12.30A）。也可见到黑色素细胞累及平滑肌和周围神经干。在部分先天性色素痣中，黑色素细胞可见于血管壁。巨大型先天性色素痣可见明显的神经鞘瘤/神经纤维瘤特征和含有异源性成分，如软骨。

富细胞性和（或）增生性结节可在先天性色素痣（尤其是巨大型）基础上发生。表现为高度富于细胞区，并通常与邻近的色素痣成分交织。增生性结节内可见核分裂象。这些结节内黑

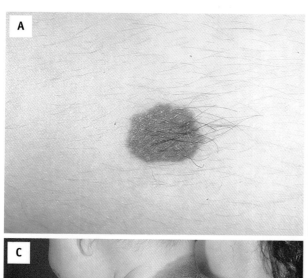

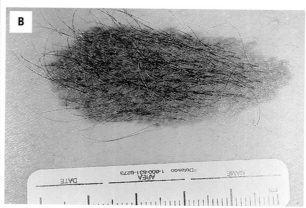

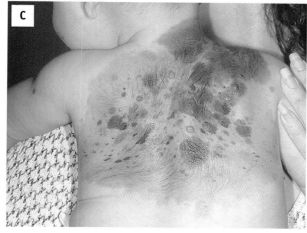

图12.29 先天性黑色素细胞痣 A. 小的先天性色素痣；B. 中等大小先天性色素痣；C. 巨大的毛发痣

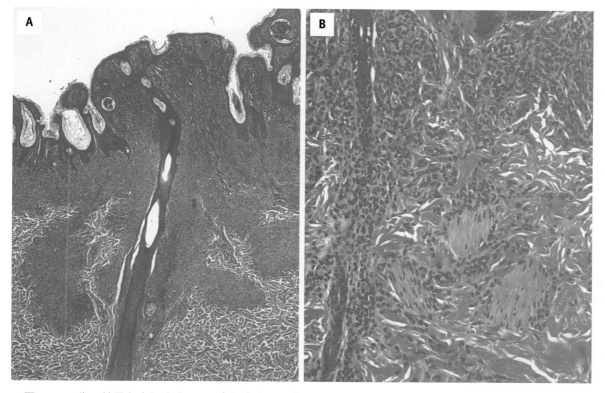

图12.30 先天性黑色素细胞痣 A. 痣细胞扩展至真皮网状层。B. 黑色素细胞累及附属器结构

色素细胞可呈梭形或上皮样。富细胞性梭形细胞结节可有原始间叶样或肉瘤样外观。对黑色素细胞标志物甚至S-100蛋白免疫组化染色结果不一。

在极罕见情况下，某个肿瘤的组织学和免疫组化染色特征都不易与肉瘤区分，如横纹肌肉瘤可起源于巨大型先天性色素痣内。

鉴别诊断

先天性色素痣与后天色素痣的鉴别主要依靠临床。尽管大而深的先天性色素痣组织学上有特征性，但小的先天性色素痣的许多真皮浅层的特征同样也见于后天色素痣。因为先天性色素痣可有良性Paget样黑色素细胞，所以有可能与原位黑色素瘤混淆。注意临床和组织学表现（如病变稳定，其他良性色素痣特征、棘层中有细胞学温和的黑色素细胞），从而避免诊断错误。诊断原位黑色素瘤，最好有细胞异典型性Paget样黑色素细胞，并且这种细胞向周围不对称扩散并超过真皮内色素痣成分的范围。

先天性色素痣的真皮内或皮下成分，可含有

高度富于细胞的区域不伴和（或）伴有核分裂活跃的黑色素细胞，前者称为富细胞性结节，后者称为增生性结节。此时需与黑色素瘤相鉴别（图12.31，图12.32）。结节性黑色素瘤的特征是具有细胞异型性，明显不同于周围的良性黑色素细胞，并且黑色素瘤与色素痣有相当截然的界限（图12.33）。结节性黑色素瘤缺乏成熟现象，常见分裂象。相反，富细胞性或增生性结节有成熟现象，与周围痣细胞交织在一起，缺乏多形性。

婴幼儿巨大型先天性色素痣也可含有细胞密集区域伴核分裂象，但不形成分散的结节。束状的梭形细胞可类似于肉瘤。然而这些致密细胞区通常呈器官样生长方式，与黑色素细胞混杂，周边向施旺细胞表型分化成熟。

当先天性色素痣显示明显向施旺谱系分化和含有异源成分，它们也可称之为神经错构瘤（Neurocristic hamartoma）。但后者的命名常产生一些混淆，因为它在文献中已被应用在黑色素细胞增生谱系中，包括巨大型蓝痣、复合痣、神经痣和有或无异源成分的先天性色素痣。

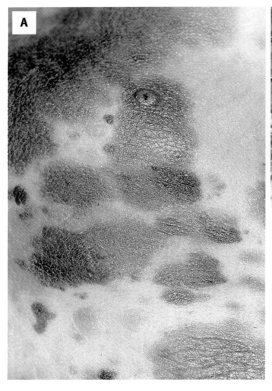
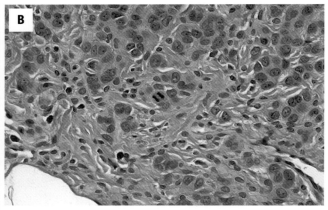

图12.31　巨大先天性黑色素痣上的增生性结节　A. 伴有结节的巨大先天性黑色素细胞痣。B. 组织学上，结节位置可见真皮内密集的黑色素细胞聚集，可见分裂象

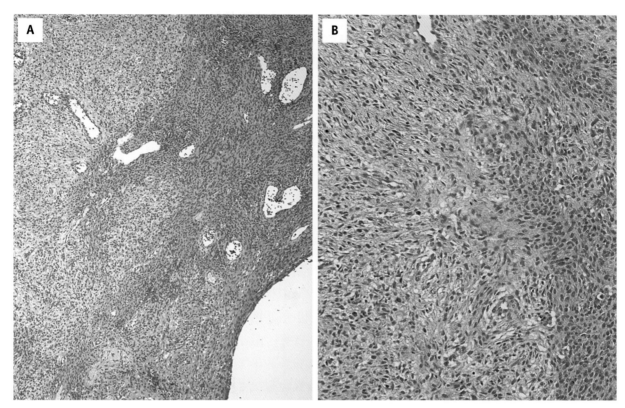

图12.32 巨大先天性色素痣内的富细胞性梭形细胞结节 A. 具有梭形黑色素细胞的复合性色素痣充满真皮全层和皮下组织。B. 伴囊性变的结节性梭形细胞增生与周围真皮内神经化痣细胞融合

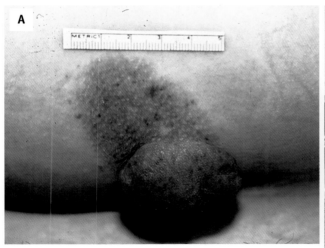

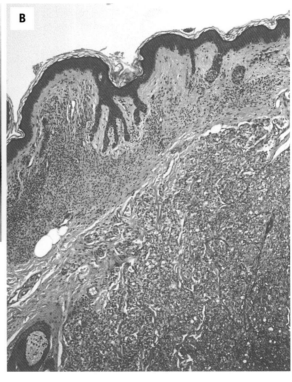

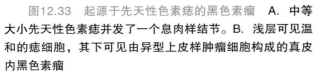

图12.33 起源于先天性色素痣的黑色素瘤 A. 中等大小先天性色素痣并发了一个息肉样结节。B. 浅层可见温和的痣细胞，其下可见由异型上皮样肿瘤细胞构成的真皮内黑色素瘤

12.2.5 蓝痣和真皮黑色素细胞增多症

临床表现

蓝痣（blue nevi，BN）包含一系列临床上有特征性蓝色外观的黑色素细胞性皮损（图12.34）。蓝痣可出生时即有，也发生于任何年龄。好发于头颈部、臀部及手腕伸侧或足背部。绝大多数蓝痣病变小，界限清楚（图12.34）。但也有少见的临床变异型，临床表现为大结节（富细胞性蓝痣）、斑块（斑块状蓝痣）（图12.35）或靶样病变（靶形蓝痣）。

相关的真皮黑色素细胞增多症通常在儿童早期就有临床症状，常为褐色带蓝色的扁平皮损。蒙古斑好发于腰骶区域，太田痣（眼颧部褐青色痣）好发于三叉神经第一和第二支分布的皮肤区域，伊藤痣（肩峰三角肌褐青色痣）好发于肩部

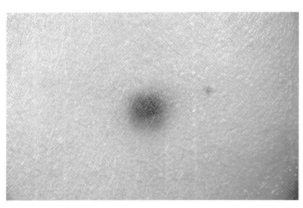

图12.34　普通蓝痣　**普通蓝痣呈小的蓝色丘疹**

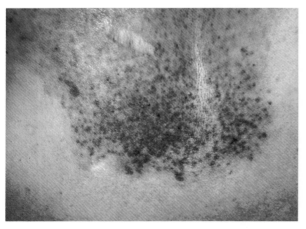

图12.35　斑块状蓝痣　**斑块状蓝痣少见，呈大的色素性棕蓝色斑块，其上有斑驳的色素沉着**

和上臂。真皮黑色素细胞增多症分为获得性亚型和先天性亚型，它们亦可发生于其他少见部位。

组织学特征

蓝痣和真皮黑色素细胞增多症的特征是真皮和皮下组织出现树突状和（或）梭形黑色素细胞。可见数量不等的噬黑色素细胞。除了复合性和碰撞性病变外，均不伴有交界处黑色素细胞增生。真皮黑色素细胞增多症中，黑色素细胞以单个散在分布或彼此之间被丰富的插入的间质所分隔（图12.36）。蓝痣代表着范围更局限、细胞更丰富的病变（图12.37），黑色素细胞排列更紧密，可呈束状或巢状。蓝痣包括一组具有黑色素细胞增生谱系的组织学表现的疾病。经典的"普通型"蓝痣（图12.37）表现为真皮内富含色素的细长的梭形和树突状黑色素细胞增生，并常伴有噬黑色素细胞和真皮纤维化（表12.8）。蓝痣常与毛囊伴行。蓝痣在大小（图12.37~图12.41）、病变内间质纤维化（图12.38）、色素沉着、细胞结构、细胞成分（出现其他类型痣成分）、细胞学（如上皮样细胞）和生长模式（图12.37~图12.41）等方面会有差异。因此，提出了一些反应这种谱系变化的许多蓝痣亚型，如硬化性蓝痣、无色素性蓝痣、上皮样蓝痣、富细胞性蓝痣（表12.9）。极少情况下，蓝痣可有小的良性毛母细胞增殖（类似浅表毛母细胞瘤和皮肤纤维瘤的表现，图12.39）。

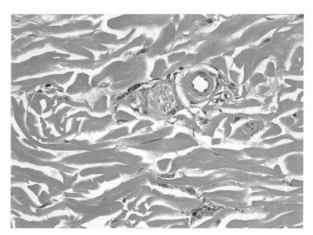

图12.36　黑色素细胞增多症　**真皮内散在和广泛分布的孤立性梭形黑色素细胞和噬黑素细胞**

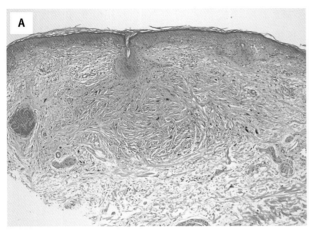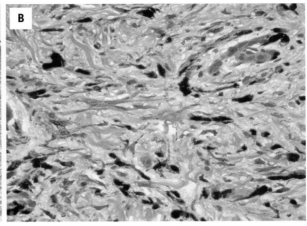

图12.37 普通蓝痣 A. 毛囊周围色素性病变伴真皮轻度纤维化。B. 由色素性梭形和树突状黑色素细胞及噬黑素细胞组成

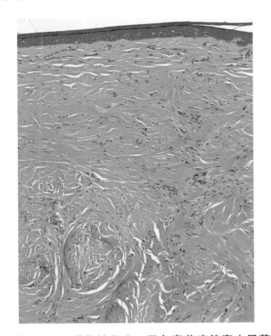

图12.38 硬化性蓝痣 无色素蓝痣伴真皮显著纤维化

表12.8 普通蓝痣

临床表现

淡蓝色或灰色到黑色

常为小丘疹

好发部位包括足背、腕部和头部

组织学表现

通常为真皮网状层内椭圆形病变

由细长的梭形和树突状黑色素细胞构成，常显著色素着伴噬黑素细胞

间质纤维化常见

常围绕附属器生长

可累及神经

表12.9 富细胞性蓝痣

临床表现

最常好发于骶尾部/臀部、足和头部

常常儿童期发生

界限清楚的灰蓝色结节

组织性表现

局限于真皮网状层；

呈细胞聚集的结节状膨胀性生长模式；

病变底部常见膨胀性延伸；

双相模式：常呈普通蓝痣（色素性梭形和树突样细胞散布在含有嗜黑色素细胞的纤维性基质中）特征的背景下混有梭形和（或）上皮样富细胞性结节；

可呈肺泡状结构（束状梭形细胞被纤维条带分隔）；

单相性束样模式

鉴别诊断

软组织黑色素瘤（透明细胞肉瘤）

皮肤原发性黑色素瘤或转移性黑色素瘤

神经鞘肿瘤

硬化性蓝痣特征是间质明显纤维化。整个病变细胞量稀少（图12.38）。无色素性蓝痣缺少易被观察的黑色素，可与皮肤纤维瘤混淆。典型的富细胞性蓝痣界限清楚，结节状生长。可见密集成片的细胞呈膨大的舌状突起，延伸至真皮深部和皮下组织。富细胞性蓝痣常呈特征性的双相模式，表现为普通蓝痣样区域紧邻细胞更丰富的少色素或无色素细胞巢（图12.40），或伴胞质淡染的和（或）多核的黑色素细胞束（图12.41）。大的病变可有局灶囊性变（图12.41B）。

上皮样蓝痣以上皮样黑色素细胞为特征，细胞染色质透亮，无核仁或小核仁。通常呈孤立性病灶弥散于网状真皮内，而不形成细胞密集区域。

尽管上皮样黑色素细胞占优势，但至少局部可见典型蓝痣表现（小的细长梭形和树突样黑色素细胞）。

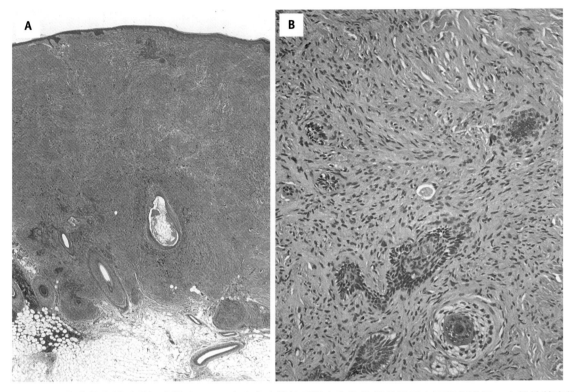

图12.39　蓝痣伴良性毛母细胞增生　A. 真皮内充满梭形黑色素细胞并扩展至皮下组织浅层，小灶性基底样细胞增生，绕以密集的间质。B. 基底样细胞增生呈毛母细胞分化

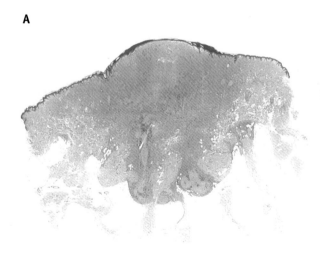

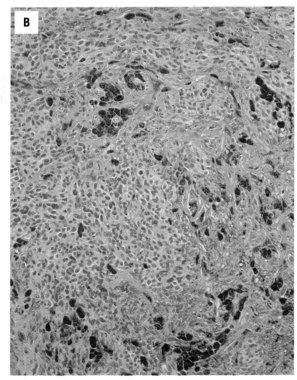

图12.40　富细胞性蓝痣　A. 真皮内可见密集的富细胞性蓝痣，伴深部舌样膨胀性扩展。B. 典型蓝痣背景下可见细胞学温和的上皮样黑色素细胞紧密聚集，罕见分裂象

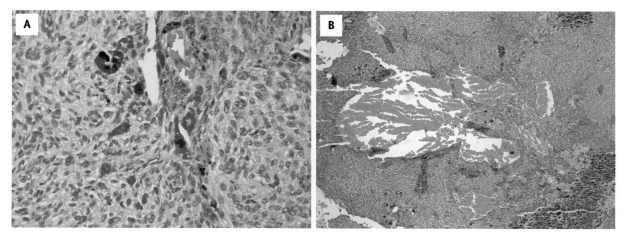

图12.41　富细胞性蓝痣　A．富细胞性蓝痣黑色素细胞胞质淡染及多核。B．大的病变可有囊性变，伴或不伴出血

鉴别诊断

少数情况下，原发性或转移性黑色素瘤可伴发蓝痣，或组织学上类似蓝痣，尤其是富细胞性蓝痣或上皮样蓝痣。这些原发性肿瘤历史上称为恶性蓝痣。如果组织学上有明显的恶性肿瘤表现（坏死、非典型性、核分裂、浸润性生长），容易诊断黑色素瘤，但当核分裂少见和异型性不明显时，则较难区分。单相型富细胞性蓝痣由大细胞密集排列，梭形细胞呈束状生长，缺乏巢状结构。注意存在聚集或成片的、伴核分裂象的异型上皮样黑色素细胞，对诊断为发生在富细胞性蓝痣中的黑色素瘤非常重要。单相型无色素富于细胞性蓝痣亚型可与肉瘤混淆，如滑膜肉瘤或透明细胞肉瘤。

皮肤转移性黑色素瘤临床和组织学表现可类似蓝痣。对于转移性黑色素瘤，临床病史极其重要。许多蓝痣样黑色素瘤的转移具有已知的黑色素瘤病史。其组织学上常有非典型上皮样黑色素细胞，至少存在分裂象。

蓝痣的鉴别诊断还必须包括近期提出的色素性上皮样黑色素细胞瘤（PEM），它是一种类似上皮样蓝痣的富含色素的黑色素细胞肿瘤，可能具有低度恶性潜能（图12.42）。据经验，一些报道的色素性上皮样黑色素细胞瘤似乎是同一黑色素细胞肿瘤谱系，从富含噬黑色素细胞的蓝痣或蓝痣样良性肿瘤到少见的富含噬黑色素细胞的黑色素瘤。虽然色素性上皮样黑色素细胞瘤可用于诊断具挑战性的富含色素的黑色素细胞肿瘤，因为单凭光镜区分黑色素瘤和少见的色素痣很困难甚至不可能，因此认为此病名用于以前可能诊断为良性上皮样蓝痣或色素性真皮梭形和上皮样细胞痣还是不合适的。此外，有报道色素性上皮样黑色素细胞瘤的前哨淋巴结中有色素性黑色素细胞和噬黑色素细胞，这种发现并不能说明病变为恶性，因为此现象也可见于结节性蓝痣，这些报道使我们对色素性上皮样黑色素瘤的生物学行为产生疑惑。病理医生应尽可能明确区分色素痣和色素性黑色素瘤，而不要使用一些模糊不清的诊断类型。

12.2.6 特殊解剖部位的黑色素细胞痣

黑色素细胞痣组织学形态改变一定程度上随着解剖部位改变而改变（表12.10）。在衡量不同改变对最终诊断的影响时，认识到部位相关的谱系表现很重要。如褶皱部位的色素痣，包括腋窝、脐部及腹股沟，可出现巨大的痣细胞巢，痣细胞巢的大小和形状也可有很大变化（图12.43）。痣细胞间黏附性差并不少见。通常伴有表皮增生的复杂性结构。可见灶性Paget样黑色素细胞。部分学

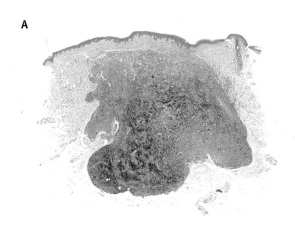

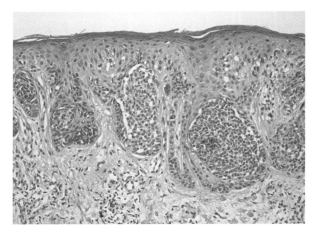

图12.43 皱褶部位的黑色素细胞痣 复合性黑色素细胞痣伴发许多大的细胞巢，细胞巢大小和形态不一

表12.10 肢端黑色素细胞痣

临床表现
任何年龄
通常较小（异型增生性肢端色素痣和先天性肢端色素痣除外）
组织学表现
对称和界限清楚
巢状生长模式为主
可出现Paget样黑色素细胞
炎性间质改变不常见

12.2.7 斑痣

临床表现

斑痣（Nevus spilus）病变表现为浅色斑上出现深色斑点（图12.45A），浅色斑大小从小于1cm到大于20cm，扁平或隆起。可出生时即有，但更常发生于儿童期，好发于躯干和四肢。

组织学特征

褐色斑疹组织学表现为基底层色素增加，常伴有孤立性黑色素细胞密度轻度增加（类似于雀斑）。临床上深色斑点，组织学上可呈单纯雀斑、雀斑样交界痣（图12.45B）、复合痣或皮内色素痣。痣的各种组织类型均可在斑痣深色斑点内出现。

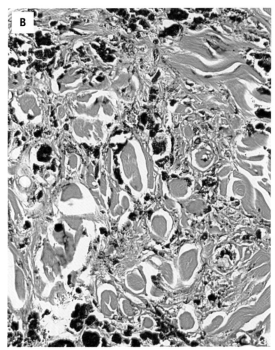

图12.42 色素性上皮样黑色素细胞瘤 A. 明显色素沉着性肿瘤的轮廓。B. 由细胞学温和的梭形黑色素细胞和大量噬黑素细胞组成

者使用"乳线区痣"这个术语描述这种痣。生殖器部位痣也会出现类似特征。

肢端部位的痣，尤其手掌和足底处，角质层常见黑色素呈不连续的柱状分布（图12.44）。可见细胞学温和的黑色素细胞呈孤立的巢状上升至表皮的上中部。这样如果病变具有良性色素痣的其他表现，仅凭Paget样扩散黑色素细胞（Paget样黑色素细胞增多症）不足以诊断为肢端原位黑色素瘤。在肢端痣中，黑色素细胞可明显地沿着汗腺导管分布。

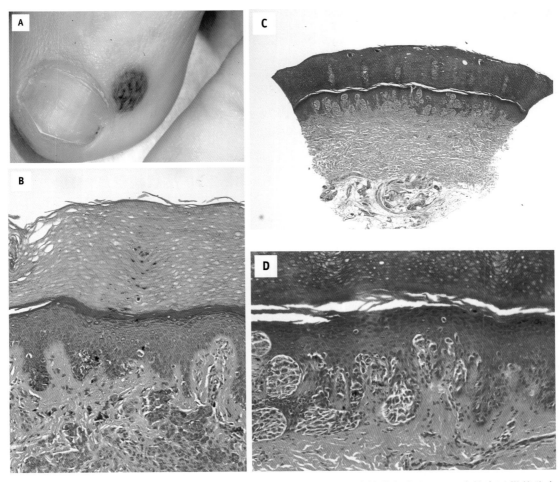

图12.44　肢端皮肤的黑色素细胞痣　A．趾甲附近一个界限清楚的色素斑。B．痣轮廓以巢状分布占优势，两侧界限清晰。C．复合痣伴真皮浅层色素沉着，角质层可见垂直的黑色素柱。D．肢端色素痣可见细胞学温和的黑色素细胞Paget样扩散

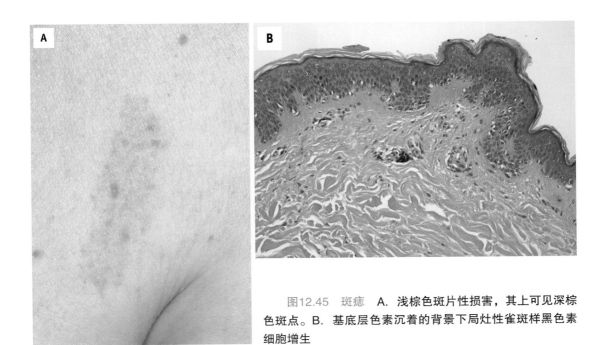

图12.45　斑痣　A．浅棕色斑片性损害，其上可见深棕色斑点。B．基底层色素沉着的背景下局灶性雀斑样黑色素细胞增生

12.2.8 其他少见黑色素细胞痣

以上已介绍了几种少见类型的黑色素细胞痣。这里再简要介绍三种，所谓的深部穿通痣（deep penetrating nevi，DPN）、丛状梭形细胞痣（Plexiform spindle cell nevi）和促纤维增生性痣（Desmoplastic nevi）。

12.2.9 深部穿通痣

深部穿通痣典型临床表现是圆顶形丘疹伴不同颜色。组织学表现为特征性的楔形（图12.46）。常深达真皮深部，可累及皮下。深部穿通痣的黑色素细胞可呈大的上皮样和（或）梭形。常有色素沉着。噬黑色素细胞数量不等。以前有关深部穿通痣的定义并不准确，认为是与蓝痣变异

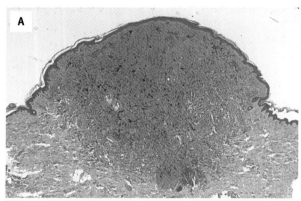

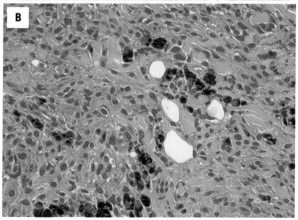

图12.46　深部穿通痣　A. 楔形轮廓的色素性黑色素细胞痣。B. 色素性梭形和上皮样黑色素细胞和噬黑素细胞

型、色素性Spitz痣、丛状梭形细胞痣甚至黑色素瘤重叠。诊断非典型深部穿通痣必须谨慎。被有经验的病理医生诊断为深部穿通痣的一些黑色素细胞增生以后发展为转移性恶性黑色素瘤。这些病例明显存在大的上皮样黑色素细胞，并见核分裂象。

12.2.10 丛状梭形细胞痣

这种色素痣特征与深部穿通痣梭形细胞变异型类似，很多病理医生认为两者为同一种病变。但与典型的深部穿通痣不同，丛状梭形细胞痣沿神经血管束生长更明显。

12.2.11 促纤维增生性（硬化性）黑色素细胞痣

促纤维增生痣是一种复合痣或皮内痣伴真皮明显纤维化（表12.11）。黑色素细胞形态不一，从小的上皮样（普通促纤维增生性痣）到大细胞（促纤维增生性Spitz痣）（图12.26），或为细长梭形和树突样细胞（硬化性蓝痣）。硬化性色素痣最主要的是易与促纤维增生性黑色素瘤混淆。硬化性色素痣常形状对称，这可与黑色素瘤鉴别。真皮内黑色素细胞常无核分裂象。与促纤维增生性黑色素瘤相反，绝大多数硬化性色素痣呈小而对称的真皮浅层病变。促纤维增生性黑色素细胞痣免疫组化染色示Melan-A弥漫阳性，而Ki-67少量着色。

表12.11　硬化性黑色素细胞痣

临床表现
常认为是皮肤纤维瘤或瘢痕
组织学表现
对称和界限清楚
良性交界处黑色素细胞增生，如存在深度常局限于真皮浅层
成熟现象常明显（浅层大的细胞和细胞群）
真皮内黑色素细胞缺乏核分裂表现

续表

变异型
伴硬化的普通色素痣
伴硬化的先天性色素痣
硬化性蓝痣
硬化性Spitz痣
免疫组化
绝大多数Melan-A/Mart-1阳性（与促纤维增生性黑色素瘤不同）
鉴别诊断
促纤维增生性黑色素瘤
皮肤纤维瘤

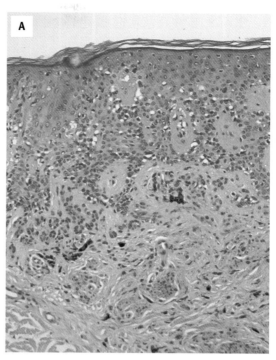

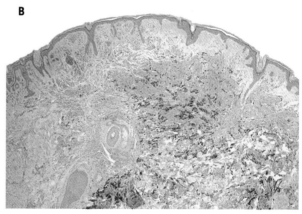

图12.47 混合性普通痣和蓝痣 A．混合痣，真皮内病变部分显示蓝痣特征。B．混合性先天性痣和深部穿通痣

12.2.12 具有不同特征的色素痣

黑色素细胞痣可在同一病变中同时出现两种或两种以上独立的色素痣类型的特征，这种痣常称为混合痣（Combined nevi）。同一病变内可混杂任何种类的黑色素细胞形态。以蓝痣和普通获得性皮内痣混合最常见（图12.47A）。其他亚型包括Spitz痣或深部穿通痣与普通色素痣或先天性色素痣混合（图12.47B）。

所谓的倒置性A型色素痣（Inverted type A nevi）也在本章讨论。特征表现是普通色素痣或先天性色素痣细胞在真皮内形成散在的大的色素沉着不一的上皮样黑色素细胞巢。部分学者称这种表现描述为"具有灶性真皮内上皮样细胞成分的黑色素细胞痣"（图12.48）。这种上皮样细胞可出现在色素痣深部，因而难以评估痣的成熟现象。

发现形态上独特的黑色素细胞群与背景痣不连续时，不仅要考虑混合痣的可能，还要考虑发生于色素痣的真皮内成分的黑色素瘤。这种不累及表皮-真皮交界处的恶性转化过程尽管罕见，但确实会发生于先天性痣和获得性色素痣。如果异型上皮样细胞形成膨胀性结节状细胞团块，并找到核分裂象，就要怀疑黑色素瘤（图12.33）。如果不同的细胞学成分表现出色素痣的总体特征（无或仅有轻微异型性，有明显的成熟现象）并与其他色素痣成分相融合，要考虑混合痣的诊断。

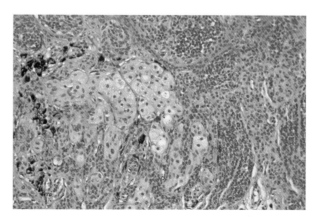

图12.48 具有大的上皮样细胞的黑色素细胞痣 小的上皮样痣细胞背景下可见大的上皮样黑色素细胞聚集

12.2.13 复发性/持续性黑色素细胞痣

黑色素细胞痣临床上可在原来活检部位"复发"（表12.12）。复发通常是由于未完整切除的痣留下的黑色素细胞增生所致。组织学上，复发性/持续性痣具有交界处/表皮内生长模式，可能出现与原位黑色素瘤相重叠的特征（假性黑色素瘤），如Paget样扩散、表皮-真皮交界处痣细胞巢融合并且以单个黑色素细胞为主（图12.49）。

复发性/持续性痣中非典型黑色素细胞仅局限在瘢痕上方的表皮。非典型增生的附近或下方有明确的良性色素痣成分。而且，复发性痣的黑色素细胞常缺乏明显的非典型。相反，发生于瘢痕部位的原位黑色素瘤（来自以前活检过的色素痣或恶性黑色素瘤）常明显超出真皮瘢痕区域，并且界限不清。对于诊断困难的病例，回顾以前的活检组织很有帮助，因为以前报告的良性或非典型痣可能就是原位黑色素瘤，只是当时未识别出来。

表12.12　复发性黑色素细胞痣/持续性黑色素细胞痣

临床表现
瘢痕部位再次出现色素

组织学表现
瘢痕上方表皮内黑色素细胞可有显著的结构紊乱，包括 　　黑色素细胞Paget样扩散 　瘢痕内可存在伴发的皮内痣成分 　黑色素细胞和角质形成细胞常见色素沉着 　瘢痕边缘的表皮内黑色素细胞以巢状结构为主，如交界 　　痣一样

12.3 原发性黑色素瘤

黑色素瘤患者持续增多。过去的20年中，报告的白人发病率增加超过了3倍（表12.13）。2009年美国预计新增大约69000例浸润性黑色素瘤。新近证据表明黑色素瘤致病因素是多方面的，包括基因和环境因素。

如果有黑色素瘤家族史或有大量色素痣，尤

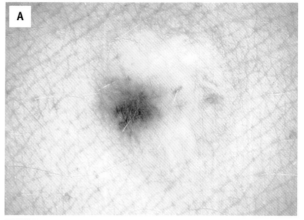

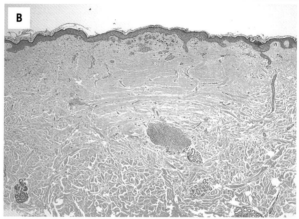

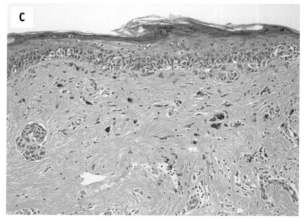

图12.49　复发性黑色素细胞痣　A. 色素可见于以前活检痣部位的瘢痕内。B. 组织学上，可见黑色素细胞痣伴真皮内瘢痕。C. 交界处黑色素细胞增生，结构紊乱

其是大量非典型色素痣的临床表现，进展为黑色素瘤的风险将增加。黑色素瘤多见于对日光敏感或有过度日光暴露史的浅色皮肤人群。黑色素瘤风险随年龄增加而增加。其他危险因素还有DNA修复缺陷（着色干皮病），既往黑色素瘤病史及免疫抑制。

表12.13　黑色素瘤——临床表现

发病率

　　2008年美国预计新增大约110000例黑色素瘤

　　60000例浸润性黑色素瘤

　　50000例原位黑色素瘤

　　女性第五位最常见肿瘤，男性第六位最常见肿瘤（北美）

　　25~29岁白人女性中最常见肿瘤

危险因素

　　黑色素瘤家族史

　　多发性黑色素细胞痣

　　浅色皮肤

　　紫外线照射

　　年龄超过50岁

　　遗传性皮肤病：着色干皮病或家族性非典型痣综合征

黑色素瘤临床提示征象：ABCDE原则

　　不对称

　　边界不规则

　　颜色多变

　　直径（超过6mm）

　　皮损进展（变成色素性）

12.3.1 临床表现

　　如果原有色素痣发生变化，或者新发的色素性病变具有一些令人担忧的表现或有症状，前者如病变较大、色泽不一、表面有纹理、边缘不规则（图12.50），后者如瘙痒、疼痛、触痛、出血，临床上都要怀疑黑色素瘤。尽管临床表现对诊断有提示价值，特别是充分发展的病变，但会有一些例外，临床诊断准确率并不高（约为60%）。组织学上明确诊断的黑色素瘤，临床上可与良性或非典型色素痣甚至角化病相混淆。临床上如果无色素沉着（无色素性黑色素瘤），可怀疑诸如基底细胞癌之类的其他肿瘤，而想不到黑色素瘤。临床上怀疑黑色素瘤的复杂性色素性病变（如斑状色素性脂溢性角化病或日光性雀斑样痣），但组织学上却不是。

12.3.2 组织学特征和黑色素瘤的诊断原则

　　组织学检查和临床病理结合是黑色素瘤诊断的金标准。有经验的病理医生对黑色素细胞病变

进行组织学评估时，绝大多数结果是相当准确和可靠的，但不可能每例都准确。尤其在黑色素瘤类似于Spitz痣或活检标本较小时，病理诊断常常产生争议。黑色素瘤有多种临床和组织学的亚型（表12.14）。

表12.14　普通黑色素瘤概要

浅表扩散型	结节型
临床表现	**临床表现**
间断性日光损害：常见于躯干和四肢 20~50岁人群 原发性或发生于黑色素细胞痣	最常见于躯干和腿部 快速生长史 可原发或发生于黑色素细胞痣
组织学表现	**组织学表现**
表皮内巢状和单个黑色素细胞	浸润性黑色素瘤，无明确的原位成分， 如果存在原位黑色素瘤，它从浸润性肿瘤边缘向外侧延伸的范围不超过3个上皮脚
恶性雀斑型	肢端型
临床表现	**临床表现**
慢性日光损害：常见于头部、颈部和手臂 浅肤色老年患者（平均诊断年龄：65岁） 常原发性，生长缓慢，很少伴有色素痣	世界上最常见的亚型（深色皮肤人群黑色素瘤的主体） 手掌和足底，甲下 可原发性或起于黑色素痣
组织学表现	**组织学表现**
表皮-真皮交界处单个散在黑色素细胞为主，但也有巢状和Paget样细胞	常呈雀斑样模式，沿着表皮-真皮交界处，以单个散在黑色素细胞为主

　　黑色素瘤的诊断不能仅凭单个组织学表现，而是需要综合所有的临床和组织学参数才能做出诊断。各种特征的诊断权重取决于其发展程度和临床背景。如黑色素细胞的Paget样扩散常与原位黑色素瘤（原发性或并发于黑色素细胞痣）密切相关。如果Paget样黑色素细胞具有显著的细胞异型性和排列紊乱，即可明确诊断为表皮内黑色素瘤。然而，如果仅有灶性Paget样扩散，则不足以诊断黑色素瘤。良性或非典型黑色素细胞痣也可出现温和的黑色素细胞的Paget样扩散，但一般位于既往创伤、刺激或手术部位。另外肢端痣、先天性痣及Spitz痣也可出

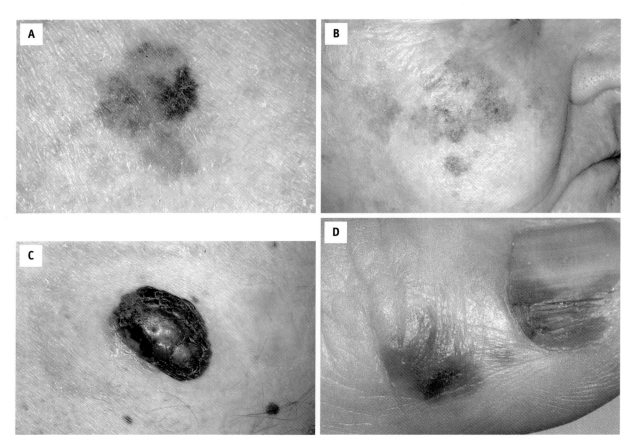

图12.50　普通型黑色素瘤临床表现　A．躯干部黑色素瘤不对称的复杂轮廓（浅表扩散性黑色素瘤）。B．面部不对称的、复杂的黄斑色素性病变（恶性雀斑）。C．结节性黑色素瘤。D．肢端黑色素瘤

现痣细胞灶性Paget样扩散。

对于很多病例，有经验的病理医生诊断时会综合评估病变的轮廓和形态，并与脑海记忆中以前观察到的色素痣和黑色素瘤进行比较。出于教学目的（对初学者也有实际意义），在此将介绍一种逐步诊断的方法，分别讨论各种诊断特征。首先低倍镜下观察病变的整体对称性。病变越复杂越不对称，黑色素瘤的可能性就越大（图12.51）。对于"厚"的原发性肿瘤，出现溃疡和成片肿瘤细胞，与良性黑色素细胞痣无任何相似之处，诊断黑色素瘤显而易见（图12.51）。但绝大多数情况下，病理医生需要诊断较"薄"的肿瘤，需要对下述参数进行系统分析，以便把它们和黑色素细胞痣区分开来（表12.15）。

对于表皮内黑色素细胞增生性病变（伴或不伴相关的真皮成分），首先确定是否存在原位黑色素瘤，这是有助于诊断的方法。对于缺乏表皮内成分的黑色素瘤需要采用不同的方法。

12.3.2.1 原位黑色素瘤的诊断特征

大部分皮肤黑色素瘤起初为表皮内黑色素细胞增生，可伴或不伴黑色素细胞痣。一般而言，原位黑色素瘤的特征是表皮内出现广泛的不规则分布的异型黑色素细胞。至少局部区域，单个黑色素细胞比细胞巢更明显。通常在上皮脚之间密集排列。黑色素细胞可出现在棘层中部和上部（Paget样扩散）。Paget样扩散谱系的一端是发育完好（Paget样原位黑色素瘤）（图12.52）；而另一端，Paget样细胞则很少或无，以单个黑色素细胞为主，沿着表皮-真皮交界处分布（雀斑样模式）（图12.53，图12.54）。同一病变内常见重叠的组织学排列模式。

其他有助于确定原位黑色素瘤的表现有：附属器上皮结构（毛囊漏斗部或小汗腺导管）内出现单个黑色素细胞，沿表皮-真皮交界处分布的肿

表12.15 普通型（典型）皮肤原发性黑色素瘤的组织学诊断

典型的皮肤原发性黑色素瘤组织学诊断
轮廓：不对称
边界：常境界不清
大小：直径常超过4mm，但确实存在小的黑色素瘤（直径2mm）
表皮内黑色素瘤成分
不规则的Paget样扩散和（或）广泛的雀斑样交界处增殖
以单个散在黑色素细胞为主
黑色素细胞不规则分布显著
交界处痣细胞巢的形状复杂、奇异
黑色素细胞沿着表皮–真皮交界处融合明显
黑色素细胞明显黏附性差
黑色素细胞的细胞异型性（不一）
真皮和（或）皮下黑色素瘤成分
复杂的不对称的生长模式
缺乏成熟或仅有轻微成熟现象
膨胀性结节
形状奇异的细胞巢
可有核分裂象
间质改变
可见苔藓样炎症反应
可见纤维化和真皮内退变
伴随的皮肤表面改变
黑色素瘤较色素痣更常见溃疡和（或）表皮消耗（上皮脚变平/消失）

瘤细胞明显地融合形成细胞巢，这种细胞巢通常体积大，形状不规则，细胞巢内的细胞缺乏黏附性。表皮和真皮间质常有继发改变：表皮改变如表皮萎缩、上皮脚消失，或称为表皮消耗；真皮改变如苔藓样炎症反应。黑色素细胞异型性显著，但有时可轻微，尤其在黏膜或慢性光损害皮肤发生的雀斑样黑色素瘤。在大多数病例中，分析病变的结构，尤其是黑色素细胞的生长方式是诊断关键。有时，尤其是小的、少细胞病变，细胞异型性在判断病变性质上权重更大。

12.3.2.2 原位黑色素瘤鉴别诊断

观察到Paget样扩散，尤其与并存的黑色素细胞痣的特征有关时，要牢记外伤、色素痣类型和解剖位置可以解释一部分Paget样扩散（表12.16）。

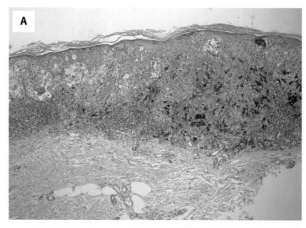

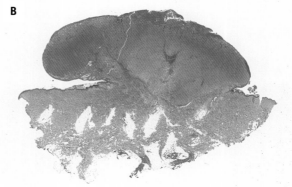

图12.51 黑色素瘤 A. 肿瘤轮廓不对称。B. 息肉样黑色素瘤

表12.16 Paget样黑色素瘤鉴别诊断

黑色素细胞痣
激惹性色素痣（摩擦/创伤）
复发痣/持续痣（以前的手术创伤）
肢端色素痣
Spitz痣
原位黑色素瘤

雀斑样原位黑色素瘤必须与日光性雀斑样黑色素细胞增多症、单纯雀斑及非典型雀斑样交界痣鉴别。如果临床上怀疑黑色素瘤，切除的标本是一个大的、不规则的交界处黑色素细胞增生，这时诊断雀斑样黑色素瘤比较容易。然而，如果仅取部分区域活检，病理医生不知道病变大小，诊断比较困难，甚至不可能。

鉴别慢性光损害皮肤上发生的雀斑样黑色素瘤（雀斑样原位黑色素瘤）和日光性黑色素细胞增生的最佳办法是选取临床上"正常"皮肤作为

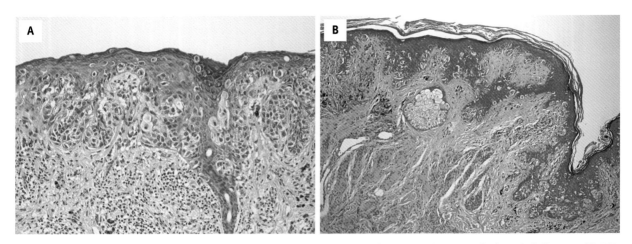

图12.52　Paget样原位黑色素瘤　A.　新发的Paget样原位黑色素瘤。B.　起源于黑色素细胞痣的Paget样原位黑色素瘤

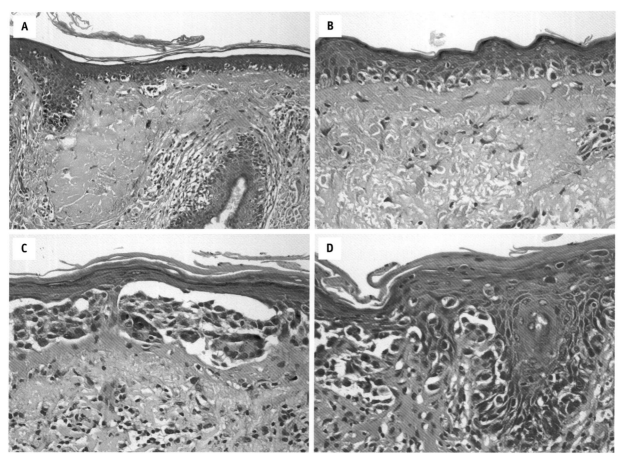

图12.53　雀斑样原位黑色素瘤　A.　单个黑色素细胞形成的非典型增生性病变，沿着表皮−真皮交界处和真皮漏斗部分布。B.　表皮−真皮交界处单个黑色素细胞占优势，上皮脚消失。日光性弹性纤维变性显著。C.　也可见到黑色素细胞巢。有些黑色素细胞为多核细胞。D.　表皮内黑色素细胞呈局灶性Paget样扩散。图A~D来自于同一例黑色素瘤的不同部位

对照，比较病变的黑色素细胞密度和黑色素细胞的异型性。但通常无法获得这样的对照活检。这时，切除标本的阴性切缘的皮肤或者同一患者相应部位的其他活检标本（如因基底细胞癌取材），这些都可作为对照的"正常"皮肤。如果没有对照，则表皮−真皮交界处出现融合的黑色素细胞强

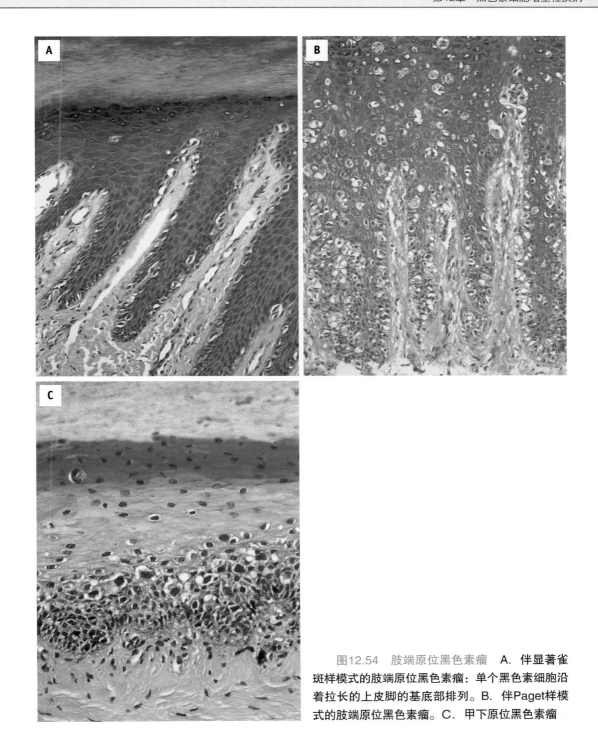

图12.54 肢端原位黑色素瘤 A. 伴显著雀斑样模式的肢端原位黑色素瘤：单个黑色素细胞沿着拉长的上皮脚的基底部排列。B. 伴Paget样模式的肢端原位黑色素瘤。C. 甲下原位黑色素瘤

烈支持黑色素瘤诊断。

非典型雀斑样交界痣与原位黑色素瘤的鉴别同样是个难题。雀斑样原位黑色素瘤的小病灶在组织学上无法与雀斑样异型增生性交界痣相鉴别。这时临床表现很重要，包括大小、部位、肉眼或皮肤镜观察到的复杂性。位于老年人慢性光损害头颈部的扁平皮损，非典型雀斑样交界处黑

色素细胞增生比原位黑色素瘤更常见。如果病变已存在一段时间，范围较小，界限清楚，组织学上巢状黑色素细胞比单个更占优势，仍然要诊断色素痣。如果单个黑色素细胞占优势，黑色素细胞在表皮-真皮交界处融合，并且界限模糊，更倾向诊断原位黑色素瘤。在缺乏伴随的真皮内痣成分的情况下，附属器上皮结构累及（增生的黑色

素细胞沿着毛囊漏斗部真皮交界处或末端汗腺导管分布）也支持诊断黑色素瘤而不是交界痣。出现数个多核巨细胞（星爆巨细胞），倾向诊断黑色素瘤，但它本身并不特异，也可出现于色素痣中。恶性雀斑样痣中常见跳跃式改变，而交界痣很少出现这种现象，这有助于两者鉴别。跳跃式改变是指在二维平面上交界处黑色素细胞的生长方式似乎不连续。沿着表皮-真皮交界处的非典型增生性黑色素细胞被具有日光性雀斑特征的舒展皮肤（黑色素细胞密度无明显增加）所中断，或被无明显病理改变（表现正常）的皮肤所中断。

12.3.2.3 浸润性黑色素瘤的诊断特征

如果已确诊原位黑色素瘤，并伴有真皮内黑色素细胞成分，那么下一个诊断问题是真皮内黑色素细胞是色素痣、浸润性黑色素瘤还是两者混合？如果真皮内成分向深部浸润性生长，伴有不对称性生长模式，则其浸润性质显而易见。另外，真皮内黑色素细胞出现活跃的非典型核分裂象，并且细胞学类似于原位黑色素瘤成分，则直接诊断浸润性黑色素瘤（图12.55）。

12.3.2.4 原发性浸润性黑色素瘤的鉴别诊断

如果已确定黑色素细胞起源，主要的鉴别诊

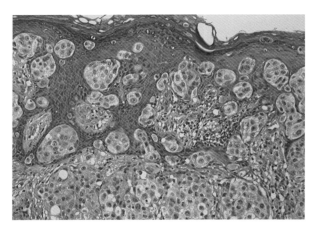

图12.55　浸润性黑色素瘤　真皮内黑色素细胞的形态类似于表皮内黑色素瘤细胞。真皮内黑色素细胞缺乏整齐的巢状结构，在真皮内弥散性浸润性生长

断就是皮肤原发性黑色素瘤还是黑色素细胞痣。黑色素瘤可假冒任何类型的色素痣的生长方式，也可起源于任何类型的色素痣。有关鉴别诊断的诸多问题，如浅表扩散性黑色素瘤和异型增生痣的鉴别、硬化性痣与促纤维增生性黑色素瘤的鉴别，分别在相应的色素痣或黑色素瘤亚型中详细讨论。

如果原位黑色素瘤植入附属器结构内并且导致附属器膨大（图12.56），可能会误认为浸润。另一个潜在问题是，当黑色素瘤起源于黑色素细胞痣时，可能会高估或低估浸润范围。如果黑色素瘤和色素痣之间细胞学和生长模式有明显差别（图12.57），则很容易鉴别。但是，如果浸润性肿瘤缺乏明显的异型性并且保持巢状生长方式，则将很难识别浸润，也难以测量浸润范围。

如果病变无色素，原发性黑色素瘤可与多种良性非黑色素细胞肿瘤混淆，与恶性非黑色素细胞肿瘤的情形更常见。在常规HE切片上，可能误认为黑色素瘤的良性肿瘤包括泡沫细胞和巨细胞较少的黄色肉芽肿，或偶尔伴发色素痣的纤维瘤。（可误诊为促纤维增生性黑色素瘤）。与黑色素瘤的形态有重叠的恶性肿瘤包括低分化癌、各种肉瘤和间变性大细胞淋巴瘤。对于这一系列鉴别，免疫组化染色通常能明确肿瘤细胞的分化类型，从而很少发生上述诊断混淆。

12.3.3 与预后相关的组织学参数

多种组织学特征在统计学上与预后相关。尽管不可能精确预知每个患者的临床预后，但预后因素对于指导临床很有价值，根据预后因素将患者分为不同层次的危险组，以便更好地确定手术或药物治疗方式的可能效果（与疾病的自然病程相比）。同样风险评估对与决定临床病情检查和随访的程度判断很有意义。对于单个患者的治疗来说，很重要的一点是应了解对具有某些特征患者组别的统计资料只是种概率。这些统计学资料不能预知某个个体的命运，总有违反概率的生存希望，同样尽管有良好的统计学资料也不能保证一

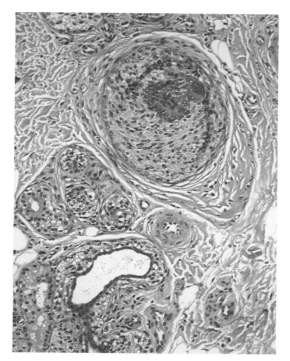

图12.56 类似于浸润性黑色素瘤样的原位黑色素瘤 **黑色素瘤细胞局限于汗腺和毛囊内基底膜的上皮部位**

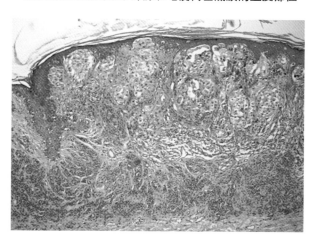

图12.57 起源于色素痣的黑色素瘤 **黑色素瘤和色素痣细胞的细胞学界限清晰**

定有好的预后。

大样本多因素分析中，已经确认肿瘤厚度是最强的预后参数。其他具有预后意义的参数包括溃疡、Clark水平、淋巴管血管浸润和（或）神经周围浸润、肿瘤核分裂率以及是否存在卫星转移灶。根据AJCC最新修订的黑色素瘤分期系统（2002年版），只有肿瘤厚度、溃疡和Clark水平被用于T分类的参数。肿瘤核分裂率可能被包括在下一版分期系统中。尽管分期系统中不包括淋巴血

管浸润、神经内浸润或神经周围浸润，但建议在病理报告包括这些发现。因为淋巴管血管浸润与疾病转移具有明确的相关性。神经累及常伴有局部复发增加。卫星灶的出现影响N分期。

12.3.3.1 肿瘤厚度

肿瘤厚度用目镜测微器测量，根据Breslow的测量方法，测量最深的浸润性黑色素瘤细胞到其上方表皮颗粒层的垂直距离，以毫米表示。如果上方表皮溃疡，则选择溃疡底部作为参照点测量。如果伴发黑色素细胞痣或附属器结构中出现原位黑色素瘤，测量时不应包括色素痣或原位黑色素瘤，只测量明确的浸润性黑色素瘤。

12.3.3.2 溃疡

溃疡是指与肿瘤相关的皮肤表面缺失。表皮常缺失和有炎症及肉芽组织反应。由于以前的外科手术或局部擦伤所致的溃疡不属于肿瘤性溃疡。肿瘤导致的溃疡内，邻近溃疡的表皮常消失或变薄。

12.3.3.3 显微解剖（Clark）水平

Clark水平体现黑色素瘤累及哪些显微解剖结构。Clark水平Ⅰ级：表皮内或原位黑色素瘤（图12.58A）。Clark水平Ⅱ级：肿瘤浸润部分真皮乳头层（（图12.58B）。Clark水平Ⅲ水平级：黑色素瘤充满真皮乳头层和（或）使真皮乳头层扩大（图12.58C）。Clark水平Ⅳ级：浸润性黑色素瘤达到真皮网状层，并且肿瘤细胞团被真皮网状层胶原完全包绕（图12.58D）。Clark水平Ⅴ级：黑色素瘤侵犯皮下脂肪甚至更深（如肌肉、骨骼）（图12.58E）。

12.3.3.4 肿瘤核分裂指数

肿瘤核分裂指数是指浸润性肿瘤细胞的核分

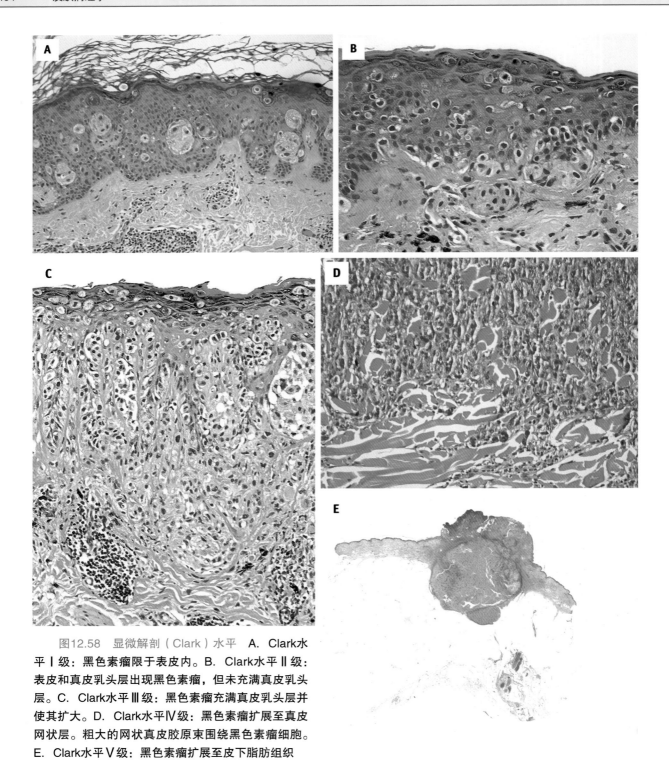

图12.58　显微解剖（Clark）水平　A．Clark水平Ⅰ级：黑色素瘤限于表皮内。B．Clark水平Ⅱ级：表皮和真皮乳头层出现黑色素瘤，但未充满真皮乳头层。C．Clark水平Ⅲ级：黑色素瘤充满真皮乳头层并使其扩大。D．Clark水平Ⅳ级：黑色素瘤扩展至真皮网状层。粗大的网状真皮胶原束围绕黑色素瘤细胞。E．Clark水平Ⅴ级：黑色素瘤扩展至皮下脂肪组织

裂数量/mm²。实际工作中，先扫描整个切片，观察浸润性黑色素瘤的核分裂象分布情况，找到核分裂象易见的区域（热点区域）并开始计数。在40倍物镜下随机选择浸润性黑色素瘤区域的其他高倍视野，计数肿瘤细胞的核分裂象，直到观察

1mm²范围。如果使用目前常用的显微镜，需要检查5个高倍视野。但最好校准自己用的显微镜在高倍下检查的视野，核实覆盖1mm²需要多少个高倍视野。

12.3.3.5 淋巴管或血管浸润

血管内出现肿瘤，排除了使用不洁手术刀或切片时将肿瘤组织推入空隙而产生的人工现象，可诊断为淋巴管血管浸润。如果血管腔内肿瘤细胞和血细胞混杂在一起，局部附着于血管壁（图12.59），或位于大血管内，或见于血管壁内（图12.60），则血管浸润明确。原发性黑色素瘤中血管浸润很少见。它常与大的肿瘤相关。有个相关术语叫亲血管性，是指黑色素瘤细胞呈套状围绕血管，其存在也是一个预后不好的表现。

12.3.3.6 神经受累

黑色素瘤可累及神经鞘（神经周围浸润）或侵入神经（神经内浸润）。累及神经不能视为恶性黑色素瘤的证据。也见于先天性色素痣或神经化的获得性普通色素痣及蓝痣。神经累及常用作亲神经性的同义词。但一些病理医生使用亲神经性这个术语表示神经瘤样生长模式以及黑色素瘤或色素痣的分化方向。亲神经病变通常显示多个神经束受累。图12.61示黑色素瘤累及神经。

12.3.3.7 卫星灶/局部皮肤转移

卫星灶是黑色素瘤局部转移，临床上可很明显（图12.62），也可仅表现为显微镜下卫星灶。卫星灶表现为远离浸润性肿瘤主体的肿瘤细胞聚集，应排除切片时因肿瘤细胞退缩而分开所致的人为假象（图12.63）。

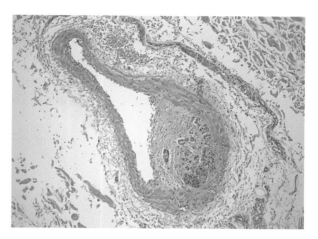

图12.60　血管浸润　**血管壁内可见肿瘤细胞**

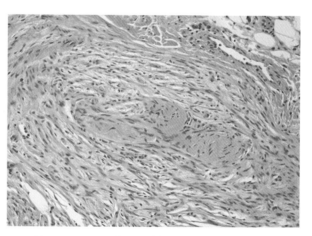

图12.61　累及神经　**梭形黑色素瘤细胞侵入和包绕外周神经**

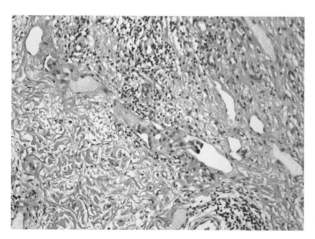

图12.59　淋巴管浸润　**淋巴管内出现黑色素瘤细胞团**

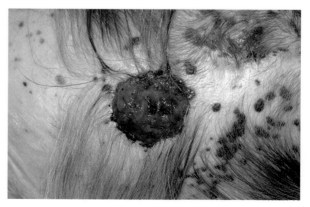

图12.62　临床上伴卫星灶的黑色素瘤　**头皮上原发性黑色素瘤结节被许多周围的小卫星结节围绕**

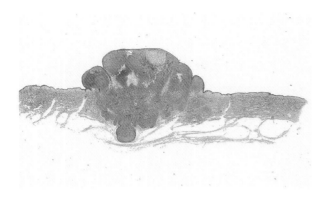

图12.63   病理上伴卫星灶的黑色素瘤   可见原发性黑色素瘤以及真皮内与肿瘤主体分开的黑色素瘤结节

12.3.3.8 肿瘤浸润性淋巴细胞

一些研究表明，黑色素瘤伴明显淋巴细胞浸润者预后较好。明显浸润是指密集浸润的淋巴细胞或者弥漫性累及整个浸润性肿瘤，或至少包绕和破坏浸润性肿瘤的整个进展性边界（图12.64）。任何缺乏这些特征的淋巴细胞浸润都归为"不明显"（大多数黑色素瘤有不明显的浸润）。如果没有淋巴细胞或淋巴细胞未浸润和破坏肿瘤，则命名为缺乏。

12.3.3.9 退化

退化（Regression）是指黑色素细胞的丢失或消失，一般认为是免疫介导的现象。在以前未做活检情况下，黑色素瘤的真皮或表皮内出现黑色素细胞骤然缺失区域，此时最容易识别为退化。退化的组织学痕迹包括各种间质改变，如炎症、水肿、纤维化、血管增生和噬黑色素细胞（图12.65）。有时整个肿瘤都可退化，可能只剩下退化黑色素细胞病变的轮廓。观察者之间对退化的评估常有明显的差异。报告退化的主要意义在于，如果原位黑色素瘤出现退化表现，那么就不能排除并存的浸润性黑色素瘤。然而重要的是，要认识到并非所有退化性病灶都是退化性黑色素瘤，也可能是退化的色素痣成分。伴有噬黑色素细胞的退化也可见于非黑色素细胞肿瘤，如基底细胞癌。另外，也不是每个噬黑色素细胞团或淋巴细胞团的出现都是退化所致。

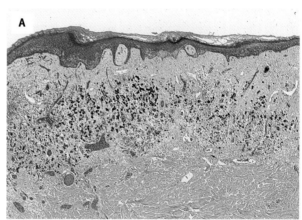

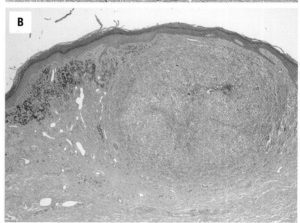

图12.65   退化性黑色素瘤   A．退化表现包括间质改变（水肿，血管增生，炎症）和黑色素细胞缺失。B．原发性结节性黑色素瘤伴邻近的退化表现

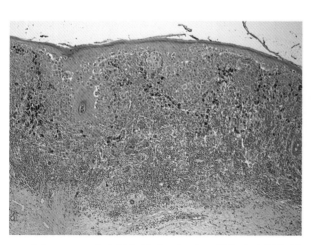

图12.64   肿瘤浸润的淋巴细胞   黑色素瘤浸润性前沿被淋巴细胞包绕和浸润

12.3.4 普通型黑色素瘤

皮肤黑色素瘤组织学上分为4个主要类型：浅表扩散性、恶性雀斑样、肢端雀斑样和结节性。前3种亚型是根据表皮内（原位）黑色素瘤成分的生长方式来分类。浅表扩散性黑色素瘤特征是表皮内黑色素瘤细胞呈显著的Paget样扩散（Paget样原位黑色素瘤），或出现许多形态完好的交界处黑色素细胞巢。这种类型黑色素瘤常伴黑色素细胞痣。恶性雀斑样黑色素瘤和肢端雀斑样黑色素瘤表现为表皮-真皮交界处单个黑色素细胞为主（雀斑样黑色素瘤）。恶性雀斑样黑色素瘤伴有显著的日光性弹力组织变性，好发于头颈部。肢端雀斑样黑色素瘤根据定义发生于肢端。结节性黑色素瘤是指浸润性黑色素瘤，无或仅有微小的原位黑色素瘤成分。

上述分型的正确性有很多的争论，肿瘤的主要组织学生长方式与解剖位置的关联程度也受到质疑，因为历史上的这种分型方案缺乏预后价值，组织学模式也有重叠（如恶性雀斑样或肢端黑色素瘤都可出现Paget样生长模式），而且观察者之间差异很大，许多病理医生日常工作中不再使用这种分型。但近期发现组织学模式在某种程度上与某种基因突变相关（见下文），引起了对这种黑色素瘤分型产生新的兴趣：组织学模式分析可能作为分子通路改变的筛查方法，并且因而与治疗相关。

黑色素瘤还可根据生长时期分型。所谓水平生长期指黑色素瘤扁平地向四周扩散，并认为此期缺乏转移能力。所谓垂直生长期指向下浸润性生长，具有转移能力。这个概念中，水平和垂直生长期并不完全等同于原位和浸润性黑色素瘤。水平生长期包括表皮内（原位）黑色素瘤，其真皮乳头层可见散在小的黑色素细胞团块，无分裂象，真皮内致密的肿瘤细胞团块的体积比最大的交界处黑色素细胞巢大。水平和垂直生长期概念已被纳入到一些预后模型，但仍有学者从理论和实际角度提出异议，因为一些水平生长期的黑色

素瘤随访发现转移，而一些垂直生长期黑色素瘤可通过单纯切除而治愈。

有证据说明黑色素瘤具有遗传异质性，可通过分子标记（染色体异常谱）和分子学突变（如BRAF、KIT、各种信号通路）分型。分子学改变似乎与解剖位置、光损害模式及组织学模式相关（如BRAF突变常起源于无慢性光损害皮肤的色素痣的浅表扩散性黑色素瘤，罕见于慢性光损害皮肤以及少或无光损害的肢端、黏膜部位，KIT突变主要见于肢端、黏膜雀斑样和显著色素沉着的黑色素瘤）。黑色素瘤的分子分型目前主要是研究价值，但对于选择适用于各种靶向特异性突变治疗方法的患者将可能发挥越来越大的作用。

12.3.5 黑色素瘤少见亚型

黑色素瘤有许多少见的组织学亚型（表12.17）。将它们与普通型黑色素瘤区分的主要目的是提醒病理医生黑色素瘤具有形态异质性，有助于避免诊断陷阱。

表12.17 皮肤黑色素瘤的少见亚型

皮肤黑色素瘤少见亚型
梭形细胞黑色素瘤-非特指
促纤维增生性黑色素瘤（纯型和混合型）
亲神经性黑色素瘤
痣样黑色素瘤
Spitz痣样黑色素瘤
蓝痣样黑色素瘤
巨噬细胞丰富的黑色素瘤
小细胞黑色素瘤
形态奇特的罕见肿瘤（如印戒细胞、气球样细胞、黏液样）

12.3.5.1 梭形细胞黑色素瘤

以梭形细胞形态为主的黑色素瘤包括多种肿瘤（图12.66）。如果纤维性间质遍布整个浸润性成分，称为促纤维增生性黑色素瘤（DM）。如果神经内或围神经浸润明显，出现神经瘤样生长模式，称为亲神经性黑色素瘤（NM）。梭形细胞黑色素瘤

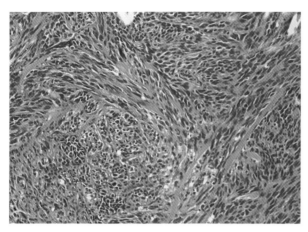

图12.66　梭形细胞黑色素瘤　非促纤维增生性梭形细胞黑色素瘤。肿瘤由非典型梭形黑色素细胞构成，无任何明显的瘤内纤维化

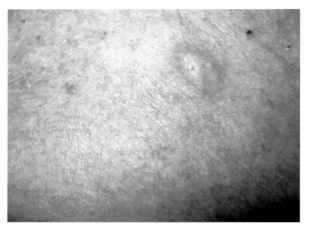

图12.67　促纤维增生性黑色素瘤　一个肉色结节，临床上考虑瘢痕疙瘩，但组织学上是促纤维增生性黑色素瘤

（SCM）可为促纤维增生性或亲神经性，也可兼有两者特征，还可均无两者特征，后者称为梭形细胞黑色素瘤-非特指。有些梭形细胞黑色素瘤有显著的色素沉着。但绝大多数为无色素性或少色素性。无色素性梭形细胞黑色素瘤的主要诊断问题是可能与多种肉瘤或肉瘤样癌混淆。

12.3.5.2 促纤维增生性黑色素瘤

临床表现

　　促纤维增生性黑色素瘤不到浸润性黑色素瘤的4%（表12.18），通常发生于老年人的头颈部，然而也可见于其他任何部位（包括黏膜），还可见于年轻人。临床表现常无特征性。常呈淡红色结节，类似瘢痕疙瘩或皮肤纤维瘤（图12.67）。与普通的黑色素瘤相比，促纤维增生性黑色素瘤具有不同的临床病程，表现为局部皮肤/皮下组织内较高的复发倾向，但局部淋巴结转移较少。远处转移通常首先发生于肺部。有证据表明促纤维增生可能是一个预后良好的表现，尤其是肿瘤厚度超过4mm的患者。

组织学特征

　　促纤维增生性黑色素瘤特征为显著纤维化间质内散在无色素性梭形黑色素细胞，低倍镜下肿瘤呈粉红色（图12.68，图12.69）。伴发的原位黑色素瘤成分常以基底部显著的雀斑样生长方式（恶性雀斑样痣）为主。近1/3病例未发现并存的原位黑色素瘤成分。当促纤维增生性黑色素瘤确诊时，大部分肿瘤已经累及真皮网状层。常扩展至皮下组织，脂肪被纤维组织替代。促纤维增生性黑色素瘤常有成片淋巴细胞浸润以及神经周围或神经内浸润（图12.69）。典型或单型促纤维增生性黑色素瘤，整个肿瘤呈少细胞性纤维化黑色素细胞肿瘤（图12.68，图12.69）。如果普通型黑色素瘤仅有部分或少量纤维化，可称为混合型或复合型促纤维增生性黑色素瘤（图12.70）。

表12.18　促纤维增生性黑色素瘤

临床表现
常见于老年人，也可发生于年轻人
最常累及头颈部慢性光损害皮肤，但也可发生于任何部位，甚至黏膜
常局部复发
淋巴结很少累及

组织学表现
原位黑色素瘤：见于2/3病例（常是雀斑样型）
浸润性黑色素瘤
　常为无色素性梭形细胞
　纯型：肿瘤主体显著纤维化，肿瘤细胞通常稀少
　复合型/混合型：典型的少细胞性纤维化成分伴非促纤维增生性黑色素瘤
常见神经累及
常见成片淋巴细胞浸润
细胞异型性不一，至少可发现散在的核深染的梭形细胞

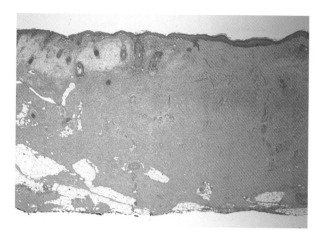

图12.68　促纤维增生性黑色素瘤　促纤维增生性黑色素瘤的全貌，显示真皮和皮下组织内弥漫性纤维化，伴有原位黑色素瘤

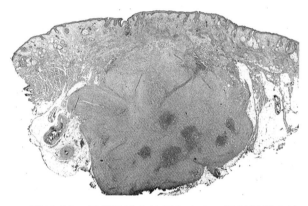

图12.69　促纤维增生性黑色素瘤　促纤维增生性黑色素瘤呈结节性纤维化模式，常伴有淋巴细胞聚集

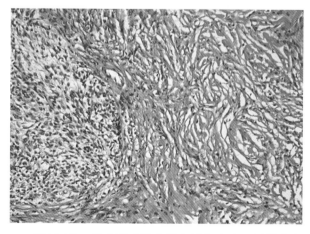

图12.70　复合型（混合型）黑色素瘤　无肿瘤内纤维化的实性黑色素瘤结节与典型的促纤维增生性黑色素瘤相混合

促纤维增生性黑色素瘤中肿瘤细胞非典型的程度各异。黑色素细胞可相对温和，类似纤维母细胞或施旺细胞。但通常至少散在伴有大而深染细胞核的多形性黑色素细胞。有时以多形性细胞为主。

鉴别诊断

促纤维增生性黑色素瘤常长期误诊，占黑色素瘤相关医疗差错的很大部分。最大的诊断陷阱是将促纤维增生性黑色素瘤误认为真皮瘢痕或纤维瘤。对于任何少见的或其他方面不能解释的发生在头颈部慢性光损害皮肤上的瘢痕样真皮梭形细胞增生（图12.71），明智的方法是做S-100蛋白免疫组化染色。对于以前做过活检的恶性雀斑样痣病例，免疫组化染色对于评估和测量浸润性促纤维增生性黑色素瘤的浸润范围也有用。

促纤维增生性黑色素瘤也要与纤维组织增生性（硬化性）色素痣和非黑色素细胞性肿瘤相鉴别（表12.19），后者如皮肤纤维瘤、神经纤维瘤、纤维肉瘤、肉瘤样癌、促纤维增生性平滑肌肉瘤。促纤维增生性黑色素瘤有一些区别于硬化性色素痣的组织学表现，如伴发原位黑色素瘤（如果存在）、不对称轮廓、肿瘤较大、深部浸润、出现细胞异型性和核分裂象及常见成片淋巴细胞浸润。另外，促纤维增生性黑色素瘤仅有S-100蛋白免疫组化染色阳性，而促纤维增生性色素痣常A103阳性，有时HMB-45也阳性。促纤维增生性黑色素瘤与非黑色素细胞肿瘤常可通过前者弥漫强阳性表达S-100蛋白而区分。

12.3.5.3 亲神经性黑色素瘤

亲神经性黑色素瘤是浸润性黑色素瘤的一种亚型，通常侵犯肿瘤主体周围的神经干的神经束膜或神经内膜（图12.72）。亲神经性黑色素瘤常无色素。也可有促纤维增生表现（促纤维增生性亲神经性黑色素瘤），但不一定都会出现。有些亲神经性黑色素瘤瘤内缺乏或仅有少量肿瘤内纤维化。亲神

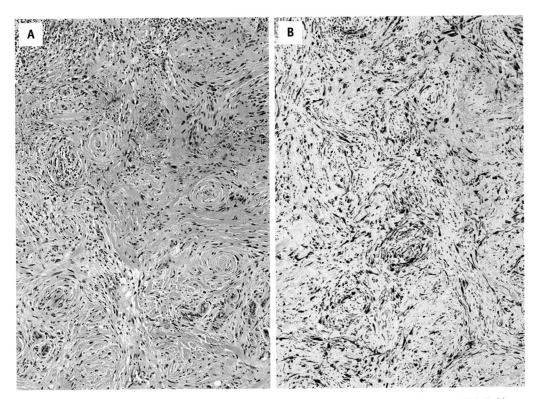

图12.71　促纤维增生性黑色素瘤　A. 肿瘤呈炎性瘢痕样外观。B. 肿瘤细胞S-100蛋白阳性

经性黑色素瘤也可呈创伤性神经瘤样模式。偶尔，上皮样细胞黑色素瘤显示明显的神经累及。

表12.19　鉴别诊断：硬化性色素痣与促纤维增生性黑色素瘤

> **支持黑色素瘤的表现**
> 　轮廓
> 　　不对称
> 　表皮内黑色素细胞增殖
> 　　原位黑色素瘤
> 　真皮内黑色素细胞增殖
> 　　界限不清，弥漫浸润
> 　　核深染的梭形细胞
> 　　成片淋巴细胞浸润
> 　　浸润至皮下组织
> 　　核分裂象
> 　免疫组化染色
> 　　Melan-A，gp100，酪氨酸酶和MITF染色阴性
> 　　Ki-67标记指数增高
> **伴发表现**
> 　显著日光性弹性纤维变性

亲神经性梭形细胞黑色素瘤与恶性外周神经鞘瘤（MPNST）鉴别困难。尽管黑色素瘤和恶性外周神经鞘瘤都表达S-100蛋白，但这个标记物的免疫组化染色依然有用。一般情况下，绝大多数恶性外周神经鞘瘤仅弱阳性和灶性阳性表达S-100蛋白，而绝大多数黑色素瘤为弥漫强阳性。解剖部位在鉴别诊断时同样重要。大多数散发的头颈部（即临床上不考虑神经纤维瘤病）浅层软组织内有施旺细胞样外观的恶性梭形细胞肿瘤是黑色素瘤；而深部软组织和脊椎旁的梭形细胞肿瘤倾向于MPNST。

12.3.5.4 痣样黑色素瘤

痣样黑色素瘤是一种小型结节性黑色素瘤（图12.73）。粗看貌似色素痣的黑色素细胞增生，仔细检查后发现缺乏成熟、出现核分裂和（或）异型黑色素细胞形成膨胀性聚集而诊断黑色素瘤（表12.20）。多种病变被称为"痣样"。使用"痣样"黑色素瘤这一术语是为了强调诊断挑战性或诊断陷阱：在缺乏明显的表皮内（原位）黑色素

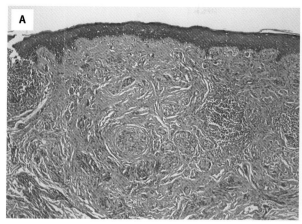
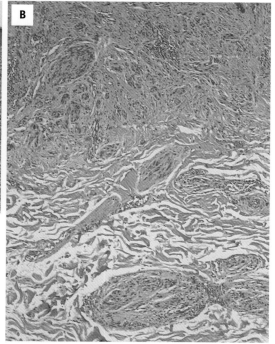

图12.72 亲神经性黑色素瘤 A. 伴丛状生长模式的梭形细胞黑色素瘤。B. 肿瘤周围的数个神经干被黑色素瘤累及

瘤成分时，起源于黑色素细胞痣或貌似黑色素细胞痣的小结节性黑色素瘤难以识别。没有可靠证据表明痣样黑色素瘤是预后独特的黑色素瘤亚型。如果对组织学预后参数进行校正，诊断为痣样黑色素瘤的肿瘤生物学行为与其他常见浸润性黑色素瘤相似。

表12.20 痣样黑色素瘤

临床表现
常呈小丘疹（作为痣送检，检查目的是排除非典型性）

组织学表现
痣样全貌
缺乏明显的原位黑色素瘤表现
巢状生长方式
无/缺乏成熟现象或不明显
异型黑色素细胞形成局灶性膨胀性细胞巢
真皮内黑色素细胞常见核分裂象
上皮脚细长

12.3.5.5 Spitz样黑色素瘤

Spitz样黑色素瘤（图12.74）是指具有Spitz痣特征的黑色素瘤，如出现大的梭形和上皮样黑色素细胞，伴有表皮增生，或罕见Kamino小体。现在仍不清楚有Spitz样特征的黑色素瘤是否具有不同的生物学行为（可能浸润性较弱）。目前，Spitz样黑色素瘤的病名主要是强调黑色素瘤与Spitz痣难以区分。

12.3.5.6 起源于或假冒蓝痣的黑色素瘤（所谓恶性蓝痣）

黑色素瘤可起源于蓝痣（图12.75），也可酷似蓝痣，历史上称之为恶性蓝痣。这种黑色素瘤常有非常明显的色素沉着，缺乏表皮内成分。如果黑色素瘤细胞具有多形性并且核分裂活跃，伴或不伴坏死，紧邻于良性（常为富细胞性）蓝痣，那么这种罕见黑色素瘤亚型容易诊断。如果异型性不明显，缺乏坏死，则难以识别其恶性本质。当出现成片上皮样细胞并且通常伴有核分裂指数升高，往往预示富细胞性蓝痣出现恶性转化，这种现象并不少见。然而，个别病例不能明确区分早期黑色素瘤和富细胞性蓝痣伴非典型特征。

起源于蓝痣的黑色素瘤被发现时，通常已处于临床Ⅱ期或更晚期，往往表现为侵袭性临床过

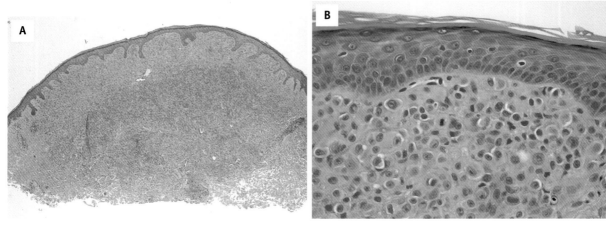

图12.73 痣样黑色素瘤 A. 病变整体呈痣样。缺乏明显的表皮内黑色素瘤。B. 真皮内异型上皮样黑色素细胞膨胀性聚集伴核分裂象

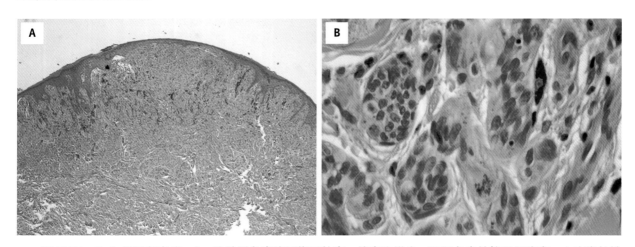

图12.74 Spitz样黑色素瘤 A. 这种黑色素瘤呈楔形轮廓，伴表皮增生。可见色素性梭形细胞束，上皮脚灶性缺失。B. 真皮内黑色素细胞可见核分裂象。患者死于转移性黑色素瘤。本例最初误诊为Spitz痣

程。然而，文献中无对照的资料提示存在某些亚型（缺乏坏死和显著多形性），其临床病程类似低度–中级别肉瘤，其特征是局部皮下反复复发，罕见远处转移（多为晚期转移）。

类似于蓝痣的黑色素瘤通常假冒富细胞性蓝痣，但偶尔也可酷似上皮样蓝痣。上皮样蓝痣样黑色素瘤的诊断依据包括细胞异型性、缺乏成熟现象、无成熟的树突状黑色素细胞、出现淋巴细胞灶和核分裂象。

12.3.5.7 小细胞黑色素瘤

小细胞亚型黑色素瘤的组织学特征性是细胞深染、胞质稀少或无（图12.76）。这种细胞学特征

的意义尚不清楚。大多数小细胞黑色素瘤的成人病例伴有明显的原位黑色素瘤成分，没有诊断问题。然而，伴大量核分裂象和凋亡小体的结节性小细胞黑色素瘤非常类似于小细胞恶性肿瘤，如神经内分泌癌、淋巴瘤、Ewing肉瘤或神经母细胞瘤，但非常罕见。可发生于儿童或成人。临床病程更具浸润性，但证据仅是个案报道。通过S-100蛋白免疫组化染色，很容易诊断为黑色素瘤。儿童小细胞黑色素瘤也称为黑色素母细胞瘤（图12.76）。

12.3.5.8 气球样细胞黑色素瘤

黑色素瘤可有一种怪异的组织学表现，就是

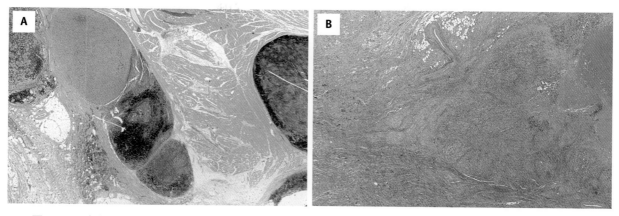

图12.75 起源于蓝痣的黑色素瘤 A. 黑色素细胞形成大结节伴灶性坏死和黑色素沉着。B. 结节出现于蓝痣背景下。可见从普通性蓝痣到富细胞性蓝痣再到伴坏死的黑色素瘤的移行

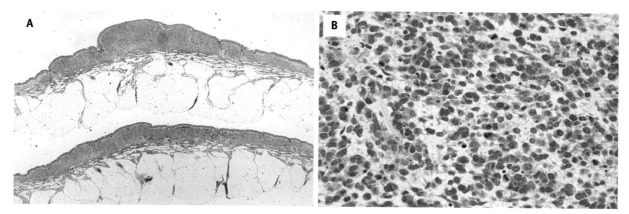

图12.76 小细胞性黑色素瘤 A. 起源于先天性色素痣的小细胞黑色素瘤的全貌。B. 小而深染的黑色素细胞具有大量核分裂象和单个细胞坏死。本例发生于4岁儿童，并有肺部转移

出现大的上皮样细胞，胞质丰富透亮（图12.77），从而识别原发性气球样细胞黑色素瘤，但偶尔可与其他皮肤原发性透明细胞肿瘤相混淆。认识气

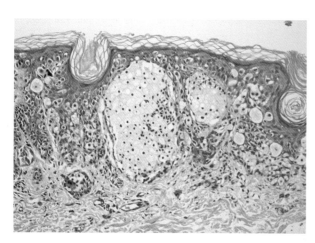

图12.77 气球细胞性黑色素瘤 黑色素瘤伴大的淡染上皮样细胞（气球细胞）

球样细胞的形态学特征主要是鉴别诊断的需要，应当进一步检查以鉴别转移性透明细胞肿瘤（转移性肾癌或肾上腺皮质癌）。原发性或转移性黑色素瘤出现气球样细胞无预后意义。

12.3.5.9 印戒细胞黑色素瘤

黑色素瘤也可呈印戒细胞形态（图12.78）。此型黑色素瘤对预后无意义，在分析转移性或黏膜印戒细胞肿瘤的鉴别诊断时，应包括黑色素瘤。

12.3.5.10 疣状黑色素瘤

有些黑色素瘤伴有明显的乳头瘤样表皮增生，临床上类似疣或脂溢性角化病。认识此型黑色素

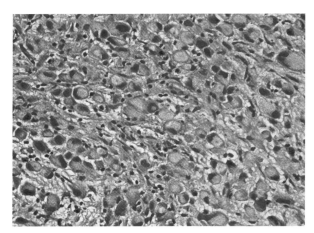

图12.78 印戒细胞性黑色素瘤 黑色素瘤伴偏位核和胞质空泡，形成印戒样形态

瘤有助于临床医师警惕这种临床陷阱。

12.3.5.11 噬黑色素细胞丰富的黑色素瘤

有些黑色素瘤含有许多吞噬黑色素的巨噬细胞而使病变颜色很深（图12.79），历史上称为动物型黑色素瘤，因其类似动物（如马）深黑色的黑色素细胞肿瘤。有理由不主张使用动物型黑色素瘤这一诊断名词。校正其他预后参数，没有证据表明噬黑色素细胞丰富的黑色素瘤具有不同的生物学行为。

12.3.5.12 软组织黑色素瘤（透明细胞肉瘤）

这种肿瘤通常归为肉瘤，但因肿瘤细胞有黑

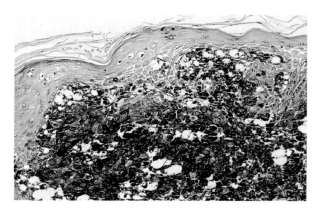

图12.79 噬黑色素细胞丰富的黑色素瘤 原发性黑色素瘤伴转移，由含有大量色素的上皮样黑色素瘤细胞组成，混杂着许多噬黑色素细胞

色素细胞分化的证据并且需要与皮肤黑色素瘤相鉴别，故在此讨论。

临床表现

如病名所述，此型具有黑色素细胞分化的肿瘤起源于深部软组织的筋膜和腱膜，也可扩散至皮下甚至真皮。通常发生于青少年和年轻人的肢端，也可发生于许多其他解剖位置。大多数患者最终死于转移性黑色素瘤。

组织学特征

肿瘤细胞呈巢状或束状浸润至深部软组织（图12.80）。肿瘤细胞可呈淡染（透明细胞表现）或嗜酸性、梭形或上皮样。肿瘤边缘常见"花环样"多核巨细胞。

原发性肿瘤常无明显的多形性。软组织黑色素瘤的免疫组化染色与皮肤黑色素瘤无法区分。S-100蛋白、gp100和Melan-A通常阳性。电镜下可见黑色素小体。

鉴别诊断

软组织黑色素瘤或透明细胞肉瘤可与原发性或转移性皮肤黑色素瘤及富细胞性蓝痣混淆。其位置深和缺乏表皮内病变是与皮肤原发性黑色素瘤的鉴别要点。来自于皮肤黑色素瘤的转移灶，其多形性常比软组织黑色素瘤更加明显。如果需要明确鉴别，分子学检查具有决定性作用。与皮

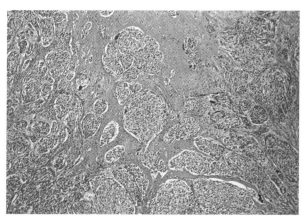

图12.80 透明细胞肉瘤 巢状和束状排列的黑色素瘤细胞位于深部腱膜组织中

肤黑色素瘤不同，软组织部分的黑色素瘤常伴有特异性易位，即t（12;22）（q13;q13）。该基因融合产物包含22号染色体上EWS基因和ATF1基因。

12.3.5.13 恶性潜能未定的黑色素细胞肿瘤/交界性病变

有经验的病理医生通过评估组织学能可靠地诊断大部分黑色素细胞肿瘤，但少数肿瘤就是不能确定是否为黑色素瘤。有不同的方式表述这种不确定性。如"恶性潜能未定的黑色素细胞肿瘤"和"交界性病变"这些术语，是病理医生表达不能区分色素痣和黑色素瘤的方式。这种情形不一定是因为经验不足或知识有限而导致的诊断失败，有时在光镜下对某种罕见肿瘤只能如实描述。

因为个人经验积累的不同（每日观察大量病例不一定比随访疑难病例更有意义）以及是否愿意承认不认识这个病例，这类病例的诊断常有争议。当面对诊断争议和不确定时，提倡实事求是的做法。明智的做法是从德高望重的同事那里得到另一种意见。只要不能明确排除黑色素瘤（即数个有经验病理医生考虑黑色素瘤），必须承认这是个有诊断争议的黑色素细胞肿瘤，但要全部切除。如果有足够的肿瘤组织可用来进行比较基因组杂交或荧光原位杂交检查，推荐使用这些辅助技术。如果确实有许多黑色素瘤特有的染色体异

常，那么原来有诊断疑问的肿瘤很可能就是恶性黑色素瘤。

有些描述的黑色素细胞肿瘤亚类最好考虑为暂定亚型，如上皮样黑色素瘤或副神经节瘤样真皮黑色素细胞肿瘤。这些罕见的病例报道是否是真正的新的疾病实体，还是少见色素痣与黑色素瘤的混合形式？目前还不清楚。（上皮样黑色素瘤可能是上皮样蓝痣和蓝痣样黑色素瘤的混合；副神经节瘤样真皮黑色素细胞肿瘤可能是无色素富细胞性蓝痣和尚未转移的原发性结节性黑色素瘤的混合。）

12.3.5.14 与上皮性肿瘤并发的黑色素细胞增生

有时，色素痣或黑色素瘤可起源于上皮性肿瘤并与上皮性肿瘤密切地混杂。这种现象可见于以下情形：畸胎瘤、神经内分泌错构瘤（先天性痣伴有异源性成分）或碰撞瘤，如并发脂溢性角化病、鳞状细胞癌或基底细胞癌。当色素痣或黑色素瘤与另一种上皮性肿瘤碰撞时，可移居和植入其中。鳞状黑色素细胞肿瘤和基底黑色素细胞肿瘤属于一种组织学模式，通常是一种碰撞现象的表现，如皮肤黑色素瘤转移灶与基底细胞癌或鳞状细胞癌的碰撞（图12.81）。注意不要把黑色素瘤伴发的旺炽性反应性假上皮瘤样表皮增生误认为鳞状细胞癌合并黑色素瘤。

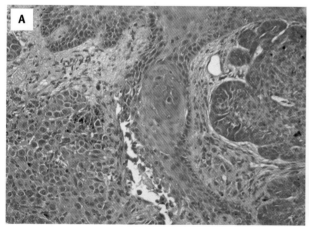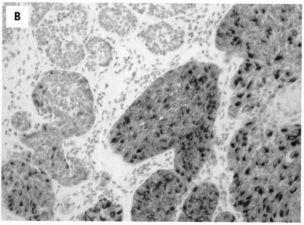

图12.81 基底黑色素细胞肿瘤 A. 黑色素瘤转移至基底细胞癌部位（碰撞现象）。B. gp100（HMB-45）免疫组化染色阳性说明黑色素瘤细胞植入基底细胞癌，这种模式类似于所谓的基底黑色素细胞肿瘤

12.4 转移性恶性黑色素瘤

约1/3原发性浸润性皮肤黑色素瘤发生转移。扩散模式不可预知。可累及躯体任何部位。黑色素瘤可通过血管和淋巴管扩散至远处部位。最初转移部位具有预后意义。局部淋巴结转移患者，淋巴结切除术后5年生存率可在20%~50%之间。累及内脏的远处转移患者生存率仅5%。最初转移至淋巴结、皮肤和软组织比内脏更常见。转移一般分为局部和远处转移。

12.4.1 局部转移（AJCC Ⅲ期）

局部转移包括肿瘤出现于原发性肿瘤的引流淋巴结（图12.82，图12.83）以及原发性肿瘤与局部淋巴结之间的皮肤和软组织。后者历史上分为

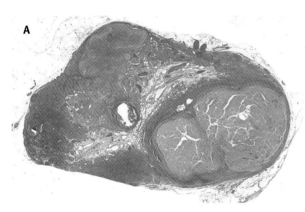

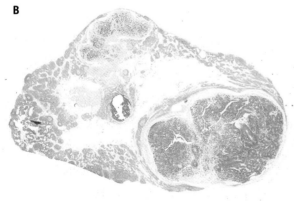

图12.82　黑色素瘤转移至淋巴结　A. 淋巴结非色素性转移性黑色素瘤沉积的全貌。B. 肿瘤细胞Melan-A免疫组化染色阳性

卫星灶和中转转移。转移肿瘤离原发性肿瘤半径少于2cm归为卫星灶。如果转移距离较远，定义为中转转移。因为卫星灶和中转转移在生物学行为和预后上有相同的过程，区别很随意，也并非必须。

12.4.2 前哨淋巴结活检

在美国和澳大利亚，对绝大多数肿瘤厚度≥1mm的皮肤原发性黑色素瘤患者，进行前哨淋巴结定位和活检已成为标准步骤。这个步骤也通常适用于肿瘤厚度稍微少于1mm，但出现溃疡或扩散至真皮网状层的患者。但迄今为止没有证据表明前哨淋巴结活检对总生存率有利，反而产生了医源性疾病相关的费用和风险，故前哨淋巴结活检的广泛使用受到批评。前哨淋巴结活检支持者认为寻找潜在的有益治疗的研究一直在进行，至少这个步骤提供了强有力的预后信息。对于将要参与临床试验的患者，我们看到了前哨淋巴结活检的作用。在这种情形下，根据复发风险度将患者进行分类至关重要。否则因治疗干预而产生的生存差异可能不会很明显。因为已确立前哨淋巴结活检是最强的预后参数，所以仔细的病理检查是重要的。

为得到最好结果，应沿淋巴结纵轴在门部将前哨淋巴结一分为二。绝大部分病理实验室会检

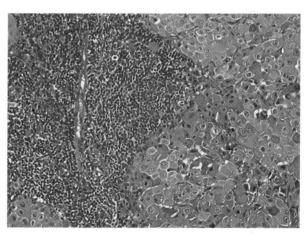

图12.83　黑色素瘤转移至淋巴结　出现细胞异型性和色素性肿瘤细胞

查多个HE染色和免疫组化染色切片。根据经验，三张HE切片和两张免疫组化染色切片（S-100蛋白和Melan-A/Mart-1或HMB-45）就足够了。而更多水平和更多切片的免疫组化染色可能会发现单个细胞转移的少见病例，但迄今为止没有证据表明更广泛分析得出的结果可抵消额外所需的时间和费用。事实上最近证据显示通过常规HE染色检出的转移才有临床相关性的预后意义。与最初的希望相反，额外连续切片或酪氨酸酶的PCR分析得到的结果不能改进对预后的判断。

采用三张HE和两张免疫组化染色切片常规分析，前哨淋巴结检出的转移率为15%~20%。在我们实验室，首先检查一张HE切片。如果发现转移性肿瘤（图12.83），不需要进一步检查。如果没发现有转移，则进行更多层面的切片和免疫组化染色。绝大多数病例，免疫组化染色阳性肿瘤与HE染色切片组织学有明确的相关性。但也有少数病例仅在免疫组化染色中发出单个细胞或微小转移。免疫组化染色发现少量的单个阳性肿瘤细胞（排除因技术问题产生的假阳性）的意义目前还有争论。

12.4.3 远处转移（AJCC Ⅳ期）

任何超出区域淋巴结及其引流区域的转移都称为远处转移，包括皮肤、软组织、远处淋巴结及内脏转移。最初转移的部位影响预后。无内脏转移患者比内脏转移者生存时间长。有证据表明内脏转移中，肺转移患者比其他内脏转移者生存时间长。

黑色素瘤能以任何方式转移至任何部位。但一般规律下，内脏转移中最常见的最初转移部位是肺（15%~20%）、肝（15%~20%）和脑（10%~20%），其次是骨和肠道。

12.4.4 转移性黑色素瘤的鉴别诊断

12.4.4.1 转移性黑色素瘤假冒其他肿瘤

如果患者有已知的原发性黑色素瘤和表现为色素性转移灶（图12.81），则转移性黑色素瘤的诊断很明确。如果是无色素性转移灶，诊断则具有挑战性，因为黑色素瘤组织学表现变化很大，可类似多种原发性或转移性非黑色素细胞肿瘤，如淋巴瘤、癌或肉瘤。在缺乏黑色素情况下，黑色素细胞分化抗原的免疫组化染色对鉴别诊断很有帮助（表12.21）。当然，如果能对比原发性肿瘤，并发现浸润性原发性肿瘤形态与转移肿瘤一致，不需要免疫组化染色也能诊断。然而，黑色素瘤往往在转移灶中比原发性肿瘤显示更明显的多形性。此外，有些患者患有其他恶性肿瘤，使得临床表现和判断转移性肿瘤的来源更加复杂。

表12.21 黑色素细胞免疫组化检测试剂

抗原	抗体	敏感性	特异性（对于转移性黑色素瘤）
S-100蛋白	抗S-100蛋白	>95%	低
糖蛋白100	HMB-45	75%	高
Melan-A/Mart-1	A103/M2-7C10	80%	高
酪氨酸酶	T311	80%~90%	高
MITF	C5/D5	80%~85%	中
未知	PNL2	85%	高
TRP-1	TA99（Mel-5）	90%	高

注：MITF：小眼畸形相关转录因子；TRP：酪氨酸酶相关蛋白。

表12.22　Spitz痣和黑色素瘤鉴别诊断

支持黑色素瘤的特征
整体特征
不对称
表皮内黑色素细胞增生
周围边界不清
单个黑色素细胞比细胞巢多
不规则和明显的Paget样扩散，尤其边缘处
沿表皮–真皮交界处细胞巢融合
真皮内黑色素细胞成分
缺乏成熟现象
非痣样生长方式：细胞聚集成外形怪异的团块，缺乏细 　　胞巢，成片聚集
核分裂象，尤其在病变深部
非典型核分裂象
黑色素细胞坏死
明显核异型（核大而深染）
"横纹肌样"特征
伴随表现
溃疡
上皮脚明显变平（表皮消耗）
缺乏暗淡的粉红色小球

　　当黑色素瘤呈未分化或少见形态改变时，特别是不知道曾经有原发性黑色素瘤的病史时，鉴别诊断最大的陷阱是未考虑到黑色素瘤。这些罕见的无色素类型黑色素瘤包括梭形细胞特征（与肉瘤或肉瘤样癌相鉴别）、印戒细胞特征（与腺癌相鉴别）、气球细胞或透明细胞特征（与肾细胞癌或肾上腺皮质癌相鉴别）及黏液样或巨细胞特征（与肉瘤相鉴别）。针对可能肿瘤类型的一组免疫组化染色常可给出明确诊断。

12.4.4.2 原发性肿瘤不明的转移性黑色素瘤

　　临床上，5%~10%转移性黑色素瘤患者未发现明显的原发性肿瘤（通过病史、临床检查和回顾既往活检），其中2/3有淋巴结转移（尤其是腋窝、腹股沟或颈部）。通常认为这种现象与皮肤黑色素瘤完全消退有关。在诊断无明确原发性肿瘤之前，需除外潜在的皮肤外原发性部位的可能，如眼、口咽、鼻咽、肛门生殖器黏膜和软组织。特别是肝转移性黑色素瘤，必须高度考虑原发性脉络膜黑色素瘤的可能。如果肿瘤呈色素性并发生于诸如肺或肝等部位，在不知道原发性部位的情况下，直接诊断转移性黑色素瘤，因为这些部位不会发生原发性黑色素瘤。如果肿瘤无色素，免疫组化检查往往能证实瘤细胞有黑色素细胞分化。在大多数部位，如淋巴结、脑或肺实质内，转移性形态特征很明显。然而，如果在皮肤、鳞状上皮黏膜、软组织或软脑膜出现黑色素瘤结节，仅凭形态学很难鉴别转移与原发性。

表12.23　鉴别黑色素细胞肿瘤与组织学类似肿瘤的免疫组化染色

标记抗体	黑色素瘤	癌	肉瘤	淋巴瘤
S–100蛋白	+	–或+–[1]	–或+[2]	–
T311/HMB45/M2–7C10	+	–	–	–
A103	+	–（+）[3]	–	–
细胞角蛋白	–（+）[4]	+	–或+[5]	–
淋巴细胞标记	–	–	–	+
肌肉标记	–（+）[6]	–（+）[7]	–或+[8]	–

注：[1]有些癌，如肌上皮癌，S–100蛋白阳性；
　　[2]滤泡树突状细胞肿瘤S–100蛋白阳性，恶性神经鞘瘤或腺泡状软组织肉瘤S–100蛋白也可阳性；
　　[3]肾上腺皮质癌Melan A可阳性；
　　[4]有些黑色素瘤表达细胞角蛋白（如Cam5.2）；
　　[5]有些肉瘤，如上皮样肉瘤或血管肉瘤，表达细胞角蛋白；
　　[6]有些梭形细胞黑色素瘤可表达平滑肌肌动蛋白和（或）结蛋白；
　　[7]有些肉瘤样和梭形细胞黑色素瘤可表达肌源性标记物；
　　[8]平滑肌肉瘤或其他肌原性/肌纤维母细胞肉瘤可表达肌源性标记物。

12.4.4.3 皮肤原发性黑色素瘤与皮肤转移性黑色素瘤

鉴别原发性黑色素瘤和转移性黑色素瘤具有明显的预后意义。皮下组织出现大的黑色素瘤结节，其细胞有一致的多形性，大量核分裂象和坏死，如果没有明确的色素痣成分、真皮浅层和表皮完全正常，无退化或既往活检特征，则可推测存在转移性肿瘤。真皮深部或皮下组织小的黑色素瘤结节，尤其在淋巴管内发现肿瘤栓子时，也容易诊断为转移性黑色素瘤（图12.84A）。当转移性黑色素瘤结节类似于色素痣（图12.84C，图

12.84D）或转移性肿瘤也累及表皮时（嗜表皮性转移性黑色素瘤）（图12.85），紧靠表皮形成真皮浅层小黑色素瘤结节（图12.84B）判断为转移性黑色素瘤就比较困难。

鉴别原发性黑色素瘤和真皮浅层转移性黑色素瘤需要评估多种特征（表12.24）。黑色素瘤结节若有前驱病变（如大片原位黑色素瘤成分或黑色素细胞痣），则为原发性肿瘤的确凿论据。尽管见过黑色素瘤转移至色素痣或黑色素瘤活检的部位，但非常罕见。一般情况下，出现前驱病变是支持原发性黑色素瘤的有力证据。无前驱病变时，其他参数可提供一些线索。大多数转移性黑色素瘤

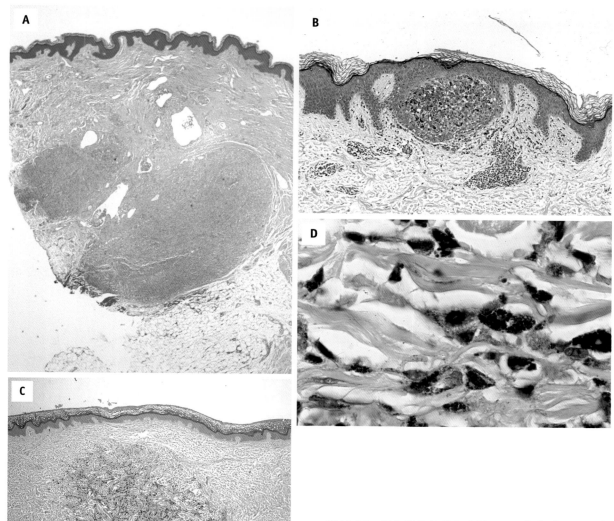

图12.84 黑色素瘤转移至皮肤 A. 真皮/皮下组织内黑色素瘤结节。B. 真皮内小而浅表的黑色素瘤结节，伴环状衣领结构。C. 类似蓝痣的转移性黑色素瘤。D. 含有不典型上皮样黑色素细胞的蓝痣样转移性黑色素瘤

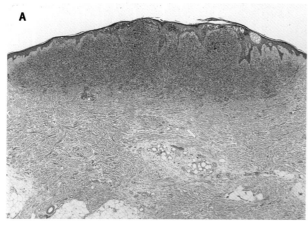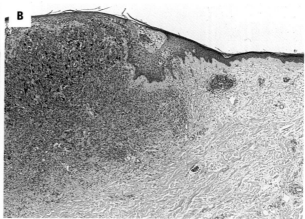

图12.85　嗜表皮性转移性黑色素瘤侵犯皮肤　A.　表皮和真皮出现黑色素瘤，真皮内成分最大横径超过表皮内黑色素瘤。B.　淋巴管内出现肿瘤栓子

不会累及其上方的表皮。即使有表皮内成分，通常也很小。其宽度小于真皮内黑色素瘤结节的最大水平距离（图12.85）。如果转移非常表浅，上覆表皮可变薄，肿瘤可被表皮呈环状衣领样围绕（图12.84B）。转移性黑色素瘤比原发性黑色素瘤更常见淋巴管内瘤栓。

低倍镜下，形态一致的非典型黑色素细胞形成的小结节，有时小结节外形怪异，提示真皮黑色素瘤转移。转移性黑色素瘤比原发性黑色素瘤核分裂象更常见。在细胞核的大小和形状以及细胞质的质地等方面，原发性黑色素瘤通常比转移性黑色素瘤

表12.24　原发性黑色素瘤与真皮浅层转移性黑色素瘤鉴别诊断

支持原发性黑色素瘤的表现
临床表现
既往无黑色素瘤病史
长期存在的皮损发生改变
组织学特征
主要标准
表皮内黑色素瘤的范围超过真皮内黑色素瘤的边缘
伴有黑色素细胞痣
次要标准
伴随的间质改变（炎症，纤维化，退行性变）
低核分裂指数
肿瘤细胞形态具有明显的异质性
无淋巴管内肿瘤栓子（转移性肿瘤比原发性更常见）

显示更明显的异质性，而后者往往更一致。与转移性黑色素瘤相比，原发性肿瘤一般纤维化和炎症更明显。但这些指标都不是绝对的，相关的临床表现极为重要。如果发现真皮浅层黑色素瘤结节，在缺乏已知的黑色素瘤病史情况下，做出转移性疾病的诊断要谨慎。病理医生如果不能确定有原位黑色素瘤，常提出转移性黑色素瘤的诊断。尽管绝大多数原发性黑色素瘤起源于表皮-真皮交界处，但并不总是如此；有些是原发性真皮内黑色素瘤，可能由真皮内色素痣发展而来。

12.4.4.4　软组织原发性黑色素瘤与软组织转移性黑色素瘤

原发性黑色素瘤可起源于深部软组织。上文已讨论软组织黑色素瘤（透明细胞肉瘤），当肿瘤的临床背景（年轻人、肢体远端）符合，尤其是位于深部腱组织，常考虑这一诊断。如果肿瘤出现在罕见部位（如腋窝），常会出现诊断问题，可能误诊为转移性黑色素瘤。转移性黑色素瘤比软组织黑色素瘤常有更明显的多形性，但两者形态学会有明显重叠，明确诊断常需要分子学检查。

其他起源于软组织（常为皮下组织）的黑色素瘤由位置较深的蓝痣或先天性色素痣恶变而来。具有并存的良性黑色素细胞痣成分，容易确定肿

瘤的原发性本质。缺乏前驱病变，或仅取部分病变活检，单纯依靠组织学检查不可能明确区分。

12.4.4.5 黑色素细胞痣与痣样转移灶

转移性黑色素瘤不但可与原发性黑色素瘤混淆，而且甚至会与黑色素细胞痣混淆。前面描述的各种真皮内转移性黑色素瘤中的亚型，至少在低倍镜下很难与色素痣相鉴别。这种转移性黑色素瘤亚型包括与皮肤和脉络膜黑色素瘤相关的蓝痣样转移性黑色素瘤。如果突然出现一个蓝痣样增生和显示异常的组织学表现（如少数核分裂象、非典型上皮样细胞和伴有炎症），尤其是患者有明确的原发性色素性黑色素瘤病史，应考虑假冒蓝痣的转移性黑色素瘤。MIB-1免疫组化染色有助于证实其增殖指数升高，而普通蓝痣应该免疫组化染色阴性。罕见情况下，小的黑色素瘤转移灶也可类似于无色素性上皮细胞样痣。幸运的是临床资料（黑色素瘤病史，突然出现多发性真皮内结节）常强力提示转移性肿瘤。

12.4.4.6 淋巴结内色素痣与转移性黑色素瘤鉴别

淋巴结内可出现良性痣细胞（图12.86）。常很小并局限在淋巴结被膜的纤维组织或横穿淋巴结的纤维小梁中。极罕见情况下，淋巴结色素痣可占据淋巴结内或周围的大部分纤维组织（图12.87）。有时淋巴结色素痣可出现在被膜下淋巴窦或淋巴结实质中（图12.88）。淋巴结内痣细胞可有色素或无色素，上皮样或梭形。蓝痣亚型，包括富细胞性蓝痣已有报道。淋巴结色素痣可与转移性黑色素瘤混淆，尤其在前哨淋巴结内被膜下聚集的、镜下小灶性黑色素细胞（图12.89）。为了鉴别淋巴结色素痣和转移性黑色素瘤，需要注意细胞的位置和细胞学特征，并与原发性浸润性黑色素瘤细胞进行比较（表12.25）。

色素痣主要局限于淋巴结的纤维组织中。小

的转移灶通常位于被膜下窦。但也有例外。黑色素瘤转移灶可位于淋巴结被膜内的淋巴管内或淋巴结的中央部位。罕见情况下色素痣可累及被膜下窦。偶有转移性黑色素瘤和色素痣同时存在（图12.90）。

表12.25 淋巴结色素痣和转移性黑色素瘤的鉴别诊断

支持黑色素瘤的表现
结节性黑色素细胞团的位置 　实质内或淋巴管内
肿瘤的细胞学表现 　异型性（核大、深染或核仁明显） 　核分裂象 　类似于原发灶的肿瘤细胞
免疫表型 　gp100（HMB-45）弥漫阳性 　MIB-1增殖指数大于2%

在评估淋巴结内黑色素细胞位置及其生长方式后，观察细胞学形态也很重要。淋巴结色素痣细胞形态温和，缺乏核分裂象，黑色素瘤转移灶常显示细胞异型性和核分裂。对于疑难病例，建议将淋巴结色素痣细胞与浸润性原发性黑色素瘤细胞进行对比。免疫组化染色也可能有一定作用。淋巴结内黑素细胞gp100（HMB-45）常阴性，或灶性着色。通常MIB-1阴性，但表达S-100蛋白和Melan-A。然而gp100（HMB-45）阴性并不能证实是色素痣，因为1/3转移性黑色素瘤也呈gp100（HMB-45）阴性。S-100蛋白和Melan-A阳性表达仅有助于检测黑色素细胞，对色素痣和黑色素瘤的鉴别没有价值。如果对纤维小梁或淋巴结实质中存在的黑色素细胞有疑问，三色染色可有助确定位置。

12.4.4.7 转移性黑色素瘤伴黑色素沉着

转移性黑色素瘤可伴有明显的肿瘤内和肿瘤旁黑色素沉着，其特征是软组织内密集的噬黑色素细胞聚集。黑色素沉着最常见于部分坏死性黑色素瘤，可能是由于正在死亡的肿瘤细胞释放黑色素引起，但也可发生于真皮内微小黑色素瘤转移灶。如果活检标本仅有噬黑色素细胞，未能取到存活的肿瘤细胞，显著的肿瘤旁黑色素沉着可能成为诊断陷阱。

弥漫性皮肤黑色素沉着或广泛黑色素沉着是终末期转移性黑色素瘤的一种罕见并发症。临床上皮肤特征性表现为暗灰蓝色到灰色的变色区。组织学上真皮和皮下组织黑色素增加，主要在巨

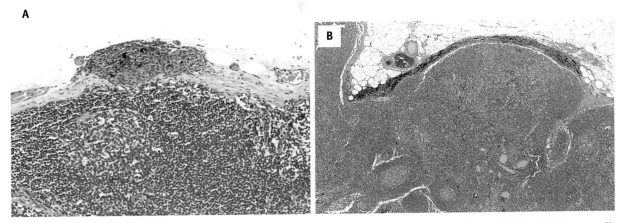

图12.86　淋巴结内黑色素细胞痣　A. 淋巴结被膜内典型的体积较小的色素痣，黑色素细胞形态温和。B. 蓝痣累及淋巴结被膜

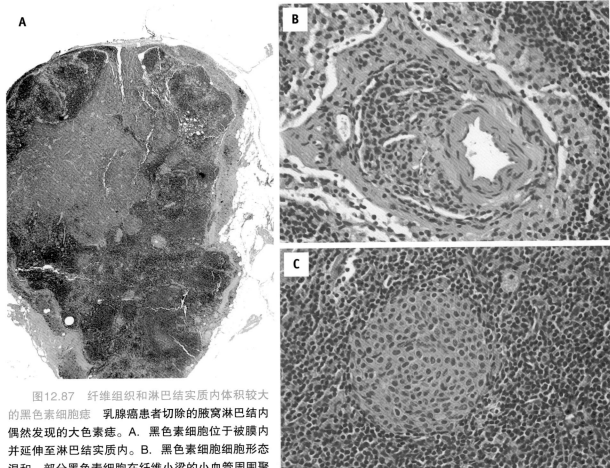

图12.87　纤维组织和淋巴结实质内体积较大的黑色素细胞痣　乳腺癌患者切除的腋窝淋巴结内偶然发现的大色素痣。A. 黑色素细胞位于被膜内并延伸至淋巴结实质内。B. 黑色素细胞细胞形态温和，部分黑色素细胞在纤维小梁的小血管周围聚集。C. 偶尔黑色素细胞巢完全被淋巴细胞包绕

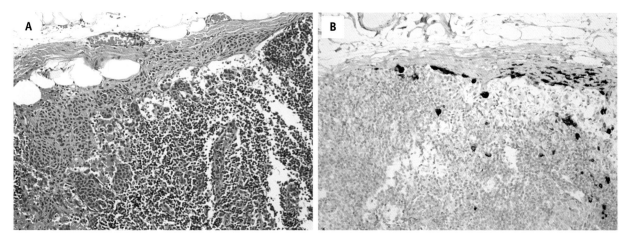

图12.88　前哨淋巴结伴被膜内和被膜下淋巴结内痣细胞　A. 乳腺癌患者的前哨淋巴结被膜内出现小的无色素性上皮样黑色素细胞，其细胞学温和。类似的黑色素细胞也出现在被膜下的淋巴结内。B. 同一淋巴结内的另一个黑色素细胞灶经Mart-1免疫组化染色明显表达

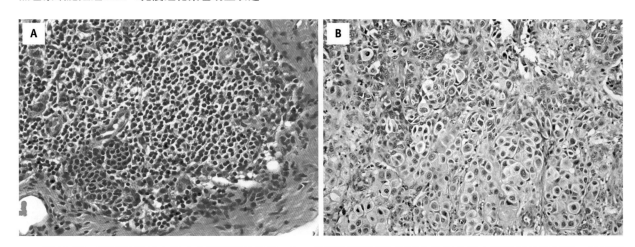

图12.89　前哨淋巴结内伴小的被膜下色素痣　A. 淋巴结被膜下方出现小的无色素上皮样黑色素细胞，其细胞形态温和。B. 其细胞学形态与原发性转移性黑色素瘤患者的大而异型色素性上皮样黑色素细胞明显不同

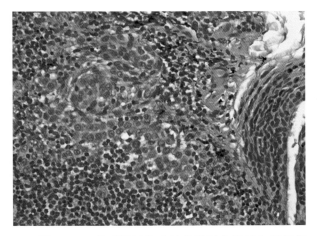

图12.90　前哨淋巴结内转移性黑色素瘤与痣相邻
被膜下黑色素瘤转移灶和被膜内色素痣成分

噬细胞内，但也可见于纤维母细胞等细胞内，或为游离的黑色素。上方表皮可有或无色素增加。

12.5 辅助检查

12.5.1 免疫组化染色

对于黑色素细胞肿瘤诊断，已证实免疫组化染色是有临床价值的主要辅助技术。免疫组化染色有助于鉴别无色素性原发性或转移性黑色素瘤与非黑色素细胞肿瘤，也有助于识别显微镜下发现的少量淋巴结内黑色素细胞。而且，当黑色素细胞因组织学形态欠佳或致密炎症而分辨不清

时，免疫组化染色有助于更清楚地观察细胞密度和生长方式。目前有许多有效的检测黑色素细胞分化的试剂，包括单克隆抗体HMB-45（检测糖蛋白100）、A103（检测Melan-A）、M2-7C10（检测Mart-1）、T311（检测酪氨酸酶）、D5（检测小眼畸形相关转录因子）和PNL2（检测尚未完全特征化的黑色素瘤抗原）。除D5阳性反应定位于细胞核外，其他抗体阳性反应定位于细胞质。原发性黑色素瘤中，Melan-A/Mart-1抗体有助于鉴别无色素性上皮样结节性黑色素瘤与低分化癌或上皮样肉瘤。对于梭形细胞黑色素瘤，尤其是促纤维增生性黑色素瘤，S-100蛋白仍然是最重要的诊断标志物。神经生长因子受体抗体有时也有助于诊断。S-100蛋白在检测转移性黑色素瘤时最敏感。组织学上符合黑色素瘤，免疫组化染色强阳性表达S-100蛋白，而上皮、肌上皮及树突状细胞标志物均阴性的皮肤原发性或转移性肿瘤应该考虑为黑色素瘤。如果肿瘤表达一个或更多的黑色素细胞分化抗原，黑色素细胞起源就能明确。另一方面，黑色素细胞分化抗原阳性也并不总是提示真正的黑色素细胞肿瘤。例如，A103阳性也见于肾上腺皮质肿瘤。血管平滑肌脂肪瘤及其相关肿瘤（血管周上皮样细胞瘤，又名PEComa）常可见其他黑色素细胞标志物阳性。偶尔，有黑色素瘤病史的患者可发生一个形态学符合黑色素瘤的多形性肿瘤，但S-100蛋白和其他黑色素细胞标志物阴性。尽管也要考虑罕见的第二种恶性肿瘤（如未分化肉瘤）的可能性，但更可能是未分化转移性黑色素瘤，尤其是出现在淋巴结内。这些患者同时或异时发现的转移性病变会显示真正的黑色素细胞分化。极少数情况下，如在区分硬化性色素痣与促纤维增生性黑色素瘤时，黑色素细胞标志物的免疫组化染色对两者的鉴别没有帮助，因为两者抗原表达有重叠。有些病理医生通过Ki-67增殖指数和染色模式来鉴别色素痣和黑色素瘤。增殖指数明显增加倾向于黑色素瘤，这在通常情况下是正确的，但要结合恰当的组织学背景并全面分析，以避免误诊。例如，增生性结节或处于生长中的

痣均有核分裂象和Ki-67增殖指数升高，但是良性病变。另外，有些黑色素瘤生长缓慢，Ki-67标记指数可小于5%。

12.5.2 分子生物学检查

对于鉴别非典型色素痣与黑色素瘤、皮肤黑色素瘤与软组织黑色素瘤（又名透明细胞肉瘤）或转移性葡萄膜黑色素瘤，细胞遗传学检查（CGH、FISH）或基于PCR技术的检查可能有帮助。t（12;22）易位是软组织黑色素瘤的特征性细胞遗传学改变，而皮肤或葡萄膜黑色素瘤不然。与其他类型黑色素瘤不同，葡萄膜黑色素瘤常携带单体性3号染色体，许多葡萄膜黑色素瘤还携带异三聚体G蛋白亚单位、GNAQ的体细胞突变。最近发展的FISH分析方法，使用6号染色体（6p25上的RREB1、6q23上的MYB）和11号染色体（11q13上的cyclin D1）上的探针有助于区分色素痣和黑色素瘤。初步研究显示其敏感性在85%左右。阳性检测结果（在阈值水平上检测许多染色体获得或丢失）强烈支持黑色素瘤的诊断，但不是诊断恶性的确切证据（可能出现假阳性）。阴性结果也不能排除黑色素瘤，但黑色素瘤的可能性较小。针对某些突变的分子检测，尤其是BRAF和KIT突变，有助于选择对靶向治疗最有可能反应的患者。

12.5.3 fontana染色法

尽管fontana染色法对于评估原发性色素性疾病依然有价值，但目前很少用来诊断黑色素瘤。免疫组化染色更敏感。

12.5.4 电镜检查

过去电镜被用于检测黑色素小体作为无色素肿瘤黑色素细胞分化的证据。但免疫组化技术的出现和许多黑色素细胞标志物的应用，使得电镜在评估黑色素细胞肿瘤中变得无关紧要，而且电

镜花费也多。

12.6 黑色素瘤病理报告

12.6.1 皮肤原发性黑色素瘤

　　黑色素瘤病理包括必须清楚地陈述诊断，确定某个患者罹患黑色素瘤的部位，记录切缘情况。如果黑色素瘤局限在表皮，应该进一步分类为原位黑色素瘤。如果黑色素瘤呈浸润性，最少应列出肿瘤分期所需要的相关特征（肿瘤厚度，肿瘤厚度≤1mm时报告Clark水平，溃疡和卫星灶存在与否），鼓励报告其他特征，但我们认为没有必要。目前那些记录主要用于学术研究。如果表皮内黑色素瘤有明显退化特征或真皮内退化范围大于残存的浸润性肿瘤，应予以记录并测量退化范围的大小，有利于评估风险程度和临床处理。例如，如果原位黑色素瘤伴有退化，则不能完全排除复发的可能性，尽管复发可能性很小。

12.6.2 转移性黑色素瘤

　　除了通常的患者信息外，病理报告必须详细说明黑色素瘤累及的解剖位置和组织类型（如淋巴结、脑、皮下脂肪组织）。如果区域淋巴结有黑色素瘤，目前AJCC分期系统需要记录转移性黑色素瘤是否扩展到结外软组织。还可评估肿瘤体积（罕见的孤立性黑色素细胞还是大量结内肿瘤沉积）。目前进行的研究目的在于评估这些信息如何能最好地标准化，并给临床医生一些临床相关的信息，如决定是否切除更多的淋巴结。当切除多个淋巴结，必须分别报告阳性淋巴结和阴性淋巴结总数。

12.7 预后

　　黑色素瘤患者预后有赖于临床分期（表12.26）。

12.7.1 临床Ⅰ期和Ⅱ期

　　对于局限性原发性黑色素瘤患者，原发性黑色素瘤的组织学特征，尤其是肿瘤厚度、溃疡、核分裂指数和侵犯水平是评估患者复发风险的相关参数。年龄、免疫活性这些宿主因素也是重要的参数。

　　原发性灶薄的患者（Breslow厚度小于1mm），其预测的5年生存率为90%~95%，这取决于组织学上是否有溃疡存在和Clark水平是否大于Ⅲ级。

　　中等厚度肿瘤（1.01~4mm）患者5年生存率为

表12.26　黑色素瘤分期

临床分期	病理表现	五年生存率（%）
0	原位黑色素瘤	100
ⅠA	厚度：<1mm；Clark水平Ⅱ或Ⅲ级，无溃疡	≥95
ⅠB	厚度：<1mm；Clark水平Ⅳ或Ⅴ级和（或）有溃疡	89~91
ⅡA	厚度：1.01~2mm，无溃疡	77~79
ⅡB	厚度：1.01~2mm，有溃疡	63~67
ⅡC	厚度：2.01~4mm，无溃疡	45
Ⅲ	厚度：2.01~4mm，有溃疡	25~70
Ⅳ	厚度：≥4mm，无溃疡	<20
	厚度：≥4mm，有溃疡	
	区域淋巴结转移*	
	远处皮肤、皮下组织或淋巴结转移，或内脏转移	

注：*Ⅲ期也可进一步分类为A、B和C亚分期。在Ⅲ期中，淋巴结微小转移（仅能通过光镜检出）伴无溃疡性原发性肿瘤（ⅢA）预后最好。多个淋巴结转移、肉眼可见淋巴结转移、转移性肿瘤扩散至结外软组织和出现卫星灶的患者预后最差。

60%~90%。厚度超过4mm且无原发性溃疡的患者为65%~70%，有溃疡者约为45%。

12.7.2 临床Ⅲ期

局部淋巴结转移患者5年生存率为13%~69%。生存几率依赖于受累淋巴结的个数和疾病累及的范围（微小转移或大转移）。局部皮肤或软组织转移（也称为中转转移或卫星灶）5年生存率为30%~50%。如果局部皮肤和淋巴结都转移，预后很差（5年生存率减少到10%~30%）。

12.7.3 临床Ⅳ期

远处转移预后通常很差，5年生存率不到20%。预后取决于转移灶的位置和数目及患者自身因素。

12.8 外科治疗

12.8.1 黑色素细胞痣活检/切除

削除活检适用小的色素性病变，尤其是位于面部或不太怀疑黑色素瘤时。较大病变的和临床表现复杂的病变不推荐使用。虽然许多病例通过削除活检能够得到最终诊断，但是，仅取一部分小组织活检带有取样误差的风险，并且诊断评估

不理想，因为一些重要的组织学参数都无法评估，如对称性、病变边缘情况。

一旦组织学上诊断黑色素细胞痣，除非患者有美容和关注其生物学的特殊需求，不需要切除；例如，如果由于取材原因而不能完全明确诊断（标本太小，不能区别色素痣和黑色素瘤）或其他原因（很难解释的少见多形性），则需要切除。此切缘距离应尽量小。

12.8.2 原发性黑色素瘤

恶性黑色素瘤必须完整手术切除。对于皮肤原发性黑色素瘤（图12.91），切除最佳宽度的建议应视为治疗指南而不是教条。随着更加保守外科的使用，指南已在不同时期多次修订。

目前指南对原位黑色素瘤建议5mm切缘，浸润性黑色素瘤至少1cm正常皮肤切缘。有时必须选择有利于患者的折中办法。对于美容敏感部位，教科书上规定的切缘要求必须权衡患者失去组织的潜在风险。有时窄的切缘也可接受。如对于邻近眼睑的黑色素瘤，扩大切除可带来潜在的并发症和毁容，稍窄的切缘可能更适合。

对于原发性黑色素瘤，尤其恶性雀斑样型，许多皮肤外科医生尝试切除时用冰冻切片评估切缘。因为解释冰冻切片材料存在固有的困难，不鼓励使用冰冻切片来控制黑色素细胞肿瘤的切缘。

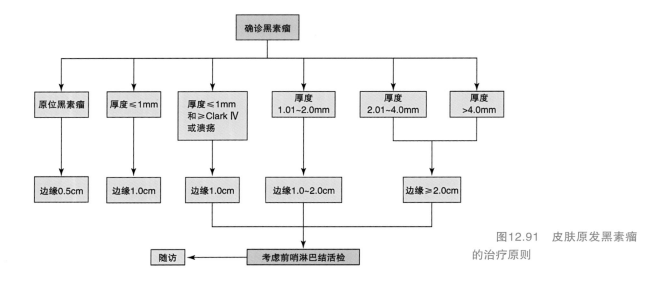

图12.91　皮肤原发黑素瘤的治疗原则

但有一些例外情况，尤其是能够制作高质量冰冻切片的实验室，冰冻切片分析可能是合适的或明智的，如面神经控制区域的切缘，可以避免该部位第二次手术增加损伤神经的风险。

12.8.3 前哨淋巴结定位和活检

作为一种分期手段，目前前哨淋巴结定位和活检常规用于大多数AJCC 2002分期为pT1B期或更高但不到pT4的原发性黑色素瘤患者（如黑色素瘤厚度≥1mm，如果厚度<1mm但黑色素瘤扩展至Clark水平IV级或有溃疡）。前哨淋巴结定位和活检也可用于薄的或厚的（pT1A或pT4）患者，但这种方法还有争议。

12.8.4 转移性黑色素瘤的治疗

在转移性黑色素瘤处理中，外科手术的主要目的是获得组织用于诊断和分期，减少肿瘤负荷和（或）评价治疗反应。

12.9 非手术治疗方案

各种非手术的治疗方案正应用于原发性和转移性恶性黑色素瘤中。对于恶性雀斑样痣，当外科手术或许没有意义时（如合并症），可选择局部治疗，如咪喹莫特或放疗。放疗还可用于不能获得阴性手术切缘的原发性或局部持久性黑色素瘤，尤其是头颈部区域。

转移性黑色素瘤的医学治疗到目前为止大多数是令人失望和无效的。单药或多药化疗可有5%~30%的反应。化疗与免疫调节剂如IL-2（也称为生物化疗）的联合使用可产生稍好的反应。但目前绝多数治疗方案作用对于整个生存来说微不足道。随着发现各种黑色素瘤独特的突变，如黏膜或肢端黑色素瘤的KIT突变，目前正在进行许多试验来探讨小分子的靶向治疗。不同的疫苗试验也在进行中。目前靶向治疗和新的免疫学治疗对于提高转移性黑色素瘤患者的疗效是最有希望的。

（董正邦 译，曾学思 乔建军 黄 勇 校）

推荐读物

1. Ackermann AB, Massi D, Nielsen T. Dysplastic nevus. Philadelphia: Ardor Scribendi, 1999.

2. Balch Cm, Buzaid AC, Soon SJ, et al. Sentinel lymph node biopsy for cutaneous melanoma.The Stanford experience, 1997-2004. Semin Surg Oncol, 2003,21:43-52.

3. Balch Cm, Houghton aN, Sober aJ, Soong S-J. Cutaneous melanoma. St. louis: Quality medical publishing, 1998.

4. Barnhill rl, Piepkorn M, Busam KJ. Pathology of melanocytic nevi and malignant melanoma. 2nd ed. New york: Springer, 2004.

5. Cochran AJ, Bailly C, Paul e, Remotti F. Melanocytic tumors. A guide to diagnosis. Philadelphia: lippincott raven, 1997.

6. Crowson aN, Magro Cm, Mihm mC. The melanocytic proliferations. A comprehensive textbook of pigmented lesions. New york: Wiley-liss, 2001.

7. Massi g, leBoit p. Histologic diagnosis of nevi and melanoma. Darmstadt: Steinkopff Verlag, 2004.

8. Mooi WJ, Krausz t. Biopsy pathology of melanocytic disorderLondon: Chapman & hall medical, 1992.

9. Swetter Sm. Malignant melanoma. Http://emedicine. medscape.com/ article/1100753-overview, 2008.

10. Thompson JF, Scolyer ra, Uren rF. Surgical management of primary cutaneous melanoma: Excision margins and the role of sentinel lymph node examination. Surg Oncol Clin North Am, 2006,15:301-318.

第13章　软组织肿瘤和瘤样病变

Steven D. Billings, John R.Goldblum

13.1 纤维性、肌纤维母细胞性和纤维组织细胞性肿瘤

13.1.1 良性肿瘤和肿瘤样反应

13.1.1.1 皮肤瘢痕和瘢痕疙瘩

临床表现

皮肤瘢痕是最常见的皮肤软组织病变，常发生于手术后（如肿瘤再次切除），也可继发于非手术性创伤、囊肿破裂或毛囊破裂。瘢痕疙瘩是瘢痕的一种独特亚型，其瘢痕组织过度增生，最终病变超出损伤范围。瘢痕疙瘩在非洲裔中发病率较高，也可发生于其他任何人种。瘢痕疙瘩常见于头颈部和躯干上部，尤其好发于耳部。

组织学特征

皮肤瘢痕由位于胶原性间质内增生的纤维母细胞组成。纤维母细胞数量多少不一、形态温和。随着瘢痕的机化，细胞量减少，纤维母细胞逐渐平行于表皮排列（图13.1）。血管反应性增生，以不规则的薄壁血管为特征，与纤维母细胞伴行。血管通常垂直于被覆表皮。当瘢痕反应的细胞数量多、病变体积大并且临床上表现为结节状病变时，称为肥厚性瘢痕。

瘢痕疙瘩的特征是纤维母细胞少，分布稀疏，伴有玻璃样变性的粗大胶原纤维（图13.1B），血管通常不明显。

鉴别诊断

皮肤瘢痕和瘢痕疙瘩很少会产生鉴别困难。纤维瘤病（见下文）可能与肥厚性瘢痕难以鉴别，但是纤维瘤病的梭形细胞通常呈宽广的长束状排列，这与瘢痕不同；同时纤维瘤病缺乏瘢痕中典型的垂直排列的血管。瘢痕样病变有时可表现为促纤维增生性肿瘤。需要认真地注意临床病史（无外伤史，临床怀疑肿瘤）和组织学背景（日光损害皮肤伴有表皮内黑色素细胞不典型增生），以

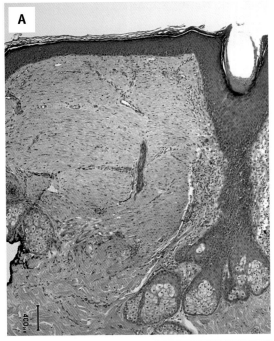

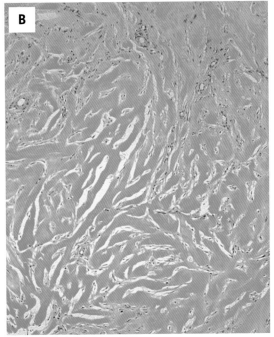

图13.1　皮肤瘢痕　A. 真皮浅层纤维母细胞增生。梭形的细胞核与表面平行，上皮脚消失。B. 瘢痕疙瘩含有粗大的玻璃样变性的胶原纤维

避免遗漏促纤维增生性癌或黑色素瘤的细微诊断线索。

预后和治疗

瘢痕可能因美容需要而治疗。肥厚性瘢痕与

瘢痕疙瘩治疗困难，单一疗法都不能达到很好疗效，最常用的方法是病灶内注射类固醇类药物并联合手术切除。不管如何治疗，瘢痕疙瘩常常复发，复发后可能更难治疗。

13.1.1.2 皮肤纤维瘤（良性纤维组织细胞瘤）

皮肤纤维瘤（真皮纤维瘤）或良性纤维组织细胞瘤属于真皮纤维母细胞增生性病变，可表现为一个亚分化的谱系（肌纤维母细胞、组织纤维母细胞）（表13.1）。

表13.1 皮肤纤维瘤

皮肤纤维瘤
临床表现
肉色或棕色质硬丘疹
组织学特征
伴席纹状生长方式的真皮内梭形细胞肿瘤
肥胖的梭形细胞包绕胶原束
可见泡沫样组织细胞
常伴表皮增生
毛母细胞增生常见
免疫表型
FXIIIa阳性，CD68、SMA可阳性
S-100蛋白阴性，CD34通常阴性
鉴别诊断
皮肤隆突性纤维肉瘤
无色素性硬化性黑色素细胞痣
皮肤瘢痕
皮肤肌纤维瘤

临床表现

皮肤纤维瘤最常发生于成年人的四肢，但任何年龄和任何部位均可发生。皮肤纤维瘤的典型表现为小而缓慢生长的无痛性结节，白色到红棕色，略高于皮肤表面。

组织学特征

皮肤纤维瘤通常表现为界限相对清楚的真皮内梭形细胞肿瘤（图13.2）。大多数肿瘤与表皮之

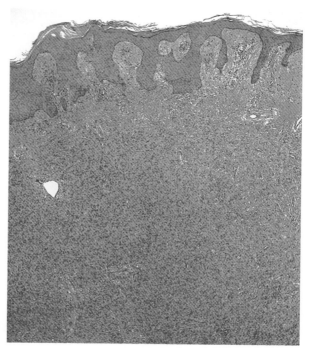

图13.2 界限清楚的真皮内梭形细胞肿瘤 其上方的表皮常显示增生和基底层色素沉着

间常有未受累的薄层真皮组织（境界带），将肿瘤与表皮分隔。表皮常常增生，基底层色素沉着。当皮肤纤维瘤受到损伤时，境界带可消失。皮肤纤维瘤上方的表皮与真皮交界处可出现毛母细胞增生，在表浅皮肤削除活检中，可能会与基底细胞癌混淆（图13.3）。大多数皮肤纤维瘤局限于真皮内，但延伸到浅表皮下脂肪组织者并不少见。在病变的周围，肿瘤细胞与真皮网状层的胶原纤维相互穿插，交错排列（图13.4）。这种特征性的"胶原陷入"有助于诊断。病变内纤维母细胞可表现为随意分布到模糊的席纹状排列。皮肤纤维瘤的细胞学表现具有多样性，由卵圆形或梭形纤维母细胞构成（图13.5），也可出现泡沫样组织细胞、多核巨细胞和吞噬含铁血黄素的组织细胞（图13.6）。可见核分裂象。

根据肿瘤的大小、细胞密度、细胞学表现（梭形或者上皮样、透明细胞或者颗粒细胞胞质、存在核的不典型性）和次要特征（如出血和泡沫样组织细胞），皮肤纤维瘤形成一个形态学谱系，由此提出多种皮肤纤维瘤（或者纤维组织细胞瘤）亚型，包括富细胞性、动脉瘤样、

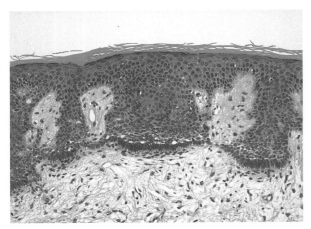

图13.3　皮肤纤维瘤伴毛母细胞增生　**皮肤纤维瘤上方的表皮内（由于受皮肤纤维瘤的刺激）形成毛囊结构，可能误诊为基底细胞癌**

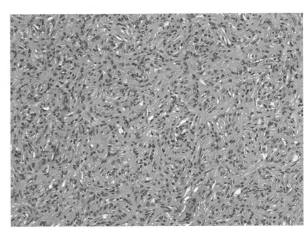

图13.5　细胞呈车幅状排列的皮肤纤维瘤

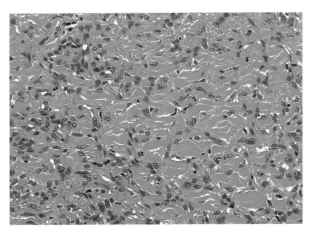

图13.4　在皮肤纤维瘤周围，肿瘤细胞围绕真皮网状层的胶原纤维，相互穿插，交错排列，如十指交叉

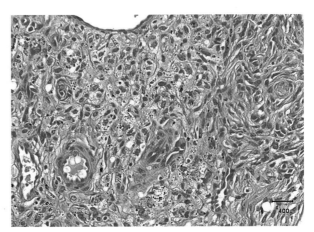

图13.6　伴泡沫状组织细胞的皮肤纤维瘤（此处见含铁血黄素沉着）

上皮样、透明细胞型、颗粒细胞型和非典型等亚型。

　　富细胞性皮肤纤维瘤也称为富细胞性纤维组织细胞瘤，与经典型皮肤纤维瘤相比，细胞更密集（图13.7），可累及皮下组织，常常沿着纤维间隔生长（图13.8）。这种向深部延伸的现象也称为"深部穿透性皮肤纤维瘤"。富细胞性皮肤纤维瘤可出现少数核分裂象和局灶性坏死。

　　动脉瘤样皮肤纤维瘤以充满血液的大腔隙为特征，腔隙衬以挤压的肿瘤细胞，与典型的皮肤纤维瘤相连（图13.8）。有时充满血液的腔隙可以很明显，以至于肿瘤的真正本质难以识别。肿瘤内常见吞噬含铁血黄素的组织细胞

（图13.6）。

　　上皮样皮肤纤维瘤主要由上皮样细胞组成，瘤细胞呈圆形或卵圆形，细胞核空泡状，胞质丰富，嗜酸性（图13.9），至少局部可见比较典型的皮肤纤维瘤区域。

　　非典型纤维组织细胞瘤，也称为伴奇异形细胞的皮肤纤维瘤，虽具有典型的皮肤纤维瘤特征，但含有大而深染的核和多核（图13.10），核分裂象可较多，可见非典型核分裂象。

辅助检查

　　皮肤纤维瘤通常FXⅢa阳性，但染色结果变化较大。如果细胞具有组织细胞样形态（泡沫样胞

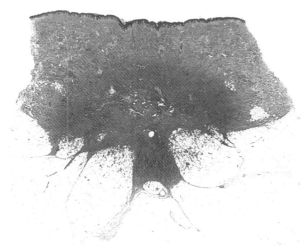

图13.7 皮肤纤维瘤的全貌 肿瘤沿着纤维间隔蔓延至浅表皮下组织

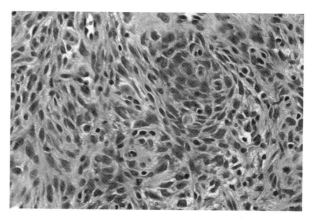

图13.9 上皮样皮肤纤维瘤 以出现圆形到卵圆形上皮样细胞为特征

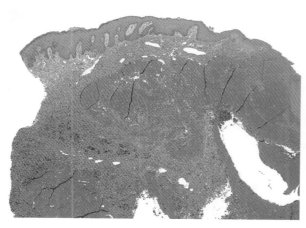

图13.8 动脉瘤样皮肤纤维瘤 肿瘤内见大的充满血液的腔隙

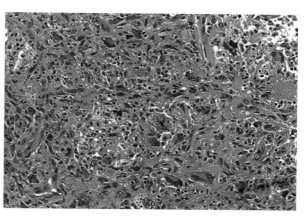

图13.10 非典型纤维组织细胞瘤 多形性肿瘤细胞散在分布于病变中,其他部位见典型的真皮纤维瘤

质、多核细胞),CD68也可阳性。皮肤纤维瘤特别是富细胞性皮肤纤维瘤,可含有SMA阳性的肿瘤细胞,表明肿瘤内存在肌纤维母细胞。肿瘤细胞不表达CD34或S-100蛋白。然而,在解释这些标志物的免疫组化染色结果时要慎重,因为陷入的非肿瘤细胞可表达这两种抗原。

鉴别诊断

皮肤纤维瘤与隆突性皮肤纤维肉瘤 通常不难鉴别,但活检小标本可能较难。支持皮肤纤维瘤而不是隆突性皮肤纤维肉瘤的特征有:表皮或毛母细胞增生、胶原纤维明显地陷入肿瘤中以及存在泡沫样组织细胞。偶尔,需要使用免疫组化染色进行鉴别。皮肤纤维瘤通常表现为FXⅢa和CD68阳性(表13.2)。

皮肤纤维瘤与无色素性梭形细胞黑色素细胞肿瘤 皮肤纤维瘤可能会与无色素性蓝痣或梭形细胞黑色素瘤混淆。使用S-100蛋白和(或)Melan-A免疫组化染色很容易区别黑色素细胞增生性病变与皮肤纤维瘤。

表13.2 皮肤纤维瘤与隆突性皮肤纤维肉瘤的鉴别诊断

皮肤纤维瘤	皮肤隆突性纤维肉瘤
表皮增生，伴或不伴毛母细胞增生	无表皮增生
界限清楚	浸润性
不同成分的细胞增生，通常包括泡沫样组织细胞	单一细胞增生，没有泡沫样组织细胞
胶原陷入	无胶原陷入
松散的席纹状排列	紧密的席纹状排列
通常局限在真皮内，但也可延伸至皮下纤维间隔	广泛累及皮下组织，通常侵犯脂肪小叶
免疫组化染色：FXⅢa+/CD34–	免疫组化染色：FXⅢa–/CD34+

非典型纤维组织细胞瘤与其他多形性纤维性肿瘤 非典型纤维组织细胞瘤需要与非典型纤维黄色瘤、多形性纤维瘤和肉瘤相鉴别。诊断非典型纤维组织细胞瘤的要点是伴有特征性的胶原陷入、并有较典型皮肤纤维瘤的常规生长模式的背景。多形性纤维瘤与非典型纤维组织细胞瘤的区别在于前者细胞丰富程度较低，而且缺乏典型皮肤纤维瘤样区域和泡沫细胞。

皮肤纤维瘤与瘢痕 皮肤纤维瘤也可能与瘢痕混淆。瘢痕组织内的纤维母细胞通常与皮肤表面平行排列，缺乏典型皮肤纤维瘤内的胶原陷入现象。

预后和治疗

皮肤纤维瘤及其亚型都是良性肿瘤。除了美容原因外，大多数皮肤纤维瘤不需要切除。然而，对于富细胞性和非典型亚型，由于它们具有局部复发的倾向（两者局部复发率为20%~25%），并且继续生长和局部复发后可影响美观，保守的完全切除值得考虑。据报道，这两种亚型有极少数病例出现脏器转移，但转移性病变表现为惰性的生物学行为。

13.1.1.3 皮肤肌纤维瘤

临床表现

皮肤肌纤维瘤（Dermatomyofibroma）表现为肉色或色素减少性斑块，大多数位于年轻成人的躯干上部或头颈部。

组织学特征

皮肤肌纤维瘤由形态温和的梭形细胞构成，细胞稀少，呈束状平行于其上方表皮排列（图13.11）。肿瘤常局限于真皮网状层，但也可同皮肤纤维瘤一样局灶累及皮下组织。单个肿瘤细胞核呈长梭形、空泡状，胞质轻度嗜酸性。

辅助检查

肿瘤细胞呈Vimentin阳性，CD10通常阳性。肿瘤细胞不同程度表达MSA（muscle specific actin），甚至可弱表达SMA，但常为阴性。皮肤肌纤维瘤不表达S-100蛋白、CD34和FXⅢa。

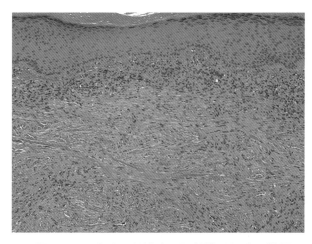

图13.11 皮肤肌纤维瘤 肌纤维母细胞呈境界不清的束状排列，并与表面皮肤平行

鉴别诊断

隆突性皮肤纤维肉瘤细胞更丰富，呈席纹状排列及CD34阳性，可与皮肤肌纤维瘤鉴别。皮肤纤维瘤的肿瘤细胞具有多样性，呈席纹状排列和胶原陷入，通常FXⅢa阳性。真皮瘢痕由于梭形细胞平行排列，可能与皮肤肌纤维瘤混淆，但真皮瘢痕通常显示表皮损伤的特征，表皮突正常结构消失，不会同皮肤肌纤维瘤一样保留皮肤附属器结构。皮肤肌纤维瘤同结缔组织痣的鉴别可能很困难。临床病史（出生即有）对结缔组织痣诊断有帮助。纤维瘤病与皮肤肌纤维瘤在形态学上可能有重叠，但是前者通常病变范围较大并且呈更明显的浸润性生长。

预后和治疗

皮肤肌纤维瘤是良性肿瘤，明确诊断需行肿瘤切除，只有一小部分肿瘤被活检而行组织学检查。

13.1.1.4 多形性纤维瘤

临床表现

多形性纤维瘤发生在成人，表现为缓慢生长的圆顶状丘疹。四肢最常见，其次为躯干和头颈部。临床表现类似皮赘、痣或神经纤维瘤。

组织学特征

多形性纤维瘤界限清楚，细胞少，由散在的梭形、星形和多形性多核巨细胞构成（图13.12）。核分裂象罕见，几乎从不出现非典型核分裂象。间质通常为致密的胶原纤维，但也可见黏液样变，并且成为少数病例的显著特征。缺乏附属器结构。

辅助检查

肿瘤细胞表达Vimentin和CD34，SMA阳性率不一。S-100蛋白、CK和Desmin阴性。

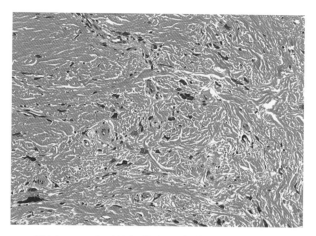

图13.12 多形性纤维瘤 在胶原纤维背景中见散在深染，有时为多核巨细胞的肿瘤细胞

鉴别诊断

主要鉴别诊断包括非典型纤维黄色瘤和非典型纤维组织细胞瘤，它们都比多形性纤维瘤更加富于细胞。另外，非典型纤维黄色瘤常发生在老年患者的日光损害部位。非典型纤维组织细胞瘤中有更典型的良性皮肤纤维瘤区域。

预后和治疗

虽然多形性纤维瘤的组织学特征令人担忧，但属于良性肿瘤。保守性行肿瘤完整切除是推荐的治疗方案，以防止其可能持续生长。

13.1.1.5 硬化性纤维瘤

临床表现

硬化性纤维瘤（Sclerotic fibroma）为良性纤维性病变，通常表现为孤立性肉色丘疹或结节，但在Cowden综合征时可以多发。

组织学特征

硬化性纤维瘤为细胞稀少、界限清楚的真皮结节，肿瘤细胞形态温和，呈梭形或星状，包埋于致密的胶原基质中。胶原间质背景是其最显著特征。肿瘤表现有旋涡状、木纹样生长方式，内见显著的裂隙（图13.13）。偶见多核巨细胞。

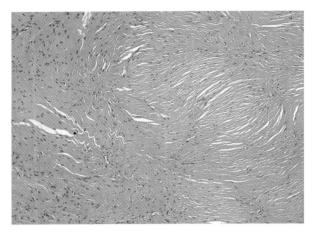

图13.13　硬化性纤维瘤　温和的梭形细胞在旋涡状木纹样胶原基质中

预后和治疗

硬化性纤维瘤为良性肿瘤，不需要治疗。

13.1.1.6 血管纤维瘤/纤维性丘疹

临床表现

血管纤维瘤（Angiofibroma）包括一组病变，它们具有相似的组织学特征，表现为孤立性（一些病例为多发性）丘疹，通常呈肉色。在常染色体显性遗传性神经皮肤综合征结节性硬化症中，血管纤维瘤（皮脂腺瘤）表现为儿童面部中央多发性小丘疹或结节，特别好发于鼻唇沟。血管纤维瘤的另一个类型为纤维性丘疹，是发生在成人的孤立性获得性病变，常见于面部中央，特别是鼻部，临床上易与基底细胞癌和黑色素细胞痣混淆。珍珠状阴茎丘疹是血管纤维瘤的另一类型，见于高达10%年轻成人，成群地发生在阴茎，主要位于冠状缘和冠状沟，临床上常被误诊为疣。肢端纤维角质瘤（Acral fibrokeratomas）也被认为是血管纤维瘤的一个类型，在结节性硬化症表现为多发性病变，但是通常为获得性病变，表现为指/趾孤立性病变，特别好发于甲襞周围。

组织学特征

血管纤维瘤以扩张的血管包埋于胶原性基质

中为特征，其内散在梭形到星状纤维母细胞，包括多核巨细胞（图13.14）。根据纤维母细胞的密度和细胞学形态，血管纤维瘤分为数种亚型，包括有富细胞性上皮样型、颗粒细胞型、多形性和透明细胞型纤维性丘疹（图13.15）。在肢端纤维角质瘤亚型中，常会出现显著的表皮棘层增生，纤维母细胞和胶原纤维常垂直生长（图13.16）。

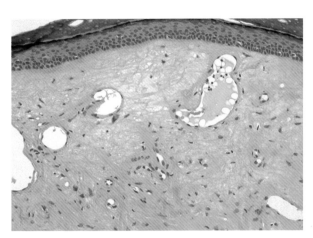

图13.14　血管纤维瘤（纤维性丘疹）　梭形细胞和星状细胞在胶原性基质中，伴有扩张的薄壁血管

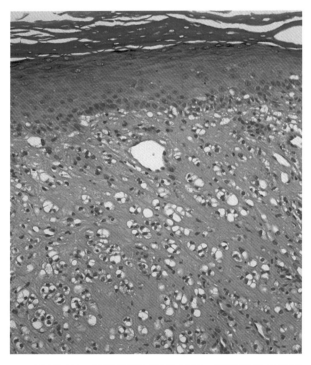

图13.15　透明细胞纤维性丘疹　细胞学温和的透明细胞位于纤维性基质中

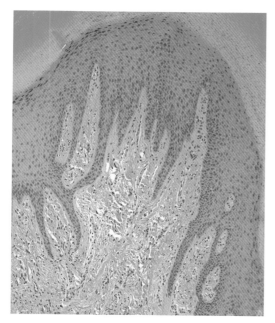

图13.16 肢端纤维角质瘤 **棘皮症性皮肤围绕胶原基质内垂直排列的梭形细胞**

鉴别诊断

毛盘瘤和纤维毛囊瘤是毛囊周围间叶性肿瘤，容易与血管纤维瘤混淆。这两种肿瘤的间质黏液样表现通常更明显，纤维母细胞更细长。毛盘瘤中常见毛囊皮脂腺呈衣领状围绕增生的纤维母细胞。纤维毛囊瘤有毛囊上皮索增生，并伸入一界限清楚的结缔组织外套中（译者注：故又称为套细胞瘤，Mantleoma）。

肢端纤维角质瘤的最主要鉴别诊断是多指/趾，但是纤维角质瘤缺乏在多指/趾中常见的残余神经结构。鼻部纤维性丘疹有时可伴有表皮内黑色素细胞轻度增生。有学者认为这些病变中有些可能为退行性痣（黑色素细胞性血管纤维瘤）。表浅活检小标本可能会让人想到可能伴有雀斑或恶性雀斑样痣，仔细观察黑色素细胞密度和分布以及结合临床，对正确诊断至关重要。富细胞性纤维性丘疹可能会误诊为黑色素细胞肿瘤。透明细胞纤维性丘疹可能会与皮脂腺肿瘤甚至转移性肾细胞癌混淆。

预后和治疗

血管纤维瘤是良性肿瘤，除了美容要求不需要治疗。

13.1.1.7 筋膜炎（结节性筋膜炎及亚型）

临床表现

结节性筋膜炎好发于年轻人或中年人，大多数位于四肢（特别是前臂）外伤损害部位，呈快速生长的皮下结节。然而，所有年龄组及其他部位皆可发生，少数病例先前曾有外伤史。

组织学特征

大多数结节性筋膜炎的病变主体位于皮下，但少数病例可主要发生在真皮内。结节性筋膜炎通常表现为界限清楚的肿块，由疏松的梭形肌纤维母细胞构成，类似组织培养样生长方式随意排列（图13.17）。大多数病例细胞丰富程度不一，血管通常相对较少。结节性筋膜炎随着其退化，细胞数量可减少和玻璃样变。继发性改变包括局部囊肿破裂、红细胞外溢、散在的淋巴细胞和多核巨细胞。核分裂象常见，但缺乏非典型核分裂象。

结节性筋膜炎的筋膜亚型除了生长方式不同外，均具有相似的组织学表现，表现为沿着皮下组织间隔的筋膜平面延伸，产生一种浸润性表象。其血管通常比典型结节性筋膜炎更显著。

血管内筋膜炎表现为血管内肌纤维母细胞增生，类似于结节性筋膜炎。血管内增殖形成多结节状外观。这种亚型中多核巨细胞通常比较明显。

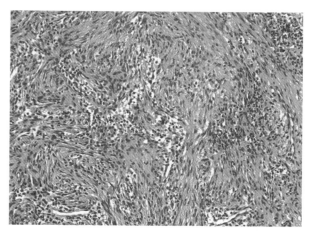

图13.17 结节性筋膜炎 **肌纤维母细胞呈组织培养样生长方式，混有外渗的红细胞**

结节性筋膜炎的要点见表13.3。

表13.3　结节性筋膜炎

临床表现
快速生长的结节
组织学特征
肌纤维母细胞结节状增生
通常位于皮下
组织培养样外观
黏液水肿样背景，囊性变
红细胞外渗、淋巴细胞
免疫表型
Vimentin阳性，SMA阳性率不等
鉴别诊断
肉瘤

辅助检查

结节性筋膜炎的肌纤维母细胞显示SMA和MSA膜阳性。梭形细胞也表达Vimentin，而Desmin、CK和S-100蛋白均阴性。

鉴别诊断

需要鉴别的良性病变包括富细胞性皮肤纤维瘤和纤维瘤病。典型的皮肤纤维瘤发生在真皮内，表现为显著的席纹状生长方式，肿瘤周围的胶原陷入以及显著的异质性细胞成分。纤维瘤病的细胞量通常少于结节性筋膜炎，席纹状排列少见，较典型的表现是细长的纤维母细胞呈长束状生长。肉瘤（如黏液纤维肉瘤）细胞核的异型性更显著。

预后和治疗

结节性筋膜炎是自限性反应性病变，不需要切除。

13.1.1.8 增生性筋膜炎

临床表现

增生性筋膜炎与结节性筋膜炎的临床表现非常相似。多发生在四肢创伤部位（特别是前臂），形成皮下肿块，多为中老年人。

组织学特征

与典型结节性筋膜炎不同，增生性筋膜炎界限不太明显，类似于结节性筋膜炎的筋膜亚型中的"浸润性"生长。与结节性筋膜炎相似，增生性筋膜炎也表现为形态温和的肌纤维母细胞呈组织培养样增生。增生性筋膜炎的显著特征是神经节样肌纤维母细胞，具有空泡状核、显著核仁和丰富胞质（图13.18），而结节性筋膜炎中缺乏这种细胞。

辅助检查

增生性筋膜炎的免疫表型与结节性筋膜炎基本相同。梭形细胞和神经节样细胞Actin和Vimentin阳性，而CK和S-100蛋白阴性。

鉴别诊断

由于出现大的神经节样肌纤维母细胞，鉴别诊断中通常需要考虑一些恶性肿瘤，特别是横纹肌肉瘤。然而，横纹肌肉瘤发生在年轻患者，肿瘤细胞有横纹，表达Desmin和Myogenin。

预后和治疗

与结节性筋膜炎，增生性筋膜炎也是自限性病变，不需要治疗。

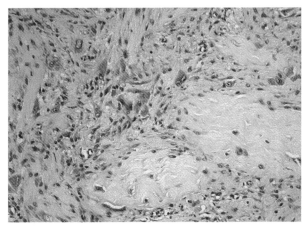

图13.18　增生性筋膜炎　可见神经节样肌纤维母细胞

13.1.1.9 腱鞘纤维瘤

临床表现

腱鞘纤维瘤（Fibroma of tendon sheath）表现为手部或足部缓慢生长的质硬结节，牢固地附着于其下方的腱鞘，多见于年轻人或中年人，最常累及手指、手或腕部。

组织学特征

肿瘤呈界限清楚的小叶状增生，附着于腱鞘。肿瘤细胞分布稀疏，形态温和，呈梭形或星状。细胞散在分布于致密胶原间、有时为黏液样变的基质中（图13.19）。大多数病变细胞稀少，也可见到相似于结节性筋膜炎的富细胞区域。

鉴别诊断

临床表现有类似腱鞘巨细胞瘤的可能性；然而，腱鞘巨细胞瘤更富于细胞，由圆形滑膜细胞和多核细胞构成。结节性筋膜炎也是鉴别诊断之一。但结节性筋膜炎临床表现为快速生长的病变，细胞通常更丰富。

预后和治疗

腱鞘纤维瘤虽然是良性病变，但多达1/4病例倾向于局部复发。治疗选择单纯切除。

13.1.1.10 腱鞘巨细胞瘤

尽管腱鞘巨细胞瘤（Tenosynovial giant cell tumor）在学术上不属于纤维性或纤维组织细胞性肿瘤，但它相似于腱鞘纤维瘤，故放在这里介绍。

临床表现

肿瘤主要发生在年轻人或中年人，女性多见，多位于手部。大多数病例发生在手指，通常发生在指间位置。发生在足、膝、腕部相对少见。肿瘤典型表现为缓慢生长，并固定于下方的腱鞘。

组织学特征

腱鞘巨细胞瘤通常呈分叶状，有部分包膜，附着于腱鞘呈外生性生长。肿瘤内主要有两种细胞：圆形或卵圆形滑膜细胞、组织细胞和多核巨细胞（图13.20）。细胞密度不一。多核巨细胞通常在整个肿瘤内散在分布，但也可非常稀少。次要改变包括黄色瘤细胞和含铁血黄素沉着，也是常见表现。

鉴别诊断

低度恶性潜能软组织巨细胞瘤（见下文）与腱鞘巨细胞瘤具有部分相似之处。然而，前者通常不累及手部，呈多结节性生长，梭形细胞成分更显著，常有化生性骨壳。腱鞘巨细胞瘤出现骨

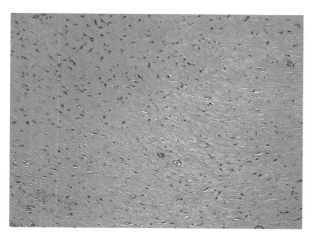

图13.19 腱鞘纤维瘤 在致密的胶原基质中可见温和的肌纤维母细胞

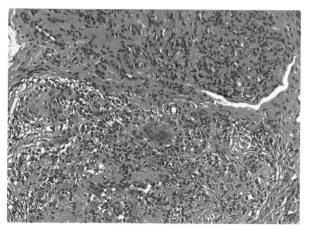

图13.20 腱鞘巨细胞瘤 圆形到卵圆形的滑膜细胞、组织细胞和多核巨细胞呈小叶状分布

化生很少见。腱黄色瘤也是鉴别诊断之一，其黄色瘤细胞特别显著，且黄色瘤细胞是腱黄色瘤的唯一成分。另外，还需要与腱鞘纤维瘤鉴别，但后者由更多的梭形细胞、星状细胞构成，间质玻璃样变更显著。

预后和治疗

腱鞘巨细胞瘤是良性肿瘤，但有局部复发倾向。治疗选择外科手术切除。

13.1.1.11 肌纤维瘤/肌纤维瘤病

临床表现

肌纤维瘤（Myofibroma）累及皮肤、骨骼或内脏器官，呈孤立性（肌纤维瘤）或多发性（肌纤维瘤病）病变。最初报道发生在婴幼儿，但目前发现任何年龄皆可发病。肌纤维瘤病一般发生在婴幼儿，几乎一半病例出生时就有。孤立性病变主要发生在头颈部皮肤，其次是躯干。肿瘤累及皮肤时常呈紫色外观，以至于临床误诊为血管肿瘤。

组织学特征

累及皮肤的肌纤维瘤界限清楚，没有包膜。肿瘤常呈多结节状。通常表现为双相性生长方式：梭形细胞、肌样细胞呈束状或结节状排列，较原始的圆形细胞伴血管外皮瘤样血管（图13.21）。肌纤维瘤通常具有分区结构：梭形细胞呈束状排列于肿瘤外周，圆形细胞成分位于肿瘤中央。发生在成人的孤立性肌纤维瘤，分区结构通常不太明显。核分裂象通常较少。在肌纤维瘤中可见肿瘤细胞凝固性坏死和血管浸润，可能会被误诊为肉瘤。

辅助检查

一般而言，肌纤维瘤的肿瘤细胞在某种程度上表达Actin，提示肌纤维母细胞分化。肿瘤细胞Desmin阴性。

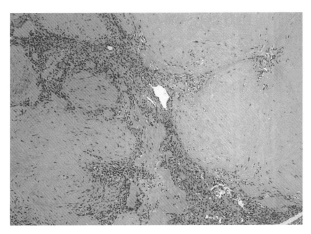

图13.21　肌纤维瘤　肌样结节、肥胖梭形细胞伴扩张的血管腔

鉴别诊断

鉴别诊断取决于肿瘤中哪种成分为主。当梭形细胞为主时，应与结节性筋膜炎、富细胞性皮肤纤维瘤和平滑肌瘤鉴别，后三者都没有血管外皮瘤样特征，该特征有助于识别肌纤维瘤；当血管外皮瘤样区域为主时，应与肌周细胞瘤或滑膜肉瘤鉴别。

预后和治疗

肌纤维瘤是良性肿瘤，可自发消退。治疗可选择保守完整切除。极少数孤立性病变会复发。尽管偶尔会出现坏死或血管浸润等令人担心的组织学特征，但没有转移风险。虽然肌纤维瘤是良性，但肌纤维瘤病偶尔继发性累及脏器可能会致命。

13.1.1.12 皮肤黏液瘤和表浅性血管黏液瘤

临床表现

皮肤黏液瘤/表浅性血管黏液瘤（Cutaneous myxomas/superficial angiomyxoma）代表同一肿瘤的变化谱。肿瘤表现为真皮内小结节，大多数位于躯干、下肢和头颈部。它们可散发或与Carney综合征相关，后者常表现为年轻人耳部及眼睑的多发性病变。Carney综合征是常染色体遗传疾病，与染色体2p和17q异常有关。除皮肤黏液瘤外，Carney综合征患者常有心脏黏液瘤、点状色素沉着、内分泌功能亢进和砂砾体型黑色素性神经鞘瘤。皮肤黏液瘤可以是Carney综合征的首发表现。

组织学特征

散发性黏液瘤和Carney综合征相关性黏液瘤基本相同。以少量温和的卵圆形至梭形细胞分布于丰富的黏液样基质中为特征（图13.22）。血管黏液瘤通常含有发育良好的分支状血管（图13.23），常含有多量中性粒细胞的炎症细胞浸润。另一个有趣的特征是常见上皮样成分，表现为从表皮样囊肿到受挤压的基底样上皮条索。囊肿上皮成分常显示毛囊上皮特征。

辅助检查

黏液瘤的肿瘤细胞呈Vimentin阳性，也可局部表达Actin。梭形细胞不表达S-100蛋白。

鉴别诊断

如果黏液瘤富于细胞，需要与黏液样肉瘤鉴别，特别是低级别黏液纤维肉瘤。后者以曲形血管和至少散在多形性细胞（大的上皮样细胞或深染细胞）为特征。指/趾黏液囊肿缺乏黏液瘤中的

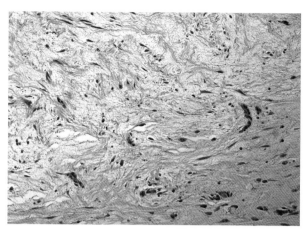

图13.23　血管黏液瘤　由梭形细胞伴有黏液到透明变基质、分支状血管组成的少细胞结节

血管成分。黏液样神经鞘瘤（黏液样神经纤维瘤）细胞更丰富，核呈波浪状，免疫组化染色S-100蛋白阳性。

预后和治疗

黏液瘤是良性肿瘤，但可持续存在或者局部复发。

13.1.1.13 纤维瘤病

临床表现

纤维瘤病（Fibromatoses）可以大致分为表浅型和深部型。表浅型纤维瘤病包括掌（Dupuytren挛缩）、跖（Ledderhose病）和阴茎纤维瘤病（Peyronie病）。掌跖纤维瘤病通常表现为弥漫性增厚或者结节，可出现挛缩变形。Peyronie病常表现为阴茎背侧或侧面斑块样硬结。表浅性纤维瘤病患者发生癫痫和糖尿病的几率增加，其机制不明。某种表浅纤维瘤病患者发生另一种表浅性纤维瘤病的风险性也增加。发生在腹壁和腹壁外深部软组织的深部纤维瘤病（也叫韧带样瘤，表13.4），不在本章讨论范围。

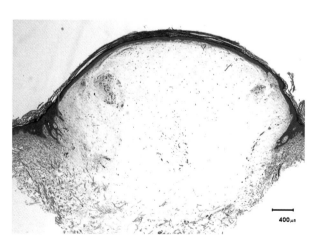

400μB

图13.22　黏液瘤　真皮内可见一小且细胞量少的结节，结节界限清楚

表13.4　韧带样纤维瘤病

临床表现
硬结状斑块
组织学特征
结节状和浸润性生长
细胞形态温和的梭形细胞
细胞密度低，呈长波浪状束状和成片排列
间质为胶原性和（或）黏液样
免疫表型
Vimentin阳性
S-100蛋白、Desmin阴性
鉴别诊断
瘢痕
纤维瘤
促纤维增生性黑色素瘤

组织学特征

各种纤维瘤病的组织学相似。病变由形态温和的纤维母细胞形成长而宽广的束状结构，位于胶原性间质背景中（图13.24）。肿瘤生长方式有结节性和浸润性两种类型。纤维母细胞核温和，通常可见小核仁。核分裂象可见，但是数量并不多，无不典型核分裂象。肿瘤内可出现局灶出血和散在的炎症细胞。也可见多核巨细胞，特别在跖部纤维瘤病中。病变中可有瘢痕样胶原。

辅助检查

纤维母细胞不同程度地表达Actin。β-catenin

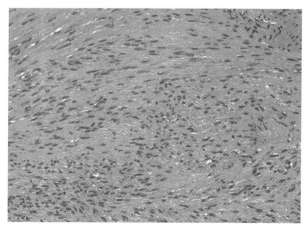

图13.24　纤维瘤病　**温和的纤维母细胞呈长波浪样束状排列**

免疫组化染色被认为有助于鉴别组织学形态类似的疾病，但主要用于深部纤维瘤病。表浅型纤维瘤病似乎缺乏β-catenin突变，β-catenin突变与β-catenin表达改变有关。

鉴别诊断

纤维瘤病可能与瘢痕混淆，特别是局部活检时。

预后和治疗

纤维瘤病有局部复发的趋势。肿瘤不会转移，但是可以引起显著的局部损害和影响功能。表浅性纤维瘤病只有在为了缓解症状（疼痛或功能损害）的情况下推荐手术。表浅性纤维瘤病可复发，但是复发率比深部纤维瘤病低。肿瘤的手术切缘常阳性。浅表性纤维瘤病在缺乏症状的情况下阳性切缘并不需要进一步治疗。

13.1.1.14 婴幼儿纤维性错构瘤

临床表现

婴幼儿纤维性错构瘤（Fibrous hamartoma of infancy）常发生在2岁以内，大多数患者出生时就有。男孩比女孩更容易发病。病变常发生在腋窝和肩部区域，但发病部位可以较广。

组织学特征

婴幼儿纤维性错构瘤由四种成分按不同比例组成：①束状排列的肌纤维母细胞；②小圆形、梭形或者星状未分化间叶细胞聚集在黏液样基质中；③成熟的脂肪组织；④纤维结缔组织区域或条带，伴或不伴有炎症细胞（图13.25）。这几种成分的组合具有特异性和诊断价值。

预后和治疗

婴幼儿纤维性错构瘤为良性肿瘤，但可局部复发。治疗可选择单纯切除。

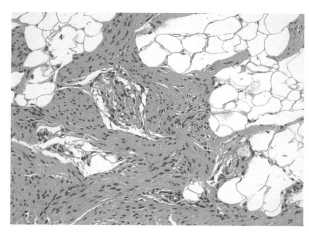

图13.25 婴幼儿纤维性错构瘤 含有四种成分：纤维母细胞束，黏液样基质内的未分化间叶细胞，成熟脂肪组织；和纤维结缔组织条带

13.1.1.15 婴幼儿指/趾纤维瘤病

临床表现

婴幼儿指/趾纤维瘤病（Infantile digital fibromatosis）发生在婴儿或幼儿，表现为手指或脚趾孤立性或多发性质硬结节。罕见病例可以发生在3岁以后，但许多病例出生时即有。病变多累及多个指/趾。

组织学特征

肿瘤由形态一致、束状排列的纤维母细胞组成，位于致密胶原基质中（图13.26A）。胞质内可见嗜酸性包涵体，常位于核周，是该病的特征性改变，可用三色染色来突出显示（图13.26B）。

预后和治疗

肿瘤常复发，但大多数病变可随着时间的推移而自发消退。因此，从本质上说应该选择保守治疗。显著影响关节功能者推荐手术切除。

13.1.1.16 弹性纤维瘤

临床表现

弹性纤维瘤（Elastofibroma）常累及老年患者肩胛下，为缓慢生长的肿块。患者往往有高强度反复手工劳动的病史，提示该病可能与重复应力有关。

组织学特征

弹性纤维瘤由肿胀的胶原和弹性纤维以及一些内陷的脂肪细胞构成。弹性纤维表现为变性改变，具有特征性的串珠样/锯齿样外观（图13.27），后者可用弹性纤维染色来显示。

鉴别诊断

由于其独特的表现，弹性纤维瘤很少与其他肿瘤混淆。纤维脂肪瘤可能与弹性纤维瘤混淆，

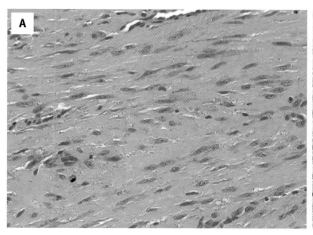
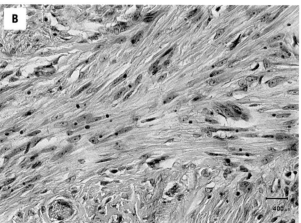

图13.26 婴儿指/趾纤维瘤病 A. 婴儿指/趾纤维瘤病由束状排列的温和梭形细胞组织，胞质内见嗜酸性包涵体。包涵体常位于核周。B. 三色染色显示明显

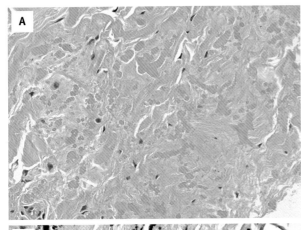

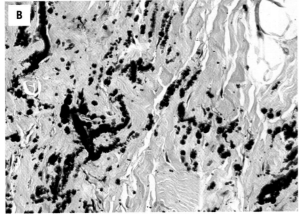

图13.27　弹性纤维瘤　A. 弹性纤维瘤由不规则嗜酸性弹性纤维组成，弹性纤维呈串珠状或锯齿状。B. 弹性纤维染色显示不规则弹性纤维

但是前者有更显著的脂肪组织成分，不会有特征性的退变的弹性纤维。

预后和治疗

弹性纤维瘤是良性肿瘤，由于美容原因可以选择保守切除。

13.1.2 恶性肿瘤

13.1.2.1 有局部复发倾向，但是转移率低的恶性肿瘤

（1）隆突性皮肤纤维肉瘤

临床表现

隆突性皮肤纤维肉瘤（Dermatofibrosarcoma protuberans）常发生于青年到中年人，但各个年龄段均可发生，儿童病例报道的逐渐增多。隆突性皮肤纤维肉瘤主要发生在躯干或四肢的近端。起初表现为斑块状，可逐渐发展成结节状或多结节状肿块。斑块样病变在临床上易与硬化性皮肤病（如硬斑病、硬皮病）混淆。

组织学特征

经典型肿瘤由形态一致的细长梭形细胞构成，细胞核深染而胞质淡染，排列成席纹状，通常弥漫浸润皮下脂肪组织，形成蜂窝状结构（图13.28）。然而，有少数亚型与上述经典形态有所不同，可有巨细胞纤维母细胞瘤样区域、纤维肉瘤样改变、黏液样变和肌样结节形成。巨细胞纤维母细胞瘤将在下文讨论。纤维肉瘤样改变以形

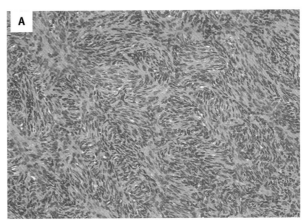

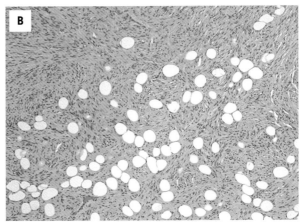

图13.28　皮肤隆突性皮肤纤维肉瘤　A. 一致、纤细的梭形细胞呈席纹状排列。B. 肿瘤浸润至皮下组织，可见典型内陷的单个脂肪细胞

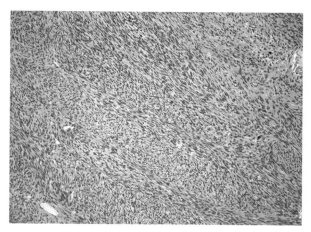

图13.29　皮肤隆突性皮肤纤维肉瘤伴纤维肉瘤样转化　束状"鱼骨样"生长方式伴有大量核分裂象和更明显的异型性

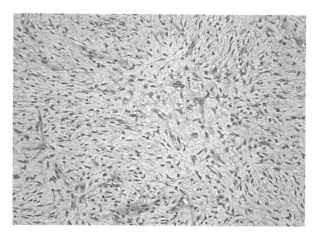

图13.30　黏液样皮肤隆突性皮肤纤维肉瘤　宽的空隙内，星状肿瘤细胞位于黏液样基质中

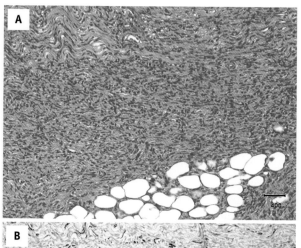

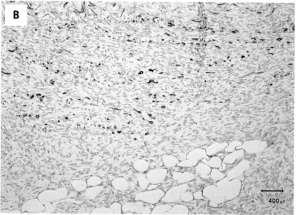

图13.31　Bednar瘤（色素型皮肤隆突性皮肤纤维肉瘤）　A．隆突性皮肤纤维肉瘤伴散在色素细胞。B. Fontana染色明确存在黑色素

态学上更典型的束状、鱼骨样结构以及更显著的细胞核非典型性和核分裂活跃为特征（图13.29）。在黏液样亚型中，肿瘤细胞呈更明显的星状改变，血管增多，可能类似黏液样脂肪肉瘤的丛状血管（图13.30）。肌样结节特征是肿瘤内的血管周围有平滑肌或肌纤维母细胞增生。肿瘤的另一亚型称为色素亚型（也叫Bednar瘤），梭形细胞含有黑色素颗粒，其他方面表现为典型的皮肤隆突性皮肤纤维肉瘤（图13.31）。

辅助检查

免疫组化　隆突性皮肤纤维肉瘤肿瘤细胞呈CD34强阳性，FXⅢa阴性，但是内陷的皮肤树突细胞可以呈阳性。隆突性皮肤纤维肉瘤伴有纤维肉瘤样转化时，其纤维肉瘤成分常出现CD34的表达缺失。

细胞遗传学　隆突性皮肤纤维肉瘤含有来源于部分17和22号染色体形成的额外的环状染色体。该易位导致了一个基因融合，从而使血小板源性生长因子β（PDGFβ）置于Ⅰ型胶原a1（COLIA1）启动子操纵中。

鉴别诊断

隆突性皮肤纤维肉瘤与皮肤纤维瘤　如果活检标本充分，隆突性皮肤纤维肉瘤通常很容易与皮肤纤维瘤区分。如果获得的标本为切除活检标本，可能在低倍镜下就能辨别两者。隆突性皮肤纤维肉瘤具有浸润性生长模式，广泛浸润皮下脂肪小叶。相反，皮肤纤维瘤通常局限在真皮层。如果皮肤纤维瘤累及皮下组织浅层，通常沿着脂肪小叶的纤维隔生长，而不累及脂肪小叶。隆突性皮肤纤维肉瘤也缺乏常发生于皮肤纤维瘤的表皮增生。与皮肤纤维瘤相比，隆突性皮肤纤维肉瘤结构更一致，席纹状结构更明显，肿瘤细胞通常没有皮肤纤维瘤细胞肥胖。当发现泡沫细胞也非常有助于诊断，其多见于皮肤纤维瘤，而隆突性皮肤纤维肉瘤则缺乏。但在表浅活检标本中，鉴别诊断十分困难，此时CD34和FXⅢa免疫组化染色可能有所帮助，但是一定要记住，CD34和FXⅢa染色在隆突性皮肤纤维肉瘤和皮肤纤维瘤均可表达。在隆突性皮肤纤维肉瘤中，绝大多数或者所有肿瘤细胞CD34表达呈强而一致阳性，偶尔伴有反应性FXⅢa阳性细胞套。皮肤纤维瘤的免疫组化染色中通常显示CD34和FXⅢa阳性细胞，并且混杂着S-100蛋白阳性的朗格汉斯细胞和CD68阳性的组织细胞。

隆突性皮肤纤维肉瘤与弥漫性神经纤维瘤　弥漫性神经纤维瘤也可显示类似于隆突性皮肤纤维肉瘤的特征，特别是其黏液样亚型。尽管弥漫性神经纤维瘤经常累及皮下组织，但是没有隆突性皮肤纤维肉瘤的席纹状结构。另外，弥漫性神经纤维瘤的肿瘤细胞核有更多的波浪状。另一方面，隆突性皮肤纤维肉瘤可能有神经纤维瘤的特征，对于某些病例必需借助S-100蛋白和CD34的免疫组化染色才能正确诊断。

预后和治疗

即使采取标准的广泛性局部切除，隆突性皮肤纤维肉瘤也有高达20%的局部复发率。复发通常与首次切除时存在阳性切缘及过窄切缘有关。肿瘤可发生转移，但是通常仅仅发生于反复局部复发之后。有证据表明，Mohs显微镜外科手术可以降低局部复发风险，但是Mohs术式的成功率具有选择性偏倚，因为这种治疗方法通常用于体积较小、容易完整切除的肿瘤。

纤维肉瘤样亚型隆突性皮肤纤维肉瘤的意义存在争论，有学者认为预后较差，但也有学者认为如果完整切除，局部复发和转移风险并不增加。不过，如果治疗不当，纤维肉瘤样亚型隆突性皮肤纤维肉瘤似乎确实比普通隆突性皮肤纤维肉瘤具有更高的转移风险（表13.5）。

表13.5　隆突性皮肤纤维肉瘤

临床表现 　硬结状斑 　结节或多结节状肿块
组织学特征 　真皮内和皮下梭形细胞呈席纹状生长 　浸润皮下脂肪小叶
免疫表型 　CD34阳性 　S-100蛋白、FXⅢa阴性
鉴别诊断 　皮肤纤维瘤（FXⅢa阳性，CD34阴性） 　神经纤维瘤（S-100蛋白阳性，CD34可变阳性）

（2）巨细胞纤维母细胞瘤

巨细胞纤维母细胞瘤（Giant cell fibroblastoma）是幼年型隆突性皮肤纤维肉瘤，首先支持证据是这两种肿瘤在组织学和临床上均有重叠。更进一步支持它们之间具有相关性的证据是具有相同的免疫表型，和巨细胞纤维母细胞瘤复发后变成隆突性皮肤纤维肉瘤，反之亦然。另外，巨细胞纤维母细胞瘤也具有隆突性皮肤纤维肉瘤的细胞遗传学改变（见上文）。

临床表现

巨细胞纤维母细胞瘤常见于儿童，多数不到十岁，成人病例少见。肿瘤典型表现为真皮或皮下肿块，大多数累及躯干、大腿或腹股沟区。

组织学特征

组织学上，巨细胞纤维母细胞瘤的细胞丰富程度不一，由梭形到星形细胞组成，疏松排列，核轻度到中度多形性，位于黏液样到玻璃样变间质中（图13.32A）。这些梭形细胞通常围绕皮肤附属器结构浸润，并以隆突性皮肤纤维肉瘤相同的生长方式穿入脂肪组织。最具有特征性的是间质显示明显的人工裂隙，形成假血管腔隙，腔隙内衬单层、不连续的、体积大而多核的肿瘤巨细胞（图13.32B）。出现这种细胞可能会误诊为多形性肉瘤。

辅助检查

同密切相关的隆突性皮肤纤维肉瘤一样，巨细胞纤维母细胞瘤的巨细胞呈CD34弥漫阳性，但FXⅢa阴性。巨细胞纤维母细胞瘤与隆突性皮肤纤维肉瘤具有相同的细胞遗传学异常（见上文）。

鉴别诊断

巨细胞纤维母细胞瘤的鉴别诊断通常集中在肉瘤上，如黏液样纤维肉瘤。与巨细胞纤维母细胞瘤不同，黏液性纤维肉瘤通常表现为老年人和位置更深的肿块，多形性更加明显。

预后和治疗

肿瘤倾向于局部复发，但没有转移性巨细胞纤维母细胞瘤的病例报道。治疗方法是广泛性局部切除。

（3）丛状纤维组织细胞瘤

临床表现

丛状纤维组织细胞瘤（plexiform fibrohistiocytic tumor，PFHT））最常发生在儿童或年轻人肢端的真皮或皮下肿块（表13.6）。任何部位均可受累，但头部少见。

表13.6 丛状纤维组织细胞瘤

临床表现
皮下结节
发生在儿童和年轻人
组织学特征
丛状生长方式
组织细胞结节
纤维瘤病样束
免疫表型
组织细胞：CD68阳性
肌纤维母细胞：Actin阳性
鉴别诊断
皮肤纤维瘤
富细胞性神经鞘黏液瘤
反应性/修复性病变

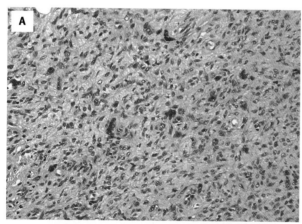
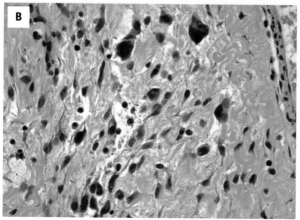

图13.32 巨细胞纤维母细胞瘤 A. 巨细胞纤维母细胞瘤由梭形到星形肿瘤细胞组成，位于黏液样到透明变的背景中，其间可见明显的多核巨细胞。B. 多核巨细胞常衬附在假血管腔隙上

组织学特征

丛状纤维组织细胞瘤表现为界限不清的丛状生长方式（图13.33），具有特征性双相形态，由多

个组织细胞结节和纤维条带构成。结节由圆形到卵圆形单个核组织细胞样细胞和破骨样巨细胞混合而成。纤维母细胞和（或）肌纤维母细胞样梭形细胞呈束状排列，与组织细胞结节相混合（图13.33）。在某一特定肿瘤中，梭形细胞和组织细胞成分的相对比例显著不同。在肿瘤的最初描述中，大约40%病例为双相形态，即组织细胞结节位于纤维母细胞束内，另40%病例以组织细胞成分为主，其余20%病例主要为纤维母细胞生长模式。核分裂活性通常较低。

辅助检查

组织细胞呈CD68强阳性。梭形细胞显示呈SMA膜阳性，提示肌纤维母细胞表型。

鉴别诊断

丛状纤维组织细胞瘤的鉴别诊断包括软组织巨细胞肿瘤、炎性肉芽肿和富细胞性神经鞘黏液瘤。丛状纤维组织细胞瘤中的圆形和破骨细胞的结节与软组织巨细胞肿瘤的结节几乎无法区别。但是软组织巨细胞肿瘤没有丛状纤维组织细胞瘤中梭形细胞成分。提示为丛状纤维组织细胞瘤的特征包括患者较年轻、丛状生长方式和微小结节，相比之下，软组织巨细胞肿瘤为粗大的、多发性结节。出现化生性骨或动脉瘤样骨囊肿样改变支持软组织巨细胞肿瘤。

丛状纤维组织细胞瘤的结节可能类似于肉芽肿样病变。然而，丛状纤维组织细胞瘤结节内含破骨样巨细胞，而不是Langhans型巨细胞。

富细胞性神经鞘黏液瘤是一种表浅性皮肤肿瘤，和丛状纤维组织瘤一样有明显的结节和丛状生长方式。与丛状纤维组织细胞瘤不同，大多数富细胞性神经鞘黏液瘤常为局限于真皮的表浅肿瘤。另外，间质黏液样改变常见于富细胞性神经鞘黏液瘤，而丛状纤维组织细胞瘤罕见。然而，当丛状纤维组织细胞瘤主要由组织细胞结节组成时，很难与缺乏黏液样间质的富细胞性神经鞘黏液瘤相鉴别。富细胞性神经鞘黏液瘤与丛状纤维

组织细胞瘤的某些类型很相似，以至于有学者提议这两种肿瘤可能相关（或认为它们目前的定义和区别标准都不恰当）。

预后和治疗

丛状纤维组织细胞瘤复发率为12%~40%，但转移风险非常低，淋巴结或肺转移仅有罕见报道。治疗选择广泛切除。化疗或放疗没有作用。

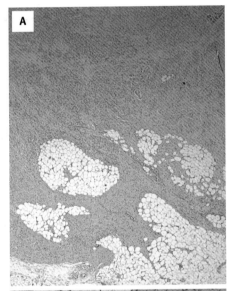
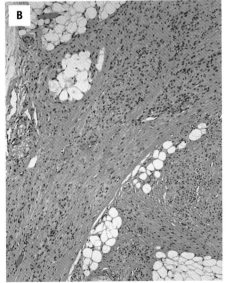

图13.33　丛状纤维组织细胞瘤　A. 丛状纤维组织细胞瘤由散在的组织细胞结节和束状排列的肌纤维母细胞组成，呈浸润性、丛状生长方式。B. 结节由圆形到轻度梭形的组织细胞组成。围绕的肌纤维母细胞增生可类似于纤维瘤病

（4）血管瘤样（恶性）纤维组织细胞瘤

临床表现

这里的血管瘤样（恶性）纤维组织细胞瘤（Angiomatoid fibrous histiocytoma）也指的是血管瘤样纤维组织细胞瘤，通常发生在儿童和年轻人，但发生于幼年和老年人者也有病例报道。血管瘤样纤维组织细胞瘤通常表现为皮下或真皮的孤立性肿块，大多数发生在四肢（表13.7）。临床上可类似于血肿、血管瘤或良性囊肿。肿瘤可伴有多种全身症状，包括发热、消瘦、贫血、多克隆丙种球蛋白病，以及少见的Castleman样淋巴结肿大。这些全身症状由肿瘤产生的细胞因子所致，肿瘤切除后全身症状很快消失。

表13.7　血管瘤样纤维组织细胞瘤

临床表现
常为年轻患者四肢肿块
系统性症状（发热、体重减轻等）
组织学特征
致密纤维包膜
外周淋巴细胞聚集
组织细胞到梭形细胞增生
充满血液的假血管腔隙
免疫表型
通常Desmin、CD68、EMA阳性
CD31、CD34、FXⅢ a阴性
鉴别诊断
动脉瘤样皮肤纤维瘤（梭形细胞呈席纹状排列，Desmin、 　　EMA阴性）
转移性肿瘤

组织学特征

组织学上，血管瘤样纤维组织细胞瘤的特征是存在致密的纤维包膜和周围淋巴细胞浸润（图13.34A）。慢性炎症细胞浸润一般在肿瘤的周围最显著，部分病例形成生发中心。充满血液的囊腔（肿瘤因此而得名）可见于大多数病例而不是所有病例。这些腔隙内衬扁平的肿瘤细胞而不是内皮细胞（图13.34B）。没有大囊腔的病例至少有显示

某些出血的证据，如细胞内含铁血黄素沉着或局灶性出血。肿瘤细胞或呈明显的组织细胞样形态，或为梭形，排列方式多样，可以成片、脑膜瘤样旋涡状和短束状排列（图13.34C）。尽管肿瘤细胞学通常表现温和，但偶尔显示明显多形性，这种形态改变似乎没有临床意义。核分裂指数通常较低。

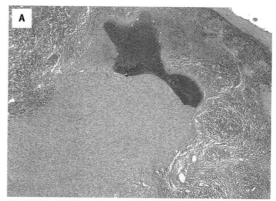

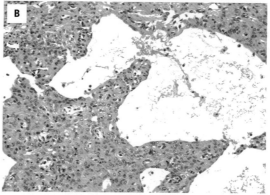

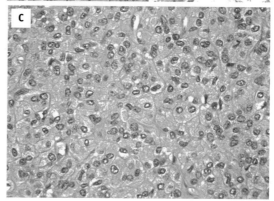

图13.34　血管瘤样（恶性）纤维组织细胞瘤 **A. 血管瘤样（恶性）纤维组织细胞瘤的特征为致密的纤维性假包膜包绕和伴有明显淋巴细胞浸润，常形成生发中心。大的出血区常见。B. 肿瘤内出血常形成假血管腔隙，内衬扁平肿瘤细胞，而不是内皮细胞。C. 肿瘤细胞常显示组织细胞样外观**

辅助检查

免疫组化染色

血管瘤样纤维组织细胞瘤具有独特的免疫表型，超过60%病例表达Desmin、EMA和CD68。少数病例可表达Actin，但不表达CD31或CD34。

细胞遗传学

在基因水平，血管瘤样纤维组织细胞瘤以几种遗传学异常为特征，包括t（2;22）（EWS-CREB1）、t（12;22）（FUS-ATF1）或t（11;22）（EWS-ATF1）。t（2;22）是最常见的易位。应当注意t（2;22）和t（12;22）融合也可见于腱鞘和腱膜的透明细胞肉瘤。

鉴别诊断

鉴别诊断包括皮肤纤维瘤伴有动脉瘤样/含铁血黄素沉着改变（动脉瘤样良性纤维组织细胞瘤）、淋巴结转移性肿瘤、各种血管肿瘤和横纹肌肉瘤。皮肤纤维瘤可显示显著的假血管样改变、出血和含铁血黄素沉着，可能误诊为血管瘤样纤维组织细胞瘤。与血管瘤样纤维组织细胞瘤不同，动脉瘤样皮肤纤维瘤显示特征性的胶原陷入、席纹状生长方式、更多的多形性细胞、含铁血黄素巨噬细胞和泡沫状巨噬细胞。动脉瘤样良性纤维组织细胞瘤的特征细胞为梭形细胞，而血管瘤样纤维组织细胞瘤的特征细胞是组织细胞样细胞。

血管瘤样纤维组织细胞瘤由于存在致密包膜和周围淋巴细胞浸润，可能会造成淋巴结内转移性肿瘤的印象。然而，在血管瘤样纤维组织细胞瘤中，病变细胞周围的假包膜没有被膜下窦或输入淋巴管。

免疫组化染色，血管瘤样纤维组织细胞瘤不表达CD31和CD34，容易与血管肿瘤相鉴别，前者也不表达Myogenin，可与横纹肌肉瘤相鉴别。

预后和治疗

基于最初对该肿瘤的描述而曾被认为完全恶性，故命名为血管瘤样恶性纤维组织细胞瘤。后续研究证实为一种惰性疾病，主要是局部复发风险，转移风险很低。目前认为肿瘤具有较惰性的生物学行为，最新版WHO分类将其命名为血管瘤样（恶性）纤维组织细胞瘤。使用括号强调惰性本质，还可有助于认识该肿瘤的历史。为了避免混淆，许多学者省略括号内容，直接称为血管瘤样纤维组织细胞瘤。同本组的其他肿瘤一样，手术切除仍是主要治疗手段。

（5）软组织巨细胞肿瘤

临床表现

软组织巨细胞肿瘤（Giant cell tumor of soft parts），也称低度恶性潜能的软组织巨细胞肿瘤，典型表现为年轻到中年人的皮肤或皮下多结节性肿块，偶尔病变可位于较深部位或发生于儿童。

组织学特征

肿瘤典型表现为真皮和皮下多结节性肿块。单个肿瘤结节由破骨样巨细胞、形态温和的单个核细胞以及形态温和的短束状梭形细胞组成（图13.35）。核分裂象常常容易找到。肿瘤往往累犯血管，但并不意味着恶性。

鉴别诊断

伴有巨细胞的肉瘤与软组织巨细胞肿瘤在细

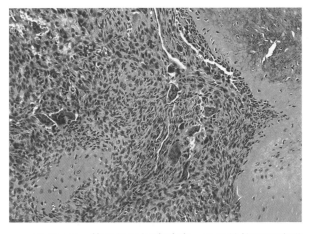

图13.35 软组织巨细胞肿瘤 温和的梭形细胞增生伴大量破骨细胞，常见化生性骨。同样的图像在骨的骨巨细胞瘤中可见

胞学上（核非典型性、不典型核分裂象）和其他特征方面（如骨肉瘤中骨样基质）都不同。在与良性肿瘤鉴别中，软组织巨细胞肿瘤常被误诊为腱鞘巨细胞瘤。腱鞘巨细胞瘤常邻近关节腔或关节囊，通常为单一结节而不是多发结节，有显著的间质透明变，多种细胞相混杂（滑膜细胞样小细胞、含铁血黄素细胞、泡沫细胞和淋巴细胞），而且不会出现化生性骨。

预后和治疗

软组织巨细胞肿瘤有局部复发的趋势。治疗选择广泛切除。

（6）非典型纤维黄色瘤

临床表现

非典型纤维黄色瘤（Atypical fibroxanthoma）典型表现为老年患者头颈部丘疹或小结节（表13.8）。被覆表皮可以出现溃疡，临床表现可与皮肤常见恶性肿瘤混淆，如基底细胞癌或鳞状细胞癌。

表13.8　非典型纤维黄色瘤

非典型纤维黄色瘤
临床表现
老年患者日光损害皮肤部位的丘疹或小结节
常快速生长
常发生在面部
组织学特征
真皮肿瘤
多形性梭形细胞和（或）上皮样细胞
多核巨细胞和泡沫细胞
常有溃疡，伴两侧表皮衣领状外观
免疫表型
CD10和（或）CD56阳性
CK和S-100蛋白阴性
鉴别诊断
多形性肉瘤（看上去像非典型纤维黄色瘤，但浸润至皮下组织）
黑色素瘤（S-100蛋白阳性）
肉瘤样鳞状细胞癌（34BE12、MNF116、p63阳性）
平滑肌肉瘤（Desmin阳性）

组织学特征

非典型纤维黄色瘤是由多形性、深染的星形到梭形和上皮样细胞组成的皮肤肿瘤（图13.36）。肿瘤细胞随意排列，或呈束状到车辐状结构。通常可见核分裂象和非典型核分裂象。肿瘤存在透明细胞亚型（图13.37）。病变常有明显的日光性弹性纤维变性。

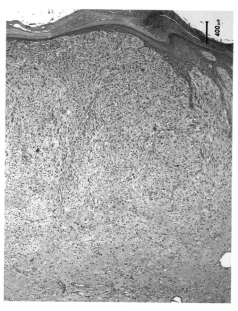

图13.36　非典型纤维黄色瘤　**多形性真皮梭形细胞肿瘤**

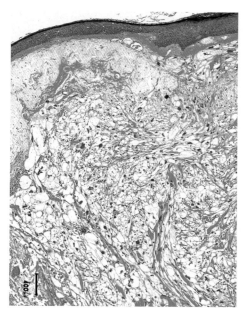

图13.37　透明细胞变异型非典型纤维黄色瘤　**肿瘤细胞有透明细胞胞质和多形性核**

辅助检查

非典型纤维黄色瘤Vimentin阳性，CD10和CD68通常也阳性。Actin也可阳性，但通常只是局灶性和（或）弱阳性。非典型纤维黄色瘤CK、EMA和Desmin阴性。可以出现散在的S-100蛋白阳性的树突细胞，但是肿瘤细胞不表达S-100蛋白。

鉴别诊断

非典型纤维黄色瘤是一个排除性诊断。恶黑可以通过S-100蛋白阳性和（或）其他黑色素细胞分化抗原阳性证实。如果CK染色明显阳性的肿瘤，特别是伴随有日光性角化病，即使其他方面很像非典型纤维黄色瘤，也最好归类到低分化（梭形细胞或肉瘤样）鳞状细胞癌。虽然某些广谱CK（如AE/AE3）能证实大多数梭形细胞鳞状细胞癌，但最好选用高分子量CK（如34βE12、CK5/6或MNF16）作为一线抗体，因为许多梭形细胞鳞状细胞癌只表达高分子量CK。

非典型纤维黄色瘤需要与浅表性多形性未分化肉瘤（以前也属于恶性纤维组织细胞瘤）相鉴别。两者严格按照浸润的解剖水平进行区分。非典型纤维黄色瘤这一术语仅用于局限在真皮内的肿瘤。即使形态相似，只要肿瘤蔓延到皮下组织，或者肿瘤主体位于深部软组织并向表面延伸至真皮，都使用多形性肉瘤这一术语，因为后者具有较高复发风险和部分转移风险。从概念上讲，应当将非典型纤维黄色瘤视为是体积较小的皮肤肉瘤（或者肉瘤样癌），但是由于通常表现为惰性进程，如果严格定义，非典型纤维黄色瘤应该避免当作高级别肉瘤而进行过度治疗。

预后和治疗

由于肿瘤体积小并且部位表浅，大多数非典型纤维黄色瘤单纯切除即可治愈，可选择Mohs手术。偶尔可以复发，罕见转移。转移者通常为反复复发病例，或者是肿瘤已扩展至皮下组织，本质是肉瘤却误诊为非典型纤维黄色瘤。正确的治疗措施是肿瘤完整切除并且保证切缘阴性。

13.1.2.2 伴有高度转移风险的恶性肿瘤

（1）多形性肉瘤（恶性纤维组织细胞瘤）

历史上曾将恶性纤维组织细胞瘤（Malignant fibrous histiocytoma，MFH）用于一组具有纤维母细胞、肌纤维母细胞和（或）组织纤维母细胞分化的多形性肉瘤。曾经描述过多种亚型，倾向于累及皮肤的亚型包括浅表性多形性肉瘤和黏液纤维肉瘤。

临床表现

肿瘤典型表现为发生在老年患者四肢的结节，但也可以发生在其他部位，包括头颈部。

组织学特征

肿瘤由非典型梭形细胞构成，呈浸润性生长。具有显著黏液样间质、含有分支状、弯曲的血管（图13.38）的多形性肉瘤称为黏液纤维肉瘤（黏液样恶性纤维组织细胞瘤）。也存在核非典型性不太显著的多形性肉瘤亚型，整个肿瘤呈现低级别表现。类似于非典型纤维黄色瘤，但是浸润皮下组织的肿瘤称为多形性肉瘤（图13.39）。

辅助检查

免疫组化染色在黏液纤维肉瘤或多形性肉瘤诊断中的作用主要是为了除外其他病变，如黑色素瘤、肉瘤样癌或平滑肌肉瘤。

鉴别诊断

浅表性（皮肤）多形性肉瘤通常位于皮肤，可根据其浸润皮下组织而与非典型纤维黄色瘤区分。

黏液纤维肉瘤主要位于皮下，但也可广泛累及真皮，黏液样间质和弯曲血管是黏液纤维肉瘤的特征性结构。鉴别高级别亚型与恶黑或肉瘤样癌，需要使用免疫组化染色。

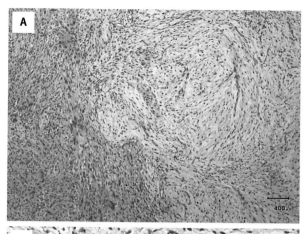

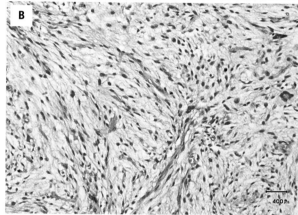

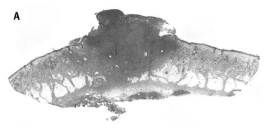

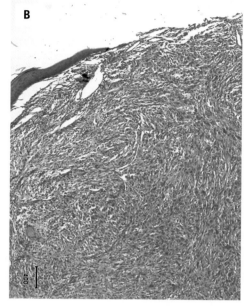

图13.38　黏液纤维肉瘤　A. 黏液样梭形细胞增生，细胞密集程度不一伴弯曲的血管。B. 多形性肿瘤细胞散在分布于细胞密度低和低级别表现的黏液样成分中

图13.39　多形性肉瘤　A. 溃疡性皮肤肿瘤延伸至皮下组织中。B. 肿瘤细胞由多形性梭形细胞组成

预后和治疗

黏液纤维肉瘤的高级别亚型（高度富于细胞、存在多形性和坏死）易复发并且有转移潜能。低级别亚型（广泛黏液样改变、细胞密度低、仅有轻度异型性）也可局部复发，但是转移罕见。如果切缘太窄或未完全切除底，浅表性多形性（非典型纤维黄色瘤样）肉瘤也倾向于局部复发并有转移潜能。黏液纤维肉瘤和多形性肉瘤的治疗选择是手术切除。根据肿瘤分级和其他临床指征也可使用放射治疗。

（2）上皮样肉瘤

上皮样肉瘤（Epithelioid sarcoma）目前归入组织起源不确定的肿瘤，有人认为很可能起源于纤维母细胞/肌纤维母细胞（表13.9）。

表13.9　上皮样肉瘤

临床表现
经典型：年轻成人，四肢远端结节
近端型：成人，骨盆区域，四肢近端
组织学特征
上皮样到梭形肿瘤细胞
结节状生长，常有中心坏死
横纹肌样特征（近端型）
免疫表型
CK、EMA阳性
CD34不同程度阳性
CD31、S-100蛋白阴性
BAF-47失表达（INI-1失活）
鉴别诊断
肉芽肿样反应（如环状肉芽肿、风湿结节、感染；CK阴性）
低分化癌（CD34阴性）
黑色素瘤（S-100蛋白阳性）
其他肉瘤（如实性血管肉瘤）

临床表现

上皮样肉瘤的发病年龄广泛，但通常发生在青少年和年轻人。经典型上皮样肉瘤发生在肢体远端，表现为无痛性缓慢生长的质硬结节。"近端型"上皮样肉瘤已有描述，主要发生在成人的盆腔、会阴部及生殖道或四肢近端。

组织学特征

经典型（远端型）上皮样肉瘤的细胞学特征形成一个形态学谱系，可以从梭形到圆形及多角形。肿瘤细胞核大，胞质深嗜酸性，有时含有胞质空泡。核分裂象常见。肿瘤呈结节状或多结节状生长伴有局灶坏死（图13.40）。坏死灶可使肿瘤呈假肉芽肿样表现。

与远端型相比，近端型上皮样肉瘤中上皮样细胞更大，多形性更明显，肿瘤细胞常显示横纹肌样特征。

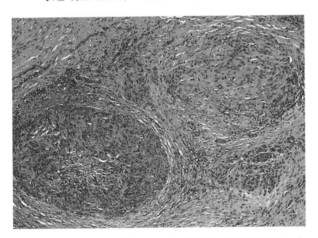

图13.40　上皮样肉瘤　**上皮样肿瘤细胞结节。中央坏死常见**

辅助检查

上皮样肉瘤（近端型和远端型）呈CK、EMA和Vimentin强阳性，接近一半病例表达CD34，不表达CD31和S-100蛋白。最近发现，SMARCB/INI1肿瘤抑制基因失活在区别上皮样肉瘤与组织学上相似的其他肿瘤方面具有诊断价值，可以通过BAF-47抗体的表达缺失来证实。

鉴别诊断

肿瘤细胞的结节状排列可能造成肉芽肿性病变的错误印象，如感染性肉芽肿、环状肉芽肿或类风湿结节。与组织细胞相比，上皮样肉瘤的肿瘤细胞核更大，细胞边界更清楚和更致密的嗜酸性胞质，较高的核分裂指数也常见于上皮样肉瘤。如果可疑，免疫组化染色有助于诊断：肉芽肿性病变呈CK或EMA阴性。

上皮样形态及CD34阳性可造成与上皮样血管内皮瘤或上皮血管肉瘤相混淆。这些血管肿瘤因表达CD31阳性而易与上皮样肉瘤区分。

黑色素瘤有时也要纳入鉴别诊断，特别是肿瘤表面的被覆表皮发生溃疡时，免疫组化染色S-100蛋白可以明确区分。

上皮样肉瘤也可能与低分化汗腺癌相混淆，上皮样肉瘤CD34阳性有助于区分（表13.10）。

表13.10　上皮样大细胞肿瘤的鉴别诊断：上皮样肉瘤、上皮样血管内皮瘤、实性上皮样血管肉瘤、黑色素瘤

	经典型上皮样肉瘤	近端型上皮样肉瘤	上皮样血管内皮瘤	上皮样血管肉瘤*	黑色素瘤
临床表现	年轻患者四肢远端	四肢近端	不定	不定，常在头部	任何位置
细胞学	相对温和的上皮样和（或）梭形细胞	上皮大样细胞，可为横纹肌样	上皮样细胞，有腔隙	细胞大而圆	多形性肿瘤细胞
免疫组化	CK+；CD34±；CD31-；BAF-41（INI-1）-	CK+；CD34+；CD31-；BAF-41（INI-1）-	CK-/+；CD34+；CD31+；S-100蛋白-	CD34+；CD31+；S-100蛋白-	CD34-；CD31-；S-100蛋白+

注：* 血管肉瘤的结节上皮样亚型与鉴别诊断有关。普通型血管肉瘤为间质切割性生长方式，常容易诊断。

预后和治疗

上皮样肉瘤是一种侵袭性肿瘤，超过70%患者局部复发，接近一半病例发生转移。最常见转移部位是肺和区域淋巴结以及头皮（特别奇怪的转移部位）。约1/3病例死于肿瘤。治疗方案包括广泛手术切除，常常外加辅助放疗及化疗。

（3）低级别纤维黏液样肉瘤

临床表现

低级别纤维黏液样肉瘤（Low-grade fibromyxoid sarcoma）最常表现为年轻到中年人四肢或躯干无痛性肌肉内肿块。然而，高达20%可以发生在皮下组织浅层或真皮。

组织学特征

低级别纤维黏液样肉瘤以交替分布的纤维性到黏液样间质为特征，间质内含有形态温和的梭形到星形细胞。纤维性到黏液样区域常常截然转变（图13.41A）。在纤维性区域，梭形细胞呈束状到旋涡状排列（图13.41B）；束状排列非常明显时，与纤维瘤病特别相似。在黏液样区域，有明显的弯曲到分支状血管，肿瘤细胞可更加呈星形（图13.41C）。肿瘤细胞核显示极轻到轻度的多形性，核分裂象通常较少。已报道肿瘤局部可出现高级别组织学特征，包括富于细胞、核增大深染、核分裂象>5/50HPF或坏死，然而这些特征似乎并不影响预后。

有些肿瘤有胶原性菊形团，其中央为玻璃样变胶原纤维，周围被圆形到卵圆形细胞套围

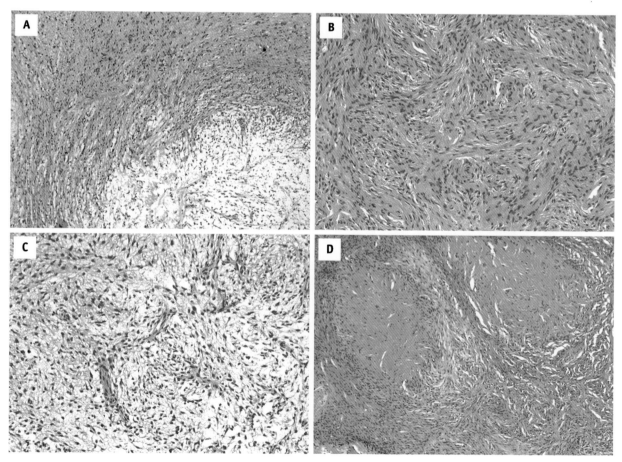

图13.41 低级别纤维黏液样肉瘤 A. 低级别纤维黏液样肉瘤中显示纤维到黏液区域突然过渡。B. 肿瘤细胞通常排列成旋涡到束状。C. 明显黏液样区域常显示显著弯曲的血管和更加明显的星形肿瘤细胞。D. 巨大菊形团的特征为圆形、卵圆形肿瘤细胞围绕嗜酸性胶原。其他地方背景类似典型的低级别纤维黏液样肉瘤

绕，细胞厚度一层到多层（图13.41D）。胶原性菊形团的数量变化很大，有些肿瘤没有菊形团，有些肿瘤中菊形团显著，这种特征最初被称为伴巨大菊形团的玻璃样变梭形细胞肿瘤，现在认识到它是低级别纤维黏液样肉瘤的一种组织学亚型。

辅助检查

免疫组化

肿瘤细胞呈Vimentin强阳性，有报道Actin、S-100蛋白、NSE、EMA、CD57和CD34呈不一致的局灶阳性。免疫组化的诊断作用很小。

细胞遗传学

低级别纤维黏液样肉瘤，包括伴巨菊形团的玻璃样变梭形细胞肿瘤，有t（7;16）（q34;p11）异位，导致6p11的FUS基因和17q33的BBF2H7基因融合，形成一种嵌合融合蛋白。

鉴别诊断

低级别纤维黏液样肉瘤的鉴别诊断较多，包括纤维瘤病、结节性筋膜炎、隆突性皮肤纤维肉瘤、黏液纤维肉瘤和良性神经鞘瘤。纤维瘤病缺乏低级别纤维黏液样肉瘤特征性交替出现的黏液区域。结节性筋膜炎有黏液样间质，但是为组织培养样生长方式，排列更无序。隆突性皮肤纤维肉瘤呈CD34阳性。黏液纤维肉瘤的核非典型性更明显。黏液亚型神经纤维瘤呈S-100蛋白阳性。神经束膜瘤EMA阳性。

预后和治疗

最初认为该肿瘤虽然有相对温和的组织学特征，但生物学行为却表现出高度侵袭性。随着对肿瘤的更多了解，现在认识到该肿瘤局部复发率较高，但是远处转移率并没有当初认为的那么高。治疗选择广泛切除。辅助治疗没有作用。

13.2 脂肪瘤性肿瘤

13.2.1 良性肿瘤和瘤样病变

13.2.1.1 脂肪瘤

临床表现

脂肪瘤是最常见的软组织肿瘤，主要发生在中老年人，表现为缓慢生长的无痛性皮下肿块。最常发生在上背部和颈部，但是任何部位皆可发生。

组织学特征

脂肪瘤由类似于成熟脂肪的细胞组成。脂肪细胞的形状和大小变化不大，核特征温和。大多数脂肪瘤有菲薄的纤维性包膜，但是包膜通常在组织处理过程中与肿瘤分离，故在组织学切片中通常见不到包膜。有些脂肪瘤有显著的纤维化（纤维脂肪瘤）或黏液改变（黏液样脂肪瘤），或显著的其他改变，形成了不同脂肪瘤亚型的诊断。

鉴别诊断

脂肪瘤的鉴别诊断很少有困难。偶尔，脂肪瘤由于萎缩可以使胞质内的脂肪量减少。胞质内的脂肪量减少导致核相对变大，相似于脂肪母细胞。这种现象需与高分化脂肪肉瘤/非典型脂肪瘤性肿瘤相鉴别。虽然脂肪瘤萎缩可相似于脂肪母细胞，但是肿瘤保持小叶状增生，没有真正脂肪母细胞中多个脂肪空泡挤压细胞核的现象。

预后和治疗

除非美容需要、有症状（如血管脂肪瘤伴随的疼痛）或诊断目的（如切除活检以除外非典型脂肪瘤性肿瘤或其他肿瘤），否则脂肪瘤（常规型或特殊亚型）不需要手术切除。

13.2.1.2 梭形细胞脂肪瘤

临床表现

梭形细胞脂肪瘤（Spindle cell lipoma）主要表现为中老年男性头颈部皮下结节。

组织学特征

梭形细胞脂肪瘤由两种细胞成分构成：成熟脂肪细胞和形态温和的梭形细胞（图13.42）。通常这两种成分均匀地混合分布，但是不同肿瘤之间差异很大。有些肿瘤几乎没有成熟脂肪，这些相对"脂肪缺乏的"肿瘤可导致诊断困难。梭形细胞大小一致，核形态温和，排列呈短束状或束状，但也可随意排列。梭形细胞成分特征性地伴有绳索样胶原纤维。部分病例细胞量少，黏液样间质明显。

辅助检查

免疫组化染色有时在诊断梭形细胞脂肪瘤有用，特别是相对"脂肪缺乏"的病例，梭形细胞呈CD34和Vimetnin阳性，而S-100蛋白、Actin和Desmin阴性。

鉴别诊断

梭形细胞脂肪瘤在活检小标本中类似隆突性皮肤纤维肉瘤。然而，隆突性皮肤纤维肉瘤具有特征性席纹状排列，而梭形细胞脂肪瘤则缺乏。另外，隆突性皮肤纤维肉瘤倾向于发生在年轻患者的躯干和四肢。梭形细胞脂肪瘤可能与良性神经源性肿瘤，如神经纤维瘤和神经鞘瘤混淆。然而，神经鞘肿瘤中的梭形细胞S-100蛋白阳性。

13.2.1.3 多形性脂肪瘤

临床表现

多形性脂肪瘤一般认为是梭形细胞脂肪瘤的亚型，两者具有相似的临床病理学特征。

组织学特征

组织学上，多形性脂肪瘤在胶原性到黏液样间质内有相似的成熟脂肪和梭形细胞成分，但是还有多形性细胞和多核花环样巨细胞（图13.43）。

鉴别诊断

由于出现核非典型性，多形性脂肪瘤可能与多形性肿瘤（如非典型纤维黄色瘤和恶性纤维组织细胞瘤）相混淆，但多形性脂肪瘤有类似于典型梭形细胞脂肪瘤区域，并且有绳索样胶原。CD34免疫组化染色在某些病例中有助于鉴别。

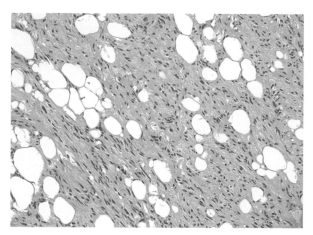

图13.42　梭形细胞脂肪瘤　温和的梭形细胞排列成短束状，与成熟脂肪细胞混杂。间质背景见典型绳索样胶原

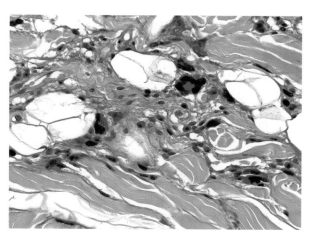

图13.43　多形性脂肪瘤　在类似于梭形细胞脂肪瘤的背景中散在多形性肿瘤细胞和花环样巨细胞，背景相似于梭形细胞脂肪瘤

13.2.1.4 血管脂肪瘤

临床表现

血管脂肪瘤通常表现为年轻人单个或多个疼痛性皮下结节（表13.11）。肿瘤主要发生在四肢，其次是躯干。

表13.11　血管脂肪瘤

血管脂肪瘤
临床表现
单个或多个疼痛性结节
组织学特征
成熟脂肪组织小叶状分布
薄壁血管聚集
血管内纤维素样血栓
鉴别诊断
深部软组织血管瘤

组织学特征

血管脂肪瘤体积小（小于2cm），有包膜，由成熟脂肪和良性增生性薄壁血管构成，有些病例血管内有纤维素性血栓形成（图13.44）。不同成分的比例在不同肿瘤之间差异较大。

鉴别诊断

鉴别诊断取决于两种成分的比例。肿瘤内血管较少时易与普通脂肪瘤混淆。肿瘤内血管显著时可与血管瘤或Kaposi肉瘤混淆，与血管脂肪瘤不同，后两者没有包膜，通常也没有微血栓。

13.2.1.5 软骨样脂肪瘤

临床表现

软骨样脂肪瘤为缓慢生长的皮下肿块，一般发生在四肢近端。通常在女性患者更常见。

组织学特征

软骨样脂肪瘤是形成小叶状结构的界限清楚的肿瘤。肿瘤细胞嗜酸性至空泡状胞质，形成脂肪母细胞样外观，位于黏液样透明变的基质中（图13.45）。核形态温和，没有显著核分裂活性。软骨样脂肪瘤的一种亚型有发育良好的血管，其厚壁血管与扩张的薄壁血管相混合。

辅助检查

免疫组化染色

肿瘤细胞呈S-100蛋白和Vimentin阳性，CD68局灶阳性。

细胞遗传学

据报道，软骨样脂肪瘤含有t（11;16）异位。

鉴别诊断

胞质空泡和黏液样透明变性基质会考虑到软

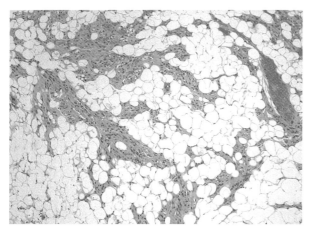

图13.44　血管脂肪瘤。**血管脂肪瘤由小毛细血管混杂成熟脂肪呈小叶状增生。常可见局灶血管内纤维素样血栓**

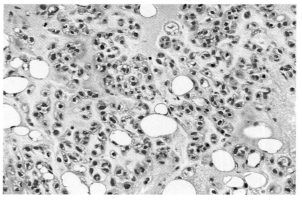

图13.45　软骨样脂肪瘤　可见黏液样透明变性基质，类似于软骨。肿瘤细胞常出现假脂肪母细胞表现

骨肿瘤，包括软组织软骨瘤和黏液样软骨肉瘤。软组织软骨瘤大都发生在手足部，内有真正的透明软骨。骨外黏液样软骨肉瘤常有纤维分隔，肿瘤细胞罕见空泡。皮肤混合瘤与软骨样脂肪瘤可能显示重叠特征，但是混合瘤有上皮分化证据。

13.2.1.6 脂肪母细胞瘤/脂肪母细胞瘤病

临床表现

脂肪母细胞瘤（Lipoblastoma）可呈孤立性病变（脂肪母细胞瘤）或弥漫性病变（脂肪母细胞瘤病），常发生在3岁以内。孤立性病变形成的肿块在临床上难以与普通脂肪瘤区别。脂肪母细胞瘤病为一种浸润性病变，广泛累及皮下组织，常累及下方的骨骼肌。

组织学特征

脂肪母细胞瘤界限清楚，肿瘤细胞类似于胎儿脂肪。肿瘤由位于黏液样基质和丛状血管内的原始梭形细胞和脂肪母细胞构成（图13.46）。复发病例可能由成熟脂肪组成。

辅助检查

免疫组化染色
肿瘤细胞呈Vimentin阳性，在分化较成熟区域可呈S-100蛋白阳性。

细胞遗传学
8q11–13缺失为脂肪母细胞瘤的特征。

鉴别诊断

最主要的鉴别诊断是黏液样脂肪肉瘤。实际上黏液样脂肪肉瘤和脂肪母细胞瘤在某些病例中可能无法区分。脂肪母细胞瘤通常有更显著的小叶结构。黏液样脂肪肉瘤通常显示某种程度的核非典型性，多见于老年患者，并有t（12;16）异位。脂肪母细胞瘤样特征偶尔可见于脂肪营养不良或脂肪萎缩。

预后和治疗

脂肪母细胞瘤是一种良性肿瘤，单纯切除即可治愈。脂肪母细胞瘤病常复发，由于呈浸润性生长，需要广泛切除直到切缘阴性。

13.2.1.7 表浅性脂肪瘤样痣

临床特征

表浅性脂肪瘤样痣（nevus lipomatosus superficialis）主要表现为多发性息肉到斑块样病变，或表现为孤立性息肉样病变。最常累及臀部，大腿上部或下背部。

组织学特征

表浅性脂肪瘤样痣的特征是表浅真皮层内出现成熟脂肪组织。脂肪常围绕真皮内小血管周围聚集。皮肤附属器结构通常减少或缺乏。

鉴别诊断

真皮在许多情况下可发生脂肪化生，故诊断表浅性脂肪瘤性痣必需结合临床。主要鉴别诊断是真皮纤维脂肪瘤（真皮内成熟脂肪组织的膨胀性结节）或软纤维瘤（伴真皮网状层胶原的皮赘/纤维上皮性息肉，常有局灶脂肪化生）。

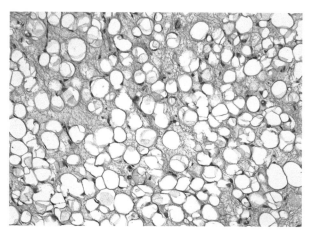

图13.46　**脂肪母细胞瘤**　胎儿型脂肪可见，伴有温和梭形细胞、脂肪母细胞、数量不等脂肪细胞和黏液样基质

预后和治疗

表浅性脂肪瘤性痣是一种良性肿瘤，除美容原因外，不需要治疗。

13.2.2 恶性肿瘤（非典型脂肪瘤性肿瘤/脂肪肉瘤）

脂肪肉瘤有多种组织学亚型，包括高分化脂肪肉瘤/非典型脂肪瘤性肿瘤、去分化脂肪肉瘤、黏液样/圆形细胞脂肪肉瘤和多形性脂肪肉瘤。一般而言，脂肪肉瘤发生深部软组织，本书不做详细讨论。发生在皮下组织中的脂肪肉瘤以高分化脂肪肉瘤/非典型脂肪瘤性肿瘤最常见。原发性真皮内脂肪肉瘤极其罕见。

13.2.2.1 非典型脂肪瘤性肿瘤

临床表现

大多数高分化脂肪肉瘤发生在深部软组织，但有一部分发生在皮下。建议把发生于表浅部位者称为非典型脂肪瘤性肿瘤，不称为高分化脂肪肉瘤，因为发生在表浅部位者通常呈惰性生物学行为。然而，它们同深部的脂肪肉瘤本质上是同一肿瘤。皮下非典型脂肪瘤性肿瘤虽然体积更大和境界不很清楚，但其临床表现与普通脂肪瘤相似。

组织学特征

非典型脂肪瘤性肿瘤由大小和形状不一的脂肪细胞、深染的梭形细胞和少数脂肪母细胞组成。深染的梭形细胞常见于肿瘤内的纤维组织束内（图13.47）。脂肪母细胞可完全缺乏。

辅助检查

免疫组化　虽然非典型脂肪瘤性肿瘤呈MDM2和CDK4阳性，但免疫组化染色在诊断中作用很小。

细胞遗传学　大多数非典型脂肪瘤性肿瘤含有起源于染色体12q的环状或巨大标记染色体。

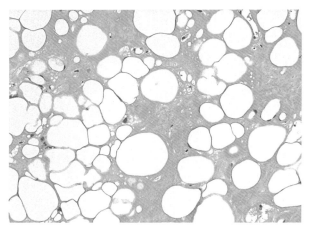

图13.47　非典型脂肪瘤性肿瘤　散在的脂肪细胞核大、深染

鉴别诊断

需要与普通脂肪瘤和梭形细胞脂肪瘤相鉴别，它们都没有非典型脂肪瘤性肿瘤中深染的细胞。梭形细胞脂肪瘤的梭形细胞呈CD34阳性，但高分化脂肪肉瘤中少数肿瘤细胞也可能表达CD34。

预后和治疗

非典型脂肪瘤性肿瘤具有惰性生物学行为。广泛切除病变一般可以治愈，但是可能局部复发。去分化脂肪肉瘤是非典型脂肪瘤性肿瘤/高分化脂肪肉瘤向缺乏脂肪细胞分化的肉瘤过渡，可有黏液纤维肉瘤的表现。与高分化脂肪肉瘤不同，去分化脂肪肉瘤具有转移能力。然而，表浅部位的脂肪瘤性肿瘤极少出现去分化。

13.2.2.2 脂肪肉瘤的其他亚型

脂肪肉瘤其他亚型包括黏液样脂肪肉瘤（图13.48）及其对应的低分化肿瘤——圆形细胞脂肪肉瘤和多形性脂肪肉瘤。与高分化脂肪肉瘤不同，常发生于深部软组织，很少累及皮下组织或真皮。比高分化肿瘤侵袭性更强，可以发生转移。

黏液样脂肪肉瘤和圆形细胞脂肪肉瘤代表同一病变实体形态学谱系的两端。黏液样脂肪肉瘤

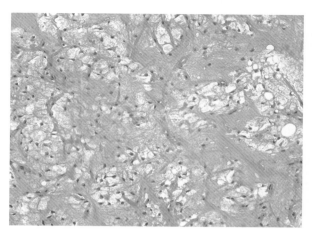

图13.48 黏液样脂肪肉瘤 小而深染的梭形细胞位于黏液样基质中，伴有纤细的丛状血管。可见局灶性脂肪母细胞分化

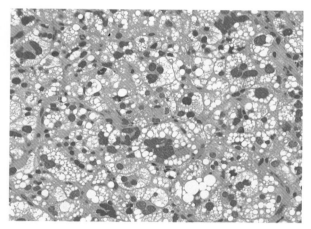

图13.49 多形性脂肪肉瘤 可见多量多形性脂肪母细胞

由梭形细胞、脂肪母细胞和多少不一的成熟脂肪细胞构成。整个肿瘤中分布着纤细的丛状血管，伴丰富黏液样基质。黏液样物质有时可形成小池或囊腔。圆形细胞脂肪肉瘤由更多实性区域组成，原始圆形肿瘤细胞核增大、深染，丛状血管特征不明显。识别圆形细胞脂肪肉瘤的关键在于，肿瘤内至少有局灶性黏液样脂肪肉瘤区域。两者皆有t（12;16）易位，分别导致12号染色体CHOP基因和16号染色体TLS基因融合。圆细胞成分超过肿瘤5%时，组织学上归入高级别肿瘤。

多形性脂肪肉瘤组织学相似于未分化多形性肉瘤，但是可以通过识别多形性脂肪母细胞来与其他未分化多形性肉瘤区分（图13.49）。它是一种侵袭性肿瘤，5年生存率为20%~60%。

13.3 平滑肌肿瘤

13.3.1 良性肿瘤和瘤样病变

13.3.1.1 平滑肌瘤

临床表现

皮肤平滑肌瘤可单发或多发（表13.12）。肿瘤

常发生在面部、背部或四肢，表现为疼痛的红/棕色丘疹或结节。部分家族性病例与常染色体显性遗传有关。血管平滑肌瘤常有疼痛。

表13.12 平滑肌瘤

临床表现
真皮或皮下结节或斑块
可伴疼痛
组织学特征
毛发平滑肌瘤
真皮斑块样肿瘤，界限清楚，但边界不规则
平滑肌束数量增加
细胞温和，常无核分裂象
血管平滑肌瘤
肿瘤常位于皮下，界限清楚的结节状生长
常见血管腔
细胞温和，常无核分裂象
免疫表型
SMA和Desmin阳性
鉴别诊断
皮肤肌纤维瘤
肌纤维瘤
肌周细胞瘤

组织学特征

皮肤平滑肌瘤起源于立毛肌或血管壁。毛发平滑肌瘤界限清楚，由交错排列的良性平滑肌束构成（图13.50）。与其他平滑肌肿瘤相同，平滑肌

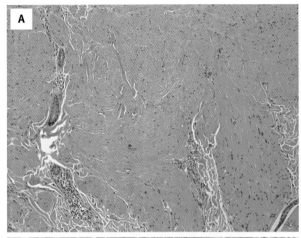

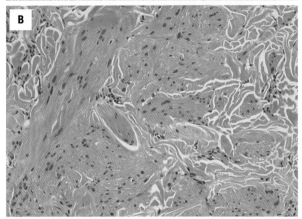

图13.50   平滑肌瘤   A. 平滑肌瘤为界限清楚的真皮肿瘤，由交错排列的平滑肌束构成。B. 肿瘤细胞核拉长、两端钝圆

束垂直排列。细胞核呈典型的平滑肌特征，表现为拉长的核，两端钝圆。核分裂象通常缺乏。

血管平滑肌瘤为界限清楚的平滑肌结节，其内有多量血管腔（图13.51）。肿瘤常位于皮下，也可局限于真皮。平滑肌围绕血管增生。

辅助检查

平滑肌瘤呈Actin和Desmin阳性。与肌纤维母细胞病变不同，Actin免疫组化染色阳性定位于细胞质和细胞膜。少数病例可局灶表达角蛋白。肿瘤细胞不表达S-100蛋白。

鉴别诊断

平滑肌瘤的鉴别诊断很少有困难。需要鉴别诊断的疾病包括平滑肌错构瘤和皮肤肌纤维瘤。

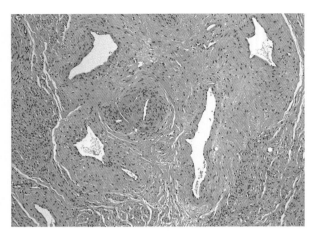

图13.51   血管平滑肌瘤   血管腔被增生的平滑肌细胞围绕

平滑肌错构瘤由真皮内随意排列、不连续的平滑肌束构成。皮肤肌纤维瘤代表肌纤维母细胞增生，缺乏强而弥漫的Desmin表达。平滑肌瘤核也可呈栅栏样排列，可能会与神经鞘瘤混淆，但是神经鞘瘤有包膜，而且S-100蛋白阳性。平滑肌瘤可存在颗粒细胞亚型，故需与其他颗粒细胞肿瘤相鉴别。

预后和治疗

平滑肌瘤是良性肿瘤，为了明确诊断或者因为美容原因，可选择单纯切除。

13.3.1.2 平滑肌错构瘤

临床表现

肿瘤通常为先天性、肉色斑块。肿瘤表面皮肤的毛发可能很明显。

组织学特征

平滑肌错构瘤以真皮内随意排列的平滑肌束为特征（图13.52）。被覆表皮有时增生。

鉴别诊断

平滑肌错构瘤可与Becker痣重叠。与平滑肌错构瘤相同，Becker痣显示有平滑肌束的增加，除此之外，Becker痣还有特征性上皮脚延长，伴色素沉着和多毛表现。

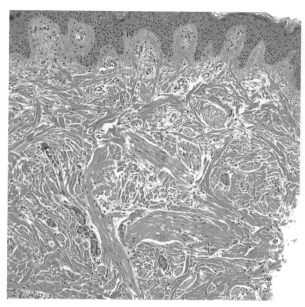

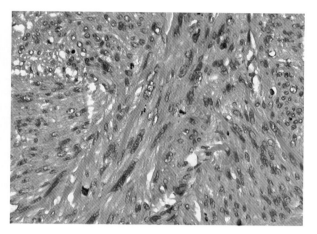

图13.53 平滑肌肉瘤 同良性平滑肌肿瘤的交错排列，但是核深染、有不典型性和核分裂象

图13.52 平滑肌错构瘤 纤细温和的平滑肌束随意排列

预后和治疗

平滑肌错构瘤为良性，除非为了明确诊断和美容原因，不需要外科治疗。

13.3.2 恶性肿瘤（平滑肌肉瘤）

临床表现

皮肤平滑肌肉瘤（Cutaneous leiomyosarcoma）典型表现为老年患者真皮或皮下结节。

组织学特征

大多数真皮平滑肌肉瘤被认为起源于立毛肌。真皮平滑肌肉瘤由深染的梭形细胞构成，呈束状排列、浸润性生长（图13.53）。核分裂象恒定存在（至少1/10HPF），常见非典型核分裂象。有些平滑肌肉瘤核多形性非常明显，以至于很难辨认出平滑肌本质。皮下平滑肌肉瘤大多可能起源于血管平滑肌，常可见血管残迹，其他方面与真皮平滑肌肉瘤相似。

辅助检查

皮肤平滑肌肉瘤表达SMA和Desmin，不表达S-100蛋白。

预后和治疗

真皮平滑肌肉瘤适当切除可治愈。到目前为止，发生在真皮内的平滑肌肉瘤尚未见有转移的报道，以至于有学者对于将这类病变放到肉瘤中有疑问，并建议称为非典型平滑肌肿瘤。然而，累及皮下或肿瘤位于皮下的平滑肌肉瘤更具侵袭性，应该命名为平滑肌肉瘤。皮下平滑肌肉瘤常复发，可转移，需要广泛切除。

13.4 神经肿瘤

13.4.1 良性肿瘤和瘤样病变

13.4.1.1 创伤性神经瘤

创伤性神经瘤表现为坚硬的小肿块，常有疼痛，发病部位有外伤史。组织学上，病变由埋入瘢痕内紊乱排列的轴索和施旺细胞构成（图13.54）。创伤性神经瘤可与多发性内分泌肿瘤综合征IIB型的黏膜神经瘤混淆，后者缺乏瘢痕背景和外伤史。

13.4.1.2 多指（趾）

多指（趾）表现为第五指（趾）基底部的小

结节。组织学特征为纤维结缔组织内的神经和Meissner小体（触觉小体）紊乱增生（图13.55）。多指（趾）需要与创伤性神经瘤鉴别，后者常伴随瘢痕，缺乏Meissner小体。

13.4.1.3 栅栏状包裹性神经瘤

临床表现

栅栏状包裹性神经瘤（Palisaded and encapsulated neuroma）表现为中年人孤立性皮肤结节，常位于头颈部，特别是面部（表13.13）。

组织学特征

栅栏状包裹性神经瘤界限清楚，常有菲薄纤维性包膜。肿瘤由束状排列的梭形细胞构成，核呈波浪状（图13.56）。肿瘤内裂隙明显。

表13.13　栅栏状包裹性神经瘤

临床表现
孤立性肉色丘疹
常发生面部
组织学特征
真皮结节
梭形细胞束状排列，核波浪状
肿瘤内梭形细胞束间有裂隙
免疫表型
S-100蛋白阳性
神经纤维NF阳性
鉴别诊断
神经鞘瘤

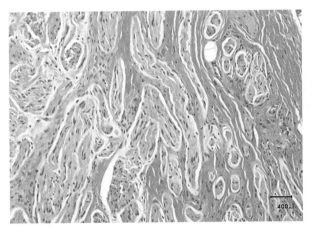

图13.54　创伤性神经瘤　杂乱排列的神经束埋于瘢痕组织中

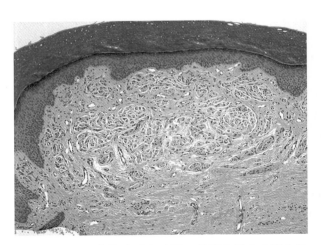

图13.55　多指（趾）畸形　丘疹由真皮内增生且杂乱排列的神经和Meissner小体构成

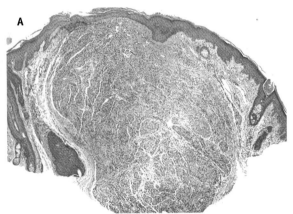

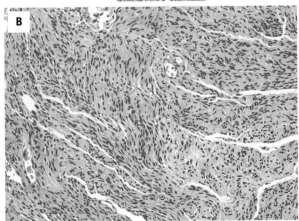

图13.56　栅栏状包裹性神经瘤　A. 低倍镜检查显示界限清楚的真皮结节，梭形细胞增生，有菲薄纤维性包膜。B. 肿瘤细胞核温和。常见福尔马林固定引起的人工假象所导致的肿瘤内裂隙

辅助检查

同大多数神经鞘瘤一样，梭形细胞表达S-100蛋白。NF染色能证实肿瘤内的细小神经纤维。

鉴别诊断

主要鉴别诊断是神经鞘瘤，后者有完整包膜，缺乏栅栏状包裹性神经瘤的裂隙，而且神经鞘瘤内的细胞密度变化较大。神经鞘瘤内通常缺乏神经纤维，但肿瘤周边常见神经。

预后和治疗

栅栏状包裹性神经瘤是良性肿瘤，一旦明确诊断不需要治疗。

13.4.1.4 神经鞘瘤

临床表现

神经鞘瘤为真皮或皮下孤立性病变（表13.14）。由于压迫下方的神经纤维，神经鞘瘤可能会引起疼痛或感觉异常等症状。罕见的情况下，肿瘤可以多发，此时称为神经鞘瘤病。

表13.14　神经鞘瘤

神经鞘瘤
临床表现 　真皮或皮下结节
组织学特征 　有包膜的梭形细胞肿瘤 　富于细胞区和细胞稀少区（Antoni A区和B区） 　Verrocay小体（核的栅栏状排列） 　玻璃样变血管 　在肿瘤的边缘可见神经
免疫表型 　S-100蛋白阳性
鉴别诊断 　栅栏状包裹性神经瘤

组织学特征

神经鞘瘤为界限清楚的肿瘤，周围有纤维性

包膜。肿瘤特征是细胞密度变化较大，富于细胞区（Antoni A区）和细胞稀少区（Antoni B区）交替分布（图13.57）。肿瘤细胞呈梭形，核呈波浪状。肿瘤内常见厚壁血管，特别是较大肿瘤。少数肿瘤由多个不连续的结节组成，呈明确的丛状生长方式（丛状神经鞘瘤）（图13.58）。神经鞘瘤的上皮样亚型由圆形细胞而不是典型的梭形细胞构成（图13.59），上皮样神经鞘瘤通常细胞密度较一致。

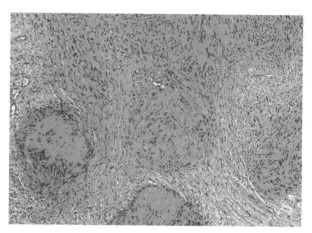

图13.57　神经鞘瘤　富于细胞区（Antoni A）和少细胞区（Antoni B）交替出现。肿瘤细胞温和，核梭形，两端变细、波浪状

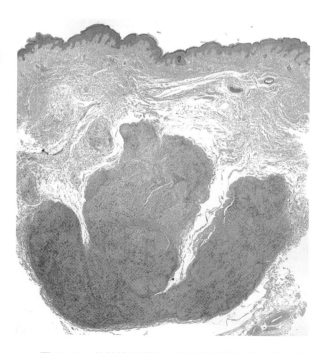

图13.58　丛状神经鞘瘤　神经鞘瘤呈丛状生长方式

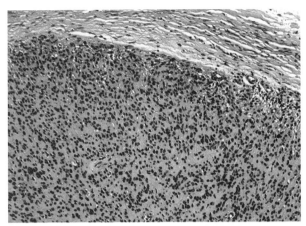

图13.59　上皮样神经鞘瘤　肿瘤细胞呈上皮样而不是梭形。注意纤维包膜

辅助检查

神经鞘瘤S-100蛋白强阳性。特异性黑色素细胞标记物和平滑肌标记物阴性。

鉴别诊断

同栅栏状包裹性神经瘤的鉴别见上文。常需鉴别神经纤维瘤，它缺乏神经鞘瘤样的细胞密度变化，而且没有包膜。另外，皮内痣可能会与上皮样神经鞘瘤混淆。上皮样神经鞘瘤存在包膜，缺乏黑色素细胞标记物，可与皮内痣区分。

预后和治疗

神经鞘瘤行为良性，但是肿瘤体积可能比较大，需要手术切除以缓解症状或美容性切除。

13.4.1.5 神经纤维瘤

临床表现

神经纤维瘤通常表现为孤立性肉色丘疹（表13.15）。多发性神经纤维瘤是神经纤维瘤病的特征，多发生在儿童时期。神经纤维瘤病分为两种类型：1型神经纤维瘤病（NF1）（表13.16）和2型神经纤维瘤病（NF2）。NF2与NF1的区别在于NF2中听神经瘤累及中枢神经系统。神经纤维瘤病还有其他类型，但是本章不讨论这些少见亚型。神经纤维瘤病患者也可出现丛状神经纤维瘤，实际上是神经纤维瘤病的特殊类型。丛状神经纤维瘤通常表现为儿童头颈部表浅肿块，可伴有皮肤皱褶和邻近组织弥漫性增厚。

表13.15　神经纤维瘤

神经纤维瘤
临床表现
肉色丘疹
组织学特征
真皮梭形细胞增生，细胞核波浪状
常伴肥大细胞
免疫表型
S-100蛋白和CD34阳性
鉴别诊断
皮肤隆突性纤维肉瘤（S-100蛋白阴性）
神经化黑色素痣
神经束膜瘤（EMA阳性）
恶性外周神经鞘瘤
亲神经性黑色素瘤

表13.16　神经纤维瘤病1型诊断标准

下面特征的两个或多个
青春期前患者出现6个或以上的、>5mm的牛奶咖啡斑；青春期后患者咖啡斑大于15mm
单个丛状神经纤维瘤或≥2个任何类型的神经纤维瘤
腋窝或腹股沟斑点
视神经胶质瘤
≥2个Lish结节
特征性骨病变：蝶骨发育不良或长骨皮质变薄，伴或不伴假关节
神经纤维瘤病患者的一级亲属

组织学特征

局限性神经纤维瘤典型表现为小而表浅的真皮结节，肿瘤细胞呈梭形，核呈波浪样，包埋于坚韧的胶原基质中（图13.60）。在头颈部神经纤维瘤常见毛囊周围分布。黏液样基质也是间质成分之一，将间质胶原束分隔（图13.61）。在缺乏明显的核分裂象情况下，可见极罕见的非典型细胞，这种特征本身并不提示恶性转化。肥大细胞常散在分布于肿瘤内。没有真正的纤维包膜。丛状神

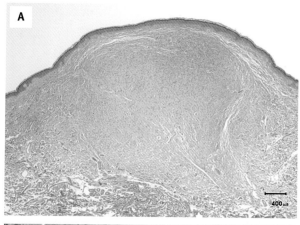

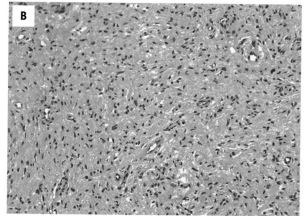

图13.60　神经纤维瘤　A. 表浅真皮梭形细胞结节，缺乏粗的胶原束。B. 梭形细胞随意分布，核温和，逗点状，包埋于胶原背景中

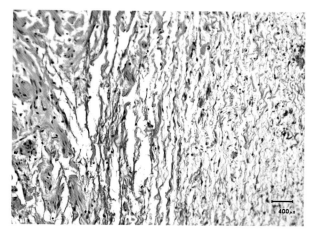

图13.61　黏液样神经纤维瘤　黏液样基质内可见梭形细胞伴波浪状核

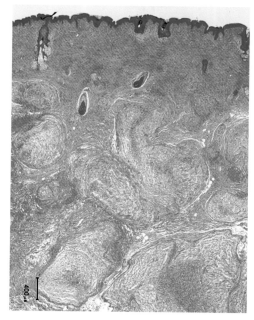

图13.62　丛状神经纤维瘤　可见多发性真皮神经纤维瘤结节

及皮下组织，细胞成分相似于其他类型的神经纤维瘤。弥漫性神经纤维瘤可以散发，也可与神经纤维瘤病相关。

辅助检查

神经纤维瘤的梭形细胞通常呈S-100蛋白阳性。混杂在肿瘤内的一些神经束膜细胞可呈EMA阳性，残余的神经末梢能被NF免疫组化染色证实。神经纤维瘤通常包含有明显梭形细胞群，呈CD34阳性。

鉴别诊断

孤立性神经纤维瘤可能与神经痣、皮肤纤维瘤和其他神经鞘肿瘤混淆。如果证实存在局灶性上皮样黑色素细胞、黑色素细胞巢或色素沉着，与神经痣不难区分。皮肤纤维瘤同神经纤维瘤的区别在于间质纤维化和席纹状排列更明显，不表达S-100蛋白。与神经纤维瘤相反，神经鞘瘤有包膜，细胞密度变化大。弥漫性神经纤维瘤必须与隆突性皮肤纤维肉瘤相鉴别。两者皆浸润性生长和CD34阳性，但神经纤维瘤呈S-100蛋白阳性。

经纤维瘤通常体积更大，并常累及大段神经（图13.62）。肿瘤以神经扭曲增大和神经内膜膨胀为特征。有些区域具有弥漫性神经纤维瘤的结构。弥漫性神经纤维瘤以浸润性生长为特征，常广泛累神经纤维瘤是良性肿瘤，恶性转化极其罕见，恶性变常发生在神经纤维瘤病或位于较深的肿瘤中。即使在神经纤维瘤病背景中，恶性转化也少于5%。

13.4.1.6 神经束膜瘤

神经束膜瘤（Perineurioma）是起源于包被神经鞘的神经束膜细胞。可发生在神经内或神经外。在此仅讨论神经外软组织神经束膜瘤。

临床表现

软组织神经束膜瘤起源于表浅软组织，大多发生在手部。

组织学特征

神经束膜瘤界限清楚，由细长梭形细胞组成，略呈旋涡状到束状排列，或者席纹状排列（图13.63）。瘤细胞有明显拉长的胞质突起，但这个特征只有通过免疫组化染色方能见到（见下文）。硬化亚型除了梭形细胞外，可见条索状排列的圆形肿瘤细胞。

辅助检查

神经束膜瘤呈EMA阳性，S-100蛋白阴性。由

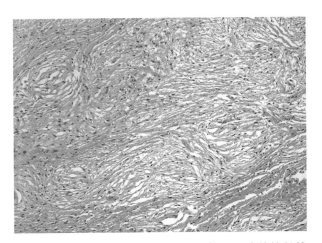

图13.63 神经束膜瘤 温和的梭形细胞伴拉长的胞质突起，呈不明显的旋涡状排列。常见间质背景中黏液样改变

于肿瘤细胞胞质突起纤细，EMA免疫组化染色常常需要在高倍镜下确认。神经束膜瘤一致表达Claudin-1，它是紧密连接蛋白家族成员之一。

鉴别诊断

神经束膜瘤有时会与神经纤维瘤混淆。旋涡状生长方式、EMA阳性而S-100蛋白阴性不支持神经纤维瘤，但是必须注意神经纤维瘤内可有散在分布的EMA阳性神经束膜细胞。神经束膜瘤偶尔会与纤维性或纤维母细胞性肿瘤混淆，但是皮肤纤维瘤不表达EMA。

预后和治疗

神经束膜瘤是良性肿瘤，但报道过非常罕见的恶性神经鞘瘤伴有神经束膜分化。单纯切除为治疗方法。

13.4.1.7 颗粒细胞瘤

临床表现

颗粒细胞瘤（Granular cell tumor）通常发生在中年成人，常表现为孤立性无痛性结节，但约有10%为多发性（表13.17）。舌是最常见发生部位。

表13.17 颗粒细胞瘤

临床表现 孤立性或多发性丘疹或结节 舌部最常好发
组织学特征 细胞成片、成巢和缎带状排列 细胞温和，胞质颗粒状、嗜酸性
免疫表型 S-100蛋白和CD68阳性
鉴别诊断 颗粒细胞平滑肌瘤 颗粒细胞真皮纤维瘤 颗粒细胞纤维性丘疹

组织学特征

颗粒细胞瘤界限清楚，细胞成片排列或呈带状、巢状。细胞核圆形到卵圆形，胞质丰富，呈明显的嗜酸性颗粒状（图13.64）。被覆表皮或鳞状上皮常呈假上皮瘤样增生，偶尔会误诊为鳞状细胞癌。大多数良性颗粒细胞瘤体积较小（小于2cm），但是偶尔也可能较大。肿瘤通常缺乏显著的细胞异型性和核分裂象。

辅助检查

典型颗粒细胞瘤呈S-100蛋白和CD68强阳性。

鉴别诊断

颗粒细胞瘤通常不难诊断。横纹肌瘤可通过存在横纹和表达Desmin而能区分。文献中描述过非经典型或非施旺亚型颗粒细胞肿瘤，不表达S-100蛋白，它们形成一个形态学谱系，包括颗粒细胞皮肤纤维瘤和颗粒细胞平滑肌肿瘤。黄色瘤和网状组织细胞增多症有细小胞质空泡而不是颗粒状胞质。颗粒细胞瘤表面被覆的鳞状上皮增生，有时会误诊为鳞状细胞癌，特别是表浅活检组织。

良性颗粒细胞瘤需要与罕见的恶性颗粒细胞瘤相鉴别（见下文）。

预后和治疗

绝大多数颗粒细胞瘤是良性肿瘤。谨慎的治疗措施是行肿物完整切除，以明确诊断（即充分评估肿瘤的生长方式，以除外恶性颗粒细胞瘤）。

13.4.1.8 神经鞘黏液瘤（黏液样神经鞘黏液瘤）

神经鞘黏液瘤（neurothekeoma）这一术语适用于两种类型的肿瘤：①真正的神经鞘肿瘤——黏液样神经鞘黏液瘤（神经鞘黏液瘤）；②分化不确定的肿瘤——富细胞性神经鞘黏液瘤。

临床表现

神经鞘黏液瘤通常发生在中年人，女性略多发，大多数发生在四肢。

组织学特征

神经鞘黏液瘤呈多结节生长方式。肿瘤结节由形态温和的梭形到卵圆形细胞组成，并有丰富的黏液样间质，由纤维间隔分隔成多结节状（图13.65），常缺乏核分裂象。

辅助检查

神经鞘黏液瘤呈S-100蛋白阳性。

鉴别诊断

神经鞘黏液瘤通过S-100蛋白染色可与黏液

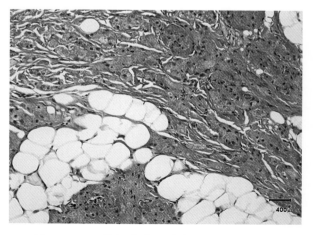

图13.64　颗粒细胞瘤　肿瘤细胞以丰富嗜酸性颗粒状胞质和圆形、卵圆形核为特征

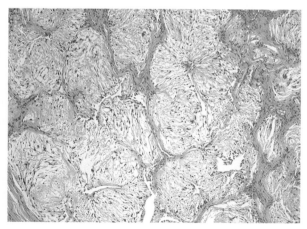

图13.65　神经鞘黏液瘤　包埋于黏液样基质中的温和梭形细胞呈巢状排列

瘤和富细胞性神经鞘黏液瘤区别。同黏液样神经鞘瘤的鉴别在于其缺乏包膜。同低度恶性黏液纤维肉瘤的区别在于神经鞘黏液瘤细胞学形态温和、缺乏曲形血管以及免疫表型不同。黏液样神经纤维瘤缺乏分叶状生长方式。然而，在活检小标本中，可能很难区分神经鞘黏液瘤和丛状神经纤维瘤。

预后和治疗

神经鞘黏液瘤是良性肿瘤，通常采取保守完整切除。

13.4.1.9 富细胞性神经鞘黏液瘤

历史上曾提出富细胞性神经鞘黏液瘤（Cellular neurothekeoma）来自神经鞘，故在此一并讨论。它实际上较大程度上显示组织细胞分化，而不是神经分化。

临床表现

富细胞性神经鞘黏液瘤是一种皮肤肿瘤，典型者发生在儿童和年轻人，女性多见。大多数肿瘤发生在面部、手臂或肩部。

组织学特征

富细胞性神经鞘黏液瘤由真皮内梭形和上皮样

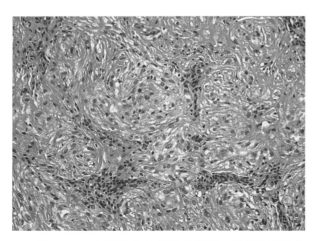

图13.66　富细胞性神经鞘黏液瘤　巢状排列的上皮样细胞伴较丰富的嗜酸性细胞质。间质通常为透明变性，也可呈黏液样

细胞组成，呈分叶状或巢状生长方式，可延伸至表浅皮下组织。肿瘤可有黏液样和（或）纤维性间质（图13.66）。富细胞性神经鞘黏液瘤可有显著的核多形性、核分裂活性和局灶浸润性生长方式。

辅助检查

富细胞性神经鞘黏液瘤不表达S-100蛋白，肿瘤细胞通常表达NKI/C3、PGP9.5和CD10。部分肿瘤也表达CD68，偶尔表达Actin。

鉴别诊断

富细胞性神经鞘黏液瘤可能与神经鞘黏液瘤、黑色素细胞肿瘤或丛状纤维组织细胞瘤混淆。不表达S-100蛋白，容易同黑色素细胞或神经鞘肿瘤相鉴别。富细胞性神经鞘黏液瘤的形态学特征可与丛状纤维组织细胞瘤相重叠，但后者发生在不同解剖部位（四肢），特别好发于深部软组织。丛状纤维组织细胞瘤有特征性双相分化，即显著的纤维成分内散在组织细胞聚集，常有多核巨细胞。富细胞性神经鞘黏液瘤可出现核分裂象或细胞异型性，不要误认为恶性，因为并未发现这些特征与复发有关。

预后和治疗

富细胞性神经鞘黏液瘤是良性肿瘤。对于非典型亚型一般推荐保守完整切除，因为对本病远期复发潜能了解有限，目前的证据证明极少肿瘤可复发。

13.4.1.10 颅外脑膜瘤

颅外皮肤脑膜瘤（Extracranial cutaneous meningioma）是良性小结节，典型的发生在头皮，沿着骨闭合线生长。组织学以结节状或旋涡状脑膜细胞为特征，有时有砂砾体（图13.67）。脑膜瘤呈EMA阳性。根据定义，颅外脑膜瘤与颅内肿瘤无关。

13.4.1.11 胶质异位（鼻胶质瘤）

胶质异位（Glial heterotopia），也叫鼻胶质瘤，

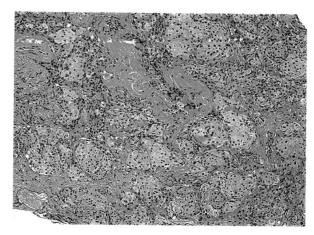

图13.67 皮肤脑膜瘤 **明确的脑膜细胞结节**

大多数发生在新生儿和婴儿的鼻梁。罕见情况下，病变可通过筛板与脑相通，伴随鼻漏。胶质异位由成熟的神经胶质组织和星形细胞构成，位于嗜酸性胶原纤维性背景中（图13.68）。肿瘤呈GFAP和NF阳性。胶质异位通常不与脑相连，单纯切除即可治愈。如果证明病灶与脑相连，病变需要小心处理以避免并发症，如感染等。

13.4.2 恶性肿瘤

13.4.2.1 恶性外周神经鞘瘤

临床表现

起源于真皮或皮下组织的恶性外周神经鞘瘤

罕见。肿瘤发生在成人，伴或不伴疼痛，通常但不总是起源于神经纤维瘤病1型。

组织学特征

大多数病例表现为梭形细胞形态学表现，由深染的梭形细胞形成宽广的束状排列，核呈波浪状（图13.69）。细胞密度通常变化较大，富细胞区与黏液样少细胞区交替分布。部分肿瘤呈上皮样形态，以圆形深染的肿瘤细胞为主。常见异源性分化，横纹肌分化最常见，也可出现血管肉瘤样、骨肉瘤样和软骨肉瘤样区域。在肿瘤内常见先前的神经纤维瘤迹象。肿瘤也可与皮肤的神经密切相关。

辅助检查

与大多数良性神经鞘瘤不同，恶性外周神经鞘瘤中S-100蛋白表达率变化很大。50%~90%的恶性外周神经鞘瘤表达S-100蛋白，通常仅呈局灶性染色，而上皮样亚型可呈弥漫性S-100蛋白阳性。肿瘤细胞不表达黑色素细胞特异性抗体和角蛋白。异源性成分可通过选用针对性抗体而突出显示（如用Desmin显示横纹肌母细胞）。

鉴别诊断

浅表性恶性周围神经鞘瘤最主要的鉴别诊断

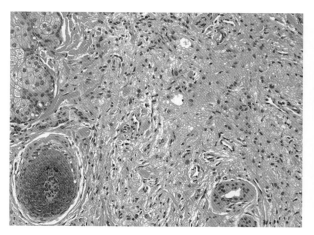

图13.68 胶质异位 **纤细的纤维背景伴有成熟的胶质成分**

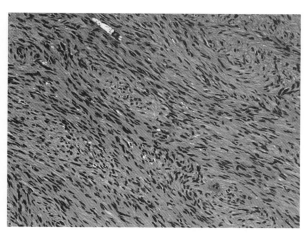

图13.69 恶性外周神经鞘瘤 **肿瘤细胞常由束状排列的深染细胞构成。许多肿瘤细胞核波浪状，像神经鞘肿瘤**

是结节状梭形细胞（通常为亲神经性）恶性黑色素瘤（表13.18）。黑色素瘤倾向于发生在老年患者头颈部日光损害部位的皮肤，而恶性外周神经鞘瘤通常表现为深部软组织结节，与神经干有关。如果浸润性黑色素瘤伴随有前驱病变（痣或原位黑色素瘤），则容易诊断黑色素瘤。同样，如果发现神经纤维瘤，就要重点考虑恶性外周神经鞘瘤。在缺乏前驱病变时，恶性外周神经鞘瘤与黑色素瘤的鉴别较困难。支持黑色素瘤的特征包括：①肿瘤位于真皮；②存在淋巴细胞聚集；③S-100蛋白弥漫强阳性。大多数恶性外周神经鞘瘤中S-100蛋白仅呈弱阳性或局灶阳性。

恶性外周神经鞘瘤还要与其他肉瘤鉴别，特别是单相型滑膜肉瘤〔最好通过分子检测，滑膜肉瘤显示独特的t（X;18），可通过FISH或RT-PCR技术检测〕和肉瘤样癌。

表13.18　黑色素瘤与恶性外周神经鞘瘤的鉴别诊断

	黑色素瘤	恶性外周神经鞘瘤
临床表现	老年人头颈部；日光损害	四肢或脊柱旁深部软组织；有神经纤维瘤病1型临床表现
前驱病变	原位黑色素瘤或痣	神经纤维瘤
解剖水平	肿瘤位于真皮	肿瘤位于皮下
淋巴细胞聚集	常见	通常缺乏
免疫组化染色	S-100强而弥漫阳性	S-100蛋白通常只有弱表达或局灶表达

13.4.2.2　恶性颗粒细胞瘤

恶性颗粒细胞瘤极其罕见。主要发生在成年人，男性多于女性。好发部位包括四肢（特别是大腿）和头颈部。与良性颗粒细胞瘤对比，恶性者体积更大，浸润性生长（图13.70）。文献中描述过两种类型。第1型细胞学特征相当温和。提示恶性的一些线索包括：出现核分裂象（大于2个/10HPF）、梭形细胞束、表面溃疡、局部坏死和（或）淋

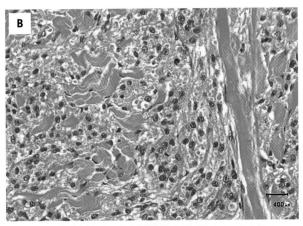

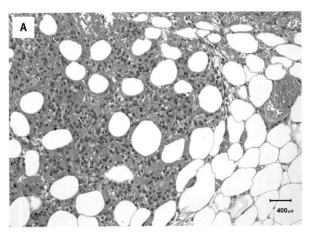

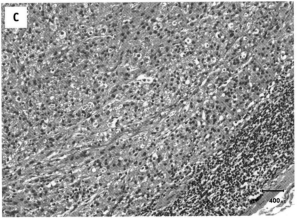

图13.70　恶性颗粒细胞瘤　A. 肿瘤有浸润性边界。B. 肿瘤细胞以颗粒状胞质为特征，但核有不典型性、核分裂象很容易找到。C. 淋巴结内转移性颗粒细胞瘤

巴血管浸润。第2型有显著的细胞异型性，部分活检就容易诊断为恶性。肿瘤通常呈S-100蛋白、PGP9.5、NSE和NGFR阳性。恶性颗粒细胞瘤可发生区域淋巴结扩散和脏器转移。治疗选择手术切除。

13.4.2.3 皮肤Ewing肉瘤

细胞学、免疫组化染色和细胞遗传学均难以与Ewing肉瘤区分的小圆细胞增生性病变，也可表现为真皮肿瘤（图13.71）。CD99免疫组化染色阳性、FISH证明Ewing异位和（或）PCR检测存在EWS-FLI-1融合基因是确诊的关键。如果没有细胞遗传学的研究，Ewing肉瘤可能与Merkel细胞癌（也可CD99阳性）或低分化癌混淆。原发性于皮肤的Ewing肉瘤比发生在骨内或深部软组织的Ewing肉瘤预后要好。

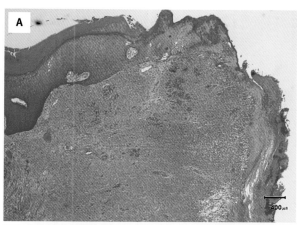

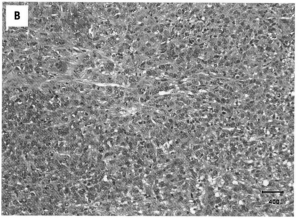

图13.71 皮肤Ewing肉瘤 A. 溃疡性皮肤肿瘤。
B. 由恶性小圆细胞构成

13.5 血管肿瘤

13.5.1 良性肿瘤和瘤样病变

13.5.1.1 血管瘤

临床表现

血管瘤有许多类型（表13.19）。所有的血管瘤通常有相似的临床表现，表现为红色斑疹或丘疹。一些病变表现为聚集的结节或丘疹。血管瘤在此作为一组病变集中讨论。

表13.19 良性血管肿瘤

分叶状毛细血管瘤（化脓性肉芽肿） 毛细血管小叶状增生 常见表皮溃疡 混合性炎症细胞浸润
获得性簇状血管瘤 结节状生长方式遍及真皮 可见裂隙样血管区域
肾小球样血管瘤 与POEMS综合征有关 散在的结节 血管内血管的生长方式（类似肾小球） PAS阳性小体
梭形细胞血管瘤 扩张的血管腔和温和的梭形细胞 可见静脉石
血管淋巴样增生伴嗜酸性粒细胞增多 常孤立性，但也可多发 头颈部区域 血管内衬上皮样内皮细胞 淋巴细胞和嗜酸性粒细胞聚集
靶样含铁血黄素性血管瘤 临床呈靶样外观 常见不规则裂隙样血管 血管腔衬覆靴钉样内皮细胞

组织学特征

所有的血管瘤均以血管腔的密度增加，管腔周围围绕着细胞形态学温和的内皮细胞为特征。可见腔内血栓。继发性间质改变如纤维化、营养不良性钙化或伴随的炎症也可发现。

樱桃状血管瘤   此为息肉样红斑性病变，界限清楚，肿瘤由小叶状增生的毛细血管构成。

化脓性肉芽肿（分叶状毛细血管瘤）   本病是伴衣领状表皮的息肉样肿瘤，表面常有溃疡。血管增生呈分叶状结构，血管紧密排列，通常混有炎症细胞，因此与肉芽组织相似（图13.72）。肿瘤内细胞数量多少不一。

动静脉血管瘤（蔓状血管瘤）   这种血管病变通常表现为头颈部丘疹或结节。特征性表现是薄壁和厚壁血管合并存在，呈结节状生长，界限清楚（图13.73）。

获得性簇状血管瘤   获得性簇状血管瘤的特征是真皮内紧密排列的毛细血管形成不规则的结节状排列（图13.74）。在外周带，一些血管腔呈裂隙样结构。内皮细胞呈圆形到卵圆形。获得性簇状血管瘤由于细胞丰富，需要与Kaposi肉瘤和婴幼儿富细胞性血管瘤相鉴别。Kaposi肉瘤中的细胞核更深染，裂隙样血管腔隙更明显，遍及整个肿瘤。Kaposi肉瘤的细胞核表达HHV-8。获得性簇状血管

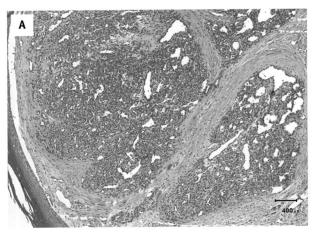
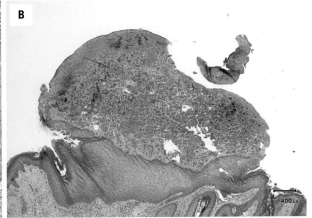

图13.72　毛细血管瘤　A.　分叶状毛细血管瘤具有温和血管，呈小叶状增生。B.　溃疡性毛细血管瘤（Aka肉芽肿）

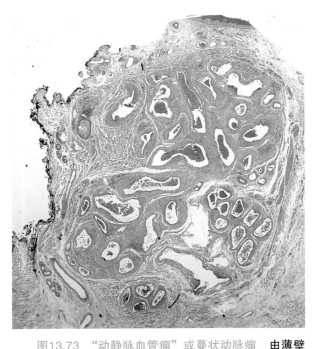

图13.73　"动静脉血管瘤"或蔓状动脉瘤　由薄壁及厚壁血管混合组成的、界限清楚的血管增生

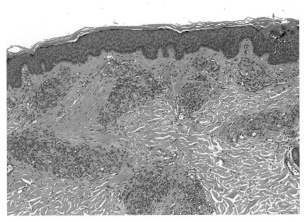

图13.74　获得性簇状血管瘤　紧密排列的毛细血管结节状排列

瘤与婴幼儿富细胞性血管瘤有组织学相似性，但前者发生在成人，生长方式更加不规则。肾小球样血管瘤也呈明显的结节状生长方式，但血管内血管生长方式是其特征，形成肾小球样外观（见下文）。

肾小球样血管瘤　肾小球样血管瘤表现为多发性病变，是POEMS综合征（多发性神经病、器官肥大、内分泌病、单克隆丙种球蛋白病和皮肤改变）的表现之一。在真皮内见扩张的血管，其内充满大量毛细血管样小血管，特别像肾小球（图13.75）。一些细胞内含有PAS阳性嗜酸性小球，为聚集的免疫球蛋白。

梭形细胞血管瘤　起初认为该肿瘤为中间恶性（梭形细胞血管内皮瘤），现在认识到该肿瘤为

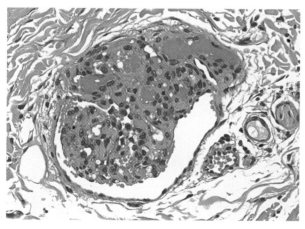

图13.75　肾小球样血管瘤　**独特的血管内增生，类似于肾小球**

良性。梭形细胞血管瘤典型地发生在肢端皮下组织，最常见于年轻人。梭形细胞血管瘤由扩张的血管腔及形态温和的梭形细胞实性区域构成（图13.76）。局部可见上皮样血管内皮细胞及胞质内空腔。扩张血管的内皮细胞表达典型的血管标记物，包括CD31、CD34和FⅧ，梭形细胞至少部分表达血管标记物，但不表达HHV-8。

因为具有梭形细胞成分，重要的鉴别诊断是除外Kaposi肉瘤。Kaposi肉瘤呈更明显的浸润性生长方式，具有核非典型性，没有上皮样内皮细胞和胞质内空腔。在模棱两可的病例中HHV-8潜伏核抗原染色有助于证实Kaposi肉瘤。梭形细胞血管瘤的上皮样细胞可能与上皮样血管内皮瘤混淆。然而，梭形细胞血管瘤的上皮样细胞只占很小部分，没有上皮样血管内皮瘤的黏液透明样变基质。

梭形细胞血管瘤为良性肿瘤，但是有局部复发倾向。治疗以手术切除为主。

上皮样血管瘤（血管淋巴样增生伴嗜酸性粒细胞增多）　上皮样血管瘤，也称为血管淋巴样增生伴嗜酸性粒细胞增多，最常发生在成人的头颈部，特别是耳部周围。大约50%的病例为多发性病变。

肿瘤由特征性上皮样内皮细胞构成，上皮样细胞衬于血管壁并突入血管腔内（图13.77）。亦可见普通的小血管，常可见炎症细胞，特别是嗜酸性粒细胞和淋巴细胞，并可见生发中心。罕见情

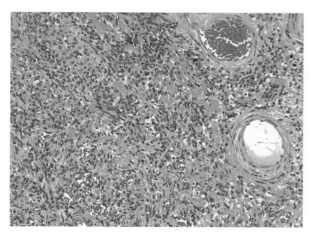

图13.76　梭形细胞血管瘤　**病变由梭形细胞增生、一些裂隙样血管腔和扩张的血管间隙组成**

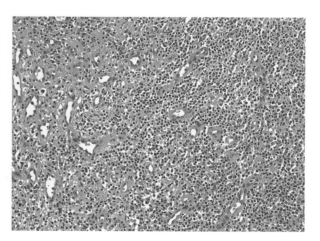

图13.77　血管淋巴样增生伴嗜酸性粒细胞增多　**衬覆肥胖的上皮样内皮细胞的血管呈结节状增生。可见由淋巴细胞和嗜酸性粒细胞组成的炎症细胞浸润**

况下肿瘤可有血管内生长方式。

鉴别诊断包括上皮样血管内皮瘤和上皮样血管肉瘤，但上皮样血管瘤没有上皮样血管内皮瘤黏液样透明变基质中条索状排列的细胞；上皮样血管瘤也没有上皮样血管肉瘤那样的细胞异型性。

靴钉样血管瘤（靶样含铁血黄素性血管瘤） 这种血管瘤以靴钉样"上皮样"内皮细胞衬覆于血管腔为特征（图13.78），其细胞学类似于血管淋巴样增生伴嗜酸性粒细胞增多中的内皮细胞。常见局灶性乳头突起。生长方式比其他血管瘤更不规则，可表现为轻微分割性和浸润性生长方式（图13.78）。然而，这种病变主要局限在真皮内，散在小面积分布，没有细胞学的不典型性。靶样含铁血黄素性血管瘤的命名主要是指临床表现，

为红色丘疹或斑点，周围环绕一圈淤斑晕。

血管角质瘤 血管角质瘤是一种表浅真皮血管瘤，伴继发性表皮改变，其特征为表皮增生，围绕血管瘤边缘形成衣领状，伴角化过度（图13.79）。

鉴别诊断

主要鉴别诊断是血管肉瘤，血管肉瘤典型表现为弥漫侵袭性切割性生长方式，肿瘤性内皮细胞有非典型性。血管瘤进一步分型并不重要，但是认识肾小球样亚型具有临床意义，因为它与POEMS综合征有关，后者为罕见的多系统疾病，与浆细胞病有关。另外有多种杂类良性血管增生性病变可能与血管瘤混淆，如血管纤维瘤、多核巨细胞血管组织细胞瘤、反应性血管瘤病、乳头状内皮增生和瘀滞性皮炎，以及与创伤修复有关的旺炽性肉芽组织增生。

预后和治疗

血管瘤是良性肿瘤。只有在疑难病例需要明确诊断、有症状或美容原因等情况下才需要手术切除。

13.5.1.2 乳头状内皮增生

临床表现

乳头状内皮增生可表现为真皮或皮下肿块，

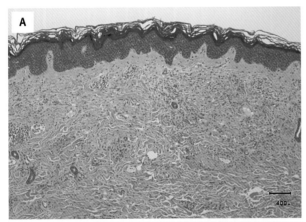

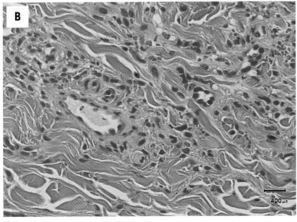

图13.78　靴钉样血管瘤（靶样含铁血黄素性血管瘤）　A. 真皮内大小和形状不同的血管非小叶状排列。B. 内皮细胞衬覆于血管腔隙上，形态温和，但是可见靴钉（肥胖）样改变

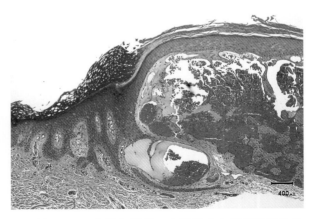

图13.79　血管角质瘤　表浅真皮血管瘤被增生和角化过度的表皮包绕，形成衣领状改变

临床上血管特征并不总是很明显。

组织学特征

乳头状内皮增生通常至少部分表现为血管内病变。该病变由乳头状排列的形态温和的内皮细胞构成，乳头中央为纤维轴心（图13.80）。

鉴别诊断

最主要的鉴别诊断是血管肉瘤。不同于血管肉瘤的乳头状排列，乳头状内皮增生没有细胞核堆积或核非典型性。乳头状内皮增生也缺乏血管肉瘤的浸润性生长和细胞异型性。

预后和治疗

该病变为良性，不需要治疗。

13.5.1.3 假Kaposi肉瘤样肢端血管皮炎

临床表现

肢端血管皮炎发生于长期静脉功能障碍的患者。常表现为下肢紫色丘疹、结节或斑点，特别好发于足背部。临床上可误诊为Kaposi肉瘤。

组织学特征

被覆表皮常见棘细胞增生和典型瘀滞性皮炎

表现的轻度海绵水肿（图13.81）。真皮血管呈小叶状增生，伴有显著的红细胞外渗。可见真皮纤维化，并有数量不等的慢性炎症细胞浸润。

鉴别诊断

肢端血管皮炎与Kaposi肉瘤的区别在于缺乏非典型性梭形细胞和真皮胶原之间不规则分隔状生长的血管网。Kaposi肉瘤也常表达HHV-8潜伏核抗原。

预后和治疗

必需针对其潜在的静脉功能不全治疗。

13.5.1.4 反应性血管内皮瘤病

临床表现

反应性血管内皮瘤病常为环状或网状的斑疹、红斑状丘疹或硬斑。可发生在皮肤的任何部位。它通常与全身性感染、冷球蛋白血症或其他系统性疾病相关。

组织学特征

在真皮内见毛细血管密度增加伴有不同程度的血管扩张，常见乳头状内皮突起及血管内纤维素样物，常见内皮细胞增生伴血管腔内的组织细

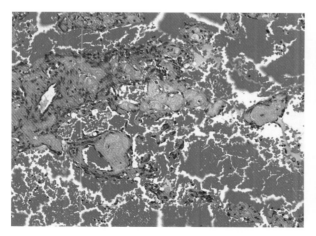

图13.80 乳头状内皮增生 乳头状结构伴有纤维轴心，衬覆温和的内皮细胞

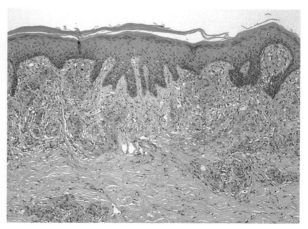

图13.81 肢端血管皮炎（假Kaposi肉瘤） 相对厚壁的真皮内血管小叶状增生伴有真皮纤维母细胞增生和红细胞外渗

胞簇。

辅助检查

血管内的单个核细胞呈CD31（内皮细胞）和CD68（组织细胞）阳性。

鉴别诊断

反应性血管内皮瘤病需要与Kaposi肉瘤、上皮样血管内皮瘤和血管肉瘤相鉴别。临床病史（伴有全身性疾病，持续性还是自发消退性病变）对于避免误诊为恶性血管肿瘤非常有用。反应性血管内皮瘤病通常缺乏血管肉瘤中的细胞异型性。

预后和治疗

反应性血管内皮瘤病可自行消退。

13.5.1.5 静脉湖

临床表现

静脉湖为老年患者日光损伤皮肤的紫色斑或丘疹。通常发生在下唇。

组织学特征

静脉湖以真皮内扩张性小静脉为特征（图13.82）。周围真皮常有日光性弹性纤维变性。

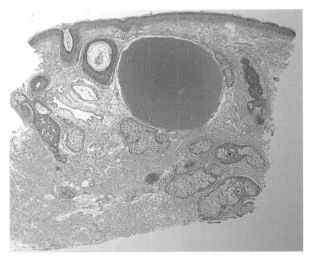

图13.82　静脉湖　**扩张的静脉位于日光损伤的皮肤真皮内**

鉴别诊断

草莓状血管瘤常表现为多发性血管增生，而不是单一血管扩张。

预后和治疗

静脉湖是良性病变，通常是为了诊断目的而行活检切除。

13.5.1.6 多核巨细胞血管组织细胞瘤

多核巨细胞血管组织细胞瘤典型表现为四肢末端单发或成群的丘疹。组织学上特征为真皮浅层小血管密度增加伴有多核巨细胞包埋于纤维性间质内。摩擦或刺激偶尔可产生相似的反应性改变。

13.5.1.7 淋巴管瘤

临床表现

大多数累及皮肤的淋巴管瘤大致可分为表浅型（局限性淋巴管瘤）和深在型（海绵状淋巴管瘤）。局限性淋巴管瘤通常发生在婴幼儿，但是任何年龄均可发病。肿瘤形成小的囊泡，其内充满透明液体，有时为血性液体。海绵状淋巴管瘤通常为先天性或婴幼儿头颈部界限不清的松软包块。囊状水瘤是海绵状淋巴管瘤的特殊类型，常伴Turner综合征。

组织学特征

局限性淋巴管瘤为真皮浅层界限清楚的肿瘤（图13.83）。由扩张的脉管组成，可延伸到被覆表皮内。脉管内常见突入腔内的乳头状结构，为淋巴管瓣膜。腔内通常充满嗜酸性蛋白样液体，有时有散在的红细胞。海绵状淋巴管瘤位于真皮网状层和（或）皮下组织，由大量扩张淋巴管构成（图13.84）。常伴淋巴细胞浸润。两种肿瘤的管腔均衬覆形态温和的内皮细胞。

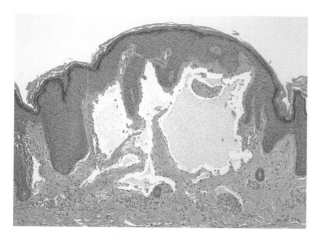

图13.83　局限性淋巴管瘤　扩张的血管腔衬覆温和的内皮细胞和淋巴管内瓣膜，界限清楚。管内含蛋白样物质，可见红细胞

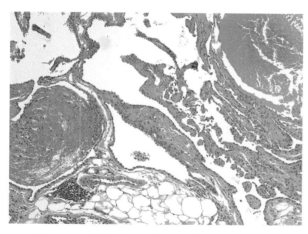

图13.84　海绵状淋巴管瘤　典型病变位于真皮网状层和（或）皮下组织。衬覆温和内皮细胞的淋巴管呈复杂的增生。常伴有淋巴细胞浸润

鉴别诊断

局限性淋巴管瘤常与血管瘤混淆。血管瘤缺乏瓣膜和存在许多红细胞可有助于与局限性淋巴管瘤相鉴别。最重要的是将海绵状淋巴管瘤与斑块期Kaposi肉瘤和低级别血管肉瘤相区分。这些肉瘤至少显示部分细胞核增大和核非典型性，其临床表现也不相同。

预后和治疗

淋巴管瘤是良性肿瘤，为了明确诊断、解除症状或美容原因需要手术切除。

13.5.1.8　不规则血管增生/放疗后淋巴管瘤样丘疹（非典型血管增生）

临床表现

红色丘疹和红斑可在放疗后几个月，通常是数年出现。典型者表现为孤立性和小的血管瘤样红色丘疹。

组织学特征

病变内见数量增多的扩张淋巴管，部分管腔不规则，可见局灶性胶原纤维分隔。内皮细胞缺乏深染的染色质，但细胞可变大或肥胖，形成"靴钉"样特征（图13.85）。

鉴别诊断

主要与早期血管肉瘤相鉴别。结合临床病史和仔细观察内皮细胞的细胞学特征对两者的区分很重要。放疗后血管肉瘤典型表现为临床上界限不清的病变，可呈多灶性。非典型血管增生为良性病变，临床上病变小且界限清楚。由于血管肉瘤有显著的异质性（血管高密度区和不典型性区域与血管低密度区和轻度不典型性区域相交替），取材不当会引起诊断问题。

预后和治疗

除非临床表现明确（小的孤立性丘疹），非典型血管增生应谨慎地选择保守性切除。

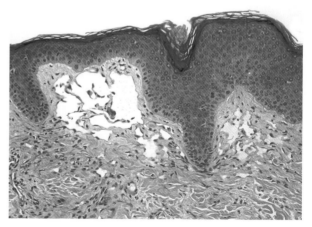

图13.85　放射后淋巴管瘤样丘疹　表浅真皮层见非典型血管增生，以扩张的血管，衬覆肥胖内皮细胞为特征。临床上，活检取自于小而散在的丘疹

13.5.2 低度恶性肿瘤

13.5.2.1 上皮样血管内皮瘤

临床表现

上皮样血管内皮瘤发生在成人，身体任何部位均可受累。病变呈紫色或临床表现不明确，从而掩盖了其血管本质。

组织学特征

肿瘤由索状排列的原始内皮细胞构成，胞质内有血管腔隙（图13.86）。肿瘤细胞通常位于黏液透明样基质内。有些肿瘤可见到起源于先前存在的血管。

辅助检查

上皮样血管内皮瘤表达血管标记物，比如CD34和CD31。角蛋白表达相对常见，但常呈局灶表达。

鉴别诊断

上皮样血管肉瘤比上皮样血管内皮瘤细胞核非典型性更明显，核分裂更活跃。上皮样肉瘤可显示条索状排列的上皮样细胞，但是上皮样肉瘤

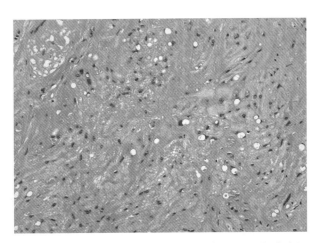

图13.86　上皮样血管内皮瘤　索状排列的肿瘤细胞或单个肿瘤细胞包埋于黏液透明样基质中。该病例的大多数肿瘤细胞有原始的、胞质内血管腔，即所谓的"水泡细胞"

没有胞质内血管腔隙或CD31表达。

预后和治疗

大约1/3病例可发生区域淋巴结转移，局部复发相对少见。尽管淋巴结转移率相对较高，但是死于该疾病的患者不到一半。推荐治疗方案是广泛切除，不采取辅助治疗，同时切除任何局部转移病灶。与发生在骨和肝的相同肿瘤相比，皮肤的上皮样血管内皮瘤侵袭性较低。

13.5.2.2 Kaposi样血管内皮瘤

临床表现

Kaposi样血管内皮瘤几乎全部发生在儿童患者，高达50%出生时即有，通常表现为紫色丘疹，可能与Kasabach-Merritt综合征相关（消耗性凝血病和血小板减少症）。肿瘤特别好发于腹膜后，但是腹膜后并不是唯一发生部位。

组织学特征

Kaposi样血管内皮瘤有多种结构类型。类似于Kaposi肉瘤的紧密排列梭形内皮细胞是恒定特征（图13.87）。肿瘤可显示分化好的毛细血管区域，也可由上皮样内皮细胞形成结节。通常可见红细胞碎片和含铁血黄素沉着。

辅助检查

Kaposi样血管内皮瘤表达血管内皮生长因子受体Ⅲ（VEGF-3）和D2-40。CD31和CD34也阳性。Glut-1或HHV-8未见表达。

鉴别诊断

因为其临床情况独特，鉴别诊断中最为常见的考虑是先天性血管瘤。先天性血管瘤有界限更清楚的生长方式和表达Glut-1。Kaposi肉瘤也在组织学鉴别诊断之内，但是Kaposi肉瘤发生于明显不同的临床背景。

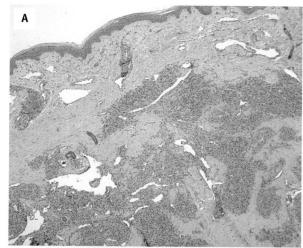

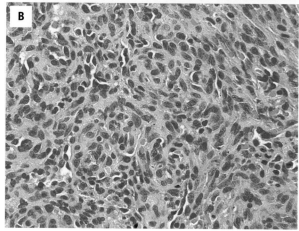

图13.87　Kaposi样血管内皮瘤　A. 结节状生长方式。B. 由一致的梭形内皮细胞构成

预后和治疗

Kaposi样血管内皮瘤可局部复发，罕见转移至区域淋巴结，远处转移未见报道。较表浅肿瘤常可切除，但是深部肿瘤可能无法完整切除。除非肿瘤位于深部并伴随有Kasabach-Merritt综合征，一般病例罕见致死。除了手术切除肿瘤之外，辅助性化疗在这种肿瘤的治疗中具有一定作用。

13.5.2.3　网状血管内皮瘤和Dabska血管内皮瘤

临床表现

这两种肿瘤密切相关，可能代表同一肿瘤的不同形态学谱系。两者皆发生在皮肤和皮下组织，表现为界限不清的丘疹。网状型血管内皮瘤较常见于成人，而Dabska血管内皮瘤多发于儿童。

组织学特征

两者皆以靴钉样内皮细胞突入血管腔为特征。网状型血管内皮瘤由相似于睾丸网的复杂分支的血管组成（图13.88）。Dabska瘤有腔内乳头状结构和伴随淋巴细胞浸润，可出现相似于淋巴管瘤的区域。

辅助检查

两者皆显示淋巴管分化，表达VEGF-3和D2-40，也表达CD31和CD34。

鉴别诊断

两者有相似的特征，被认为是靴钉样血管内皮瘤谱系的成员。血管肉瘤是最重要的鉴别诊断，血管肉瘤具有更显著细胞核非典型性和更多核分裂象。

预后和治疗

两者倾向于区域淋巴结转移，但是因肿瘤致死者非常罕见。包括切除区域转移灶在内的治疗选择广泛切除。

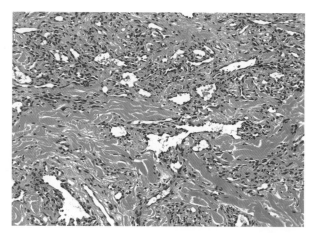

图13.88　网状型血管内皮瘤　分支血管衬附靴钉样内皮细胞，呈复杂生长方式

13.5.2.4 Kaposi 肉瘤

临床表现

Kaposi肉瘤最常发生在免疫抑制患者，可能成为诊断AIDS的临床标准的一部分（表13.20）。除了与HIV感染有关外，Kaposi肉瘤也发生在器官移植患者。经典型Kaposi肉瘤发生在老年男性，特别是地中海地区。Kaposi肉瘤可呈紫色斑块、丘疹或结节。现认为Kaposi肉瘤很可能因HHV–8致病。

表13.20   Kaposi 肉瘤

Kaposi肉瘤
临床表现
红色斑点、斑、斑块、丘疹或结节
与免疫抑制有关，特别是AIDS男性患者
见于年长者
组织学特征
裂隙样血管腔
相互沟通的血管腔
浸润性生长模式
血管腔内乳头状突起
常见浆细胞
嗜酸性小球
免疫表型
HHV–8阳性
鉴别诊断
血管肉瘤
假Kaposi型肉瘤（肢端血管皮炎）
富细胞性和（或）梭形细胞血管瘤

组织学特征

病变早期表现为胶原束间穿插的小而不规则的血管。随着肿瘤进展，血管形状变得更加不规则并且可演变为实性成片排列的梭形细胞，伴有裂隙样血管腔和红细胞外渗（图13.89）。肿瘤周边可见淋巴细胞和浆细胞。肿瘤实性区的透明嗜酸性小体代表退变的红细胞。典型Kaposi肉瘤的肿

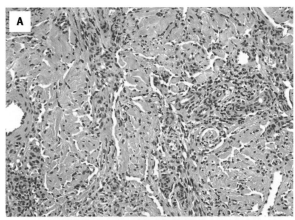
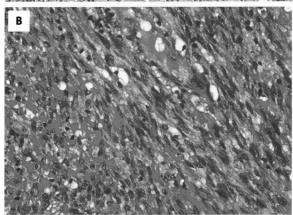
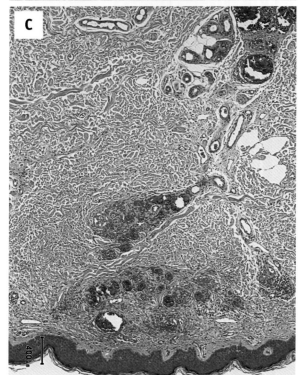

图13.89   Kaposi肉瘤   A．早期病变显示胶原纤维间穿插的不规则血管。随着病变进展，富细胞区域出现。B．结节状病变由紧密排列的梭形内皮细胞和裂隙样血管腔构成。C．有些病变显示血管瘤样结构

瘤细胞以梭形细胞为主，但是偶尔可为上皮样小细胞。

辅助检查

Kaposi肉瘤表达标准的血管标记物。最有助于诊断的免疫标记物是HHV-8，为Kaposi肉瘤敏感而又特异的标记物。

鉴别诊断

梭形细胞血管肉瘤有更明显的核的非典型性和核分裂象。梭形细胞血管瘤如前所述，浸润性生长方式较少见，含有扩张的血管腔。存在上皮样细胞特征时，Kaposi肉瘤可能与上皮样血管瘤和血管内皮瘤难以区分。临床病史（与HIV相关或典型临床表现）和HHV-8免疫组化染色有助于鉴别疑难病例。Kaposi肉瘤病变可显示血管瘤样结构，在活检标本有限的情况下可能会与血管瘤混淆。

预后和治疗

在患有慢性Kaposi肉瘤的患者，肿瘤相对惰性，病死率低（大约15%），通常在长期患病8~10年后死亡。在患有AIDS时预后较差。然而机会性感染对于这种患者的死亡起到很大作用。手术切除的作用很小，放疗和（或）化疗是主要治疗方法。

13.5.3 高度恶性肿瘤

血管肉瘤

临床表现

皮肤血管肉瘤（表13.21）通常分为三种情形：①皮肤原发性血管肉瘤；②淋巴水肿相关性血管肉瘤；③放疗后血管肉瘤。原发性血管肉瘤常发生在老年患者头颈部日光损伤部位。淋巴水肿相关性血管肉瘤可发生在乳腺切除后（Stewart-Treves综合征）或其他慢性淋巴阻塞性疾病。在Stewart-Treves综合征中，潜伏期通常长达10年。放疗后血管肉瘤出现在放射区域。在放射诱导的血管肉瘤中，发生自乳腺癌患者切除乳腺后辅以放疗者比其他类型的放疗后血管肉瘤或Stewart-Treves综合征者潜伏期要短（大约5年），少于5年的例子也不在少数。所有的血管肉瘤表现为红斑或紫色斑块、丘疹或结节。

表13.21 血管肉瘤

血管肉瘤
临床表现
红斑
常发生在头颈部（慢性日光损伤部位）
有放疗或慢性淋巴水肿病史
组织学特征
分割性生长模式
显著的内皮细胞不典型性
免疫表型
CD31阳性（最敏感标记物）
CD34或FⅧ不同程度阳性
鉴别诊断
低分化癌（CD31阴性）
上皮样肉瘤（CD31阴性）
黑色素瘤（S-100蛋白阳性，CD31阴性）
Kaposi肉瘤（细胞异型性小，HHV-8阳性）
上皮样血管内皮瘤（条索状肿瘤位于黏液玻璃样变间质中，肿瘤细胞胞质内成腔）

组织学特征

血管肉瘤的组织学特征是复杂的相互交错的血管网呈侵袭性生长，血管内衬非典型内皮细胞。除了复杂血管网之外，常有呈筛状结构的背靠背血管，以及实性成片结构（图13.90）。内皮细胞的细胞学变化较大，可从小而深染到大而多形并伴有泡状核。部分病例可见上皮样细胞伴有丰富胞质（上皮样）。有些肿瘤可表现实性肿瘤结节（图13.91）。

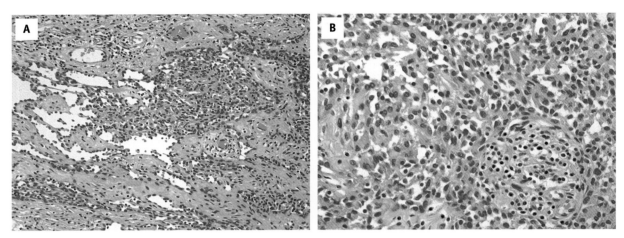

图13.90　血管肉瘤　A. 血管肉瘤伴有分隔状生长方式，由衬附非典型内皮细胞的复杂迷路状血管构成。B. 筛状结构伴紧密排列的肿瘤性血管

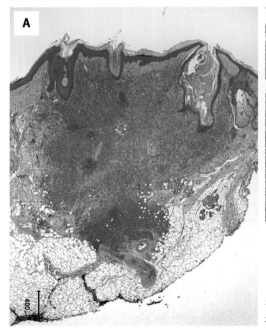

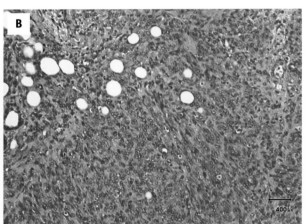

图13.91　实性结节变异型血管肉瘤　A. 位于真皮和表浅皮下组织的实性肿瘤。B. 肿瘤由恶性梭形细胞构成

辅助检查

血管肉瘤表达CD31和CD34。FⅧ相关抗原常阴性。上皮样血管肉瘤可表达角蛋白。

鉴别诊断

在活检标本有限时，血管肉瘤可能与血管瘤混淆。仔细检测通常能发现血管肉瘤的浸润性生长方式和细胞非典型性，血管瘤则没有这些表现。血管肉瘤伴有显著上皮样特征时可能与癌混淆，但是血管腔形成有助于诊断，CD31和CD34免疫组化染色也有帮助。实性亚型血管肉瘤在低倍镜下可能与结节期Kaposi肉瘤难以区别，然而，注意细胞学的非典型性（血管肉瘤比Kaposi肉瘤明显）和HHV-8染色（Kaposi肉瘤阳性而血管肉瘤阴性）通常可明确诊断。罕见情况下，血管肉瘤可能与反应性血管内皮瘤病难以区分。临床病史很重要（如与冷球蛋白血症有关）。血管腔内组织细胞常见于反应性血管内皮瘤病。

预后和治疗

血管肉瘤是一种侵袭性肿瘤，5年生存率不到20%。由于其浸润性生长方式，血管肉瘤常复发，而且很难做到阴性手术切缘。血管肉瘤常转移至淋巴结、皮肤和肺。治疗选择广泛切除并辅以放化疗。

13.5.4 血管周细胞肿瘤

13.5.4.1 血管球瘤和球血管瘤

临床表现

血管球瘤常发生在手指，常在甲下，表现为小而疼痛的肿块。球血管瘤通常体积较大，常无疼痛，肿瘤主要发生在躯体和四肢。血管球瘤和球血管瘤起源于参与温度调节的血管球装置内特化的平滑肌细胞（血管球细胞）。

组织学特征

血管球瘤界限清楚，由一致的圆形肿瘤细胞围绕不明显的血管腔构成（图13.92）。球血管瘤界限不清楚，血管通常显著而且扩张（图13.93）。球血管瘤的血管常被少量血管球细胞围绕。

辅助检查

血管球细胞呈SMA和Ⅳ型胶原阳性。Desmin、CK和血管标记物阴性。

鉴别诊断

血管球瘤最容易误诊为良性附属器肿瘤，如汗腺腺瘤。在高倍镜下观察上皮分化是认识汗腺肿瘤的常用方法。球血管瘤可与血管瘤混淆，因为肿瘤内血管球细胞数量稀少。

预后和治疗

血管球瘤和球血管瘤为良性肿瘤，单纯切除可治愈。

13.5.4.2 肌周细胞瘤

肌周细胞瘤的肿瘤细胞向假定的血管周肌样细胞（肌周细胞）分化。肌周细胞肿瘤谱系除本病之外，还包括肌纤维瘤和婴幼儿血管外皮细胞瘤。

临床表现

肌周细胞瘤典型表现为成人肢端疼痛性、缓慢生长的真皮或皮下结节。

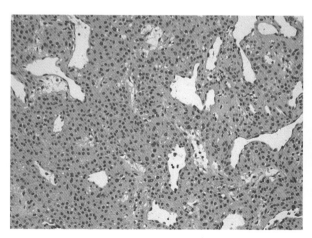

图13.92　血管球瘤　细胞学温和的圆形肿瘤细胞围绕血管排列

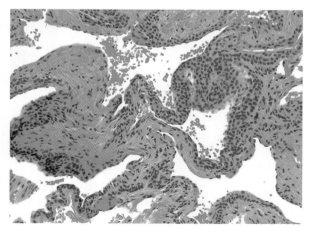

图13.93　球血管瘤　扩张的血管腔隙伴有球细胞套

组织学特征

肿瘤内见形态温和的梭形细胞围绕血管，典型的贴附在血管壁上，呈多结节状生长（图13.94）。血管可扩张和奇形怪状（鹿角样血管）。

辅助检查

肿瘤细胞SMA阳性，局灶性表达CD34，不表达Desmin、S-100蛋白、CD31和角蛋白。

鉴别诊断

良性肌周细胞瘤需要与恶性肌周细胞瘤相鉴别，目前尚无区分良恶性肌周细胞瘤的敏感而特异性的诊断标准。然而，恶性者通常核分裂象多。肌纤维瘤与肌周细胞瘤的不同之处在于其双相性形态（紧邻血管外皮瘤样区域的透明样变结节），但是在组织学上两者明显存在重叠。肌周细胞瘤也可能与单相型滑膜肉瘤混淆，后者通常位于深部软组织，细胞学异型性更明显，其染色体异位具有诊断价值。

预后和治疗

肌周细胞瘤可局部复发。治疗需要完整切除，但是对于多结节状肿瘤，手术切除并不总是有效。

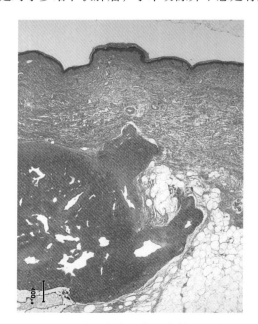

图13.94　肌周细胞瘤　真皮内梭形细胞呈结节状生长方式，伴有血管外皮瘤样鹿角形血管

恶性肌周细胞瘤可转移。

13.6　软骨样病变

在这里只简要的介绍几种类型。

13.6.1 良性软骨肿瘤

皮肤（软组织）软骨瘤

临床表现

皮肤软骨瘤罕见，最常见于手指，罕见于其他软骨丰富的部位，如耳和鼻。

组织学特征

皮肤软骨瘤通常由界限清楚的成熟软骨结节构成，软骨细胞埋入软骨样基质中。

鉴别诊断

最主要的鉴别诊断是甲下骨软骨瘤。在表浅活检组织中，骨软骨瘤与皮肤软骨瘤可能从组织学上难以区分。观察到下方与骨组织相连有助于鉴别诊断。少数情况下，还要鉴别皮肤混合瘤。观察到上皮结构，免疫组化染色CK和SMA阳性可易与真正的皮肤软骨瘤鉴别。

预后和治疗

该肿瘤为良性肿瘤，通常是由于症状或为了诊断而切除。

13.6.2 恶性软骨肿瘤

软骨肉瘤

临床表现

累及皮肤的软骨肉瘤几乎全部是转移性，或由深部软组织或骨的肿物直接蔓延而来。通常表现为皮下结节。

组织学特征

黏液样软骨肉瘤 黏液样软骨肉瘤有分叶状生长方式，圆形到梭形嗜酸性肿瘤细胞呈条索状位于黏液样基质中，形成花边样外观（图13.95）。

普通型软骨肉瘤 普通软骨肉瘤类似软骨组织，但是核非典型性和多形性程度更明显。

去分化软骨肉瘤 去分化软骨肉瘤显示有多形性未分化肉瘤（类似于所谓的恶性纤维组织细胞瘤），并有普通型软骨肉瘤成分。

间叶性软骨肉瘤 间叶性软骨肉瘤以成熟软骨结节伴有成片原始的圆形或梭形细胞为特征，并有血管外皮瘤样血管。

辅助检查

免疫组化染色

免疫组化染色对软骨肉瘤各种亚型的诊断作用都很小。特别在黏液样软骨肉瘤中，不到一半病例表达S-100蛋白，少数病例表达EMA。S-100蛋白可表达于普通型软骨肉瘤或间叶软骨肉瘤中的成熟软骨。

细胞遗传学

黏液样软骨肉瘤通常有t（9;22）易位，导致EWS和NOR1基因的融合。少数病例可见t（9;17）和t（9;15）易位。

鉴别诊断

黏液样软骨肉瘤的鉴别诊断主要包括黏液纤维肉瘤、黏液样脂肪肉瘤、肌上皮肿瘤（良性或恶性）和脊索瘤。黏液纤维肉瘤没有黏液样软骨肉瘤的花边样生长方式，核多形性更明显，血管呈分枝状。黏液样脂肪肉瘤有发育完好的丛状血管和黏液样软骨肉瘤中见不到的脂肪母细胞。最难鉴别的是肌上皮肿瘤。组织学上，它们有相似的花边样结构和黏液样基质。肌上皮瘤通常联合表达CK、S-100蛋白、SMA和（或）P63。但需要认识到这些标记物在肌上皮肿瘤中的表达变化较大，在某个具体病例中这些标记物可能不全表达。脊索瘤具有相似的生长方式和黏液样基质，但是存在伴有空泡状胞质的肿瘤细胞（空泡细胞），并且表达S-100蛋白、EMA和CK，可与黏液样软骨肉瘤相鉴别。皮肤转移性脊索瘤通常先前有脊索瘤的病史。

预后和治疗

各种软骨肉瘤的主要治疗方法是广泛切除，部分病例对辅助放疗和化疗可能有效。肺转移最常

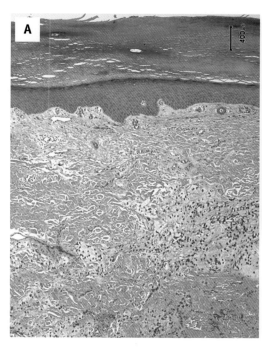

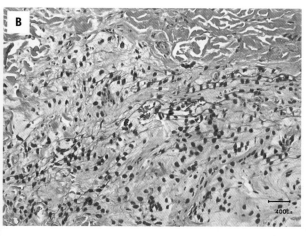

图13.95 骨外黏液样软骨肉瘤 **A. 真皮内黏液样肿瘤。B. 位于黏液样基质中的卵圆形细胞伴有圆形核**

见。黏液样软骨肉瘤具有晚期复发和转移的特点。

13.7 成骨性肿瘤和肿瘤样病变

13.7.1 良性骨病变

皮肤骨瘤

临床表现

皮肤骨瘤临床表现不一,主要表现为孤立性质硬丘疹、多发性丘疹甚至斑块。孤立性皮肤骨瘤是目前最常见的类型,典型者为与炎症或肿瘤相关的反应性病变。皮肤骨瘤可以在炎症性病变消除后持续存在。多发性皮肤骨瘤见于Albright遗传性骨营养不良、进行性骨化性肌炎和进行性骨化性纤维结构不良中,但是也可与综合征无关,如发生在痤疮患者。

组织学特征

皮肤骨瘤由不规则成熟骨组织组成,常伴有部分成熟脂肪组织(图13.96)。除了Albright遗传性骨营养不良外,骨组织边缘罕见骨母细胞。肿瘤内罕见破骨细胞。

鉴别诊断

皮肤骨瘤诊断没有困难。重要的要记住大多数皮肤骨瘤是继发性病变,常与其他炎症或肿瘤有关,因此,更重要的是识别其潜在病变。

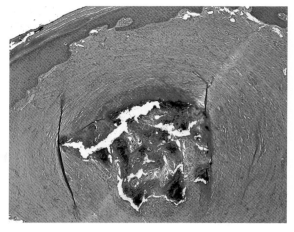

图13.96 皮肤骨瘤 真皮内骨性结节

13.7.2 恶性骨肿瘤

骨肉瘤

临床表现

累及皮肤的骨肉瘤几乎全部为转移性,但皮肤原发性骨肉瘤也有罕见的病例报道。

组织学特征

骨肉瘤的组织学特征变化较大,但是总体上显示非典型梭形到圆形肿瘤细胞伴有恶性骨样基质(图13.97)。

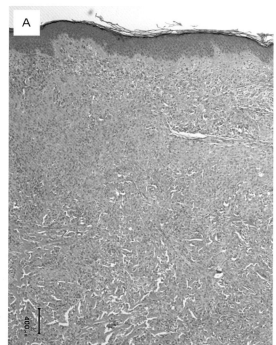

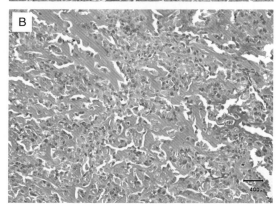

图13.97 转移性骨肉瘤 A. 真皮内致密浸润的小圆形细胞。B. 恶性肿瘤细胞邻近骨样基质

诊断皮肤原发性骨肉瘤首先要除外转移。高级别多形性肉瘤可有致密纤维化，但是缺乏真正的恶性骨样基质。

预后和治疗

骨肉瘤包括皮肤原发性骨肉瘤具有侵袭性，肺转移率高。如果采取不同于原发性骨肉瘤的治疗方式，皮肤原发性骨肉瘤的疗效是否会更好，尚无足够经验。原发性骨肿瘤采取手术切除并辅助化疗。

13.8 脊索肿瘤

13.8.1 脊索瘤

脊索瘤（Chordoma）是一种具有脊索分化的低度到中度恶性肿瘤。

临床表现

脊索瘤最常发生在30岁以后。肿瘤主要沿着脊柱中轴发生。大约2/3病例发生在骶部，约1/4病例发生在蝶枕部。脊索瘤通常表现为缓慢生长的肿瘤，不伴疼痛，只是压迫邻近组织才产生相应症状。皮肤受累通常为转移性。

组织学特征

脊索瘤呈小叶状生长方式。肿瘤细胞可成片排列或呈条索状，典型者位于黏液样基质中（图13.98）。丰富淡染胞质具有特征性（典型的空泡细胞）。核分裂象通常罕见，核异型性轻微。

辅助检查

脊索瘤的肿瘤细胞表达S-100蛋白、EMA和低分子量角蛋白。

鉴别诊断

脊索瘤需要与软骨样汗管瘤和软骨肉瘤相鉴

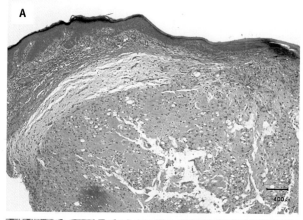

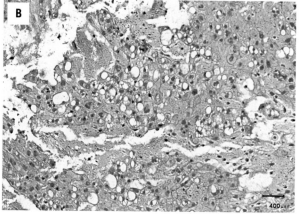

图13.98 转移性脊索瘤 A. 真皮内软骨黏液样结节。B. 肿瘤细胞呈上皮样，含有空泡

别。在缺乏典型的空泡状细胞时，免疫组化染色对诊断有帮助。软骨肉瘤CK阴性。软骨样汗管瘤呈CK7、GCDFP-15 (BR-2)阳性，使用Calponin或Actin染色常显示至少局灶性肌上皮分化。

预后和治疗

治疗选择手术切除。辅助化疗可能有效。5年生存率超过50%。预后较好的因素包括年轻患者和完整切除。

13.9 其他软组织肿瘤

13.9.1 皮肤血管平滑肌脂肪瘤

血管平滑肌脂肪瘤（Angiomyolipoma）罕见于皮肤。同其他部位一样，肿瘤表现为梭形和上皮

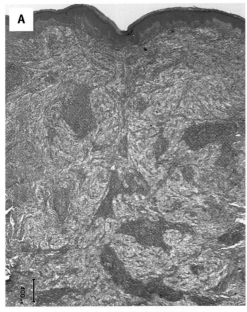

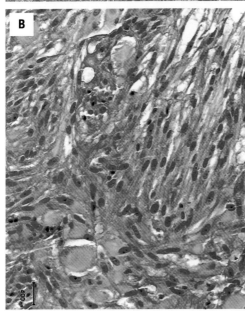

图13.99　血管平滑肌脂肪瘤　**A.** 真皮内淡染的梭形和上皮样细胞肿瘤，伴有炎症反应。**B.** 梭形细胞束和巨大的上皮样细胞伴丰富细胞质，为其典型特征

推荐读物

1. Billings SD, Folpe AL. Cutaneous and subcutaneous fibrohistiocytic tumors of intermediate malignancy. Am J Dermatopathol, 2004, 26:141-155.

2. Fletcher CD, Unni KK, Mertens F. Pathology and genetics of tumours of soft tissue and bone. World Health Organization Classification of Tumours. Lyon: IARC Press, 2002.

3. Goldblum JR, Weiss S. Enzinger and Weiss's soft tissue tumors. St. Louis: Mosby, 2008.

4. Graadt van Roggen JF, Hogendoorn PC, Fletcher CD. Myxoid tumors of soft tissue. Histopathology, 1999,35:291-312.

5. Requena L, Sangueza OP . Cutaneous vascular proliferations. Part Ⅲ. Malignant neoplasms, other cutaneous neoplasms with significant vascular component, and disorders erroneously considered as vascular neoplasms. J Am Acad Dermatol, 1998,38:143-175.

样肿瘤，伴或不伴可识别的脂肪组织。束状排列的梭形细胞伴有巨大的上皮样细胞是其典型表现（图13.99）。必须使用免疫组化染色协助诊断，肿瘤细胞呈HMB-45和desmin阳性，但是S-100蛋白阴性（与黑色素细胞肿瘤形成对比，并有鉴别价值）。皮肤原发性血管平滑肌脂肪瘤通常为惰性。

（黄　勇　译，曾学思　薛德彬　校）

第14章　造血系统肿瘤

Jacqueline M. Junkins-Hopkins, Patricia L.Myskowski, Klaus J.Busam

14.1 皮肤淋巴瘤和假性淋巴瘤

本章第一节介绍皮肤原发性淋巴瘤，即首先累及皮肤的淋巴瘤，以及与反应性淋巴细胞浸润的区分，后者可类似于淋巴瘤（又称假性淋巴瘤）。皮肤原发性淋巴瘤分为惰性型和侵袭型，前者病变常局限于皮肤，后者易累及皮肤外器官，甚至可致死。本节讨论常见和少见的皮肤原发性淋巴瘤。皮肤外淋巴瘤继发扩散至皮肤及本书未提及的罕见的皮肤淋巴瘤，请读者参阅血液病理学专著。本章使用的命名遵循世界卫生组织和欧洲癌症研究与治疗组织的联合分类（WHO-EORTC分类）。

14.1.1 皮肤T细胞淋巴瘤

绝大多数皮肤淋巴瘤属于T细胞淋巴瘤。目前已认识到许多不同亚型的皮肤T细胞淋巴瘤，其中最常见类型是蕈样霉菌病（表14.1）。

表14.1　皮肤T细胞淋巴瘤——分类

通常为惰性临床行为
蕈样霉菌病：斑片期、斑块期、肿瘤期以及蕈样霉菌病的变异型：
Paget样网状细胞增多症（局限性疾病）
嗜毛囊性、嗜汗管性、肉芽肿性蕈样霉菌病
蕈样霉菌病的亚型
肉芽肿性皮肤松弛症
皮肤原发性CD30阳性淋巴组织增生性疾病谱
间变性大细胞淋巴瘤
淋巴瘤样丘疹病
皮下脂膜炎样α、β T细胞淋巴瘤
皮肤原发性小/中多形性CD4阳性T细胞淋巴瘤（外周T细胞淋巴瘤的亚型）
外周T细胞淋巴瘤的亚型：
Sézary综合征
成人T细胞白血病/淋巴瘤
结外NK/T细胞淋巴瘤，鼻型
外周T细胞淋巴瘤的亚型：
皮肤原发性侵袭性嗜表皮性CD8阳性细胞毒性T细胞淋巴瘤（暂定命名）
皮肤原发性γ/δ T细胞淋巴瘤（暂定命名）

注：以上淋巴瘤分类列表遵循 WHO-EORTC 分类但不包括所有疾病，例如皮肤原发性外周 T 细胞淋巴瘤 - 非特指型或血管免疫母细胞性 T 细胞淋巴瘤。本节只讨论此表列出的疾病。

14.1.1.1 蕈样霉菌病

临床表现

从1973～2002年的SEER的数据上看，蕈样霉菌病（Mycosis fungoides）约占皮肤T细胞淋巴瘤（CTCL）的72%。据报道蕈样霉菌病每年的年龄校正后发病率约为6/100万。男性比女性多见。通常发生在成人，但青少年也可发病，儿童罕见。蕈样霉菌病典型的临床表现是持久性斑片，表面细小鳞屑和（或）皱缩（表14.2），常伴有瘙痒。病变颜色可呈淡红色到肉色，色素增加或色素减退。外观可为圆形、椭圆形或环形（图14.1～图14.4）。蕈样霉菌病可出现部分自发消退，同时病变面积扩大，这种特征造成了不规则形、拱形甚至多环形外观（图14.5）。病变可萎缩（图14.6），并伴有斑驳样色彩和毛细血管扩张（形成血管萎缩性皮肤异色病样外观），或呈紫癜样（图14.7）。随着疾病进展，病变可发展至斑块期和肿瘤期。蕈样霉菌病也可以表现为红皮病。

表14.2　蕈样霉菌病——临床表现

患者组别
多见于50~60岁的成人患者
男女比例1.6：1至2：1
发病部位
可发生于任何部位，但常累及身体沐浴部位
临床表现
皱褶的、萎缩的和（或）鳞屑性红色斑片
斑块和肿瘤，可有溃疡
常有瘙痒
少见变异型：色素减退型、掌跖型、色素性紫癜样、皮肤异色样、大疱样、斑点状、疣状、鱼鳞病样
分期
Ⅰ和Ⅱ期：局限于皮肤
T1：小于10%体表被累及，无肿瘤病变
T2：大于10%体表被累及，无肿瘤病变
T3：出现肿瘤病变
Ⅲ期：泛发性红皮病（T4）
Ⅳ期：病理证实淋巴结和（或）内脏受累
预后
常呈迁延的惰性病程
取决于分期
皮肤外受累和（或）大细胞转化预后差
治疗
取决于分期
皮肤病变采用局部外用激素、补骨脂素光化学疗法（PUVA）和放射治疗
Ⅳ期疾病可行化疗或生物调节治疗

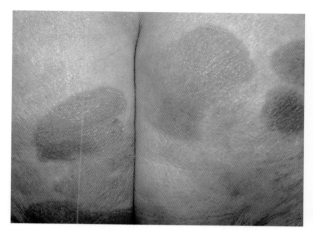

图14.1 蕈样霉菌病的红斑性病变

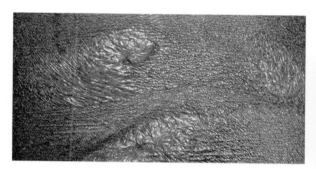

图14.2 蕈样霉菌病的环状病变

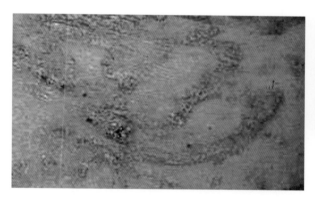

图14.3 蕈样霉菌病的斑块期病变

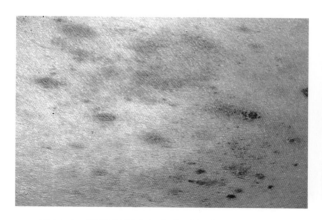

图14.4 蕈样霉菌病的色素减退斑

图14.5 蕈样霉菌病的多环状病变

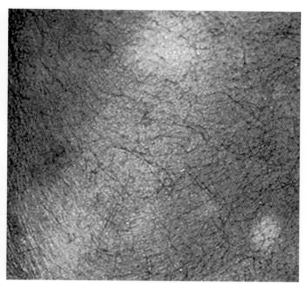

图14.6 萎缩性蕈样霉菌病

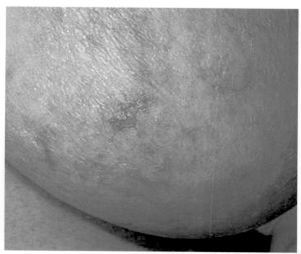

图14.7 色素性紫癜样蕈样霉菌病

蕈样霉菌病的斑片期和斑块期易累及皮肤皱褶部位或沿沐浴躯干分布（髋部、臀部、腹股沟和乳房）。但以腋窝或腋窝周围和躯干部发病最常见。有些患者只有持久性孤立斑片，但更常见的为斑片进展形成全身性斑片和斑块。不同的临床表现（如斑片、斑块及不同大小和形状的肿块）可同时存在。在疾病进展期，淋巴结、外周血管和少见的内脏器官可被淋巴瘤累及。

蕈样霉菌病的斑片期病变有几种罕见临床亚型。色素减退性蕈样霉菌病多见于肤色较黑的患者，但也多见于儿童和青少年。该亚型蕈样霉菌病应与白色糠疹及其他原因引起的色素脱失相鉴别。在掌跖蕈样霉菌病中，病变角化过度，主要累及肢端部位尤其是手掌和脚底，类似皮肤角化病。色素性紫癜样蕈样霉菌病外观呈辣椒色和（或）紫癜样斑点或斑片（图14.7），这种病变可难以与良性色素性紫癜性皮肤病区分。如果在臀部和下肢以外的部位有多发性紫癜样病变应考虑蕈样霉菌病。罕见蕈样霉菌病亚型可出现小的丘疹鳞屑样病变，类似小斑块的副银屑病或苔藓糠疹样改变。罕见的情况下，大疱性蕈样霉菌病可能在斑片和斑块样背景上出现。大疱性蕈样霉菌病可在有或无典型蕈样霉菌病的基础上发生，或类似多形性红斑的靶样外观。Ofuji丘疹红皮病是蕈样霉菌病的一个变异型，特征性表现为红斑的、扁平的、融合的丘疹，伴有红皮病样外观，位于胸部、腹部和四肢，但躯干的皮肤皱褶部位和受压部位不受累（折叠躺椅征）。

组织学特征

小至中等大小非典型淋巴细胞位于表皮内或沿着表皮排列（此现象称为嗜表皮）为蕈样霉菌病特征性表现（表14.3）。典型蕈样霉菌病的斑片或斑块期，淋巴细胞散在分布于真皮乳头和表皮内，并形成表皮内聚集，称作Pautrier微脓肿。淋巴细胞呈典型带状（苔藓样）分布（图14.8），表皮可呈银屑病样增生和角化过度（图14.9）。嗜表皮的一个常见特征是单个淋巴细胞沿着真表皮交

界处排列。非典型淋巴细胞特征是细胞核呈高度的卷曲和深染。核内的裂缝及裂隙形成脑回样外观（图14.10B）。有时淋巴细胞可见核周空晕。

表14.3　蕈样霉菌病——病理学

组织学特征
各种表皮改变：萎缩和（或）银屑病样增生
嗜表皮的带状淋巴细胞浸润
淋巴细胞非典型性（染色深、脑回样核、核周空晕）
金属丝样真皮胶原
少见组织学变异型：色素性紫癜样、间质性、肉芽肿样、
皮肤异色样

辅助检查
免疫表型
常见CD4阳性为主的T细胞浸润
可出现CD7表达丢失

分子学检查
常见克隆性T细胞受体基因重排（几乎一半的早期病变检
测不到）

鉴别诊断
药物反应（如苯妥英钠诱导的假性蕈样霉菌病）
慢性湿疹
银屑病
苔藓样角化病
苔藓样色素性紫癜样皮病

淋巴细胞聚集在相对"不活跃的"表皮，没有显著的海绵水肿或Civatte小体形成。可出现不同程度的表皮萎缩和上皮脚增生。早期蕈样霉菌病中上皮脚轻度不规则增生。角质层改变细微，角

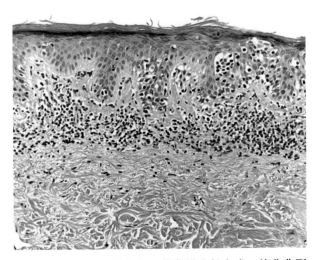

图14.8　蕈样霉菌病　**苔藓样生长方式，伴非典型嗜表皮的淋巴细胞和Pautrier微脓肿**

质层角化致密伴有轻度角化不全。在蕈样霉菌病斑片病变的早期活检标本中，常缺少一些典型的特征，显示轻微和不明确的组织学特征。真皮乳头层可见非典型淋巴细胞撒胡椒粉样分布，并混杂有成熟淋巴细胞。淋巴细胞聚集在真皮乳头是

早期蕈样霉菌病诊断的一个有价值的线索。在进一步发展的病变中有更致密的淋巴细胞带状浸润，伴有真皮乳头胶原纤维组织增生（图14.11）。真皮乳头纤维化表现为胶原束呈金属丝或意大利宽面条样外观。但是早期、治疗过或复发性病变缺乏这些特征。淋巴细胞也可以围绕真皮浅层的血管周围分布。肿瘤内可见嗜酸性粒细胞、组织细胞，有时可见浆细胞。

随着病变发展到斑块期和肿瘤期，真皮非典型淋巴细胞浸润更加致密，Pautrier微脓肿也更常见（图14.12）。在蕈样霉菌病肿瘤期，肿瘤细胞可累及大部分真皮网状层（图14.13）或深达皮下组织。肿瘤期细胞更多，核中等大小或更大（图14.13，图14.14）。大淋巴细胞（相当于小淋巴细胞4倍或更大）的数量多少与预后相关。当大细胞超过病变中淋巴细胞总数的25%时，或者大细胞形成散在的结节，称作大细胞转化。大细胞转化预示预后差，更常见于肿瘤期，但也见于斑片期或斑块期（图14.12B）。蕈样霉菌病进展的大细胞肿瘤的部分细胞表达CD30（图14.14）。

色素减退性蕈样霉菌病组织学特征与经典型蕈样霉菌病斑片期病变相似，但病变部位表皮中黑色素较邻近未受累皮肤表皮减少。病变内淋巴细胞浸润不明显，表皮棘层肥厚相对较轻。掌跖蕈样霉菌病的某些变异型除了显著的角化过度和表皮增生外，还可见更显著的嗜表皮现象。色素

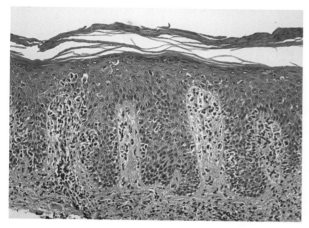

图14.9 蕈样霉菌病 **银屑病样生长方式，伴非典型嗜表皮的淋巴细胞**

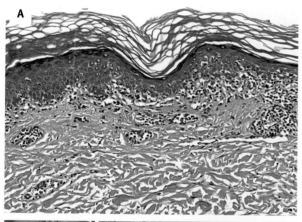

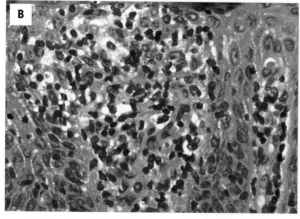

图14.10 蕈样霉菌病 **A. 淋巴细胞分布（"尾随"）在真皮表皮交界处。B. 嗜表皮的淋巴细胞核深染**

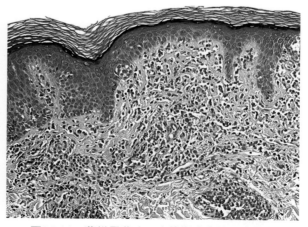

图14.11 蕈样霉菌病 **斑块期病变见深染嗜表皮的淋巴细胞和真皮乳头纤维化伴"金属丝样"胶原束**

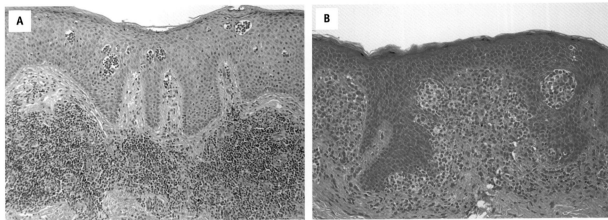

图14.12　蕈样霉菌病　A. 斑块期病变，见多个由小到中等大小深染淋巴细胞形成的Pautrier微脓肿。B. 斑块期病变见大淋巴细胞

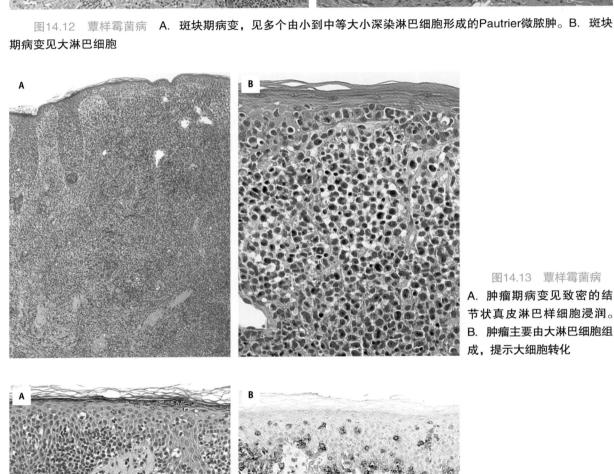

图14.13　蕈样霉菌病

A. 肿瘤期病变见致密的结节状真皮淋巴样细胞浸润。

B. 肿瘤主要由大淋巴细胞组成，提示大细胞转化

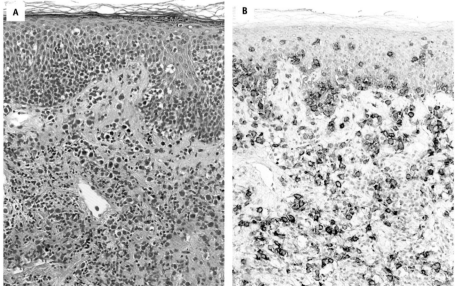

图14.14　蕈样霉菌病，肿瘤期，伴CD30阳性大细胞转化　A. 存在大淋巴细胞。

B. 大细胞CD30阳性

性紫癜性蕈样霉菌病与苔藓样色素性紫癜特征有重叠，包括红细胞外渗、含铁血黄素沉积，并常见轻微的界面反应（图14.15A）。伴有苔藓样特征的蕈样霉菌病临床表现与经典型蕈样霉菌病一样，但组织学特征显示苔藓样组织反应，包括基底细胞空泡化、液化，伴角化不良和胶样小体形成。

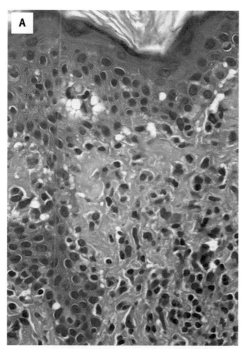

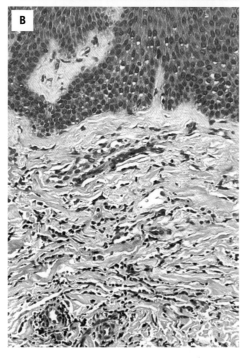

图14.15 蕈样霉菌病的亚型 A. 紫癜样斑块期病变，见外渗的红细胞。B. 淋巴细胞间质性分布

间质性蕈样霉菌病临床表现类似斑片期蕈样霉菌病，但缺乏明显的鳞屑。组织学上在表皮内或接近表皮内有少量淋巴细胞浸润。非典型淋巴细胞以间质性生长方式浸润到真皮网状层。大疱性蕈样霉菌病可见由Pautrier微脓肿融合形成的表皮内水泡，或因松散黏附的肿瘤性淋巴细胞明显累及而导致真皮表皮交界处形成分离面。水疱腔内含有非典型淋巴细胞。在水疱边缘可见蕈样霉菌病形态学改变。蕈样霉菌病海绵样或湿疹样亚型也存在（图14.16）。

蕈样霉菌病尤其是肿瘤性病变，可伴有显著的肉芽肿性炎症反应（肉芽肿性蕈样霉菌病），可能被误诊为感染、结节病或其他非肿瘤性疾病。

辅助检查

蕈样霉菌病通常仅根据常规组织学检查即可诊断，有时要结合临床表现。对于诊断有困难、有争议或组织学改变轻微的病例，进行免疫组化染色可有助于诊断。

免疫组化染色

免疫组化染色可以评估Th/Ts比例（CD4/CD8比例）和检测抗原丢失。结果要慎重分析，由于存在抑制宿主反应的细胞群，在病变早期或活检细胞数量较少时，常不能显示经典的免疫表型改变。

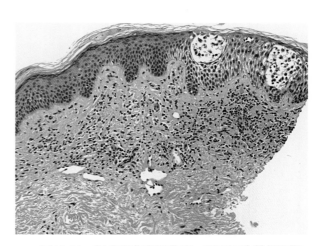

图14.16 湿疹样蕈样霉菌病 淋巴细胞带状浸润，表皮显示海绵水肿

蕈样霉菌病的典型病变显示CD4/CD8比值增加（图14.17）。但是两者的比值并不能证实是否是或不是淋巴瘤。在早期斑片期病变中，CD4/CD8比值类似于反应性改变，比值变化范围从1/1到3/1。而经典型蕈样霉菌病的免疫表型为CD3$^+$、CD2$^+$、CD4$^+$、TCR β$^+$、CD45RO$^+$，也有病例出现CD8$^+$/CD4$^-$、CD8$^+$/CD4$^+$或CD4$^-$/CD8$^-$。

尽管蕈样霉菌病常见成熟T细胞标记物如CD7或CD5表达减少，但是有些非肿瘤性炎症性皮肤病也可出现CD7部分丢失。甚至真正的蕈样霉菌病有时仅在晚期、组织学明显的病变中见到CD7的缺失表达。因此免疫组化本身诊断价值有限。

分子学检查

在多数蕈样霉菌病病例，使用聚合酶链反应（PCR）可以证实T细胞受体基因单克隆重排，但来自克隆试验的结果应慎重分析。尽管T细胞克隆检

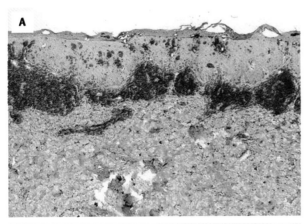

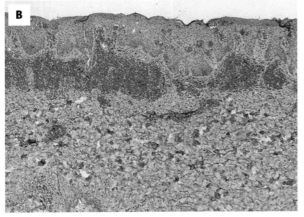

图14.17　蕈样霉菌病　A. 显著CD4阳性的淋巴细胞。B. CD8免疫组化染色

测可以作为支持蕈样霉菌病诊断的辅助证据，除非临床和组织学支持淋巴瘤，否则不能作为确切证据，因为克隆T细胞群也见于非肿瘤性疾病，如节肢动物叮咬、湿疹或药物反应。同样在早期或组织学改变轻微的斑片型蕈样霉菌病病变中，T细胞克隆检测阴性也不能排除蕈样霉菌病的诊断，这是因为约有40%的蕈样霉菌病早期病变可出现假阴性结果。

鉴别诊断

蕈样霉菌病鉴别诊断依赖于临床和组织学表现。在病变早期，所有变异型都可与炎症性皮肤病的形态学重叠。

蕈样霉菌病与湿疹鉴别　蕈样霉菌病的斑片期病变与慢性湿疹鉴别最困难，如特应性皮炎、钱币性湿疹或过敏性接触性皮炎。海绵形成和（或）缺乏嗜表皮的非典型淋巴细胞，支持诊断慢性湿疹，但海绵形成也可发生于蕈样霉菌病，外用激素局部治疗蕈样霉菌病可暂时不出现嗜表皮性改变。真皮乳头纤维化和淋巴细胞的细胞学改变是诊断蕈样霉菌病的一些特征。金属丝样胶原束在蕈样霉菌病常见，通常不见于湿疹。深染的脑回样淋巴细胞支持蕈样霉菌病而不是湿疹的诊断。

蕈样霉菌病与银屑病　蕈样霉菌病有时也难和银屑病相鉴别。注意细微的组织学线索（如角质层的嗜中性粒细胞，真皮乳头的血管增生），结合临床情况（如银屑病的其他特点、家族史等）可得出正确诊断。

蕈样霉菌病与药物反应　药物反应也能出现与蕈样霉菌病相同的组织学特点，尤其是使用苯妥英钠后的药物反应。结合临床（用药史）是避免误诊的基本手段。

蕈样霉菌病与癣　皮肤真菌感染的组织学特征可类似于蕈样霉菌病斑片期的各种形态学表现。因此，对于只有轻度异型淋巴细胞的可能为蕈样霉菌病斑块期病变的诊断要谨慎，并做真菌染色。

蕈样霉菌病与色素性紫癜　蕈样霉菌病的色

素性紫癜变异型很难与持久性苔藓样色素性紫癜鉴别，患者可能需要多次活检才能确诊。表皮和真皮内的脑回样非典型细胞，加上全身皮肤受累的临床表现或病变累及下肢以上部位，支持诊断蕈样霉菌病。

蕈样霉菌病与苔藓样皮炎 蕈样霉菌病的苔藓样变异型与其他苔藓样反应形态学特征有重叠，这些苔藓样反应包括扁平苔藓、扁平苔藓样角化病、红斑狼疮、苔藓样药物反应、慢性苔藓样糠疹。蕈样霉菌病病变中罕见Civatte小体，但也可以出现。出现深染的脑回样淋巴细胞、带空晕的淋巴细胞，和（或）真皮乳头金属丝样胶原束，支持诊断淋巴瘤。另外，必须结合临床方能避免误诊。

蕈样霉菌病与白癜风 低色素性蕈样霉菌病与早期白癜风有重叠，常发生在同一患者群；更确切的说，发生在皮肤较黑的患者，即使临床病理紧密联系，也难将两者鉴别区分开来。而且两者都表达CD8。脱色性蕈样霉菌病与白癜风相比，出现嗜表皮性、基底细胞水肿变性、色素部分脱失、一些黑色素细胞、真皮乳头内淋巴细胞、真皮浸润细胞密度增加、真皮乳头胶原金属丝样纤维化，这些情况多见于前者。而基底膜局部增厚、色素完全脱失、黑色素细胞缺失、真皮乳头淋巴细胞缺乏或稀少更常见于白癜风。

蕈样霉菌病大细胞转化与原发性间变性大细胞淋巴瘤 随着蕈样霉菌病大细胞转化，可出现CD30阳性肿瘤细胞。蕈样霉菌病大细胞转化与皮肤原发性CD30阳性间变性大细胞淋巴瘤鉴别依靠临床病史（蕈样霉菌病可同时发生斑点或斑片）和组织学背景（邻近区域见典型蕈样霉菌病组织学特征）。两者区别具有重要的预后意义，皮肤原发性CD30阳性间变性大细胞淋巴瘤比伴大细胞转化的CD30阳性蕈样霉菌病生存时间长。

预后和治疗

大多数经典的蕈样霉菌病患者呈惰性经过，病程达数年甚至数十年。本病的预后与肿瘤的分期相关。T1期蕈样霉菌病患者（累及体表面积少于10%，且没有肿瘤性病变）生存时间与同等年龄、性别和种族的正常人群相似。预后不良的因素包括年龄大于60岁、晚期（肿块、结节、外周血或内脏受累）和大细胞转化。当发生皮肤外受累或大细胞转化时，预期存活时间通常少于2年。

依据蕈样霉菌病的分期和皮肤受累范围有以下几种治疗方法供选择。局部治疗包括氮芥、亚硝脲氮芥、局部强效的类固醇治疗和维A酸（如他扎罗汀、咪喹莫特）等。紫外线治疗，尤其常采用补骨脂素光化学疗法（PUVA）和窄谱UVB紫外线进行治疗。目前美国食品药品管理局批准的系统用药有：贝沙罗汀、他扎罗汀、伏立诺他和地尼白介素2。其他常用的系统用药包括干扰素、口服维A酸，如异维A酸、甲氨蝶呤等。若有严重的外周血受累可用体外光化学疗法。晚期可用苯丁酸氮芥、阿霉素脂质体或吉西他滨。电子束疗法（electron beam therapy，TSEB）常用在难治性皮肤病，可以单独应用也可以联合其他疗法。当病变播散至全身或在病变晚期，常常联合应用各种生物疗法。对于疾病晚期或生物疗法无效时可以联合化学疗法。对于治疗抵抗的晚期皮肤T细胞淋巴瘤，一些患者可以做骨髓移植和异体干细胞移植。

（1）伴或不伴毛囊黏蛋白沉积的嗜毛囊性蕈样霉菌病

嗜毛囊性蕈样霉菌病是蕈样霉菌病的一种亚型，其特点是至少在早期阶段，肿瘤性T细胞优先侵犯毛囊。

病变可伴或不伴毛囊上皮的黏液变性，毛囊上皮的黏液变性称为毛囊黏蛋白病（follicular mucinosis）。

临床表现

嗜毛囊性蕈样霉菌病比经典型蕈样霉菌病更少见。孤立性良性嗜毛囊性霉菌病可以发生在儿童，也可以在成年人。伴或不伴毛囊黏蛋白沉积的嗜毛囊性蕈样霉菌病多发生在成年人，男性多见。与经典型蕈样霉菌病好发于黏膜皱褶部位相反，嗜毛囊性蕈样霉菌病病变多聚集在头颈部（图14.18）。非常早期病变的临床特征轻微，包括沿毛囊分布的轻度红斑、肉色丘疹或斑片状脱发伴毛囊突起。其他临床表现包括各种毛囊改变的痤疮样后遗症，如黑头粉刺、白头粉刺（图14.18）、粟丘疹或小的漏斗部囊肿、毛囊破坏后的异物反应。疾病晚期可见黏蛋白溢出、肿胀的斑块、结节，当伴有眉毛缺失时，可出现狮面面容（图14.19）。典型的嗜毛囊性霉菌病病变表现为头颈部粉红色孤立或硬化的单个病变，或呈略半透明红斑块，伴有脱发。

组织学特征

毛囊黏蛋白病指毛囊上皮内的黏液水肿（图14.20）。病变内可见少量淋巴细胞浸润但无异型性。在嗜毛囊性蕈样霉菌病成熟期病变中，深染的脑回样淋巴细胞散在分布于毛囊上皮内以及沿着毛囊真皮交界处分布，伴有不同程度的黏蛋白沉积和（或）海绵形成。单纯的嗜毛囊性蕈样霉

菌病病例，没有或轻微累及表皮（图14.21）。但是毛囊间的真皮和上皮受累并不少见。毛囊病变导致粉刺样改变或角栓形成（图14.21）。

进展期病变内见致密的非典型淋巴细胞浸润毛囊和真皮表皮。常见大量的嗜酸性粒细胞并可见嗜酸性海绵水肿。毛囊扭曲变形、破裂出现肉芽肿反应，与反应性炎性浸润性病变类似。

辅助检查

免疫表型与经典型蕈样霉菌病相似。常可检测到克隆性T细胞受体基因重排，但在疾病早期可以阴性。辅助检查不能确切区分良性毛囊黏蛋白病与嗜毛囊性淋巴瘤。

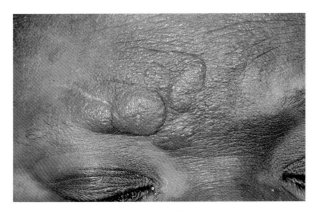

图14.19　嗜毛囊性蕈样霉菌病的斑块期病变

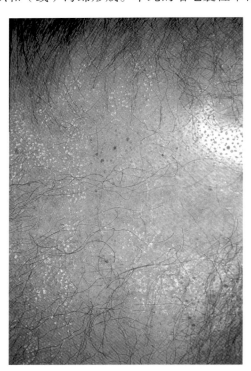

图14.18　嗜毛囊性蕈样霉菌病表现为秃顶伴毛囊角栓和粉刺

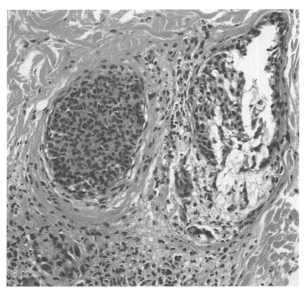

图14.20　毛囊黏蛋白病　**可见毛囊内黏液以及稀少的淋巴细胞浸润**

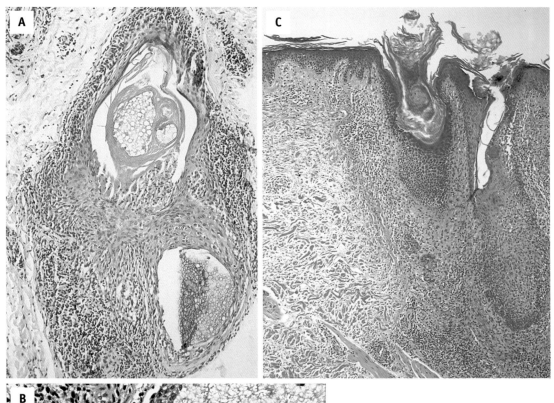

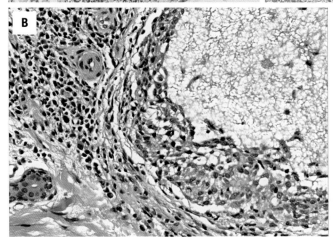

图14.21 嗜毛囊性蕈样霉菌病伴毛囊黏蛋白病 A. 毛囊内黏液伴嗜毛囊性非典型淋巴细胞浸润。B. 非典型淋巴细胞围绕毛囊及其内生长。C. 毛囊口扩张，浸润的淋巴细胞可能"溢出"并累及临近的表皮

鉴别诊断

确诊嗜毛囊性蕈样霉菌病比较困难。如没有脑回样核异型性，不可能将嗜毛囊性蕈样霉菌病和良性毛囊黏蛋白病区分开来。局限于青少年患者头颈部，临床表现为单个或少数几个病变，常常发生于局限性良性毛囊黏蛋白病患者。

嗜毛囊性蕈样霉菌病的早期病变也常与富于淋巴细胞性毛囊炎症性疾病相混淆，如红斑狼疮、玫瑰痤疮。由于嗜毛囊性蕈样霉菌病可出现海绵水肿，所以可与湿疹性皮炎混淆。甚至在疾病晚期，出现嗜酸性粒细胞和继发改变（如海绵形成或毛囊破裂的肉芽肿反应），可类似于皮肤淋巴组织增生。

预后和治疗

蕈样霉菌病的嗜毛囊变异型比经典型蕈样霉菌病斑片/斑块期预后更差。嗜毛囊性蕈样霉菌病患者5年生存期类似于蕈样霉菌病肿瘤期患者。治疗与经典型蕈样霉菌病类似，要求多种形式治疗，常常联合补骨脂素光化学疗法。

（2）嗜汗管性蕈样霉菌病

这种蕈样霉菌病变异型的特征是肿瘤性淋巴细胞嗜小汗腺上皮。可单独发生，也可与经典型或嗜毛囊性蕈样霉菌病一起出现。

临床表现

初起为肢端、掌跖部位的红褐色斑疹，轻微鳞屑，散在分布（图14.22）。可伴有无汗。随着疾病进展，这些沿汗腺分布的病变融合成鱼鳞样斑片和斑块（图14.23）。

组织学特征

表现为嗜汗管性非典型性淋巴细胞浸润（图14.24）。病变可单独出现，也可同时出现蕈样霉菌病的斑片和（或）斑块病变。如果切片中没有汗腺导管的断面，诊断特征可不明显，必须要确定深部螺旋汗管是否受累。非典型性T淋巴细胞浸润和围绕汗腺导管和汗腺。汗腺增生可出现伴有筛孔状导管增生的复杂上皮结构。

鉴别诊断

嗜汗管性蕈样霉菌病的鉴别诊断包括淋巴瘤样药疹、红斑狼疮或线状苔藓，所有这些疾病均可以累及汗腺导管。若切片中没有汗腺断面，浸润的淋巴细胞可很稀少而不足以诊断淋巴瘤，形态则类似"正常皮肤"或一种非特异性真皮内血

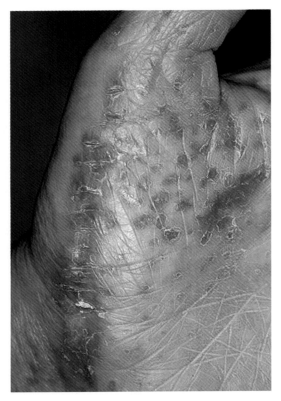

图14.23　嗜汗管性蕈样霉菌病表现为手部红斑和斑块

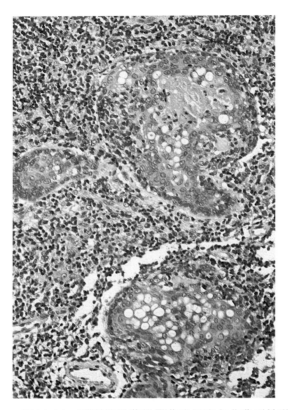

图14.24　嗜汗管性蕈样霉菌病见许多非典型性淋巴细胞累及汗腺导管

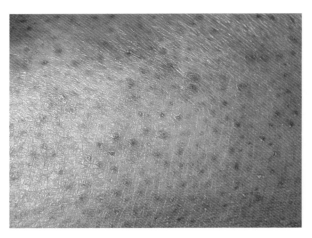

图14.22　嗜汗管性蕈样霉菌病表现为多个小的红色丘疹

管周围的超敏反应。如果出现显著的真皮改变但又看不到嗜汗管性，就需要和外周T细胞淋巴瘤或非典型皮肤淋巴组织增生相鉴别。

预后和治疗

目前，尚无有力证据证明嗜汗管性影响预后和（或）治疗。

（3）Paget样网状细胞增多症

Paget样网状细胞增多症是蕈样霉菌病的变异型，因存在显著的表皮内非典型性淋巴细胞呈Paget样分布的组织学特征而得名。

临床表现

孤立性或局限性Paget样网状细胞增多症（Woringer-Kolopp病）的特征包括单发或数个、通常呈惰性、鳞屑到角化性病变为特征，常发生在肢端。历史上，Paget样网状细胞增多症的播散亚型也称为Ketron-Goodman病。后者临床侵袭性更强，目前认为它是皮肤T细胞淋巴瘤的一种亚型，命名为皮肤原发性侵袭性嗜表皮性CD8阳性细胞毒性T细胞淋巴瘤。

组织学特征

Paget样网状细胞增多症特征是淋巴细胞浸润主要位于表皮内和真皮表皮交界处（图14.25A）。淋巴细胞可为深染的脑回样，和（或）出现核周空晕。典型者见大量非典型性淋巴细胞呈"铅弹样"散在分布于表皮全层内。但是并非所有的蕈样霉菌病都显示明显的Paget样嗜表皮性。一些病变显示带状模式，累及表皮及真皮浅层（图14.25B）和仅限于棘细胞层下层的Paget样浸润。

辅助检查

浸润性肿瘤细胞CD3和CD5阳性。与经典型蕈样霉菌病相反，本病许多病例表皮内有较多CD8阳性细胞。CD7和CD2表达可缺失。

鉴别诊断

尽管皮肤原发性侵袭性嗜表皮性CD8阳性细胞毒性T细胞淋巴瘤亚型会出现更多的多形性细胞浸润，但是Paget样网状细胞增多症组织学上不可能与之区分。临床上经典型蕈样霉菌病或掌跖型蕈样霉菌病也可以表现Paget样网状细胞增多症的组织学特征。联系临床是单一型或寡病型蕈样霉菌病与经典型蕈样霉菌病鉴别所必需的。

预后和治疗

孤立性或局限型通常表现为惰性临床病程。单纯手术切除已经足够。也可以采用局部放疗或局部激素治疗。

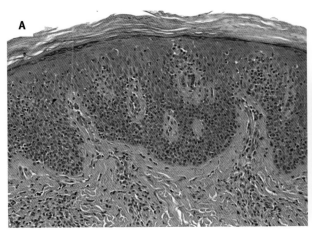
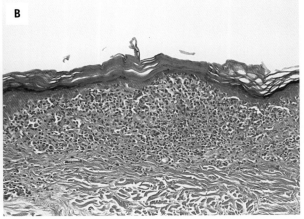

图14.25 Paget样网状细胞增多症 A. 大多数非典型淋巴细胞成簇分布在表皮-真皮交界处。B. 深染的淋巴细胞显示不规则核轮廓

（4）肉芽肿性皮肤松弛症

肉芽肿性皮肤松弛症（granulomatous slack skin，GSS）是蕈样霉菌病的一种临床病理亚型，与肉芽肿性蕈样霉菌病不同。后者为镜下亚型，即在经典型蕈样霉菌病或Sezary综合征患者组织学上有肉芽肿或结节病样成分浸润。

临床表现

肉芽肿性皮肤松弛症是极其罕见的疾病。与经典型蕈样霉菌病相比，患者更年轻，可以发生在青少年到青年。特征性表现为腋窝和腹股沟皱褶处的皮肤松弛、萎缩、下垂的斑块。初发病变为坚硬的斑块，然后缓慢形成皱纹。

组织学特征

真皮全层和皮下脂肪有致密的异型淋巴细胞浸润，其中混合有上皮样和多核巨细胞，后者通常含有大量细胞核（图14.26）。多核巨细胞证实有明显的噬弹性纤维和吞噬淋巴细胞现象（emperipolesis[1]，细胞穿越）。嗜表皮现象较轻或没有。

辅助检查

免疫组化染色显示浸润细胞以CD4阳性T细胞为主。CD5和CD7可以丢失。这些肿瘤典型的显示单克隆T细胞受体基因重排。

鉴别诊断

伴有多核的多核巨细胞、细胞穿越、吞噬弹性纤维和非典型淋巴细胞等明显的特征，有助于肉芽肿性皮肤松弛症与其他肉芽肿和淋巴细胞浸润性疾病相鉴别，如蕈样霉菌病中的肉芽肿、感

---

1 emperipolesis 其他译法：伸入运动；共生；伸瘤运动；钻瘤。
词源：来自希腊语，em（inside里面）+peri（around周围）+polemai（wander about漫步），字面意思是一个细胞在另一个细胞里面和周围自由进出。
文献来源：Emperipolesis是一种生物学现象，最初由Humble等定义："一个细胞完整地穿过另一个细胞"。它不同于phagocytosis（吞噬作用），进出的细胞完整、存活，退出后两个细胞都没有生理学和形态学影响（Humble JG, et al. Biological interaction between lymphocyte and other cells. Br J Hematol 1956;2:283）。

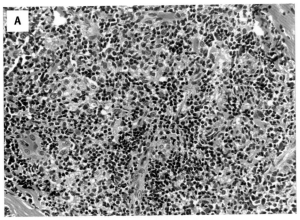

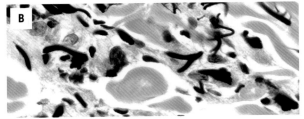

图14.26　肉芽肿性皮肤松弛症　A. 非典型淋巴细胞浸润伴肉芽肿性反应及细胞穿越。B. 可见弹性纤维被吞噬现象（Verhoeff van Gieson染色）

染引起的肉芽肿、肉芽肿性超敏反应以及伴皮肤松垂的皮肤淋巴组织增生等。可以通过免疫组化染色予以鉴别，后者可通过免疫组化染色显示混合性T细胞和B细胞浸润而排除。肉芽肿性皮肤松弛症不会混杂中性粒细胞、上皮样组织细胞和坏死，而这些表现却见于感染性肉芽肿。

预后和治疗

肉芽肿性皮肤松弛患者呈慢性迁延性临床病程。上文用于蕈样霉菌病的各种局部和全身用药都可以尝试，尽管病变或许难以完全消除。如果病变局限，放射疗法或手术切除可能有用。重点关注是否发展为继发性皮肤外淋巴瘤，已有报道可发生于此亚型中。治疗与蕈样霉菌病的治疗类似。

14.1.1.2 皮肤T细胞淋巴瘤：Sézary综合征

Sézary综合征（sézary syndrome，SS）代表皮肤T细胞淋巴瘤的白血病形式，特征性表现有红皮

病、淋巴结肿大和皮肤、淋巴结、血液中出现肿瘤性T细胞（Sézary细胞）。

临床表现

患者有红皮病（图14.27A），常伴皮肤水肿、硬化和鳞屑。常有掌跖角皮病。下眼睑外翻、脱发和指甲营养不良也可能见到。

组织学特征

Sézary综合征组织病理可类似于蕈样霉菌病或无特异性。真皮上部血管周围常见淋巴细胞浸润，伴有轻度棘层增厚（图14.27B）。真皮也可水肿。可见嗜酸性粒细胞、浆细胞伴淋巴细胞浸润。嗜表皮现象和脑回样淋巴细胞异型性可很明显，但通常轻微。常见表皮灶状轻度海绵水肿，若没有外周血受累情况和临床背景（病史及实验室资料），很难与红皮病性湿疹相鉴别。

辅助检查

Sézary综合征的诊断要求找到外周血中的肿瘤性T细胞（Sézary细胞）。可通过流式细胞仪予以检测，但外周血涂片形态学观察或血沉棕黄层定量分析也可支持该诊断（图14.27C）。诊断Sézary综合征所需要的高度卷曲的Sézary细胞的数量还取决于存在其他诊断特征。这种细胞数量可为5%~20%不等，大多数人认为细胞数10%~20%有诊断意义，而不管其组织学特征。

目前（国际皮肤淋巴瘤学会）诊断Sézary综合征的标准包括：Sézary细胞绝对计数为1000个/mm³或以上；免疫表型异常包括：流式细胞仪测量CD4/CD8比值≥10，T细胞抗原（CD2、CD3、CD4、CD5）表达缺失；或通过T细胞受体基因重排PCR检测或细胞遗传学研究证实血液中T细胞为单克隆性。

鉴别诊断

鉴别诊断包括其他原因引起的红皮病，如特应性皮炎、银屑病、毛发红糠疹、肥大细胞增多症以及药物反应。如果只有轻度淋巴细胞非典型性，单独依靠组织学不能鉴别淋巴瘤性红皮病和

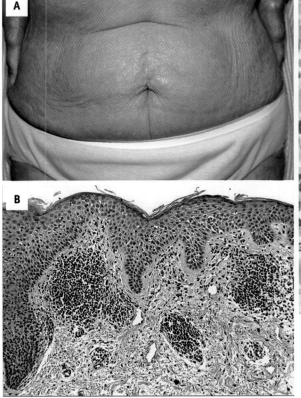

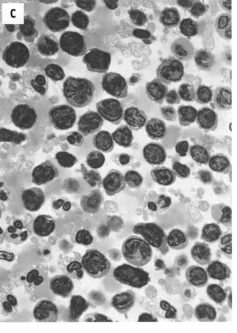

图14.27 Sézary综合征 A. 红皮病。B. 淋巴细胞浸润，嗜表皮现象和轻度海绵水肿。C. 外周血中的Sézary细胞（血沉棕黄层定量分析）

非淋巴瘤相关红皮病。外周血检查和临床相关情况对于最终诊断非常重要。成人T细胞白血病/淋巴瘤（见下文）可显示与Sézary综合征不能区分的组织学表现。最佳的鉴别在于检测外周血中感染人类T细胞白血病病毒1的淋巴细胞和多叶核淋巴细胞。因为只有小部分感染人类T细胞白血病病毒1的患者进展为成人T细胞白血病/淋巴瘤，所以之前的感染不能够为诊断提供充分的依据。检测到淋巴细胞中的病毒DNA的克隆整合可作为更可靠的证据。

预后和治疗

红皮病性皮肤T细胞淋巴瘤/Sézary综合征患者比早期斑片/斑块病变患者预后差，5年生存率约11%，某些机构报道的可能稍高些。治疗通常采用多种治疗方法，局限于皮肤的皮肤T细胞淋巴瘤所使用的治疗方式和体外光分离置换法和系统性治疗（贝沙罗汀、干扰素或化疗）经常联合使用。

14.1.1.3 成人T细胞白血病/淋巴瘤

成人T细胞白血病/淋巴瘤是人类T细胞白血病病毒1（HLTV-1）相关的淋巴肿瘤，以系统性疾病累及皮肤为特征。这与蕈样霉菌病较长时间局限在皮肤相反。

临床表现

成人T细胞白血病/淋巴瘤流行地区包括日本、加勒比地区、南美洲、非洲中部部分地区，这些地区也是HLTV-1感染的流行区域。本病常见于病毒感染数年后的成人。只有大约5%的感染者发展为成人T细胞白血病/淋巴瘤。本病分为四种亚型：急性型、慢性型、焖燃型和淋巴瘤型（表14.4）。急性型最常见，以出现白血病为特征，伴有发热、显著的白细胞增多、淋巴结肿大、乳酸脱氢酶高、肝脾肿大及其他器官累及，以及骨溶解所致的高钙血症和皮肤受累为特征。50%病例出现皮肤受累，表现为肿块、丘疹（图14.28）或斑块，起病

急，没有斑片期的过渡。慢性型表现较轻微的临床症状和迁延的病程。此型患者血钙正常，除了肝脾肿大和淋巴结肿大外，其他全身器官较少累及。虽然慢性型淋巴细胞增多超过10%，但细胞非典型性较小。焖燃型以皮肤表现最为显著，血液循环中肿瘤细胞极少（低于5%）或缺乏，血钙和乳酸脱氢酶正常，轻度器官增大和淋巴结肿大。淋巴瘤型患者表现为淋巴结病变，无白血病期或淋巴细胞增多。所有亚型都易感染。

表14.4　成人T细胞白血病/淋巴瘤——临床表现

患者组别
累及1%~5%的HTLV-1感染者
在某些地域流行（如加勒比海岛、日本西南部）
发病部位
皮肤、淋巴结、肺、肝、脾、骨及其他部位
有一种亚型的病变局限于皮肤
临床表现
急性白血病型（约2/3的病例）：淋巴结肿大、淋巴细胞增多、肺及其他器官受累，溶骨和皮肤病变
慢性型：淋巴结肿大和皮肤受累，无高钙血症
焖燃型：3%或更少的异型淋巴细胞伴前病毒整合；无淋巴结肿大，可有皮肤病变
淋巴瘤型：不伴淋巴细胞增多的淋巴结肿大，约1/3患者有皮肤病变
病变表现为结节、丘疹、斑块、斑疹或红斑
预后和治疗
急性白血病型：预后差，平均生存期6个月
焖燃型：侵袭性低，平均生存期2年
化疗或干扰素加抗逆转录病毒药物

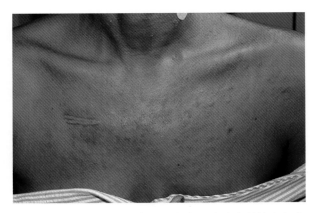

图14.28　成人T细胞淋巴瘤/白血病患者的许多红色丘疹

组织学特征

成人T细胞白血病/淋巴瘤的组织学表现与蕈样霉菌病有许多重叠（表14.5）。嗜表皮明显（图14.29）。由于经常活检的病变是丘疹或结节，故浸润可能很致密并伴有大细胞。多叶核具有特征性，因核呈花瓣样而称为花样细胞，但其在外周血涂片中并不常见（图14.30）。慢性型的浸润性异型细胞较少并且不明显。

表14.5 成人T细胞白血病/淋巴瘤——病理学

组织学特征
类似蕈样霉菌病的嗜表皮性浸润
多叶核细胞（花样细胞）是特点
肿瘤细胞浸润可以深达皮下
辅助检查
肿瘤T细胞
表达CD3、CD4和CD25
有HLTV-1前病毒DNA的克隆整合
鉴别诊断
蕈样霉菌病
淋巴瘤样药疹

辅助检查

肿瘤淋巴细胞CD3、CD4和CD25阳性。CD7和CD8通常阴性。克隆性T细胞受体基因重排常阳性。分子研究也证实宿主基因组中HTLV-1的克隆整合。

鉴别诊断

主要和蕈样霉菌病相鉴别。成人T细胞白血病/淋巴瘤的初起病变是丘疹或结节，而不是斑片，具有起病急且进展迅速的病史。HTLV-1感染史有助于诊断，但不是充分条件。来自于HTLV-1流行感染区域的人也可以进展为蕈样霉菌病。

全身丘疹的急性表现也见于淋巴瘤样药疹或病毒疹。非典型性和免疫表型可支持成人T细胞白血病/淋巴瘤的诊断。

预后和治疗

急性型预后差。尽管接受化疗，大多数患者也1年内死亡。慢性型生存期大约2年。焖燃型治疗和生存期类似蕈样霉菌病，但和慢性型一样也可以转化成急性型。

14.1.1.4 皮肤原发性CD30阳性淋巴组织增生性疾病

CD30阳性淋巴组织增生性疾病是一个谱系，疾病包括淋巴瘤样丘疹病、间变性大细胞淋巴瘤和"交界性"病变。

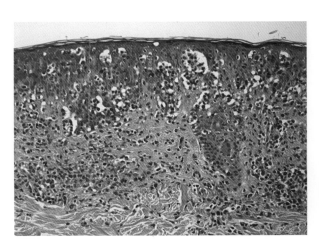

图14.29 成人T细胞淋巴/白血病 **可见嗜表皮性非典型淋巴细胞浸润**

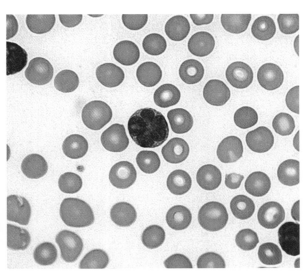

图14.30 成人T细胞淋巴瘤/白血病 **外周血涂片内非典型淋巴细胞见多叶核**

（1）淋巴瘤样丘疹病

临床表现

淋巴瘤样丘疹病表现为慢性复发性、自愈性、发疹性丘疹，在消退前进展为丘疹坏死性病变（图14.31）。包括儿童的所有年龄均可受累，41~50岁为发病高峰。典型的病灶成批出现，同时可见到不同时期的病变。伴鳞屑结痂的红斑性丘疹可变成溃疡和坏死。淋巴瘤样丘疹病的皮疹可反复发作几年至数十年。最常见受累部位包括躯干和肢体近端，也可见于面部、掌跖和头皮。病变可局限于身体或肢体的一个区域。口腔黏膜受累少见。病变通常小于1cm，但也可较大。如果出现结节且大小达到1cm到2cm或更大，应想到有可能进展为间变性大细胞淋巴瘤。治愈的淋巴瘤样丘疹病可出现炎症后皮肤颜色改变，或形成萎缩性瘢痕。病变3~6周逐渐消退，但也可以数月没有完全消退。至少5%~20%的患者同时发生或先前曾被诊断为霍奇金淋巴瘤或非霍奇金淋巴瘤（常常是蕈样霉菌病或间变性大细胞淋巴瘤）或将来可发展为这些疾病（表14.6）。

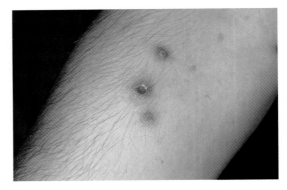

图14.31　淋巴瘤样丘疹病　**红斑性和结痂性斑块**

组织学特征

淋巴瘤样丘疹病的组织学改变因病变的进展程度不同而有所差异。典型的浸润模式呈楔形浸润（图14.32）。常伴表皮增生。可有溃疡、海绵形成或灶状表皮坏死。淋巴细胞浸润常常累及表皮和真皮。典型者表现为大、小至中等大小非典型淋巴细胞的混合浸润，其中混有多形核细胞（不同比例的嗜中性粒细胞和嗜酸性粒细胞）。可见间变的双核细胞，核仁明显，类似霍奇金淋巴瘤的R–S细胞。

表14.6　淋巴瘤样丘疹病——临床表现

患者组别 可以发生于任何年龄，大多数为中年人
发病部位 无特别好发部位，常见于躯干和四肢
临床表现 成批发生的小丘疹和坏死性丘疹 无症状或有瘙痒 病变在2~6周内自发性消退 病变的消长变化可以持续数十年。
预后 常呈慢性病程 不影响预期寿命 5%~15%的患者可能与淋巴瘤相关（蕈样霉菌病、CD30⁺间变性大细胞淋巴瘤、霍奇金淋巴瘤）
治疗 局部使用激素，尤其对于瘙痒的病变 光疗 许多病例不需治疗 小剂量甲氨蝶呤。

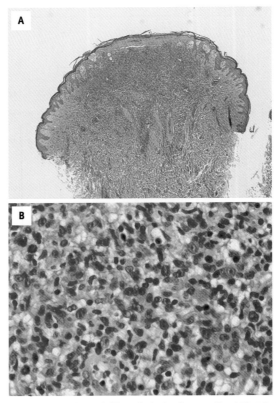

图14.32　淋巴瘤样丘疹病（1）　A. 楔形淋巴细胞浸润的丘疹性病变。B. 可见混合性小、大淋巴细胞浸润

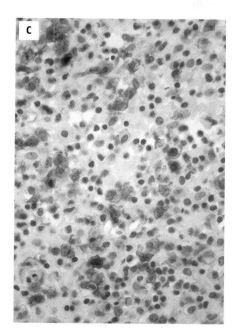

图14.32 淋巴瘤样丘疹病（2） **C. 大细胞亚群CD30阳性**

淋巴瘤样丘疹病根据浸润的淋巴细胞组成不同分为A、B、C亚型（表14.7）。在A型中，浸润细胞呈多形性，包括淋巴细胞、中性粒细胞、嗜酸性粒细胞，并混有大的组织细胞样CD30阳性淋巴细胞浸润。后者特征性地散布在其他细胞中间，少于浸润细胞的50%。B型与丘疹性蕈样霉菌病类似或表现相同，浸润细胞以小的脑回样淋巴细胞为主，通常CD30阴性，嗜表皮显著。C型内见更显著的非典型性CD30阳性细胞成簇状或成片浸润，类似于间变性大细胞淋巴瘤（图14.33）。其他少见的特征包括淋巴细胞性血管炎、显著的表皮增生，明显的毛囊上皮受累。嗜汗管亚型中，肿瘤细胞

带状分布类似于蕈样霉菌病，也有伴发角化棘皮瘤的报道。

表14.7 淋巴瘤样丘疹病——病理学

组织学特征

形态多样；常呈楔形浸润，伴有表皮增生和浅表溃疡。

A型（最常见，约占所有淋巴瘤样丘疹病例的75%）：散在分布大的（25~40μm）CD30阳性单核细胞，其间有混合炎症细胞浸润（小淋巴细胞、中性粒细胞、嗜酸性粒细胞）

B型：真皮小的（8~15μm）非典型深染淋巴细胞，有嗜表皮性，通常无CD30阳性细胞。

C型：成片大的非典型（间变）CD30阳性淋巴细胞，伴有混合性炎症

辅助检查

免疫表型

大细胞CD30阳性，通常CD4也阳性

可以同时表达CD56（10%的病例）

B型淋巴瘤样丘疹病CD30通常阴性。

分子学检查

克隆性T细胞受体基因重排可存在或缺如

无t（2;5）易位

鉴别诊断

A型和C型

间变性大细胞淋巴瘤

伴CD30阳性细胞的超敏反应

急性痘疮样苔藓样糠疹

B型

丘疹型蕈样霉菌病

超敏反应

辅助检查

CD30阳性为其特征，典型表现为细胞膜着色，偶尔灶状胞质着色（图14.32C）。小至中等淋巴细胞常以CD4阳性细胞为主，但CD4/CD8比值变化较大。可见CD7、CD2、CD3、CD5抗原丢失。B型淋巴瘤样丘疹病常不表达CD30。有些淋巴瘤样丘疹病可以表达CD56或细胞毒标志，如TIA-1。PCR检测可有或无T细胞克隆。

鉴别诊断

淋巴瘤样丘疹病与间变性大细胞淋巴瘤 超过75%的异型性CD30阳性细胞成片浸润和（或）

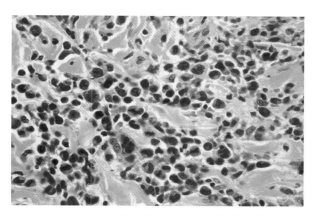

图14.33 C型淋巴瘤样丘疹病中显著的大淋巴细胞

延伸至皮下组织，这些特征更常见于淋巴瘤。然而，C型淋巴瘤样丘疹病与间变性大细胞淋巴瘤可能有更多重叠，并且在部分活检中与间变性大细胞性淋巴瘤难以区分。正确诊断必需结合相关的临床表现和病程。如果多发性小丘疹自发性出现和消退，不管CD30+大细胞占多少比例，都可以确诊为淋巴瘤样丘疹病。当仅有少数病变存在，病变大小中等（1～3cm），持续时间较长，但在活检后数周或数月最终消退，这时候诊断较为困难。如果富含CD30+大细胞的病变临床上最终出现消退或复发，仍应考虑淋巴瘤样丘疹病。由于间变性大细胞淋巴瘤也可以自发的反复发作，因此对于诊断困难的病变提出了一种暂时分类，即交界性CD30+淋巴组织增生性疾病。

淋巴瘤样丘疹病与丘疹性蕈样霉菌病   B型淋巴瘤样丘疹病和丘疹性蕈样霉菌病都可伴发蕈样霉菌病较典型的斑片性病变。蕈样霉菌病通常持续存在，不同于淋巴瘤样丘疹病。淋巴瘤样丘疹病有较明显的血管周围炎和较深的楔形浸润。必须了解临床相关信息。出现此起彼伏的多发病变是淋巴瘤样丘疹病的特征。

伴发蕈样霉菌病的淋巴瘤样丘疹病与蕈样霉菌病的大细胞转化   在蕈样霉菌病斑片或斑块病变中出现淋巴瘤样丘疹病样病变是诊断的另一个问题。如果存在CD30+大细胞，应想到大细胞转化。正确诊断必需结合临床表现和病变进展情况。若患者有淋巴瘤样丘疹病史或有多发性淋巴瘤样丘疹病其他病变，在蕈样霉菌病的斑片或斑块中出现小簇状CD30+时，不应立即诊断为大细胞淋巴瘤，还应考虑为淋巴瘤样丘疹病，除非病变持续，并预期地向大细胞转化，才可诊断为大细胞淋巴瘤。

淋巴瘤样丘疹病与急性痘疮样苔藓样糠疹   临床和组织病理学上，淋巴瘤样丘疹病可与急性痘疮样苔藓样糠疹重叠。急性痘疮样苔藓样糠疹病变数量更多、病程较短。尽管经典的急性痘疮样苔藓样糠疹与淋巴瘤样丘疹病不同，但是一些病例组织学上很难和淋巴瘤样丘疹病区分。淋巴瘤样丘疹病和急性痘疮样苔藓样糠疹之间并不总是泾渭分明，两者也可以共存。

淋巴瘤样丘疹病与节肢动物叮咬和其他反应性浸润   当考虑淋巴瘤样丘疹病并做CD30免疫组化染色时，应该了解许多非淋巴增生性疾病也能见到CD30阳性细胞，那就是反应性疾病，如节肢动物叮咬或药物引起的超敏反应。

预后和治疗

淋巴瘤样丘疹病是一种慢性疾病，可以持续数十年。淋巴瘤样丘疹病患者不会死于此病，但是可能死于伴发的淋巴瘤。淋巴瘤样丘疹病不必都治疗。淋巴瘤样丘疹病可以用补骨脂素光化学疗法、干扰素、甲氨蝶呤和全身性维A酸治疗，但是这些治疗方法或化疗方法中没有一项证明能改变该病的自然病程，该病在不连续治疗后仍会复发。5%~20%的患者可并发皮肤CD30阳性淋巴瘤、蕈样霉菌病和系统性霍奇金或非霍奇金淋巴瘤。这些肿瘤可以在诊断淋巴瘤样丘疹病之前、同时或之后发生。

（2）皮肤原发性间变性大细胞淋巴瘤

临床表现

间变性大细胞淋巴瘤，以前称作Ki-1淋巴瘤或CD30阳性淋巴瘤，是一种由CD30阳性淋巴细胞组成的肿瘤（表14.8）。皮肤原发性间变性大细胞淋巴瘤局限于皮肤，但系统性间变大细胞淋巴瘤继发性累及皮肤可与之相似。皮肤原发性间变性大细胞淋巴瘤可以发生在各年龄段，但儿童罕见。皮肤原发性间变性大细胞淋巴瘤是仅次于蕈样霉菌病的第二种最常见的皮肤原发性T细胞淋巴瘤。病变通常为孤立结节（大小超过1~2cm）、肿瘤或斑块，常出现溃疡或坏死（图14.34）。四肢常受累，表现为成群的结节或丘疹，局限一个区域或累及多个部位。约25%的病例可自发消退。间变性大细胞淋巴瘤可发生在淋巴瘤样丘疹病或蕈样霉菌病患者。

表14.8　皮肤原发性间变性大T细胞淋巴瘤——临床表现

患者组别
皮肤原发性CD30阳性间变性大细胞淋巴瘤多累及中年或老年人
儿童少见
男多于女
系统性CD30阳性间变性大细胞淋巴瘤既累及老年人也累及年轻人

发病部位
头、四肢和臀部

临床表现
通常是生长迅速的孤立结节伴有溃疡
坚硬的红褐色结节

预后
良好预后，5年生存率90%
可以自发消退

治疗
放疗
对于局部孤立病变行单纯切除
对多发病变行生物疗法，如贝沙罗汀治疗

组织学特征

间变性大细胞淋巴瘤组织学类似于淋巴瘤样丘疹病（表14.9），但前者病变更大、浸润更深（图14.35）。常有致密的、黏附成片的CD30阳性细胞，占据病变细胞群的绝大部分（图14.36）。皮肤间变性大细胞淋巴瘤比淋巴瘤样

丘疹病更少累及表皮，但常见棘层肥厚和继发表皮改变，如细胞胞外分泌或溃疡形成。可有大量嗜酸性粒细胞和（或）中性粒细胞。浸润细胞包括多种形态的小至中等细胞，或大的间变性R-S样细胞，类似霍奇金淋巴瘤或系统性间变性大细胞淋巴瘤（图14.37）。间变性大细胞淋巴瘤上方的表皮可假上皮瘤样增生，类似于鳞状细胞癌。

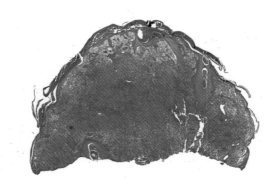

图14.35　间变性大细胞淋巴瘤的低倍轮廓　致密的肿瘤细胞浸润伴表皮增生

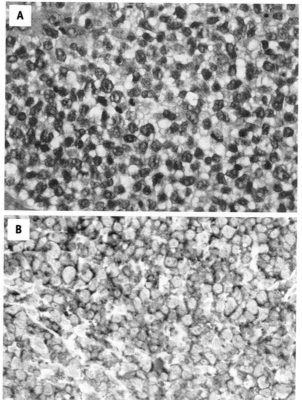

图14.36　CD30阳性大细胞淋巴瘤　A．浸润的细胞由大细胞组成。B．大细胞CD30阳性

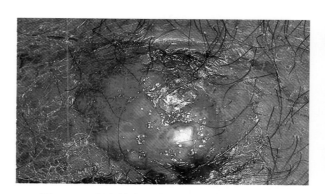

图14.34　间变性大细胞淋巴瘤的红斑状结节

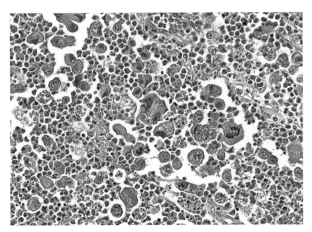

图14.37 大的间变性细胞与许多中性粒细胞和嗜酸性粒细胞混杂

表14.9 皮肤原发性间变性大T细胞淋巴瘤——病理学

组织学特征
大的非典型单个核细胞形成致密结节或弥漫浸润
常有嗜表皮现象
常见继发的表面改变：溃疡、表皮增生
伴有程度不等的淋巴细胞、组织细胞、中性粒细胞和嗜酸性粒细胞等混合性炎症细胞浸润
辅助检查
免疫表型
大细胞CD30阳性
T细胞标记表达不一
ALK阴性
分子学检查
大多数病例（≥90%）有克隆性T细胞受体基因重排
鉴别诊断
系统性CD30阳性间变性大细胞淋巴瘤继发性累及皮肤
伴CD30阳性的白血病
非淋巴瘤：黑色素瘤、低分化癌

辅助检查

免疫组化染色示CD2、CD3、CD4、CD45RO阳性淋巴细胞浸润，伴有大量CD30阳性细胞。可见T细胞抗原丢失。皮肤原发性CD30阳性淋巴瘤无t（2;5）异位，该染色体异位见于系统性间变性大细胞淋巴瘤，可经间变性大细胞激酶阳性表达得以证实。皮肤原发性间变性大细胞淋巴瘤CD15/Leu-M1和EMA通常阴性（尽管偶可阳性）。肿瘤罕见同时表达CD30和CD56。

鉴别诊断

间变性大细胞淋巴瘤可通过结合临床表现与淋巴瘤样丘疹病鉴别，后者表现为自然消退的小丘疹。CD30阳性淋巴瘤为持续存在的结节。一旦做出CD30阳性淋巴瘤的诊断，就要区分是皮肤原发性还是淋巴结淋巴瘤继发性累及皮肤。后者EMA和ALK常阳性。

有些淋巴瘤亚型在常规HE切片中形态学上可能与间变性大细胞淋巴瘤重叠，其中包括肿瘤期蕈样霉菌病伴大细胞转化、外周T细胞淋巴瘤、NK细胞淋巴瘤、白血病和弥漫性大B细胞淋巴瘤。此外，非淋巴造血系统肿瘤，如无黑色素性黑色素瘤或低分化癌有时也会和间变性大细胞淋巴瘤混淆。免疫组化染色结合临床资料（如既往蕈样霉菌病病史）通常能够明确诊断。

预后和治疗

无论肿瘤细胞的细胞学情况如何，皮肤原发性CD30阳性淋巴瘤预后良好。因此在EORTC分类中，没有区分间变性大细胞淋巴瘤和多形性小/中T细胞淋巴瘤。皮肤原发性CD30阳性淋巴瘤的治疗包括手术切除、肿瘤局部放射治疗及类似于晚期蕈样霉菌病的治疗。

14.1.1.5 CD30阴性、非蕈样霉菌病性皮肤T细胞淋巴瘤

还有一些皮肤T细胞淋巴瘤既不是蕈样霉菌病，也不是间变性大细胞淋巴瘤。占所有皮肤T细胞淋巴瘤的不到10%。这组肿瘤通常无嗜表皮性。这些肿瘤多数比蕈样霉菌病或间变性大细胞淋巴瘤更具侵袭性。随着更多病例报道，这些肿瘤的分类目前正在不断更新。在WHO-EORTC分类中，这些肿瘤包括皮下脂膜炎样T细胞淋巴瘤、结外NK/T细胞淋巴瘤-鼻型、皮肤原发性外周T细胞淋巴瘤-非特指。后者包括皮肤原发性侵袭性嗜表皮性CD8阳性细胞毒性T细胞淋巴瘤、皮肤原发性γ/

δT细胞淋巴瘤和皮肤原发性小/中多形性CD4阳性T细胞淋巴瘤。

（1）皮下脂膜炎样T细胞淋巴瘤

临床表现

皮下脂膜炎样T细胞淋巴瘤是一种优先累及皮下脂肪的细胞毒性T细胞性淋巴瘤（表14.10）。

临床行为从惰性到侵袭性不等。最近报道了两种亚型，具有不同表型、临床和组织学特征。本章介绍较为惰性的α/β型（根据WHO/EORTC分类），按严格意义属于皮下脂膜炎样T细胞淋巴瘤。而皮肤T细胞淋巴瘤γ/δ型累及皮下者，在外周T细胞淋巴瘤暂定亚型中提及。

皮下脂膜炎样T细胞淋巴瘤可发生在儿童或成人，表现为皮下硬结、肿瘤、硬化或萎缩，可以单发，但多发更常见。可形成溃疡，但不常见。常累及四肢近端，也可以累及躯干，头颈部罕见受累。有报道肿瘤可自发消退。可出现全身症状，如发热、体重减轻、盗汗和不适，特别是伴有嗜血细胞增多症时。

表14.10 皮下脂膜炎样（α/β）T细胞淋巴瘤——临床表现

患者组别
常发生在成人
发病部位
四肢和躯干
临床表现
皮下结节，常见于成人，但儿童也可发病 　可出现全身症状
预后
5年生存率：约80% 　播散至淋巴结者不常见 　伴嗜血细胞综合征的预后差
治疗
生物疗法 　放疗

组织学特征

淋巴细胞弥漫浸润脂肪小叶（图14.38），也常累及脂肪间隔（表14.11）。其上真皮和表皮通常会受累。浸润细胞呈多形性，由小、中、大的深染淋巴细胞组成。围绕脂肪细胞呈花边状生长是典型特征，但非特异性，也可缺乏。可见脂肪坏死伴微囊性改变。也可见许多有明显核碎裂的凋亡肿瘤细胞。病变内常混有组织细胞。多核组织细胞内可见吞入的组织细胞，称为细胞穿越，也可见吞噬红细胞现象。有时肉芽肿成分突出，很难诊断为淋巴瘤。虽然病变也可以呈血管中心性，但如果有明显的血管破坏时应考虑为外周T细胞淋巴瘤。通常缺乏含有生发中心的淋巴滤泡和浆细胞。在某些活检或早期病变中，淋巴细胞异型性可能不明显。辅助检测尤其是T细胞受体基因重排对这些病例的诊断有帮助。

表14.11 皮下脂膜炎样（α/β）T细胞淋巴瘤——病理学

组织学特征
异型淋巴细胞浸润脂肪小叶 　淋巴细胞环绕脂肪 　细胞穿越、核碎裂、嗜红细胞现象 　常见肉芽肿反应
辅助检查
免疫表型 　CD8、TIA-1和βF-1通常阳性
分子学检查
大多数病例有克隆性T细胞受体基因重排
鉴别诊断
其他累及皮下的淋巴瘤，尤其γ/δT细胞淋巴瘤或NK细 　　胞淋巴瘤 　假性淋巴瘤，尤其狼疮性脂膜炎或感染

辅助检查

皮下脂膜炎样T细胞淋巴瘤的免疫组化染色显示为T细胞α/β表型（CD2、CD3、βF1）和细胞毒表型（CD8、TIA-1/GMP-17、穿孔素）。常见如

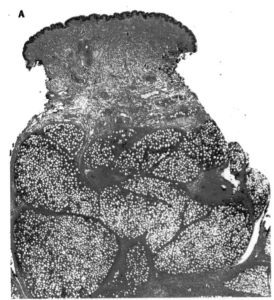

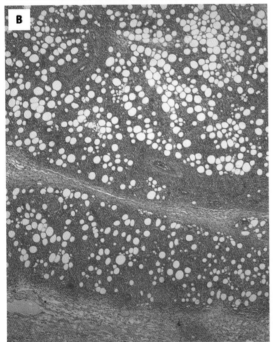

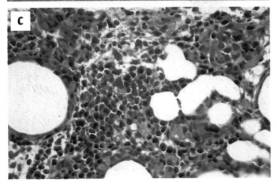

图14.38 皮下脂膜炎样T细胞淋巴瘤 A. 低倍镜下见肿瘤细胞浸润皮下组织。B. 可见致密成片淋巴细胞。C. 淋巴细胞有不典型性

CD5和CD7的抗原丢失。EBV阴性。α/β T细胞受体基因重排PCR检测通常显示T细胞克隆。

鉴别诊断

鉴别诊断包括淋巴细胞为主的小叶性脂膜炎谱系。

狼疮性脂膜炎与皮下脂膜炎样T细胞淋巴瘤鉴别可能困难，尤其是皮下脂膜炎样T细胞淋巴瘤早期阶段，当淋巴细胞异型性不很明显时。一般认为出现发育完好的界面性皮炎、黏蛋白沉积、伴生发中心形成的大量B细胞浸润、脂肪小叶透明样变和浆细胞浸润支持红斑狼疮。但是，轻度空泡化的界面性皮炎和真皮附属器周围淋巴细胞和少量浆细胞浸润也能罕见于皮下脂膜炎样T细胞淋巴瘤。皮下脂膜炎样T细胞淋巴瘤的脂肪改变显示较多的坏死和较少的透明样变。红斑狼疮缺乏典型皮下脂膜炎样T细胞淋巴瘤的核碎裂、细胞异型性和噬红细胞现象。显著的细胞异型性和广泛的非典型性淋巴细胞位于脂肪细胞周边呈花边状排列是该淋巴瘤的典型表现。但总的来说红斑狼疮和皮下脂膜炎样T细胞淋巴瘤临床和组织学都有相当的重叠，在早期活检时可能难以区别。

如果出现显著的组织细胞，皮下脂膜炎样T细胞淋巴瘤可能与感染性脂膜炎类似，尤其出现明显的核碎裂和坏死。中性粒细胞的出现支持感染。然而，许多组织细胞（或巨噬细胞）吞噬性脂膜炎的病例可能就是皮下脂膜炎样T细胞淋巴瘤。但是这种吞噬性脂膜炎的反应模式也见于非肿瘤性疾病，如病毒感染后的嗜血细胞综合征。

考虑到预后的差异，皮下脂膜炎样T细胞淋巴瘤需同其他淋巴瘤的变异型相鉴别，如累及皮下组织的NK细胞淋巴瘤〔CD56和（或）EB病毒阳性〕或外周γ/δ T细胞淋巴瘤。通过结合临床情况（淋巴结肿大、既往淋巴瘤病史、免疫表型），淋巴结淋巴瘤继发性累及皮下组织（如弥漫性大B细胞淋巴瘤）容易与皮下脂膜炎样T细胞淋巴瘤相鉴别。

预后和治疗

CD8阳性α/β皮下脂膜炎样T细胞淋巴瘤患者5年生存率80%。皮下脂膜炎样T细胞淋巴瘤对放射治疗、阿霉素和地尼白介素2的化疗有治疗反应。全身应用皮质激素对非侵袭性的病例有益。

（2）鼻型结外NK/T细胞淋巴瘤

此型淋巴瘤为NK细胞免疫表型的EBV相关性肿瘤。

临床表现

鼻型结外NK/T细胞淋巴瘤罕见。多累及成年男性。多见于亚洲和中美洲、南美洲。多数患者有多发病变，表现为躯干和（或）四肢的斑块和（或）结节（图14.39）。肿瘤常形成溃疡。面部持久性蜂窝织炎或顽固不愈溃疡是诊断线索。常见全身症状，包括发热、体重减轻和不适，有时伴有嗜血细胞综合征。

组织学特征

异型性显著的多种形态的小、中、大淋巴细胞呈结节状至弥漫性浸润真皮并且常常深达皮下

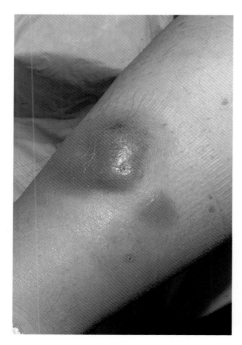

图14.39　NK/T细胞淋巴瘤的结节

（图14.40）。可出现嗜表皮和亲附属器现象。常见伴血管破坏和带状肿瘤坏死的血管中心性浸润。可有混合性炎症细胞浸润，包括组织细胞、浆细胞和嗜酸性粒细胞。

辅助检查

肿瘤细胞CD56阳性（图14.40）和（或）EBV阳性为诊断必需条件。罕见病例CD56或EBV可阴性。肿瘤细胞也常表达细胞毒蛋白（TIA-1、颗粒酶B、穿孔素）。肿瘤性NK细胞缺乏表面CD3表达（"裸细胞"表型），但常显示胞质CD3表达。原位杂交检测EBV通常阳性。EBV潜伏膜抗原（LMP）免疫组化染色不太可靠。已有报道一些肿瘤可共同表达CD56和CD30。克隆T细胞受体基因重排检测阴性。

鉴别诊断

CD56阳性肿瘤的鉴别诊断包括肿瘤或斑块期蕈样霉菌病、CD30阳性间变性大细胞淋巴瘤、皮下脂膜炎样T细胞淋巴瘤，各种外周T细胞瘤亚型和白血病。为了鉴别通常需要一组广泛的免疫标记。CD4+/CD56+血液皮肤肿瘤呈母细胞样形态和CD4阳性，CD3阴性，不表达细胞毒颗粒，缺乏CD3表达。肿瘤内浆细胞样树突细胞表达CD123。

预后和治疗

尽管采取强化疗，皮肤NK/T细胞淋巴瘤患者临床预后仍然差，在非淋巴结部位形成进展性病变。中位生存期不到1年，特别是出现症状时已有皮肤外病变者。如出现症状时病变仅皮肤累及的患者平均生存期为27个月。

（3）牛痘样水疱病样皮肤T细胞淋巴瘤

此肿瘤为一种少见的EBV相关的NK细胞淋巴瘤，主要累及儿童。大多数报道的病例来自南美洲和亚洲。儿童典型表现见于日光照射部位（面部和四肢）的丘疹水疱样疹。与良性牛痘样水疱病相比，恶性病变持久，且病变不局限于紫外线

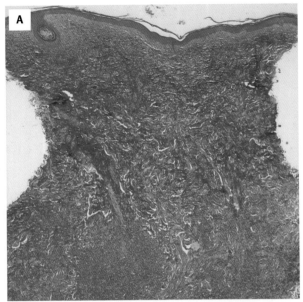

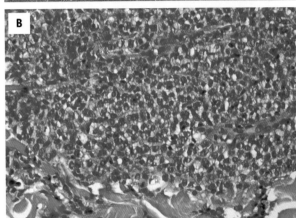

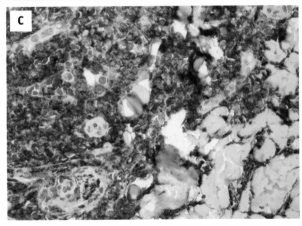

图14.40 NK/T细胞淋巴瘤 A. 可见真皮内致密的淋巴细胞浸润。B. 淋巴细胞中等大小，有异型性。C. 淋巴细胞CD56阳性

照射部位，典型表现为对蚊虫叮咬出现严重超敏反应。个别病变形成溃疡，愈后留下瘢痕。全身症状和肝功能异常常见。组织学显示血管中心性致

密性、NK细胞免疫表型的淋巴细胞浸润，预后差。

（4）皮肤原发性外周T细胞淋巴瘤–非特指

这类疾病包括数种实体，在WHO–EORTC分类中作为暂时诊断，将在下文列出。其他特征性不强的T细胞淋巴瘤也可发生于皮肤。当碰到一个淋巴瘤不符合皮肤淋巴瘤亚型的任一类型时，排除继发性皮肤淋巴瘤是关键。

1）皮肤原发性侵袭性嗜表皮性CD8阳性细胞毒性T细胞淋巴瘤

CD8阳性免疫表型可见于各种类型的皮肤T细胞淋巴瘤，包括Paget网状细胞增多症、典型蕈样霉菌病尤其是色素减退型蕈样霉菌病、淋巴瘤样丘疹病和皮下脂膜炎样T细胞淋巴瘤。在这些亚型中，临床表现并不提示临床侵袭性行为更强。皮肤原发性侵袭性嗜表皮性CD8阳性细胞毒性T细胞淋巴瘤是一种独特亚型，在WHO–EORTC分类中作为一种暂定名称，以显著的嗜表皮性浸润和更具侵袭性临床行为和特有的临床表现为特征。

临床表现

患者临床表现较复杂，典型者为泛发性皮肤病变，包括红色鳞屑性斑片和斑块、丘疹、结节和肿瘤。表面改变包括疣状角化过度、出血性溃疡和坏死。常见口腔累及，可播散至不常见的位置，如睾丸、肺和中枢神经系统，不累及淋巴结。

组织学特征

嗜表皮性浸润的瘤细胞具有多形性，浸润细胞为小、中和（或）大的淋巴细胞，大细胞可显示免疫母细胞形态。表皮可增生或萎缩，可出现继发性改变，如海绵水肿、角化不良和溃疡。肿瘤可累及真皮和皮下组织，破坏皮肤附属器，可出现血管中心性生长模式和血管破坏。

辅助检查

肿瘤免疫表型为CD3$^+$、CD8$^+$、CD45RA$^+$、

βF1⁺、、CD7⁺ᐟ⁻；CD2⁻、CD5⁻、EBV⁻、细胞毒标记阳性（TIA-1、颗粒酶B、穿孔素）。临床和组织学特征可与皮肤γ/δT细胞淋巴瘤重叠，因此必须通过βF-1阳性进行鉴别。通常见克隆性T细胞受体基因重排。由于细胞毒颗粒可见于NK细胞，故需做CD56染色除外NK细胞淋巴瘤。这些组织学和免疫表型特征也能见于蕈样霉菌病例，因此，需结合起病情况、疾病分布和病变形态学改变方能做出明确诊断。

预后和治疗

即使采用多种生物调节治疗和（或）化疗等治疗，其预后通常较差。

2）皮肤原发性小/中多形性CD4阳性T细胞淋巴瘤

临床表现

好发于成人，临床表现为红色、紫色结节、肿瘤和（或）斑块。病变为从头发生，并非来自经典型蕈样霉菌病的演进，也不与其并发。肿瘤通常单发。大多数见于头颈部或躯干上部，但也可见于四肢。

组织学特征

肿瘤显示真皮多形性非典型淋巴细胞致密和弥漫性浸润，常常延伸累及皮下组织。如果出现嗜表皮现象，通常比较轻微。淋巴细胞可显示脑回样、染色质深染、副免疫母细胞和间变样等特征的混合。

辅助检查

淋巴细胞CD4阳性，T细胞抗原常丢失。可见明显的B细胞成分。通常可检测到克隆性T细胞受体基因重排。

鉴别诊断

该肿瘤应与皮肤淋巴组织增生、肿瘤或斑块期蕈样霉菌病（最好根据临床资料鉴别）以及其他外周T细胞淋巴瘤相鉴别。

预后和治疗

五年生存率在60%~80%之间。全身性病变可以用环磷酰胺或α干扰素单一药物化疗。

3）皮肤原发性γδT细胞淋巴瘤

这组淋巴瘤是由γδ表型和细胞毒免疫表型的淋巴细胞组成。也包括临床表现为蕈样霉菌病样鳞屑性斑块的一组病变。另一组肿瘤通常累及皮下组织，为脂膜炎T细胞淋巴瘤的侵袭性亚型，由于预后原因，应与皮下脂膜炎样αβT细胞淋巴瘤鉴别。

临床表现

皮下γ/δ/T细胞淋巴瘤患者表现为单发或多发播散性结节、肿瘤和斑块，常见溃疡。常常累及四肢。可出现黏膜病变，皮肤外疾病也常见。患者可以有相关的系统症状和淋巴瘤相关的嗜血细胞综合征（发热、全血细胞减少症、凝血病、高胆红素血症和器官巨大症）。

组织学特征

组织学表现变化多端，从真皮浅层嗜表皮性浸润到真皮内或皮下结节状浸润。淋巴细胞表现不一，可从一些病变中的小至中等淋巴细胞到另一些病变中至大和多形性淋巴细胞。核染色质倾向于粗块状。可见血管中心性和血管浸润性。当病变表现为脂膜炎时，可以混有肉芽肿成分。细胞吞噬可明显以致出现巨噬细胞性脂膜炎的组织学图像。异型淋巴细胞环绕脂肪细胞排列是有帮助的诊断线索。

辅助检查

肿瘤细胞CD3、CD2和细胞毒标记（TIA-1、穿孔素、颗粒酶B）阳性。βF1、CD5阴性。通常CD7、CD4、CD8也阴性，但CD8偶尔阳性。EBV阴性。有T细胞受体γ基因的克隆性重排，但T细胞受体β基因无克隆性重排。

预后和治疗

γδT细胞淋巴瘤通常预后差，尽管进行化疗，中位存活时间大约只有15个月。如果临床类型是皮下淋巴瘤，则5年生存率不到1%。

14.1.2 皮肤假性T细胞淋巴瘤

反应性T细胞病变变化范围大，临床和（或）组织学表现可能类似T细胞淋巴瘤（表14.12）。在此只列举其中一部分，有些已在各型淋巴瘤的鉴别诊断中讨论过。形态学与嗜表皮性皮肤T细胞淋巴瘤重叠的病变包括苔藓样角化病、慢性湿疹、皮肤真菌病、色素性紫癜样皮炎、感染、节肢动物叮咬和药物反应，尤其是苯妥英钠诱导的淋巴细胞浸润光镜下不能和蕈样霉菌病相鉴别。

表14.12　类似T细胞淋巴瘤的反应性T细胞浸润（假性T细胞淋巴瘤）

药物反应
如苯妥英钠诱导的假性蕈样霉菌病
苔藓样角化病
慢性湿疹样皮炎
节肢动物叮咬反应
感染
病毒感染相关的非典型反应性T细胞浸润（伴或不伴CD30阳性细胞），如疱疹样湿疹、软疣。

CD30阳性中等大小或大细胞可以出现在一些反应性T细胞浸润疾病中，如节肢动物叮咬或感染介导的浸润。持久的叮咬反应和旺炽性超敏反应（如疥疮）也可类似于外周T细胞淋巴瘤中见到的结构和免疫表型。

皮下淋巴瘤可以与多种淋巴细胞反应性脂膜炎表现重叠，尤其是深在性红斑狼疮或蜘蛛叮咬反应。

14.1.3 皮肤B细胞淋巴瘤

皮肤B细胞淋巴瘤可为原发性或继发性淋巴瘤（表14.13）。"皮肤原发性"这一术语指淋巴瘤只出现在皮肤，诊断时没有皮肤外受累的证据，诊断的建立需经过一系列检查，包括全身影像学、乳酸脱氢酶和骨髓活检等。多数皮肤原发性B细胞淋巴瘤常局限于皮肤数年。但是小部分患者随着疾病进展，最终也累及淋巴结、骨髓和（或）其他器官。几种皮肤原发性B细胞淋巴瘤（惰性和侵袭性）亚型被描述。本章节主要讲述皮肤原发性B胞淋巴瘤（PCBCL）。皮肤外B细胞淋巴瘤或浆细胞肿瘤继发性累及皮肤只在鉴别诊断中提到。

表14.13　皮肤原发性B细胞淋巴瘤

皮肤原发性边缘区B细胞淋巴瘤（PCMZL）
皮肤原发性滤泡中心淋巴瘤（PCFCL）
皮肤原发性弥漫性大B细胞淋巴瘤－腿型（PCDLBCL）
皮肤原发性弥漫性大B细胞淋巴瘤，其他型。

14.1.3.1 皮肤原发性惰性B细胞淋巴瘤

两种常见的惰性型皮肤原发性B细胞淋巴瘤包括皮肤原发性滤泡中心淋巴瘤(PCFCL)和皮肤原发性边缘区B细胞淋巴瘤（PCMZL）。前者占皮肤原发性B细胞淋巴瘤的一半多，后者约占1/3。临床上两者均按低级别皮肤原发性B细胞淋巴瘤处理，故预后和治疗放在一起讨论。

（1）皮肤原发性边缘区B细胞淋巴瘤/免疫细胞瘤

边缘区淋巴瘤是由显示边缘区小中心细胞样细胞、浆细胞样细胞和浆细胞特征的肿瘤细胞组成。皮肤原发性边缘区B细胞淋巴瘤包括历史上的皮肤原发性浆细胞瘤、免疫细胞瘤或皮肤淋巴组织增生伴单形性浆细胞。特别是在欧洲，有些皮肤原发性边缘区B细胞淋巴瘤与伯氏疏螺旋体感染有关。

临床表现

皮肤原发性边缘区B细胞淋巴瘤好发于四肢（上肢多于下肢）和躯干，呈红色、紫红色丘疹、结节或斑块（图14.41），或混合皮损（表14.14）。多发性病变常见。孤立性病变可类似于基底细胞癌或昆虫叮咬反应。可自发缓解，也可伴有皮肤松垂。复发常见，特别是多发性病变时。全身泛发者罕见。

组织学特征

通常表现为真皮致密淋巴细胞浸润，不累及表皮，真皮与表皮间由一层未受累组织的境界带分隔（表14.15）。病变的分布模式可以呈结节性（图14.42）、血管周围性和（或）间质性浸润（图14.43）。浸润常沿毛囊外膜向下延伸，形成垂直的柱状浸润。小汗腺周围也可受累，可能还十分明显（图14.44）。浸润最初在顶部较重，但随着时间进展，深部可变宽和致密，尤其当延伸至皮下时。细胞学上，淋巴细胞小至中等，具有中心细胞样或浆细胞样特征。常混杂中心母细胞和免疫母细

表14.14 边缘区B细胞淋巴瘤——临床表现

患者组别
成人（中位年龄53岁） 可见于儿童 男/女 = 2/1 可能与伯氏疏螺旋体有关（欧洲）
发病部位 最常见于躯干和上肢，头颈部少见 经常表现为多灶性病变
临床表现 红色到紫红色丘疹、结节或斑块
预后 常见皮肤复发 皮肤外扩散少见 预后极好，5年生存率大于95%
治疗 局部病变：切除、局部放疗或抗生素治疗 多发病变：抗生素、激素、局部放疗、利妥昔单抗或化疗 考虑观察和等待

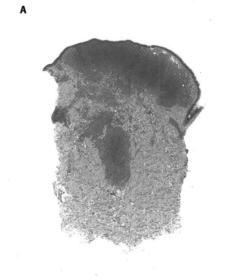

A

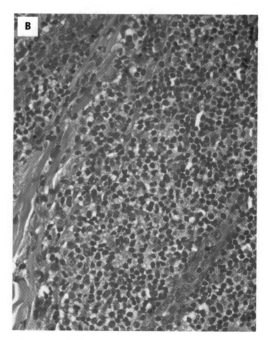

B

图14.42 皮肤边缘区淋巴瘤（1） A. 真皮内致密淋巴细胞浸润。B. 浸润成分由小淋巴细胞和单核样B细胞组成

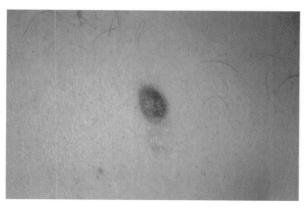

图14.41 皮肤边缘区淋巴瘤表现为红斑状结节

胞。也可见嗜酸性粒细胞和组织细胞的混合，偶尔出现肉芽肿和（或）多核巨细胞。常见伴生发中心的反应性淋巴滤泡形成。可见单个、小簇或致密群集的浆细胞。如果浆细胞大量出现，则常

见Dutcher小体或PAS阳性的细胞核或细胞质内包涵体（图14.45）。浆细胞倾向于分布在肿瘤性淋巴细胞浸润灶的外周。

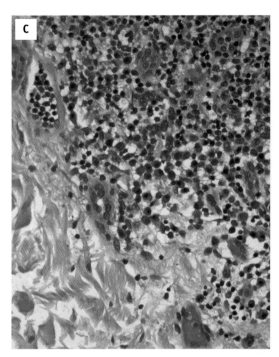

图14.42　皮肤边缘区淋巴瘤（2）　C. 局灶可见浆细胞分化

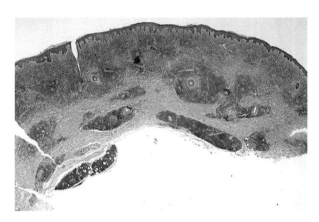

图14.44　皮肤边缘区淋巴瘤，亲附属器生长

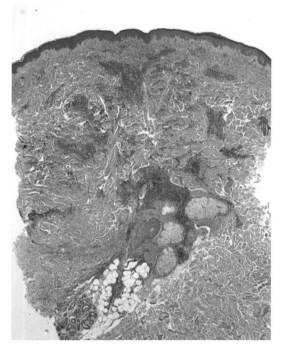

图14.43　皮肤边缘区淋巴瘤　有些病变显示间质性和（或）血管周围排列方式

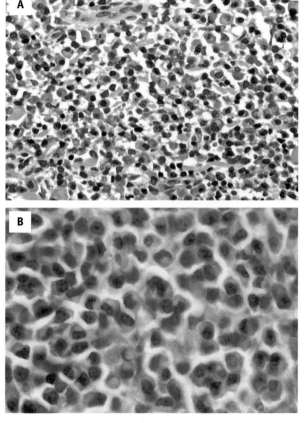

图14.45　皮肤边缘区淋巴瘤　A.显著浆细胞样分化。B.可见Dutcher小体

表14.15 边缘区B细胞淋巴瘤——病理学

组织学特征

结节或弥漫性浸润,有境界带

小淋巴细胞(中心细胞样)和淋巴浆细胞样细胞,在真皮内致密浸润

常混有许多反应性小T细胞

常见反应性生发中心

浆细胞常位于浸润细胞周围

辅助检查

边缘区细胞

CD20、CD79a、bcl-2阳性

CD5、CD10、bcl-6阴性

浆细胞

轻链限制性

CD138、CD79a、MUM/IRF-4阳性

分子学检查

免疫球蛋白重链克隆重排

某些病例出现t(14;18)(q32;q21)

鉴别诊断

皮肤原发性滤泡中心淋巴瘤

假性淋巴瘤

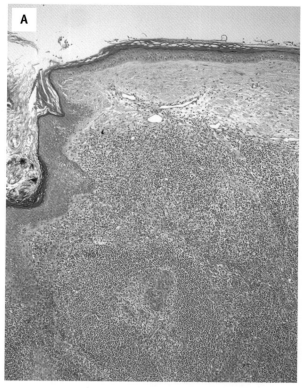

辅助检查

CD20和CD79a免疫组化染色证实B细胞密度增加,并可显示B细胞呈结节状或成片分布(图14.46)。常混有反应性T细胞。尽管B细胞通常多于T细胞,但在早期T细胞可多于B细胞。CD79a阳性有助于突出浆细胞(CD20阴性)。皮肤原发性边缘区B细胞淋巴瘤的肿瘤B细胞常共同表达bcl-2和(或)CD43。CD5、CD10和bcl-6阴性。但是如果出现反应性生发中心,可显示CD10和bcl-6阳性。κ和λ常证实轻链限制性,表现为κ/λ比值大于10或λ/κ比值大于2,可用免疫组化染色(图14.47)或原位杂交(图14.48)评估。

PCR分析常显示免疫球蛋白重链基因克隆性重排。但是有25%~30%的假阴性率。另外出现克隆性并不能证明就是淋巴瘤,因为皮肤淋巴组织增生(假性淋巴瘤)也可以出现。有时候,B细胞淋巴瘤伴有T细胞致密浸润,PCR检测甚至可显示阳性T细胞克隆,干扰B细胞淋巴瘤的正确诊断。

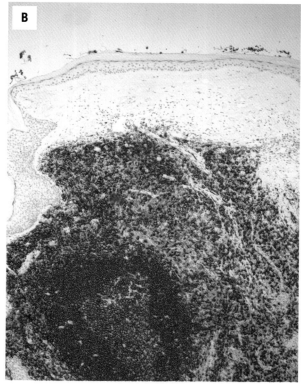

图14.46 皮肤边缘区淋巴瘤 A. 致密的淋巴细胞浸润伴境界带。B. 可见致密成片的CD20阳性B细胞,膨胀和延伸超出了生发中心的范围

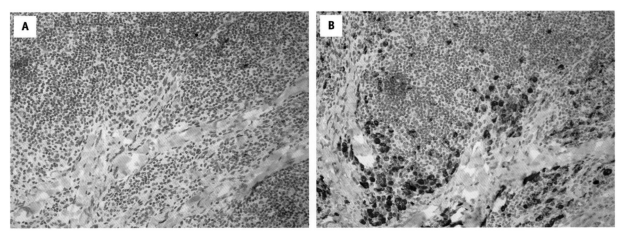

图14.47　皮肤边缘区淋巴瘤。轻链限制性的证据　A．κ染色仅有极少细胞阳性。B．λ染色，众多细胞阳性（λ阳性细胞数远远超过κ）

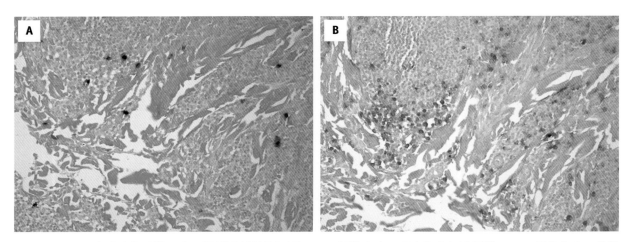

图14.48　皮肤边缘区淋巴瘤。轻链限制性的证据　A．κ原位杂交，只有极少细胞阳性。B．λ原位杂交，非常多细胞阳性（λ阳性细胞数远远超过κ）

鉴别诊断

　　皮肤原发性边缘区B细胞淋巴瘤应与皮肤原发性滤泡中心淋巴瘤、皮肤淋巴组织增生或假性淋巴瘤相鉴别（表14.16）。与皮肤原发性滤泡中心淋巴瘤区别最好应用一组免疫标记物和注意细胞学特征（皮肤原发性滤泡中心淋巴瘤有裂核细胞）。如果出现滤泡，免疫组化染色可以区分皮肤原发性边缘区B细胞淋巴瘤的反应性生发中心和皮肤原发性滤泡中心淋巴瘤的肿瘤性滤泡。CD21可显示滤泡网状结构。在皮肤原发性边缘区B细胞淋巴瘤中，CD21免疫组化染色可识别出被淋巴瘤细胞掩盖的不明显的淋巴滤泡。这样结合滤泡外周明显的浆细胞成分支持边缘区淋巴瘤的诊断。bcl-6在两种淋巴瘤中的滤泡都阳性，但在皮肤原发性滤泡中心淋巴瘤阳性细胞并不局限于滤泡。

　　皮肤B细胞假性淋巴瘤显示B细胞数量增多，但通常缺乏CD20阳性细胞的致密结节或成片浸润，下文将进一步讨论。

表14.16　常见皮肤B细胞淋巴瘤分类及其与反应性淋巴组织增生（假性淋巴瘤）的区分

	CD20	bcl-6	bcl-2	CD10	MUM1
皮肤淋巴组织增生	+	+	−	+	−
PCMZL	+	−	+	−	V
PCFCL	+	+	−	V	−
FCL继发性累及皮肤	+	+	+	+	−
PCLBCL,LT	+	V	+	−	+

注：FCL：滤泡中心淋巴瘤；PCFCL：皮肤原发性滤泡中心淋巴瘤；PCLBCL, LT：皮肤原发性弥漫性大B细胞淋巴瘤－腿型；PCMZL：皮肤原发性边缘区B细胞淋巴瘤；＋：阳性；－：阴性；V：可阳性或阴性。

（2）皮肤原发性滤泡中心淋巴瘤

临床表现

皮肤原发性滤泡中心淋巴瘤病变类似于皮肤原发性边缘区B细胞淋巴瘤，表现为孤立性红斑至红色结节（表14.17）。但不同于皮肤原发性边缘区B细胞淋巴瘤的是，皮肤原发性滤泡中心淋巴瘤主要累及头颈部或躯干（图14.49）。而且病变通常是孤立性或区域性成串分布，发生在不同部位的多发性病变者（常见于皮肤原发性边缘区B细胞淋巴瘤）罕见。

表14.17　皮肤原发性滤泡中心淋巴瘤——临床表现

患者组别 成人（中位年龄58岁） 男/女=1.8
发病部位 头皮、前额或躯干
临床表现 孤立或成簇的丘疹、结节或斑块 约15%多发
预后 不足25%的病例出现皮肤复发 不足10%的病例出现皮肤外播散 预后良好：5年生存率95%
治疗 局限性病变：手术切除或局部放疗 多发性病变：放疗或利妥昔单抗或"观察等待" 考虑观察和等待

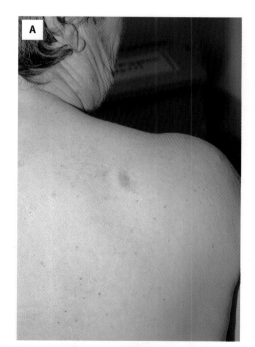

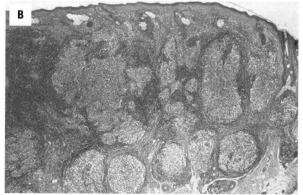

图14.49　皮肤滤泡中心淋巴瘤　**A.** 红斑性结节。**B.** 真皮和皮下浅层内致密的多结节性淋巴细胞浸润

组织学特征

皮肤原发性滤泡中心淋巴瘤的典型表现为真皮致密结节样至弥漫性淋巴细胞浸润（表14.18）。病变可延伸到至皮下组织（图14.49，图14.50）。常见境界带将真皮浸润与表皮分离。浸润细胞通常主要由小至中等大小或大裂核淋巴细胞（中心细胞）组成，混有数量不等的各种反应性T淋巴细胞和少量含有多个明显核仁的大无裂淋巴细胞（中心母细胞、免疫母细胞）。

表14.18　皮肤原发性滤泡中心淋巴瘤——病理学

组织学特征
真皮致密浸润，有境界带
滤泡（5%）、滤泡和弥漫（30%）和弥漫（60%）模式
中至大淋巴细胞（中心细胞）
可混有许多反应性T细胞
辅助检查
免疫表型
CD20、CD79a、bcl-6阳性，CD10（可变阳性）
bcl-2、MUM/IRF-4阴性
分子学检查
免疫球蛋白基因克隆性重排
t（14；18）通常阴性
鉴别诊断
皮肤原发性边缘区淋巴瘤
滤泡中心淋巴瘤继发性累及皮肤
假性淋巴瘤

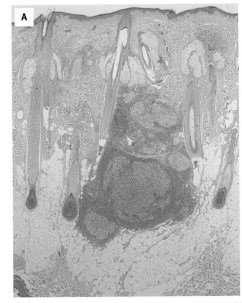

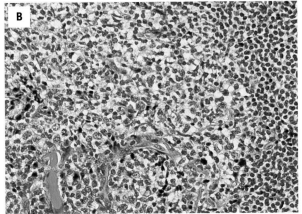

图14.50　皮肤滤泡中心淋巴瘤　A. 头皮皮肤内见结节状淋巴样细胞浸润。B. 浸润细胞由大小不一的有裂细胞组成

结节样滤泡增生缺乏由可染小体巨噬细胞、发育完好生发中心中的结构良好的边缘区和套区。同皮肤原发性边缘区B细胞淋巴瘤一样，肿瘤可围绕毛囊和螺端汗管生长。较大的肿瘤或形态典型的病例，病变内见显著的大中心细胞，混杂免疫母细胞和少许反应性T淋巴细胞。

分子学研究

肿瘤性淋巴细胞CD20、CD79a和Bcl-6阳性。CD5和CD43常阴性。CD21可突出显示滤泡树突网。同反应性滤泡相比，Ki-67免疫组化染色可显示肿瘤性滤泡增殖指数较低，分布没有极向。同皮肤原发性边缘区B细胞淋巴瘤一样，肿瘤内主要为B细胞，但在早期或复发病例中也可见致密T细胞。伴滤泡状生长结构的肿瘤表达CD10。但是伴弥漫性分布的病变CD10常阴性。同皮肤原发性边缘区B细胞淋巴瘤一样，轻链限制性不容易被检测到。皮肤原发性滤泡中心淋巴瘤bcl-2通常阴性。在发育完全的病变中PCR可检测B细胞克隆阳性，但早期病变可有假阴性。

鉴别诊断

皮肤原发性滤泡中心淋巴瘤可与其他B细胞淋巴瘤相混淆，尤其是皮肤原发性边缘区B细胞淋巴瘤。一旦由于CD20阳性细胞致密浸润而怀疑B细胞淋巴瘤，存在浆细胞分化、轻链限制性和B细胞共同表达bcl-2支持皮肤原发性边缘区B细胞淋巴瘤，而bcl-6阳性提示皮肤原发性滤泡中心淋巴瘤。皮肤原发性边缘区B细胞淋巴瘤和皮肤原发性滤泡中心淋巴瘤的区别尽管通常较简单，但如果活检标本只有较少的浆细胞分化和伴随大量T细胞浸润（通常表达bcl-2），导致bcl-2共同表达难以解释，两者区分比较困难。

然而，最重要的诊断问题包括：是否为淋巴瘤？是低级别还是高级别淋巴瘤？是皮肤原发性还是淋巴结淋巴瘤继发性累及皮肤？目前一旦诊断皮肤原发性低级别B细胞淋巴瘤，由于治疗和预后没有多大差异，进一步区分是皮肤原发性边缘区B细胞淋巴瘤还是滤泡中心淋巴瘤价值有限。

另一方面，区别皮肤原发性滤泡中心淋巴瘤与滤泡中心淋巴瘤或其他类型B细胞淋巴瘤继发性累及皮肤有重要预后意义，如套细胞淋巴瘤（CD5和Cyclin D1阳性，而皮肤原发性边缘区B细胞淋巴瘤和皮肤原发性滤泡中心淋巴瘤均阴性）。肿瘤性B细胞表达bcl-2和bcl-6支持继发性滤泡中心淋巴瘤。

如果有弥漫性大圆细胞浸润，应考虑是弥漫性大B细胞淋巴瘤-腿型。弥漫性大B细胞淋巴瘤-腿型典型地表达MUM-1/IRF-4和bcl-2，而皮肤原发性滤泡中心淋巴瘤通常为阴性。

低级别皮肤原发性B细胞淋巴瘤（皮肤原发性边缘区B细胞淋巴瘤或皮肤原发性滤泡中心淋巴瘤）与皮肤淋巴组织增生（或假性淋巴瘤）鉴别相当困难。后者可能见于慢性抗原刺激，可以是局部（如纹身反应、慢性节肢动物叮咬反应）或全身性（例如药物反应）。确切的病因常不清楚。由于淋巴瘤早期病变检测不到克隆性增殖，而一些皮肤淋巴组织增生病例可以检测到克隆增殖，因此分子学研究价值有限。反应性皮肤淋巴组织增生将在皮肤B细胞淋巴瘤章节结尾作更多讨论。

预后和治疗

皮肤原发性边缘区B细胞淋巴瘤和皮肤原发性

滤泡中心淋巴瘤都有极好的预后，报道的5年生存率分别为95%和98%~100%。单一病变较多发病变预后好。皮肤原发性边缘区淋巴瘤或滤泡中心淋巴瘤患者，单发病变无病生存率显著高于区域性/播散性病变（5年无病生存率：62%与44%，5年总生存率97%与85%）。常见临床复发和（或）其他病变。近一半的患者在第一次治疗后复发。随访中近1/4患者有两次或多次复发。此病复发几乎总是局限于皮肤。少数累及皮肤外的病例中也伴有皮肤复发。

尽管诊断后4年内复发率较高，但10年以上的迟发性复发率稳定在2%~6%，无瘤生存率从治疗反应15年后显示为一个平稳状态。在达到完全临床反应后的复发风险与获得反应的治疗方法无关，单发患者比区域性或播散性皮肤受累患者复发率显著降低。

治疗方法包括手术切除、放疗、病变内或局部激素治疗、利妥昔单抗（抗CD20）或化疗。播散性病例常行化疗联合放疗和（或）抗CD20单克隆抗体治疗。一些皮肤原发性边缘区B细胞淋巴瘤的病例与伯氏疏螺旋体感染相关，因此可能抗生素治疗有效。

14.1.3.2 皮肤B细胞淋巴瘤的侵袭性亚型

弥漫性大B细胞淋巴瘤-腿型

弥漫性大B细胞淋巴瘤-腿型，是皮肤B细胞淋巴瘤的一种侵袭性亚型，其组织学特征为成片的大圆形淋巴细胞浸润，可与其他类型的皮肤原发性B细胞淋巴瘤鉴别。常发生在老年女性，表现为腿部多发病变，EORTC分类最初被称作"腿部"弥漫性大B细胞淋巴瘤。现在已知道也可发生在其他部位。

临床表现

典型病变为老年女性患者腿部的多发或单发红色、浅红色结节、斑块和（或）肿瘤（图14.51）。然而类似病变也见于腿部之外的其他部位（表14.19）。

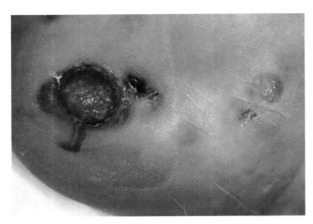

图14.51　大B细胞淋巴瘤–腿型　可见溃疡型结节

表14.19　皮肤原发性大B细胞淋巴瘤–腿型——临床表现

患者组别
通常老年人（中位年龄78岁）
男/女 = 0.5
发病部位
小腿
10%~15%发生在腿部以外
临床表现
红色或紫色结节
预后
皮肤复发常见
皮肤外累及常见
预后不良：5年生存率50%或更低
多发病变出现是一种不良危险因素
治疗
化疗
局部放疗
利妥昔单抗

组织学特征

大的圆形至椭圆形淋巴细胞弥漫至结节样浸润（图14.52）（表14.20）。这些细胞缺乏核裂。肿瘤细胞表达B细胞标记，如CD20和CD79a。相比皮肤原发性滤泡中心淋巴瘤，皮肤弥漫性大B细胞淋巴瘤瘤细胞bcl-2阳性。MUM-1/IRF-4和Fox-p1阳性也具特征性。有些病变bcl-6阳性，但CD10通常阴性。MIB-1标记指数高。

表14.20　皮肤原发性大B细胞淋巴瘤–腿型——病理学

组织学特征
大圆形淋巴细胞弥漫性浸润，非亲表皮性
少许反应性T细胞
辅助检查
免疫表型
CD20、CD79a阳性
bcl-2、MUM/IRF-4、Fox-P1、bcl-6通常阳性
CD10通常阴性
分子学检查
免疫球蛋白重链基因重排
9p21.3（CDKN2A和CDKN2B基因位点）的丢失与不良预后相关
鉴别诊断
非腿型的大细胞淋巴瘤

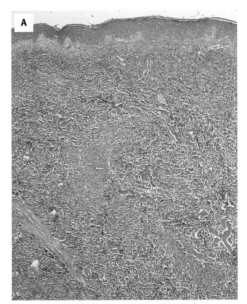

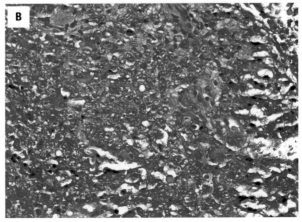

图14.52　大B细胞淋巴瘤–腿型（1）　A. 真皮内见成片大淋巴细胞。B. 大淋巴细胞核卵圆形，无核裂

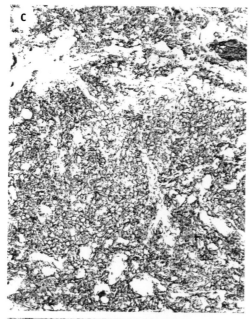

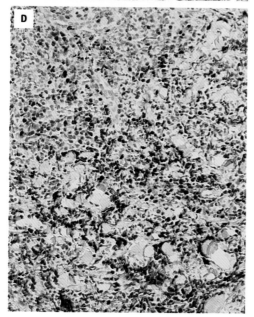

图14.52 大B细胞淋巴瘤–腿型（2） C. 肿瘤细胞CD20阳性。D. 肿瘤细胞核MUM1阳性

鉴别诊断

弥漫性大B细胞淋巴瘤–腿型，应当与非腿型皮肤原发性滤泡中心B细胞淋巴瘤相鉴别。弥漫非腿型滤泡淋巴瘤的形态学线索是存在核裂细胞，可通过免疫组化染色明确区分。

皮肤原发性大细胞淋巴瘤也应与其他皮肤原发性大细胞淋巴瘤（间变性大细胞淋巴瘤、外周T细胞淋巴瘤）、皮肤外大细胞淋巴瘤继发性累及皮肤、皮肤白血病、非淋巴造血恶性肿瘤如恶性黑色素瘤和低分化癌相鉴别。

预后和治疗

弥漫性大B细胞淋巴瘤–腿型预后差，5年生存率大约50%。与滤泡中心淋巴瘤/边缘区淋巴瘤相比，弥漫大B细胞淋巴瘤–腿型的完全反应率明显较低，多处皮肤复发率较高，皮肤外扩散率较高，疾病进展间隔时间较短，并且总体生存率较低。

14.1.3.3 各种其他类型B细胞淋巴瘤累及皮肤

其他类型B细胞淋巴瘤或浆细胞瘤可主要或（通常是）继发性累及皮肤（作为多器官疾病的一部分）。这里简要讨论几个。

（1）血管内B细胞淋巴瘤

这个亚型以血管腔内非典型大B淋巴细胞聚集为特征。在明确为淋巴瘤之前，历史上这种病变曾称作恶性血管内皮细胞瘤病（Malignant angioendotheliomatosis）。

患者出现紫色硬结状斑块，类似脂膜炎，好发于下肢和躯干。斑片和毛细血管扩张性病变也有报道，罕见报道肿瘤位于皮肤血管瘤的血管内。常见中枢神经系统播散和肺受累。

组织学上，真皮血管扩张，腔内见大的非典型淋巴细胞导致管腔扩张（图14.53）。可出现管腔闭塞伴继发性血管瘤病。有些病例非典型细胞可以扩展至血管外真皮内。皮下组织也可以受累。肿瘤细胞B细胞标记阳性。

肿瘤5年生存率低于50%，但疾病局限于皮肤预后好于累及皮肤外者（3年总生存率分别为56%和22%）。可以选择化疗。

（2）皮肤（骨外）浆细胞瘤

浆细胞瘤指的是浆细胞的肿瘤。在WHO–

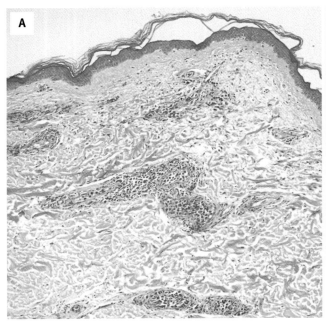

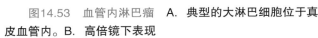

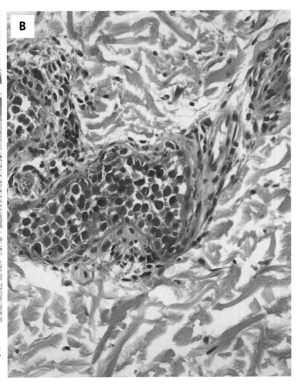

图14.53 血管内淋巴瘤 A. 典型的大淋巴细胞位于真皮血管内。B. 高倍镜下表现

EORTC分类中原发性或只表现在皮肤的髓外浆细胞样肿瘤目前归类于边缘区淋巴瘤亚型（富于浆细胞型）。应通过检查血清蛋白、免疫球蛋白电泳、X线骨骼检查和骨髓活检除外多发性骨髓瘤和Waldenström巨球蛋白血症。

尽管皮肤原发性疾病（皮肤原发性边缘区淋巴瘤、"免疫细胞瘤"或"浆细胞瘤"）通常呈惰性行为，但多发性骨髓瘤继发性累及皮肤者常提示疾病为晚期和预后差。间变性浆细胞瘤由于常规HE切片肿瘤细胞质细胞样分化不明显，可能难以认识，但其常发生在已知多发性骨髓瘤病史的患者。临床情况和免疫组化染色证实肿瘤细胞的浆细胞样分化（CD79a、CD38、CD138和EMA）可以得出正确诊断。

（3）淋巴瘤样肉芽肿病

淋巴瘤样肉芽肿病为EBV相关的B细胞淋巴瘤，常表现为血管中心性和破坏性。肿瘤通常较少累及淋巴结、脾脏，常累及上呼吸道。皮肤是肺外最常见的累及部位，其他部位，如脑、肾、

肝也可累及。皮肤受累罕见发生于无肺部疾病的患者。皮肤病变常表现为真皮和（或）皮下结节。淋巴瘤样肉芽肿病典型特征为血管中心性和血管破坏性浸润。常见淋巴细胞性坏死性血管炎。淋巴瘤样肉芽肿病的皮肤活检常显示极少量的EBV阳性大B细胞。这些细胞的数量通常没有T细胞的数量多。也可以出现肉芽肿反应。

肿瘤好发于成人，男性多于女性。大部分患者表现为侵袭性临床过程。中位生存时间小于2年。通常死于肺部并发症。有些患者出现肿瘤自发消退或此起彼伏的病程。

（4）套细胞淋巴瘤

此型B细胞淋巴瘤通常累及中老年患者。大部分患者淋巴结肿大，但胃肠道疾病也常见。皮肤受累罕见，疾病早期可见躯干和（或）四肢出现多发丘疹或结节。

套细胞淋巴瘤的淋巴细胞中等大小。同大多数B细胞淋巴瘤一样侵犯皮肤，肿瘤细胞不侵犯表皮，形成境界带。迄今为止，和其他B细胞淋

巴瘤相比，套细胞淋巴瘤CylincD1总是过表达，并可用免疫组化染色证实。FISH能检测出大多数肿瘤出现Cyclin D1和免疫球蛋白重链基因的t（11;14）异位。

14.1.4 类似B细胞淋巴瘤的反应性淋巴浸润（B细胞假性淋巴瘤）

多克隆性富于B细胞的淋巴细胞浸润性病变在临床上和（或）组织学方面可能类似B细胞淋巴瘤。此类病变也称为皮肤淋巴组织增生性B细胞假性淋巴瘤或皮肤淋巴细胞瘤。

临床表现

临床表现类似淋巴瘤。典型表现为单发或少数持久性红色丘疹或结节，可伴或不伴有瘙痒。然而也可出现播散性病变，但很罕见。病变可代表持久性昆虫叮咬、药物反应或感染相关的反应，如包氏螺旋体感染（表14.21）。尽管如此，多数时候很难找到确切病因。患者其他方面正常。随着时间的推移，过敏刺激的停止，皮疹可以消失，

但也可复发。罕见情况下，病变可进展为低级别B细胞淋巴瘤。

表14.21 类似B细胞淋巴瘤的反应性淋巴浆细胞样浸润（B细胞假性淋巴瘤）

超敏反应（如药物治疗、节肢动物/昆虫/蜘蛛叮咬、纹身、疫苗等）
感染（如包氏螺旋体、梅毒）
结缔组织疾病（如炎症性硬斑病、Jessner淋巴细胞浸润、肿胀性狼疮）
浆细胞增多症

组织学特征

同淋巴瘤一样，表现为致密的淋巴细胞浸润。"头重"现象常见，但并不总是出现（图14.54）；此现象表现为病灶在真皮浅层的水平宽度大于真皮深层或皮下组织的病灶水平宽度。出现境界带常有助于诊断，但是如果出现反应性T细胞浸润也可以没有浸润带。可见反应性生发中心。浸润成分通常表现为多种形态，由各种细胞混合浸润，包括小至中等淋巴细胞、组织细胞、浆细胞和多形核细胞。每种细胞所占比例可能不一。如嗜酸

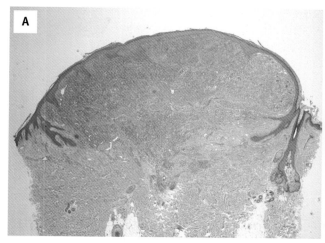
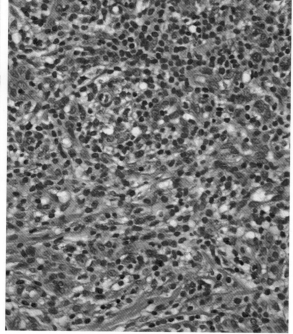

图14.54 假性淋巴瘤 A. 浅表真皮头重脚轻式炎症细胞浸润。B. 病变由小淋巴细胞、组织细胞混合性浸润

性粒细胞可很多或没有。

常见反应性基质改变如纤维化或水肿。内皮细胞可以出现反应性改变，如肿胀，也可以出现小血管损害，如出血、纤维素样变性。

辅助检查

B细胞和T细胞免疫组化染色以及轻链限制性检测都是证实B细胞假性淋巴瘤和淋巴瘤相鉴别诊断所必需。分子研究〔例如PCR检测免疫球蛋白重链重排和（或）κ或λ的原位杂交〕也有助于诊断。

鉴别诊断

假性B细胞淋巴瘤的免疫组化染色通常显示B和T细胞的混合性浸润。如在致密的真皮浸润中仅见散在分布的CD20阳性B细胞，就很容易排除B细胞淋巴瘤。缺乏抗原异常表达（如CD20阳性细胞也表达bcl-2）也支持诊断假性淋巴瘤。当多发性小灶性CD20阳性B细胞聚集或大片CD20阳性B细胞聚集时，B细胞淋巴瘤和假性淋巴瘤鉴别就更困难。

分子学研究此时就很有必要。大多数假性淋巴瘤常检测不到克隆性增生。但也有例外，反应性B细胞增生也可以出现假阳性。偶尔用于鉴别B细胞淋巴瘤和假性淋巴瘤的PCR研究也会提示T细胞增生群，从而混淆诊断。这种"克隆性"T细胞群可出现在真正的假性淋巴瘤中（如药物诱导的皮疹，在药物治疗停止后随之消失）。

当临床和组织学表现不一致时，可以谨慎的描述为"非典型"浸润和暂缓做出最终诊断，直到获得更多的临床和（或）组织学证据使诊断更明确。

14.1.5 皮肤浆细胞增多症

此病为假性淋巴瘤的一个特殊变异型。临床上表现为躯干或上肢的持久性褐色斑片（图14.55）。组织学上表现为血管周围或结节状淋巴浆细胞浸润，伴大量成熟的多克隆性浆细胞（图14.56）。患者可以有相关的系统症状，如发热、

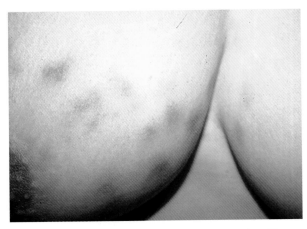

图14.55　皮肤浆细胞增多症　**持续的褐色斑块**

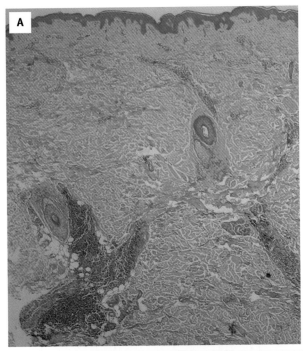

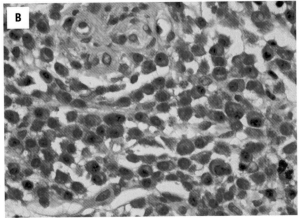

图14.56　皮肤浆细胞增多症　**A.** 血管周围浸润。
B. 浸润成分内见丰富的成熟浆细胞

淋巴结肿大、高丙球蛋白血症等。一些患者进展为系统性浆细胞增多症，该增多症以丰富的浆细胞浸润多个器官受累为特征，这些浆细胞为多克隆性。

14.2 皮肤白血病

　　白血病表现为一组骨髓来源的血细胞恶性肿瘤，白细胞（粒细胞）常见（表14.22）。白血病分为急性型和慢性型，根据受累的血细胞类型不同进而分为各种亚型。白血病急性型特征以快速增多的未成熟血细胞为特征，可发生于儿童（急性白血病是美国儿童与癌症相关死亡中最常见的

原因）或成人。慢性白血病表现为相对成熟的异常血细胞产生过多和进入循环，疾病发展可数月、数年或甚至数十年，好发于老年人。

　　根据细胞类型，需区分淋巴细胞性/淋巴母细胞性（淋巴细胞前体/分化）和髓性（多形核细胞、红细胞和血小板的前体）白血病。每一组疾病都有亚型。白血病更详细的讨论超出了本章节的范围，本节主要讲述最常见白血病的皮肤表现。

　　儿童白血病最常见的类型是急性淋巴母细胞白血病（ALL）。成人白血病最常见两个类型是慢性淋巴细胞白血病（CLL）（美国每年大约15000新病例）和急性髓系白血病（AML）（美国每年大约13000新病例）。

表14.22　伴皮肤受累的白血病

白血病类型	发病率（美国）每年新发病例数	皮肤受累患者百分比
急性髓系白血病（AML）	13400（儿童和成人）	10~15
慢性淋巴细胞白血病（CLL）	15400（主要为老年人）	<10
慢性髓系白血病（或慢性粒细胞白血病，CML）	4600（成人）	<10
急性淋巴母细胞白血病（ALL）	2500（主要为儿童）	3
毛细胞白血病	少见	<10
成人T细胞白血病	少见（除了流行区）	>50

14.2.1 慢性淋巴细胞白血病（CLL）

　　美国成人中慢性淋巴细胞白血病（CLL）是最常见的白血病类型。因为其相对较长的生存率，所以也是最普遍的。50岁至75岁年龄组，CLL发病率为每百万人中15至20例。

临床表现

　　CLL是一种老年疾病（表14.23）。诊断的中位年龄是70岁，但是该病也发生于青年或中年成人。男性近两倍于女性发病。淋巴结肿大为最常见临床表现。CLL患者常出现反复感染和疲劳。也伴有

全身症状（发热、体重减轻等）和（或）自身免疫性溶血性贫血。

　　CLL皮肤受累临床表现隐匿（可能因为不相关的病变如鳞癌在手术切除或活检标本中偶然发现），或出现各种各样的临床表现，包括淡粉红色斑疹、丘疹、结节、肿瘤、斑块、红斑或水泡等。也可出现单纯疱疹病毒感染，或发生在带状疱疹瘢痕及Mohs手术部位。有些作者认为后者可能是机体对抗原刺激的生理性反应（血细胞的募集，其中包括白血病细胞），而不是白血病恶化的迹象（肿瘤细胞原发性增多并进入皮肤）。

表14.23　慢性淋巴细胞白血病——临床表现

患者组别
通常为老年人
男多于女
发病部位
大多数患者出现淋巴结肿大
骨髓和外周血（贫血和淋巴细胞增多症）
皮肤受累少见（2%），但可以是首发表现
临床表现
多发红色斑疹、丘疹、斑块或结节
也可以是丘疹及水疱或表现为甲沟炎
临床表现可隐匿，在皮肤活检中偶然发现
预后
预后取决于分期（Binet分期系统评估贫血/血小板减少和淋巴结区域受累情况）
大多数患者呈惰性病程
可以转化为大细胞淋巴瘤（Richter转化）
治疗
低危险性病情稳定患者只需定期随访
有些患者可行化疗和（或）单克隆抗体治疗

表14.24　慢性淋巴细胞白血病——病理学

组织学特征
深染的小圆形淋巴细胞
分布方式多样（弥漫性、成片、血管周围、结节状）
可混有许多T细胞和（或）嗜酸性粒细胞
可伴有肉芽肿性反应
辅助检查
肿瘤性淋巴细胞
CD5、CD43、CD23、CD20阳性
CD10、Cyclin D1阴性
肿瘤淋巴细胞显示免疫球蛋白基因重排
鉴别诊断
超敏反应
其他淋巴瘤

组织学特征

真皮内见细胞密集程度不一的肿瘤细胞浸润，肿瘤性淋巴细胞的细胞形态单一、小而圆形（图14.57，图14.58，表14.24）。分布方式可成片、呈血管周围分布、附属器周围或真皮结节状或弥漫性分布，并蔓延至皮下组织。反应性T细胞可以混在肿瘤性B细胞内。

辅助检查

肿瘤细胞CD79a和CD20阳性。CD23也常不同程度的表达。CD5和CD43常异常阳性表达。克隆性B细胞群PCR阳性。

鉴别诊断

肿瘤性淋巴细胞小且分化良好。有时肿瘤性淋巴细胞浸润偶尔伴有其他疾病，比如癌。病变刚开始常被怀疑为反应性病变，但是CLL可通过存在致密成片分布的小圆形分化好的淋巴细胞和表达CD20与反应性浸润相鉴别。

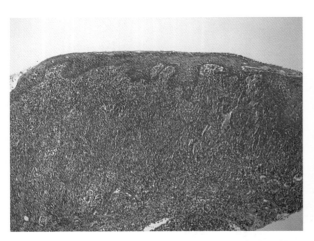

图14.57　慢性淋巴细胞白血病　**真皮内密集的小淋巴细胞浸润**

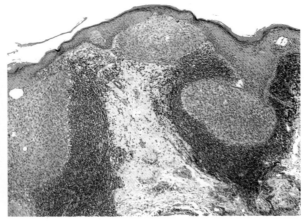

图14.58　慢性淋巴细胞白血病，在鳞状细胞癌活检时偶然发现

另一方面，不是所有发生在CLL患者中密集的淋巴细胞浸润，都代表是白血病。超敏反应发生于CLL患者，有时可呈旺炽性（过度的超敏反应），HE切片上类似淋巴瘤（图14.59）。反应性浸润通常以T细胞为主，很少伴有或没有B细胞。

预后和治疗

根据实验室检查（如淋巴细胞增多、血红蛋白和血小板增多）和体检（如淋巴结增大或器官增大），CLL患者可有不同分期。大多数CLL患者属于慢性惰性疾病的低危组，除非患者有症状或有疾病进展的证据，否则不应该化疗。除了常规化疗外，单克隆抗体如阿仑单抗或利妥昔单抗治疗有效。

14.2.2 髓系白血病

髓系白血病患者可以有许多白血病相关的皮疹，但是并不代表肿瘤性髓细胞浸润皮肤。包括Sweet样嗜中性皮肤病和旺炽性超敏反应。白血病细胞直接浸润皮肤常指"特殊性"皮肤病。据报道特异性皮肤白血病浸润发生于10%~50% FAB分类中的急性髓系白血病M4和M5亚型，以及近10% AML–FAB分类中的M0、M1、M2和M3亚型。慢性髓系白血病患者皮肤病变罕见，只有不到2%的患者累及皮肤。

临床表现

急性髓系白血病（AML）患者特异性皮肤病变可以在白血病确诊前、同时或诊断后出现（表

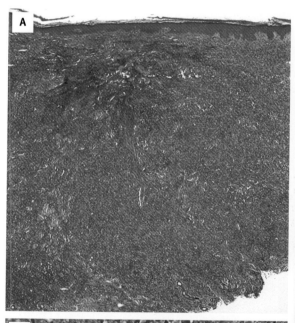

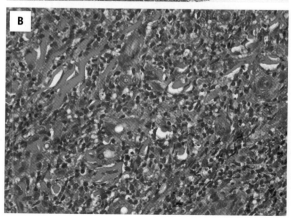

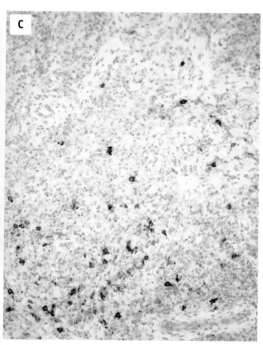

图14.59 慢性淋巴细胞白血病患者过度的超敏反应。有致密炎症细胞浸润 A. 病变由小淋巴细胞、组织细胞和许多嗜酸性粒细胞组成。B. 大多数淋巴细胞是T细胞。通过CD20免疫组化染色见孤立散在分布的B细胞

14.25）。在白细胞缺乏症的皮肤病中，皮肤病变的发生并无白血病的血液学证据。

　　临床常见多发红色、紫色或出血性丘疹、结节和斑块，也见孤立的病变（图14.60）。可以出现溃疡、结痂和水疱。可表现为全身性斑疹和丘疹，但病变可很轻微。AML好发于躯干和四肢，但头颈部或任何部位均可受累。系统性白血病的诊断和皮肤白血病之间的间隔大约为0~13个月，皮肤白血病可以是血液恶性肿瘤的首发症状。也可同时发生非皮肤部位的髓外受累。因白血病细胞浸润引起的牙龈增生是AML和急性单核细胞白血病的一个特征。另外也可累及不常见部位，如眼眶和咽。髓系白血病细胞孤立性肿瘤性浸润称为粒细胞肉瘤或绿色瘤。

　　慢性髓系白血病好发于老年人，浸润皮肤者罕见。病变临床表现多种多样。典型的特异性皮肤病变发生在慢性髓系白血病诊断以后，通常发生在诊断后36~72个月。

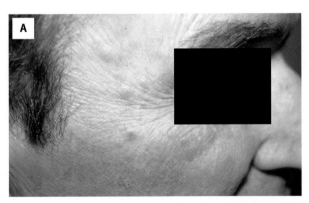

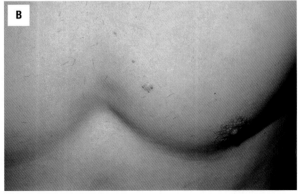

图14.60　皮肤髓系白血病　A. 可见多发性红色丘疹。B. 可见孤立性结节

表14.25　皮肤急性髓系白血病（AML）——临床表现

患者组别
儿童和成人
危险因素包括吸烟、接触毒性物质或药物（化疗），Down综合征和Fanconi贫血
发病部位
头皮、面部、躯干和四肢，黏膜（牙龈、结膜）
临床表现
系统症状（发热、乏力、疲劳、消瘦）
表现多样：红色斑疹、丘疹、结节或斑块，出现紫癜/血管炎或荨麻疹
常诊断于已知的AML背景或有骨髓增生异常病史
可发生在无皮肤外疾病的患者（非白血病性皮肤白血病）
皮肤受累最常见于急性粒单核细胞白血病（AMML；FAB M4）和急性幼单核细胞/单核细胞白血病（AMOL；FAB M5）
预后
取决于亚型和染色体异常
M3或M4亚型常有较好治疗反应
伴染色体8和4易位的M2亚型也对治疗有反应
M5或M6亚型患者常预后不良
预后不良因素
年龄超过60岁
某些染色体异常
最初的白细胞计数超过10万
之前经过放疗或化疗
治疗
化疗

组织学特征

　　皮肤髓系白血病组织学特征有一变化范围，从分化差的母细胞致密浸润到不同程度成熟和未成熟粒细胞的少量细胞浸润，后者可混有反应性炎症细胞，如T细胞和组织细胞（表14.26）。AML中常见弥漫的未成熟单个核细胞真皮浸润，弥漫分布在真皮网状层，且不累及表皮（图14.61）。浸润可围绕血管周围、附属器周围和位于间质内。常见小血管损伤。也可见到明显的坏死性小血管炎。病变可延伸至皮下组织，但真皮乳头上部通常无浸润。

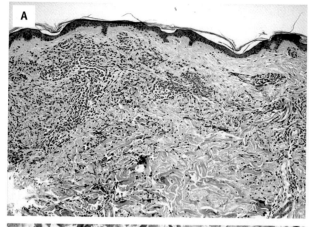

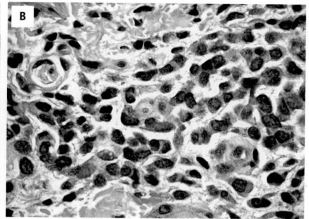

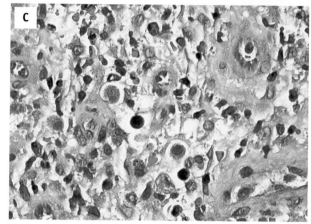

图14.61 皮肤髓系白血病，单个核细胞围绕血管周围和间质性方式浸润   A. 浸润成分由不成熟粒细胞组成（B）。C. 存在单个核的不成熟嗜酸性粒细胞是有用的诊断线索

　　皮肤髓系白血病独有的特征是肿瘤细胞在胶原束间浸润，单个细胞呈水平地排列。肿瘤细胞围绕血管和附属器周围呈同心圆"套状"排列，尤其见于M4和M5。AML组织学表现为富于细胞性肿瘤，或形成轻微的白血病性血管炎或毛囊炎，并混杂淋巴细胞和组织细胞。

　　核的特征取决于不同白血病亚型或细胞成熟停滞的水平。在M1和M2中，常见较大的单个核细胞，或非典型髓母细胞和髓细胞，特点是偏心性嗜碱性核、核仁清楚、胞质少。在M4和M5中，表现为中等大圆形至卵圆形单个核细胞，或异型单核细胞样细胞，胞质嗜酸性，核有压痕、双叶或肾形嗜碱性。有些病例，病变主要由小的或大的肿瘤细胞构成。出现不成熟的单个核嗜酸性粒细胞是诊断线索，尤其是在混有反应性细胞的背景时。慢性髓系白血病更具多形性，并混有各种成熟和未成熟粒细胞系细胞，包括中幼粒细胞、晚幼粒细胞和分叶核中性粒细胞。AML和慢性髓系白血病

内常见细胞凋亡，常见或偶见非典型核分裂。

表14.26 急性髓性皮肤白血病——病理学

组织学特征
真皮内未成熟髓样细胞浸润
血管周围、间质和（或）结节样浸润
单个核嗜酸性粒细胞有助于诊断
辅助检查
CD43、溶菌酶、髓过氧化物酶、CD68阳性表达不一
CD3、CD20、CD34、CD117、CD56、CD4阴性
鉴别诊断
粒细胞核左移的反应性浸润（例如感染、药物反应、中性粒细胞皮病的组织细胞样亚型）
非髓系白血病伴母细胞（如CD4$^+$/CD56$^+$血液性皮肤肿瘤）
CD30阳性间变大细胞淋巴瘤

辅助检查

　　分析骨髓活检/抽吸和外周血分析的结果，包

括流式细胞仪检查和细胞遗传学检查，是髓系白血病分类的最重要标准。常规直接应用于皮肤组织活检组织的辅助检查包括特殊染色（如Giemsa染色）和免疫组化染色。

这些检查的目的是为了突出分化的谱系，这对于诊断是有帮助的，如髓系白血病和淋巴母细胞白血病或淋巴瘤的区分。特殊染色不能区分反应性病变与肿瘤性病变（如真性髓样白血病与继发感染引起的左移）。有既往病史的典型病例和（或）同时骨髓活检证明白血病类型的病例，通常不需要辅助检测。然而当临床信息或组织学特征不明显时（如人为挤压使评估细胞学特征更困难），特殊染色有助于诊断。

髓样分化的染色包括萘酚AS–D氯醋酸酯酶（NASD）、溶菌酶和髓过氧化酶。Giemsa染色可显示颗粒。许多但不是所有病变都呈髓样标记阳性。AML的肿瘤细胞通常CD43和LCA（CD45RA）阳性。淋巴标记如CD3、CD20或CD30常阴性。然而有些淋巴标记如CD4或CD56，在AML可阳性。有些AML的亚型CD34可阳性（图14.62），但这个标记染色结果变化很大，常为阴性，尤其是在幼单核细胞白血病中。抗CD68（KP1；PGM1）和Mac387可证实单核细胞样分化。

免疫组化染色也有助于鉴别髓系白血病和毛细胞白血病。毛细胞白血病的肿瘤细胞TRAP、CD20、CD79a、CD25、CD11c和CD103阳性，CD23、CD5、CD10阴性。

鉴别诊断

鉴别诊断根据不同白血病亚型有所不同。没有镜下或免疫组化特征可以明确区分FAB分类亚型或鉴别AML与慢性髓系白血病。所有亚型细胞学特征与淋巴瘤相同，特别是发生在髓过氧化酶/溶菌酶弱阳性或阴性而LCA、UCHL-1和CD43阳性的病例。这种情况下，也可进行T和B细胞标记的免疫组化染色。

如皮肤髓系白血病中，特征性免疫表型为MPO、溶菌酶、CD45、CD43阳性，而CD20和CD3

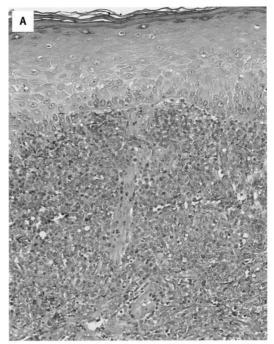

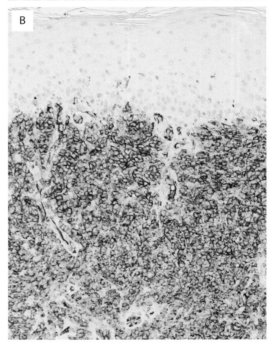

图14.62　皮肤髓系白血病　**A.** 真皮内密集的母细胞浸润。**B.** 肿瘤细胞CD34阳性

为阴性。当表现为母细胞样形态时，非造血系统肿瘤如低分化癌和黑色素瘤也需要考虑和鉴别。可分别通过CK和S-100蛋白染色得以证实。罕见情况下，白血病表现为肉芽肿样特征，导致和良性肉芽肿混淆。当母细胞样细胞CD56阳性时，应考虑CD4$^+$/CD56$^+$皮肤造血肿瘤。尽管CD4和CD56

共同阳性是该肿瘤的特点（见下文），但是CD4和CD56阳性也可见于髓系白血病中，故特殊染色（Giemsa、髓过氧化酶）和结合临床（如骨髓增生异常综合征病史）对明确区分两者显得很必要。

如果药疹发生于伴血液循环内大量白血病细胞的患者，或母细胞数量非常少或被伴随的反应性浸润（如毛囊炎）稀释时，那么AML很难与感染相关的"核左移"或药疹相鉴别。一个相关的诊断问题是Sweet综合征的组织细胞变异型。结合临床和仔细评估细胞成熟程度是关键。白血病常发生在长期骨髓增生异常或贫血之后。然而有些病例皮肤白血病是白血病的首发表现（非白血病性皮肤白血病）。对于诊断不明确的白血病，只是在数月后骨髓活检和外周血检查才能证实存在白血病。

慢性髓系白血病与中性粒细胞浸润性疾病（如感染或非感染性嗜中性皮病）可能难以鉴别。临床病史是关键。慢性髓系白血病相关的白血病性浸润通常进展缓慢，而感染性病变或嗜中性皮病（Sweet综合征）起病更快且分别对抗生素、激素治疗有反应。

预后和治疗

预后取决于白血病亚型、患者年龄和疾病分期。AML治疗包括化疗和骨髓移植。慢性髓系白血病慢性期患者可用伊马替尼治疗。

14.2.3 CD4⁺/CD56⁺皮肤造血肿瘤

此病过去称作母细胞性NK细胞淋巴瘤。最近证据表明肿瘤细胞缺乏普通的T、B、NK和髓系标记，而是来源于浆细胞样树突细胞（plasmacytoid dendritic cells，PDC）。

临床表现

肿瘤表现为孤立性或多发性擦伤样或褐色结节或斑块（图14.63）（表14.27）。常见口腔黏膜损害，可形成溃疡。可见全身症状、肝脾肿大和嗜

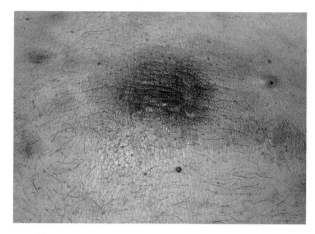

图14.63 CD4⁺/CD56⁺的皮肤造血肿瘤（母细胞NK细胞淋巴瘤）

血细胞综合征。约一半的患者出现骨髓和（或）淋巴结疾病，最初局限于皮肤的疾病常播散至淋巴结、骨髓、血液和内脏器官。

表14.27 CD4⁺/CD56⁺皮肤造血肿瘤——临床表现

发病年龄 中年或老年
发病部位 皮肤、淋巴结、骨髓和中枢神经系统
临床表现 通常中年或老年人 孤立或多发的皮肤结节
预后和治疗 预后差，通常进展迅速 大多数患者死亡或几年内复发 化疗（疗效不确切）

组织学特征

中等大小母细胞样细胞在真皮和（或）皮下组织浸润（表14.28）。这种细胞特点是染色质细腻，没有明显的核仁（图14.64），核分裂易见。通常缺乏发生在NK细胞淋巴瘤中的血管破坏和坏死。

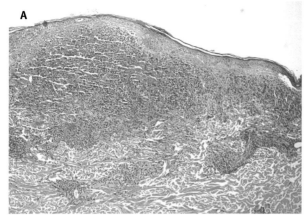

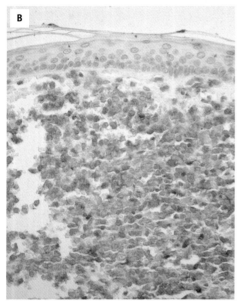

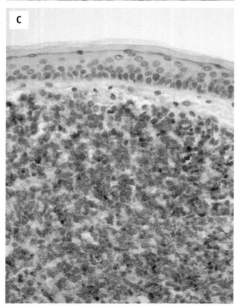

图14.64　CD4⁺/CD56⁺的皮肤造血肿瘤　A. 真皮内致密淋巴样细胞浸润。B. 肿瘤细胞CD4阳性。C. 肿瘤细胞也表达CD56

表14.28　CD4⁺/CD56⁺皮肤造血肿瘤——病理学

组织学特征
弥漫性真皮内浸润，有境界带
单一的中等大小单个核细胞致密浸润，粗块状染色质（母细胞样表现）
常见核分裂象

辅助检查
免疫表型
CD4、CD56、CD123阳性
CD2、CD7、TdT、CD34阳性不定
CD3、溶菌酶、髓过氧化物酶阴性

分子学检查
胚系T细胞受体
EBV阴性

鉴别诊断
髓系白血病
其他淋巴瘤、尤其是NK细胞淋巴瘤和外周T细胞淋巴瘤

辅助检查

　　肿瘤性淋巴细胞CD4和CD56阳性。具有浆细胞样树突细胞免疫表型，即表达CD123、BDCA-2和MxA。CD7、CD68和TdT也阳性。CD3和CD8通常阴性。细胞毒蛋白和EBV阴性。T细胞受体基因呈胚系状态（Germline）。

鉴别诊断

　　由于具有母细胞样细胞和CD56阳性，CD4⁺/CD56⁺皮肤造血肿瘤应与粒单核细胞白血病鉴别。也应与NK或NK/T细胞淋巴瘤鉴别。

预后和治疗

　　大部分患者预后差，中位生存期为14个月。有报道超CVAD（分次环磷酰胺、长春新碱、阿霉素和地塞米松）与高剂量甲氨蝶呤/阿糖胞苷交替治疗可缓解病情，但患者通常复发。

14.3　肥大细胞增多症

　　肥大细胞增多症是一个疾病谱系，表现为不同数量的肥大细胞聚集在皮肤、骨髓和内脏器官。大多数皮肤肥大细胞增多症的患者疾病局限于皮肤，呈惰性临床病程。少数系统性肥大细胞增多症为惰性，但也可能为侵袭性临床行为。系统的肥大细胞疾病也可伴有非肥大细胞造血肿瘤或表现为肥大细胞白血病。下文主要讨论皮肤肥大细胞疾病。有关系统性肥大细胞疾病的知识可参阅血液病理学专著。

14.3.1 皮肤肥大细胞增多症

临床表现

皮肤肥大细胞增多症可表现为斑丘疹样皮肤肥大细胞增多症（MPCM）、弥漫性皮肤肥大细胞增多症或孤立性皮肤肥大细胞增多症（表14.29）。皮肤肥大细胞增多症（尤其是色素性荨麻疹）可有家族史，表现为常染色体显性遗传。罕见家族携带胚系基因c-kit突变。皮肤肥大细胞增多症可出生即有。婴儿期是发病高峰。另一个发病高峰是青年。儿童发病的病变可逐渐消退，而成人起病的病变则持久存在。

各种类型的皮肤肥大细胞增多症共同临床特征是Darier征阳性。Darier征就是轻擦病变出现局部肿胀（由于肥大细胞脱颗粒引起）。许多病变也伴有瘙痒和（或）色素沉着。病变瘙痒可以导致水泡形成。

斑丘疹样皮肤肥大细胞增多症可以表现为色素性荨麻疹（urticaria pigmentosa，UP）或持久斑疹性毛细血管扩张（telangiectasia macularis eruptiva perstans，TMEP）。色素性荨麻疹是指临床表现为弥漫的棕色或红棕色至黄褐色无鳞屑的斑疹和丘疹，弥漫分布于躯干和四肢。持久斑疹性毛细血管扩张表现为上背部披肩样分布的红色斑片或伴毛细血管扩张的红色斑疹。

弥漫性肥大细胞增多症患者表现为褐色硬结状红皮病。在婴儿期患者常见大疱形成，这种表现被称作大疱性肥大细胞增多症。病变本身可有瘙痒或无症状。如皮肤出现显著的肥大细胞数量增多，特别是伴有孤立的肥大细胞瘤，可出现肥大细胞脱颗粒和组胺释放相关的症状，如面红、腹泻和心悸。

孤立性肥大细胞瘤常见于儿童，表现为轻度色素

性结节。个别病例也可表现为多发性丘疹或大斑块。

表14.29 皮肤肥大细胞增多症——临床表现

皮肤肥大细胞增多症的疾病谱
色素性荨麻疹
斑块状丘疹性皮肤肥大细胞增多症
弥漫性皮肤肥大细胞增多症
肥大细胞瘤
患者组别
75%患者是儿童
其余患者通常是中年人
发病部位
大多数患者疾病局限于皮肤
皮肤外受累部位包括骨髓、淋巴结、脾、肺、胃肠道
症状和体征
常见搔痒
典型的Darier征
预后
如果疾病仅局限于皮肤则预后好
儿童孤立性病变通常消退
发生成人的肿瘤持久存在
系统肥大细胞增多症的一些侵袭性亚型或肥大细胞增多症伴恶性血液病时临床预后差
治疗
小的孤立性病变不需要治疗
成人孤立性病变可以切除
化疗可用于侵袭性亚型

组织学特征

肥大细胞增多症组织学特征变化较大，但是共同特征是真皮肥大细胞数量增加（表14.30）。肥大细胞呈单个核，核位于中心或稍微偏心分布，胞质含有大量细颗粒。有时这些细胞呈"煎蛋样"外观，也可呈梭形或树突状。

在色素性荨麻疹或肥大细胞瘤的早期，肥大细胞沿血管周围分布，常位于真皮乳头层。最终可形成真皮密集的结节或弥漫性浸润（图14.65）。皮肤肥大细胞增多症伴有嗜酸性粒细胞浸润并不少见。表皮常出现基底细胞色素沉着。持久斑疹性毛细血管扩张表现为真皮上层非常稀疏的肥大细胞围绕血管浸润，伴有毛细血管扩张（图14.66）。这些肥大细胞常呈梭形，因此在常规切片中非常不明显。

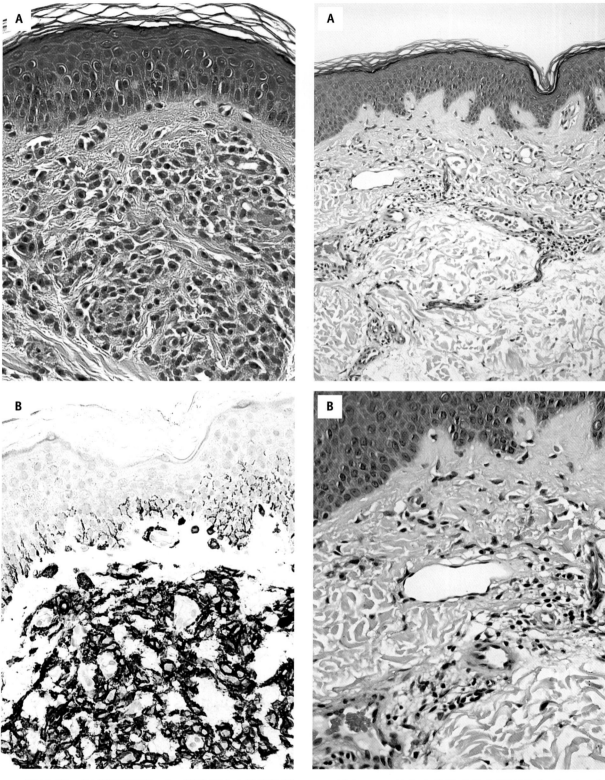

图14.65　色素性荨麻疹　A．表浅真皮内致密的肥大细胞浸润。B．纤维蛋白溶酶阳性

图14.66　持久斑疹性毛细血管扩张（1）　A．血管周炎症细胞浸润。B．病变由淋巴细胞、肥大细胞和嗜酸性粒细胞组成

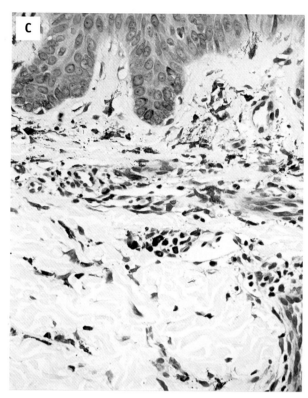

图14.66　持久斑疹性毛细血管扩张（2）　C. 肥大细胞Giemsa染色呈异染性

表14.30　皮肤肥大细胞增多症——病理学

组织学特征
肥大细胞瘤/色素性荨麻疹 　真皮内肥大细胞肿瘤性聚集 持久斑疹性毛细血管扩张 　血管周围和间质肥大细胞数量增多
辅助检查
特殊染色 　甲苯胺蓝和吉姆萨染色肥大细胞显示异染性 免疫组化染色 　CD117、类胰蛋白酶阳性
鉴别诊断
肥大细胞瘤：黑色素细胞痣、白血病、淋巴瘤 非特异性肥大细胞增生性皮炎（如超敏反应）

辅助检查

常规HE染色可以认出肥大细胞，但需要特殊染色证实，因为相似的形态也见于其他单个核细胞，如痣样黑色素细胞和其他造血细胞浸润包括淋巴细胞、单核细胞和组织细胞。肥大细胞吉姆萨呈异染性。甲苯胺蓝也染肥大细胞。Leder染色或萘酚AS-D氯醋酸酯酶（NASD）染色，肥大细胞呈亮红色。现在常用c-kit（CD117）免疫组化染色显示肥大细胞，这在评估持久斑疹性毛细血管扩张的诊断中特别有价值，因为该病中肥大细胞浸润相当稀少而且肥大细胞可呈梭形很难辨认。纤维蛋白溶酶在评估骨髓浸润特别有帮助。

因为成人皮肤肥大细胞增多症患者更可能有孤立的肥大细胞瘤，可能提示系统疾病或相关的血液恶性肿瘤。因此需要另外的检查包括血清纤维蛋白溶酶和骨髓活检。

鉴别诊断

肥大细胞瘤可能会与淋巴瘤、皮肤白血病或黑色素细胞痣混淆。持久斑疹性毛细血管扩张活检中，肥大细胞非常稀少，看上去像正常皮肤。对于这些病例c-kit免疫组化染色有助于发现增生的肥大细胞。色素性荨麻疹或持久斑疹性毛细血管扩张的病变也可能误诊为超敏反应（反之亦然），因为后者可能伴有肥大细胞增多。可有不同数量的嗜酸性粒细胞。然而，超敏反应不像肥大细胞增多症那样形态单一。浸润灶往往含有多种细胞，包括嗜酸性粒细胞、淋巴细胞和组织细胞。正常肥大细胞数量的上限和持久斑疹性毛细血管扩张及系统性肥大细胞增多症中肥大细胞数量的下限有重叠。皮肤中正常肥大细胞数量根据部位不一样而有所不同，故交界性病例应结合全身改变来评估肥大细胞是否增多。

预后和治疗

皮肤肥大细胞增多症最常见于儿童，系统性症状少见，病变通常在青春期前自然消退。肥大细胞增多症可消退但出现皮肤松垂。成人肥大细胞增多症皮疹持久且更容易发展为孤立性肥大细胞瘤。除了少数患者发展为孤立性肥大细胞瘤，或者孤立性肥大细胞瘤伴有淋巴造血恶性肿瘤外，总的生存率不受影响。

皮肤肥大细胞增多症为对症治疗（如控制搔

痒）。补骨脂素和紫外线光疗（PUVA）可能有效。孤立性持久性结节或斑块可以手术切除。

（党 林 译，黄 勇 校）

推荐读物

1. Criscione VD, Weinstock MA Incidence of cutaneous T cell lymphoma in the United States, 1973-2002. Arch Dermatol, 2007,143:854-859

2. El Shabrawi-Caelen L, Kerl H, Cerroni L. Lymphomatoid papulosis. Reappraisal of clinicopathologic presentation and classification into subtypes A, B, and C. Arch Dermatol, 2004,140:441-447.

3. Kim EJ, Hess S, Richardson SK, et al. Immunopathogenesis and therapy of cutaneous T cell lymphoma. J Clin Invest, 2005,115:798-812.

4. Kim yH, Willemeze R, Pimpinelli N, et al. TNM Classification system for primary cutaneous lymphomas other than mycosis fungoides and Sézary syndrome: A proposal of the International Society for Cutaneous Lymphomas (ISCL) and the Cutaneous Lymphoma Task Force of the European Organization of Research and Treatment of Cancer (EORTC). Blood, 2007,110:479-484.

5. Kinney MC, Jones D. Cutaneus T-cell and NK-cell lymphomas. The WHO-EORTC classification and the increasing recognition of specialized tumor types. Am J Clin Pathol, 2007,127:670-686

6. Nguyen NQ. Telangiectasia macularis eruptiva perstans. Dermatol Online J, 2004,10(3):1.

7. Olsen E, Vonderheid E, Pimpinelli N, et al. Revisions to the staging and classification of mycosis fungoides and Sez proposal of the International Society for Cutaneous Lymphomas (ISCL) lymphoma task force of the European Organization of Research and Treatment (EORTC). Blood, 2007,110:1713-1722.

8. Pimpinelli N, Olsen EA, Santucci M, et al. International Society for Cutaneous Lymphoma. Defining early mycosis fungoides. J Am Acad Dermatol, 2005,53:1053-1063.

9. Senff NJ, Hoefnagel JJ, Jansen PM, et al. Reclassification of 300 primary cutaneous B-Cell lymphomas according to the new WHO-EORTC classification for cutaneous lymphomas: Comparison with previous classifications and identification of prognostic markers. J Clin Oncol, 2007,25:1581-1587.

10. Senff NJ, Noordijk EM, Kim yH, et al. European Organization for Research and Treatment of Cancer and International Society for Cutaneous Lymphoma consensus recommendations for the management of cutaneous B-cell lymphomas. Blood, 2008,112:1600-1609.

11. Valent P. Diagnostic evaluation and classification of mastocytosis. Immunol Allergy Clin North Am, 2006,26:515-534.

12. Zinzani PL, Quaglino P, Pimpinelli N, et al. Prognostic factors in primary cutaneous B-cell lymphoma: the Italian Study Group for Cutaneous Lymphomas. J Clin Oncol, 2006,24:1376-1382.

第15章　组织细胞增生性疾病

Bijal Amin, Melissa Pulitzer

15.1 术语定义

组织细胞一词源于骨髓的祖细胞，根据细胞因子和生长因子的环境不同，分化为树突状抗原提呈细胞（朗格汉斯细胞、皮肤的树突状细胞）或吞噬细胞（组织巨噬细胞）。组织细胞病变根据细胞分化的子代细胞的形态学和免疫表型分布进行组织学亚分类，但具体病名的诊断则通常需要临床病理相互联系。

朗格汉斯细胞（LHC）是皮肤的抗原提呈细胞，为CD1a、S-100蛋白阳性、CD68阴性的树突细胞，电镜下可见特有的网球拍形Birbeck颗粒。具有朗格汉斯细胞的部分特征而非全部特征的单个核细胞，归入"未定类"。"未定类"细胞表达CD1a和S-100蛋白，但无Birbeck颗粒。皮肤的树突状细胞是单个核的抗原提呈细胞，表达ⅩⅢa因子，但S-100蛋白和CD1a阴性。

真皮的巨噬细胞是具有单个核或多核巨细胞特征的吞噬细胞。呈圆形、椭圆形、扇贝状或梭形。细胞质可从泡沫状到嗜酸性。巨噬细胞可以是Touton型（即环状排列的细胞核，周围有脂质积聚和中央嗜酸性）、小异物样型（多个不规则排列的核）或胞质毛玻璃样。

最大组非朗格汉斯细胞疾病是黄色肉芽肿家族，包括良性头部组织细胞增多症、幼年性黄色肉芽肿、播散性黄色瘤、泛发性发疹性组织细胞增多症、进行性结节性组织细胞增多症和Erdheim-Chester病。其他非朗格汉斯细胞疾病包括多中心网状组织细胞增多症、网状组织细胞增多症和Rosai-Dorfman病（窦组织细胞增生伴巨淋巴结病）。

15.2 朗格汉斯细胞疾病

朗格汉斯细胞疾病（langerhans cell disease，LCD）在本章是指克隆性增生性疾病而非反应性朗格汉斯细胞增多症，后者可见于许多传染性或变态反应性疾病。

临床表现

朗格汉斯细胞疾病的临床表现历史上曾分为4种独立的疾病。但现在认识到这几种疾病都是朗格汉斯细胞增生性疾病发展中的临床亚型（表15.1）。

表15.1　朗格汉斯细胞增多症的临床谱系

Letterer-Siwe病 　通常发生在幼儿 　播散性疾病 　常有皮损，临床上相似于脂溢性皮炎
Hand-Schüller Christian病 　三联征：颅骨缺损、垂体功能减退、尿崩症 　约1/3患者有皮损
嗜酸性肉芽肿 　孤立性肉芽肿，常发生在肺内 　皮肤受累罕见
杂类非经典变异型 　发生在任何年龄患者的皮肤孤立性或成簇的丘疹

Letterer-Siwe病　本病代表朗格汉斯细胞疾病的一种播散类型，常累及10岁以内儿童，也见于任何年龄，包括成人。病变表现为皮脂丰富区桃黄色至红棕色的丘疹、斑块和斑片，发生部位包括头皮、腹股沟、鼻唇的皱褶、口周部位和躯干上部。少见情况下，可形成脓疱、淤点、糜烂或溃疡性结节。该皮肤病变常伴有发热、淋巴结肿大、体重减轻、全血细胞减少和肝脾肿大等系统症状。

Hand-Schüller-Christian病　本病更常见于年长儿童。典型的三联征包括溶骨性颅骨损害、伴有糖尿病性尿崩症的垂体机能减退和眼球突出。皮肤病变见于约1/3的病例，可表现为丘疹、结节，在擦烂区可有糜烂或溃疡。

嗜酸性肉芽肿　此型朗格汉斯细胞疾病更常见于年长儿童和成人，且以骨损害为特点，皮肤受累罕见。

先天性自愈性网状组织细胞增多症（Hashimoto Pritzker）　这一罕见类型见于出生时或婴儿期。病变表现为孤立性或多发性丘疹、水疱或结节，可能有溃疡形成，病变常位于头、躯干及掌跖。病变通常于数周至数月内自发性消退，可能留下色素沉着或色素减退区。然而先天性自愈性网状组织细胞增多症可向Letterer-Siwe病临床表现进展。

许多病例的临床表现并不与任何一种"经典的"朗格汉斯细胞疾病的变异型相符，如局限性斑丘疹性皮肤病变（图15.1）。

组织学特征

朗格汉斯细胞疾病常见的组织病理学特征是具有丰富嗜双色性或嗜酸性胞质的细胞聚集，核大、空泡状皱褶、分叶状或肾形，无明显核仁，位于真皮乳头层和表皮内（图15.2），和在真皮网状层形成结节。常伴有非组织细胞性炎症细胞，包括淋巴细胞、嗜酸性粒细胞和中性粒细胞。偶尔可见肉芽肿样结构伴偶见的黄色瘤细胞和多核巨细胞。

辅助检查

朗格汉斯细胞CD1a和S-100蛋白阳性（图15.3），也表达CD45和CD4，不表达CD68阴性。

电镜下可见特异性球拍形或火箭样Birbeck颗粒（图15.4）。先天性自愈性网状组织细胞增多症可见髓磷脂层状包涵体，称为蠕虫样小体。电镜检查目前不再作为朗格汉斯细胞疾病的常规诊断手段。

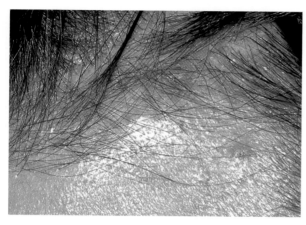

图15.1 皮肤朗格汉斯细胞疾病表现为红斑和丘疹

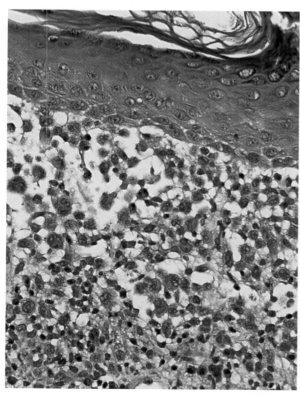

图15.2 皮肤朗格汉斯细胞疾病 **真皮和表皮内见致密的单个核细胞浸润，核呈肾形**

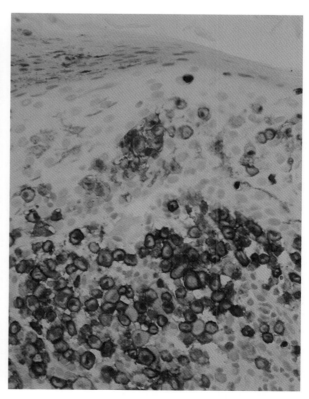

图15.3 真皮和表皮内单个核朗格汉斯细胞呈CD1a阳性

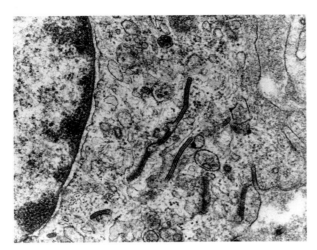

图15.4　朗格汉斯细胞超微结构　**可见Birbeck颗粒（球拍形细胞器）**

鉴别诊断

朗格汉斯细胞可能与非Langerhans组织细胞相混淆（如缺乏泡沫细胞的黄色肉芽肿）（表15.2），偶尔与肥大细胞、不成熟粒细胞或粒细胞白血病骨髓浸润，甚至与黑色素细胞增生难以鉴别。注意观察细胞核的形态（肾形核）有助于诊断。免疫组化染色可用于鉴别诊断。

反应性Langerhans细胞增生作为过敏反应（如湿疹）的一部分，偶而因旺炽性增生而误诊为朗格汉斯细胞疾病而导致过度治疗。在朗格汉斯细胞疾病中，朗格汉斯细胞通常呈致密丛状分布，然而在反应性增生中，朗格汉斯细胞单个散在（但也可能较多）分布于真皮和表皮内，并混杂淋巴细胞和嗜酸性粒细胞。了解临床病史和观察临床表现很重要。如对于有长期湿疹病史的成人，重新诊断为朗格汉斯细胞疾病（组织细胞增多症）时应谨慎。

表15.2　Langerhans（LH）浸润与黄色肉芽肿（XG）浸润

肾形核	泡沫状细胞质	Touton型巨细胞	免疫表型
LH常见	常缺乏	常缺乏	S-100蛋白+；CD1a+
XG少见	常存在	常存在	S-100蛋白-；CD1a-；CD68+

预后和治疗

临床病程变化较大，与组织学无关。预后不良的特征包括年龄不足1岁（除外先天性自愈性网状组织细胞增多症）、器官功能障碍和发生在男性。30%的病例完全缓解，大多数患者呈慢性病程。系统性受累者可导致严重病残，甚至致死。治疗方案与病情有关。局限性病变可以用氮芥、口服沙利度胺和（或）紫外线光疗法。系统性朗格汉斯细胞疾病可选择各种化疗药物和激素治疗，有条件者可采取骨髓移植。

15.3 未定类细胞组织细胞增多症

据推测本病的对应细胞是一种不成熟朗格汉斯细胞，更确切地说是淋巴结内成熟前的一种树突细胞。

临床表现

未定类细胞组织细胞增多症非常罕见，发生于儿童和成年人，没有性别差异。一般表现为孤立性质软、红斑状溃疡性结节，或数月或者数年、分批出现的、质硬的红棕色丘疹。皮肤外受累的病例已有报道。

组织学特征

真皮内见境界清楚或者弥漫的组织细胞浸润，伴有淋巴细胞聚集。组织细胞胞质嗜酸性或颗粒状。

辅助检查

组织细胞CD68、S-100蛋白、XⅢa因子阳性，CD1a弱阳性或灶性阳性。电镜下未见Birbeck颗粒。

鉴别诊断

本病需与其他组织细胞疾病（先天性自愈性网状组织细胞增多症、幼年性黄色肉芽肿、泛发性发疹性组织细胞增多症或多中心性网状组织细胞增多症）相鉴别。

治疗与预后

孤立性病变可单纯手术切除。多发性病变通常病情稳定或只是缓慢进展，通常不需要治疗。

15.4 非朗格汉斯细胞组织细胞性疾病

15.4.1 黄色肉芽肿家族

该家族包括幼年性和成人黄色肉芽肿，以及各种其他组织学上类似于幼年性黄色肉芽肿的非朗格汉斯细胞增生，如良性头部组织细胞增多症、播散性黄色瘤和泛发性发疹性组织细胞增多症。

15.4.1.1 幼年性黄色肉芽肿

临床表现

幼年性黄色肉芽肿（juvenile xanthogranuloma，JXG）是最常见的非朗格汉斯细胞增多症（表15.3）。它是一种血脂正常的病变，15%～30%病例为先天性，大约75%病例于一岁以内发病。相同的病变也可见于成人（成人黄色肉芽肿；adult xanthogranuloma，AXG）。皮肤病变通常为孤立性，但也可多发，由直径2～5mm、界限清楚、红棕色至黄色无症状的、质韧的丘疹组成。病变主要位于躯干上部，但也可见于身体各个部位。少见情况下病变表现为有光泽半透明的红至黄色的结节，大小5～20mm，有时伴有毛细血管扩张。直径大于20mm的巨型病变已有报道。病变主要发生在男性，尤其是多发性病例。黏膜和皮肤外可受累，伴或不伴皮肤病变。眼是皮肤外最常发病部位，眼损害发生于

1%～10%病例中，常为单侧发病，且可先于皮肤病变。该病可有全身受累，如口咽、眼眶、鼻、副鼻窦区、中枢神经系统、肝、脾、肺、骨髓、睾丸、乳房和（或）肾等。幼年性黄色肉芽肿可与神经纤维瘤病1型或与幼年性慢性粒细胞白血病/幼年性粒单核细胞白血病有关。

表15.3 幼年性黄色肉芽肿——临床表现

最常见类型的非朗格汉斯细胞增多症
患者组别 患者大多数是婴儿或儿童 也可见于成人（成人黄色肉芽肿）
发病部位 通常发生在身体上部皮肤 眼 其他部位（如脏器、骨）可受累
临床表现 丘疹型（最常见表现） 　多发性小的红、棕色或黄色丘疹 　可与神经纤维瘤病的咖啡斑和幼年慢性髓系白血病伴发 结节型（少见） 　一个或数个病变（1～2cm结节）
预后和治疗 大多数病变有自限性，有自发消退趋势 持久性病变或美容原因可行保守性手术切除 少见伴中枢神经系统累及的病例可致命

组织学特征

早期病变表现为无包膜的、致密的、单一形态的细胞增生，细胞小到中等，胞质嗜酸性，位于真皮乳头层及网状层（图15.5）（表15.4）。有时呈结节状延伸至皮下脂肪，或孤立性发生于皮下脂肪内。细胞核小、圆形、卵圆形或凹陷，核仁不明显。有时胞质泡沫状，多核细胞更显著。异物样巨细胞和Touton巨细胞皆可以不同的数量出现，伴或不伴有炎性细胞浸润，炎症细胞常为淋巴细胞和嗜酸性粒细胞（图15.6）。组织细胞也可呈梭形（图15.6）。核分裂象可见，但罕见于陈旧性病变中，而在早期、非脂质性病变的表浅部位常可见到核分裂象。

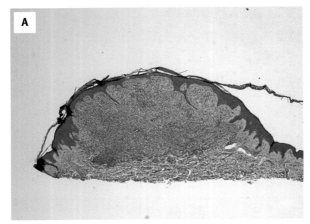

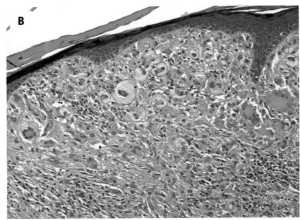

图15.5　幼年性黄色肉芽肿　A. 真皮内单个核细胞浸润，胞质嗜酸性或泡沫状。B. 可见Touton巨细胞

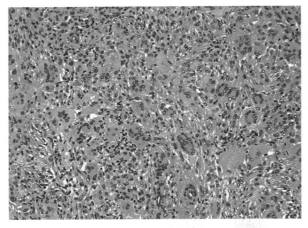

图15.6　幼年性黄色肉芽肿　病变细胞呈梭形和上皮样，胞质粉染，可见许多嗜酸性粒细胞

辅助检查

　　幼年性黄色肉芽肿的组织细胞CD68胞质颗粒状强阳性（图15.7）。HAM56和CD4常阳性。常有一部分细胞ⅩⅢa因子阳性。幼年性黄色肉芽肿

表15.4　幼年性黄色肉芽肿——病理学

组织学特征
单个核细胞在真皮内呈结节状浸润
早期病变显示轻微的脂质化（单个核细胞伴有嗜酸性胞质）
成熟的病变含有泡沫状细胞质的组织细胞
可见Touton型巨细胞
嗜酸性粒细胞常见
辅助检查
CD68、HAM56阳性
CD1a、Melan-A阴性
S-100蛋白常阴性
鉴别诊断
其他组织细胞病变（必须联系临床）
黑色素细胞肿瘤

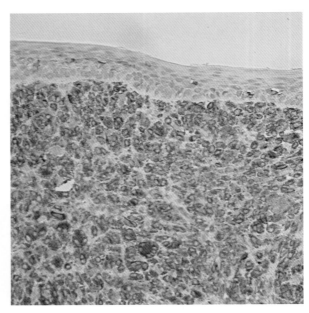

图15.7　幼年性黄色肉芽肿　组织细胞CD68阳性

CD1a阴性。尽管S-100蛋白常阴性，但偶见局灶阳性或弱阳性。

鉴别诊断

　　幼年性黄色肉芽肿可能与黑色素细胞痣或黑色素瘤以及其他组织细胞增生相混淆。与黑色素细胞肿瘤相混淆多因病变缺乏泡沫细胞或Touton巨细胞所致。尽管嗜酸性粒细胞在陈旧性病变中并不明显，但嗜酸性粒细胞的存在仍可提供病变为组织细胞而非黑色素细胞肿瘤的一个线索。免疫

组化染色有利于鉴别诊断。幼年性黄色肉芽肿中黑色素细胞分化抗原Melan-A/Mart-1和酪氨酸酶阴性。由于Touton巨细胞和嗜酸性粒细胞均可出现于幼年黄色瘤和黄色瘤样真皮纤维瘤中，两者的鉴别偶尔可很困难。在这些病例中，肿瘤周围绳索样胶原纤维被星状、三角形树突细胞包裹支持真皮纤维瘤的诊断。CD4阳性支持幼年性黄色肉芽肿的诊断。

预后和治疗

发生在儿童的皮肤病变经3~6年病程可自行减退。而发生在成人的病变则常持久存在。单发的病变可单纯选用切除或者激光治疗。切除后复发者并不少见。系统性病变更难治疗，尤其是中枢神经系统受累者。播散性黄色瘤可采用类似于朗格汉斯细胞增多症的外科手术、放疗和化疗等多种治疗方法。已有报道肿瘤可出现高级别肉瘤样转化和致死。建议对幼年性黄色肉芽肿患者进行监测，对小于2岁的儿童患有多发性病变者进行眼部检查。

15.4.1.2 良性头部组织细胞增多症

多数学者认为良性头部组织细胞增多症是幼年黄色瘤的一种早期形式。

本病通常累及幼童，通常发生在2~34个月之间，表现为多发性2~3mm红棕色至黄色的斑点和丘疹，常位于头部及躯干上部，而无系统受累。通常病变数量很少，但偶尔可达数百个。罕见情况下与尿崩症有关。组织学上这种病变与幼年黄色瘤难以区别。

该病一般具有自限性，不需要治疗。

15.4.1.3 泛发性发疹性组织细胞增多症

泛发性发疹性组织细胞增多症（generalized eruptive histiocytosis，GEH）是一种发生于血脂正常成年人和儿童的罕见疾病，表现为分批出现的、多个、弥漫性、对称性红蓝丘疹，位于躯干和四肢近端，身体的弯曲面相对少见，病变最终自发性消退。黏膜受累与播散性黄色瘤相比较少见。组织学与幼年黄色瘤相似。该病一般具有自限性，也不必治疗。

15.4.1.4 播散性黄色瘤

临床表现

播散性黄色瘤（xanthoma disseminatum，XD）是一种少见疾病，可发生在儿童和成人。表现为多个对称性红黄色或褐色的丘疹和结节，累及头颈部与躯干上部皮肤褶皱处和屈侧区域。病变最初为不连续的，但经过一段时间后融合成疣状斑块。病变可消退或持续存在。黏膜及皮肤外病变如骨骼或者中枢神经系统病变并不少见。后者受累可导致尿崩症。患者脂质水平常正常。病变可能与单克隆丙种球蛋白病有关。

组织学特征

病变典型表现为组织细胞结节状增生，核圆形至卵圆形，胞质嗜酸性（图15.8）。组织细胞可有扇贝状边缘。随着时间的进展，可见更多泡沫样组织细胞和Touton型巨细胞。

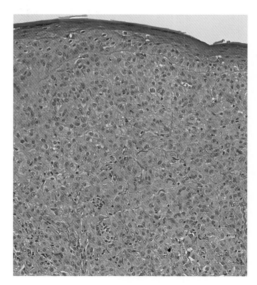

图15.8 播散性黄色瘤 伴嗜酸性胞质的单个核细胞浸润（同幼年性黄色肉芽肿难以区别）

辅助检查

播散性黄色瘤的组织细胞CD1a阴性，但CD68阳性。

鉴别诊断

结合临床对诊断非常重要。组织学上播散性黄色瘤与黄色瘤或黄色肉芽肿难以区别，可通过形态学或免疫组化染色与朗格汉斯细胞增多症鉴别。

预后和治疗

预后取决于皮肤外病变的范围和解剖学部位。孤立性病变可采用局部破坏性治疗。

15.4.2 网状组织细胞增多症（孤立性巨大网状组织细胞瘤和多中心网状组织细胞增多症）

临床表现

在缺乏其他伴发疾病的情况下，网状组织细胞增多症通常表现为孤立性红色至黄色丘疹。多发性病变也可发生于缺乏全身症状的情况下。多中心网状组织细胞增多症（multicentric reticulohistiocytosis，MRH）是一种罕见疾病，其特点是多发性皮肤和黏膜病变伴有关节病。典型者发生于中年白人女性。本病偶尔为副肿瘤综合征的一种表现。

组织学特征

大组织细胞伴丰富的嗜酸性、细颗粒状毛玻璃样细胞质，形成致密的结节性聚集（图15.9），细胞质含有耐淀粉酶的PAS阳性物质。细胞质可空泡状或泡沫状。胞核空泡状、核膜清晰，可见1～2个明显的核仁。可见其他炎症细胞（如淋巴细胞和嗜酸性粒细胞）浸润。也可见吞噬胶原现象。

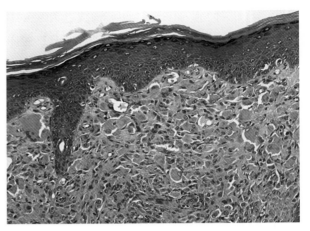

图15.9 网状组织细胞增多症 大的组织细胞，胞质嗜酸性、毛玻璃样

辅助检查

网状组织细胞增多症中组织细胞CD68阳性，CD1a和FXIIIa阴性。S-100蛋白一般阴性；然而也有S-100蛋白阳性的病例报道。

鉴别诊断

网状组织细胞增多症的孤立性病变可与其他的组织细胞增生或Spitz痣混淆。应用黑色素细胞分化抗原的免疫组化染色，可与黑色素细胞增生相鉴别。

预后和治疗

孤立性病变勿需治疗。对多中心性病变，主要针对相关的系统症状（关节病）和伴随的恶性疾病（如果存在）进行治疗。皮肤的典型表现为此消彼长。但也可发生自发缓解。

15.4.3 皮肤Rosai-Dorfman病

本病被认为是一种反应性多克隆性淋巴肉芽肿性疾病。其病因不明。

临床表现

常见特点是淋巴结肿大、发热和不适。患者常为儿童和青年；中位年龄约为20岁，然而任何年龄的患者均可发病。常见贫血、白细胞增多、多克隆高球蛋白血症及血沉加快等症状。40%患者可发生结外病变，并可累及任何器官。皮肤是最常见的结外发病部位。单纯的皮肤病变相当少见，常发生在30～40岁的患者。皮肤病变表现为黄色至红色或褐色丘疹、结节或斑块（图15.10），直径为1～30cm，可见于任何部位的皮肤（表15.5）。

表15.5　皮肤Rosai-Dorfman病——临床表现

患者组别
儿童和青年人
皮肤病变易累及30~40岁女性
发病部位
颈部淋巴结
头、颈和四肢的皮肤
临床表现
淋巴结肿大伴发热
皮肤病变表现为丘疹、结节或斑块
预后和治疗
良性临床病程，通常自限性
可自发性消退
持久性病变，如果有症状或美容原因可手术切除

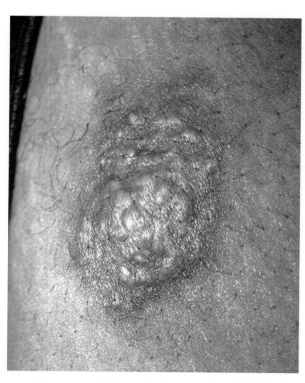

图15.10　皮肤Rosai-Dorfman病　表现为棕色斑块

组织学特点

皮肤Rosai-Dorfman病常表现为致密性结节样淋巴肉芽肿性炎症（图15.11）。组织细胞有丰富的淡嗜酸性胞质，偶尔为泡沫状胞质，胞界不清楚，核大、空泡状，核膜薄，可见单个显著核仁。多核细胞、非典型细胞和核分裂象并不常见。细胞穿越表现为组织细胞内一个或多个完整的白细胞，常为本病特征性标志，但无特异性（也可见于淋巴瘤），也可能不明显。浆细胞常见，围绕毛细血管后小静脉成簇分布。皮肤Rosai-Dorfman病的病理学表现见表15.6。

表15.6　皮肤Rosai-Dorfman病——病理学

组织学特征
黄色瘤细胞浸润
伴有浆细胞、淋巴细胞、中性粒细胞浸润
细胞穿越（巨噬细胞胞质内见白细胞）
辅助检查
CD68、S-100蛋白阳性（至少部分组织细胞阳性）
多克隆性淋巴细胞浸润
微生物特殊染色阴性
鉴别诊断
感染
淋巴瘤

辅助检查

至少部分浸润的组织细胞S-100蛋白阳性。

鉴别诊断

该病变可通过特殊染色和组织培养与特殊感染鉴别。有时候，尤其是活检标本时，缺乏足够数量的S-100蛋白阳性的组织细胞，或不可能做出明确诊断，但需做诊断性评估，以除外各种肉芽肿，包括肉芽肿性淋巴瘤。

预后和治疗

单纯性皮肤病变一般具有自限性，不会进展为"窦组织细胞增生伴巨淋巴结病"。多种治疗方法包括外科手术、皮质类固醇和放射治疗都曾用

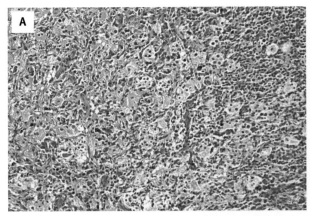

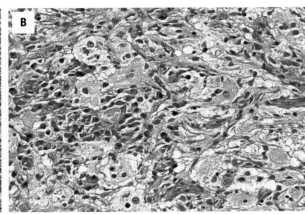

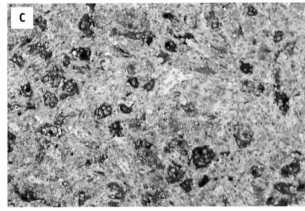

图15.11　皮肤Rosai-Dorfman病　A. 黄色瘤样和淋巴浆细胞浸润伴有大泡沫状组织细胞浸润。B. 在组织细胞的丰富胞质内见炎症细胞。C. 大组织细胞S-100蛋白阳性

于该疾病的治疗，疗效不等。一般来说较小病变对治疗更敏感。

15.4.4　高脂血症相关性黄色瘤

临床表现

结节性黄色瘤表现黄-红色融合的、质软丘疹和质硬结节，通常位于伸侧，如肘、膝、指节、臀和掌部，多发生于伴有高胆固醇血症和高甘油三酯血症者。腱黄色瘤发生于深在部位，表现为可活动的质硬结节，表面被覆正常皮肤。病变典型者累及手足的伸肌腱和跟腱、韧带和筋膜，常见于高胆固醇血症。睑黄色瘤好发于高胆固醇血症或脂蛋白异常患者的眼睑，在年轻人胆固醇升高者发生率较高。发疹性黄色瘤表现为多发性小丘疹，后者成群地出现于身体的许多部位，见于脂蛋白酶缺乏、低脂蛋白血症、高甘油三酯血症和糖尿病患者。

组织学特征

结节性黄色瘤、腱黄色瘤和睑黄色瘤组织学形态相似：结节状和小簇状泡沫样巨噬细胞位于胶原束之间，炎症细胞稀少或缺失（图15.12）。发疹性黄色瘤常有少量的泡沫细胞且常伴有炎症细胞浸润，包括淋巴细胞、中性粒细胞和巨噬细胞。病变特点是细胞内外脂质沉积。某些病例可见栅栏状肉芽肿样结构。

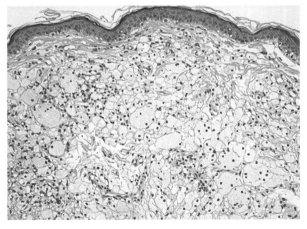

图15.12　黄色瘤　泡沫状单个核细胞结节状浸润。可见少许淋巴细胞

预后和治疗

高脂血症相关性黄色瘤属良性病变。病变的诊断应该评估潜在的血脂过多或者糖尿病。治疗高脂血症后，结节性黄色瘤有时消退。

15.4.5 不伴有高脂血症的黄色瘤

黄色瘤样浸润可发生在血脂正常、身体健康的患者，肿瘤的浸润可形成皮肤丘疹样病变。病变的变化谱系包括孤立性丘疹性黄色瘤和疣状黄色瘤。

丘疹性黄色瘤表现为孤立散发性淡黄色丘疹。疣状黄色瘤主要累及口腔黏膜。黄色瘤通常含有大量的泡沫状单个核细胞和少许Touton巨细胞。在疣状黄色瘤中，黄色瘤样浸润常伴表皮疣状增生。

孤立性黄色瘤与高脂血症相关病变的区别需联系临床。疣状黄色瘤有独特的临床和组织学表现（位于口腔黏膜，伴有疣状上皮增生）。病变可自行缓解或持续存在。小的病变活检即可完整切除。

15.4.6 弥漫性正常血脂性扁平黄色瘤

同义词包括泛发性扁平黄色瘤和正常血脂性扁平黄色瘤。

这些病变被认为是由血管周围免疫球蛋白沉积所致，也可发生在某些系统性疾病。

临床表现

病变常表现为正常血脂患者睑周、颈部、躯干和四肢黄色、橙色斑疹、丘疹、斑块及结节（图15.13）。常见睑黄色瘤。常（但不总是）与系统性疾病有关，最常见为浆细胞瘤、单克隆性异球蛋白血症、白血病或淋巴瘤。有报道病变可伴冷球蛋白血症、红皮病和许多其他疾病。皮肤病变可先于这些疾病数年出现。

组织学特征

真皮内围绕血管周围分布泡沫状巨噬细胞和Touton巨细胞，也可以延伸至皮下组织。可见小的渐进性坏死灶（胶原变性/变质）。

辅助检查

泡沫细胞CD68和XⅢa因子阳性，S-100蛋白、CD1a和MAC387阴性。

鉴别诊断

结合临床可鉴别扁平黄色瘤与其他黄色瘤。具有灶性坏死的扁平黄色瘤与坏死性黄色肉芽肿鉴别困难或无法区别。

预后和治疗

预后主要取决于伴发的淋巴增生性疾病的性质。

15.4.7 渐进性坏死性黄色肉芽肿

临床表现

渐进性坏死性黄色肉芽肿（necrobiotic xantho-granuloma，NXG）好发于中老年。通常表现为多个橘红色丘疹、结节或斑块。常位于眼眶周围、四肢或躯干。渐进性坏死性黄色肉芽肿与异球蛋白血症密切相关，常为IgG单克隆丙种球蛋白血症和冷球蛋白血症。

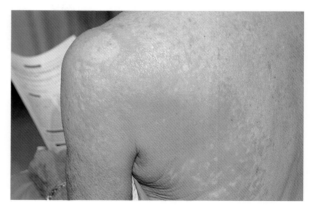

图15.13　弥漫性扁平黄色瘤　可见多个橙色丘疹；一些已经融合

组织学特征

病变内可见渐进性坏死区（胶原变质、溶解及细胞碎片），周围被肉芽肿包绕（图15.14）。常见胆固醇裂隙和Touton巨细胞。可见奇异型异物巨细胞和（或）巨细胞星状体。

辅助检查

组织细胞CD68阳性，S-100蛋白和CD1a阴性。

鉴别诊断

在临床和组织学方面，渐进性坏死性黄色肉芽肿与弥漫性血脂正常的扁平黄色瘤重叠。本病需与感染性肉芽肿、环状肉芽肿和脂质渐进性坏死相鉴别（表15.7）。

预后和治疗

病变为慢性进程并可进展。本病曾用皮质激素和细胞毒素进行治疗，但疗效不明显。

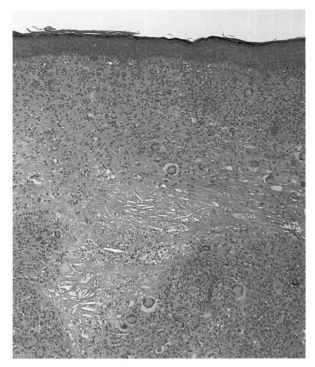

图15.14　渐进性坏死性黄色肉芽肿　单个核组织细胞和Touton型巨细胞围绕伴有胆固醇裂隙的渐进性坏死区

表15.7　坏死性肉芽肿的鉴别诊断

	黏蛋白	穿插于正常真皮内	泡沫细胞	胆固醇裂隙
GA	正常	典型	缺如	缺如
NLD	缺如	轻微	缺如	缺如
NXG	缺如	轻微	存在	存在

注：GA，环状肉芽肿；NLD，糖尿病脂质渐进性坏死；NXG，渐进性坏死性黄色肉芽肿。

（党　林　译，曾学思　黄　勇　校）

推荐读物

1. Caputo R, Marzano AV, Passoni E, et al. Unusual variants of non-langerhans cell histiocytoses. J Am Acad Dermatol, 2007,57 (6) : 1021-1035.

2. Kraus MD, Haley JC, Ruiz R, et al. "Juvenile" xanthogranuloma: an immunophenotypic study with a reappraisal of histogenesis. Am J Dermatopathol, 2001,23:104-111.

3. Newman B, Hu W, Nigro K, et al. Aggressive histiocyte disorders that can involve the skin. J Am Acad Dermatol, 2007,56:302-316.

4. Weitzman S, Jaffe R. Uncommon histiocytic disorders: the non-langerhans cell histiocytoses. Pediatr Blood Cancer, 2005,45:256-264.

5. Zelger BWH, Burgdorf WH. The cutaneous "histiocytoses". Adv Dermatol, 2001,17:77-114.

第16章 皮肤神经内分泌癌（Merkel细胞癌）

Bijal Amin, Klaus J. Busam

本章将Merkel细胞癌定义为皮肤或皮下组织的原发性神经内分泌癌。

16.1 临床表现

Merkel细胞癌少见。经校正患者年龄后的统计，2001年美国发病率为0.44/10万。Merkel细胞癌好发于老年白人慢性日光损伤的皮肤，但也可见于年轻患者和避光部位。平均发病年龄61岁。绝大多数肿瘤位于肢端或头颈部，臀部也不少见，躯干罕见。约10%患者表现为转移性肿瘤，而原发性肿瘤不明。免疫抑制患者的Merkel细胞癌发病率明显增加（HIV患者患病风险增加14倍，实体器官移植后患病风险增加10倍）。最近发现大部分Merkel细胞肿瘤与一种多瘤病毒（Merkel细胞多瘤病毒）密切相关。

Merkel细胞癌早期临床表现无特征性。Merkel细胞癌可呈红色或紫红色丘疹、结节（图16.1）、斑块、位置较深的结节或囊肿样病变（图16.2），这些皮损很少会考虑Merkel细胞癌。临床活检的目的通常是为了排除基底细胞癌、附属器肿瘤、鳞状细胞癌、囊肿、脂肪瘤等。

Merkel细胞癌的临床表现总结于表16.1。

表16.1　Merkel细胞癌临床资料

患者组别
平均发病年龄61岁
免疫抑制患者
HIV阳性患者危险度增加14倍
器官移植后危险度增加10倍
发生部位
头颈部
四肢
临床表现
丘疹或囊肿样真皮/皮下或结节
预后
预后依赖于分期（前哨淋巴结情况）和组织学特征
局限于真皮的小而界限清楚的肿瘤预后较好
肿瘤大且淋巴管内见瘤栓者复发危险度高
治疗
手术切除
放疗用于结节性或局部复发性病例
化疗用于远处转移的病例

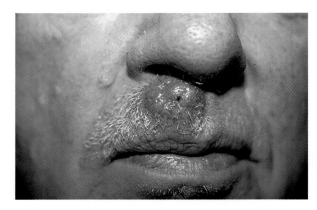

图16.1　上唇 Merkel细胞癌结节

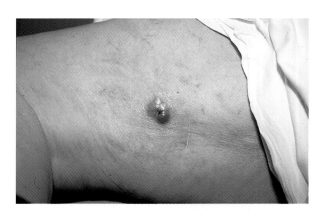

图16.2　Merkel细胞癌结节，临床误认为囊肿

16.2 组织学特征

Merkel细胞癌镜下典型特征为位于真皮或皮下的"蓝色"结节。肿瘤虽然境界十分清楚，但边缘往往呈浸润性生长（图16.3，图16.4）。肿瘤呈蓝色是由于肿瘤细胞质稀少所致。根据细胞核大小将肿瘤细胞分为小细胞、中间细胞和大细胞，以中间细胞最为常见（图16.5～图16.7）。肿瘤细胞核染色质呈纤细的颗粒状（"胡椒盐样"）为特征性细胞学表现。致密深染的细胞核虽可见到，但细胞核通常淡染（核透明）。常见细胞核紧密镶嵌排列（核铸型），而菊形团结构很少见。也可见到Azzopardi现象（译者注：核碎裂导致核酸逸出，血管周围形成嗜碱性DNA沉积物）。常有大量核分裂象和凋亡小体。许多肿瘤周围淋巴管内常见肿瘤栓子。可伴或不伴不同程度的淋巴细胞浸润。

肿瘤细胞虽可排列成小梁状"器官样"生长

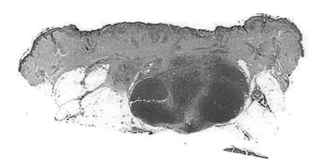

图16.3　Merkel细胞癌，呈结节状生长

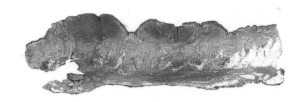

图16.4　Merkel 细胞癌，呈弥漫浸润性生长

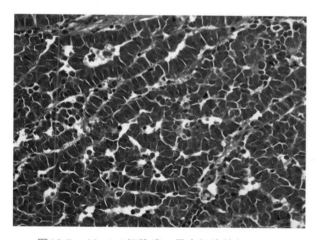

图16.5　Merkel 细胞癌，呈大细胞特征

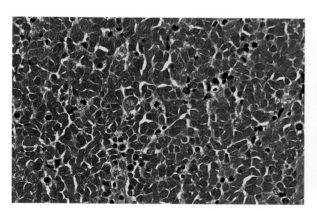

图16.6　Merkel 细胞癌，呈中间细胞特征

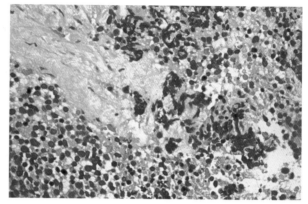

图16.7　Merkel 细胞癌，呈小细胞特征

方式（图16.5），但绝大多数病例中肿瘤细胞弥漫成片分布，缺乏明显的排列结构。细胞之间无黏附性，排列松散。此现象可能非常显著，形成弥漫浸润性淋巴瘤样表现。

尽管绝大多数Merkel细胞癌完全位于真皮或皮下组织，但部分病例可累及表皮（嗜表皮性Merkel细胞癌）（图16.8），另有部分病例倾向于围绕皮肤附属器生长。大多数Merkel细胞癌为原发性，但有些Merkel细胞癌发现伴有其他非神经内分泌癌，最常见为鳞状细胞癌，罕见为基底细胞癌或其他附属器肿瘤。尽管碰撞性病变可发生，但普通型鳞状细胞癌和Merkel细胞癌紧密混杂并有移行过渡区域，提示至少一部分Merkel细胞癌代表双表型癌（复合性癌）（图16.9）。在同一解剖部位，如果神经内分泌癌形成之前已有鳞状细胞癌发生，并且诊断Merkel细胞癌时仍然可见移行区域，这种Merkel细胞癌很可能确实起源于鳞状细胞癌。

Merkel细胞癌的病理学特点总结于表16.2。

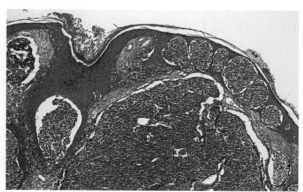

图16.8　嗜表皮性Merkel细胞癌

表16.2　Merkel细胞癌——病理学

组织学表现
大多数肿瘤为原发性
真皮和（或）皮下组织结节
少数（少于10%）呈复合表型（第二种成分最常是鳞状细胞癌）
神经内分泌细胞和大的上皮样细胞混合
生长方式
界限清楚的结节
浸润性结节（最常见）
弥漫浸润性
细胞学
呈细腻的椒盐样染色质的细胞核
胞核大小不一：小、中（最常见）和大
胞质稀少
常见核分裂象和凋亡小体
辅助检测
免疫组化染色
上皮标记（细胞角蛋白，尤其是CK20和Cam5.2）阳性，常常（但非全部）呈核旁点状阳性
神经内分泌标记（嗜铬素和突触素）阳性。
CM2B4阳性
TTF-1阴性
超微结构检测（不再需要）
电子致密颗粒
中间丝在核旁沉积
分子学检测
MCV阳性
鉴别诊断
原发性MCC与转移性MCC鉴别
转移性皮肤外（如肺）小细胞癌（Merkel细胞癌CK20阳性、TTF-1阴性；皮肤外肿瘤TTF-1常常阴性，而CK20常[不总是]阴性；与临床联系很重要）
基底细胞癌（核特征不同：核仁不呈椒盐样，胞核呈栅栏样排列，核分裂象较少）
皮肤Ewing肉瘤（EWS相关的染色体易位和Fli-1阳性）

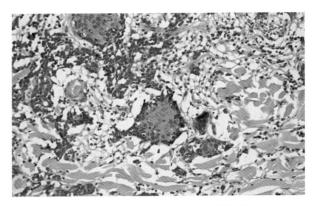

图16.9　复合性Merkel细胞癌和鳞状细胞癌

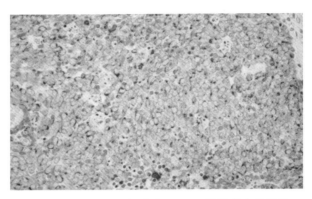

图16.10　Merkel细胞癌，CK20呈核旁点状着色

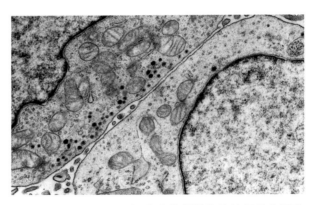

图16.11　Merkel细胞癌的超微结构特征是电子致密神经分泌颗粒

16.3 辅助检查

免疫组化染色　肿瘤细胞表达上皮标志（如细胞角蛋白，包括Cam5.2、AE1/AE3、CK20、34βE12和EMA）和神经内分泌标志（如嗜铬素、突触素和CD56）。CK20抗体对于诊断尤为有用，大部分Merkel细胞癌（75%~90%病例）至少为CK20局部阳性，典型者常呈核旁点状着色（但不一定总是这样）（图16.10）。Merkel细胞癌也可表达CD99或CD117。与大多数肺或肺外（非皮肤）神经内分泌癌不同，Merkel细胞癌通常呈TTF-1阴性。单克隆抗体（CM2B4）能证实大多数肿瘤中存在Merkel细胞多瘤病毒。

电镜检查　Merkel细胞癌的超微结构特征是细胞周边的细胞质中存在80~120nm的膜被致密核心颗粒。邻近细胞核部位可见中间丝呈团聚集。电镜检查曾经有助于诊断，但目前不再必需。

分子学检查　大多数肿瘤（约80%）可通过

聚合酶链反应（PCR）检查到Merkel细胞多瘤病毒。

16.4 鉴别诊断

Merkel细胞癌可能与其他皮肤原发性肿瘤混淆，如具有基底样或小细胞特征的癌（基底细胞癌、小汗腺癌的小细胞/基底样亚型和毛母质癌）、黑色素瘤的小细胞亚型、皮肤Ewing肉瘤和淋巴瘤。活检的小标本有时很难鉴别，但是如果注意观察是否具有Merkel细胞癌的细胞核特征以及应用免疫组化染色，应该能做出正确诊断（表16.3）。

皮肤Ewing肉瘤与Merkel细胞癌鉴别尤其困难，因为两者都表达角蛋白、神经内分泌标志和CD99。

分子学检查（荧光原位杂交检查Ewing易位或聚合酶链反应检查EWS-Fli-1融合产物）对鉴别诊断可能具有决定性作用。

Merkel细胞癌还可能与皮肤转移性神经内分泌癌混淆，尤其是转移性小细胞癌。如果没有明确的皮肤外神经内分泌癌病史，肿瘤位于具有日光损害皮肤的真皮浅层，光镜下表现为中等大小的淡染（透明）细胞核以及核染色质呈"椒盐样"等特征，基本上可以明确诊断为Merkel细胞癌，因为其他神经内分泌癌（涎腺起源者除外）很少具有上述特征。但如果肿瘤细胞学特征类似肺小细胞癌，则需要免疫组化染色才能明确诊断。肺小细胞癌通常呈特征性的CK7和TTF-1阳性，而Merkel细胞癌常为CK20阳性而TTF-1阴性。

表16.3 有助于Merkel细胞癌鉴别诊断的免疫组化染色

标记	MCC	BCC	淋巴瘤	黑色素瘤
Ck20	+	−	−	−
Berp4	±	+	−	−
LYM	−	−	+	−
MDA	−	−	−	+

注：LYM，淋巴瘤标记：LCA，CD20，CD3和（或）其他标记；MDA，黑色素细胞分化抗原（酪氨酸酶，HMB-45，Mart-1/Melan-A）。

然而，也存在例外情况。部分肺或肺外的非皮肤小细胞癌可呈CK20阳性，部分Merkel细胞癌也可能同时表达CK7和CK20。另外，并非所有肺肿瘤都表达TTF-1，TTF-1也并不仅仅表达于肺肿瘤，肺外神经内分泌癌同样也能表达。还要强调，并非所有Merkel细胞癌都是CK20阳性，约10%的Merkel细胞癌不表达CK20。如果组织学表现和免疫组化染色（其他角蛋白和神经内分泌标志阳性）支持神经内分泌癌，并且临床表现也符合皮肤原发性，那么，即使CK20阴性，诊断为Merkel细胞癌也能接受。因此，不能仅靠免疫组化染色来诊断神经内分泌癌最可能的起源部位，最为重要的是要将免疫组化染色、组织学表现和临床表现联系起来综合分析。

偶尔，原发性Merkel细胞癌必须与转移性Merkel细胞癌相鉴别，此时临床病史非常重要。一些组织学特征有助于鉴别。例如，存在伴发的鳞状细胞癌或密集的淋巴细胞浸润支持原发性Merkel细胞癌。

16.5 预后和治疗

通常认为Merkel细胞癌是一种侵袭性肿瘤，但并不总是致死。文献报道，总生存率为30%～75%。Memorial Sloan-Kettering癌症中心（MSKCC）最近研究发现其5年疾病特异性生存率为64%。最重要的预后参数是分期。根据疾病是否局限于皮肤原发性部位、是否累及局部淋巴结、是否扩散至局部淋巴结区域外，在此基础上做适当修订，提出了几种不同的分期系统。最近提出的分期系统见表16.4。

表16.4　Merkel细胞癌的分期系统

肿瘤	淋巴结	转移
T1：原发性肿瘤，<2cm	N0：局部淋巴结阴性	M0：无远处转移证据
T2：原发性肿瘤，≥2cm	N1：局部淋巴结阳性	M1：远处转移
Ⅰ期：T1，N0，M0		
Ⅱ期：T2，N0，M0		
Ⅲ期：T1~2，N1，M0		
Ⅴ期：T1~2，N0~1，M1		

现已明确，无论使用哪种分期系统，局部淋巴结累及状态是一项强力的复发预测因素。20%~30%患者在最初诊断时已有淋巴结累及（图16.12），另有30%~50%患者以后会出现淋巴结累及。基于淋巴结状态具有预后意义，许多癌症中心采用前哨淋巴结定位和活检以进行分期。如果在前哨淋巴结对剖层面上没有发现明显肿瘤，观察更多层面并使用CK20或Cam5.2做免疫组化染色有助于发现小灶转移。

治疗方法虽以手术切除为主，但Merkel细胞癌也对放射治疗敏感。一般认为，无法切除的肿瘤或复发肿瘤对放射治疗可能有效，但放射治疗是否有更大作用存在争议。Ⅳ期患者可选择化疗。

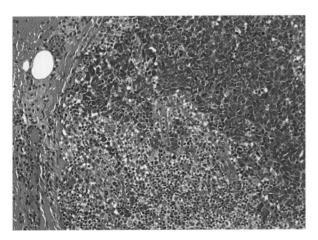

图16.12　Merkel细胞癌，前哨淋巴结内转移

推荐读物

1. Allen P, Bowne WB, Jaques DP, et al. Merkel cell carcinoma: Prognosis and treatment of patients from a single institution. J Clin Oncol, 2005,23:2300-2309.

2. Allen PJ, Zhang ZF, Coit DG. Surgical management of Merkel cell carcinoma. Ann Surg, 1999,229:97-105.

3. Bichakjian CK, Lowe L, Lao CD, et al. Merkel cell carcinoma: Critical review with guidelines for multidisciplinary management. Cancer, 2007,110:1-12.

4. Feng H, Shuda M, Chang Y, Moore PS. Clonal integration of a polyomavirus in human Merkel cell carcinoma. Science, 2008,319:1096-1100.

5. Plaza JA, Suster S. The Toker tumor. Spectrum of morphologic features in primary neuroendocrine carcinomas of the skin (Merkel cell carcinoma). Ann Diagnostic Pathol, 2006,10:376-385.

6. Pulitzer MP, Amin BD, Busam KJ. Merkel cell carcinoma: Review. Adv Anat Pathol, 2009,16:135-144.

7. Vy D, Feun L, Elgart G, Svaraj N. Merkel cell carcinomas. Hematol Oncol Clin North Am, 2007,21:527-544.

8. Walsh NM. Primary neuroendocrine (Merkel cell) carcinoma of the skin: Morphologic diversity and implications thereof. Hum Pathol, 2001,32:680-689.

（党　林　译，曾学思　校）

第17章　皮肤转移性肿瘤

Richard A. Scolyer, Rajmohan Murali, John F. Thompson

皮肤转移性肿瘤常常已有广泛转移性疾病，但也可能是内脏恶性肿瘤的首发临床表现，或原有肿瘤治疗后复发的最早证据。尤其是在后者，确认肿瘤实际上是继发而非原发性至关重要。在原发性肿瘤部位不明确的情况下，确定其原发性部位非常困难，有时几乎不可能。但是，根据皮肤转移病变的组织病理学特征和（或）免疫表型，可推测出某些肿瘤的原发性部位。

继发性肿瘤可从邻近的非皮肤结构通过直接蔓延而来，或经淋巴管、血管转移而累及皮肤，罕见情况下是外科手术或诊断操作后种植所致。尽管前者不是真正的转移，假如诊断时想不到非皮肤起源的可能性，就可能误诊为少见的皮肤原发性肿瘤。近些年，肿瘤细胞沿着小血管周围扩散（称为"趋血管性"）被认为是血管外迁徙性转移的发生机制，特别是黑色素瘤。皮肤转移性肿瘤通常发生在临床已知原发性肿瘤的情况下，通常伴有广泛转移性病变；因此完整准确的临床病史常可有助于病理医生正确识别继发性肿瘤。然而，病理医生接收到的外科病理标本对应的病理申请单上通常没有临床资料或临床资料欠完整。如果临床资料不全，或者转移灶表现为单个孤立病变并且出现在原发性肿瘤诊断后很长一段时间，抑或原有的脏器癌症或其他类型肿瘤首先表现为皮肤转移灶，这些继发肿瘤就真正有可能被误诊。相反，皮肤原发性恶性肿瘤的少见亚型，包括基底细胞癌、鳞状细胞癌和黑色素瘤偶尔可会误诊为转移性肿瘤。转移瘤误诊为原发性，或原发性肿瘤误诊为转移，均可能导致不准确的预后判断、不恰当的治疗，并导致较差的临床疗效。高度怀疑和认真的临床病理联系是防止将转移性肿瘤误诊为皮肤原发性肿瘤的关键，反之亦然。

17.1 发病率

皮肤转移性病变并不少见。据报道，在内脏恶性肿瘤患者，皮肤转移性肿瘤的发病率为5% ~ 10%。在一项4022例转移性内脏恶性肿瘤患者的回顾性研究中，发现10%有皮肤转移。另一项研究认为，在最常见的转移部位中，皮肤位居第18位。对大多数肿瘤来说，皮肤转移灶发生于原发性肿瘤首次确诊后数月到数年内，大约7%病例的间隔期大于5年。黑色素瘤和乳腺癌最常见迟发转移，包括皮肤转移。虽然乳腺癌迟发转移常有先前转移性疾病的病史（特别是原发性肿瘤引流区的局部淋巴结曾被累及），但有时黑色素瘤皮肤转移灶可能是远处部位皮肤原发性黑色素瘤治疗后转移的最初表现。皮肤转移性病变偶尔是原有内脏恶性肿瘤的首发临床表现，不同研究报道的发生率不尽相同，从0.8% ~ 10%。后者显然是对病理诊断准确性的最大挑战。

17.2 病理生理学

转移是肿瘤和宿主环境之间通过一系列复杂的相互作用后发生的。只有产生一种亚克隆肿瘤细胞，其基因产物恰当组合后，能够完成转移发生所需要的所有步骤，转移才能够发生。这些步骤包括黏附和穿透原发性肿瘤周边的基底膜、通过细胞外基质、浸润血管、肿瘤细胞与宿主淋巴细胞之间的相互作用、溢出、血管生成以及转移灶的生长。这个过程中的每一步均受众多因素影响，转移细胞在其中任何一步都可能无法存活。近年研究发现了一些转移发生的潜在分子机制，并发现了一些转移相关的新基因。但是，尚有很多方面仍然知之甚少。今后，可能通过检测促进或抑制转移发生的某些基因产物的表达，来评估原发性肿瘤的预后和疗效。

17.3 起源部位

皮肤转移瘤较常见于老年患者，其发生率与随年龄增加的恶性肿瘤的发病率增加相平行。而且，在不同年龄和性别的患者中，转移到皮肤的恶性肿瘤类型通常与在特定年龄和性别的各种肿瘤的发病率相平行。例如，在西方国家成年女性最常见的皮肤转移瘤是乳腺癌、黑色素瘤、结直肠癌和肺癌；男性最常见的是肺癌、黑色素瘤、结直肠癌和前列腺癌。在儿童，神经母细胞瘤和横纹肌肉瘤是最见的皮肤转移瘤，反映了这些肿瘤在此年龄段的发病率。与成人相比，大约50%的儿童皮肤恶性肿瘤为转移性而非皮肤原发性；而且，高达84%的病例中皮肤转移是首发临床表现。以皮肤转移瘤为首发表现的内脏恶性肿瘤多来自肺癌、肾癌和卵巢癌，因为这些器官的原发性肿瘤的临床表现不明显，直到进展为晚期病变才出现明显的临床表现。

17.3.1 解剖学部位

皮肤转移灶最常见于原发性肿瘤的邻近皮肤部位，但其他任何部位均可发生。例如，乳腺癌往往转移到前胸壁或上肢皮肤，消化道癌往往累及前腹壁皮肤，盆腔肿瘤易转移至会阴或腹股沟区皮肤。

转移到脐部的病变称为Mary Joseph姐妹结节，以纪念一位名叫Mary Joseph的护士，她认识到该部位肿瘤结节的临床意义。其最常见的潜在性原发性肿瘤是胃癌，偶尔可以来自其他原发性部位，例如大肠、胰腺、乳腺和女性生殖道。头皮是另一个较常见的转移部位，高达所有皮肤转移瘤的5%。来自乳腺、肺和肾的肿瘤以及黑色素瘤最常

转移到头皮。在诊断操作后，肿瘤转移灶可累及原发性肿瘤上方的皮肤，可能是肿瘤细胞种植所致；但转移性病灶也可能无诊断操作史或发生于远离原发性肿瘤的皮肤。推测这可能是细胞因子、生长因子和其他趋化因子的释放，形成了供转移恶性肿瘤生长的"沃土"。例如，黑色素瘤转移灶发生在供体皮肤移植部位。肿瘤从内脏转移到四肢末端很少见，但偶尔也可发生。

17.4 临床表现

皮肤转移瘤最常表现为突然出现的多发、散在、无痛、可活动的结节。大多数病变在出现时直径小于2cm，可能是因为位置表浅，易于早期发现。有时多个结节局限于同一个区域。但大多数情况下，转移灶累及多个解剖部位。出现多发性、有时呈簇状的皮肤结节，临床可能因此怀疑为皮肤转移瘤。约10%的病例表现为孤立性转移病灶，临床上通常无法与其他皮肤病变，特别是皮肤原发性肿瘤相区别。皮肤转移瘤偶尔可表现为斑块或脱发区（图17.1），或类似其他皮肤病，如环状红斑、红斑狼疮、带状疱疹或湿疹。在乳腺癌累及皮肤时，偶尔可观察到类似蜂窝组织炎或丹毒的炎症性改变（丹毒样癌），但这种变化也可发生在其他部位并与其他类型肿瘤的转移有关。乳腺癌累及皮肤的其他少见表现包括多发性毛细血管扩张性丘疹、橘皮样外观（肿瘤阻塞皮肤淋巴管引起的乳腺真皮水肿）和铠甲状癌（carcinoma en cuirasse，肿瘤融合形成的极度硬化的大斑块）。皮肤转移性肿瘤临床表现总结于表17.1。

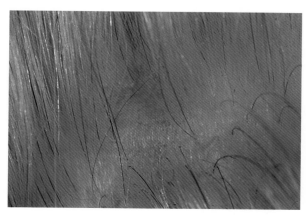

图 17.1 累及头皮的转移性乳腺癌：临床照片 可见一个灰白色斑块伴有小片脱发区

表17.1 皮肤转移性肿瘤——临床表现

发生机制
淋巴管播散
血源播散
发病率
内脏肿瘤患者，5%～10%发生皮肤转移
内脏肿瘤患者中，0.8%～10%以皮肤转移为首发临床表现
任何年龄皆可发病，但常见于老年患者

续表

肿瘤类型
多种肿瘤在年龄、性别、种族等组别中的发病率平行
在西方国家，成人最常见肿瘤分别为：
女性：乳腺癌、黑色素瘤、结直肠癌
男性：肺癌、黑色素瘤、结直肠癌、前列腺癌

累及部位
最常邻近原发灶，但也可在任何部位发生
常累及多个部位

临床特征
突然出现的孤立性或（通常）多发性病变
可局限在一个区域，也可播散性发病
丘疹或结节，较少呈斑块状
可无症状或疼痛和（或）溃疡
如果呈孤立性病变、无先前患癌病史，临床上类似于良
性病变（如皮肤纤维瘤）

误诊的高危因素
内脏恶性肿瘤首发表现
先前治疗的原发性肿瘤复发的首次证据
先前的恶性肿瘤病史未知

预后
预后取决于肿瘤类型和其他临床特征
广泛播散者预后差

治疗
治疗方法取决于肿瘤类型和分期（局部区域性发病与远
处皮肤转移）
常用化疗
可使用激素治疗和（或）免疫调节剂治疗

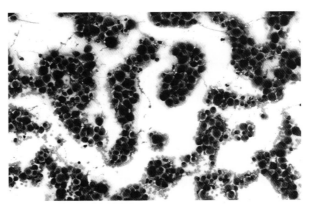

图17.2　转移性黑色素瘤　细针活检细胞学。低倍镜显示少量血性背景中大量离散的多形性上皮样细胞（Romarowsky染色涂片）

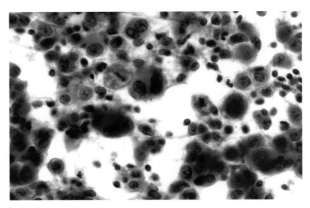

图17.3　转移性黑色素瘤：细针穿刺细胞学　高倍镜下显示大的多形性上皮样细胞，核仁明显。可见两个核分裂象。有一个少见的多核瘤巨细胞。无明显的黑色素颗粒（巴氏染色涂片）

17.5 活检标本

活检充分和制片优良对准确诊断至关重要。对于皮肤转移瘤的病理诊断，常规活检往往比细针穿刺活检更好，但细针穿刺活检在某些情况下也能满足诊断需要。活检标本要足够大，要包含诊断所需的适量病变组织，以免再次活检。满意的活检标本的大小和类型取决于肿瘤的类型、临床怀疑程度和所需辅助检查项目。根据实际情况，钻孔活检、切开活检、切除活检和偶尔削除活检都能满足诊断需要。活检组织应当没有挤压或固定所产生的人工假象，组织切片要制作精良，以避免某些潜在陷阱而导致误诊。例如，挤压的淋巴细胞可能会误诊为皮肤神经内分泌癌或转移性

肺小细胞癌。这种情况导致的误诊可能对患者的治疗和预后有很大的影响。在已知原发性肿瘤并且临床怀疑转移的情况下，通过细针穿刺活检标本并收集其他材料，采用适当的辅助性检查（如免疫化学），往往足以明确诊断。特别是在黑色素瘤病例，皮肤/皮下组织是该病复发和转移的常见部位，细针穿刺活检通常能够获得足够标本，细胞学表现具有特征性（图17.2，图17.3）。然而，对于上皮性恶性肿瘤，细针穿刺活检标本通常比组织活检更难区分原发性或转移性上皮性恶性肿瘤。尽管如此，如果临床高度怀疑，患者又不适合或不愿意做常规组织活检，那么细针穿刺活检可能是一个合理的选择。皮肤转移性肿瘤病理学特点总结于表17.2。

表17.2 皮肤转移性肿瘤——病理学

组织学特征
由恶性细胞组成的真皮和（或）皮下结节
可发生表皮内定居（亲表皮性转移）。特别是黑色素瘤和乳腺癌或汗孔癌
转移瘤通常和原发性肿瘤组织学形态相似（但有时更具间变性）
如果原发性部位未知，从形态特征上可怀疑特定的原发性部位（详见正文）
转移性腺癌可能与皮肤原发性汗腺癌无法区别

辅助检查
免疫组化染色
可能显示低分化肿瘤的分化方向（如无色素性黑色素瘤与癌）
可能有助于确定肿瘤起源（如甲状腺：TG^+；TTF^-1^+；肺：$TTF-1^+$，TG^-；前列腺：PSA^+，$PAcP^+$），以及区分皮肤原发性Merkel细胞癌和转移性神经内分泌癌
可帮助选择更加有效的治疗方法（如转移性乳腺癌检测ER、PR、Her2）
分子学检测（荧光原位杂交和／或PCR）用于检测特征性染色体异位、融合产物或突变（如区别软组织黑色素瘤[透明细胞肉瘤]与转移性黑色素瘤）

鉴别诊断
转移与重头发生的原发性肿瘤鉴别（详见正文）
转移肿瘤的组织类型（低分化肿瘤的分化方向）
低分化恶性上皮样肿瘤
黑色素瘤（S-100蛋白$^+$）
癌（细胞角蛋白$^+$）
淋巴瘤（CD20、CD3、CD30或其他淋巴标记物$^+$）
上皮样肉瘤（细胞角蛋白和CD34$^+$）
低分化恶性梭形细胞肿瘤
黑色素瘤（S-100蛋白$^+$）
肉瘤（可变，如平滑肌肉瘤desmin$^+$）
梭形细胞癌（细胞角蛋白$^+$）
神经内分泌肿瘤
Merkel细胞癌（CK20$^+$，TTF-1$^-$）
肺小细胞癌（TTF-1$^+$，CK20$^-$）
特定肿瘤类型最可能的原发性部位
腺癌（乳腺、肺、结肠）
黑色素瘤（皮肤、黏膜、眼）

17.6 组织学特征

为了减少转移瘤的误诊风险，充分了解临床病史对病理诊断非常重要。然而，如果转移瘤是内脏恶性肿瘤的首发临床表现，或先前经充分治疗的原发性肿瘤首次出现转移，或未知先前的肿瘤病史，至关重要的是病理医生要注意观察那些提示肿瘤为继发性而不是少见原发性肿瘤的组织学特征或其他特征。由于转移瘤与原发性肿瘤常有相似的组织病理学形态（尽管转移瘤的间变性程度有时更明显），对病理医生甚至皮肤病理专科医生来说，必须有丰富的经验和掌握了内脏肿瘤和其他非皮肤部位肿瘤的形态学特征，才能避免误诊。如果病理申请单中没有提供先前恶性肿瘤病史，而某些病例有可能为转移性，有必要专门询问临床医生（表17.3）。

表17.3 皮肤转移瘤的可能误诊原因和避免方法

皮肤转移瘤的可能误诊原因和避免方法	
陷阱/易误诊因素	解决办法
不恰当/不充分的临床信息	1. 鼓励在病理申请单上提供相关临床资料 2. 询问临床医生，特别是肿瘤可能为转移时
小的、挤压伤或标题量不足的活检或制片不佳	确保足够大小的活检标本及切片制片染色恰当
将皮肤转移肿瘤误诊为罕见的皮肤附属器肿瘤	在诊断皮肤附属器肿瘤前总要考虑转移的可能
将原发性肿瘤误诊为转移	加强临床病理联系（在某些情况下原发性和继发肿瘤的特征区别并不明显，如黑色素瘤）

如果能获得原发性肿瘤的切片，将其与转移瘤的组织学进行对比可能非常有价值。患者的年龄和性别以及皮肤病灶的部位、分布、临床特征也可能有助于识别转移瘤，也能提示其可能的原发性部位。

转移瘤的主体通常位于真皮和皮下（图17.4，图17.5），而大多数原发性癌和黑色素瘤至少局灶性累及表皮。转移瘤通常不累及表皮，真皮浅层出现未受累的条带（即所谓的境界带），将表皮与其下的肿瘤分开。虽然肿瘤局限于真皮有助于区分转移瘤与表皮起源的原发性肿瘤，但并不是绝对的。因为皮肤原发性附属器肿瘤通常位于真皮并且缺乏表皮成分，仅凭部位不能区分皮肤附属

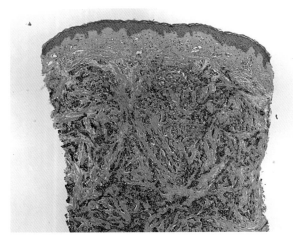

图17.4　转移性乳腺导管癌　**皮肤钻取活检低倍镜显示真皮内多形性上皮样细胞黏附成簇**

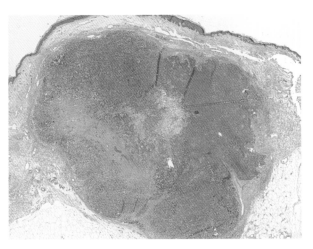

图17.5　转移性黑色素瘤　**低倍镜下显示肿瘤中央坏死，累及真皮和皮下组织。未受累的表皮与其下方肿瘤之间由未受累的真皮境界带分隔**

器原发性肿瘤与皮肤转移瘤。根据形态学或免疫表型来区别汗腺来源的腺癌与转移性腺癌极其困难，通常无法区分。而且，某些原发性黑色素瘤可能缺乏表皮成分（原发性真皮黑色素瘤），可能被诊断为转移性黑色素瘤。肿瘤消退、前期活检（如削除活检）或肿瘤进行了表浅治疗（如冷冻治疗）都可导致表皮来源的黑色素瘤的表浅部分在随后的活检中缺失。偶尔黑色素瘤确实起源于真皮，不含表皮成分，蓝痣样黑色素瘤就是如此。对较大的皮肤肿瘤进行选择性取材，在所检查的切片中可能无法发现原发性肿瘤为表皮起源，因此可能将鳞状细胞癌误诊为附属器癌或转移癌。相反，少数转移性病变，如所谓的转移性嗜表皮黑色素瘤可累及表皮和真皮，其组织病理学特征与原发性黑色素瘤无法区分，此时全面分析临床病理资料对准确诊断必不可少。肿瘤出现明显的淋巴管血管侵犯时（常见于乳腺炎症性癌），通常要考虑到转移瘤的可能性（图17.6）。

17.7　辅助检查

　　免疫组化染色已在福尔马林固定、石蜡包埋组织中广泛应用，它能检测多种抗原，能方便地结合常规组织病理分析，使其大量取代特殊组织化学染色和电子显微镜技术，用于辅助组织病理学诊

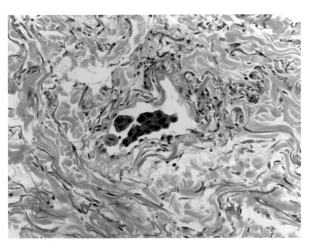

图17.6　转移性乳腺导管癌　**高倍镜下显示肿瘤位于真皮淋巴管内**

断。分子检测方法（如原位杂交和聚合酶链反应等）目前在转移性病变诊断检查中虽作用有限，但非常有助于鉴别肉瘤及其组织学相似肿瘤（如检测 t（12:22）易位和（或）相关的EWS-ATF1融合产物，可区别软组织黑色素瘤与转移性皮肤黑色素瘤）。虽然在提高病理诊断的准确性上，免疫化学的作用不可低估，但是也有局限性，必须结合肿瘤的形态学和临床表现进行合理解释。目前没有任何一种抗体对任何一种肿瘤或组织完全具有特异性，免疫组化染色的敏感性和特异性在不同实验室各不相同。恶性肿瘤未必表达其对应的正常细胞所特有的某些特定抗原，而有些肿瘤可能会表达

其相应的正常组织不表达的抗原。例如，转移性黑色素瘤偶尔可能不表达Melan-A/Mart-1甚或S-100蛋白，却可能偶尔同时表达肌源性标记Desmin。正因如此，在鉴别诊断时如果考虑到许多诊断可能性，大多数病例必需使用一组标记。对于低分化恶性肿瘤，第一步可以使用适当标记来检测肿瘤的分化类型/组织起源（即先确定癌、黑色素瘤、肉瘤或造血恶性肿瘤）（表17.4），随后使用其他标记进一步分类。免疫组化染色不仅有助于确定肿瘤的类型或分化，有时还能确定原发性部位（表17.4，图17.5）。如区别皮肤Merkel细胞癌与转移性肺小细胞癌；证实腺癌来自甲状腺、肺、前列腺或肝；确定某些罕见转移性病变的本质（如转移性生殖细胞肿瘤）；有时提示腺癌可能转移自胃肠道或女性生殖道。在有些病例，免疫组化染色可能能确定皮肤肿瘤是原发性还是继发；但多数情况下，即使广泛使用免疫组化染色并结合其组织学特征考虑，也很难完全确定某一低分化腺癌或鳞状细胞癌是少见的原发性肿瘤还是转移瘤。即使怀疑转移，也仅能列出一些可能的原发性部位。结合一组免疫组化染色结果可能能提高诊断的敏感性和特异性，但仍可能无法明确诊断。病理医生要知道哪些肿瘤可以表达某一特定抗体，以免错误解释免疫组化染色结果。参考最新文献，或浏览更新较快的网站，也有帮助。形态学表现虽然无法明确转移性肿瘤的原发性部位，但某些组织学特征可提示临床进一步检查，最终能够提供患者治疗所需的重要信息。

表17.4　有助于确定低分化或未分化皮肤恶性肿瘤的组织起源/分化的免疫组化染色

抗体	肿瘤类型			
	癌	黑色素瘤	肉瘤	造血系统肿瘤
广谱角蛋白	+/-	-	-/+	-
EMA	+/-	-	-/+	-/+
S-100蛋白	-/+	+	-/+	
HMB45	-	+/-		
Melan-A	-	+/-		
Vimentin	-/+	+	+	-/+
CD45	-	-	-	+
CD3	-	-	-	+/-
CD20	-	-	-	+/-
CD30	-	-	-	-/+

注：+，通常阳性；+/-，常阳性，有时阴性；-/+，常阴性，偶尔阳性；-，通常阴性。

表17.5　有助于确定皮肤腺癌可能原发性部位的免疫组化染色

抗体	原发性腺癌起源部位								
	皮肤	乳腺	肺	结直肠	甲状腺	前列腺	女性生殖道	胃	胰腺
CK8/18	+	+	+	+	+	+	+	+	+
CK7	+	+	+	-/+	+	-/+	+	+/-	+/-
CK20	-	-	+	+/-	-	-/+	-/+	-/+	+/-

续表

抗体	原发性腺癌起源部位								
	皮肤	乳腺	肺	结直肠	甲状腺	前列腺	女性生殖道	胃	胰腺
ER/PR	+/-	+/-	+	-	-	-	-	-	-
S-100蛋白	-/+	-/+	-	-	-	-	-/+	-	-
GCDFP-15	+/-	+/-	-	-	-	-/+	-	-	-
TTF-1	-	-	+	-	+	-	-	-	-
PSA	-	-	-	-	-	+	-	-	-
PAcP	-	-	-	-	-	+	-	-	-
Ca125	-	-/+	-/+	-	-/+	-	+/-	-/+	+/-
CDX2	-	-	-	+/-	-	-	-/+	+/-	+/-

注：+，通常阳性；+/-,常阳性，有时阴性；-/+，常阴性，偶尔阳性；-，通常阴性。

17.8 转移性肿瘤的类型

　　累及皮肤的转移性肿瘤包括癌、黑色素瘤、肉瘤或造血系统恶性肿瘤。转移性癌最常见，也最难确定其原发部位。根据其镜下特征，大致可分为腺癌、鳞状细胞癌、神经内分泌癌和其他亚型。了解特定部位癌的典型或特征性表现是非常有用的，甚至在决定进一步的组织学和临床检查中至关重要。当临床资料不完整或无法获得时，这些方面的知识最有用。

17.8.1 腺癌

　　累及皮肤的转移性腺癌在形态学上与皮肤原发性汗腺癌可能无法鉴别。因为后者罕见，故在做出皮肤附属器癌的诊断前一定要考虑转移的可能性。累及皮肤的转移性腺癌最常见原发性部位是乳腺、肺和大肠，其他少见部位包括胃、前列腺、胰腺、卵巢、子宫内膜和甲状腺。

　　乳腺来源的皮肤转移性病变常有多种表现，与其原发肿瘤相似，因此进行组织学比较可能有助于鉴别。转移瘤最常见的表现为肿瘤细胞呈散在、孤立、规则的腺样排列，或形成实性细胞巢（图17.7）；但是类似表现也常见于转移性肺癌（图17.8）、胃腺癌或胰腺腺癌。有时转移性

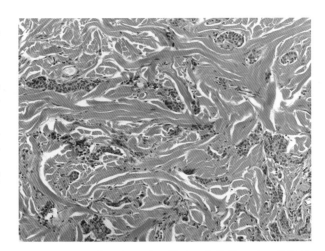

图 17.7　转移性乳腺导管癌　中倍镜下显示伴局灶腺管形成的肿瘤细胞巢

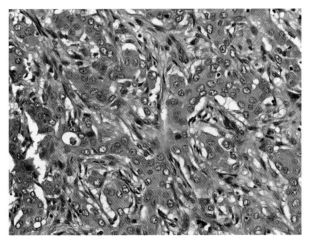

图 17.8　转移性肺腺癌　高倍镜下显示多形性上皮样大细胞成簇聚集，局灶有腺管形成

肿瘤像乳腺原发性癌一样，伴有丰富的致密硬化性胶原基质（图17.9）。肿瘤细胞在真皮胶原束间呈单行线性排列是转移性乳腺小叶癌的特征（图17.10～17.13），但类似的结构有时也可见于其他肿瘤，包括胃和前列腺腺癌，偶尔也可见于大细胞淋巴瘤或神经内分泌癌。所谓的炎性癌，最常见于乳腺，并累及乳腺和（或）胸壁皮肤，以出现大量淋巴管内癌栓和真皮水肿为特征。

分化良好的腺样结构伴拉长的细胞、明显的周边栅栏状结构和腔内坏死是大肠原发性腺癌的

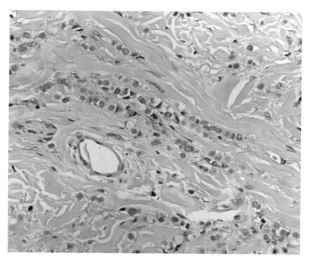

图17.11 转移性乳腺小叶癌 中倍镜，示上皮样大细胞呈单行线状排列，分割真皮胶原束

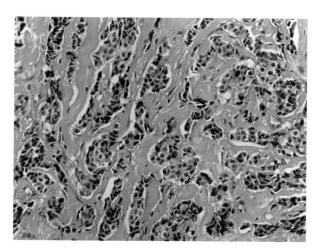

图17.9 转移性乳腺导管癌 中倍镜显示肿瘤细胞岛伴周围致密的硬化性真皮胶原性间质

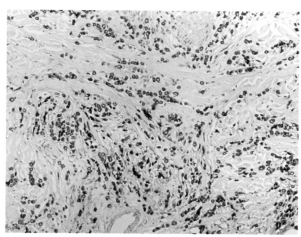

图17.12 转移性乳腺小叶癌 中倍镜显示肿瘤细胞呈广谱抗细胞角蛋白抗体AE1/AE3阳性

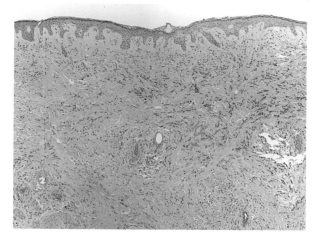

图17.10 转移性乳腺小叶癌 低倍镜显示细胞呈单行或小簇状排列。不可能根据形态学表现确定为癌，必需采用适当的免疫组化染色排除其他可能性（如大细胞淋巴瘤、黑色素瘤或上皮样肉瘤）（表17.4）

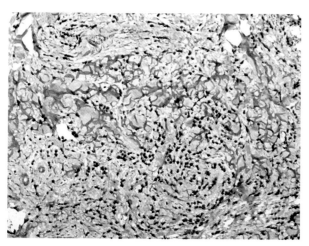

图17.13 转移性乳腺小叶癌 中倍镜显示肿瘤细胞呈雌激素受体阳性

特征。腺癌伴有乳头状分化可能是原发性汗腺腺癌，也可能是来自甲状腺、肺、女性生殖道、胰腺、乳腺和大肠的转移癌。腺样腔隙内出现嗜酸性胶质样物质（图17.14～17.17）或核透亮、核沟和假包涵体提示甲状腺肿瘤的可能性，可应用相应的免疫组化染色进一步明确。印戒细胞是胃腺癌的特征，但是，个别情况下也可见于皮肤等任何原发部位的腺癌中。黏液腺癌（胶样癌）以黏附性肿瘤细胞岛漂浮在大量细胞外黏液基质中为特征。此结构特点也可见于汗腺原发性腺癌，但其他任何部位原发性腺癌（特别是乳腺、胰腺、胃、大肠和前列腺）中也可以见到。同样，腺样囊性癌可以原发性于皮肤，也可能是涎腺、呼吸道或其他部位原发性肿瘤的转移。罕见情况下，转移性腺癌可见嗜上皮性生长并累及表皮，从而类似浅表扩散型黑色素瘤、Paget病或Paget样Bowen病。

转移性透明细胞癌通常来源于肾，透明细胞呈巢或团块状，富于毛细血管网（图17.18）。尽管如此，其他任何部位来的转移癌（最常见于肺、卵巢、子宫内膜、胰腺和宫颈）也有透明细胞改变。转移性透明细胞癌必须同皮肤原发性肿瘤相鉴别，包括透明细胞鳞状细胞癌及各种附属器癌，如皮脂腺癌、毛根鞘癌和透明细胞汗腺肿瘤等。这些原发性肿瘤具有特征性组织学表现，可用于鉴别诊断，而且免疫组化染色也很有用。

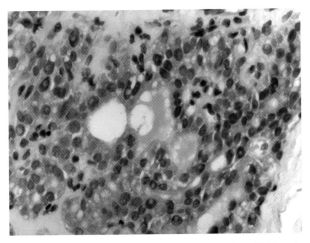

图17.15　转移性甲状腺滤泡性癌　高倍镜显示上皮细胞簇伴局部滤泡形成并有胶质

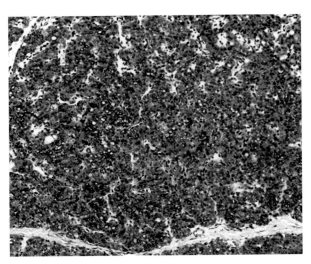

图17.16　转移性甲状腺滤泡性癌　中倍镜显示肿瘤细胞呈甲状腺球蛋白阳性

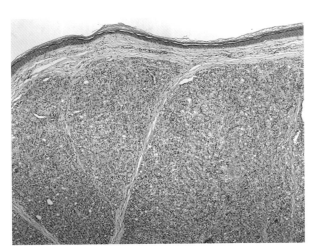

图17.14　转移性甲状腺滤泡性癌　低倍镜显示上皮细胞簇伴局部滤泡形成

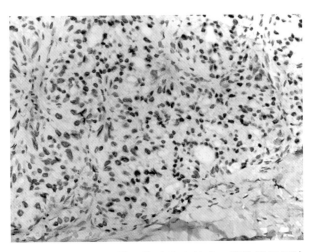

图17.17　转移性甲状腺滤泡性癌　高倍镜显示肿瘤细胞核呈TTF-1阳性

对于腺癌是皮肤附属器原发性还是转移性，免疫组化染色帮助不大，但也有例外（表17.4）。甲状腺球蛋白和甲状腺转录因子-1（TTF-1）染色阳性支持甲状腺原发性肿瘤。前列腺癌通常呈前列腺特异抗原（PSA）和前列腺酸性磷酸酶（PAcP）阳性，而细胞角蛋白CK7和CK20阴性。肺腺癌（和某些肺大细胞癌）通常TTF-1阳性。ER、PR、S-100蛋白、GCDFP-15和CEA阳性对区别皮肤原发性恶性汗腺肿瘤与转移性乳腺癌帮助不大，因为两者均常表达这些抗原，反映出汗腺与乳腺组织密切关系。据报道，与皮肤转移性乳腺癌相比，汗腺癌更常表达表皮生长因子受体，但此特征无足够的敏感性和特异性来用于明确诊断。CK7和CK20的染色差别在皮肤腺癌的鉴别诊断中作用有限。CK7通常在汗腺肿瘤以及很多来自其他部位的转移癌（包括乳腺、肺和女性生殖道）中呈阳性，但也可呈阴性，尤其是在分化较低的肿瘤。CK20由于在皮肤附属器肿瘤罕见表达和CK20仅在少数几个肿瘤内表达，CK20可能比较有帮助，它是结直肠腺癌的特征，也常表达于胃癌、胰腺腺癌及尿路上皮肿瘤中。据报道，CK5/6和P63染色在皮肤附属器癌比皮肤转移性癌更常见阳性表达。肾细胞癌通常CD10和EMA阳性，但EMA阳性也常

见于其他的皮肤透明细胞癌，特别是皮脂腺癌和鳞状细胞癌，形态学特征对鉴别转移性肾细胞癌尤其是经典的透明细胞癌更有用。恶性间皮瘤可以侵及胸壁的皮肤或偶尔转移到皮肤，因此也在皮肤腺癌的鉴别诊断之列。间皮瘤通常Calretinin、HBME-1、CK5/6、Thrombomodulin和WT-1阳性，CEA、CD15和Ber-Ep4阴性。

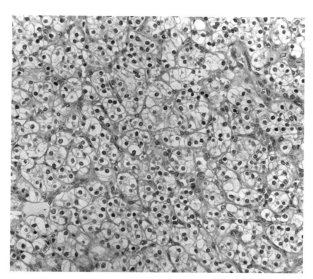

图17.18　转移性透明细胞型肾细胞癌　**中倍镜显示大细胞呈巢状排列，胞质透亮。细胞巢周围围绕薄壁毛细血管**

表17.6　有助于确定皮肤神经内分泌癌的可能原发性部位的标记物

抗体	原发性神经内分泌癌起源部位		
	皮肤（Merkel）	肺	其他
CK8/18	+	+	+
CK7	–	+	+
CK20	+	–	–
TTF-1	–	+	–/+
CgA	+	+	+
Syn	+	+	+
MCV	+	–	–

注：+，通常阳性；+/–，常阳性，有时阴性；–/+，常阴性，偶尔阳性；–，通常阴性。
MCV，Merkel细胞多瘤病毒抗体。

17.8.2 鳞状细胞癌

转移性鳞状细胞癌可能来自许多部位，包括肺、宫颈、食管、口咽、喉以及皮肤，没有特殊的形态学特征有助于确定肿瘤起源。高、中分化鳞状细胞癌的特征是出现角化和细胞间桥。应当注意，其他类型的皮肤原发性或继发性肿瘤均可出现局灶性角化，这是导致误诊的潜在原因。此表现最常出现在基底细胞癌和皮肤附属器肿瘤。因为皮肤原发性鳞状细胞癌比转移性更常见，缺少表皮起源的特征不是转移瘤的确凿证据，除非有恰当的临床病史并通过检查多个组织块和（或）切片。如果标本局限或表皮成分仅局部出现，皮肤原发性鳞状细胞癌可能无表皮累及的表现。嗜表皮性转移性鳞状细胞癌病例已有报道，与皮肤原发性鳞状细胞癌相鉴别非常困难。必须加强临床病理联系才能避免误诊。低分化鳞状细胞癌可能仅在局部区域出现鳞状分化的证据，要明确诊断就必需广泛取材。同它们相应的皮肤原发性肿瘤一样，转移性梭形细胞鳞癌和间变性鳞癌仅凭形态学很难与黑色素瘤或肉瘤鉴别，必须行免疫组化染色。识别梭形细胞鳞癌非常重要，癌细胞呈Cam5.2（低分子量角蛋白CK8和CK18）阴性，广谱角蛋白标记物AE1/AE3也呈阴性，但复合性高分子量CK（如CK5/6和MNF16）阳性，后者通常是必须检测，以避免误诊。

虽然区别鳞状细胞癌一般并不困难，但有时即使有详细的临床资料也很难甚至不可能完全确定皮肤原发性还是转移性。对于确定鳞状细胞癌是皮肤原发性还是转移性或确定可能原发性部位而言，有时免疫组化染色和形态学毫无价值。

17.8.3 神经内分泌癌

神经内分泌癌可发生于任何器官，肺和皮肤（Merkel细胞癌）是最常见的两个部位。神经内分泌分化的形态学表现为肿瘤细胞小到中等大小、核浆比高、染色质粗颗粒状、核仁不明显。大多数皮肤神经内分泌癌是高级别的神经内分泌肿瘤，核分裂象和凋亡细胞易见（图17.19）。小细胞神经内分泌癌形态学上很难与其他所谓的小蓝细胞肿瘤（如淋巴瘤、Ewing肉瘤、横纹肌肉瘤和某些黑色素瘤等）相鉴别，必须采用适当的免疫组化染色才能确定肿瘤细胞的上皮本质并排除其他可能性（表17.5）。

神经内分泌癌通常呈Cam5.2和广谱细胞角蛋白抗体AE1/AE3阳性。神经内分泌标记染色阳性可证实其神经内分泌分化特性，这些标记物包括嗜铬素A、突触素和神经丝蛋白以及特异性较差的神经元特异性烯醇化酶（NSE）。免疫组化染色有

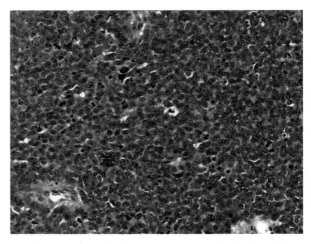

图17.19　转移性Merkel细胞癌　高倍镜显示肿瘤细胞成片，细胞高核浆比，染色质颗粒状，大多数核仁不明显。核分裂象和凋亡细胞易见

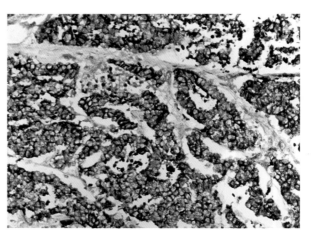

图17.20　转移性Merkel细胞癌　高倍镜下示肿瘤细胞呈CK20阳性

助于鉴别转移性肺小细胞癌和Merkel细胞癌，因为前者通常CK7和TTF-1阳性而CK20阴性，而后者通常CK20阳性（图17.20）而CK7和TTF-1阴性（表17.6）。

甲状腺髓样癌是另一种神经内分泌癌，罕见累及皮肤。它通常表达降钙素（可在血清中检测到），能够区别于其他神经内分泌肿瘤。

类癌是组织学上比Merkel细胞癌或肺小细胞癌级别更低的神经内分泌肿瘤。它们由形态一致的细胞构成，胞质丰富呈颗粒状，巢状或小梁状生长方式和特征性的核分裂活性低。因为皮肤原发性类癌极其罕见，当此类病变累及皮肤时，转移性类癌的可能性更大。可能的原发性部位很多，最常见的是肺、阑尾、小肠、大肠以及胃。虽然肿瘤的神经内分泌分化可用适当的免疫组化染色证实，但根据肿瘤的形态学或免疫表型均不可能确定肿瘤的原发性部位。

表17.7 有助于小圆蓝细胞恶性肿瘤鉴别诊断的标记物

抗体	肿瘤类型					
	小细胞神经内分泌癌	黑色素瘤	淋巴瘤	Ewing肉瘤/PNET	横纹肌肉瘤	神经母细胞瘤
角蛋白	+	−	−	−/+	−	−
CgA	+	−	−	−	−	−
Syn	+	−	−	−	−	+/−
NF蛋白	+	−	−	−	−	+
S-100蛋白	−	+	−	−/+	−	−/+
HMB45	−	+/−	−	−	−	−
Melan-A	−	+/−	−	−	−	−
CD3	−	−	+/−	−	−	−
CD20	−	−	+/−	−	−	−
CD30	−	−	−/+	−	−	−
TdT	−	−	−/+	−	−	−
CD99	−	−	−/+	+	−	−
Desmin	−	−	−	−	+/−	−
MyoD1	−	−	−	−	+	−
Myogenin	−	−	−	−	+/−	−

注：PNET，原始神经外胚层肿瘤；+，通常阳性；+/−，常阳性，有时阴性；−/+，常阴性，偶尔阳性；−，通常阴性。

17.8.4 黑色素瘤

皮肤和皮下组织是黑色素瘤常见的转移部位，转移灶首先累及皮肤的情况也不少见。文献中黑色素瘤转移到皮肤的发生率具有地域差异，也取决于是否包括所谓的局部和迁徙性转移。澳大利亚是世界上黑色素瘤发病率最高的国家，相应地，黑色素瘤是最常累及皮肤的转移性肿瘤。局部性和迁徙性（过路性）转移可根据它们与皮肤原发性黑色素瘤的距离而区分，通常发生在原发性部位和引流区域淋巴结之间的皮肤（图17.21）。它们可能源自淋巴管内的癌栓。偶尔转移发生在肿瘤原发性部位的远端，这可能是淋巴逆行或血管周围蔓延的结果。如果有恰当的临床资料，皮肤转移性黑色素瘤不难诊断。大多数病例中，它们与原发性肿瘤不同之处包括缺少表皮成分，出现不累及真皮浅层的境界带（图17.5），核分裂更活跃，并且常有淋巴细胞浸润（图17.22）。然而，表现为嗜表皮性转移性黑色素瘤与原发性黑色素瘤可能无法区别，只有通过详细的临床病理联系才有可能正确诊断（图17.23）。此外，一些原发性黑色素瘤可能缺少表皮成分，除非考虑到所谓的原发性真皮黑色素瘤的可能性并获得相关的完整临床病理资料，否则可能被诊断为转移性病变。如果肿瘤细胞内未查见黑色素颗粒，必需行S-100蛋白、Melan-A、HMB-45、Tyrosinase和（或）MiTF-1染色才能确定皮肤转移性病变是黑色素瘤。

17.8.5 其他肿瘤

造血系统肿瘤可能为皮肤原发性，也可能是系统性淋巴瘤、白血病或其他部位原发性淋巴瘤累及皮肤。以皮肤原发性弥漫性大B细胞淋巴瘤和淋巴结弥漫性大B细胞淋巴瘤累及皮肤为例，由于两者形态相似，所以临床病理联系是唯一的区分方法；而原发性或继发肿瘤的预后完全不同，因此必须强调临床病理联系。造血系统肿瘤根据形态学、免疫表型、分子和细胞遗传学特征进行分

类，本章不做详细讨论。据报道，其他多种类型肿瘤包括间皮瘤、生殖细胞肿瘤、各种肉瘤、胸腺瘤、牙源性肿瘤、中枢神经系统肿瘤、肾上腺肿瘤、副神经节瘤和心脏黏液瘤偶尔也可能发生皮肤转移。因此，仔细观察形态学特征、恰当应用辅助检查并且全面分析临床病理资料，才能做出正确的诊断。

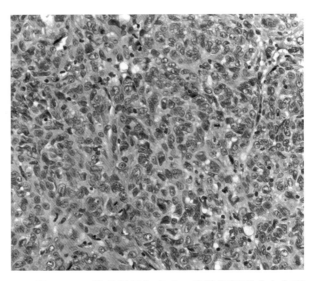

图17.22　转移性黑色素瘤　高倍镜示真皮内多形性上皮细胞簇。当胞质缺乏黑色素颗粒时，必需使用免疫组化染色以确定肿瘤是黑色素瘤，而不是低分化癌、淋巴瘤或肉瘤（表17.4）

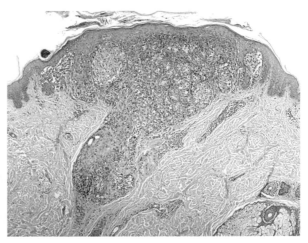

图17.23　嗜表皮性转移性黑色素瘤类似原发性黑色素瘤　中倍镜示表皮和真皮内肿瘤成分。只有临床病理联系才能做出此诊断

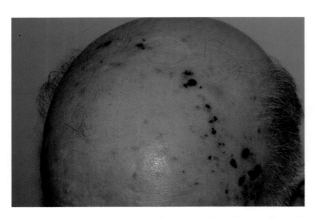

图17.21　转移性黑色素瘤：临床照片　图片示头皮皮肤和皮下大量肿瘤病灶。皮肤移植区位于头皮顶部皮肤原发性黑色素瘤的部位

（李培峰　王炜　译，曾学思　校）

推荐读物

1. Abrams HL, Spiro R, Goldstein N. Metastases in carcinoma, analysis of 1000 autopsied cases. Cancer, 1950,3(1):74-85.

2. Busam KJ, Tan LK, Granter SR, et al. Epidermal growth factor, estrogen, and progesterone receptor expression in primary sweat gland carcinomas and primary and metastatic mammary carcinomas. Mod Pathol, 1999,12(8):786-793.

3. Hoon DS, Kitago M, Kim J, et al. Molecular mechanisms of metastasis. Cancer Metastasis Rev, 2006, 25(2):203-220.

4. Ivan D, Hafeez Diwan A, Prieto VG. Expression of p63 in primary cutaneous adnexal neoplasms and adenocarcinoma metastatic to the skin. Mod Pathol, 2005,18(1):137-142.

5. Lookingbill DP, Spangler N, Helm KF. Cutaneous metastases in patients with metastatic carcinoma: A retrospective study of 4020 patients. J Am Acad Dermatol, 1993,29(2 Pt 1):228-236.

6. Lookingbill DP, Spangler N, Sexton FM. Skin involvement as the presenting sign of internal carcinoma. A retrospective study of 7316 cancer patients. J Am Acad Dermatol, 1990,22(1):19-26.

7. Plumb SJ, Argenyi ZB, Stone MS, etal. Cytokeratin 5/6 immunostaining in cutaneous adnexal neoplasms and metastatic adenocarcinoma. Am J Dermatopathol, 2004,26(6):447-451.

8. Qureshi HS, Ormsby AH, Lee MW, et al. The diagnostic utility of p63, CK5/6, CK 7, and CK 20 in distinguishing primary cutaneous adnexal neoplasms from metastatic carcinomas. J Cutan Pathol, 2004,31(2):145-152.

9. Saeed S, Keehn CA, Morgan MB. Cutaneous metastasis: A clinical, pathological, and immunohistochemical appraisal. J Cutan Pathol, 2004,31(6):419-430.

10. Swetter SM, Ecker PM, Johnson DL, Harvell JD. Primary dermal melanoma: A distinct subtype of melanoma. Arch Dermatol, 2004,140(1):99-103.

11. Weedon D. Skin pathology, 2nd ed. Edinburgh: Churchill Livingstone, 2002.

第IV篇　Mohs手术切片的病理学评估

Kishwer S. Nehal, Marie Tudisco, Klaus J. Busam

IV.1 历史

Mohs显微手术将皮肤恶性肿瘤切除手术与冰冻切片全面评估手术切缘相结合。Mohs外科医生不仅实施手术操作，经过Mohs外科学专科培训后，也能判读冰冻切片。Frederick E.Mohs于20世纪30年代发明了氯化锌糊原位固定癌组织的技术。目前使用的"新鲜组织技术"由Theodore Tromovitch和Samuel Stegman于70年代推广应用。

IV.2 Mohs技术

Mohs显微手术通常是在门诊局部麻醉下操作。在标记出活检证实的肿瘤的临床切缘后，病变通常用半锐利器械（刮匙）去除肿瘤，以便更好地勾勒出肿瘤的亚临床范围。使用手术刀与皮肤表面呈45°角行锥形切除，使病变周围和深部有2~5mm正常切缘。在去除组织前，为了保持精确的解剖定位，用刀片从病变组织延伸至切口边缘刻划出数个小划痕。如此便形成了一个带有解剖学标志和参考划痕位置的手术缺损图（Mohs图）。切除的组织和Mohs图一起送至Mohs实验室进行处理，处理时注意保持组织定位。手术缺损先用绷带包扎，患者在等待区等待切缘评估结果。

切下的组织在邻近的Mohs实验室里由专门培训的病理技术人员在Mohs外科医生指导下处理。首先切下的组织先根据需要分割成小标本，顺序编号，切缘用染料涂抹并编码，以便精确识别。在Mohs图上仔细标记切痕、编号和墨汁染色的位置。为了检查整个病变外围和基底切缘，应向内翻转组织，使锥形皮肤组织外围切缘与基底切缘置于同一个水平面上。沿水平方向制作冰冻切片（5~7μm厚）。常规HE或甲苯胺蓝染色。Mohs外科医生检查Mohs冰冻切片切缘的残余肿瘤，并根据观察结果在Mohs图上标出亚临床肿瘤扩展部位，随后切除有残留肿瘤的相应组织，如此不断

重复上述过程，直到切缘无肿瘤为止。

表IV.1　Mohs手术技术

手术切除
勾勒出肿瘤的临床边界
去除肿瘤
在组织上标记参照划痕以定位
锥形切除组织
绘制外科缺损和参照划痕部位的Mohs图
将组织送到Mohs实验室
实验室处理
将Mohs标本进一步切成小标本
用墨汁标记切面
在Mohs图上记录切片、编号，用墨汁标记标本结构
翻转组织，冰冻切片检查深部及病变周围切缘
染色切片
显微镜检查
检查切面中有无残余肿瘤
在Mohs图上标记残余肿瘤的部位
重复上述整个过程，直至肿瘤边缘切净为止

IV.3 优点

Mohs技术较常规手术切除和病理处理具有几项优点。因为同一人完成了所有的功能（肿瘤切除、指导Mohs组织处理流程和冰冻切片解释），有利于肿瘤的临床病理联系和恰当处理。与传统方法切除标本地而制作成面包片样切片相比，Mohs可以对完整的切缘进行评估（类似于面对面的剖面观察）。完整的切缘控制提高了镜下跟踪亚临床肿瘤不规则扩散的能力，最大可能地提升高危皮肤癌的治愈率。Mohs手术能最大限度地达到美容效果和保护重要功能区（鼻、口、眼睑和耳部），最大程度地缩小后续整形手术的范围。Mohs手术在门诊即可实施，降低了手术成本，避免了住院和手术室花费。对于肿瘤扩展不规则的门诊患者，一天内可接受多次手术切除，这在手术室全麻下是不可能的。由于冰冻切片可评估完整的手术切缘，缺损的重建就能立即进行。

表Ⅳ.2 Mohs手术的优点

> 手术切除和组织学评估切缘相结合
> 可检查整个外科切缘
> 可切除不规则扩展的亚临床肿瘤
> 治愈率高
> 最大限度地保护有美容价值的和功能敏感区域的正常组织
> 费用–收益合理
> 门诊患者可行局麻切除
> 可立即进行手术重建

表Ⅳ.3 Mohs手术的适应证

> 临床边界不清的肿瘤
> 具有高度复发风险的部位
> 需要最大可能进行组织保护的部位
> 侵袭性组织学亚型
> 肿瘤体积较大
> 不完全切除的肿瘤
> 复发的肿瘤
> 年轻患者

Ⅳ.4 适应证

因为Mohs手术复杂并且工作量大，所以最适用于临床上或组织学表现高危的皮肤恶性肿瘤的治疗。适应证包括肿瘤体积大、肿瘤的临床边缘欠清、肿瘤位于胚胎发育融合面所在的部位（如鼻唇沟、唇、鼻、眼周和耳郭周围）以及侵袭性组织学改变（如浸润性或硬斑病样基底细胞癌）。这些临床病理学特征与肿瘤的不规则亚临床扩展密切关联，常规手术方式难以切除干净，复发率高。Mohs手术的其他适应证包括肿瘤切除不完整、复发或年轻患者。

基底细胞癌和鳞状细胞癌是最常采用Mohs手术治疗的皮肤恶性肿瘤。Mohs手术还可用于治疗一些不常见的皮肤癌，这些肿瘤具有不规则扩展倾向，容易局部复发，需要尽可能地保留肿瘤周围组织，并且临床边缘欠清。用Mohs手术治疗肿瘤的标准包括肿瘤向周围组织生长、冰冻切片能准确进行评估和能成功切除但切除边缘过窄的病变。Mohs手术已用于隆突性皮肤纤维肉瘤、非典

型纤维黄色瘤、疣状癌、微囊肿附属器癌、皮脂腺癌等肿瘤的治疗。小样本回顾性资料提示Mohs手术可减少这些肿瘤的局部复发，这些研究的局限性是临床和组织学参数不同，随访时间相对较短。在这些肿瘤中通常要多切一个切缘（在Mohs切缘阴性后）以制作永久石蜡切片。

由于恶性雀斑样黑色素瘤推荐的标准化手术切缘通常不充分，Mohs手术已用于该恶性肿瘤的治疗。因为恶性雀斑样黑色素瘤的不规则扩展，临床边界欠清，头面部需保留较多的正常组织及局部易复发倾向，所以从临床角度讲，Mohs技术临床上适用于该肿瘤的治疗。然而冰冻切片对评估黑色素瘤切缘的准确性仍存在疑问。恶性雀斑样痣切缘评估轻微异型黑色素细胞增生性病变特别困难，需要高质量的冰冻切片（切片薄、染色佳、无折叠）。因为免疫组化染色能更容易辨认黑色素细胞，更好地判断黑色素细胞密度和分布，有些人已将这种技术用于冰冻切片。在冰冻切片上检测表皮内黑色素细胞的最敏感标志物是酪氨酸酶相关蛋白1和Melan–A/Mart–1。将Mohs标本的最后一层制作石蜡切片也是确保切缘质量的一个选择。因为用石蜡切片检查黑色素细胞的病变比冰冻切片更可靠，Mohs技术曾被改进用于克服冰冻切片的局限性，如用Mohs方式切除和标记组织，但改用剖面石蜡包埋永久切片处理。其他方法包括呈几何角度分期切除周围切缘，此方法常用于处理垂直切面。

Ⅳ.5 局限性

尽管Mohs手术精确，但这项技术可能由于手术、绘图、切片或判读等方面存在不足而受到影响。为保证Mohs标本的完整性，整个流程中的每一步都要一丝不苟。在切除过程中用墨汁定位12点切缘可防范定位不正确。在组织处理过程中，在厚的切除标本上安置记号有助于获得肿瘤的整个周围和深部的切缘而不需刻痕或正切面。获得深的切片或重新包埋组织有时候对评估肿瘤的完整表皮切缘是必需的。其他的处理过程中缺陷

包括贴错标签、冷冻的人工假现象或脱片。通过适当训练和实践可得到高质量的Mohs冰冻切片。

有些病例用Mohs手术也并不总能完全根除肿瘤。当肿瘤扩展至极为重要的解剖结构时，就不可能在局麻下进一步手术。浸润至神经周围（图IV.1）是一种特殊情况，尽管Mohs手术边缘阴性，也会复发。因为这种浸润不连续，可导致Mohs边缘假阴性。这种情况常发生于那些因先前治疗产生瘢痕而导致复发肿瘤边界不清时。活检导致的标本纤维化或炎症会掩饰残存肿瘤病灶。假阴性Mohs边缘也会出现在具有潜在的跳跃式生长的肿瘤，如浅表型基底细胞癌。

Mohs外科医生必须清醒地意识到冰冻切片下评估手术边缘可能具有挑战性。在Mohs手术过程中活检切片极富诊断价值。了解肿瘤的特异性组织学特点可提高识别肿瘤性病灶的能力。如果无法获得活检切片，下压切除肿瘤组织并制作冰冻切片有助于诊断。与最初的活检组织学相比较，Mohs切除边缘的肿瘤常有不同的组织学亚型。致密的炎症细胞浸润需要仔细检查，因为它们可能与肿瘤有关或遮掩了肿瘤的本质。但在其他一些疾病中，尤其是红斑狼疮/酒糟鼻中毛囊周围炎症也很常见。另一个潜在问题是如何鉴别基底细胞癌与基底细胞样增生或附属器结构。如果连续切片也不能明确诊断，就必须进一步切除可疑病变区域。另外，需要把残余的鳞状细胞癌与假癌性增生或斜切面假象进行鉴别。

具有复发和转移潜能的体积较大的浸润性肿瘤的特征未妥善记录时，Mohs手术可能会出现问题，并导致后续的临床治疗也有缺陷。为了患者得到最佳治疗，建议将体积较大的浸润性肿瘤组织尽可能切净，做石蜡切片，以便记录肿瘤的组织学特征表现，如浸润深度或有无神经或血管浸润。当患者出现复发或转移，并且之前出现皮肤多发癌灶时，缺少石蜡切片的信息会很麻烦。如果不知道或无法检测原发性肿瘤的组织学特征和分期，就不可能判断哪种皮肤肿瘤最有可能为原发性。此时患者可能需要接受其他的原本不必要的额外诊断程序，比如针对原发性黏膜肿瘤的检查。

IV.6 皮肤病理医生的作用

多学科合作，包括与皮肤病理医生的密切联系，对于高质量Mohs手术的成功至关重要。在遇到罕见和疑难肿瘤时，Mohs外科医生需要请皮肤病理医生会诊，帮助评估肿瘤的边缘。通常这些病例在Mohs边缘阴性之后还要再切一个切缘，制作石蜡包埋的永久切片，以排除残留肿瘤或进一步行免疫组化染色。其他需要皮肤病理医生会诊的问题，包括在冰冻切片上不能明确的神经周围受累和少见增生性病变。皮肤病理医生在确保诊断质量上也能起到重要的作用。定期复习Mohs切片能满足Mohs实验室诊断水平测试的需要。另外，和皮肤病理医生一起复审疑难Mohs冰冻切片，并把观察所见与石蜡切片相联系，有助于提高治疗质量，并且可作为Mohs外科医生进行同行评议和学习提高的手段。为了最大限度地协助Mohs外科医生，对皮肤病理医生而言，重要的是要了解Mohs手术及其相关事宜，并具有判读冰冻切片的经验。病理医生还要熟悉Mohs手术，因为需要复阅Mohs切除的最后边缘（复发患者进一步治疗时制作的冰冻切片，或送检Mohs边缘制作的石蜡切片），或术中会诊冰冻切片（图IV.1）。疑难冰冻切片，最好就地在Mohs实验室镜下进行阅片和讨论。然而，远程病理也已经成功地为手术医生和皮肤病理医生进行病例讨论提供了便利。

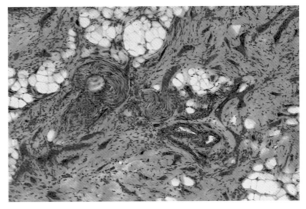

图IV.1　浸润性基底细胞癌出现神经周围浸润　本例经远程病理会诊

（王　炜　党　林　译，曾学思　校）

推荐读物

1. Brodland DG, Amonette R, Hanke CW, etal. The history and evolution ofMohsmicrographic surgery. Dermatol Surg, 2000,26:303-307.

2. Cook J, Zitelli JA.Mohsmicrographic surgery: A cost analysis. J Am Acad Dermatol, 1998,39:698-703.

3. Grabski WJ, Salasche SJ, McCollough ML, et al. Interpretation ofMohsmicrographic frozen sections: A peer review comparison study. J Am Acad Dermatol, 1989,20:670-674.

4. Huether MJ, Zitelli JA, Brodland DG. Mohsmicrographic surgery for the treatment of spindle cell tumors of the skin. J Am Acad Dermatol, 2001,44:656-659.

5. Orengo IF, Salasche SJ, Fewkes J, et al. Correlation of histologic subtypes of primary basal cell carcinoma and number ofMohsstages required to achieve a tumor-free plane. J Am Acad Dermatol, 1997,37:395-397.

6. Sukal SA, Busam KJ, Nehal KS. Clinical Application of dynamic telepathology inMohssurgery. Dermatol Surg, 2005, 31:1700-1703.

7. Zitelli JA, Brown CD, Hanusa BH. Surgical margins for excision of primary cutaneous melanoma. J Am Acad Dermatol, 1997,37:422-429.

索引

翻译后记

　　本书主编Klaus Busam博士是世界著名皮肤病理医师，他主编的这本《皮肤病理学》是Elsevier公司出版的《诊断病理学基础》系列丛书之一。本书是一本优秀的皮肤病理专著，体现皮肤病理的最新学术成就，涵盖了其重点内容。本书经过精心设计，不仅适合皮肤病理专科医生或对皮肤病理有特殊兴趣的病理医生，也适用于大外科病理医生处理日常工作中遇到的各种皮肤标本。本书的其他编者同样杰出，均发表了大量皮肤病理著作。更重要的是，他们都在皮肤病理实际工作中积累了丰富的诊断经验。

　　这次，华夏病理网首次尝试由病理科和皮肤科医生合作翻译。原计划将翻译工作分为两组，本书上半部主要讲述皮肤非肿瘤性疾病，由皮肤科医生翻译。本书下半部主要讲述皮肤肿瘤，由病理科医生翻译。两组互相校对，试图统一不同学科之间因翻译而导致的术语差异，兼顾皮肤科和病理科的阅读习惯。

　　曾学思教授审校了全书所有章节，黄勇和薛德彬医生通读并协助校对了全部译稿，黄文斌医生协助校对了本书下半部，常建民教授和乔建军医生协助校对了部分章节。陈荣明、董正邦、李培峰、李伟松、王炜和郑力强医生（按拼音排序）翻译和（或）协助校对了本书上半部。薛德彬、黄勇、乔建军、付长霞和何诚做了大量前期准备工作。刘琬医生组织皮肤科医生翻译了本书上半部大部分章节的初稿。在此一并表示衷心感谢！

华夏病理网翻译团队，薛德彬

图书在版编目（CIP）数据

皮肤病理学 /（美）布萨姆（Busam，K.J.）主编；黄勇，薛德彬，黄文斌译. —北京：北京科学技术出版社，2015.1

书名原文：Dermatopathology

ISBN 978-7-5304-7254-5

Ⅰ.①皮⋯ Ⅱ.①布⋯ ② 黄⋯ ③薛⋯ ④黄⋯Ⅲ.① 皮肤病学—病理学 Ⅳ.① R751.02

中国版本图书馆CIP数据核字（2014）第130580号

著作权合同登记号　　图字：01-2013-7112

皮肤病理学

主　　编：〔美〕Klaus J. Busam
主　　译：黄 勇　薛德彬　黄文斌
责任编辑：杨 帆
责任校对：贾 荣
责任印制：李 茗
封面设计：晓 林
出 版 人：曾庆宇
出版发行：北京科学技术出版社
社　　址：北京西直门南大街16号
邮政编码：100035
电话传真：0086-10-66161951（总编室）
　　　　　0086-10-66113227（发行部）　0086-10-66161952（发行部传真）
电子信箱：bjkjpress@163.com
网　　址：www.bkydw.cn
经　　销：新华书店
印　　刷：北京捷迅佳彩印刷有限公司
开　　本：889mm×1194mm　1/16
字　　数：1000千
印　　张：41
版　　次：2015年1月第1版
印　　次：2015年1月第1次印刷
ISBN 978-7-5304-7254-5/ R·1776

定　　价：450.00元

北京科学技术出版社
华夏病理学网
病理图书

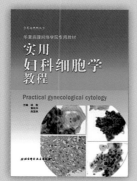

《实用妇科细胞学教程》

主编：杨　敏　曹跃华　赵澄泉
书号：978-7-5304-7158-6
定价：80.00 元

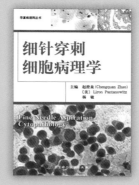

《细针穿刺细胞病理学》

主编：赵澄泉
　　　（美）利朗·潘特诺威茨
　　　杨　敏
书号：978-7-5304-7100-5
定价：280.00 元

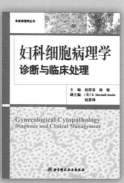

**《妇科细胞病理学诊断
与临床处理》**

主编：赵澄泉　杨　敏
书号：978-7-5304-5189-2
定价：280.00 元

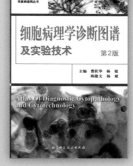

**《细胞病理学诊断图谱
及实验技术》（第 2 版）**

主编：曹跃华　杨　敏
　　　陈隆文　杨　斌
书号：978-7-5304-5881-5
定价：350.00 元

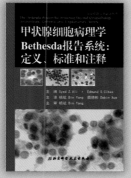

**《甲状腺细胞病理学
Bethesda 报告系统：
定义、标准和注释》**

主编：Syed Z.Ali, Edmund
　　　S.Cibas
主译：杨　斌　薛德彬
书号：978-7-5304-3866-4
定价：90.00 元

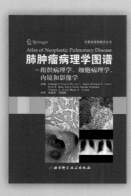

**《肺肿瘤病理学图谱：组
织病理学、细胞病理学、
内镜和影像学》**

主编：Armando E, Fraire Philip T,
Cagle Richard S, Irwin Dina
R, Mody Armin Ernst Shanda
Blackmon Timothy C, Allen
Megan K, Dishop
主译：杨连君　司晓辉
书号：978-7-5304-6297-3
定价：180.00 元

北京科学技术出版社
华夏病理学网
病理图书

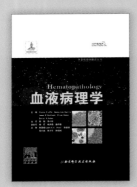

《血液病理学》

主编：Elaine S.Jaffe, Nancy Lee Harris, JamesW. Vardiman, Elias Campo, Daniel A.Arber
主译：陈 刚 李小秋
书号：978-7-5304-6878-4
定价：800.00 元

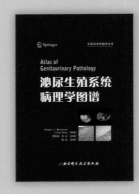

《泌尿生殖系统病理学图谱》

主编：Gregory T.Maclennan
主译：黄文斌 肖 立
书号：978-7-5304-6249-2
定价：280.00 元

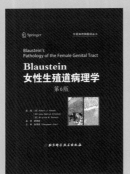

《Blaustein 女性生殖道病理学》（第6版）

主编：Robert J.Kurmanz, Lora Hedrick Ellenson, Brigitte M.Ronnett
主译：薛德彬
书号：978-7-5304-6749-7
定价：780.00 元

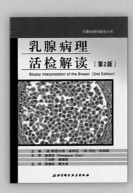

《乳腺病理活检解读》（第2版）

主编：Stuart J.Schnitt, Laura C.Collins
主译：薛德彬 黄文斌
书号：978-7-5304-5796-2
定价：120.00 元

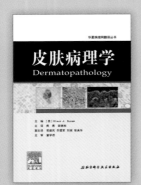

《皮肤病理学》

主编：Klaus J. Busam
主译：黄 勇 薛德彬 黄文斌
书号：978-7-5304-7254-5
定价：450.00 元

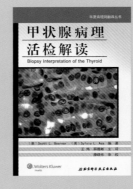

《甲状腺病理活检解读》

编著：Scott L. Boerner, Sylvia L. Asa
主译：王 炜 薛德彬
书号：978-7-5304-7305-4
定价：100.00 元